呼吸疾病相关综合征

主　编　张金铭

副主编　李梦杰

天津出版传媒集团

天津科技翻译出版有限公司

图书在版编目(CIP)数据

呼吸疾病相关综合征 / 张金铭主编. —天津：天津科技翻译出版有限公司，2022.4
ISBN 978-7-5433-4040-4

Ⅰ.①呼… Ⅱ.①张… Ⅲ.①呼吸系统疾病－诊疗 Ⅳ.①R56

中国版本图书馆 CIP 数据核字(2020)第 139479 号

出　　版：天津科技翻译出版有限公司
出 版 人：刘子媛
地　　址：天津市南开区白堤路 244 号
邮政编码：300192
电　　话：(022)87894896
传　　真：(022)87893237
网　　址：www.tsttpc.com
印　　刷：山东临沂新华印刷物流集团有限责任公司
发　　行：全国新华书店
版本记录：880mm×1230mm　16 开本　39 印张　1300 千字
2022 年 4 月第 1 版　2022 年 4 月第 1 次印刷
定价：198.00 元

编者名单

主　编　张金铭　天津市胸科医院

副主编　李梦杰　河北省青县人民医院

编　者　施淑静　河北省青县人民医院

刘　鹏　河北省青县人民医院

王　彪　河北省青县人民医院

周　杰　河北省青县人民医院

马荣荣　河北省青县人民医院

王翠翠　河北省青县人民医院

王　欢　河北省青县人民医院

金玉珍　河北省青县人民医院

前　言

没有正确的诊断，就没有正确的治疗。

据统计，人类有六七万种疾病(包括罕见病约6000种)，可是我们每位医生熟知的疾病也就几十种，所知晓的最多几百种。

在人类与疾病做斗争的漫长岁月中，总能观察到一些症状或(和)体征相互伴随，它们似乎存在某种内在联系，但表现繁纷复杂，这便是综合征的由来。这种认识在不断地深化和改变，有的确立为某个病种，甚至把认识推进到分子生物学水平；但更多的是不得其要领，甚至是处于很肤浅的境地。医学泰斗吴阶平院士认为，综合征一般尚不能肯定其病因、病理、性质，有时虽然可发现某种检查或化验方面的改变，但又不能确定是否有特异性。其症状、体征等有一定特殊之处，与已知的疾病又不符合，不得已只能称之为“综合征”。说明暂时尚不能定为独立疾病。

可以这样说，综合征是一种症状复杂、体征怪异、跨越多系统的病理现象，这对现今临床分科越来越细的专科医生来说无疑是一种严重挑战。具备较多的综合征常识对减少漏误诊是必要的，因此，医生一定要树立整体观和因果论思想。

综合征就其名字而言，还没有一个公认的、妥帖的名称。人类认识疾病的过程没有终结，认识综合征这一一定时期内不可名状的现象的进程也就没有终结，还在向前延伸。旧的问题虽然解决了，但新的又产生了。

事实上，综合征与疾病名称之间并没有严格的界限。在国内外教科书中，也会出现这里写的是综合征，那里标的是疾病名。从病因、发病机制、病理及临床表现(多阶段、多类型)的复杂性、未定性来看，综合征似乎更贴切一些，疾病名称只是让人们认识得稍微清楚一些。

叫什么名称好呢？我认为综合征、症候群或征候群皆不适宜，皆有偏向症状或体征之嫌。而中医里的“证候”则是指机体的非生理的某种状态，无偏向症状或体征之嫌，可以借用。证候群之“证”是指机体非生理状态的空间性(症状及体征)，“候”是指这种非生理状态的时间性(动态过程)，“群”是指证候有内在联系，所以我个人偏向称之为证候群较为适宜。尽管如此，但为顺应大家，本书书名仍采用习惯名称——综合征。

与呼吸疾病有关的综合征中，从确立名称到现在最长的已有250年(如先天性锁骨颅骨发育不全综合征)。某一综合征从内容到名称、从病因到发病机制、从假说到学说、从常见型到罕见或少见型，说明了人们解释、揭示、认识的复杂艰难过程。

一个道理看似简单，其实并不简单。呼吸系统是机体的一部分，这句话好理解，但当你看完本书后就会觉得要多复杂有多复杂了。就最简单的一件事而言，某些综合征的名称至今仍未统一。综合征的名称相当混乱，有新旧称、惯用称、名氏称等，有数种甚至几十种以上的名称，譬如胸肋锁骨间骨化症竟有50多个名称；有的综合征与病种名通用，如支气管扩张、肺气肿等。

能在数千种综合征中整理出与呼吸疾病相关的各个方面(解剖、症状、体征、病因、病理、诊断、治疗、预后等),并展现在从事呼吸专业的医生面前,提高其诊断水平,减少呼吸疾病的漏诊、误诊现象,这就是我写这本书的初衷。书中所列各种资料均是以前学者们的辛勤劳动,本书是在他们劳动成果的基础上搭建起来的,在此深表感谢。

几点说明如下:

1.综合征有几千种,与呼吸疾病有关的很多,本书涉及 515 种,7 年中十几次修改补充,总有新的“发现”,真可谓俯拾皆是、望洋兴叹,只好无奈搁笔;

2. 因为综合的是临床诸科综合征中有关呼吸的部分,所以本书的读者对象是临床诸科医生,主要是内科医生(包括儿科医生,尤其是呼吸科医生)。高年资呼吸科医生参与会诊,如果无各科综合征常识,便是“只见树木不见森林”“盲人摸象”了;

3.本书介绍的只侧重临床表现,其意在辨识病症的基础上思考探明诊断意向,想要了解更多信息,可参考每节后的参考文献,或上网查找其他专业文献;

4.大家熟悉的如《呼吸病学》中记载的综合征,本书仅仅简单提及,重点是其他科的综合征;

5.本书内容不涉及学术问题,只是记述综合征的认识过程,不做任何评价;

6.本书按综合征的英文名称字母顺序排列,RS3PE 综合征等以大写字母组成的名称同样按英文字母顺序排列。

编写过程中难免存在漏误,有待更新修正。客观上有不可克服的局限性,以及资料的不统一性;主观上本人学识浅陋、审查粗糙等,期待读者批评指正。我的本意是引路,倘若借助本书减少了一些漏诊、误诊,那将是对我最大的安慰和鼓励了。

我于退休 10 多年后开始编写此书,坦率地说,退休前我的知识面只是这本书的一小部分,想想那时临诊、查房、会诊、教学,是怎么走过来的呢?明显的浅薄、无知、无奈!

王辰院士倡导构建多学科立体交融的现代呼吸学科体系,可见呼吸科医生必须具备多学科知识。希望本书能引导呼吸科医生的诊疗思路向多个学科拓展,进而厚积薄发,造福更多患者。

張金銘

2021年 8月

目 录

总 论

各 论

总　论

第1章　名称之辨

据统计，人类有六七万种疾病。其中罕见病约6000种，80%为遗传病。至于有多少综合征尚未见明确统计，大概有数千种。

截至2010年8月10日，已登记的孟德尔遗传性状或疾病达20 135种，其中已知和可疑的单基因遗传病及线粒体基因病为6500余种。虽然单基因遗传病的平均发生率为1/10万~1/1万，但由于我国人口基数较大，故累计患病人数不低于1000万人；染色体病对我国的影响不容忽视，已知新生儿中唐氏综合征的发生率约为1／800、先天性睾丸发育不全综合征在男婴中的发生率约为1／1000，仅此两项累加在新生儿中的患病人数已超过800万人。此外，多基因遗传病和体细胞遗传病的群体发病率为1‰~10%，因此累计发病人数更难以估量。人类疾病是由遗传的先天因素与后天的环境因素单独或相互作用所致。每年我国有1500万~2000万婴儿出生，调查表明，其中1.3%有明显的出生缺陷。人群普查显示，单基因遗传病的发病率为3%~5%，多基因遗传病的发病率为15%~20%。

迄今为止，已经明确的人类单基因遗传病达4000余种。虽然绝大多数的发病率很低，但总患病人数非常可观。据全球调查资料显示，3%~4%的新生儿出生时就有严重的先天缺陷。在西方发达国家，遗传病和先天性疾病正替代传染病，与心血管疾病、癌症一同成为严重危害人类健康和致死率最高的三类疾病。在美国，遗传病患儿占住院总人数的30%。我国近期进行的出生缺陷调查表明，各种遗传病和先天性疾病约占13%。

在与疾病做斗争的漫长过程中，人类总是能观察到一些症状或(和)体征，它们似乎存在某种内在联系，这便是综合征的由来。综合征反映了人类认识疾病的进步和阶段性水平。经历了几十年、几百年的不断认识、不断更新，其面貌、概念及内容都大为改观，但这个过程永远没有终结，一直延伸着。

综合征或称为症候群，它是归纳了若干具有一定内在联系症状的一种病症，因此还不是一个独立的疾病单元。人们在认识某一疾病时，总是首先观察、分析该病的一个或几个症状和(或)体征，进而探索它的病因，最后才能确定为某种病症。

一、命名分类

1.根据作者分类

一个人名：如Williams综合征、Abernethy畸形。

两个人名：如Williams-Beuren综合征、Gayet-Wernicke综合征。

三个人名：如Bland-White-Garland综合征。

2.根据病症表现分类

直接描述：如皱皮综合征、黄甲综合征、抽动秽语综合征。

形容比喻：如怪颜综合征、小妖精脸综合征、羊皮纸样右心室。

3.根据发病机制分类

如特发性高钙血症、肺发育障碍综合征、多倍体Y综合征、过敏性血管炎综合征、钩端螺旋体病、特发性巨球蛋白血症、抗利尿激素分泌不当综合征。

4.根据患病部位分类

如乳头肌功能不全综合征、肝肺综合征。

5.混合型

如主动脉瓣上狭窄综合征、早产儿肺间质纤维化、心内膜硬化症、支气管软骨发育不全。

6.冠以修饰词

良恶：良性阵发性腹膜炎综合征、皮肤恶性T细胞淋巴瘤、致死性中线肉芽肿病、恶性肉芽肿。

急慢：慢性锁骨下动脉－颈动脉阻塞综合征、一过性滑膜炎。

年龄：早产儿肺间质纤维化、新生儿硬化病、青年型类风湿关节炎、成人Still病。

二、演变

1.从作者到发病机制

如原发性肺动脉高压症最早由 Helbe（1837）及 Romberg（1891）报道，而将本病称为 Ayerza 病或 Ayerza 综合征。Krygien 认为本病是肺小动脉内膜增生造成的严重管腔狭小和阻塞。目前认为本病是肺动脉病变所致的阻塞性肺动脉高压。

又如 Carson 综合征又称为 Field 综合征。推测高胱氨酸血症能导致动脉粥样硬化性血管疾病。进一步研究证明，高胱氨酸尿症是冠状动脉、脑动脉和周围血管发生动脉粥样硬化的独立危险因素。现称为高胱氨酸尿综合征、同型胱氨酸尿症。

2.从临床表现到发病机制

使用最多的名称是从临床表现命名转向以发病机制命名，如遗传性疾病 Wolf 综合征现称为 4p 部分单体综合征。

三、建议

命名最好归结于发病机制的表达。

以总结者、发现者命名无可非议，我们必须记住他们的功绩及辛劳，但若从另外一个角度来看，以名字来命名自然看不出更多的内容。以患病部位、症状组合、体征组合、形容比喻等或再冠之以修饰词等命名都不如从发病机制来表达，能让人一看就从本质上深度把握了。

至于词尾，传统以综合征、症候群及征候群作为词尾皆不宜，都有偏向症状或体征之嫌。中医的“证候”是指机体非生理的某种状态，无偏向症状或体征之嫌。证者，证据也。证候群之“证”则是指机体非生理状态的空间性（症状及体征），是疾病病态（症，征）的概括；而“候”则是指这种非生理状态的时间性（动态过程），即其发展过程中的阶段性；“群”自然指证候是有内在联系的一组。这样就完整地表达了原来综合征、症候群及征候群有偏向之嫌且不完整的一组临床现象。因此，我个人比较偏向借用中医“证候”的概念，称之为“证候群”。但为顺应大家，本书书名仍沿用综合征这一说法。

参考文献

[1]顾明敏.人类遗传性疾病基因诊断的回顾与展望[J].诊断学理论与实践,2010,9:420-423.
[2]刘敬忠.遗传病等先天性疾病的基因诊断技术进展[J].中华检验医学杂志,2002,25:73-75.
[3]沈际皋,张侨申,李春如,等.遗传及先天性疾病微机咨询系统的研制及临床应用[J].中国优生与遗传杂志,1996,4:1-3.
[4]李熙鸿,熊珍玉,陈力.基因治疗遗传性疾病临床试验的研究进展[J].实用儿科临床杂志,2006,21:176-178.

第 2 章　流行病学

一、年龄

与儿科有关的综合征很多，主要累及儿童甚至胎儿。

Werdnig-Hoffmann 病又名婴儿型脊肌性萎缩综合征，起病于婴儿早期，以全身广泛肌萎缩与无力为主要特征。

Williams-Campbell 综合征（MCS）为一种少见的先天性囊性支气管扩张，又名支气管软骨发育不全。

Wilson-Mikity 综合征又称为肺成熟障碍综合征，常发生于出生后患肺部 X 线片可正常或偶有轻微呼吸困难的极不成熟儿，依病情轻重有低氧血症、高碳酸血症，部分形成肺源性心脏病，需要机械通气，有反复呼吸道感染。

低热综合征，以长期低热和淋巴细胞增多为主要特征，发热年龄以 5~6 岁为最多，低热多发生在上呼吸道感染之后，体温波动在 37.5℃左右。

二、性别

先天性 γ－球蛋白缺乏症，本病可能是淋巴样干细胞分化为前 B 细胞（pre-B 细胞）的过程出现障碍。本病仅见于男性，常在出生后 5~6 个月开始发病，少数在 4~5 岁时发病。主要表现为反复的细菌性感染，特别是化脓性感染，如肺炎、中耳炎、败血症、脓胸、脑膜炎、脓皮病等。常见病菌有葡萄球菌、链球菌、肺炎双球菌、流感杆菌等。由于肺部反复感染，可导致支气管扩张症及慢性间质性肺纤维化。由于从婴儿期即出现反复感染，可导致患儿发育迟缓、营养不良、生活能力低下等。常合并各种自身免疫性疾病，如红斑狼疮、皮肌炎、类风湿关节炎等。

局限性皮肤发育不全综合征即局限性真皮发育不良，病例报道女性居多，占 90%，有的文献记载仅见于女性。

Fort-Bragg 综合征即钩端螺旋体病，据统计，在 405 832 例病例中，男女比为 2.02：1。黄河流域男性病例占 76%，女性病例占 24%。长江流域男性病例占 67%，女性病例占 33%。黄河流域及其以北地区病例性别差异明显。

Gitlin 综合征系一种专门侵犯男性的伴性隐性遗传病，大约 10 万例新生儿中就会有 1 例 SCID-X 1 患者。出生后即可发病，有支气管炎、肺炎等呼吸道感染。

Hunter 综合征文献报道的发病率约占新生儿的 1/10 000，两性均可发病，男女比为（3~4）：1。

Obrinsky 综合征是指患者部分或全部腹部肌肉严重发育不全甚至完全缺如，其腹壁由皮肤表浅筋膜和腹膜构成，无腹股沟管和韧带，可伴有巨大肾囊肿、巨输尿管、肾发育不全、隐睾等。因本综合征以腹肌缺乏、尿路畸形及隐睾为常见的三大症状，故又称为"三联征"。据资料统计，男性病例占 95%，大约 40 000 例新生儿中就有 1 例。活产儿发病率为 1：（3~5）万，也有报道为 1：2923，男女比为（18~20）：1，也有报道女性病例占 2.3%~9.0%。

三、人种及民族

我国台湾地区报道，Fisher 综合征占吉兰－巴雷综合征（GBS）的 19%。西方国家为 1%~5%，亚洲发病率明显高于西方国家。

播散性嗜酸细胞性胶原病（DECD）可发生于任何年龄。在性别上，欧美国家以男性多见，日本则以女性多见，我国男女比例相似。

Kahler-Bozzolo 综合征（MM）好发于中老年人。MM 发病有明显的种族差异，美国黑人、新西兰毛利人发病率最高，亚太地区发病率最低。

结节病呈世界性分布。由于人种不同，结节病的发病率可能不同，黑种人最高，白种人次之，黄种人较低。女性发病略高于男性，发病年龄呈双峰分布，第一高峰为青年期(20~29岁),第二高峰为中老年期(50岁以上)。

Kaposi肉瘤(KS)于1872年由匈牙利皮肤病学家Moritz Kaposi首次描述。经典型KS较为罕见,有明显的种族和地域差异,多发生于60岁以上男性,好发于中欧犹太人、波兰人、俄罗斯人和意大利人。我国新疆地区维吾尔族、哈萨克族人群中此型常见。

四、遗传

Besnier痒疹又称为特应性皮炎,有易患哮喘、过敏性鼻炎、荨麻疹的家族性倾向。

遗传性外胚层发育不良综合征是以少汗、秃发和牙齿发育不全为主要特征的一组遗传性肌病综合征。皮肤干燥或无汗(汗腺数目减少),毛发减少,眉毛脱落,眼睑薄且多皱褶。鼻黏膜和支气管黏膜黏液腺发育不良或缺如,鼻梁低平,鼻小且鼻翼发育不良,吞咽困难,发音困难,嗅觉缺失,牙齿发育不良或缺失,前方牙齿呈圆锥状,兔唇,智力低下。部分患者中胚叶也可受累及,食管、气管和胃黏膜缺乏黏液腺会增加感染的机会。近年来报道强调了鼻部并发症,最常见的是萎缩性鼻炎,也易患呼吸道感染和中耳炎。

毛囊鱼鳞病－秃发－畏光综合征(IFAP)是一种罕见的遗传病,临床上以非瘢痕性无毛发或毛发稀疏、严重畏光及毛囊性角化过度为特征性表现。其他表现有生长和精神发育迟缓、癫痫发作、反复皮肤及呼吸道感染。

Peutz-Touraine综合征是一种以特定部位皮肤黏膜黑色素斑点沉着及消化道多发息肉为主要特点的临床疾病,有家族遗传性。

Rendu-Osler-Weber综合征又名遗传性出血性毛细血管扩张症,以肺动静脉畸形最为常见,咯血及胸腔出血发病率不高。也有的患者会出现严重的或突发性的呼吸困难、发绀、咯血、疲乏等症状,还可致肺动脉高压、肺栓塞。

Touraine-Solente-Gole综合征是以皮肤和四肢远端骨组织肥厚改变为主要特征的一种罕见遗传病,首要症状是骨皮质增厚、杵状指(趾)、面部皮肤粗糙增厚、脑回状头皮、手足多汗、关节痛。除上述表现外,还有胃肥大、胃溃疡、内分泌激素水平异常等。

五、气候

Angelucci综合征即过敏性结膜炎。有变应性疾病的临床病史,包括有明确的过敏原接触史,或过敏原虽不明确,但在某一特定的环境、特定的季节、特定的气候等发病。

低热综合征多与患儿体质及气候有关。

Monge综合征又名慢性高山病。

据国内外报道,高原肺水肿发病率国外成人最高为15.5%,最低为0.57%。相差如此悬殊,可能与进入高原的速度、劳动强度、到达地区的海拔高度及环境气候因素等有关。

六、营养代谢

脚气样综合征是由于维生素B_1缺乏而出现多发性神经炎、下肢水肿、心脏肥大、心力衰竭等脚气样心脏病表现的病症。

Albright综合征是一种罕见的鸟嘌呤核苷酸结合蛋白(G蛋白)病,目前认为Albright综合征是在胚胎形成过程中的G蛋白 α 亚基基因突变,刺激cAMP产生可激活许多内分泌激素的受体。

CHILD综合征是一种包括了先天性偏侧发育不良、鱼鳞病样红斑及肢体缺陷的疾病,其是由胆固醇生物合成酶功能缺失引起的。

七、微生物

人类巨细胞病毒(CMV)在一般人群中的感染率高,并随着年龄增长而升高,在发达国家为30%~70%,在发展中国家可高达近100%。CMV可通过直接接触有传染性的分泌物、接受输血或血制品、通过胎盘或器官移植等途径传播。CMV感染在我国广泛流行,且多在婴幼儿时期发生。

Frimodt-Moller综合征在20世纪50年代后逐渐被确定病因是丝虫感染,在丝虫流行区域较常见,如印度、斯里兰卡等东南亚的一些国家,非洲及中国的沿海地区也是高发区。

第3章 病因及病理

可以想象，综合征的病因是一个多么复杂、混乱不清的临床现象。现在已经明确称为疾病的"支气管哮喘"，虽然可以确定过敏是其主要机制，但其病因是非常复杂的，包括物理的、化学的、生物的、心理的等方面。例如，中叶综合征的病因有若干种，如炎症、肿瘤、结核、异物等。

发病机制及病理变化网罗了所有人们已知的全部内容，如炎症、肉芽肿、血管炎、癌变、畸形等。

沈际皋等研究遗传病和先天性疾病微机咨询系统。遗传病和先天性疾病的防范及诊治非常必要。他们将2212种遗传病和先天性疾病输入微机，包括染色体异常、神经精神、肌肉、关节、循环、呼吸、消化、代谢、内分泌、泌尿生殖、血液、免疫、眼耳鼻喉、口腔、皮肤等系统及先天异常综合征，每种疾病包括异名、英文名称、症状、体征、辅助诊断方法、病因、发病机制、遗传方式、再发风险、治疗、预防及预后。设计检索条件共16 514条，对症状、体征、辅助诊断方法及疾病名称进行检索，可应用于疾病检索、症状、体征、诊断及鉴别诊断、辅助诊断方法结果查询，并广泛用于遗传病流行病学调查、遗传病诊断及鉴别诊断、门诊及书面咨询、教学、科研等，是一个遗传病的巨大资料库和数据库。这是一项很有意义的工作。

全序列基因分析技术（WES）是一个筛选的方法，在人类全部22 000个基因中，目前已经认识的致病基因有3000~5000个，还有很多致病基因我们并不认识。人类战胜疾病的任务任重道远。

参考文献

[1]沈际皋，张侨申，李春如，等.遗传及先天性疾病微机咨询系统的研制及临床应用[J].中国优生与遗传杂志，1996，4：1-4.

[2]夏凡，周文浩，王慧君. 迎接高通量测序技术诊断儿童遗传性疾病的新时代[J].中国循证儿科杂志，2015，10：1-3.

[3]李熙鸿，熊珍玉，陈力.基因治疗遗传性疾病临床试验的研究进展[J].实用儿科临床杂志，2006，21：176-178.

第4章 呼吸系统症状及体征

一、呼吸系统症状

仅摘原始文献中有明确记载者叙述，例如咳嗽、咳痰症状，以下列举的是有此种症状的疾病。

(一)咳嗽、咳痰

Besnier-Boeck-Schaumann 综合征、类癌等 21 种呼吸疾病相关综合征有咳嗽、咳痰症状。

(二)咯血

Castleman 病、Dieulafoy 病等 25 种呼吸疾病相关综合征有咯血症状。

(三)呼吸困难

Alstrom综合征、Kounis 综合征等 82 种呼吸疾病相关综合征有呼吸困难症状。

(四)胸痛

Barrett 综合征、Bland-White-Garland 综合征等 45 种呼吸疾病相关综合征有胸痛症状。

(五)发热

Alstrom 综合征、Castleman 病等 18 种呼吸疾病相关综合征有发热症状。

(六)其他

Collet-Sicard 综合征、Erb-Goldflam 综合征等 28 种呼吸疾病相关综合征有除外以上症状的其他呼吸系统症状。

二、呼吸系统体征

仅摘原始文献中有明确记载者叙述,比如发绀是体征,以下列举的是有此种体征的疾病。

(一)发绀

Bernheim 综合征、爱勃斯坦综合征等 7 种呼吸疾病相关综合征有发绀体征。

(二)杵状指

Chandra-Khetarpal 综合征、Crow-Fukase 综合征等 13 种呼吸疾病相关综合征有杵状指体征。

(三)肺内啰音

Besnier-Boeck-Schaumann 综合征、Frimodt-Moller 综合征等 5 种呼吸疾病相关综合征有肺内啰音体征。

(四)胸廓、胸腔异常

马方综合征、Mondor 病等 10 种呼吸疾病相关综合征有胸廓、胸腔异常的体征。

(五)纵隔异常

Cantrell 综合征、Franklin 综合征等 8 种呼吸疾病相关综合征有纵隔异常的体征。

(六)其他

类癌、发作性睡病等 7 种呼吸疾病相关综合征有除外以上体征的其他方面体征。

注:因篇幅所限,本章记载的相关症状或体征的呼吸疾病相关综合征只选取其中的代表,若想查找迄今为止有相关症状或体征的呼吸疾病相关综合征请扫目录页后的二维码,直接获取相关内容。

第5章 各系统临床表现

仅摘原始文献中有明确记载者叙述。本章按身体系统分类，因主要介绍呼吸系统方面的疾病，所以呼吸系统这一部分分类比较详细。以下列举的综合征均存在所归纳系统的病变，如呼吸系统部分中上呼吸道下列举的综合征均有上呼吸道的病变等。

一、呼吸系统

（一）上呼吸道

Angelucci 综合征、Besnier 痒疹等 47 种呼吸疾病相关综合征有上呼吸道的病变。

（二）气管

Castleman 病、Fabry 病等 13 种呼吸疾病相关综合征有气管的病变。

（三）支气管

APUD 肿瘤、Bowen 病等 51 种呼吸疾病相关综合征有支气管的病变。

（四）肺

1.肺炎性病变

Abernethy 综合征、Albers-Schönberg 综合征等 86 种呼吸疾病相关综合征有肺炎性病变。

2.肺间质病变

Caplan 综合征、Castleman 病等 31 种呼吸疾病相关综合征有肺间质病变。

3.肺水肿

急性肾盂综合征、脚气样综合征等 7 种呼吸疾病相关综合征有肺水肿。

4.肺出血

Fort-Bragg 综合征、Heiner 综合征等 10 种呼吸疾病相关综合征有肺出血。

5.肺血管、淋巴管的病变

Abernethy 综合征、Cantrell 综合征等 72 种呼吸疾病相关综合征有肺血管、淋巴管的病变。

6.肺气肿

新生儿气漏综合征、抗磷脂综合征等 5 种呼吸疾病相关综合征有肺气肿。

7.肺发育问题

Edward 综合征、Ehlers-Danlos 综合征等 25 种呼吸疾病相关综合征有肺发育问题。

8.肿瘤

Avellis 综合征、Bernard 综合征等 43 种呼吸疾病相关综合征为肿瘤。

9.呼吸衰竭

Pompe 病、希恩综合征等 21 种呼吸疾病相关综合征有呼吸衰竭。

10.肉芽肿

Erdheim-Chester 病、Stewart 综合征等 5 种呼吸疾病相关综合征有肉芽肿。

11.肺不张

Albers-Schönberg 综合征、Obrinsky 综合征等 13 种呼吸疾病相关综合征有肺不张。

12.肺损伤

成人呼吸窘迫综合征、Von Recklinghausen 病等 4 种呼吸疾病相关综合征有肺损伤。

13.其他

Gaucher 病、Lepoutre 综合征等 13 种呼吸疾病相关综合征有除外以上肺部病变的其他肺部病变。

（五）胸膜的病变

Gorham-Stout 综合征、Hydralazine 综合征等 75 种呼吸疾病相关综合征有胸膜的病变。

（六）纵隔的病变

Frimodt-Moller 综合征、Gitlin 综合征等 31 种呼吸疾病相关综合征有纵隔的病变。

（七）胸廓（肌肉、骨骼）的病变

Aase-Smith 综合征、Arnold-Chiari 畸形等 88 种呼吸疾病相关综合征有胸廓（肌肉、骨骼）的病变。

（八）膈肌的病变

Bartholin-Patau 综合征、Beckwith-Wiedemann 综合征等 18 种呼吸疾病相关综合征有膈肌的病变。

二、消化系统

Alagille 综合征、Barrett 综合征等 28 种呼吸疾病相关综合征有消化系统的病变。

三、循环系统

Alagille 综合征、Cantrell 综合征等 46 种呼吸疾病相关综合征有循环系统的病变。

四、泌尿系统

Garrod 综合征、Epstein 综合征等 13 种呼吸疾病相关综合征有泌尿系统的病变。

五、生殖系统

Klinefelter 综合征、Meadow 综合征等 10 种呼吸疾病相关综合征有生殖系统的病变。

六、神经系统

Arnold-Chiari 畸形、Avellis 综合征等 39 种呼吸疾病相关综合征有神经系统的病变。

七、代谢及内分泌系统

Carson 综合征、急性间歇性卟啉病等 33 种呼吸疾病相关综合征有代谢及内分泌系统的病变。

八、肌肉骨骼系统

Albers-Schönberg 综合征、Albright 综合征等 48 种呼吸疾病相关综合征有肌肉骨骼系统的病变。

九、血液淋巴系统

Castleman 病、Richter 综合征等 40 种呼吸疾病相关综合征有血液淋巴系统的病变。

十、风湿、免疫、过敏、血管、肉芽肿类疾病

Cogan 综合征、Kimura 病等 70 种呼吸疾病相关综合征为风湿、免疫、过敏类、血管、肉芽肿方面的疾病。

十一、感染类疾病

Creutzfeldt-Jakob 病、Felty 综合征等 35 种呼吸疾病相关综合征为感染类疾病。

十二、肿瘤类疾病

Bowen 病、Kaposi 肉瘤等 39 种呼吸疾病相关综合征为肿瘤类疾病。

十三、先天性疾病和遗传病

Haney-Falls 综合征、Lepoutre 综合征等 90 种呼吸疾病相关综合征为先天性、遗传类疾病。

十四、五官科疾病

Cogan 综合征、Eales 病等 5 种呼吸疾病相关综合征为五官科疾病。

十五、儿科疾病

Gaucher 病、Cantrell 综合征等 94 种呼吸疾病相关综合征为儿科疾病。

十六、原因不明的疾病

Mondor 病、Heiner 综合征等 5 种呼吸疾病相关综合征为原因不明的疾病。

十七、其他疾病

沉箱综合征、Stewart-Treves 综合征等 12 种呼吸疾病相关综合征有除外以上疾病的其他疾病。

注：因篇幅所限，本章记载的各系统临床表现的呼吸疾病相关综合征只选取其中的代表，若想查找迄今为止有各系统临床表现的呼吸疾病相关综合征请扫目录页后的二维码，直接获取相关内容。

第6章 诊断及鉴别诊断

经验证实，综合征的误诊是普遍的，也是长期的。主要的问题是临床医生不熟悉综合征，只盯住“树木”，不考虑“森林”。

在收集病史并经全面系统的体格检查之后，还有一个十分重要的步骤，那就是对综合征进行辩证的综合分析。因症型不同，一个临床现象出现在一个或几个主次不同的综合征中，常提示疾病损害的组织或系统、诊断和鉴别诊断的方向，以及病情的轻重与转归。一名临床工作者必须坚持不懈地尽力“熟悉”各种疾病的综合征。

对综合征进行辩证的分析，首先要求我们把有关的症状、体征和重要的检验结果组合成系统疾病的综合征。综合征的辩证思维过程也是鉴别和诊断过程。注意起病或病势、症状出现的先后顺序、轻重缓急、症状体征横向关系、发病的病因，以及在时间和空间上变化的特点，进一步分析这些综合征在病理解剖学、生理学和生物化学上的意义。为此，每位临床医生首先应熟悉正常情况下，不同年龄的解剖、生理、生物化学上的特点。

潘恩潭提示我们，对综合征进行分析时，下列几点需要引起注意。①系统综合征和一般综合征：首先要分析疾病系统的综合征。例如，高热、咳嗽、气促、胸痛、铁锈色痰、胸透肺大片阴影、白细胞升高，应考虑呼吸系统疾病大叶肺炎的综合征。在注意疾病系统的综合征的同时，不能忽视一般性的综合征，如患者的精神、食欲、睡眠、大小便特点。“同病异症”或“异病同症”是临床工作中的常见现象，因此必须“辨症与辨病”相结合。②主要综合征和次要综合征（编者：不妨称作常见综合征和少见综合征）：有时单从主要综合征着眼，诊断仍不得要领，因此应反复研究，探索微小次要的综合征。例如，腹痛、腹泻、便血、大便常规检查可见红白细胞，容易使人想到这属于结肠炎综合征，出血性肠炎、菌痢、阿米巴痢疾应属鉴别诊断之列，应当仔细分析各自的特点；在确诊困难、症状不典型时，则应反复询问病史，反复全面仔细进行体格检查。若发现下肢伸面有少许对称性、新旧不一、大小不等的紫癜，则应考虑过敏性紫癜型肠炎，配合血小板计数正常、毛细血管脆性试验阳性，可以确诊。在疾病的早期，症状、体征和有关的检验都处在量变到质变的阶段，因而症状、体征和检验可不典型，综合征亦不典型。因此，主要综合征和次要综合征必须综合考虑，以免“因小失大”，发生误诊、延诊情况，或造成医疗事故和不可弥补的损失。③原发病和并发症：分析综合征时，应判别哪些属于原发病，哪些属于并发症，不同患者、不同病程，其并发症可不同。不同疾病并发症出现的规律性是每个临床医务工作者都应熟悉的。④并存症：在分清原发病和并发症的同时，还应注意并存症的综合征，从而得出正确的并存症诊断。并存症影响原发病和并发症的治疗效应，影响患者的预后和疾病的转归。⑤病程长短：将病程的长短与综合征相联系进行辩证思考也很重要。综合征有时相同，例如发热、咳嗽、气促、发绀，病程1周与病程4个月诊断和鉴别诊断大不相同，前者应考虑肺炎综合征，后者则应考虑慢性肺炎、肺源性心脏病、肺粟粒性结核。⑥其他注意要点：发病的季节性、个体职业、生活习惯、家族遗传性疾病、地方流行病、曾经治疗效应、女性月经及妊娠史、其他有关疾病的病史都有参考价值。

诊断标准是一个大问题。大部分综合征尚无公认的标准，极少数拥有专家建议或共识。症状及体征的出现是一个过程，发病之初难以预见未来的全貌。有经验、知识丰富的临床工作者有可能估计到几个可能性，能为将来诊断提供方向和指导意见。

现代医学的发展为综合征的揭秘带来了机遇。生物分子学正在迅猛发展着，尤其是在遗传病、先天性疾病的发病机制的揭示和预防上正展示着令人振奋的前景。上海市儿童医院上海医学遗传研究所不断开拓基因诊断领域，将“关口”前移至产前基因诊断。曾溢滔院士及其团队已率先在国内完成了地中海贫血、苯丙酮酸症、血友病、进行性肌营养不良、亨廷顿舞蹈病等遗传疾病的基因诊断和产前诊断。目前在上海市儿童医院已有的70多种遗传疾病检测中，接近90%的项目可通过高通量测序技术实现更新换代。

目前人类对这些先天性疾病和遗传病基本上还没有有效的治疗方法和手段，因此，对患有这类疾病的高危家系进行遗传咨询，对高危胎儿进行孕期筛查和产前诊断，防止新的患儿出生，阻断有害基因逐代遗传，对于提高人口素质、落实优生优育的基本国策具有重要意义。随着分子生物学技术的飞速发展，人类已能对许多遗传病及部分先天性疾病进行基因诊断、携带者检查和产前诊断。

（1）系谱分析：系谱分析是根据患者家庭成员的病史情况进行系谱绘制，并通过分析系谱来确定疾病遗传途径的一种诊断方法。

（2）染色体检查：染色体病一般表现为多种病症的综合征，对于患有多发先天性畸形者应采取染色体检查。通过对患者的核型进行分析，判断患者的染色体是否产生畸变。核型分析分为显带核型分析及非显带核型分析两种类型。非显带核型分析虽然不能完全显示染色体的形态和特征，但可鉴定出患者染色体的具体数目，可判断患者是否属于染色体数目畸变，并能确定畸变发生在哪条染色体上，将检查结果用核型图表示，并注明诊断结果。显带核型分析是将染色体进行显带技术处理成为显带染色体，对显带染色体进行分析可找出畸变染色体发生畸变的具体位置，将检查结果用显带核型图表示，并注明诊断结果。

（3）基因诊断：基因诊断可分为直接分析和间接分析。当控制一种疾病的基因，其正常结构及突变性质已检测清楚的时候，可选择合适的分析方法直接检测基因的缺失或突变。对于基因序列及其基因突变机制还不清楚的遗传病，目前多利用缺陷基因及与其连锁的限制性内切酶酶切位点多态性为遗传标记，对有缺陷的基因进行连锁分析，做出基因诊断。基因诊断不仅可以明确指出个体是否患病、存在基因缺陷并揭示其基因状态，而且可以对表型正常的携带者及某种疾病的易感者做出诊断和预测。基因诊断同传统的诊断方法相比具有许多特点，如针对直接病因诊断、特异性强、敏感性高、适应性强、诊断范围广、目的基因无组织和发育的特异性。故基因诊断在临床一般可用于症状前诊断、产前诊断和携带者的检测。

产前诊断又称为宫内诊断或出生前诊断，是人类细胞遗传学、分子遗传学、生物化学和临床医学实践紧密结合的一门学科。胎儿先天性畸形又称为胎儿出生缺陷，是指内因与外因共同作用致胚胎发育紊乱引起的形态、结构、功能、代谢、精神、行为等方面的异常，其发生率占所有新生儿的4%~6%。产前筛查和产前诊断技术对减少缺陷儿的出生有着非常重要的意义。产前诊断主要是为可能出现遗传病或与遗传因素有关的疾病，以及具有其他导致畸胎因素的高风险家庭提供充足可靠的信息，使他们能够在妊娠期对异常的胎儿做出适当的选择。

（1）超声诊断。超声作为一种常规的无创伤性诊断技术，不仅简便，而且快速准确，对产前胎儿生长发育的评价及各种畸形的诊断有重要作用。超声诊断从初期的查看胎儿解剖结构的异常，发展至今已经可以从胎儿早期的某些异常现象推断将来的发育异常。超声由于具有经济适用、操作简便、易接受性、检出率较高等优点，在部分欧美国家已成为染色体异常的常规筛查方法。绝大部分21三体和其他所有染色体异常胎儿的超声检查都有一定的阳性体征，包括器官结构畸形或出现于某些器官组织上的异常形态标志物，因此畸形的筛查亦作为染色体异常筛查的内容。

（2）产前诊断方法在细胞学与分子生物学上的发展。近年来，随着单克隆抗体技术、流式细胞技术、离心技术、聚合酶链式反应及荧光原位杂交技术的日臻完善并应用于临床，一种非侵入性产前诊断方法——从妊娠女性外周血富集分离胎儿细胞进行基因诊断成为可能。分子生物学的飞速发展，产前诊断技术向早期、快速、准确、无创伤发展，使得越来越多的出生缺陷能够在胚胎发育的较早期安全、准确地诊断出来。通过无创技术进行产前诊断是临床产前诊断的目标，许多新的方法和技术，如聚合酶链式反应技术、基质辅助激光解吸/离子化飞行时间质谱、微阵列-比较基因组杂交等不断应用于染色体非整倍体异常的产前诊断，这些新技术敏感性高、特异性强、操作简便、实验周期短，适合于非整倍体的产前诊断。

最近随着测序成本的不断降低及数据分析策略的不断提升，全基因组测序已在癌症、孟德尔遗传病、复杂疾病的致病基因检测中得到了一定运用，并逐步走向了临床诊断。全基因组测序不但可以检测编码区和非编码区的点突变和插入缺失，还可以在全基因组范围内检测拷贝数变异及结构变异。

染色体微阵列分析（CMA）技术能提供全染色体高分辨率检查，不需要细胞培养，自动化程度高，因此在产前遗传性疾病的诊断中应用越来越广泛。产前发现胎儿超声结构异常时，CMA的染色体异常检出率较常规核型分析明显增高，CMA已作为智力低下的一线诊断技术，对于分析流产或死胎组织细胞的染色体异常十分有用，是鉴别疑难标记染色体的有力手段，CMA 技术也稳步应用在胚胎种植前的遗传学诊断中。但 CMA 技术可否作为产前遗传病的一线检测方法目前尚不明确，在应用中特别要重视对临床意义不明的基因拷贝数变异的解释和遗传咨询。

综合征中一部分是先天性疾病。其筛选是当前公共卫生项目中的一个重要部分，人群筛选的目的就是要鉴别那些确实有先天性疾病的新生儿，以便采取措施，所以人群筛选和产前诊断是很重要的措施。母亲年龄作为一个危险因素，被用于先天性疾病筛选的某些产前诊断中，如母血清筛选，涉及胎儿标志物的应用。同时在许多方面，应用母血中胎儿甲胎蛋白、游离雌三醇、绒毛膜促性腺激素等的检测，作为先天性疾病的危险性评价，这就是所谓的三联标志物筛选。从母血中检测胚胎细胞的无创伤性产前诊断技术和基因检测技术也已用于人群筛选项目。染色体微缺失、重复、扩增、非整倍体等基因组 DNA 失衡是导致胎儿发育迟缓、畸形、死胎、流产和其他先天性疾病的内在原因。微阵列 - 比较基因组杂交技术（Array CGH）利用基因芯片取代了传统的比较基因组杂交技术，正常中期染色体作为杂交靶标，与分别采用不同荧光标记的待测 DNA 和参照 DNA 杂交，通过比较两种荧光强度的比率，检测出染色体基因拷贝数变化。Array CGH 已成为一个重要的细胞遗传学研究工具，用于产前诊断和诊断先天性疾病染色体亚显微结构异常。

更需要指出的是，综合征的诊断需要患者与医生一起花费心思，有时甚至可以说花费大心思。就拿胃食管喉气管综合征来说，汪忠镐院士曾深受这种疾病之害，多次有急症之危，也多次就诊于多位专科大家处，但始终未解其迷，还是后来在国际会议上国外一位同道的提醒确定了诊断。

误诊多年的病例常有报道，包括有多见病、常见病病例，但更多的是少见病、罕见病病例，其中包括各种综合征。就诊于全科医生自有其好处，他们能综合观察各科疾病，思维少有钻牛角尖、走偏之惯性。而专科医生比较熟悉本领域的各类综合征，诊疗时多偏向于熟悉的综合征，所以患者应当“多看看”“常走走”，少受误诊、漏诊之苦。

鉴别诊断是个“苦活”“细活”，这就要求医生秉承认真负责的精神，多想、多查文献，“刨根问底”，不可浅尝辄止、半途而废，误了患者的大事。本书所列综合征中表现为肺部病变或其中有肺部病变者竟达 500 多种（这肯定只是一部分），如只满足肺炎的诊断，而不去收集综合患者的全部临床表现，那可就是“只见树木不见森林”了。

王云华、郑自力等通过自己的临床实践总结多层螺旋 CT（MSCT）对先天性肺部病变的诊断价值。MSCT 已成为多数先天性肺部病变的首选检查方法。MSCT 常规检查结合各种重组技术能获得先天性肺部病变诊断的足够信息，对先天性肺血管疾病多能做出正确诊断。MSCT 虽然具有很高的诊断价值，但也有一些局限性，需要结合超声、DSA、MRI 等影像技术，必要时还可穿刺活检。

参考文献

[1]唐闻佳. 对罕见病患者 17 年的承诺[N].文汇报，2015-03-01(3).

[2]李娇娜.浅析遗传病的诊断及治疗[J].当代医学，2013，19(5)：21-22.

[3]潘恩潭.略论综合征的辩证思维[J].医学与哲学，1982(7)：25-26.

[4]张东力.浅谈产前诊断方法的发展[J].内蒙古中药，2012(13)：132-133.

[5]孟金来，贾颐舫，王谢桐.染色体微阵列分析技术在产前遗传性疾病诊断中的应用进展[J].现代妇产科进展，2015(24)：390-392.

[6]顾明敏.人类遗传性疾病基因诊断的回顾与展望[J].诊断学理论与实践，2010(9)：420-423.

[7]王滨有.先天性疾病的人群筛选[J].疾病控制杂志，2000，4(1)：14-16.

[8]眭维国，欧明林，戴勇.先天性疾病研究及产前诊断中 Array CGH 的应用[J].国际妇产科学杂志，2010(37)：81-83.

[9]刘敬忠.遗传病等先天性疾病的基因诊断技术进展[J].中华检验医学杂志，2002(25)：73-75.

[10]郑自力，林月兰，株勇智.多层螺旋 CT 对先天性肺部病变的诊断价值[J].中国医药指南，2012(10)：507-509.

[11]王云华.肺部先天性疾病的影像学诊断[G].第十一次全国中西医结合影像学术研讨会暨全国中西医结合影像学术研究进展学习班资料汇编，2010：32-41.

第7章 治疗

综合征中遗传病和先天性疾病占相当大的一部分。目前人类对这些先天性疾病和遗传病基本上还没有有效的治疗方法和手段。

一、饮食控制疗法

目前临床上应用较为广泛且效果明显的遗传病治疗方法是饮食控制法，由于大多遗传病是因基因突变引发体内某种酶缺陷或者缺乏而产生的，继而引发人体某种代谢功能发生中断，造成机体的物质含量不均衡，从而发病。因此，通过饮食控制来限制个别代谢物质的摄入，从而起到控制或避免遗传病发生的目的。例如，通过控制低苯丙氨酸摄取可起到控制苯丙酮尿症的发生；通过控制胆固醇的摄入可起到降低高胆固醇血症产生的概率；而通过饮食调节或者胃肠道以外其他途径对人体补充大量维生素，可以缓解囊性纤维化症患者的维生素缺乏症状；通过适当地补充胰酶，能够有效地治疗消化不良；而其他遗传病，如糖尿病、半乳糖血症等都可以通过控制饮食进行治疗。

二、药物疗法

临床上采取药物疗法主要遵循“补缺去余”的原则。药物疗法中经典的方法有激素替补疗法、排余疗法、抑制疗法、酶诱导疗法等，如雌激素有效缓解了X染色体畸变女性患者第二性征发育，青霉胺螯合体内细胞中铜离子治疗肝豆状核变性（Wilson病），羟甲戊二酰辅酶A（HMG CoA）还原酶抑制剂辛伐他汀可减少胆固醇生成以治疗家族性高胆固醇血症，雌激素诱导 α_1-抗胰蛋白酶的合成应用于 α_1-抗胰蛋白酶缺乏症的治疗等。目前药物研究热点主要通过纯化酶制剂、重组基因药物、药物诱导基因表达来治疗遗传病。

1.酶补充疗法

先天性代谢病往往是由于基因突变造成酶的缺失或活性降低，可用酶补充的方法进行治疗。向患者体内输入纯化酶制剂是酶补充疗法的重要途径。最新研究有给予脑苷脂病（Gaucher病）患者重组人葡萄糖脑苷酶予制剂，可使患者肝和血液中的脑苷脂含量降低，使症状得以缓解。用重组人 α-半乳糖苷酶A替代治疗由于 α-半乳糖苷酶A缺乏所致的Fabry病也已取得疗效。

2.重组基因药物疗法

这种疗法是通过重组基因药物改善遗传病的临床症状，提高患者的生活质量。它的优点是解决了药物的来源、价格、产量、纯度等许多实际问题，而且为探索新药提供了新的思路，具有广阔的应用前景。例如，用重组人促红细胞生成素治疗重症 β-地中海贫血、重组人 α-葡萄糖苷酶治疗H型糖原贮积病等。

3.药物诱导基因疗法

这里仅指用药物来改变基因的表达以达到治疗目的的方法。研究发现，氨基糖苷类抗生素可提高真核生物终止密码子的通读，使其成为可能治疗无意义突变所致人类疾病的药物，目前在晚期婴儿神经元蜡样质脂褐质沉积症的治疗中有一定疗效。用羟基脲治疗镰状细胞贫血，羟基脲是一类抗肿瘤药，已证明具有诱导在成年期不表达的 γ 基因表达，刺激 γ-球蛋白合成的作用。一些研究报道表明，患者在试用羟基脲后，血红蛋白水平明显增高，溶血现象显著减少，显示这一治疗方法具有很高的潜在价值。

4.基因疗法

基因疗法是指通过基因转移技术将外源正常基因直接导入患者病变部位的靶细胞，通过控制目的基因的表达，抑制、校正、替代或补偿缺陷或异常基因，探索治疗基因缺陷所致的遗传病、免疫缺陷或抑癌基因的失活所致的肿瘤等疾病的一种新型医疗方法。植入基因的选取，既可以是与原缺陷基因毫无关系的治疗基因，也可以是与原缺陷基因相对应的正常同源基因。

腺苷脱氨酶（ADA）缺陷基因治疗的临床方案于

1990年获得美国重组DNA委员会及人类基因治疗委员会的批准。至今全世界已对6例重症免疫缺陷伴发的ADA缺乏症患者实施了基因治疗，其中美国3例，英国、荷兰、意大利各1例。最初的2例患者是4岁和9岁的女童。她们的临床症状明显改善，外周血淋巴细胞恢复正常，免疫功能逐渐恢复，未发现任何并发症。目前2例患儿仍健在，身体功能良好。

三、手术疗法

当遗传病发展到出现临床症状，尤其是器官组织已出现了损伤，应用外科手术对病损器官进行切除、修补或替换可有效改善某些遗传病的症状，减轻患者的病痛及心理压力。如手术矫正两性畸形，脊柱稳定装置矫正Duchenne型肌营养不良症所致脊柱侧凸，通过腹腔镜进行结直肠切除术治疗家族性腺瘤息肉病，部分脾切除治疗遗传性球形红细胞增多症等。随着手术技术的提高，免疫学知识和技术的发展，器官、组织移植和细胞移植成为研究热点，许多新的移植方法使一些遗传病得到缓解。但仍有许多问题需要研究解决：①免疫排斥反应问题；②免疫抑制剂的副作用；③术后感染问题；④条件饮食疗法的效果；⑤近期、远期疗效问题；⑥被移植的器官、组织来源及安全问题等。

1.器官和组织移植

随着免疫排斥研究的进展，组织和器官移植越来越多地被用来治疗遗传病，使病情得到缓解。目前有用肺移植治疗囊性纤维变所致呼吸衰竭；用肝移植治疗Ⅰb型糖原贮积病、瓜氨酸血症、尿素循环障碍、Ⅰ型原发性高草酸盐尿症；用穿透角膜移植术治疗先天性角膜混浊；用心脏移植治疗遗传性血色病所致心肌病；在听脑干植入多频道电子装置成功治疗Ⅱ型神经纤维瘤病所致双侧耳聋等，都使病情得到短期缓解，长期疗效及并发症有待进一步研究。

2.细胞移植

（1）溶酶体贮积症的骨髓移植。20世纪80年代后期，溶酶体贮积症治疗上的重要突破是骨髓移植。事实证明，骨髓移植对于累及多种不同组织（包括脑、心脏）的溶酶体贮积症都有一定的治疗作用。利用这种方法治疗溶酶体贮积症，有的仍处于动物模型水平（如鼠球状细胞白质营养障碍模型），有的应用于临床（如岩藻糖苷贮积症等），取得了较好的近期效果。

（2）非贮积症的骨髓移植。除了溶酶体贮积症以外，遗传性免疫缺陷症、血液系统遗传病也是骨髓移植治疗的主要对象。已有通过骨髓移植治疗先天性红细胞生成性卟啉症的成功报道。

（3）其他细胞的移植，如移植脐带血液成功治疗范可尼贫血，通过子宫内输血有效治疗胎儿遗传性干瘪细胞增多症，移植正常鼠肝细胞有效治疗鼠肝豆状核变性模型等。

胎儿外科综合多学科的先进技术，是一门崭新的前沿科学，它以超前性的特点和优势对某些先天性疾病在胎儿时期进行诊断和治疗，以获得出生后行传统的手术无法得到的良好效果。胎儿外科是一种创造性的医学革新，在新世纪里，它必将为人类的生命健康做出更大的贡献。

四、放射及光线疗法

放射及光线疗法目前已成为治疗肿瘤的主要手段之一，如用立体定向放射治疗听神经鞘瘤，用放射疗法治疗肾母细胞瘤，紫外线治疗特应性湿疹及特应性皮炎等都有临床效果。

五、康复疗法

康复疗法即通过对患者语言、运动、听力、智力开发、行为习惯等方面的特殊训练和教育，使其具有独立生活的能力，如21三体综合征患者的卫生保健管理。

参考文献

[1]李娇娜.浅析遗传病的诊断及治疗[J].当代医学，2013，19(5)：21-22.

[2]刘敬忠.遗传病等先天性疾病的基因诊断技术进展[J].中华检验医学杂志，2002(25)：73-75.

[3]奚永志.基因治疗——遗传性疾病治疗的最佳策略[J].解放军医学杂志，1995(20)：158-159.

[4]唐久来.遗传性疾病的治疗新进展[C].中国优生优育协会第三届学术研讨会专辑，2003：271-276.

[5]吴一福.李荟元教授谈胎儿外科治疗先天性疾病的前沿医学[N].中国医药报，2002-04-01(010).

第8章 预后

目前尚未见纯粹的、大数据的综合征预后统计资料。从作为综合征重要组成部分的遗传病和先天性疾病来看，预后不佳。

遗传病达2万余种，其中1.8万多种疾病为常染色体遗传，绝大多数为隐性遗传，难以预防。遗传病涉及人体各个脏器，尤其以神经精神损害常见，严重影响患者及其家庭的生活质量。2009年，北京市人口统计资料显示，5岁以下儿童死亡率为4.13‰，其中新生儿占3.49‰，先天缺陷、遗传病为主要病因。

按照孟德尔遗传学规律，每个表型健康的正常人至少会携带50个致病基因突变，两个携带相同致病基因突变的男女结合，则可能生出遗传病患儿，发病率与阶层、文化、经济状况、环境因素无关。以苯丙酮尿症为例，北京发病率为1/11 538，但是人口中致病基因突变携带率为1/30，可能发生在任何一个家庭。

遗传病“与生俱来”，发生在受精卵的阶段，由于疾病类型、缺陷程度、生活环境的差异，患者临床表现各异，发病年龄早至胎儿，晚至成年。严重者可能在胚胎时期流产、死产、畸形。新生儿时期的表现类似败血症、缺血缺氧性脑病，常有多脏器损害、畸形，已成为北京市新生儿死亡的主要原因之一。儿童时期主要表现为智力/运动障碍、癫痫、孤独症、精神病、肝损害、骨骼破坏、畸形等多脏器损害，严重时致死。轻型患者晚至成年发病，表现为智力/运动倒退、痴呆、癫痫、瘫痪、抑郁症、精神病、多脏器损害，丧失劳动能力及生活自理能力，甚至死亡。

人类遗传病多数可累及神经系统。澳大利亚、加拿大、德国等发达国家已用串联质谱技术开展新生儿筛查。目前在小儿神经科就诊的脑发育落后患儿中包含了一部分遗传性代谢病。以往对遗传性代谢病致脑发育落后患儿主要进行对症治疗，因无法予以病因诊断及对因治疗，可造成部分患儿不可逆转的损害，甚至死亡。故对于中枢感染、缺氧缺血、脑外伤等病史的脑发育落后患儿，应利用现有的检测技术做遗传性代谢病的筛查，以尽早明确病因，使之得到相应治疗。

覃绿梅总结722例新生儿住院病例疾病分类与预后，将患儿分两组进行比较分析，提示发病方面新生儿早期比新生儿晚期高，死亡率方面新生儿早期比新生儿晚期高，而治愈率方面新生儿早期比新生儿晚期低，与围生因素密切相关。内含病种：新生儿肺出血、新生儿甲状腺功能减退、先天性巨结肠各3例（0.4%）；新生儿硬肿症、新生儿RH溶血症、先天性心脏病、先天性梅毒各2例（0.3%）；新生儿胎粪吸入综合征、新生儿低血糖、新生儿红细胞增多症、新生儿ABO溶血症各1例（0.1%）。

骆庆明等对2002—2005年本院新生儿科收治的395例早产儿的临床资料进行分析。结果：395例中死亡12例，病死率为3.0%。体重越低，胎龄越小，并发症发生率越高，死亡率越高。336例出现并发症，受累器官、系统个数越多，死亡率越高。主要并发症依次为吸入综合征、高胆红素血症、贫血、窒息、缺血缺氧性脑病、肺透明膜病等。各疾病的严重程度依次为肺出血、先天性疾病、肺透明膜病、窒息。

参考文献

[1]覃绿梅.722例新生儿住院病例疾病分类与预后[J].现代临床医学生物工程学杂志，2005(11)：351-353.

[2]杨艳玲.北京市可治疗性遗传性疾病的诊疗现状[J].药品评价，2011，8(8)：5-7.

[3]张建明，邵新华，宋小青，等.遗传性代谢病致儿童脑发育落后的治疗与预后[J].临床儿科杂志，2008，26(12)：1016-1020.

[4]骆庆明，张隐妹，李美连.早产儿预后的相关因素分析[J].河南预防医学杂志，2006(17)：265-267.

各　论

第9章 呼吸疾病相关综合征

A

第1节 Aase-Smith综合征

一、名称

Aase-Smith综合征即关节－脑－腭发育畸形综合征(dysmor-phogenesis of joints-brain-palate)、Aase综合征,是以上肢畸形合并骨髓功能不全为主要表现的综合征。早在1969年,Aase等就报道了兄弟2人患该综合征。

二、流行病学

本综合征的遗传方式同常染色体显性遗传病。

三、病因

本综合征的发病原因不明。

四、临床表现

有报道出现单一的胸骨骨化中心。

患者双手桡侧畸形合并造血系统功能异常,即拇指呈三节样伴幼稚红细胞功能不全等表现。男女均可发病。起病于胎儿期。表现为耳廓畸形,腭裂,重度关节挛缩,股关节脱位,动眼神经麻痹,斜视,多发性脑室中隔缺损,脑积水,无指纹。

五、诊断

本综合征应注意同范科尼贫血、TAR综合征(thrombocytopenia with absent radius)和Diamond-Blackfan贫血等相鉴别。

六、治疗及预后

输血疗法是本综合征的基本治疗措施,必要时也可给予肾上腺皮质激素(Yetgin S等的病例曾用过)等。输血不宜过多或过久,患儿在10~13岁时正值青春发育时期,应尽量避免药物治疗。

参考文献

[1]张景隆摘,刘权章校.Aase综合征——一种新的综合征[J].国外医学遗传学分册,1990,13(3):44.

[2]张伟中,路培纯.与耳鼻咽喉科有关的综合征(一)[J].国外医学耳鼻咽喉科学分册,1979,3(10):13-21.

[3]Yetgin S, Balci S, Irken G, et al. Aase-Smith syndrome: report of a new case with unusual features [J]. Turkish Journal of Pediatrics, 1994, 36(3): 239-242.

第2节 Abernethy综合征

一、名称

先天性肝外门体静脉分流是罕见的先天性门静脉发育畸形,同时伴有肝外门体静脉分流型疾病时称为Abernethy畸形。1793年,英国外科医生John Abernethy首先报道1例死因不明的10个月女婴尸体解剖，描述了此类先天性门静脉系统与腔静脉系统分流的畸形；门静脉可缺如或部分缺如，脾静脉、肠系膜静脉直接汇入下腔静脉，肝脏仅通过侧支供血，即可造成肝功能异常、门静脉高压、肝肺综合征、左心室扩大，也可合并肝脏肿瘤或其他畸形。1997 年，Edward 将其命名为 Abernethy 畸形，又称为先天性肝外门腔分流、先天性门静脉缺如、先天性门静脉缺失、Abernethy 综合征。

二、流行病学

本综合征的发病机制尚不明确，目前大部分学者认为与胚胎发育异常有关，还有学者认为是门静脉畸形导致门静脉高压，形成继发性肝外的门体静脉分流。目前国内外文献报道已有 100 余例，大部分患者年龄小于 18 岁，以呕血、便血、黄疸、水肿为常见临床表现。

三、病理

门静脉系统由肠系膜上静脉和脾静脉汇合而成。门静脉在肝内分成右门静脉，在肝窦部门静脉和肝动脉血流混合，然后通过 3 条肝静脉回流至下腔静脉。来自脾脏、胰腺、胆囊及消化道的血流，通过门静脉回流入肝，门静脉提供了 75%的肝脏血流和 50%的氧输送。

伴肝肺综合征的 Abernethy 综合征是低氧血症的罕见病因。肝肺综合征常见于肝硬化，而门静脉先天性异常是非肝硬化性疾病。Abernethy 综合征发生时，血液绕过肝脏而经侧支循环进入腔静脉，使扩血管物质的肝脏灭活减少，引起肝肺综合征和低氧血症，以及高动力循环和心脏肥大。

Abernethy 综合征是因胚胎期脐静脉和卵黄静脉发育异常，导致门静脉与腔静脉间形成异常分流道的一种罕见的先天畸形，分为 2 型。Ⅰ型为完全性门体静脉分流，肝脏完全无门静脉血灌注，胃肠静脉血向腔静脉分流，根据不同的门静脉解剖，又可分为Ⅰa 型（肠系膜上静脉与脾静脉无汇合）和Ⅰb 型（肠系膜上静脉与脾静脉汇合）；Ⅱ型为部分性门体静脉分流，门静脉血部分向肝脏灌注（如门肝静脉吻合）。Ⅰ型 Abernethy畸形多见于女性，常合并其他脏器的先天畸形；Ⅱ型多见于男性，发病年龄较晚，临床症状较轻，极少伴发其他畸形。

四、临床表现

Abernethy 综合征的临床表现缺乏特异性。

王亚妹等总结了 2001—2012 年我国文献报道的 13 例儿童 Abernethy 畸形，包括 11 例Ⅰ型（Ⅰa 型 4 例、Ⅰb 型 7 例）和 2 例Ⅱ型患儿。1 岁内发病 6 例，确诊前病程≥5 年 6 例。在 11 例Ⅰ型患儿中，便血 3 例，呕血 4 例，肝功能异常 4 例，肝硬化 1 例，肝性脑病 2 例，肝脏结节 3 例，脾大 4 例，脾功能亢进 3 例，门静脉高压 3 例，合并畸形 3 例。其中 4 岁患儿尚有反复肺部感染。在 2 例Ⅱ型患儿中，便血 1 例，肝功能异常伴肝硬化、脾大和脾功能亢进 1 例，肝脏结节 1 例，无呕血和合并畸形。门静脉系统血液分流到下腔静脉 2 例、髂内静脉 4 例、左肾静脉 1 例、奇静脉 1 例、右心房 2 例和盆静脉丛 1 例，其余 2 例不详。

杨德彦等报道 1 例反复气短的病例。患者，男性，39 岁，因“双下肢水肿 3 年，活动后气短 1 年余”入院。HRCT 示双肺间质病变，心影增大。血气（呼吸空气）：氧分压（PO_2）38.8mmHg（1mmHg≈0.133kPa），二氧化碳分压（PCO_2）32.6mmHg，SPO_2 72.0%。卧立位血气（呼吸空气）：卧位 PO_2 49mmHg，立位 PO_2 35mmHg。患者 CT 门静脉重建未见门静脉肝内分支显示。表现为中央型发绀、杵状指和严重低氧血症。患者心脏肥大、房间隔左向右小分流无法解释发绀，严重低氧血症应与明显的肺间质改变相联系，核素、超声对比造影和肺动脉造影等进一步的影像学检查证实了肺内分流的存在。腹部 CT+ 门脉重建及间接门静脉造影未显示门静脉及分支，因此诊断为 Abernethy 综合征。

王振平等报道 1 例。患者，女性，14 岁，因“活动后气短、头晕伴声音嘶哑半年”入院。9 年前在外院诊断为特发性肺动脉高压。P2 亢进，左侧可闻及收缩期 4/6 杂音。右心导管：肺动脉高压（用药前肺动脉压约 104/42mmHg，平均 61mmHg），吸入伊洛前列腺素后肺动脉平均压下降 16%。心脏超声：右心房室增大，重度肺动脉高压，三尖瓣、肺动脉瓣中至重度反流。腹部超声：肝实质回声增粗，肝门区及左右肝未见门静脉结构，门静脉主干沿左肝后方直接回流入右心房，门静脉主干与下腔静脉间未见交通支。CT 肺动脉造影：双肺动脉增粗、肺动脉高压，永存左上腔静脉。门静脉 CT 造影：肠系膜上静脉增粗迂曲，与脾静脉汇合呈肝外门静脉，自左肝后方上行，进入右心房，肝门区及左右肝未见门静脉显示。肝左叶可见一个直径约为 0.8cm 的明显强化的结节。诊断为先天性肝外门腔静脉分流畸形（Abernethy 综合征Ⅰb 型），合并肝肺综合征，肝脏再生结节。

Abernethy 综合征可合并其他脏器的先天畸形

（如心脏的畸形、胆道闭锁和多脾）、肝脏结节样增生和肿瘤。还可伴发内脏转位、Goldenhar 综合征、智力低下、生殖泌尿系畸形等。随着断层影像学的应用及超声的发展，门体分流与肝脏肿瘤（肝母细胞瘤、腺瘤、局灶性结节性增生、肝细胞癌）的高相关性（高于40%）说明分流可能影响肝脏的发育、功能和再生能力。在该研究报道中，1/3 可合并心脏畸形，而发现 21 三体综合征的国外仅有 3 例报道。

五、诊断

Abernethy 综合征常为超声检查偶然发现，CT 血管造影和磁共振血管造影用于分型和发现伴随的其他异常。用其他方法不能明确诊断时，可行血管造影。Ⅰ型患者有时需要行肝活检以证实诊断。

六、治疗

对于造成肝功能异常和门静脉高压者，Ⅱ型患者可考虑将门静脉和下腔静脉的侧支分液结扎或栓塞，Ⅰ型患者只能进行肝脏移植。

Abernethy 综合征的治疗方法根据畸形的不同类型及患儿的具体情况决定，目前尚无统一的认识和成熟的治疗经验，主要方法有：①内科保守治疗，主要是保护肝功能，治疗肝性脑病；②脾动脉大部分栓塞术或脾切除，改善脾大和脾功能亢进；③肝移植；④手术阻断门腔分流，主要针对 Abernethy 综合征Ⅱ型，可减少门体分流，增加肝门静脉血灌注，但可使门静脉压增高，其疗效有待进一步观察。

七、预后

肝性脑病及肝肺综合征均是 Abernethy 综合征的常见远期并发症。由于门体分流，肠道内吸收的氨完全或部分未经肝脏解毒，导致血氨升高和肝性脑病发生。肝性脑病的发生与患儿年龄、分流量大小相关，分流量超过 60%是 Abernethy 综合征患儿罹患肝性脑病的危险因素，儿童对门体分流有较好的耐受性，即使分流量达到 60%仍然可以耐受，因此脑病多在成年后显现。肝肺综合征是肝病、动脉低氧血症和肺内血管扩张三联征，其原因主要是门腔静脉经肝旁路分流，血管活性物质未经肝脏灭活，致肺内血管扩张和收缩物质失衡，大量肺内血管扩张。临床主要表现为呼吸困难，绝大部分患儿直立时呼吸困难加重。

参考文献

[1]杨德彦，张冬梅，李文彬，等.反复气短的真相[N].中国医学论坛报，2016-08-26(C2).

[2]王振平，罗是是，余宁，等.Abernethy 畸形致肺动脉高压 1 例[J].中国医学影像技术，2015，31：925.

[3]吴运芹，彭小明，李军，等.新生儿 Abernethy 畸形的影像学表现及其文献复习（附 2 例报道）[J].中国医学工程，2015，23：209-212.

[4]王亚姝，周艳茹，陶于洪.儿童 Abernethy 畸形[J].华西医学，2013，28：756-758.

[5]高军，于彤，刘志敏，等.MSCT 诊断 Abernethy 畸形[J].中国医学影像技术，2014，30：649-653.

第 3 节 软骨发育不全

一、名称

软骨发育不全（achondroplasia，ACH）又称为胎儿营养不良、软骨营养性障碍性侏儒。ACH 是软骨发育异常中发病率最高且被发现最早的一种疾病，早在 1878 年就由 Parrot 正式命名为软骨发育不全。

二、流行病学

ACH 属于常染色体显性遗传，父母均可为患者。如父母同患 ACH，子代有 25%的概率为纯合子，这样的患儿畸形程度较严重。遗传方式决定了 ACH 在男女性别上的差异不明显，75%的患者是新突变。Shiang 等将 ACH 的致病基因定位于 4 号染色体短臂末端，Rousseau 几乎同时发现成纤维细胞生长因子受体 3（FGFR3）跨膜区基因第 1138 位核苷酸的突变，是 ACH 发病的原因。迄今为止，ACH 已发现了 3 种基因突变，均位于 FGFR3 跨膜区。大约 95%的 ACH 发生了 1138 位核苷酸 G→A 的转换，少数发生了 1138 位核苷酸 G→C 的转换。

国外发病率为 1/77 000~1/15 000，国内统计的发病率为 0.18/ 10 000。

三、病因及病理

导致基因突变的原因不明，有缺碘、缺锰、缺锌学说，有人认为与孕早期X线放射有关，也有人认为与父母生育年龄高有关。病理上软骨内化骨不能正常进行，管状骨骺板软骨细胞排列异常，骨骺软骨细胞发育障碍，软骨母细胞稀少，排列紊乱，因不能形成软骨钙化层而影响了骨长轴的增长，但骨膜化骨正常，骨皮质、髓腔及骨的横径生长仍正常。

四、临床表现

ACH患者躯干长度基本正常，但肢体粗短，因而肢体与躯干长度不成比例，短肢以臂、大腿肢体近端为主，具有典型的外貌和体征：头大，鼻梁塌陷，四肢近端粗而短小，肘生长受限，三叉手，腰椎前凸，骨盆小而宽。肋骨短小，胸骨短且宽，肩胛骨角不锐利，肩胛盂浅小。婴儿、幼儿、儿童或成人患者，其X线表现在性质上无任何不同，但程度上有所差异。

五、诊断

ACH诊断主要依据临床表现及X线改变，对于不典型病例需要与软骨外胚层发育不全、假性软骨发育不良、先天性成骨发育不全等病相鉴别。

1.高危因素

ACH一般都是散发病例，父亲年龄高者生育软骨发育不全患儿的概率是否明显升高有不同意见。有观点认为，任何导致基因改变的外界因素都有可能导致软骨发育不全，如接触紫外线、X线、导致突变的化学物质等。

2.产前影像学诊断

B超、三维超声成像技术、X线。

3.产前基因诊断

胎儿DNA的采集：超声引导下经皮脐静脉穿刺。绒毛活检术：怀男胎的母体血富集胎儿DNA。羊水细胞培养：胚外体腔穿刺术。

基因诊断：PCR-SSCP（结合限制性内切酶分析）；基因测序。基因芯片技术：胚胎植入前诊断。

在进行B超常规筛选的前提下，父母患病或B超可疑胎儿软骨发育不全的妊娠女性应立即对胎儿的遗传物质进行基因诊断。而软骨发育不全的胚胎植入前诊断将是软骨发育不全夫妇生育健康后代的希望。

六、鉴别诊断

1.窒息性胸廓发育异常

ACH主要特征是肋骨短小、胸廓狭小和呼吸困难，为常染色体隐性遗传。其肢体短缩不如其他型侏儒明显，且缺少特征性变化。

2.点状软骨发育异常

ACH为先天性软骨骨化障碍，是以骨端的斑点状钙化为特征性表现的一组综合征，点状骨骺患者的四肢皆短小呈短肢型侏儒。常见关节挛缩弯曲，除见到斑点状骨骺外，关节周围软组织内、甲状软骨、气管软骨及舌骨等软骨处亦有斑点状钙化。约30%合并白内障，生后1年有半数以上的患者因呼吸困难死亡。

参考文献

[1]何丽娟，叶明光，梁德民.软骨发育不全二例报告及文献复习[J].中国优生与遗传杂志，2008，16(4)：93-94.

[2]王勇.软骨发育不全的X线诊断[J].中国伤残医学，2014，22：192-193.

[3]汪庆伟，刘玲.小儿软骨发育不全的临床和X线表现[J].云南医药，2012(3)：271-272.

第4节　获得性免疫缺陷综合征

一、名称

获得性免疫缺陷综合征（acquired immunod-efi-ciency syndrome，AIDS）。

二、流行病学

从传播途径来看，AIDS以吸毒为主，性传播次之。该病在世界范围内以吸毒为主（86%），性传播次之（7%），二者相差10倍多。我国同样以吸毒为主（69.4%），性传播次之（6.6%），也相差10倍多。

三、病理

T淋巴细胞中起辅助诱导功能的CD_4^-进行性减少，可降至$0.05\times10^9/L$[正常值为$(0.8\sim1.2)\times10^9/L$]，

病程后期可低于 0.01×10^9/L。此外,HIV 在人体内靶细胞还有单核－巨噬细胞,使其功能下降。

四、临床表现

AIDS 易发生各种感染，尤其是耶氏肺孢子菌肺炎(PCP)和肺结核。

牟爱平(1998)报道 32 例。全身表现:皮肤感染和心、肝、肾等多系统损害。胸肺表现:发热、乏力、消瘦、盗汗、咳嗽、咳痰、全身疼痛等。其中结核病患者 24 例,占总数的 78%。其他为肺部感染和 PCP 病。

刘德纯等(1994)报道 151 例。全身表现:皮肤感染和心、肝、肾等多系统损害。胸肺表现:机会性感染,依次为 PCP(55%)、巨细胞病毒(CMV)(34%)、念珠菌病(25%)、分枝杆菌(25%)、新型隐球菌(11%)、弓形虫(8%)。

在免疫缺陷状态下，容易并发多种机会性感染,被美国 CDC 列入诊断指征的病原体有病毒、细菌、真菌和寄生虫四类,多达 15 种。其中以 PCP(60%)、口咽和食管的念珠菌病(55%)、CMV(<10%)和新型隐球菌(<10%)感染比较常见,并可同时或先后发生多种机会性感染,使病情更加复杂。HIV 阳性患者,继发任何一种机会性感染均有助于诊断 AIDS。

五、诊断及治疗

AIDS 应行病原学诊断及活性判定。AIDS 应行综合抗病毒治疗、个体化治疗。

六、预防

预防 AIDS 应行健康教育,使用安全套,安全性生活、专一性伴侣,生物灭活与消毒,使用清洁注射器,制订戒毒规划,应用药物替代品;女性预防感染(性传播、静脉药瘾),采取避孕措施,推广妊娠保健(HIV 检查),选择分娩方式(选择性剖宫产)。

参考文献

[1]上田泰.広範圍症候群(新订版)acquired immunodeficiency syndrome (AIDS)[J].日本臨牀,1987,春季臨時增刊号(45):985-986.

[2]牟爱平.艾滋病患者肺部感染的临床分析[J].中华结核和呼吸杂志,1998,21(9):526-527.

[3]施学忠,王文华,谢婧,等.艾滋病流行态势与预防现状分析[J].中医学报,2006,21(1):9-11.

[4]刘德纯,林清森.获得性免疫缺陷综合征(艾滋病)(附 151 例尸检材料报道及文献复习)[J]. 蚌埠医学院学报,1994,19(4):168-170.

第 5 节　急性间歇性卟啉病

一、名称

急性间歇性卟啉病 (acute intermittent porphyria,AIP)是一组先天性代谢性疾病,由血红素合成过程中特异性酶缺陷导致。卟啉沉积的主要部位和数量不同,可产生复杂多样的临床症状。

二、流行病学

国外报道卟啉病发病率很低，国内尚无精确统计,许多地区仅有零星报道,且均以 AIP 最多见。

三、病理

AIP 主要归因于羟甲基胆汁合酶活力仅为正常值的一半,其主要特征为急性致命性神经损害,病因学至今不清。

四、临床表现

AIP 全身表现:常见有急性腹痛、皮肤损害、神经精神三大症状。95%的 AIP 患者在急性发作时有剧烈腹痛、恶心、呕吐等自主神经受累表现,还有心动过速、大汗、高血压、低血压、尿频、便秘等症状。约 2/3 的患者可有运动神经损害,也可累及感觉神经。24%~80%的患者为脑部弥漫性损害症状，如意识障碍、情绪不稳、失眠、焦虑、表情怪异、烦躁不安、幻觉、妄想、傻笑、伤人等。也可有局灶性脑损害,如癫痫发作、偏瘫、偏盲、失语等。内分泌系统可出现抗利尿激素分泌异常综合征(12%),表现为顽固性低钠低氯血症、水中毒及脑水肿。

2/3 的患者有运动神经原损害,手腕、脚踝和手的小肌肉常受累,并可导致永久畸形;如主干肌群无力可引起呼吸窘迫,四肢弛缓性瘫痪,出现全身强直阵挛性发作，严重者出现延髓受累(30%)，咽下困难、发音困难以致失声；可合并肺水肿。

五、诊断

依据尿卟啉及其前体的检测阳性，方法为二甲氨基苯甲醛定性试验(Watson-Schwartz 试验)。

六、治疗

AIP 应行对症治疗和预防复发。急性期给予高糖、三磷酸腺苷等能量合剂，以及纠正电解质紊乱、降血压、减慢心率、改善精神症状、抑酸等对症治疗。

七、预后

韩冰等治疗 AIP 5 例，临床症状均获好转，但反复发作。在 3 年随诊中，3 例可间断上学或上班，2 例已丧失劳动能力，其中 1 例死于呼吸衰竭。

参考文献

[1]塚原宏一.知っておきたい内科症候群——急性肾炎症候群 acute nephrihe syndrome[J].内科，2012，109(6)：1390-1392.

[2]高海风，鲁琳，李永秋.表现为可逆性后部白质脑病综合征的急性间歇性卟啉病（附 1 例报告）[J]. 临床神经病学杂志，2012，25(2)：141-143.

[3]韩冰，李琦，武永吉.急性间歇性卟啉病的临床分析[J].北京医学，1998，20(5)：259-261.

第 6 节 Addison 病

一、名称

Addison 病即肾上腺皮质功能不全病、阿狄森病。

二、流行病学

30%~50%的感染性休克患儿患 Addison 病。根据不同的方法发现严重脓毒症患者肾上腺皮质功能不全病总发生率为 15%~61%，其中相对肾上腺皮质激素功能不全(RAI)占 76.6%。

毕立群等对 198 例 COPD 患者进行临床观察，发现有 16 例继发肾上腺皮质功能不全病(8%)，其中慢性支气管炎 9 例(56.2%)、支气管哮喘继发肺气肿 6 例（37.5%）、特发性肺间质纤维化继发肺气肿 1 例(6%)。

三、病因及病理

引起急性 Addison 病的原因很多，主要有：①肾上腺急性破坏或急性出血(胸腹部外伤、新生儿产伤、重症感染、出血性疾病等)；②肾上腺切除术后，激素替代疗法不及时或用量不足；③慢性肾上腺皮质功能减退症患者遇到感染、精神创伤、手术、外伤等应激状态，可诱发急性肾上腺皮质功能不全病；④先天性肾上腺皮质功能不全病；⑤长期应用肾上腺皮质激素治疗而突然停药或遇到应激状态。值得注意的是，因突然停药而发病的患者有的仅使用泼尼松 2 周，因而需谨慎突然停药。

四、临床表现

Addison 病可分为原发性和继发性两种类型。由肾上腺本身病变所致的为原发性，由于缺乏 ACTH 刺激，肾上腺萎缩者所致的为继发性。

慢性 Addison 病多发生于 20~50 岁，男女发病率几乎相等。据文献报道，年龄最早为新生儿，最大为 73 岁。

急性 Addison 病的临床表现多种多样，主要表现如下。①消化系统：食欲缺乏、恶心、呕吐、腹痛、腹泻。此系糖皮质激素急剧缺乏，胃液分泌减少，胃酸和胃蛋白酶含量降低，肠吸收功能不良，水、电解质平衡紊乱所致。因此，长期服用激素的患者如出现频繁呕吐，要注意患 Addison 病的可能。②循环系统：脉弱肢凉、血压下降。此因肾上腺皮质激素急剧缺乏，钠及水大量丢失，血容量急剧下降，血管对儿茶酚胺的反应降低所致。③神经系统：精神不振、嗜睡、烦躁、谵妄、昏迷。④低血糖表现：无力、出汗、饥饿感、视力模糊、昏迷。此因糖皮质激素急剧缺乏，糖原异生能力减弱，肝糖原耗损及机体对胰岛素特别敏感所致。⑤体温升高：此因糖皮质激素能阻挡内生性致热原对体温中枢的作用而降体温。

五、诊断

重症患者 Addison 病诊断应依据：①基础皮质醇 $<15\mu g/dL$ 和(或)ACTH 试验 $\Delta max <9\mu g/dL$；②严重

低蛋白血症时（最好测定血清游离皮质醇浓度），游离皮质醇≤2.0μg/dL或ACTH试验后≤3.1μg/dL。

六、治疗

Addison病治疗应迅速静脉滴入氢化可的松等。

七、预防及预后

Logistic多元回归分析显示，功能衰竭器官数和相对肾上腺皮质功能不全是ARDS患者死亡的独立危险因素。

有Addison病的感染性休克患儿病死率为50%~53%，其他患儿的病死率为24%~33%。脓毒症新生儿患Addison病时，病死率明显高于其他患儿。成人资料也证实在感染性休克患者，患Addison病时病死率比其他患者高。

参考文献

[1]宋国维.糖皮质激素在感染性休克中的应用[J].中国实用儿科杂志，2007，22(8)：571-573.

[2]王兴勇，邱春兰.糖皮质激素在脓毒症治疗中的应用[J].实用儿科临床杂志，2010，25(6)：390-393.

[3]毕立群，柏乐.COPD继发慢性肾上腺皮质功能不全16例临床观察[J].工企医刊，2001，14(4)：49.

[4]邓虹，崔建红.急性肾上腺皮质功能不全(附6例报告)[J].中国急救医学，1988(8)：52-54.

[5]梁貂爱，尧文资.儿童期慢性肾上腺皮质功能不全(阿狄森氏病)一例报告[J].重庆医药，1981(2)：122-123.

第7节　急性肿瘤溶解综合征

一、名称

急性肿瘤溶解综合征（acute tumor lysis syndrome，ATLS）是一组严重代谢紊乱性疾病，最常见于肿瘤治疗过程中肿瘤细胞被大量破坏的情况，少数情况下由肿瘤细胞自动裂解而引起。Cohen等于1980年首次提出ATLS。

二、流行病学

ATLS为常见综合征，但尚未见确切数字报道。

三、病因及病理

Locatelli等对ATLS的发病机制进行了研究，认为主要是由于大量细胞破坏，细胞内离子及代谢产物进入血液，导致代谢异常及电解质紊乱。

四、临床表现

ATLS主要发生于血液系统恶性肿瘤，以急性淋巴细胞白血病（ALL）最为多见，可能与淋巴系统肿瘤负荷重、生长过快有关；其他如慢性淋巴细胞白血病、急性非淋巴细胞白血病和慢性粒细胞白血病也有报道。此外，实体性肿瘤如前列腺癌、结肠癌、小细胞肺癌、转移性神经母细胞瘤、Merkel细胞癌等都有个案报道，其发生率远低于血液系统恶性肿瘤。

影响ATLS发生的因素：化疗是ATLS的主要诱发因素，能引起肿瘤细胞破坏的药物均有促发ATLS的可能。发生ATLS的患者多数接受了2种或2种以上化疗药物组成的联合化疗方案，但也有少数例外，有报道单独使用泼尼松后发生ATLS者。Simmons等报道1例患者鞘内注射甲氨蝶呤后发生ATLS，表明ATLS的发生与某些个体的肿瘤细胞对化疗药物高度敏感有关。也有应用干扰素和三苯氧胺（他莫昔芬）后发生ATLS的报道。Fleming等在骨髓移植前预处理时全身放疗亦诱发了ATLS。一般认为，ATLS易发生于年轻人，但资料显示各年龄段均可发生，不存在种族或性别差异。Locatelli等认为，肿瘤负荷重及增殖快、血清高乳酸脱氢酶和潜在的肾功能不全为高危因素，化疗前血尿酸水平高、有脱水表现等也易发生ATLS。此外，ATLS发生的可能性与肿瘤分期有关，一般分期越晚可能性越大。在非血液系肿瘤中，ATLS多见于广泛浸润或转移的肿瘤患者。

发生时间：多发生于患者初次接受化疗后的早期，特别是化疗后48~72小时。表现为高尿酸血症、高钾血症、高磷血症、低钙血症、尿酸性肾病伴氮质血症和急性肾衰竭。临床上主要表现为恶心、呕吐、气短、充血性心力衰竭、心律失常、尿混浊、水肿、体液过剩、关节不适、癫痫发作、肌肉痉挛、手足抽搐、昏睡、晕厥，甚至猝死。

五、诊断

Cairo和Bishop制定的诊断标准得到多数学者的

表1 Cario-Bishop 关于 LTLS 的诊断标准

指标	数值	与患者正常值相比
尿酸	> 476μmol/L 或>8mg/dL	增高 25%
钾	> 6.0mmol/L 或>6mg/L	增高 25%
磷	儿童>2.1mmol/L	增高 25%
	成人>1.45mmol/L	
钙	≤1.75mmol/L	降低 25%

注:在细胞毒性治疗后 3~7 天内符合上述≥2 项指标即可诊断为LTLS。

认可。将 TLS 分为实验室 TLS（LTLS）和临床 TLS（CTLS)。LTLS 的定义见表 1。CTLS 需要在确诊 LTLS 后出现至少一项下列临床症状:肾功能损伤、心律失常、猝死、癫痫发作。

六、治疗及预后

化疗前充分水化,碱化尿液(口服碳酸氢钠片),加用别嘌呤醇减少尿酸的形成,可预防或减轻 ATLS。尽管如此,仍有 14.1%的高危患者发展为急性肾功能不全。故目前推荐使用尿酸氧化酶预防高尿酸血症。尿酸氧化酶可使尿酸氧化成尿囊素,后者的溶解度是尿酸的 5~10 倍，用药后短时间内起效，可有效预防 ATLS 和肾功能不全。

参考文献

[1]山内高弘,上田孝典. 知っておきたい内科症候群——腫瘍崩壊症候群 tumor lysis syndrome(TLS)[J].内科,2012,109(6):1132-1133.

[2]陈棹,陈薇.急性肿瘤溶解综合征[J].国际肿瘤学杂志,2006，33:710-712.

[3]周小钢,于亚平.肿瘤溶解综合征诊断及治疗进展[J].现代临床医学,2010,18:1230-1232.

第 8 节 人佐剂病

一、名称

人佐剂病(adjuvant)。佐剂是在给动物注射抗原时,为增强抗体的产生而使用的物质。通常分为加入死结核菌的弗氏完全佐剂和不加死结核菌的弗氏不完全佐剂。所谓佐剂病是 1956 年 Pearson 在给鼠注射弗氏完全佐剂时观察到其引起鼠的四肢多发性关节炎而命名的。

二、流行病学

美容手术可引起人佐剂病,如丰胸术。从手术至发病的时间为 2~22 年,平均为 13.3 年。

三、病理

在进行隆胸术和隆鼻术时,如果往组织中注入液状石蜡或硅,可引起发热、关节炎、硬皮病、肌肉痛、贫血、高 γ-球蛋白血症等胶原病症状。这是因为液状石蜡或硅等佐剂诱导机体产生免疫应答反应,作用于组织中的抗原将组织破坏所致,自身免疫造成了组织损伤。煤炭工人患硅肺时,多合并类风湿关节炎,将其称为 Caplan 综合征,其发病机制也同佐剂病类似。但所谓佐剂关节炎主要是指注射佐剂而引起了胶原病样症状导致的疾病。隆胸术时,在注射的局部形成肉芽肿病变,这是由于具有佐剂作用的物质引起 T 细胞对局部组织抗原产生免疫反应,导致慢性的迟发型变态反应所致。把佐剂注射局部产生的肉芽肿称为佐剂性肉芽肿。

四、临床表现

人佐剂病的临床表现:发热、多发关节炎、红细胞沉降率加快、贫血。类风湿因子阳性、抗核抗体等自身抗体阳性。病理检查:移植物局部及所属淋巴结可见异物肉芽肿。

乳房成形术后或硅肺合并多发性关节炎则可能相当于人佐剂病,此时前者可能因液状石蜡或氯化石蜡,后者可能因矽酸粒子在起佐剂的作用,从而形成自身免疫现象。曾经有表现为败血症样、全身性红斑狼疮样、多发性肌炎样及风湿热样症状等的病例报道。最近,关于乳房形成术后表现全身性硬化症(pSS)样症状的报道引人注目。

人佐剂病所致结缔组织疾病(CTD)包括:①风湿病,如类风湿关节炎、全身性红斑狼疮、盘状狼疮、硬皮病、血管炎、多发性肌炎和皮肤肌炎;②风湿性综合征,如雷诺现象、斯耶格伦综合征、Ⅰ型全身性硬皮病、硬斑病、腕管综合征、类多发性硬化症、类多发性骨髓瘤综合征、慢性疲劳综合征和纤维肌痛。

五、诊断

CTD 临床方案中应规定在术前的时间点及在术后第 1、3、5 年的时间点对所有受试者进行 CTD 评价。如果表明有 CTD，应由风湿病医生或其他合适的专家对受试者进行随访评价，收集血清学信息，如抗核抗体、类风湿因子、红细胞沉降率、免疫球蛋白浓度、C 反应蛋白（CRP）、抗心磷脂抗体（IgG 和 IgM）、单克隆蛋白的评价、补体浓度等。

六、治疗

人佐剂病的治疗对于硅肺仅有对症疗法，而乳房成形术后，去除异物即可见效，且这也是诊断人佐剂病的一种方法。

参考文献

[1]熊谷安夫. 広範圍症候群（新订版）ヒトアジュバント病 Adjuvant[J].日本臨牀，1987，春季臨時增刊号（45）：1111.
[2]谷本潔昭.人佐剂病[J].内科，1980，46（2）：229.
[3]赵鹏，史新立，刘文博.乳房植入体产品的临床试验及上市后临床随访[J].华西医学，2012，27（9）：1421–1426.
[4]周正任.佐剂病[J].日本医学介绍，2001，22（11）：528.

第 9 节　成人型呼吸窘迫综合征

一、名称

成人型呼吸窘迫综合征（adult respiratory distress syndrome，ARDS）又称为休克肺硬变综合征、成人透明膜病、成人型呼吸功能不全综合征、湿肺 - 出血性肺综合征、外伤后肺功能不全、进行性肺实变、进行性呼吸窘迫等。常在小儿感染性休克经治疗 10 余小时后，或在脑型或休克型中毒型痢疾，或者暴发型流行性脑脊髓膜炎经抢救好转后突然发生急性呼吸困难而转为 ARDS，是目前休克、低血压纠正后的主要致死因素之一。

ARDS 于 1967 年由 Ashbaugh 等首先报道，尽管人们已认识 ARDS 20 余年，但对其的治疗仍无良策。

二、流行病学

ARDS / 急性肺损伤（ALI）各个年龄段均可发病，常由于多种直接或间接因素引起肺部炎症反应、肺泡毛细血管膜细胞损伤，导致严重的急性呼吸衰竭。

据报道，在美国，ARDS/ALI 患者每年有 5 万 ~19 万人。最近两项报道指出，每年每 10 万人有 22~86 例成人 ALI 患者，其中 40%~43%的患者发展为 ARDS。小儿发病率较低，每年每 10 万人中有 2~8 人患病。

三、病理

由于ARDS/ALI 的病因复杂多样，找出肺损伤的具体原因，尤其是直接原因，进而有针对性地进行药物治疗显得非常重要。一些文献中提到，引起 ARDS/ALI 的直接原因一般包括肺部病毒或细菌感染、胃液反流误吸、胸部外伤引起的肺挫伤、胎粪污染（新生儿）、溺水、胸部辐射、高压氧、吸入烟雾或其他毒物。引起 ALI/ARDS 肺损伤常见的间接原因（全身性因素）包括脓毒症、密闭空间烧灼伤、低血容量性休克、非胸部外伤、多次输血及胰腺炎。

ARDS 病程传统上分为初始的渗出期（1~7 天）、增生期（7~21 天）、纤维化期（21 天以后）。

四、临床表现

ARDS是肺内外多种直接或间接病因引起的以肺实质和脉管系统损伤为主要表现的临床综合征，临床表现为进行性呼吸困难和顽固性低氧血症，是 ALI 的严重阶段或类型。

小儿 ARDS 与心肺疾患所致的肺水肿相似，但这些患儿并不存在心脏和肺脏的原发病，主要表现有呼吸窘迫和严重的低氧血症（吸入 100%氧的情况下 PaO_2 低于 9.33kPa），全部患儿均需要插管，控制通气和压力超过 1.18kPa 的呼气终末正压通气（PEEP）。肺顺应性降低，肺内分流增加，胸片示弥漫性网状浸润，肺水肿和由斑片状浸润进展到密度较多的实变，最后可发展成间质性肺气肿、纵隔气肿和气胸。

五、治疗及预后

ARDS 的预后与前驱疾病有关，休克的早期诊断及正确治疗是预防 ARDS 发生的关键。小儿预后较成人差，死亡率为 60%~94%，如能对 ARDS 及早认识并在治疗中抓住主要病理环节可降低病死率。

随着现代复苏技术和危重患者抢救水平的提高，治疗手段和治疗药物的不断创新，特别是感染控制、肠道营养、低潮气量保护性肺机械通气的进步，肺损伤患者早期死亡率有所下降，但由于针对 ARDS 的治疗目前尚无一种特效药物或方法，治疗多是围绕临床表现的对症治疗，ARDS 死亡率仍高达 40%~60%。

参考文献

[1]洪庆成，江敬铭.儿科综合征[M].天津：天津科学技术出版社，1996.

[2]赵丽君.急性呼吸窘迫综合征（ARDS）5 例病例报告并文献复习[D].杭州：浙江大学，2009.

第 10 节 粒细胞缺乏综合征

一、名称

粒细胞缺乏综合征（agranulocytosis syndrome）又称为恶性白细胞减少综合征、恶性白血病粒细胞缺乏性咽峡炎（简称"粒缺"），易合并各种感染。

二、流行病学

恶性血液病患者多伴有中性粒细胞缺乏，许多学者研究表明，粒细胞缺乏为恶性血液病发生感染的独立危险因素及独立的预后不良因素。恶性血液病患者发生粒缺通常是化疗、放疗、骨髓衰竭或是骨髓造血细胞被肿瘤细胞挤占的结果，且同时合并淋巴细胞减少和免疫调节损伤。

三、病因及病理

粒细胞缺乏使得患者正常的免疫防御系统被破坏，极易发生感染，感染后机体无法产生有效的炎性反应，感染进展迅速，但临床症状隐匿。粒缺患者风险评估越高危，说明粒缺程度越深、持续时间越长，肿瘤负荷重、大剂量放化疗对患者损伤重，导致患者耐受能力弱，感染预后差。

粒缺是血液肿瘤患者发生血液病合并侵袭性真菌病（IFD）的关键危险因素。资料显示，当粒细胞数 $<1\times10^9/L$ 时，肺损伤机会中度增加；当粒细胞数 $<0.5\times10^9/L$ 时，极易发生肺损伤；当粒细胞数 $<0.1\times10^9/L$ 时，几乎均有肺损伤。同时化疗相关肺损伤的发生也与粒细胞减少的持续时间有关，粒细胞 $<1.0\times10^9/L$ 持续 1 周或以上是肺损伤的主要发病机制，尤其是粒细胞 $<0.1\times10^9/L$，有可能发生严重的感染性肺损伤。除粒细胞减少外，粒细胞自身吞噬功能减弱也是粒细胞防御机制降低的一个因素。

四、临床表现

徐伟格报道恶性血液病患者发生医院感染 605 例，感染率为 18.63%，感染率为急性非淋巴细胞白血病（ANLL）> 急性淋巴细胞白血病（ALL）> 骨髓异常增生综合征（MDS）> 恶性淋巴瘤（ML）> 多发性骨髓瘤（MM）。感染部位以呼吸道最为常见，肺部为 58.35%，上呼吸道为 26.28%，血流为 6.94%，肛周为 5.62%，皮肤软组织为 4.96%，口腔为 3.8%，泌尿系为 2.31%，肠道为 1.49%，鼻窦为 1.16%，腹腔为 0.33%，急性阑尾炎为 0.33%，感染性心内膜炎为 0.17%，肝脓肿为 0.17%，无法明确感染部位为 11.41%。

粒缺伴发热者 379 例，其中高危组 293 例，低危组 86 例。高危组感染加重或死亡率为 13.65%，低危组感染相关死亡 0 例，二者差别有统计学意义。43 例恶性血液病经化疗后粒缺伴细菌感染患者中升阶梯治疗者 21 例，有效率为 52.38%；降阶梯治疗者 22 例，有效率为 81.82%，二者有统计学差异（P=0.039）。

226 例肺部真菌感染患者中，有阳性体征者 73 例（占 32.3%），以发热、咳嗽、咳痰及散在干湿啰音为主要表现。肺部真菌感染的肺 CT 表现呈多样性：非特异性斑片影、多发小结节或近胸膜小结节、大结节、胸腔积液或胸膜增厚、磨玻璃样改变、空气支气管征、晕征、空洞、小气道炎症表现、肺实变、毛刺征、团块影、条索、新月征，其中大结节、近胸膜小结节、空洞、晕征、毛刺、高密度团块影、空气半月征可能为真菌感染特征性表现。

参考文献

[1]徐伟格.恶性血液病患者医院感染状况及疗效分析[D].石家庄：河北医科大学，2014.

[2]尚佩沛.急性白血病化疗相关肺损伤 58 例临床分析[D].长春：吉林大学，2009.

第 11 节　Aicardi 综合征

一、名称

Aicardi 综合征(AS)是 Aicardi 于 1965 年首先描述的,而后世界各地陆续报道,又称为点头癫痫、胼胝体发育不全、视网膜脉络膜脱失综合征。其有三大特征:婴儿痉挛症、特异性视网膜脉络膜病和胼胝体发育不全。

二、流行病学

Aicardi 综合征是一种与遗传有关的疾病,仅见于女性。部分是第 13 号染色体为三染色体, 部分是第 10 号染色体长臂重复, 部分因胎儿期的颅内出血导致。迄今已有近 200 例报道,国内已诊断 1 例。

三、病理

AS 的病理至今不是十分清楚。有中毒学说、感染学说和遗传学说,目前认为性联基因突变可能是其本质。

四、临床表现

AS 常伴有其他的先天畸形, 如椎骨、肋骨的异常,严重影响患儿的生长发育、智力、运动障碍。

眼部异常:一致认为视网膜脉络膜的病变是非常特异的,具有诊断价值。这种改变被描述为脉络膜视网膜空隙或凹陷。许多作者认为,至今尚未在其他疾病中发现过这种眼底改变。表面上看好像是视网膜脉络膜的凹陷或孔洞,但实际上和视网膜位于同一平面上。除眼底的特异性改变外,眼部还可伴有其他畸形。其中视盘缺损最常见,多为单侧受累。其次是小眼球。此外,还可有视盘发育不良、虹膜粘连、瞳孔膜残留等。眼电图和视觉诱发电位检查大部分是正常的。多数患儿保存一定的视力,全盲不多见。

其他临床表现: 脊柱和肋骨发育异常是 AS 最常伴随的畸形。有人统计 91 例 AS 患儿中,71 例经 X 线证实有椎肋异常。最常累及胸椎,表现为两个或多个椎体的融合、半椎、楔形或蝶形椎等,脊柱侧弯常见。个别患儿伴有脊柱裂和脊膜脊髓膨出。肋骨畸形与椎骨畸形并存,从不单独发生,其畸形包括附肋、缺少、融合或叉肋等。AS 还可伴有先天性心脏病、皮纹异常、颅面畸形等,其发生率都不高且无特异性。

神经系统的症状除癫痫外,几乎都有智力和运动发育障碍,而且出现得非常早。患儿不会说话或语言极度受限,无法社交。肌张力低下、偏瘫和锥体束征也常在患儿身上见到。

五、诊断

诊断 AS 只有当婴儿痉挛、胼胝体发育不全、眼底特异性的改变都存在时才能成立,后者是诊断的必备条件。

六、治疗及预后

AS 应行对症治疗,其预后不良。

参考文献

[1]山磨康子.広範圍症候群(新订版)Aicardi 症候群[J].日本臨牀,1987,春季臨時增刊号(45):63.
[2]孙若鹏.Aicardi 综合征[J].国外医学儿科学分册,1990,17(6):119-121.
[3]张峰,谢鸿翔,邵银进,等.Aicardi 综合征一例报道[J].赣南医学院学报,2009,29(2):288.

第 12 节　新生儿气漏综合征

一、名称

新生儿气漏综合征(air leak syndrome)包括间质性肺气肿、纵隔气肿、气胸、皮下气肿、气腹、血管内积气、心包积气,临床中常见前四项中的一项或多项同时发生,是新生儿急重症之一。

二、流行病学

新生儿气漏综合征是新生儿危重症之一，其发生率占活产儿的1%~2%。研究发现，气漏多发生在入院后(1.33±0.71)天，最长不超过4天，所以加强晚期早产儿早期监护十分必要。

三、病理及病因

大量临床实践证实，新生儿气漏或气胸发生的主要危险因素是新生儿肺部疾病及应用机械通气，生产后窒息的复苏操作是重要原因之一。

刘艳荣分析了2012年30例新生儿气漏的病因。30例患儿中新生儿呼吸窘迫综合征(NRDS)12例，占40%；感染性肺炎6例，占20%；肺发育不良7例，占23.3%；胎粪吸入综合征5例，占16.7%。

四、临床表现

樊婷婷等总结新生儿气漏综合征33例。2014年1月—2017年1月气漏综合征的新生儿共33例，对照病例33例。2014年1月—2017年1月住院的6015例新生儿中发生气漏33例，发病率约为0.55%(33/6015)，33例气漏患儿平均发病时间为入院后(1.33±0.71)天，最长为入院后第4天。其中足月儿11例，平均胎龄(38.94±1.48)周，平均体重(3328.18±612.86)g；早产儿22例(<32周4例，32~33周+6天5例，34~36周+6天13例)，平均胎龄(33.85±2.44)周，平均体重(2288.41±546.38)g。33例气漏，单发性气漏22例，其中单侧气胸18例(右侧14例，左侧4例)，纵隔气肿4例；多发气漏11例，气胸伴纵隔气肿6例，气胸伴间质气肿3例，双侧气胸2例。研究发现，引起气漏的肺部基础疾病前3位依次是新生儿呼吸窘迫综合征(NRDS)、肺炎、吸入综合征，其中单发气漏16例，多发气漏9例，但分布无统计学意义(F=0.695，P>0.05)。

本研究发现，气漏临床表现无特异性，多以呻吟(12例)、血氧饱和度波动或下降(13例)、气促(5例)多见，也可有青紫(2例)、反应差(1例)，甚至无特殊表现(2例)。与新生儿常见肺部疾病表现类似，加之复苏、呼吸机通气、胸廓发育生理性因素等影响，呼吸音不对称、降低、心尖向对侧移动等体征早期也不明显。本研究中，虽然右侧气胸(20/28)多于左侧气胸(8/28)同文献报道一致，但单发性气漏与多发性气漏在不同肺疾病中分布无统计学差异，所以一旦可能发生气漏，应尽快行X线检查，明确诊断及病变范围、性质给予指导治疗。另外，研究发现，25例呼吸机通气气漏患儿，如呼吸机治疗中吸氧浓度较初始吸氧浓度增加大于50%，或同时上调压力血氧饱和度仍不能维持，高度提示气漏的可能，应尽快完善检查。

五、诊断

对于高危人群，尤其是晚期早产儿、存在肺部疾病、呼吸机使用的患儿应加强监测，规范操作，提高呼吸机使用水平是预防气漏发生的重要环节。若出现原发疾病突然恶化、呼吸机通气下血氧不能维持等情况，应尽早行胸片甚至CT检查，争取早诊断、早治疗，避免相关并发症的发生。

六、治疗

气漏治疗首先是气漏不再发展，最终目标是闭合破漏口。治疗方法有保守治疗和胸腔穿刺、闭式引流甚至外科干预。樊婷婷等报道病例保守治疗14例，胸腔闭式引流14例，胸腔穿刺5例。治愈31例，气漏消退中位数时间为3天，87.1%的病例(27/31)气漏在7天内消退；死亡2例(1例胎龄29周+2天，出生体重1400g，气胸合并NRDS、窒息；1例36周+1天，出生体重2500g，气胸、纵隔气肿、皮下气肿合并NRDS、重度窒息)。

刘艳荣分析新生儿气漏30例。患儿治愈20例(66.7%)，显效5例(16.7%)，无效5例(16.7%)，总有效率为83.3%。结论：根据新生儿气漏患儿的发病原因，采用合适的治疗方式，能够起到较好的治疗效果，有利于患儿早日康复。

七、预防

对于新生儿气漏的预防主要应注意以下几个方面：①尽量避免早产；②防止新生儿出生时窒息；③如果是早产儿，应使用肺表面活性物质；④在对新生儿进行机械通气时要严密监护，避免吸气峰压及呼气末正压过高。

参考文献

[1]樊婷婷，潘家华，陈名武.新生儿气漏综合征33例临床分析[J].临床肺科杂志，2018(3)：494-496.

[2]刘艳荣.新生儿气漏的病因和治疗效果分析[J].实用心脑肺血管病杂志，2014(2)：112-113.

第13节 Alagille综合征

一、名称

Alagille综合征又称为Watson-Alagille综合征、肝内胆管发育不良和先天性心血管畸形综合征、肝动脉发育不良综合征、动脉-肝脏发育不良、胆汁淤积综合征和先天性心血管畸形综合征等。

Alagille(1956)、Watson(1973)、Green-Word(1976)分别报道了此综合征。世界各地相继报道,并公认以肝内胆管发育不良、先天性心血管畸形、特征性面容和椎骨发育缺陷为主要表现的一组先天性发育异常,为一组新的综合征。

1975年,法国Alagille报道30例肝内胆管发育不良,其中合并其他畸形的15例作为综合征型,仅有肝内胆管发育不良的病例作为非综合征型。

二、流行病学

Alagille综合征是儿童时期导致胆汁淤积的常见原因之一,是一种常染色体显性遗传病。有家族发病倾向。2003—2011年复旦大学附属儿科医院感染肝病科诊断Alagille综合征34例。

三、临床表现

胸骨左缘第3肋间可闻及中等度的收缩期杂音,胸部X线心肺无异常。心电图显示中等度右室肥大,为肺动脉低形成或末梢肺动脉狭窄所致,一般不需要外科处理。包括胆汁瘀滞、心血管畸形、椎体异常,约50%的患者椎体前纵韧带愈合(呈蝶形椎体),通常无症状。合并半椎体及椎骨愈合,潜在性二分脊椎的也有,眼异常,特征性面容(前额突出、眼球凹陷、眼距增大、鞍形鼻、下腭尖小且向前伸出)。

杨天娇等分析34例Alagille综合征的患儿。表现多变,可累及肝脏、心脏、眼睛、面部、骨骼、肾脏和血管系统。就诊时34例患儿中有29例(85.3%)存在胆汁淤积,23例(67.6%)存在特征性面容,8例(23.5%)发现有角膜后胚胎环,17例(50%)有蝶形椎骨,24例(70.6%)存在心脏疾病,8例(23.5%)有肾脏疾病,10例(29.4%)有明显瘙痒,2例(5.9%)有黄瘤,33例(97.1%)检测血清胆固醇水平>5mmol/L,23例患儿肝脏病理中发现19例(82.6%)存在胆管缺失,8例婴儿同位素肝胆显像发现24小时未见肠道有放射性物质浓聚,8例年龄大于3岁的患儿存在生长发育迟缓。

心血管病变主要有:①肺动脉狭窄;②肺动脉狭窄合并其他心脏和(或)血管畸形;③无肺动脉狭窄而仅有房间隔缺损、室间隔缺损、动脉导管未闭等心血管畸形单独或联合存在。

骨骼病变:X线检查可发现半数以上病例椎骨畸形,颈椎和胸椎均可受累,以下部胸椎最为常见。主要表现为椎弓发育缺陷,由于前部椎弓未融合,致使一个或多个椎体分裂而呈蝶形。另外,有肋骨缺损等其他骨骼畸形。

出生后即有持续性黄疸,3个月左右出现全身皮肤瘙痒,肌腱或皮下伴有色斑如黄色瘤等慢性肝内胆汁淤积征象,特征性面容,脊柱畸形,生长发育延迟,智力发育迟滞,性腺功能低下,心血管畸形(80%以上伴有先天性心血管异常,以周围性肺动脉狭窄最常见)。其余为动脉导管关闭,房或室间隔缺损,法洛四联症,永存动脉干,主动脉缩窄,肾动脉、冠状动脉、左锁骨下动脉狭窄等。

四、诊断

肝内胆管发育不良、先天性心血管畸形、特征性面容和椎骨发育缺陷是本综合征的主要特点,诊断时除肝内胆管发育不良造成的胆汁淤积为必备条件外,其他几种特点不一定都存在。诊断本综合征可进行的有关检查包括肝胆病变的实验室所见,以胆汁淤积和肝功能损害的指标为主。

基因诊断将会使我们重新认识Alagille综合征,提高患儿的预后。高胆固醇血症是一个特异性较高的实验室指标,存在胆汁淤积的小婴儿需要和胆道闭锁相鉴别。

五、治疗及预后

杨天娇等报道的34例患者中5例行诊断性剖腹探查术或腹腔镜胆道探查术及术中胆道造影,其中1例做了Kasai手术,9例临床诊断Alagille综合征的患儿检测发现存在JAG1基因突变;2例药物治疗效果不理想,存在严重胆汁淤积的患儿行胆汁内转流术,1例术后肝功能显著改善,另1例手术效果不理想。

考来烯胺配合低脂饮食，多种脂溶维生素可减轻黄疸并有助于黄色瘤的吸收和患儿的生长发育。周围性肺动脉狭窄无须特殊治疗，其他心血管畸形根据病情，必要时可手术治疗。本综合征预后较好，黄疸可在数月或数年后消失，但有的患者成年后才消失，一般不发生肝衰竭。

本综合征的适当治疗及心血管畸形经手术矫正后，可改善预后并能较长时间存活，也可有正常的生活和学习能力。

参考文献

[1]入户野博，林泉彦.広範圍症候群（新订版）Alagille 症候群[J].日本臨牀，1987，春季臨時増刊号（45）：578.

[2]杨天娇.陆怡，谢新宝，等.34 例 Alagille 综合征患儿的临床分析[G]. 中华医学会第十七次全国儿科学术大会论文汇编，224-225.

[3]和田宏来，工藤豊一郎，须磨崎亮. 知っておきたい内科症候群——アラジ-ル症候群 Alagille syndrome（AGS）[J].内科，2012，109（6）：1255-1256.

[4]洪庆成，江敬铭.儿科综合征[M].天津：天津科学技术出版社，1996.

第 14 节　Albers-Schönberg 综合征

一、名称

Albers-Schönberg 综合征又称为全身性骨质疏松综合征（osteopetrosis generalisata syndrome）、全身石骨综合征、石骨症（osteopetrosis）、大理石骨病（marble bone）、骨骼石化病、骨斑纹症、先天性骨硬化病、粉笔样骨、全身性脆性骨硬化症（osteosclerosis fragilis generalisata）、Henck-Assman 综合征（良性显性型）、硬化性骨质增生性骨病、白垩骨等。1904 年由 Albers 和 Schönberg 首次发现，是一种少见的骨发育吸收障碍性疾病，出生后任何年龄均可发现，但大多数在 10 岁以下。Karshner（1926）命名为石骨症。临床特点是终身骨密度增加，全身性骨质硬化，髓腔几乎消失，进行性贫血，肝脾大，容易骨折，往往有家族史。

本综合征为一种罕见的骨骼系统硬化病。全身骨骼系统呈弥漫性骨内硬化症状，骨质硬而脆。其中以头骨、长管状骨、脊柱和肋骨病变更为显著。易并发骨折、骨髓炎、贫血、佝偻病、脑神经症状等。

二、流行病学

本综合征病因不明。为遗传病，至少有 50%以上的病例有家族性，轻型（良性型、显性型、迟发型）为常染色体显性遗传，重型（恶性型、隐性型、幼儿型、早发型）为常染色体隐性遗传。偶为显性遗传，男女发病率大致相等。

从 1955 年开始何氏及蒋氏报道 5 例，至今国内报道约 76 例，国外约 300 余例。而家族性石骨症更为罕见。

三、病理

发病机制：有些学者认为，本综合征的基本原因是破骨细胞功能缺陷，使钙化的软骨基质及原始骨小梁再吸收变慢，从而使骨质石化。破骨细胞的功能缺陷，或对甲状旁腺激素反应不敏感，或其本身溶酶体膜增厚不能正常释放酸性磷酸酶，或胸腺萎缩或功能不全。

病理：本综合征的主要病理基础是成骨过程中软骨基质持续钙化，破骨细胞对其不能正常溶解或吸收，钙化的软骨细胞堆积，骨质致密而硬脆。全身骨皮质增厚，密度增加。骨质横断面呈灰色，骨髓腔无脂肪可见，骨小梁异常致密，其间有软骨结节。

四、临床表现

本综合征的发病时间早晚不一，有的在子宫内已具备条件，有的在婴儿期出现症状，而有的在儿童期症状尚不明显，在更晚的年龄才出现症状。

包括：①在发育异常和畸形方面，可有全身发育迟缓或侏儒症，头颅增大呈方形，胸畸形（8%，胸廓、肋骨、锁骨及肩胛骨）、脊柱畸形等；②由于颅骨硬化增生，颅底各孔变小，可致脑脊液和静脉环流障碍而发生脑积水，可压迫脑神经使其萎缩或麻痹，以视、听、面神经较常见；③由于骨髓腔缩小或消失，可致骨髓硬化性贫血，继之髓外造血功能代偿增强，表现为肝、脾、淋巴结肿大，外周出现幼稚粒、红细胞，由于骨髓生血障碍及脾功能亢进致继发性血小板减少，可引起出血倾向；④由于骨质脆性增加，易致病理性骨折，股骨颈骨折较常见;⑤由于抵抗力低下,易患感染(如肺炎、骨髓炎等)。

临床症状与骨的病变程度常不平行,主要有贫血及肝脾和全身淋巴结肿大、视力受损、容易骨折等。

胸廓:骨质硬化并累及肩胛带,伴佝偻病者可有广泛肋串珠形成及外压性肺不张,严重贫血者可呈贫血性心影增大,可呈“鸡胸”。

赵朝贵报道一家族二代5人均患本综合征。调查10人均为同一家族,其中5人发病,男性4例,女性1例,儿童2例,分别为10岁和12岁,成人3例,分别为30岁、35岁和37岁。发现经过:除1例因胸腰背部疼痛就诊外,其余病例均为被邀请进行X线片检查时发现。4例行血常规检查,1例低色素贫血,3例成人行骨矿物质测定,均高于正常值。

五、诊断

当患者出现不明原因的贫血、神经功能障碍及X线检查有上述表现时,配合实验室检查即可做出诊断,但应与以下疾病相鉴别:①致密性骨发育障碍,该患儿矮小,颅盖骨增大,额枕骨突出,常见有缝间骨,末节指骨发育不全,长骨密度增高但骨髓腔存在,患儿无贫血;②颅骨干骺发育不全,颅骨进行性增大变厚,骨质不脆,多在5岁以后才有表现;③颅骨骨干发育不良,主要表现为“狮面”增生,其他部位无骨破坏,骨塑形不佳,锁骨及肋骨增宽;④新生儿骨硬化,通常在1个月内消失;⑤贫血或白血病时并发的骨髓纤维化,有时很难与本综合征相鉴别,需要进行血液检查及骨髓穿刺检查。

本综合征的典型X线表现为全身骨骼广泛性密度增高,硬化改变,小梁增粗,皮质增厚,髓腔变窄或消失。具有特征性X线表现:①夹心椎;②髂骨翼呈同心环形浓淡交替线状影;③长管骨髓部杵状变形和胫骨上段锯齿状改变。

六、治疗

本综合征无特效疗法,仅可对症治疗。Marshall报道实验研究,应用同种骨髓治疗Grunoborg鼠的石骨症,获得骨质吸收的功效。

七、预后

幼婴或儿童患者的症状较明显,预后较差。贫血严重者,预后尤差。成人患者症状较轻,多无贫血症状,如无X线检查,终身不能诊断本综合征。

本综合征目前以纠正贫血、处理骨折等为主,预防感染对本综合征患儿至关重要,由于患儿白细胞明显减少,易致感染而加重病情甚至死亡,严重贫血、骨髓炎等重症感染是直接死因。本综合征轻者常可延至成年期,因骨折而被发现,重型病例预后不良,常因并发感染而在婴儿或幼儿期夭折。恶性型至今文献上尚未见有生存20年以上的病例。

参考文献

[1]张德夫.石骨症“艾伯斯-舍恩伯格(Albers-Schönberg)病并发下颌骨骨髓炎(附一例报告)”[J].临床口腔医学杂志,1985,1(2):118-119.

[2]洪庆成,江敬铭.儿科综合征[M].天津:天津科学技术出版社,1996.

[3]柳健.石骨症的临床和影像学表现[J].现代诊断与治疗,1998,9(增刊):62.

[4]赵朝贵.家族性石骨症(附一家族5例报告)[J].实用放射学杂志,1998(6):373.

[5]徐晨光,高丽英.大理石骨症12例X线诊断体会[J].河北医药,2001,23(7):530.

第15节 Albright综合征

一、名称

1937年,Albright等报道了皮肤色素沉着和伴女性性早熟的内分泌障碍的多发性纤维性骨炎(osteitis fibrosa disseminata)的病例,此后将具备此三个症状的疾病称为Albright综合征。

骨纤维异常增殖症亦称为骨纤维性结构不良,系正常骨组织被异常增生的纤维组织所代替的一种疾病。可单骨、多骨、单肢或单侧多发。若同时并发皮肤色素沉着、性早熟,则称为Albright综合征或McCune-Albright综合征。

二、流行病学

本综合征主要由基因突变引起,发病年龄为

1~39岁,女性略多于男性。目前认为Albright综合征是在胚胎形成过程中的G蛋白 α 亚基基因突变,刺激cAMP产生可激活许多内分泌激素的受体。

三、病理

Albright综合征是一种罕见的鸟嘌呤核苷酸结合蛋白(G蛋白)病。而牙源性角化囊肿来源于牙板上皮残余,成釉细胞瘤来源于牙源性上皮或牙源性上皮残余。

四、临床表现

具备:①多发性纤维异常增生;②皮肤色素沉着;③内分泌异常,特别是合并女性性早熟的症候。肋骨可发生病变。Lumbroso等报道具有典型的三联征占24%,二联征占33%,一种表现占40%。

临床表现:①皮肤色素沉着,常见于口唇、背部、腰部、臀部及大腿部,呈褐色或咖啡色,不高出皮肤,小片状或大片状,大部分出生时即存在,发生率可达80%;②内分泌紊乱,包括性早熟、脑垂体功能障碍(巨人症及肢端肥大症)、甲状腺功能亢进、库欣综合征等,其中以女性性早熟最常见;③骨纤维异常增殖症,常为单侧多骨型,在婴儿期即可发病,多发生于下肢,常见下肢弯曲畸形、跛行和局部疼痛,易合并病理性骨折,发生于颅面部可表现为"骨性狮面",严重者可出现视力减退、失明及脑神经受压症状,影像学表现为单侧多骨型骨纤维异常增殖症;④发生于四肢长管状骨者,近端好发,开始于干骺或近侧骨干,在骺板愈合前,常不跨越骺板,表现为各种形态的密度减低和骨弯曲畸形,发生于股骨近端者,使股骨颈弯曲,酷似"牧羊人手杖";⑤发生于颅面骨者,主要表现为板障膨大、增宽,外板增厚和囊状改变,正常骨结构消失而呈磨玻璃样或明显硬化。常并发骨骼畸形和病理骨折。以下肢明显,股骨和胫骨最常见,病理骨折可反复多次发生,一般骨折处骨膜增生和骨痂形成较少。极少数可恶变为骨肉瘤、骨纤维肉瘤、软骨肉瘤和巨细胞肉瘤,其中以骨肉瘤最多。国内统计恶变率为2%~4%,表现为放射状骨针、溶骨性破坏、软组织肿块。

口腔颌面部常可表现为硬组织的病变和面部畸形。有些患者唇颊黏膜有色素沉着、牙齿提前萌出等症状。龚大东等报道Albright综合征伴牙源性角化囊肿及成釉细胞瘤1例。张晓东报道Albright综合征致脊柱后凸1例。

付彩文等报道1例。患儿,女性,9岁。4岁起即出现阴道不规则流血,每年2~3次,每次3~4天。5岁出现两侧乳房发育。同年查出甲状腺功能亢进。于6岁起出现步态不稳,右下肢畸形,半年前出现疼痛,时好时坏,近日加重。否认家族中结核等传染病史及糖尿病等遗传病史。体检:身高128cm,体重26kg,蹒跚步态,面部、背部及前胸部大片褐色皮肤色素沉着,甲状腺Ⅰ度肿大、质软。两侧乳房隆起,乳晕扩大,深褐色,有乳核,呈TannerⅢ级。外阴色素沉着,阴蒂增大,呈TannerⅡ级。右小腿弯曲畸形,压痛不明显,右膝关节活动正常。右胫腓骨正侧位X线片示:右胫骨增粗、弯曲,骨薄,髓腔呈磨玻璃样密度改变伴片状低密度影,部分骺线接近愈合。追加右股骨正侧位片时发现同样病变。X线诊断为右股骨及右胫骨骨纤维异常增殖症。

五、诊断

鉴别诊断:①甲状旁腺功能亢进,周身普遍骨质稀疏,同时可见多发囊变或局限性破坏区,边缘锐利,实验室检查血钙高、血磷低、碱性磷酸酶可升高;②畸形性骨炎,多见于成人,长管状骨增粗弯曲,骨皮质增厚,松化分层,与正常骨交界处呈V字形,骨小梁粗大成网眼状,颅骨改变,外板呈绒毛状增厚,内有虫噬状骨破坏,碱性磷酸酶显著升高;③非骨化性纤维瘤,多发于胫骨干骺端,偏心性生长,呈多囊分叶状透亮区,有硬化缘;④内生软骨瘤,常见于手足小骨的多发病变,病变内有斑点状钙化;⑤骨巨细胞瘤,好发于长骨骨端,特别是骨突起部位,呈偏心膨胀性生长,内有纤维间隔,周围无骨质硬化,范围较局限。

六、治疗

对面部局限性骨病变,可采取手术治疗。文献报道用降钙素治疗使病变骨钙化,能缓解手术时骨的活跃出血。

七、预后

Albright综合征是一种可严重危害患者身体健康的综合征,应尽量早期诊断。患者多因性早熟和病理性骨折就诊。

参考文献

[1]砂川元,山城正宏.広範圍症候群(新订版)Albright症候群[J].日本臨牀,1987,春季臨時增刊号(45):1311.
[2]付彩文,王文兰.Albright综合征一例[J].放射学实践,2009,24(5):576.

[3]龚大东,王绪凯,徐中飞,等.McCune-Albright 综合征伴牙源性角化囊肿及成釉细胞瘤 1 例报道[J].口腔颌域外科杂志,2009,19(1):73-74.

[4]张晓东.McCune-Albright 综合征致脊柱后凸 1 例[J].实用骨科杂志,2009,15(5):397-398.

第 16 节 Alstrom 综合征

一、名称

Alstrom综合征是一种罕见的常染色体隐性遗传病,又称为肥胖 - 视网膜变性 - 糖尿病综合征。1959 年由 Alstrom 等首次报道。

二、流行病学

该综合征普遍发病率为 1∶(1 万 ~100 万),无性别差异,常见于近亲婚配。至 2018 年全球范围内报道已超过 900 例,国内鲜有报道。

Alstrom 综合征遗传学研究显示, 位于 2p13 的 ALMS1 基因突变与此病有关。该基因位于染色体 2p13,包含 23 个外显子,编码 4169 个氨基酸。该蛋白广泛表达于中枢神经系统、光感受器、内分泌系统、心肺转流术系统及泌尿生殖系统的纤毛细胞中心体和基底部,在鞭毛运输及维持纤毛细胞功能中起着重要作用。迄今已报道 270 种 ALMS1 基因突变,包括点突变、缺失、插入、框架位移等。大多数发生在外显子 8、10 和 16, 其中外显子 16 的突变占总突变率的 36%。另亦有内含子区域的突变报道。

三、病理

ALMS1基因目前其作用机制尚未明确,可能与纤毛功能、细胞结构稳定、细胞内物质转运、纤毛细胞信号通路调节、能量代谢平衡、细胞周期调控等有关。因此,有研究提出,将其视为一种纤毛类疾病。

四、临床表现

Alstrom 综合征的临床表现为一系列系统纤维化和多器官受累,临床症状主要为视力减退(锥 - 杆视网膜发育不良)、神经性耳聋、肥胖、糖尿病、尿崩症、肾功能不全、性腺功能低下、高尿酸血症、高甘油三酯血症等。临床表现根据年龄不同表现各异。婴儿期出现视网膜变性,部分病例因扩张型心肌病而表现为充血性心力衰竭,儿童期表现为听力下降、肥胖、高胰岛素血症和 2 型糖尿病;青春期多为高脂血症、糖尿病及扩张型心肌病。因反复呼吸道感染,逐渐进展为肺纤维化、慢性阻塞性肺疾病等。另有肝纤维化、肝硬化、肾衰竭等表现,几乎所有器官最终都会出现纤维化病变。部分变异型还可出现身材矮小、脱发、脊柱侧突等。另外,该类患者可合并多种内分泌激素紊乱,包括甲状腺功能减退症、胰岛素样生长因子系统的改变、男性睾酮水平低和女性的高雄激素血症。

栾云等报道 1 例。患儿, 男性,10 岁, 因咳嗽 2 天,阵发型心前区疼痛 30 分钟入院。胸片:肺纹理强、模糊,经查符合诊断。患儿姐姐也逐渐视物不清,并患糖尿病 8 年。

五、诊断

诊断主要依据:①视网膜色素变性,视神经萎缩;②神经性耳聋;③糖尿病,胰岛素抵抗;④心脏肥大,扩张型心肌病,心力衰竭;⑤黑棘皮症;⑥高尿酸血症;⑦高甘油三酯血症;⑧高促性腺激素,性功能低下;⑨肝功能异常,慢性肝炎,肝硬化;⑩缓慢进展的肾脏功能障碍;⑪中枢性尿崩症;⑫身材矮小,脊柱侧凸或弯曲;⑬高血压。临床表现同时具有视网膜色素变性、视神经萎缩、神经性耳聋、糖尿病、胰岛素抵抗、肥胖,初步诊断为 Alstrom 综合征。

诊断标准是由 Marshall 提出的。在 3 个年龄段的诊断条件中,第一条都是复发性肺部感染。

六、治疗及预后

Alstrom 综合征的预后极差。90%的患者 16 岁时完全失明,最终所有患者均会失明。童年期多死于心力衰竭(约 90.5%),而成年期因为心脏或肾衰竭致死(61.3%),生存超过 50 岁的极为罕见。对于该类疾病目前尚无有效治疗手段,多为对症处理。通过改变生活方式,可以改善代谢综合征。早期戴视听矫正器可改善其生活质量。

鉴于目前 Alstrom 综合征已具有确诊意义的基因

检测方法，早期诊断能评估患儿病情，并可多学科联合治疗。临床对早期视网膜病变，伴心脏疾患、肥胖、耳聋及糖尿病患者，应考虑此疾病的可能，及早进行基因检测以明确诊断，有利于尽早对患儿进行病情评估，并对其多器官进行性衰竭进行早期综合干预，以期改善预后和长期生存。对有阳性家族史的妊娠女性则应进行遗传咨询。

参考文献

[1]牛兆霞，杨关荣，陈桂芝.Alstrom 综合征的诊治进展[J].青岛医药卫生，2007，39：442-444.

[2]蔡清霞，常国营，丁宇，等.儿童 Alstrom 综合征 1 例报告及文献复习[J].临床儿科杂志，2017，385：278-281.

[3]栾云，焦铁健，刘坤.Alstrom 综合征[J].中国当代儿科杂志，2007，9：369-370.

[4]韦宝玲，任毅，杨静.Alstrom 综合征[J].临床荟萃，2018，33：813-816.

第 17 节 羊水栓塞综合征

一、名称

羊水栓塞综合征（amniotic fluid embolism，AFE）又称为羊水栓塞，是指在分娩过程中羊水进入母体循环引起的肺栓塞、休克、弥散性血管内凝血（DIC）、肾衰竭或骤然死亡等一系列严重病症的综合征。

1926 年，Meyer 首次报道了在产时猝死的产妇肺血管中发现了胎儿成分。直到 1941 年，产时及产后即刻发生的突发性虚脱而后死亡才被 Steiner 和 Lushbaugh 等定义为羊水栓塞。

二、流行病学

羊水栓塞的发生率报道不一，美国的研究认为，AFE 发生率约为 1/12 953 例分娩产妇；而欧洲的研究认为，AFE 发生率约为 1/53 800 例分娩产妇，其发生率报道的差异可能与人们对羊水栓塞的认识及诊断水平有关。

三、病因及病理

妊娠女性年龄大于 35 岁、剖宫产、产钳及胎头吸引等阴道助产、前置胎盘、胎盘早剥、子痫前期及胎儿窘迫为 AFE 发生的高危因素。

四、临床表现

典型的 AFE 临床表现包括肺动脉高压和呼吸循环衰竭、全身出血倾向和 DIC、急性肾衰竭和多脏器衰竭 3 个阶段。

此前常出现前驱症状，表现为分娩期及产后早期突然出现寒战、烦躁不安、呛咳、气急、发绀、呕吐等，部分患者会出现恐惧感。肺动脉高压和呼吸循环衰竭或休克期表现为前驱症状，之后出现呼吸困难、发绀，有肺水肿时咳嗽、咳泡沫血痰、肺底部出现湿啰音，心率增快、面色苍白、四肢厥冷、血压下降，陷入休克状态。由于中枢神经系统严重缺氧，可出现昏迷和抽搐。严重者发病急骤，甚至没有前驱症状，仅惊叫一声或打一个哈欠，血压即消失，呼吸、心搏骤停，于数分钟内死亡。分娩前发生的 AFE 还会存在胎儿窘迫。

全身出血倾向和 DIC：部分 AFE 患者经抢救度过休克期后，可发生以子宫大出血为主的难以控制的全身广泛性出血，临床可见大量阴道流血、切口及针眼渗血、全身皮肤黏膜出血、血尿，甚至出现呕血、黑便等消化道大出血。血液不凝固，出血无凝血块。

急性肾衰竭和多脏器受损：若能度过前两个阶段，很快出现肾功能受损。表现为少尿、无尿和尿毒症征象。

不典型临床表现：典型病例 3 个阶段按顺序出现，但不典型病例 3 个阶段则不按顺序出现。如胎儿娩出前仅以呼吸循环系统的症状为主，胎儿娩出后可直接表现为 DIC。其他不典型表现，如可仅有大量阴道出血，也可在前驱症状之后很快进入深度休克，休克程度无法用出血量解释，比较早地出现深度昏迷或抽搐，无前驱症状，突发呼吸或心搏骤停等。

五、预后

AFE 应提高认识、提前预防。

近 20 年来，AFE 的死亡率由 1995 年的 60%下降到近年报道的 16%~35%。

参考文献

[1]廖秦平.妇产科综合征[M].北京:北京大学医学出版社,2004.

[2]邹丽颖,范玲.羊水栓塞诊治进展[J].中国实用妇科与产科杂志,2011,13(2):9.

第18节 过敏性紫癜综合征

一、名称

过敏性紫癜综合征（anaphylactcid purpura syndrome)即过敏性紫癜(HSP),又称为许兰－亨诺综合征(Schönlein-Henoch syndrome),或出血性毛细血管中毒症。1874年由Henoch首先报道。

二、流行病学

过敏性紫癜综合征是儿童一种常见的血管变态反应性疾病。国外统计，小儿此病的发病率为(13.5~18.0)/10万,是儿童中发病最高的血管炎。多数过敏性紫癜综合征的病程为自限性，但约1/3的患者病程呈反复发作,出现肾脏严重的并发症,约2%的患者发展为不可逆的肾脏损害。

三、病理

过敏性紫癜综合征是以小血管炎为主要病变的变态反应性疾病。引起本综合征的因素甚多,但对每一具体病例寻找其确切病因往往有一定的难度。通常认为细菌感染,特别是溶血性链球菌所致的上呼吸道感染,是最为多见的病因,其次为肠道寄生虫感染及食物中异常蛋白质(如鱼、虾、蛋、乳等)。其他如吸入花粉、昆虫叮咬及某些药物(如磺胺类、抗生素、水杨酸盐等)都有可能是本综合征的诱发因素。近年通过各种免疫学检查,发现患者血液循环中有免疫复合物存在,血中IgA含量升高,皮肤血管壁及受累组织中有IgA沉积,以及病变性质类似Arthus现象,以上均提示本综合征可能系IgA免疫复合物病。

四、临床表现

本综合征一般急性起病，各症状出现先后不一,大多以皮肤表现为首发症状。临床上由于病变的部位不同可分为下列类型。

1.紫癜型

紫癜型为最常见的皮肤表现型。紫癜的特点为对称分布、分批出现,且以四肢及臀部最多。常同时合并荨麻疹及头皮、手足或足背出现血管神经性水肿,此为本综合征皮肤症状的一大特点。

2.腹型(Henoch syndrome)

腹型约见于2/3的病例,以腹部阵发性绞痛或持续性钝痛为主,常伴有呕吐、呕血和便血。腹型是由于肠壁发生水肿和出血，引起不规则肠蠕动和痉挛,甚至出现肠套叠和肠段坏死。如果腹部症状在紫癜之前出现,易误诊为急腹症。

3.关节型(Schönlein syndrome)

约1/3的病例可出现关节肿痛,活动受限,多累及膝、踝、肘、腕等大关节。关节腔内有浆液渗出,但一般无出血,可在数日内消失,不留后遗症。此型又称为风湿性紫癜。

4.肾型

本综合征引起的肾脏病变是小儿期最常见的继发性肾小球疾患。近年来由于肾脏活组织检查的开展,对本病肾脏受累的检出率常明显增高,国内报道的5814例过敏性紫癜中34.9%有肾炎症状或尿改变,肾脏症状绝大多数在起病1个月内出现,亦可在病程更晚期于其他症状消失后发生,少数则以肾炎作为首发症状。肾脏症状表现轻重不一,与肾外症状的严重度无一致关系。可仅为无症状性血尿和蛋白尿,亦可表现为肾炎或肾病综合征。

5.混合型

上述各型症状交叉出现或合并发作形成复杂的临床表现,少数病例有呼吸系统(喉头水肿、哮喘、肺出血)、循环系统(心肌炎、心包炎)、中枢神经系统(惊厥、瘫痪、昏迷)表现,以及睾丸出血肿胀等的报道。

五、诊断

1990—1994年美国风湿病学会（ACR）制定了HSP的4条诊断标准。①明显的紫癜疹:皮肤表面轻微突起的可触及的出血性皮疹,与血小板减少等出血性疾病无关。②年龄:发病年龄≤20岁。③肠绞痛:腹部弥漫性疼痛,进食后加重,或者诊断为肠道出血症,通常表现为血便。④活检显示血管壁的组织学病理变化为动脉或静脉壁上中性粒细胞浸润。满足以上标准 2 条或者 2 条以上即可诊断为过敏性紫癜综合征。

六、治疗及预后

本综合征应行对症和支持治疗。预后良好,偶有反复发作者。但是肾病迁延不愈可致尿毒症。

参考文献

[1]洪庆成,江敬铭.儿科综合征[M].天津:天津科学技术出版社,1996.

[2]曾萍,曾华松.过敏性紫癜的诊断与治疗[J].实用儿科临床杂志,2010,25(9):625-628.

第 19 节 Anderson Ⅱ型综合征

一、名称

Anderson Ⅱ型综合征即糖原分支酶缺乏综合征、支链淀粉病、第Ⅳ型糖原沉积病、家族性肝硬化伴异常糖原沉积综合征。

糖原沉积病共分为 9 型。第Ⅳ型糖原沉积病是其中最罕见的一型。1956 年,Anderson 首先报道 1 例 17 个月死于肝衰竭的男孩,尸检发现肝、脾、淋巴结、肠黏膜及膈肌细胞内有糖原沉积,只是在膈肌病变轻微。

二、病理

陈光华等报道 1 例第Ⅳ型糖原沉积病。尸检病理:肺小叶间隔、支气管壁及肺泡壁内均有小圆形细胞及少数中性白细胞浸润。部分肺泡壁内及肺泡腔出现少数糖原沉积的组织细胞。横纹肌(包括膈肌)及中枢神经系统、骨髓等部位无糖原沉积。病理诊断:第Ⅳ型糖原沉积病(Anderson 病)累及肝脏、心脏、脾脏、淋巴结及肺。死因:间质性肺炎。

三、临床表现

第Ⅳ型糖原沉积病是 a-1、4- 葡聚糖、6- 葡萄糖基转移酶(分支酶)缺陷的常染色体隐性遗传疾病。McMaster KR 等报道 1 例,文献上共报道 19 例。18 例肝脾大,1 例腹部肿胀。出现体征的时间均在 13 个月以内(1 例除外)。13 例化学分析异常。神经病学所见:8 例发育不良,3 例低血压,3 例反射减弱,2 例肌萎缩,1 例肌力弱、挛缩,7 例骨骼肌,1 例周围神经系统,3 例中枢神经系统内发现异常多糖沉积。发现周围神经的神经内膜细胞内有异常多糖,此种所见以前未有报道。

陈光华等报道 1 例。患者,男性,年龄 2 个月。20 天前开始发热。咳嗽,吐白色液体,气促。体检:R 30 次 /min,P 130 次 /min,心率 130 次 /min。双肺呼吸音粗,闻少许湿啰音。肝肋下 3.5cm,质中等硬度;脾肋下 2cm,质中等硬度。10 小时后呼吸心跳突然停止。

由于支链淀粉不溶于水,光镜与电镜下,第Ⅳ型糖原沉积病具有独特的形态学特征。文献报道多数患者出生时健康,至 4~6 个月出现肝脾大、发育停滞及肌张力减退,然后迅速出现肝硬化、腹腔积液及食管静脉曲张。一般在 4 岁左右死亡。根据发病年龄不同,糖原沉积的部位可以不一致。

Noort 建议将第Ⅳ型糖原沉积病分成 4 个亚型。收集 48 例,按年龄分 4 个亚型。第Ⅳ型糖原沉积病的临床和病理表现极不一致,并且至目前为止还没能解释何以出现 4 个亚型之间的差异,以及各型所发现的病例之间的差异。根据文献,先天亚型多数病例均表现肌张力弱、全身松软及吮奶力差,肌肉有糖原沉积,其他沉积部位为肝脏、心脏及中枢神经系统。婴儿亚型糖原沉积亦见于肝脏、心脏、肌肉及中枢神经系统递减。临床表现以肝大、肌张力弱及肝硬化并发症表现为主。儿童亚型起病于 2~7 岁,肝脏、心脏及中枢神经系统均可受累,患儿可死于心力衰竭。临床表现:可出现肝大、肝功能障碍或心脏异常的体征。成年亚型发病年龄跨度大,在 19~65 岁之间。糖原沉积部位主要为肌肉及心肌。文献报道 6 例中 3 例死亡,1 例死于心力衰竭,2 例死于肺炎。

四、诊断及治疗

对患有本综合征的患儿需要较详细的神经病学和神经病理检查。应行对症治疗。

五、预后

文献上共报道 19 例。除 1 例外,均死于 4 岁以前。患者死亡年龄与中枢神经系统多糖储存有关。低血压与肌肉储存糖原有直接关系。有些神经病学所见可能是由于其严重的肝脏疾病所致。

参考文献

[1]张军.Ⅳ型糖原沉积病时神经系统的受累[J].国外医学儿科学分册,1980(7):317-318.

[2]陈光华,鄢璞,张美德.第Ⅳ型糖原沉积病——附1例报告及文献复习[J].诊断病理学杂志,1998(5):149-150.

第20节 Angelucci综合征

一、名称

Angelucci综合征即过敏性结膜炎。

二、流行病学

过敏性结膜炎(allergic coujunctivitis,AC)是常见的疾病,其症状大多较轻且有自限性,甚至不需要治疗,但部分病例很难控制并引起角膜感染而威胁到视力。相比过敏性结膜炎,过敏性鼻炎(allergic rhinitis,AR)是在全球内严重影响人们生活质量的较为严重的疾病。一项研究结果显示,人群中同时患过敏性结膜炎和鼻炎的联合发病率是17.6%,两种疾病联合患病率是92%。

三、病理

本综合征为嗜酸细胞浸润引起。

四、临床表现

马群等观察儿童过敏性结膜炎和过敏性鼻炎的关系。在407例过敏性结膜炎组中同时患有湿疹302例(74%)、鼻炎374例(92%)、哮喘116例(29%);485例过敏性鼻炎组中334例(69%)、430例(89%)、145例(30%)同时患有湿疹、鼻炎和哮喘。两种疾病的症状严重程度不平行,在季节性过敏性结膜炎和常年性过敏性结膜炎患者中,其鼻部的症状比眼部的症状严重,而在春季结膜炎中则相反。88例刮片中50例(57%)结膜刮片和58例(66%)鼻黏膜刮片中可找到嗜酸性粒细胞,二者之间有差异性。主要的食入性过敏原是鱼、虾、蟹,吸入性过敏原是尘螨、屋尘和真菌。结论:两种疾病的相似性明显多于差异性,这提示防治过敏性结膜炎在未来预防过敏性鼻炎和哮喘中应作为一项重要的纳入指标。

王华萍调查儿童过敏性结膜炎与变应性鼻炎、哮喘及湿疹的相关性。对150例儿童过敏性结膜炎进行回顾性分析。结果:150例过敏性结膜炎中分别有100例(占66.7%)、120例(占80%)和42例(占28%)同时患有湿疹、鼻炎和哮喘。

五、诊断

诊断标准:①具有眼痒、眼红、流泪、畏光、结膜充血和(或)水肿、睑结膜乳头与滤泡、球结膜颜色改变、眼睑水肿、黑眼圈等临床表现;②有变应性疾病的临床病史,包括有明确的过敏原接触史,或过敏原虽不明确,但在某一特定的环境、特定的季节、特定的气候等发病。哮喘、鼻炎和湿疹是根据病史及急性发作期临床相关科室会诊而诊断。

六、治疗

本综合征重在预防。可行抗过敏药物治疗。

参考文献

[1]马群,曾水清,乔彤,等.儿童过敏性结膜炎和过敏性鼻炎的关系[J].临床眼科杂志,2009,17(3):216-219.

[2]王华萍.浅谈儿童过敏性结膜炎与变应性疾病的相关性.临床研究[G].浙江省第十七届农村医学暨乡镇卫生院管理学术会议大会论文集,2009(9):39-40.

第21节 抗氨酰 tRNA 合成酶综合征

一、名称

抗氨酰 tRNA 合成酶（anti-aminoacyl tRNA synthetase，ARS）抗体不仅是多发性肌炎/皮肌炎的特异性血清标志物，还与一组特定的临床综合征密切相关，称为抗氨酰 tRNA 合成酶综合征，又称为抗合成酶综合征（antisynthetase syndrome，ASS）。临床上以抗组氨酰 tRNA 合成酶（Jo-1）抗体阳性率最高而熟知，多发性肌炎/皮肌炎中的阳性率为 20%~30%。其他的抗 ARS 抗体，如抗苏氨酰 tRNA 合成酶（PL-7）抗体、抗丙氨酰 tRNA 合成酶（PL-12）抗体、抗甘氨酰 tRNA 合成酶（EJ）抗体、抗异亮氨酰 tRNA 合成酶（OJ）抗体、抗天冬氨酰 tRNA 合成酶（KS）抗体、抗苯丙氨酰 tRNA 合成酶（Zo）抗体、抗酪氨酰 tRNA 合成酶（Ha）抗体等国内尚未见报道。

二、流行病学

大约5%的 ASS 患者抗 PL-7 抗体阳性，3%的患者抗 PL-12 抗体阳性，其余抗 ARS 抗体的阳性率不足 2%。

三、病理

肺活检病理提示为寻常型间质性肺炎、机化性肺炎及弥漫性肺损伤。

四、临床表现

ASS 是一组特定的临床综合征，以抗 ARS 抗体阳性、肌炎、间质性肺疾病（ILD）、发热、关节炎、雷诺现象、技工手等为特征。抗 PL-7 抗体阳性的 ASS 的临床特点主要表现为肌炎、ILD、发热、关节炎等。血白细胞计数增高、红细胞沉降率和 C 反应蛋白增高、胞浆型抗核抗体阳性、抗 Ro-52 抗体阳性等。

通常认为 ASS 是多发性肌炎/皮肌炎的一个特定的临床表型，因此横纹肌受累（肌炎）是其主要特点之一。新近研究报道 ASS 患者中 12%先出现肌炎，37%以 ILD 首发，而 50%同时存在肌炎和 ILD。

ILD 是 ASS 的另一主要症状，ASS 相关 ILD 的主要临床症状为慢性、隐匿性、渐进性呼吸困难（数月内），同时部分患者数周内可出现急性呼吸功能不全。有研究表明，32 例 ASS 患者中出现渐进性呼吸困难和急性呼吸窘迫的例数相等。肺功能结果显示为限制性通气和弥散功能障碍。胸部高分辨 CT 通常能够显示有一定提示意义的影像学特征，包括双肺（肺底部为著）网格和磨玻璃影，伴有肺容积缩小、牵拉性支气管扩张，以及散在（通常在支气管血管束周围）实变区，符合非特异型间质性肺炎模式。肺活检病理提示寻常型间质性肺炎、机化性肺炎及弥漫性肺损伤发生率不足 20%。

五、诊断

ASS 的诊断标准的主要标准包括：①肺间质病变；②多发性肌炎/皮肌炎。次要标准包括：①关节炎；②雷诺现象；③技工手。抗 PL-7 抗体阳性加上 2 条主要标准，或者 1 条主要标准加上 2 条次要标准即可确诊。

六、治疗及预后

ASS 对免疫抑制治疗反应较好。吴庆军等报道，5 例患者经大剂量糖皮质激素与免疫抑制剂联合治疗后，3 例病情缓解，2 例明显改善。

参考文献

[1]吴庆军，戴张晗，张文，等.抗苏氨酰 tRNA 合成酶抗体阳性的抗合成酶综合征的临床特征[J].协和医学杂志，2013，4(1)：26-28

[2]林舒缓.17 例抗 Jo-1 抗体综合征临床分析及文献复习[D].福州：福建医科大学，2012.

第 22 节 抗磷脂综合征

一、名称

抗磷脂综合征(antiphospholipid syndrome，APS)是一种具有复发性静脉或动脉血栓形成和(或)胎儿流产特点的综合征，伴随实验室异常，如针对阴离子膜磷脂(抗磷脂酰丝氨酸)抗体的持续升高。

二、流行病学

APS 在一般人群中发生率尚不清楚，1%~5%的健康个体有抗磷脂抗体（APL），多见于老年人，见于 30%~40%的系统性红斑狼疮患者。

三、病理

APS 的病理为血管栓形成。

四、临床表现

APS 患者易患肺栓塞症。

血栓形成是 APS 最有代表性的症状之一，表现为多部位、反复动静脉栓塞。相对常见(发生比例为 4%~6%)的血栓事件为肢端缺血性坏死、缺血性骨坏死、下肢动脉血栓、心肌梗死和肾血栓。原发性抗磷脂抗体综合征(PAPS)血栓事件复发率高于继发性抗磷脂抗体综合征(SAPS)，而且同类血管的血栓事件复发多见。

APS 引起病态妊娠的机制与其导致血管病变及形成血栓有关，相关胎盘病理学也证实了这一推论。甚至还有人认为，APL 可直接作用于胎盘滋养细胞层，使其分化受阻，影响受精卵着床，引起流产。

肺部的常见损害有肺动脉高压，相对少见的如成人呼吸窘迫综合征(ARDS)、肺泡内出血、肺毛细管炎、肺泡纤维化、肺大疱、Wegener 肉芽肿等。

心脏受累最常见的是瓣膜病，包括疣状赘生物、瓣膜增厚、纤维钙化等，并可伴发心肌病。肾脏损害在原发或继发 APS 中均可出现。Nochy 等报道，原发 APS 主要表现为高血压(93%)，且常为重度高血压，甚至出现恶性高血压，并可能出现肾功能不全(87%)、蛋白尿(75%)、血尿(56%)、微血管性贫血(6%)。75%的女性 APS 患者有异常妊娠史，常伴有严重的妊娠并发症及不良的胎儿预后，如胎儿宫内发育迟缓、妊娠高血压综合征、妊娠胆汁淤积综合征、胎盘早剥、胎盘功能减退、羊水过少等。中枢神经系统受损除脑缺血性疾病外，还可有多种表现，如横断性脊髓病、偏头痛、舞蹈病、痴呆、假性脑瘤等。血液系统常表现为血小板减少和溶血性贫血。皮肤最具特征性的损害为网状青斑，但非特异性，还可表现为下肢溃疡、指(趾)红斑、皮肤坏死、兰趾综合征和指(趾)甲下裂片状出血等。

五、诊断

APS 的临床标准如下：①血管血栓形成较年轻的个体(男性 <55 岁，女性 <65 岁)缺乏其他风险因素，有深静脉血栓形成，心肌梗死或卒中(尤其是复发性)病史者；②影像学检查、多普勒检查或病理学检查发现已确认在任何组织或器官；③有 1 个或 1 个以上的动、静脉或小血管有血栓形成，血栓有可能涉及脑血管系统、冠状动脉、肺系统(栓塞或血栓形成)、四肢动脉或静脉系统、肝静脉、肾静脉、眼动脉或静脉或肾上腺。

APS 的实验室标准：患者必须有(在 12 周内至少有 2 次)高水平的免疫球蛋白 G(IgG)，或免疫球蛋白 M(IgM)抗心磷脂，或抗 β_2- 糖蛋白或狼疮样抗凝物。

六、治疗及预后

APS 应行抗凝治疗，预后较差。

参考文献

[1]渡辺俊之，渥美達也.知っておきたい内科症候群?抗リン脂質抗体症候群 antiphospholipid syndrome (APS)syndrome (SIRS)[J].内科，2012，109(6)：1450-1452.
[2]王鸣.Antiphospholipid Syndrome[C].2008 年浙江省肾脏病学术年会.
[3]张晶，周彬.抗磷脂综合征发病机制及诊治进展[J].实用医院临床杂志，2011，8(2)：45-47.

第 23 节 Apert 综合征

一、名称

Apert 综合征即阿佩尔综合征，又称为尖头并指综合征Ⅰ型，是最常见的颅颌面严重畸形综合征之一。本综合征主要以尖颅、面中部发育不全和对称的手足并指(趾)畸形为特点。Wheaton 于 1984 年报道第 1 例尖头并指畸形,后来 Apert 于 1906 年报道了 9 例,并命名为 Apert 综合征。

二、流行病学

Apert 综合征属于常染色体显性遗传病。文献报道发生率为 1/(16 万 ~20 万)。

三、病因及病理

Apert 综合征大约与胚胎 8 周时中胚层发育缺陷有关，目前研究发现本综合征由第 10 号染色体 FGFR2(成纤维细胞生长因子受体 D)基因外显子Ⅲa 突变（偶有单纯隐性遗传）引起编码的氨基酸替换 Ser252Trp 或 Pro253Arg。FGFR2 的 4 个跨膜 FGFR 介导的信号下游成纤维细胞生长因子配体(FGF)在骨骼发育中起着重要作用。

四、临床表现

Apert 综合征颅缝早闭所致的头颅畸形可以表现为:特异性的尖形头和枕部扁平,颅顶短而尖,几乎所有病例均出现颅缝早闭、前额高耸、突眼和面中部严重发育不良、下颌骨发育不全、颅底和眶骨的严重不对称等。大多数患者的头颅畸形表现为严重的安氏Ⅲ型面容,出现低位前牙,可有牙列拥挤和开颌、反颌畸形。Apert 综合征患者同时可有第二、三、四手指的严重融合或织带(被称为“手套手”),脚趾的融合或织带。眼部眼眶浅而扁平,突眼和眶距增宽,眼球呈脱臼状、外斜视,上睑下垂,眼球震颤,睑裂闭合不全,屈光不正,视盘水肿,视神经萎缩,暴露性角膜病变,以及不同程度的视力损伤。可有婴儿性青光眼,六七岁前视力一般正常,时有频繁的耳部感染和不同程度的听力损失等。

有报道可发生心脏畸形、心瓣膜狭窄、肺动脉发育不全、主动脉弓与肺动脉之间异常通道、室间隔缺损和主动脉部分异位。

参考文献

[1]廖秦平.妇产科综合征[M].北京:北京大学医学出版社,2004.

[2]靳天娇.Apert 综合征的治疗进展[J].中国美容医学,2012,21(6):1081-1083.

[3]王秋丽,马岩,吕红艳.新生儿尖头并指(趾)畸形综合征 1 例[J].临床荟萃,2014(8):907.

第 24 节 窒息性胸廓发育不良

一、名称

窒息性胸廓发育不良(aphyxiating thoracic sysplasia,ATD)由 Jeune(1954 年)首次报道,故又称为 Jeune 综合征、Jeune 病、Jeune 型侏儒、Jeune 窒息性胸廓发育不良,以小胸廓、骨盆畸形、不同程度的肢体短缩、多指(趾)为特征,又有“胸廓 - 骨盆 - 指(趾)发育不良”之称。

二、流行病学

ATD 是少见的常染色体隐性遗传病。国内极少报道。

三、病理

依据软骨形态将 ATD 分为 2 型：Ⅰ型,干骺端形态不规则,软骨内骨化不均匀,生长带呈斑点状分布;Ⅱ型,干骺端光滑,生长带弥漫性发育迟缓、无序。

四、临床表现

ATD 为多系统受累的疾病，多于新生儿期发病，少数可迟至青春期。

①由于胸廓发育不良导致的严重呼吸困难、反复呼吸道感染、呼吸衰竭，因此，新生儿及婴幼儿有较高的死亡率；②婴幼儿期后，呼吸道症状可较轻或无异常，然而由肾脏间质纤维化所致的肾消耗病进行性加重，最终可因肾衰竭而死亡，此为学龄及学龄前儿童因 ATD 死亡的主要原因；③由于四肢长骨发育障碍引起的短肢型侏儒，近端长骨短缩较远端更明显，可合并多指(趾)畸形，多趾畸形在 ATD 更常见，并具特征性，20%可伴多指(趾)畸形；④其他异常，如肝脏损害、肝囊性纤维性变、胆道系统－肠吸收不良、结肠无神经节细胞病、视网膜病变所致的视力下降及夜盲症、肺发育不良、睾丸发育不良及神经系统异常。可以有颅缝早闭、Dandy-Walker 畸形，此合并畸形的发生机制尚无明确论述，Silengo 等指出，Dandy-Walker 畸形出现于 ATD 中不是偶然的，其是 ATD 一系列临床表现的一部分；⑤随着年龄增长，骨畸形可以减轻，但至成人其身高低于正常 3 个百分点。

Silengo 等依据呼吸道症状，将 ATD 的临床表现分为致死型、严重型、轻型和隐性型。

ATD 的影像学表现：狭长胸廓，婴幼儿由于腹部膨隆，胸廓下部肋缘向外突出形成“钟形”胸廓。随年龄增长，这种“钟形”改变逐渐减轻，成为“桶形”。由于肋骨短、胸廓小，心脏相对增大，将胸骨下部向前推移，形成了肋骨与肋软骨交界处相对后移，并向两侧向内凹陷及胸廓中下部向前膨出，即横断面的“三叶样”胸廓，且心脏位于“前叶”内。由于胸廓前后径及横径的缩小，使肺向前后左右膨胀受到限制，而向下膨胀以缓解横向膨胀的不足，即形成了胸廓上下径的延长，横膈低位。

五、诊断

ATD 的诊断方法包括 3 个方面：①产前超声检查；②综合临床表现；③X 线检查。

鉴别诊断：①软骨外胚层发育不良，又称为 Ellis-van Creveld 综合征(EVC)；②短肋－多指(趾)综合征(short rib polydactyly syndrome，SRP)；③Kniest 病。

六、治疗及预后

对于有 ATD 家族史病例，产前诊断可早至 16~18 周，目的在于提前终止妊娠。

治疗：支持性治疗包括机械通气，合并感染者可选用抗生素，另可予吸氧、吸痰、体位引流；外科胸廓成形术仅适用于有严重呼吸衰竭且可导致肺损伤、致死的病例。目前尚无对术后患者的长期随访资料。肾衰竭者可选择透析和肾移植。

参考文献

[1]李东辉，张宁宁，徐赛英，等.窒息性胸廓发育不良(2 例报道并文献复习)[J]. 实用放射学杂志，2002，18(9)：798-800.

[2]崔广梅，孙清，潘玉娟，等.窒息性胸廓发育不良二例报道并文献复习[J]. 中华全科医师杂志，2006，5(7)：442.

第 25 节　心尖球囊样综合征

一、名称

心尖球囊样综合征（apical ballooning syndrome，ABS)是指一组有胸痛症状、心电图 ST-T 改变、心肌酶轻度升高、临床表现类似急性心肌梗死、左心室造影为可逆性心尖球囊样室壁运动异常、无冠状动脉阻塞等特点的综合征，是新近认识的一组临床综合征，往往与急性冠状动脉综合征混淆。1990 年首次在日本被 Sato 等报道，并命名为 Tako-Tsubo(章鱼头套样)心肌病(TTC)，又称为应激性心肌病、心碎综合征等。

二、流行病学

2006年，美国心脏病学会正式把 ABS 归为获得性心肌病，国内陆续有病例报道。

ABS 的发病率：目前几项研究评估 ABS 在首次诊断为急性冠状动脉综合征或急性心肌梗死的患者中所占的比例为 1%~2%。日本病例在拟诊急性冠状动脉综合征的患者中占 1.2%~2%，在拟诊急性冠状动脉综合征的女性中可高达 7.5% ~12%。

诊断 ABS 的患者中有 90%是绝经期女性，年龄为58~75岁。欧洲研究者Mario在2002—2006年期间的1457例临床诊断为急性心肌梗死的患者中,发现其中18例患者(1.2%)符合ABS诊断,所有患者均为绝经期女性,平均年龄(72±9)岁。国内报道5例,其中4例为绝经期女性,年龄为55~82岁。瑞士学者Eshtehardi报道,自在2004—2007年间2459例诊断为急性心肌梗死患者中有41例明确诊断ABS,发病率为1.7%,平均年龄(65±11)岁。

三、病理

ABS的病理生理机制尚不明确,近年来在不断研究的过程中提出了多个观点,主要包括:①雌激素缺乏;②冠状动脉结构及功能障碍;③遗传易患性;④交感神经功能亢进、儿茶酚胺过负荷等,其中雌激素缺乏、冠状动脉结构及功能障碍、遗传易患性可能是其发病前的病理生理基础,而应激诱发下的交感神经功能亢进及儿茶酚胺过负荷是发病后病理生理改变的核心机制。

四、临床表现

急性冠状动脉综合征(ACS)患者一般以胸痛入院,心电图可有心肌缺血或损伤的表现,或伴有心肌损伤标志物异常,与ABS的临床表现一致。而冠状动脉造影可有明显的冠状动脉狭窄或闭塞,ABS冠状动脉造影多正常,因此,在临床表现上绝大多数ABS患者无法与急性冠状动脉综合征区分开来,许多的ABS患者是经过冠状动脉造影诊断出来的。ABS的50%~60%患者表现为类似心绞痛样的静息时胸痛,呼吸困难也可以是首发症状,晕厥与心脏骤停并不常见。

张秀萍等报道5例心尖球囊样综合征被误诊为急性心肌梗死。结果:5例分别因急性胸痛,间断胸痛并加重,剧烈胸痛、呼吸困难并昏厥,胸背部疼痛并加重及交替出现胸背部疼痛、咽部不适就诊,均被误诊为急性心肌梗死,误诊时间为2~4天。5例按急性心肌梗死治疗效果均不佳,后皆通过冠状动脉及左心室造影检查等确诊为ABS,予相应对症治疗后病情均好转出院。随访3个月至1年,5例均预后良好。

陈玉广检索我国Tako-Tsubo心肌病,共有17篇文献及81例病例符合纳入标准,适合进行荟萃分析。在所有文献中除了3篇报道的10余例患者外,其余均为个例报道。在81例患者中男13例,女68例,男∶女为1.0∶5.2;年龄为28~82岁,平均为57.3岁。诱发因素:除2例患者无明显诱因外,其他都因精神刺激或应激状态所诱发。其中情绪激动或惊吓41例,外科术后4例,车祸及其他外伤8例,饮酒2例,剧烈运动2例,脑梗死、急性阑尾炎、急性肠炎、肠梗阻、肺炎等急性疾病共22例。临床表现:胸痛、胸闷症状65例(80.2%),胸痛伴呼吸困难或气促13例(16.0%),心悸乏力17例(21.0%),心源性休克或低血压状态9例(11.1%),晕厥3例(3.7%),其他还有出汗、恶心及呕吐、腹痛等症状。既往史:高血压病18例、高脂血症4例、糖尿病2例,所有患者无冠心病、先心病等病史。心肌损伤标志物:76例肌酸激酶同工酶(CK-MB)和心肌肌钙蛋白I(cTnI)为轻至中度升高,其中8例为单项CK-MB或cTnI轻度升高,心肌损伤标志物高峰值多在发病后的12小时内,有5例CK-MB和cTnI值均正常。心电图:ST段抬高49例(60.5%),抬高幅度为0.1~0.4mV。单纯呈"冠状T波"19例(23.5%),ST段压低或伴T波倒置9例(11.1%)。ST-T改变除文献中未明确导联位置的25例外,发生在广泛前壁或前壁包括肢体导联42例,ST-T改变幅度V3~4>V1~3,单纯前间壁ST-T改变7例。Q波10例,QT延长5例,其他可见各种期前收缩、传导阻滞、室性心动过速等。心电图恢复时间从数天至数月不等,平均2周,本组正常心电图4例(5.0%)。影像学检查:本组病例均在发病48小时内检查超声心动图,结果显示左心室中段、心尖运动明显减弱或消失,或呈反向运动或呈球囊样扩张,而基底部运动正常或增强。左心室射血分数为15%~47%,平均为32%。左心室运动恢复正常需要5天到9周,65.7%在2周内恢复。所有患者的冠状动脉造影正常或为狭窄小于50%的单支病变,部分患者左心室造影显示为"章鱼篓"样改变。

五、诊断

冠状动脉与左心室造影:ABS患者绝大多数冠状动脉造影正常,或者仅有轻度的动脉粥样硬化。特征性节段室壁运动障碍是左心室心尖与前壁超过一个血管供应区以上,左心室造影在收缩期末呈典型的球形,心尖、前壁运动障碍。最近文献报道的病例中,临床症状类似经典的ABS,但左心室造影并不完全一致,表现为心尖运动尚可,而左心室前壁运动障碍;另有少数病例仅表现为左心室基底部的运动障碍。

ABS诊断标准尚不统一,Mayo临床诊断标准越来越被大家所接受:①短暂的左心室前壁包括或不包括心尖部的室壁运动障碍,室壁运动障碍的区域常常超过一个血管的供血范围,而且常常存在一个应激因素;②冠状动脉造影检查缺乏血管阻塞的证据;③新出现的心电图异常,包括ST段抬高和(或)T波倒置,中等程度的肌钙蛋白 T 升高；④除外心肌炎和嗜铬细胞瘤。这 4 条标准均满足时，考虑诊断为 ABS。

陈玉广检索我国病例误诊为急性心肌梗死或急性冠状动脉综合征 69 例（85.2%），心肌炎 4 例（4.9%），扩张型心肌病 2 例（2.4%），心力衰竭 2 例（1.2%），急性肺水肿、过敏性休克、肺炎各 1 例。韩恭祝等报道最长误诊为 2 年，最短为 2 周，平均 3 个月。

六、治疗及预后

由于 ABS 的症状与急性心肌梗死类似，所以开始治疗时可给予阿司匹林、β－受体阻滞剂及低分子肝素。ABS 最佳的治疗方案并没有统一，但是 ABS 一经诊断，阿司匹林可无须再用，除非存在冠状动脉粥样硬化。大多数 ABS 患者存在心力衰竭，如果无低血压及左心室流出道梗阻，应用利尿剂会有帮助。ACEI 或 ARB 类药物的应用也是合理的。当存在泵衰竭导致的心源性休克时，主动脉球囊反搏仍为经典传统的治疗。抗凝药物可预防血栓形成，在 ABS 初期就应该使用，如果没有禁忌证，β－受体阻滞剂推荐长期应用，目的在于减少类似 ABS 的事件再发生。房性和室性心律失常可能发生，但是室性心动过速和心室颤动很少发生。

绝大多数 ABS 患者预后良好，Eshtehardi 对 ABS 患者进行了长达（23±10）个月的随访，结果表明 ABS 患者预后良好。

参考文献

[1]于宏颖，骆松芝，黄冬岩，等.心尖球囊样综合征 1 例报道并文献复习[J].中国实用内科杂志，2009(8)：752-754.

[2]张秀萍，钟诚，张鹏，等.心尖球囊样综合征误诊为急性心肌梗死五例临床分析[J].临床误诊误治，2018，31：6-8.

[3]陈玉广.国人 Tako-Tsubo 心肌病临床分析[J].实用心脑肺血管病杂志，2013，21(6)：71-72.

[4]伍松柏.应激性心肌病病理生理机制研究进展[J].临床与病理杂志，2015，35(2)：267-270.

第 26 节　再生障碍性贫血

一、名称

再生障碍性贫血（aplastic anemia，AA）为造血干细胞病，是一组由化学、物理、生物因素及不明原因引起的骨髓造血干细胞及造血微环境损害，骨髓造血衰竭及全血细胞减少的综合征。

二、流行病学

亚洲国家 AA 的发病率为（3.9~5.0）/10 万，明显高于欧美国家的（2.0~2.7）/10 万。

三、病理

AA 的发病机制仍未完全阐明，多数学者认为 AA 发病与免疫机制异常、造血微环境缺陷、造血干 / 祖细胞数量和（或）功能缺陷及基因水平异常有关。

四、临床表现

关于 AA 的临床表现，内科或血液病专门著作均有详细记载，此处简述。

AA 易患肺炎。主要死因是感染和出血。

临床上本病绝大多数属后天获得。大多数 AA 患者表现全血细胞减少、发热、出血等症状，骨髓表现增生低下，造血细胞减少或缺失，非造血细胞增多。

参考文献

[1]高橋隆一.広範圍症候群（新订版）再生不良性贫血[J]. 日本臨牀，1987，春季臨時増刊号(45)：503.

[2]赵琳，肖燕，金润铭.再生障碍性贫血发病机制研究进展[J].中国实用儿科杂志，2011，23(7)：545-547.

[3]吴鹏飞.再生障碍性贫血临床治疗进展[J].中华实用诊断与治疗杂志，2007，21(12)：928-931.

第 27 节 APUD 肿瘤

一、名称

APUD 专指一类能摄取胺的前身并脱羧成肽的特殊细胞（amine precursor uptake and decarboxylation）。这类细胞有脑肠双重分布的特点，可同时作为能产生肽类或胺类介质或激素的神经元或内分泌细胞，弥散分布于中枢神经组织、胃肠道器官、肺部、支气管、甲状腺、甲状旁腺等组织中，并以内分泌、旁分泌、神经分泌、神经内分泌等方式参与生理活动的调节。根据它们都含有特异的神经烯醇化酶，设想它们可能共同来源于神经外胚层（对此尚有争议），故统称为 APUD 系统。本系统发生的肿瘤称为 APUD 肿瘤。

二、流行病学

由于 APUD 肿瘤总的发病率不高，有些肿瘤临床表现的特异性也不强，故若肿瘤较小，释放激素的浓度较低时，常不易确诊。

三、临床表现

发生于 APUD 系统的肿瘤又称为 APUDoma。它们可发生于该系统的中枢（垂体或下丘脑）或周围脏器，可累及单个或多个器官，并产生一种或多种因激素升高而引起的特异临床表现。不同部位的同一种 APUD 细胞或同一种激素升高为主的肿瘤可具有相似的临床特征（如类癌）；而同一器官不同 APUD 细胞所产生的不同激素为主的肿瘤则可有各不相同的临床表现（如各种胰岛细胞瘤）。此外，肿瘤可单发或多发，并有不同比例的恶性倾向及继发转移。详见表 2。

四、诊断

APUD 肿瘤应行影像学检查加生物化学检验。

五、治疗及预后

APUD 肿瘤治疗为手术切除。APUD 肿瘤的预后较差。

参考文献

[1]木村哲.広範圍症候群（新订版）APUDoma[J].日本臨牀，1987，春季臨時增刊号（45）：619.

[2]祝学光.APUD 肿瘤及多发性内分泌肿瘤综合征[J].中国实用外科杂志，1994（8）：452-453.

表 2 APUD 系统相关肿瘤

肿瘤	部位	主要激素	症状
类癌	阑尾、回肠等消化道其他部位，支气管树，常为多中心性	缓激肽 五羟色胺	面红、腹泻、绞痛
胃泌素瘤	胰腺（D 细胞），十二指肠，异位	胃泌素	重度溃疡病、腹泻、腹痛
胰岛素瘤	胰腺（B 细胞）	胰岛素	发作性空腹低血糖（<2.75mmol/L），给糖能缓解，常易与神经精神病混淆
胰高血糖素瘤	胰腺（A 细胞）	胰高血糖素	坏死性游走性红斑、贫血、轻度糖尿、舌炎、血栓
血管活性肠肽瘤	胰腺（D 细胞），80%体或尾，10%~20%胰外	血管活性肠肽	水泻、低血钾、无胃酸（WDHA）综合征
生长抑素瘤	胰腺（D 细胞）	生长抑素	轻度糖尿、脂肪痢、消化不良，多为无意间发现（如胆囊切除术中）

第 28 节 Arnold-Chiari 畸形

一、名称

Arnold-Chiari 畸形又称为小脑扁桃体下疝畸形，是小脑扁桃体呈舌状向下延长，与脊髓下段一并超出枕骨大孔而进入椎管内，使部分脑神经和上颈髓神经根牵拉下移引起的疾病。严重时可引起延髓、上颈髓受压症状和脑神经受压症状。由于枕骨大孔和颈上段椎管被填塞，可引起脑积水。

早在 1883 年，John Cleland 在尸体解剖时就发现了后脑结构异常，但首次报道小脑扁桃体下疝畸形的是奥地利病理学家 Hans Chiari，因此该病被称为 Arnold-Chiari 畸形。

二、流行病学

Arnold-Chiari 畸形常伴有脊髓空洞症，Tubbs 报道 500 例 Arnold-Chiari 畸形Ⅰ型患儿中 285 例(57%)伴有脊髓空洞症。

三、病因及病理

脊柱后凸畸形是脊柱外科的常见疾病。Arnold-Chiari 畸形是神经外科的常见疾病，严重时二者都可导致脊髓功能障碍。外伤性脊柱后凸畸形合并 Arnold-Chiari 畸形在临床上非常少见，如果对相关学科疾病认识不足，往往会漏诊，从而影响手术效果。

四、临床表现

无论何种因素引起的脊柱侧后凸，早期一般无主诉症状，中晚期可出现腰背部不适，严重时可导致脊髓及心、肺功能障碍。手术目的主要是防止畸形的进一步发展，从而影响心肺等器官的功能。

①Arnold-Chiari 畸形Ⅰ型：以头痛或颈枕部疼痛为主要临床表现，可在 Valsalva 动作、强体力活动或姿势改变时加重。还可伴有睡眠呼吸暂停综合征、运动障碍、感觉障碍、反复呼吸道感染、发育迟缓、共济失调等。口咽功能障碍常见于 3 岁以下儿童，3 岁以上儿童常以头痛和脊柱侧弯为主要临床表现。该类型通常需要与偏头痛、纤维肌痛和多发性硬化相鉴别。②Arnold-Chiari 畸形Ⅱ型：在Ⅰ型临床表现的基础上，可出现较严重的低位脑神经功能缺陷、小脑功能缺陷和呼吸功能障碍症状，还可出现脑积水和颅内压增高症状。③Arnold-Chiari 畸形Ⅲ型：临床很少见，其主要临床表现有抽搐、共济失调、痉挛、Ⅰ型和Ⅱ型的一些临床特点。

王世清等报道 Arnold-Chiari 畸形 15 例。男性 10 例，女性 5 例；年龄为 16~63 岁，平均为 38 岁。病程 3~12 年，平均 56 年。临床表现分为：①不全瘫 8 例，肢体感觉障碍 13 例，其中节段性感觉分离 11 例，肌肉萎缩 8 例，锥体束征 11 例；②枕颈部疼痛 11 例，颈肩部疼痛 3 例，面部麻木 1 例，视物模糊 1 例，角膜反射迟钝 1 例，声嘶 1 例，咽反射迟钝或消失 1 例，耸肩乏力(单侧)1 例，伸舌偏斜 1 例；③眼球震颤 4 例，语言不清 1 例，共济运动失调 2 例；④头痛、恶心呕吐及视盘水肿等 1 例；⑤后发际低 3 例，霍纳征 1 例，身材矮小 1 例。

李智钢等报道 1 例 Arnold-Chiari 畸形合并外伤性胸椎后凸畸形。患者，男性，33 岁。17 年前因踢球导致腰背部受伤，当时未做检查。2 个月后受伤部位隆起，因无明显不适，未引起重视。2 年后体检发现胸椎后凸畸形(小脑扁桃体下疝畸形)，因无症状，未接受治疗。5 年后，胸椎后凸加重，开始出现腰背酸痛、胸痛、气急现象。近半年上述症状加重，常有头痛，头痛和胸闷在仰卧位时缓解。

五、治疗及预后

手术的目的是解除对神经组织的压迫，重建脑脊液循环通路。有学者认为，神经内镜寰枕减压术是一种新的、安全的、有效的手术方式，具有传统手术类似的临床疗效。杨昌关等采用小脑扁桃体切除和枕大池重建术，使患者得到合理有效的治疗。同时，加强对患者呼吸道的管理，做到预见性护理，为其治疗成功、功能恢复提供了保障。

参考文献

[1]李智钢，祁玉曙，高文魁，等.Arnold-Chiari 畸形合并外伤性胸椎后凸畸形 1 例[J].疑难病杂志，2007，6(3)：180.

[2]王世清，杨练球，胡友权.Arnold-Chiari 畸形的临床分析[J].局解手术学杂志，2008，17(3)：151-152.

[3]周冲，刘亮.Arnold-Chiari 畸形的研究进展[J].实用心脑肺血管病杂志，2015，23(4)：9-12.

[4]杨昌关，陈秀，罗庆连，等.Arnold-Chiari 畸形患者的呼吸道护理[J].护理学杂志，2012，27(24)：31-32.

第29节 无脾综合征

一、名称

无脾综合征(asplenia syndrome，Ivemark syndrome)是一种罕见的先天性疾病，与多脾综合征一起被称为心脾综合征。该病与胚胎发育异常有关，通常有先天性无脾、内脏位置异常(多为右侧脏器结构重复)、心血管畸形三大特点。

无脾综合征又名无脾伴先天性心脏病综合征(asplenia with congenital heart disease syndrome)、脾脏发育不全综合征、先天性脾缺如伴房室和内脏转位综合征等。本综合征于1940年首先由Rohlius报道，1955年Ivemark进行了详细描述，1958年又由Rohlius报道。

二、流行病学

无脾综合征占先天性心脏病的2%~3%。活产儿发病率为1/40 000~1/10 000。病因可能有染色体病、母亲妊娠期糖尿病、胚胎分化异常等。多例家系调查发现，无脾综合征存在家族聚集现象，考虑该疾病可能是一种常染色隐性遗传病，但尚未得到公认。

三、病理

脾脏是B淋巴细胞和T淋巴细胞成熟和分化的场所，也是巨噬细胞、树突状细胞、自然杀伤细胞等定居并发挥作用的重要场所之一，是重要的免疫器官。故无脾综合征患者几乎均存在严重的免疫功能缺陷和肿瘤易感性，机体长期处于免疫低下状态，发生感染后机体难以及时有效地清除入侵病原菌，使普通感染易发展为致死性感染。多系统栓塞致心肺功能衰竭或在室间隔缺损、主动脉骑跨等病理基础上促使肺动脉高压，导致急性心力衰竭而猝死。有统计称，约95%的患儿于出生后1年内死亡，本病存活至成人的病例极为罕见。

脾脏的发育如果与其血管的发育及分布不相匹配，就会因血供不足导致脾脏发育不全形成残脾，严重者无血供而导致脾脏发育停止。目前无脾综合征的确切病因尚不明确，但多趋向于"致畸学说"，即心、肝、脾、肺等脏器的发育均开始于胚胎发育的第4~7周，若在此阶段受致畸因子的作用，如病毒感染、毒物损伤，即可能发生多器官畸形。

四、临床表现

王剑鹏等分析了无脾综合征患者的体－肺静脉回流特点。结果：49例患者超声心动图检测显示双上腔静脉30例(61.2%)，均为右上腔静脉入右心房(或单心房右侧)，左上腔静脉入左心房(或单心房左侧)；肝静脉全部汇入下腔静脉26例(53.1%)；直接汇入左心房(或单心房左侧)1例(2.0%)；直接汇入右心房(或单心房右侧)3例(6.1%)；分别汇入两侧心房5例(10.2%)；汇入单心房中部1例(2.0%)；部分汇入下腔静脉，部分直接汇入心房13例(26.5%)。下腔静脉直接汇入左心房(或单心房左侧)18例(36.7%)；直接汇入右心房(或单心房右侧)25例(51.0%)；引流入单心房中部1例(2.0%)。部分肺静脉异位引流8例(16.3%)，均为心上型；完全性肺静脉异位引流20例(40.8%)，其中心上型11例(55%)，心内型7例(35%)，心下型1例(5%)，混合型1例(5%)。结论：无脾综合征患者多伴有体静脉与肺静脉异位引流。

高文娟等报道1例胎儿。孕妇，26岁，孕2产0，孕24周。胎儿心脏超声检查解剖诊断为无脾综合征，腹腔脏器不定位，右位心，完全性房室间隔缺损，永存动脉干，左肺动脉异常起源，部分性肺静脉异位引流。

甘源等报道无脾综合征合并右位心1例。具有以下特点：①脾脏缺如；②心脏右侧移位；③复杂性先天性心脏病(右位心、单心房、单心室、一组房室瓣、肺动脉瓣闭锁、动脉导管未闭)。

邱建武等报道新生儿无脾综合征1例，男性。出生后血气分析：pH值为7.34，PO_2为30.0mmHg，HCO_3为22.1mmol/L，BE^-为3.5mmol/L。胸部X线片示新生儿肺炎，右位心；心脏彩超示复杂性先天性心脏病，右位心，左弓左降共同房室通道(C型)，合并近似功能单心室，功能单心室双出口，肺动脉瓣狭窄，房间隔缺损，共同房室瓣重度关闭不全；心电图示心电轴左偏；腹部B超示肝脏和胆囊反位，脾未探及，胆管、胰腺、双肾及肾血管未见明显异常。诊断：新生儿无脾综合征、新生儿肺炎、左侧隐睾。

无脾综合征具有以下特点：①先天性脾发育不全或缺如；②胸腹腔器官结构和位置异常、右移化；③伴有心血管系统严重畸形；④双侧器官发育对称化，如双侧肺多叶畸形及发育不全；⑤可有多器官发育畸形，可合并先天性胰腺囊肿和肾发育不良。

五、治疗

贺彦等研究单心室（SV）合并肺静脉异位引流（TAPVC）患儿的外科手术近期疗效。回顾性分析SV/TAPVC，并行上腔－肺动脉吻合（Glenn）术的10例患儿临床资料，男性7例，女性3例，平均年龄为(90.33±86.53)个月。10例均有心房异构，9例合并无脾综合征、内脏异位。其中解剖SV 5例、功能SV 5例。TAPVC：心上型9例，心内型1例。全部患儿行单侧或双侧双向腔肺吻合术，3例同时矫治TAPVC。结果：术后动脉血氧饱和度（SaO_2）较术前明显升高（86%±6% vs.79%±6%，$P<0.01$）。术后早期低心排血量3例，严重心律失常1例，严重胸腔积液[>20mL/(kg·d)，连续3天]4例，院内感染4例，中枢神经系统并发症（癫痫或偏瘫）3例。术后早期出血、肺栓塞死亡1例，晚期低氧血症、多脏器功能衰竭死亡1例。结论：Glenn术可作为SV/TAPVC行分期外科手术的方案之一，个体化决定是否同期行TAPVC矫治手术。术前需要明确诊断，术中、术后设计个体化治疗方案。

目前尚无可靠有效的治疗方法。此类患儿易合并感染，多于出生后不久因心力衰竭、呼吸衰竭、败血症等并发症死亡。针对复杂先天性心脏病，手术治疗是可行的治疗方法，但手术难度大，术后效果不佳。

六、预后

本综合征预后差，1岁内病死率达60%以上，主要死因为心血管并发症和严重感染，存活的无脾综合征患者常存在严重免疫功能缺陷和肿瘤易感性。

只有积极的婚前检查、孕期检查及妊娠期间远离有毒有害物质，提高宫内诊断水平，及时发现终止妊娠，才能从根本上降低该病的发病率和死亡率，从而有效提高人口素质。

参考文献

[1]高文娟，付世文，牟丰英，等.超声诊断无脾综合征合并复杂心脏畸形1例[J].中国医学影像技术，2016，32(3)：477-478.

[2]贺彦，刘迎龙，苏俊武，等.功能性单心室合并肺静脉异位引流行双向腔肺吻合术 [J]. 中国胸心血管外科临床杂志，2016(23)：362-365.

[3]甘源，陈继昌，郑敏.无脾综合征合并右位心一例报道[J].中国优生与遗传杂志，2014(22)：103-114.

[4]王剑鹏，孙妍，李慧，等.无脾综合征患者体肺静脉回流特点分析[J].中华医学超声杂志，2015(12)：160-162.

[5]邱建武，刘晓燕，刁诗光.新生儿无脾综合征一例[J].中国新生儿科杂志，2016，31(2)：147.

[6]张瑞均，杨华元，蒋百康.无脾综合征及其X线诊断价值[J].中华实用儿科临床杂志，1987(2)：116-118.

第30节　阿司匹林哮喘

一、名称

阿司匹林哮喘（aspirin induced asthma，AIA或AA）是对阿司匹林和其他非甾体抗炎药（NSAID）出现不良呼吸道反应的临床综合征。AIA往往也是难治性哮喘。

1911年，Gilbert首次报道阿司匹林可诱发哮喘。1922年，Widal等系统描述了阿司匹林三联征特点：阿司匹林不耐受、哮喘和鼻息肉，此后各国相继报道。其临床表现具有明确的诱发因素、病情重、病死率高等难治性特点。

二、流行病学

根据美国心肺血液病研究院及世界卫生组织（NHLBI/WHO）的工作报道，全球范围内AIA患者占哮喘患者总数的4%~28%。日本AIA患者约占哮喘患者总数的9.8%。国内目前尚无系统流行病学资料。1985年，张茸和张宏誉根据病史调查发现，AIA患者占同期哮喘患者的1.9%~2.7%。

周瑛等对近5年发表在国内的24篇AIA相关文献进行回顾性分析。结果发现，我国AIA发病率为3.85%~6.50%。病情多较为严重，中重度为80.00%~81.37%，常合并鼻部疾病，一般为50%~100%。

三、临床表现

AIA的发病年龄在20~50岁之间，存在明显的性别差异，文献报道男：女为1：2.09。AIA的发生主要有以下情况：①感冒后用药；②疼痛缓解用药，软组织炎、牙痛、头痛等；③伴发鼻炎、鼻窦炎、鼻息肉等；④常用药物有阿司匹林、芬必得、布洛芬、对乙酰氨基酚等。

典型的临床表现为：在服用解热镇痛药5分钟至2小时或稍长时间后，即会引起剧烈的哮喘发作，绝大多数患者的潜伏期为30分钟左右。哮喘发作一般很重，常有发绀、结膜充血、大汗淋漓、端坐呼吸、烦躁不安。某些患者在服药后先出现鼻部卡他症状，如流涕、打喷嚏、鼻痒、鼻塞，继而出现哮喘。有些患者在哮喘发作的同时可出现严重的荨麻疹或血管性水肿，严重者还可出现意识改变、血压下降等休克症状。药物作用持续的时间长短不一，短的只有2~3小时，长的达1~2天，正确及时的治疗可大大缩短药物相互作用的时间。

初步诊断为AIA时，重症患者占60%左右。糖皮质激素依赖者近50%。AIA患者中有近36%的患者合并鼻部疾病，包括慢性鼻炎、鼻息肉、鼻旁窦炎及嗅觉异常。其中鼻息肉与嗅觉异常在其他类型哮喘中较少见，因而较具特异性。几乎所有患者均曾有过过敏性鼻炎的症状和体征：末梢血中嗜酸性粒细胞比例与另两型哮喘无差异。约2%的AIA患者合并特应性特征，血IgE水平增高。

四、诊断

对于有哮喘病史合并鼻部疾病或者无哮喘病史合并鼻部疾病的患者，诊断AIA的依据是激发试验。部分患者可能出现喉头水肿等严重不良反应，因此需要监护。

五、治疗

AIA发作后可口服激素或静脉全身用药、茶碱等平喘治疗，用白三烯拮抗剂或β_2-受体激动剂吸入。

六、预防

预防AIA发生最重要的就是避免接触解热镇痛抗感染药或NSAID。建议：①哮喘患者需要用NSAID类药物应该询问过敏史或以往使用后的反应，避免激发哮喘或使其病情加重；②对于有AIA病史的患者或服用NSAID曾诱发哮喘发作的患者，一定要避免使用该类药物，临床医生要告知患者在出现感冒或各种疼痛时切忌自行购买或服用这类药物；③对于有AIA危险因素的哮喘患者，如鼻炎、鼻窦炎、鼻息肉等，使用NSAID前建议采用口服阿司匹林激发试验，如阴性，可予以用药；如阳性，应避免使用或脱敏治疗。上述患者除了口服阿司匹林激发试验阴性者，如临床必须用NSAID且无禁忌证者，建议慎用对乙酰氨基酚。

参考文献

[1]牧野荘平. 広範圍症候群(新订版)アスピリン喘息[J].日本臨牀,1987,春季臨時増刊号(45):1072.
[2]辛晓峰.阿司匹林哮喘临床诊治[J].中国实用内科杂志,2009(4):310-312.
[3]周瑛,肖平,张有志,等.阿司匹林哮喘:回顾性分析[J].中华哮喘杂志,2008,2(1):56-57.

第31节 三尖瓣闭锁综合征

一、名称

三尖瓣闭锁综合征（atresia of the tricuspid orifice syndrome）为三尖瓣先天性闭合，没有瓣孔，常伴右心室发育不良。本综合征系因胎儿房室通道发育畸形所致，常合并其他畸形，如房或室间隔缺损、动脉导管未闭、肺动脉发育不良、大动脉转位等。三尖瓣闭锁是一种比较复杂的发绀型先天性心脏病。目前推测是胚胎的心室袢与心房排列错误所致。

二、流行病学

本综合征临床并不少见，但病因不十分明确。

三、病理

三尖瓣闭锁是少见的发绀型先天性心脏病，闭锁的三尖瓣表现为明显增厚的条索，瓣叶未发育，右心房与右心室间无血流直接通过。从血流动力学角度分析，该病必须存在右心与左心间的异常交通，患者才能存活，即腔静脉的血液经右心房后一定存在房间隔缺损，使血流进入左心房，左心内血液又必须在室水平或血管水平再次出现左向右的异常交通才能使左心内血液进入肺循环，即存在室间隔缺损或动脉导管未闭。

Rao（1980年）将三尖瓣闭锁的病理分型分为：I

型，大动脉正常位；Ⅱ型，D-大动脉转位；Ⅲ型，除D-大动脉转位以外大动脉转位不良，包括L-TCA、DORV、LORV、D-大动脉转位不良、L-大动脉转位不良；Ⅳ型，永存动脉干。各型均再分3个亚组：①肺动脉闭锁；②肺动脉狭窄或发育不良；③肺动脉正常。临床可根据外科手术的需要简单分为肺充血型与肺缺血型。

四、临床表现

一般在婴幼儿时期即有青紫、气促，甚或发作性缺氧昏厥、生长发育迟缓，存活稍长者则有杵状指（趾）、蹲踞等症状。患儿生长发育较差，心脏搏动见于心尖区。多数患者胸骨左缘或心前区可听到收缩期或连续性杂音，主动脉瓣区第二音单一，为主动脉瓣关闭声。

临床诊断要点是出生后不久出现青紫，特别是心电图QRS波领面轴呈左上向伴左心室大，亦有个别病例出现右心室肥厚，这是三尖瓣闭锁较为特征性的心电图改变。许飞等的心电图电轴左偏占60%，这主要是由于三尖瓣闭锁导致右心室发育不良，室缺较大的三尖瓣闭锁也可出现右心室肥厚，本组9例，占30%。X线表现为肺缺血、心脏大小正常或稍大；三尖瓣闭锁的超声心动图有特征性征象，显示无瓣膜回声；心导管造影显示右心房、右心室不通，右心房向左心房分流。超声心动图可明确诊断，与心导管诊断符合率基本达100%。心导管可直接测定肺动脉压力或通过肺动脉楔压估测肺动脉压力，它是决定能否行Fontan手术的重要指标。同时超声心动图对房室瓣反流的诊断优于心导管造影，而心导管对腔静脉异常回流的诊断优于超声心动图，因此二者不可或缺。

五、诊断

X线片示：心脏呈中度增大，但也可正常大小，在大血管转位不伴肺动脉口狭窄者心脏可明显增大。肺动脉主干区凹陷或不隆起，肺血流量常减少。心电图示：电轴左偏，有左心室肥厚，P波高尖，有时见双峰。超声心动图主要表现为三尖瓣回声缺如，以及出现一个很小的前心室腔，可见二尖瓣、半月瓣相连续。婴儿时期出现青紫、气促、生长迟缓等症状，结合X线片、心电图、超声心动图等可予以诊断。

六、治疗及预后

目前本综合征主要采用的是肺动脉环扎术、Gleen术、Fontan术治疗。

本综合征青紫严重者可施行上腔静脉与右肺动脉或体循环动脉与肺动脉吻合术，6个月以上患儿手术效果较好。近期有将带瓣膜的人造血管连接右心房和肺动脉的实例，同时关闭房间隔缺损，使腔静脉回流的血液全部进入肺循环，可以从生理上得到矫治，取得较好的效果。本综合征预后不良，半数以上患者于1岁内死亡。

参考文献

[1]洪庆成，江敬铭.儿科综合征[M].天津：天津科学技术出版社，1996.
[2]许飞，高伟.三尖瓣闭锁的诊断与治疗[J].中华实用儿科临床杂志，2003，18(3)：189-190.
[3]王立新，王猛.三尖瓣闭锁的超声诊断特点[J].中国实验诊断学，2012(16)：2120-2121.

第32节 非典型麻疹综合征

一、名称

非典型麻疹综合征（atypical measles syndrome，AMS）又称为异型麻疹。由Raul于1965年首次报道，其临床特点为高热、独特皮疹和肺炎。

二、流行病学

AMS多发生于10~24岁的年轻人，冬、春季散发，无传染性。

三、病理

一般认为AMS是先前接种过麻疹灭活疫苗的个体对自然麻疹感染的一种超敏反应。Norrby认为麻疹灭活疫苗保存了H糖蛋白抗原，而缺乏病毒包膜的溶血素抗原（F抗原）。F抗原可使机体产生F抗体，以防止病毒在细胞间传播。H抗原可使机体产生H抗体，可中和游离病毒，但不能阻止病毒在细胞间传播，通过感染细胞释放病毒抗原，引起机体超敏反应，出现一系列症状和体征。

四、临床表现

一般初次接种麻疹灭活疫苗2年后，当再次感染麻疹病毒时，临床出现症状，接种疫苗至发病平均间隔为10年半(2~14年)，高峰年龄为10~14岁，青春期和青年人亦不乏报道。

AMS临床表现为突然高热、肌痛、头痛、恶心、呕吐，继之出现鼻炎、喉痛、眼结膜炎、干咳和胸痛。发病3~4天出现皮疹。皮疹先见于四肢远端，以针尖大小对称密集麻疹样斑丘疹多见，分布可似手套、袜子样。继之躯干及面部可见斑丘疹。皮疹间有荨麻疹样皮疹，部分以后出现水疱、瘀点或紫癜样皮疹。皮疹于5~7天出齐，疹退后可略有色素沉着及糠麸样脱屑。病程中无杨梅舌和Koplik斑。75%以上的患儿胸片亦有支气管肺炎征象或间质性改变。部分患者有胸腔积液和肺门淋巴结肿大，肺部病变持续18个月以上。个别累及心脏，并有一过性血尿。

王秀兰报道18例AMS。认为常发生于年轻人，冬春季节好发，但各季节均可散发。本组AMS有以下特点：①突然高热、头痛，病情常比小儿稍重；②卡他症状较儿童患者轻；③Koplik斑少见，腭部有瘀点者较多，本组18例中有15例；④出疹期多为3~5天，皮疹数目比麻疹少，四肢、面部几乎同时出现，然后逐渐向心性发展，部分患者的皮疹有出血倾向；⑤肺炎、喉炎等呼吸道并发症比小儿少；⑥大部分患者末梢白细胞常低于$3\times10^9/L$，肝功能异常者发生率高，尤以LDH增高明显。

五、诊断

实验室检查：贫血罕见，周围白细胞计数正常，有时可出现未成熟细胞。红细胞沉降率增快。肾功能正常。LDH轻度增高，GOT、GPT增高。血小板低值，少数患者显示DIC表现。血嗜酸性粒细胞增多，在血清检查中血凝抑制抗体急剧增高≥1∶1024。

根据典型皮疹等临床特征、恢复期麻疹血凝抑制抗体效价4倍以上增长、接种麻疹病毒活疫苗史进行诊断。应与其他发热、出疹性疾病相鉴别。

据报道，AMS与麻疹最大的不同是患者皮疹出现的顺序、分布及形态。

六、治疗及预后

AMS以对症治疗为主，与典型麻疹的处理基本相同，整个病程2周左右。一般预后良好，年幼体弱者并发肺炎时预后较差。

参考文献

[1]洪庆成，江敬铭.儿科综合征[M].天津：天津科学技术出版社，1996.

[2]王秀兰.非典型麻疹综合征18例分析[J].浙江实用医学，2006，11(1)：50-51.

第33节 自身免疫性肝炎

一、名称

自身免疫性肝炎(autoimmune hepatitis，AIH)是澳大利亚Mackay等提出的概念。在病因不明的活动性慢性肝炎的进展中自身免疫性机制起重要作用，故以自身免疫性肝炎称之。

二、流行病学

美国有100万~200万AIH患者，我国尚缺乏确切的发病资料，既往认为其为少见病，近年来随着对此类疾病认识的加深和诊断技术的提高，发现临床中并不少见。

三、病理

AIH是一组慢性肝炎综合征，以血液循环中出现多种抗体、高γ-球蛋白及汇管区周围病变为特征的非自限性肝炎。

AIH组织学变化以界面性肝炎为主，伴有汇管和汇管区淋巴浆细胞的浸润，重症患者可出现小叶性肝炎、玫瑰花结样改变、桥接样坏死等。

四、临床表现

本病可合并其他自身免疫性疾患，如慢性类风湿病、慢性甲状腺炎，以及发热、皮疹、关节痛、胸膜炎等

SLE样症状。

李新民等筛选77例AIH患者。发病年龄高峰在50岁上下，临床表现以腹胀、乏力、食欲缺乏和黄疸为主。肝功能表现为肝炎样异常。γ-球蛋白平均值为(32.4±9.8)g/L，IgG为(22.8±3.0)g/L，二者均明显高于正常值。74%的患者抗核抗体阳性，32%的患者平滑肌抗体阳性，52%的患者伴肝外自身免疫性疾病。伴肝外自身免疫病：类风湿关节炎13例，溃疡性结肠炎2例，系统性红斑狼疮5例，干燥综合征13例，慢性肾小球肾炎3例，雷诺现象1例，混合结缔组织病3例。

大部分患者开始表现为轻微的肝损伤，症状典型时表现为慢性活动性肝炎的症状，病情起伏波动，有时可自行缓解，最后出现肝硬化的表现。乏力和食欲缺乏是最常见的症状，发生率分别为90%和84%。其他常见的症状为腹胀(71%)、皮肤瘙痒(43%)等。体征上以皮肤黏膜黄染最为常见，出现于84%的患者。黄疸通常反复发作，呈发作、缓解交替过程。其他常见的体征包括体重减轻(64%)、肝脾大(57%)、腹腔积液(23%)、肝掌(17%)等。

李蕴铷等分析142例AIH亚型中Ⅰ型多见(92.2%)，Ⅱ型少见(6.3%)，Ⅲ型罕见(仅1例)。AIH重叠原发性胆汁性肝硬化(PBC)占14.1%，合并其他自身免疫性疾病占17.6%。免疫学检测显示，γ-球蛋白和IgG升高明显。自身抗体检测出不同类型21种，以抗核抗体(82.4%)、抗平滑肌抗体(19.7%)、抗线粒体抗体(19%)、抗SSA抗体(9.2%)多见。合并其他自身免疫疾病25例(17.6%)，其中糖尿病8例，类风湿性关节炎4例，神经性皮炎3例，甲状腺功能亢进症、干燥综合征和银屑病各2例，甲状腺功能减退症、硬皮病、白癜风和血小板减少性紫癜各1例。

樊艳华等报道自身免疫性胰腺炎合并肺部团块1例。患者，男性，76岁，因腹胀1月余，发现皮肤、巩膜黄染10天入院。发病后体重减轻5kg，入院前1周伴恶心、呕吐、咳嗽、咳痰，无腹痛、发热。腹部CT增强示：胰腺肿大呈腊肠状，肝内外胆管扩张。磁共振胰胆管成像(MRCP)示：胆总管胰腺段明显狭窄未显示，其上肝内外胆管明显扩张，胰管显示不清。胸部CT示：右肺门团块影，包绕支气管及肺血管，右肺中叶外侧段部分支气管闭塞，考虑肿瘤性病变伴右肺中叶部分不张可能。因患者黄疸严重，于入院1周后经内镜逆行性胰胆管造影术(ERCP)放置胆管支架，术中见胰头和胰体尾部胰管纤细僵硬，胆总管下段明显狭窄，肝内外胆管明显扩张，符合自身免疫性胰腺炎(AIP)和胆管受累表现。由于顾虑肺部团块不能除外肺癌，激素治疗一度犹豫，请专科会诊，仔细观察胸部CT图像，可见肿块内支气管阻塞轻微，这点不符合肺癌的特点。综合考虑肺部团块可能是AIP的胰腺外表现，于入院半个月后开始予以糖皮质激素治疗。甲泼尼龙40mg/d静脉滴注，10天后换成泼尼松50mg/d口服，并逐渐减量。激素治疗3周后CT和MRCP复查可见肺部团块明显减小，胰腺肿大明显好转，胆管扩张明显减轻，复查IgG_4降至239mg/dL。3个月后黄疸完全消退，后拔除胆管支架，半年后复查CT肺部肿块消失，胰腺形态基本正常，现随访1年余，患者无不适，泼尼松已减至12.5mg/d。

五、诊断

李蕴铷等检测142例AIH患者中各类自身抗体21种，其中抗核抗体(ANA)阳性为117例，抗平滑肌抗体(SMA)阳性者28例，抗线粒体抗体阳性者27例，抗SSA阳性者13例，抗SSB阳性者2例，抗肝特异性胞质抗原型1抗体(抗LC1)阳性者6例，抗核糖体抗体(抗RNP)阳性者5例，抗Sm抗体阳性者4例，抗胃壁抗体(抗PCA)和抗肝肾微粒体抗体(抗LAK)阳性者各3例，抗着丝点抗体(抗ACA)、抗肝细胞膜抗体(抗LMA)阳性者各2例，抗肝细胞膜特异性脂蛋白抗体(抗LSP)阳性者、抗波形蛋白抗体、抗肌动蛋白抗体、抗SLA抗体、抗高尔基抗体、抗溶酶体抗体、抗双链DNA抗体、抗Link18KD抗体和抗中性粒细胞胞质抗体(ANCA)阳性者各1例。根据自身抗体结果将AIH分为3个亚型：Ⅰ型AIH患者131例，Ⅱ型AIH患者9例，Ⅲ型AIH患者1例。

临床中易导致误诊，142例AIH患者中有35.2%的患者存在不同时间的误诊，最长者达30年之久。

六、治疗及预后

有文献表明，AIH患者对皮质激素治疗反应迅速，1个月内可使转氨酶降低。AIH的治疗仍以免疫抑制剂为主，主要的药物为皮质激素和硫唑嘌呤。可供选择的治疗方案为泼尼松(龙)与硫唑嘌呤联合治疗或较大剂量的泼尼松(龙)单独使用。本病预后较好。

参考文献

[1]户田剛太郎,池田有成,岡博.広範圍症候群(新订版)自己免疫性肝变(autoimmune hepatitis)[J].日本臨牀,1987,春季臨時增刊号(45):600.

[2]李新民,骆帆,马雄,等.自身免疫性肝炎的临床特点和病理分析[J].临床内科杂志,2006,23(8):525-528.

[3]李蕴铷,魏来,王文冰,等.自身免疫性肝炎临床、免疫学及病理学特征分析142例[J].世界华人消化杂志,2006,14(36):3534-3538.

[4]樊艳华,黄洪涛.自身免疫性胰腺炎合并肺部团块1例[N].中国医学论坛报,2016-05-19(D3).

第34节 自身炎症性疾病

一、名称

自身炎症性疾病(autoinflammatory diseases,AID)是一组固有免疫缺陷导致的以反复发热、急性关节炎和急性期蛋白增加为特征的复发性非侵袭性炎症性疾病，其概念的提出是基于1999年两个发热综合征——地中海热(FMF)和肿瘤坏死因子受体相关周期热综合征(TRAPS)致病基因的发现。

AID是一组由先天性免疫(固有免疫)介导的、临床表现以异常增高的炎症反应为特征的、具有明显宿主易感性的免疫系统疾病,这一组疾病的共同特点是由全身炎症反应导致反复出现发热症状、急性关节炎症状和全身慢性炎症反应症状。在AID中,固有免疫系统直接导致组织炎症；经典概念中,AID没有高滴度的自身抗体存在或抗原特异性T细胞参与。因此,AID最初主要指遗传性周期热综合征(HPF),随着近年来对AID的进一步研究,越来越多的疾病被发现并被归入AID疾病谱中，目前AID已经发展为一组涵盖范围广泛的疾病,从单基因遗传性疾病如家族性地中海热(FMF)到多基因遗传性疾病如克罗恩病。按照目前被普遍接受的疾病分类标准,AID被归于原发性免疫缺陷病(PID)的范畴。在2013年最新的PID分类中,AID被列为PID 9种类型中的第7种,并被分为炎症小体缺陷性疾病和非炎症小体相关疾病两大类,共18种疾病。

早在2006年，国外就有学者提出免疫性疾病链(IDC)的概念,认为AID和自身免疫性疾病(AD)均为免疫性疾病链的一部分,二者构成连续统一且具有一定重叠部分的疾病谱。IDC囊括了自身炎症性疾病、自身免疫性疾病和自身炎症-自身免疫性疾病。AD更加倾向于适应性(特异性)免疫反应异常,可出现自身抗体;而AID则由参与固有(非特异性)免疫反应的细胞或分子突变所致,疾病表现无法用自身免疫机制解释。AID可出现固有免疫细胞(如单核细胞、巨噬细胞和中性粒细胞)相关的异型蛋白,提示固有免疫调节紊乱可能在AID发病机制中具有重要作用。

二、流行病学

目前已经发现37种单基因遗传性AID，分为三大类：Ⅰ型干扰素病、炎症小体病和非炎症小体病。

三、病理

自身炎症性疾病分类(按照遗传方式分类)如下。

1.单基因自身免疫性疾病

FMF(家族性地中海热)、TRAPS(肿瘤坏死因子相关周期热综合征)、CAPS(冷炎素相关周期热综合征)、FCAS(家族性寒冷性自身炎症综合征)、MWS(Murkle-Wells综合征)、NOMID/CINCA(新生儿多系统炎性疾病/慢性婴儿神经皮肤关节综合征)、HIDS(高IgD综合征)、PAPAS(化脓性关节炎、坏疽性脓皮病和痤疮综合征)、CRMO(慢性复发性多灶性骨髓炎综合征)、Blau综合征、DIRA(白细胞介素-1受体抑制剂缺乏综合征)、DITRA(白细胞介素-36受体抑制剂缺乏综合征)、NNS(中条-西村综合征)、JMP综合征(关节挛缩、肌肉萎缩、小细胞性贫血和脂膜炎相关肌营养不良综合征)、CANDLE综合征(非典型慢性中性粒细胞与脂肪代谢障碍性皮肤病和高温综合征)。

2.多基因自身免疫性疾病

Still病、sJIA(幼年型特发性关节炎全身型)、痛风、贝赫切特综合征(白塞综合征)及克罗恩病。

四、临床表现

沈敏等探讨中国汉族成人自身炎症性疾病(AUID)的临床特点和基因型。2015年4月至2016年5月北京协和医院风湿免疫科成人AUID中心前瞻性纳入拟诊单基因 AUID 的成人患者(≥16 岁),收集临床资料,并对其进行包含单基因 AUID 致病基因在内的全基因组二代测序。AUID 诊断需结合临床表型和基因型。结果:本研究中心在 1 年内共对 37 例临床拟诊单基因 AUID 的成人患者进行了基因检测,其中 16 例(43.2%)确诊单基因 AUID,2 例诊断周期性发热 – 阿弗他口炎 – 咽炎 – 淋巴结炎(PFAPA)综合征。最终,共 18 例成人 AUID 患者确诊并随访,其中包括家族性地中海热 7 例(38.9%),肿瘤坏死因子受体相关周期性综合征 2 例(11.1%),冷炎素相关周期性综合征 3 例(16.7%),核苷酸结合寡聚化结构域样受体 12 自身炎症性疾病(NLRP12-AD)3 例(16.7%),Blau 综合征 1 例(5.6%)及 PFAPA 综合征 2 例(11.1%)。18 例患者中成年起病者 15 例(83.3%),从起病至最终确诊时间平均长达 10 年。成人 AUID 的基因型常常为低外显基因变异,均为杂合突变或复合杂合突变。结论:成人 AUID 并不少见。

宋红梅指出,AID 的主要表现包括发热、皮疹、浆膜炎(胸膜炎或腹膜炎)、关节炎、脑膜炎和葡萄膜炎,也常伴有淋巴结肿大和脾大;当患儿出现上述临床表现并且无法用另一种原因解释时(如感染或恶性肿瘤),应怀疑自身炎症性疾病的可能。

成人如有类似儿童 AID 的临床表现,原因不明的发热(周期性或持续性)、伴或不伴多关节炎(痛)、多浆膜炎(胸膜炎、腹膜炎、心包炎等)、多个淋巴结肿大、皮疹、咽炎、广泛渗出性水肿等,在排除感染、自身免疫病、肿瘤等疾病外,应初步疑诊 AID。如能发现有关基因的变异,针对性的试验性治疗有效,则可进一步确诊。但应注意自身免疫病与 AID 重叠发病的情况。

五、诊断

基因诊断并非诊断 AID 的金标准,基因突变是引起 AID 的主要原因,但并不是所有 AID 均能检测出基因突变,以高 IgD 相关的周期性发热综合征(HIDS)为例,约 30%的患者突变基因型检测可为阴性。极少数正常人也可能有这样的突变基因型。AID 最主要的诊断依据是在综合临床表现和基因检测结果的基础上,排除其他可能引起类似炎症反应的疾病,针对性的试验性治疗有效。

六、治疗及预后

近年来随着对 AID 的不断探索,学者们已改变了以往对固有免疫及其调节机制的认识。该类疾病的定义范围也从罕见的单基因遗传疾病、反复发热综合征等扩大到更为常见的疾病。随着生物医学技术的不断进步,临床医生对 AID 的治疗方法有了更多和更好的选择。新型 IL-1β 靶向治疗药物、针对信号活化通路[(炎症体蛋白陪伴分子热休克蛋白 90(HSP90)/SGT1(SKP1 的等位基因 G2 的抑制物)]、胱天蛋白酶(Caspase 1)活化抑制剂、IL-6 拮抗剂及微小 RNA 技术应用将为 AID 患者带来新的希望。

参考文献

[1]李冀,宋红梅.自身炎症性疾病分类[J].协和医学杂志,2014, 5:450-454.

[2]沈敏,吴迪,曾小峰.中国成人自身炎症性疾病临床和基因型特点:成人自身炎症性疾病单中心报道[J].中华临床免疫和变态反应杂志,2016,10:325-333.

[3]宋红梅.自身炎症性疾病浅谈[N].中国医学论坛报,2019-01-10(A6).

[4]侯云霞,李鸿斌.自身炎症性疾病的诊断与治疗进展[J].中华内科杂志,2015,54:978-982.

第 35 节 Avellis 综合征

一、名称

Avellis 综合征又名脊髓丘脑束 – 疑核综合征(ambigospinothalamic syndrome)、颈静脉孔综合征、Vernet 综合征、后破裂孔综合征。1891 年,德国喉科医生 Avellis 报道单侧声带麻痹 150 例,伴有同侧软腭运动麻痹。因不是尸检例,所以病变部位未确定。推测主要病灶在舌咽 – 迷走神经的运动起始核的延髓外侧,其神经在颈静脉孔附近出颅盖。《Stedman 医学词典(23 版)》(1976)将该综合征定为在单侧喉麻痹和软腭麻痹基础上加对侧平面以下的痛温觉消失。其原因通常是延髓病变,还有迷走神经的末梢损害。一般将延髓引起的称作 Avellis 综合征。疾病累及范围记载不一,有说单侧喉神经麻痹、软腭麻痹加对侧颈部以下痛温觉消失。其原因或为延髓障碍、迷走神经障碍所致。导致该综合征的主要原因包括脑血管损害、胸部肿瘤、神经梅毒、胸部大动脉瘤、甲状腺瘤等。

二、流行病学

Avellis 综合征病因有其自身特点，文献将其病因分为医源性、神经源性、产伤和特发性。

三、病理

Avellis 综合征系因通过颈静脉孔的脑神经麻痹所引起的综合征。Coll 提出至少有 12 种疾病可引起 Avellis 综合征。来自颈静脉孔组织或其邻近组织的肿瘤包括脑膜瘤、脊索瘤、神经鞘瘤、血管球瘤、软骨瘤、中耳癌、鼻咽癌、表皮样囊肿、神经纤维瘤、成交感神经细胞瘤、黏液纤维肉瘤和颈内动脉瘤。转移性癌均可产生此综合征，这是由于邻近的淋巴结侵入颈静脉孔，并浸润受刺激的后组脑神经下部，其中以血管球瘤最常见。

四、临床表现

Avellis 综合征的临床表现为声音嘶哑。

马英民等统计 10 例老年人单侧声带麻痹病因。左侧 8 例，右侧 2 例。声带固定位置：旁正中位 8 例，中间位 2 例。病因分类：肿瘤 3 例（为上纵隔恶性肿瘤），肺结核 5 例，病因不明 2 例。

导致声带麻痹的病因较复杂，分类不一。有的作者分为中枢性和周围性，而有的作者则将其分为神经源性及非神经源性，其中非神经源性占很大比例。概括起来主要有肿瘤、外伤、手术。主动脉瘤、心脏肥大和肺结核后遗症可引起迷走神经或喉返神经压迫。还包括先天性的因素，排除以上因素、无明显致病原因的为特发性。

单侧声带麻痹的病因国内外很多人已做过总结，有关文献很多，报道不一，以周围性多见。由于左侧迷走神经和喉返神经行径长，故左侧发病者较右侧约多 1 倍。有的作者认为，恶性肿瘤中第一位为肺癌，而手术中以颈部手术居多。另外的作者认为，声带麻痹中特发性居第一位，甲状腺手术居第二位，肺、食管恶性肿瘤居第三位。

王继东等报道带状疱疹致 Ramsay-Hunt 综合征合并 Vernet 综合征 1 例。患者，男性，61 岁。患者感冒 1 周后相继出现左耳后疼痛、带状疱疹、耳鸣、咽痛、吞咽困难和声音嘶哑。体格检查：神志清楚，左耳廓及外耳道可见成簇的带状疱疹，左侧周围性面瘫，舌左半侧味觉消失，左软腭不能抬起，悬雍垂偏右，左侧咽反射消失，左侧斜方肌、胸锁乳突肌肌力减弱。本例症状、体征与综合征完全相符，其病因依据带状疱疹及血清带状疱疹病毒抗体阳性为佐证，是带状疱疹病毒侵犯面神经和颈静脉孔附近的舌咽神经节、迷走神经节，通过吻合神经而感染舌咽、迷走、副神经导致麻痹。

五、诊断

侯薇和张铁英分析特发性声带麻痹 20 例。诊断本病最重要的一点就是患者的病史，如近期有上呼吸道感染的病史，则应高度怀疑为特发性声带麻痹。确诊本病需要有受损神经的病理检查结果，但是直接获得患者病变神经的活检标本几乎是不可能的，所以患者的病史十分重要。本病患者在上呼吸道感染之前没有声带麻痹症状，而在上呼吸道感染后甚至很长一段时间后才表现出相应的症状，这一点在诊断时要特别注意，这也是病毒感染后引起声带麻痹的强有力证据。

王克善等回顾性分析 62 例以声带麻痹为首发表现的胸部病变的影像诊断。结果：以声带麻痹为首发表现的胸部病变中，肺癌 18 例、胸主动脉瘤 8 例、转移性病变 14 例、肺及纵隔结核 3 例、食管癌 11 例。大多数病例在胸片上易于发现，但位于主肺动脉窗的病变在胸片上较难检出，增强 CT 对该部位病变检出极具临床价值。

六、治疗及预后

Avellis 综合征治疗及预后因病因而异。

参考文献

[1]神田 直.広範圍症候群（新订版）Avellis 症候群[J].日本臨牀，1987，春季臨時増刊号（45）：163.

[2]马英民，石咏梅，伍伟景.关于老年人单侧声带麻痹病因的几点体会[J].中国保健营养，2012，22（12）：5097-5098.

[3]侯薇，张铁英.特发性声带麻痹 20 例临床分析[J].山西医药杂志（下半月刊），2012，41（10）：1057-1059.

[4]王惠娟，汪吉梅.新生儿声带麻痹研究进展[J].中国实用儿科杂志，2013（2）：150-153.

[5]王克善，徐建伟，尹锋.以声带麻痹为首发表现的胸部病变的影像诊断[J].社区医学杂志，2007：5（5）：144-146.

[6]李凤鸣.中华眼科学（上、中、下册）[M].2 版.北京：人民卫生出版社，2005.

[7]安昌华.颈静脉孔综合征五例报道并文献复习[J].临床耳鼻咽喉头颈外科杂志，1993（7）：97-98.

[8]王继东，王巍.带状疱疹致 Ramsay-Hunt 综合征合并 Vernet 综合征一例报道[J].北京医学，1999，21（6）：377.

第36节 Ayerza综合征

一、名称

Ayerza综合征即原发性肺动脉高压综合征(primary pulmonary hypertension,PPH),又名Ayerza-Arillaga综合征、黑心病、丛状肺动脉瘤等。最早由Helbe(1837)及Romberg(1891)报道。之后Ayerza(1911)对本综合征做了详细描述,而将其称之为Ayerza病或Ayerza综合征。Brenner(1935)对本综合征提出了一个新概念,即本综合征有肺动脉硬化、右心室肥厚,但无明显心脏和肺脏疾病。Krygien认为,本综合征是肺小动脉内膜增生,从而形成严重的管腔狭小和阻塞。目前认为,本综合征是肺动脉病变所致的阻塞性肺动脉高压。

二、流行病学

本综合征可发生于任何年龄,确切的发生率尚难估计,Wood统计1000例活婴中,发病率为0.17%。

PPH在人群中的发病率为百万分之十二。门脉高压、免疫缺陷病毒(HIV)感染及服用减肥药物的患者,PPH发病率明显增加。此外,本综合征常伴硬皮病、皮肌炎、类风湿关节炎、系统性红斑狼疮等自身免疫性疾病。

三、病理

有关本综合征病因及发病机制尚不明确,可能系先天性。Clarke等(1927)首先报道PPH有家族性因素,在文献中曾发现25个家庭中有63例PPH患者。Lin等(1985)报道了2例亲兄弟同患本病,认为可能是家族性顽固性PPH。

1958年,Wood提出了肺血管收缩学说,认为肺小动脉、细小动脉内主动收缩成分是决定血流动力学改变和能否进展为PPH的主要因素。1989年后逐渐形成了内皮功能紊乱学说,认为肺血管内皮是引起血管收缩和特定病理改变的首要因素。

四、临床表现

Ayerza综合征的临床表现有:①运动性呼吸困难、进行性气急、倦怠、胸痛、咳嗽,有时咯血、发作性昏厥,40%的患者有非中心性发绀,扩张的肺动脉干压迫喉返神经可致嘶哑、进行性呼吸困难;②右心衰竭症状亦可出现,如肝大、水肿等;③在肺动脉瓣或三尖瓣区可闻及收缩期杂音和收缩早期喀喇音,但较轻而短或不明显,缺乏震颤,同时可听到吹风样舒张期杂音,并呈窄的分裂,P2显著亢进,似雷鸣,甚至可触及;④心脏呈轻度或中度扩大,右心室抬举冲动在胸骨左缘明显。

有肺动脉高压的征象,心导管可证明肺动脉高压的程度,肺楔压,左心房压正常。肺功能一般正常,少数有弥散功能异常,残气量增加,最大通气量减少,动脉血气呈呼吸性碱中毒。

五、诊断

本综合征诊断如下:①根据症状、体征、X线示右心室增大,右心房扩大,左心房不大,肺动脉较明显凸出,肺门血管扩大而周围血管纤细或减少,即所谓“肺门截断”现象和似修剪的树枝状,偶见肺动脉壁钙化;②如心导管检查示右心室和肺动脉压增高(一般肺动脉收缩压高于4kPa,平均超过2.67kPa即可认为PPH),而无心内分流,即可排除肺动脉瓣狭窄及左向右分流的先天性心脏病;③心电图显示电轴右偏,右心房肥大,出现高尖P波和右心室肥厚;④心血管造影示肺动脉干及主支明显扩张,而至周围分支急剧变细小,可借此项检查来排除左向右分流的先天性心脏病。

本综合征可能在出生后短时间内即确诊,亦可延迟至60岁以上才确诊。需要与Eisenmenger综合征相鉴别。

六、治疗及预后

本综合征早期不易被发现,当出现明显临床症状时,肺动脉压多已升高较久,一般自然症状出现至死亡为2~3年,甚至临床经过可更急骤,特别是在小儿,死亡可在最初症状出现的几周内发生,故本综合征预后险恶。病因和发病机制研究是实现有效防治的唯一途径。

钙拮抗剂仅对少数患者有效，前列环素类药物及ET受体拮抗剂效果较好，将成为主要治疗手段。肺移植仅适合于病情发展快且对药物治疗不理想的患者。

美国国立卫生研究院（NIH）登记注册的194例患者平均生存时间为2.8年，1、2、3年的生存率分别为68%、48%、34%。

参考文献

[1]洪庆成，江敬铭.儿科综合征[M].天津：天津科学技术出版社，1996.

[2]陆艳辉，赵彦芬，刘国仗.原发性肺动脉高压病因与发病机制研究进展[J].国外医学内科学分册，2001(28)：4-12.

[3]程训民，余波，何国祥.原发性肺动脉高压的诊断与治疗进展[J].临床心血管病杂志，2003，19(5)：312-314.

B

第1节 剖宫产儿综合征

一、名称

剖宫产儿综合征（baby by caesarean section syndrome，BCSS）是指足月剖宫产娩出的新生儿出生后不久即出现的一组严重呼吸系统并发症的总称，如湿肺、窒息、羊水吸入、肺不张、肺透明膜病等。这种并发症早在1964年Usher等就已提出，但直到近年才被人们所重视。

二、流行病学

有资料显示，剖宫产儿湿肺发生率为8%，经阴道分娩儿湿肺发生率为1%，剖宫产儿窒息发生率是阴道分娩儿的3倍，说明BCSS确实存在。选择性剖宫产儿呼吸系统并发症发生率最高为30%~41.8%，平均为5.1%，剖宫产前有宫缩和急症的剖宫产儿较低，为1.2%~11.2%，阴道分娩儿最低为0.5%~3.7%。

三、病因及病理

BCSS是指剖宫产的新生儿由于潴留在肺泡和终末细小支气管内的过多液体吸收蒸发后，在肺泡和终末细小支气管表面形成嗜伊红透明膜，而不是缺乏肺表面活性物质（PS）所致的足月剖宫产儿呼吸窘迫综合征，以肺泡萎缩和（或）肺不张、渗出性肺水肿、肺顺应性下降为主要病理生理特点，以出生后呼吸紊乱为主要临床表现。

四、临床表现

新生儿为选择性剖宫产儿，胎龄>37周，出生时呼吸大多正常，出生后2~5小时至1~2天出现呼吸窘迫表现，呼吸急促，如出生时有窒息，多在抢救复苏后出现呼吸急促，安静时呼吸持续>60次/min，严重者为80~100次/min。呼气呻吟，发绀，吸气三凹征，双肺呼吸音减低，可闻及湿啰音。胸部X线表现：轻者仅为双肺纹理增多、增粗、模糊，可见弥漫性小片状浸润影伴代偿性肺气肿，较重者双肺野大片状、不对称、边缘模糊影，以肺门更为明显。双肺透亮度普遍降低，呈磨玻璃样，伴有支气管充气征。其特点为：①早期看不到细颗粒影，仅表现肺纹理增粗、模糊和小片状浸润影，叶间可见胸腔积液；②在出现肺透亮度普遍降低的同时，某些部位可见代偿性肺气肿征象；③由于肺泡和细支气管在病变早期即充满液体，所见支气管充气征均为较大的2~3级支气管。

五、治疗及预后

应严格掌握剖宫产指征，选择性剖宫产最好在宫缩后实施，尽量使产妇经过宫缩和试产过程。

参考文献

[1]廖秦平.妇产科综合征[M].北京：北京大学医学出版社，2004.

[2]曹凤玲，韩汝棠.剖宫产儿综合征[J].河北医药，2005，27（3）：229-230.

第2节 Banti综合征

一、名称

Banti综合征即斑替综合征，又称为脾性充血、纤维化充血性脾大综合征、充血性脾大综合征、慢性充血性脾大、脾肝综合征、肝脾纤维化、脾性贫血、特发性门静脉高压症（IPH）。本综合征1898年由Banti首先描述。1940年，Thompson认为肝内与肝外各种病理能长期使脾脏静脉血压增高的都可能发生Banti综合征，曾建议命名为充血性脾大。1945年，Whipple主张诊断名称仅用于肝外性门静脉高压。本综合征是一种原因不明的、充血性慢性进行性疾病。

二、病因及病理

本综合征的病因尚未完全明确。目前认为是由于慢性门静脉阻塞或肝硬化所引起的门静脉高压、高度脾大、贫血与脾功能亢进的一组病症。有三方面的病理及生理可形成门静脉高压症：①门静脉梗阻；②肝硬化；③静脉炎或血栓形成。脾大可继发脾功能亢进，往往出现全血细胞减少现象。

Nakanuma等依据IPH患者肝脏大体及切片外观，提出如下分期系统：1期，整个肝脏无萎缩，切面见肝包膜下无实质萎缩；2期，肝脏无萎缩，肝包膜下实质可见萎缩；3期，肝脏萎缩，肝包膜下实质可见萎缩；4期，门静脉内出现阻塞性血栓。

三、临床表现

Banti综合征的临床特点为慢性脾大、进行性贫血、白细胞减少、消化道出血等。晚期则出现腹腔积液、黄疸、肝功能障碍、肝硬化等征象。最近发现，本综合征往往与门静脉高压症并发，故将其归类为慢性充血性脾大。

多见于较大儿童，发病缓慢，常因偶然发现脾大而引起家长注意。早期以腹部不适、消化不良、左上腹肿物、无力、苍白为主要表现。并发呼吸系统感染，如支气管炎或肺炎时，往往因咳嗽多而引起食管出血。此时，病变尚未累及肝脏，故症状较少。晚期常发生肝硬化的症状，如呕血、便血、腹腔积液、水肿、重度营养不良、胸腹部皮下静脉扩张（侧支循环）等。腹水一般不见于肝外性门静脉高压症。

四、治疗及预后

Banti综合征的预后往往比肝硬化好，主要是因为食管胃底静脉曲张破裂出血，因此降低门静脉压、预防出血是治疗的关键。目前对肝功能尚处于代偿期的患者建议手术治疗，对肝功能失代偿或不能耐受手术的患者，可行介入治疗或内镜下套扎术。经积极治疗后，患者存活曲线几乎与相同年龄及性别的普通人类似，急性出血后死亡率明显低于肝硬化患者。部分患者接受以上治疗3~10年后可能会出现进行性肝衰竭，此时原位肝移植将是唯一选择。

参考文献

[1]洪庆成，江敬铭.儿科综合征[M].天津：天津科学技术出版社，1996.

[2]丁巧云，潘剑，俞海英，等.班替氏综合征误诊为缺铁性贫血1例[J].肝脏，2012，17(12)：911-912.

第3节 裸淋巴细胞综合征

一、名称

Tauraine等发现1例4个月男婴淋巴细胞及血小板上HLA-A、B抗原缺如，即把这种人主要组织相容抗原（MHC）缺如造成的免疫不全症称为裸淋巴细胞综合征（bare lymphocyte syndrome，BLS）。WHO科学小组把前者称为BLS，后者称为MHC-Ⅱ类缺如症。

二、临床表现

从1975年到1986年12月，日本注册的原发性免疫不全综合征患者，男性512例，女性215例，共727例。其中78例初诊时为成人，其他均为小儿。患者类型依次为常见多样性免疫缺陷病（112例）、慢性肉芽肿症（93例）、选择性缺损（81例）、小儿伴性无

γ-球蛋白血症（72例）、重症复合型免疫不全(62例)等。25例合并恶性肿瘤者,男性21例,女性4例。统计时生存者仅5例。这些恶性肿瘤中,恶性淋巴瘤有12例、癌肿7例(1/2重复发病)、白血病8例,以恶性淋巴瘤最多。恶性肿瘤合并率最高者为齐-东综合征(33.3%)、运动失调性毛细血管扩张症(简称AT,15.5%)。

临床表现主要是婴儿出生后6个月以内反复重症感染,特别易发肺炎、肠炎,以及吸收不全、体重增加不良、难治性腹泻、胸腺组织淋巴发育不全、胸腺激素缺乏等。

BLS有时也会伴有MHC-Ⅱ类抗原的低下或缺如,所以二者的鉴别并不容易。一般来说,BLS临床症状较重,抑制T细胞的缺如,胸腺淋巴组织的低形成,胸腺激素(FTS)是低值的。Ⅱ类抗原缺如症的T细胞缺陷是罕见的病毒感染,可正常治愈,以无(低)γ-球蛋白血症、难治腹泻、吸收不全及发育不良为主要征象。

三、诊断

胎儿6~8周时胎盘绒毛活检，抽取DNA进行检测。

四、治疗及预后

骨髓移植是本综合征唯一的治疗方法。大部分BLS病例3岁以前因重症感染而死亡。

参考文献

[1]崎山幸雄.広範圍症候群(新订版)bare lymphocyte syndrome[J].日本臨牀,1987,春季臨時増刊号(45):1011.

[2]李振武,宫笑鸽译.原发性免疫不全综合征与小儿恶性肿瘤[J].国外医学肿瘤学分册,1988(15):47-48.

第4节 Barrett综合征

一、名称

Barrett综合征又称为慢性消化性溃疡和食管炎综合征、巴雷特食管、Barrett食管(BE)、Barrett上皮、Barrett溃疡(文献中BE使用频率较高,本书亦用此名称)。Barrett食管(BE)是食管远端正常鳞状上皮被柱状上皮取代的一种病理现象。确诊主要依赖于组织学检查,即食管远端组织活检发现有不完全肠化生。根据日本食管疾病研究会2000年修订标准,Barrett黏膜呈全周型,>3cm者为BE,即长段BE(LSBE),除外的Barrett黏膜全部称为短段BE(SSBE)。

1950年,Barrett报道被覆圆柱上皮的下部食管慢性消化性溃疡,考虑是伴先天性短食管的胸腔内胃病变。此后Allison等报道7例下部食管被覆圆柱上皮,显示解剖学功能学皆为食管病变。1957年,Barrett把被覆圆柱上皮的下部食管称作lower esophagus lined by columnar epithelium，之后就称为Barrett食管、Barrett上皮。因为Barrett食管经常合并发生溃疡和食管炎,故又总称为Barrett综合征。在Barrett食管发生的溃疡称为Barrett溃疡。Barrett溃疡比通常食管炎相伴的溃疡更深,也更易出血、穿孔,以及合并食管裂孔疝和食管狭窄(扁平上皮-圆柱上皮的交界部)。

二、流行病学

BE与食管腺癌密切相关。国外研究报道的癌变率约为每年1/104人，较一般人群高出30~125倍，80%的食管腺癌产生于BE，而40%的胃食管交界处腺癌与BE有关。

陈霞等研究国内Barrett食管临床特点。检索共41项研究中的4132例BE患者进入本研究:①BE的内镜检出率为2.39%,男女比为2.08：1,平均发病年龄为53.27岁,51%有典型的胃食管反流病(GERD)症状;②内镜下形状以岛状居多,为56.81%,特殊肠化生型为36.58%,舌型BE的特殊肠化生检出率较全周型、岛状均显著增高(均$P<0.001$),长段Barrett食管的特殊肠化生型检出率高于短段Barrett食管($P<0.001$);③492例BE患者平均随访2年,癌变的发生率为0.61%。

BE被认为是胃食管反流的严重并发症,也是食管腺癌的癌前病变,约10%的BE患者可能进展为食管腺癌。

三、病理

陈明彤等观察Barrett食管424例。内镜下所有患者胃食管连接处紧张度均佳。岛状橘红色黏膜者共310例(73.1%),其中不合并齿状线舌状突起和(或)环周状齿状线上移者224例(52.8%)。齿状线舌状突起者共137例(32.3%),不合并环周状齿状线上移者133例(97.1%,133/137)。环周状齿状线上移(包括合并齿状线舌状突起)65例(15.3%)。岛状鳞状上皮4例,其中合并齿状线舌状突起或环周状齿状线上移者2例。Barrett食管病变黏膜长度(仅计算环周状齿状线上移者)为3~5cm,平均长度4cm。

四、临床表现

有吞咽困难和胃灼热等症状。

陈明彤等共进行胃镜检查2861例，检出Barrett食管424例。Barrett食管合并食管腺瘤2例,合并食管腺癌2例。并发症:Barrett食管合并消化性溃疡100例,反流性食管炎6例,食管裂孔疝5例,其他疾病63例,包括十二指肠降部憩室、球部息肉、食管息肉、急性糜烂性胃炎、十二指肠球炎、胃癌、胃息肉、食管胃底静脉曲张及胃黏膜下肿瘤等。

陈霞等总结国内Barrett食管临床特点。典型GERD症状占51%，胃灼热占26.36%，反酸占24.63%，上腹不适、疼痛占39.30%，胸骨后不适和(或)疼痛占17.04%,吞咽困难占6.98%,吞咽不利占3.58%,嗳气占2.80%,呕血和(或)黑便占1.70%,消瘦占1.23%,恶心、呕吐占0.60%,贫血占0.44%,无明显症状占2.17%。

五、诊断

Barrett食管内镜下诊断标准是胃食管连接部(GEJ)与鳞柱状上皮交界(齿状线)处分离,导致GEJ的近端出现橘红色黏膜。

六、治疗

Barrett综合征及时检查,尽早手术。尽早接受胃镜检查。

参考文献

[1]上東洋一,中村孝司.広範圍症候群(新订版)Barrett症候群[J].日本臨牀,1987,春季臨時增刊号(45):534.
[2]陈明彤,吕军,王济邦,等.Barrett食管424例内镜诊断结果分析[J].中国乡村医药杂志,2013,20(2):13-14.
[3]张军,张莎莎,罗金燕,等.Barrett食管的临床研究[J].中华消化内镜杂志,2001,18(1):15-18.
[4]汤玉茗,袁耀宗.Barrett食管基础研究现状[J].国际消化病杂志,2008,28(2):125-126.
[5]陈霞,朱良如,侯晓华.中国人Barrett食管临床特点分析[J].胃肠病学和肝病学杂志,2008,17(2):102-105.

第5节 Bartholin-Patau综合征

一、名称

Bartholin-Patau综合征又名13~15三体综合征、D三体综合征、D1三体综合征、Patau综合征、13三体综合征。

13三体(Uisomy 13)综合征是一种先天性多发畸形综合征,是由于患儿D组染色体中多了一条额外的13号染色体。由于双亲之一生殖细胞在减数分裂过程中,13号染色体不分离所致,多来源于母亲,高龄孕妇及罗氏易位携带者发病率增高。

二、流行病学

13三体综合征发生率为1/5000，也有报道13三体综合征发病率为1/20 000~1/7000。80%核型为47XX(XY)+13,多与母亲高龄有关,有报道称此病与妊高征相关。

三、病理

胎儿染色体异常是指胎儿细胞内遗传物质的载体——染色体的数目与结构异常，是引起人类出生缺陷的主要原因。据统计,每120~150名新生儿中就有一名染色体异常者。13三体综合征是最常见的染色体异常类型。13三体综合征患儿存在严重的智力低下伴多发畸形。

四、临床表现

赵淳分析染色体异常胎儿超声指标。322例染色体标本中,染色体异常核型59例(18.3%)。超声检查发现颈部水囊瘤(OR=6.3,95% CI为2.9~13.3)、心脏畸形 (OR=2.8,95% CI 为5.3~14)、肢体异常(OR=3.7,95% CI为1.7~8.2)、皮肤水肿(OR=5.7,95% CI为2.7~12.3)、胸腔积液(OR=3.5,95% CI为7.7~16)

使染色体畸形发生风险增加。6例13三体综合征均有异常超声表现,每例有2~8种异常超声表现。

13三体综合征的主要结构畸形如下。①颅脑畸形:前脑无裂畸形(尤其是无叶全前脑)、小头畸形、神经管缺陷、脑室扩张、胼胝体缺失、Dandy-Walker畸形、后颅窝池异常、顶枕部局部头皮缺损。②颜面部畸形:有前脑无裂畸形时可伴眼畸形,如独眼畸形(其外观特征为独眼,单一眼眶位于面部中央,两眼球融合,视网膜变性)、小眼、眼距过近,鼻畸形可表现为单鼻孔畸形、无鼻孔长鼻畸形(象鼻或管状鼻畸形,盲管状鼻位于眼眶之上)、鼻发育不全、正中唇裂(不伴全前脑无裂畸形表现为双侧完全唇裂)、耳低位、小颌畸形、前颌骨发育不全。③颈部畸形:颈部水囊瘤和颈部水肿。④心脏畸形:室间隔缺损、房间隔缺损、动脉导管未闭、右心室双出口、左心室发育不全、二尖瓣或主动脉瓣闭锁、肺动脉瓣狭窄、静脉回流异常、心内强回声灶。⑤胸部畸形:膈疝、左心室与肺动脉相连、右肺二叶、胸腔积液、反复呼吸道感染等。⑥腹部畸形:脐膨出、单脐动脉、结肠旋转不良、脐和腹股沟疝、胰腺或脾组织异位等。⑦泌尿系统畸形:多囊肾、多发性囊性肾发育不良、肾积水、肾回声增强、输尿管梗阻。⑧四肢畸形:轴后性多指(趾)、桡骨发育不全、足内翻、平底足、手指重叠。

五、诊断

目前13三体综合征是通过绒毛取样、羊膜腔穿刺和脐血管穿刺获取胎儿细胞进行培养,并行染色体核型分析而做出临床诊断。

潘玉萍等探讨孕中、晚期超声筛查13三体综合征的临床价值。接受羊膜腔穿刺术和脐血管穿刺术的3297名孕妇中,检出13三体综合征3胎,检出率为0.09%。3297名孕妇中有226人单纯超声表现异常,检出13三体综合征2胎(1例不除外肺动脉狭窄),检出率为0.88%。单纯超声表现异常的13三体综合征检出率(0.88%)明显高于唐氏综合征高危指征(P=0.001)。结论:孕中、晚期超声筛查有助于检出13三体综合征胎儿。

六、预后

围生期可造成流产、畸胎、死胎等。13三体综合征活产新生儿发生率为1/10 000,80%的患儿在出生后1个月内死亡,个别幸存者均有严重智力障碍和其他畸形。常引起胎儿严重的多发结构畸形,包括颅脑、颜面部、心脏等,胎儿预后极差,出生后几小时或几天内即可死亡,50%的患儿在出生后1个月内死亡,75%的患儿在出生后6个月内死亡,能存活至3岁者低于5%,且有严重的脑发育迟缓及癫痫发作。

参考文献

[1]程立红,肖娟,祁俊明.13-三体综合征伴多发畸形一例[J].新生儿科杂志,2005,20(2):87-88.

[2]姜纬,邓学东,王挺,等.13-三体综合征胎儿产前超声表现分析[J].中华医学超声杂志(电子版),2012,9(7):34-37.

[3]刘林伟,覃靖,张海燕,等.产前诊断13三体综合征三例[J].中华医学遗传学杂志,1994,11:84.

[4]刘寄民,邓崇新.存活15年的13三体综合征1例[J].综合临床医学,1995(1):47-48

[5]赵淳,邓学东.染色体异常胎儿超声指标分析[J].中华医学超声杂志(电子版),2011,8(1):27-29.

[6]潘玉萍,蔡爱露,解丽梅,等.中、晚孕期超声筛查13-三体的临床价值[J].中国医学影像技术,2010,26(11):2134-2135.

第6节 基底细胞痣综合征

一、名称

基底细胞痣综合征首先由White和Jarisch(1894)报道1例有基底细胞痣、脊柱侧凸和智能迟钝。命名曾用过痣样基底细胞癌(nevoid basal cell carcinorna)、痣样基底细胞上皮瘤综合征(nevoid basal cell epithelioma syndrome)、Gorlin-Goltz综合征等。自1963年Clendenning报道以来,多用基底细胞痣综合征(basal cell nevus syndrome,BCNS)。

BCNS是由易恶变为基底细胞癌的多发性基底细胞痣、多发性颌骨囊肿、脊柱和肋骨畸形、颅内钙化及其他缺陷所组成的一种复杂、少见的综合征。

二、流行病学

BCNS在家族内发病较多,常染色体性显性遗传。BCNS是由于Patched(PTCH)定位于9q22.3-31之间，一种肿瘤抑制基因突变所致。致病基因为PTCH，目前共报道突变112个，突变位点与临床表型无关。发病率为1/56 000，男女比例约为3:1。

三、临床表现

BCNS的临床表现包括：①皮肤多发性母斑性基底细胞瘤(NBCE)；②掌跖小陷凹；③腭骨囊肿；④骨骼系异常(2分肋骨、脊椎破裂等)；⑤硬膜等异位性钙化为主要症状，中枢神经系、颜貌、眼、性器、内分泌系等各种不同组合的综合征。可见颈椎、胸椎的融合。

白振西等报道24例。颌骨囊肿的发生情况：24例均患有颌骨囊肿。上下颌骨多发11例；下颌骨多发9例，单发1例；上颌骨多发3例。其他：皮肤多发痣9例、掌足陷凹7例、颅内钙化19例、脊柱肋骨畸形17例、特殊面容16例。

骨骼发育异常是BCNS重要且常见的表现。出现异常占60%~75%，突出表现累及肋骨、颅骨和椎骨。肋骨异常通常位于胸廓上部，包括肋骨裂或相互融合、扁平及外翻、增宽。颅骨异常包括蝶鞍部分拱起或其他形态改变，额骨和顶骨隆起、眼距或头围增加及凸颌。患者可因额骨与顶骨隆突、触目的眶上粗隆、鼻根过宽、眼距过宽及内眦外移而形成特殊面征。椎骨异常包括脊柱裂或隐性脊柱裂、半脊椎及脊柱节段不全、脊柱后凸或侧凸。较少见的骨骼发育异常包括肩胛骨上移、锁骨发育不全、胸骨下陷、掌骨(通常是第4掌骨)变短、并指(趾)或多指(趾)畸形，有些患者体型类似马方综合征。钟凡等报道1例右第4肋分叉肋，胸椎轻度左凸侧弯畸形。

何云飞等总结6例影像学表现。结果：6例(6/6)均有颌骨囊肿和颅内异常钙化灶，分别伴有皮肤多发性基底细胞痣或手掌、足底点状凹陷4例(4/6)，脊椎侧突或椎体融合4例(4/6)，肋骨分叉3例(3/6)，透明隔囊肿1例(1/6)，特殊面征4例(4/6)，口腔症状6例(6/6)，生殖系统发育异常或肿瘤2例(2/6)，双眼分离性斜视1例(1/6)。

谢卫红等调查基底细胞痣综合征一家族。主要临床症状有：多发性牙源性角化囊肿和手掌、足底的点状凹陷及骨骼发育异常，未发现明确的多发性基底细胞痣或癌。先证者有分叉肋。

高锦声等研究一家族患者群。调查该家系多代共63人，发现该家族人员具有多痣的特征。其中1例有胸骨骨性增殖畸形和指骨畸形。

四、诊断

X线、CT等影像学检查有助于BCNS的诊断。但有许多病例表现并不完全，例如痣在青春期以前通常不表现出来，大脑镰钙化在年轻患者中因钙化为微弱的小斑点而不易被证实。只有随年龄增长才逐渐明显。一般认为，只要有以上3项主要症状符合即可诊断本病。

五、治疗

对BCNS的治疗主要是对多发性基底细胞上皮瘤(BCE)的治疗。由于各种电离辐射，特别是X线对患者具有明显的潜在致癌作用，所以不宜对此种BCE进行放射治疗。因为多发性BCE在青春期前基本处于静止状态，故10岁以下的BCE患儿无须治疗；但头皮BCE除外，因该处BCE具有侵袭性生长的倾向，应及早治疗。虽然一些作者推荐手术疗法，但Andreani等对6例BCNS的多发性BCE的治疗结果提示，电凝固法的疗效可能优于传统的手术切除。Sanchez-Conejo-Mir J等发现用维A酸与外科联合治疗BCE效果极佳。Peck等对1例患者采用13-顺维A酸治疗7年，初期剂量为2~3mg/(kg·d)，口服，15%的BCE完全消退，阻止了新肿瘤的发生。当剂量减至1mg/(kg·d)时开始出现新肿瘤。他们认为使用该药应采取持续疗法。此外，Tse等采用血卟啉衍生物与光疗结合的方法治疗了3例BCNS的40个BCE，疗程为4~6周。经活检证实，82.5%的肿瘤完全消失。随访12~14个月，复发率仅为10.8%。他们认为疗效与总光照剂量和肿瘤的大小、部位有关。

六、预后

对于长期处于静止状态下无症状的痣，除避免阳光暴晒皮肤外，无须其他处理。

参考文献

[1]高山纪子，池田重雄.広範圍症候群(新订版)基底细胞母斑症候群[J].日本臨牀，1987，春季臨時增刊号(45)：136.

[2]高锦声，张月芳，徐梅玉，等.一家族基底细胞痣综合征遗传学的研究[J].遗传学报，1983(10)：79-84.

[3]白振西，顾晓明，彭品祥.基底细胞痣综合征(附24例报道)[J].实用口腔医学杂志，2002，18(1)：51-53.

[4]张北川，石杰.基底细胞痣综合征[J].皮肤病与性病，1992(14)：13-17.

[5]钟凡，彭国光，赵继刚，等.基底细胞痣综合征1例报道及文

献复习[J].中国口腔颌面外科杂志,2007,5(4):309-312.
[6]何云飞,袁庆城,钟凡.基底细胞痣综合征影像表现[J].放射学实践,2009,24(5):539-540.
[7]谢卫红,任国欣,李生娇,等.基底细胞痣综合征中国一家系致病相关基因连锁及突变分析[J].中华口腔医学杂志,2006,41(10):596-598.

第7节 副肿瘤性肢端角化病

一、名称

副肿瘤性肢端角化病(Bazex paraneoplastic acrokeralosis)由Bazex等于1965年首先描述,又称为伴肿瘤性肢端角化症、类肿瘤性肢端角化症。

二、流行病学

Crucitti等报道,143例肺癌中副肿瘤性肢端角化病2例。篠原和彦等统计日本病例4例,海外病例17例。

三、病因及病理

通常认为本病病因与体内癌病灶密切相关,属恶性肿瘤特别是喉癌的重要皮肤标志之一。此病非常少见。病理为苔藓样组织反应,可见基底液化变性。

四、临床表现

Bazex等指出,本病鼻、耳轮、四肢末端等处开始过角化性红斑;40岁以上男性居多; 原发于咽部、喉部、肺、食管的恶性肿瘤为多;恶性肿瘤中以鳞状上皮癌为多;外用药无效,而治疗恶性肿瘤后缓解。

有时伴有上呼吸道肿瘤形成。本病常与内脏肿瘤尤其是喉癌伴发,表现为肢端银屑病样的角化性皮损。

副肿瘤性肢端角化病皮损可表现为掌跖角化过度,指(趾)甲受累,甲板增厚,有营养不良变化和甲分离及甲下角化过度,耳鼻损害呈紫红色糠状脱屑斑。组织病理可表现为表皮细胞变性,角层角化过度。皮损与内脏癌肿的演变关系密切。慢性苔藓样角化病皮肤损害为对称分布于四肢、臀等部位的红色角化性鳞屑性丘疹,手掌为点状角化性损害,可有指甲营养不良。

篠原和彦等报道1例肺癌完全切除后皮肤病变消失。患者,男性,77岁。3年前面部手指及颈部角化性红斑。治疗后仍恶化。体检发现胸部阴影,活检为小细胞肺癌,行右上叶切除,术后第4天即见皮肤病变改善,停用外用药,术后2个月病变消失,随访2个月无再发。

川井隆広等报道1例因手足皮肤病想到可能与肿瘤有关,诊断出胸腺瘤。治疗肿瘤皮肤病好转。患者,男性,62岁。早期有干咳,后出现手掌及足跖皮疹。因急性发病的干癣样皮疹想到可能为副肿瘤综合征之表现。胸部CT发现胸腺瘤。行胸腔镜下活检术,诊断为胸腺瘤WHO分类B2,病期4a期。行放化疗,皮疹好转。此后皮疹及胸腺瘤未再发。因细菌性肺炎治疗无效死亡。

五、治疗及预后

Esteve应用依曲替酸(40mg/d)口服治疗2个月,成功治愈了1例67岁的副肿瘤性肢端角化病患者。

参考文献

[1]刘辅仁.实用皮肤科学[M].3版.北京:人民卫生出版社,2005.
[2]巫毅,夏建新,王淑梅,等.副肿瘤性肢端角化病1例[J].中国麻风皮肤病杂志,2007,22(3):417-418.
[3]姜兰香,云雪飞,王增文.副肿瘤性肢端角化病误诊一例[J].中华皮肤科杂志,2008,41(2):134.
[4]常建民,金祖余.依曲替酸在皮肤科的应用[J].中国皮肤性病学杂志,2005,19(12):757-758.
[5]篠原和彦,鬼塚贵光,深津藤子,ほか.肺癌完全切除により角化型红斑が改善したBazex症候群の1例 [J]. 日呼外会誌,2018,32:123-125.

第8节 Beckwith-Wiedemann 综合征

一、名称

Beckwith-Wiedemann 综合征(BWS)又称为脐膨出-舌-巨体综合征，是一种先天性过度生长综合征,于20世纪60年代报道。

二、流行病学

估计BWS的发病率至少为1∶13 700。有报道体外人工辅助生育技术授精儿童BWS的发生率较正常受精儿童高。国内目前报道10余例。BWS由11p15.5区域母源或父源性印迹基因表达缺陷所致。

三、临床表现

BWS在正常人中少见的主要临床表现：明确的家族史,巨大儿(身高和体重>P97),耳皱褶及切迹,巨舌,脐疝,内脏(肝、脾、胰、肾、肾上腺等)肥大,胚胎类肿瘤,偏身肥大(身体的一个或多个部分不对称),肾上腺皮质增生,肾脏异常(结构异常、巨大肾、肾钙质沉着、晚发型髓质海绵肾),腭裂,胎盘间质发育不良,心脏肥大,心肌病(少见),横膈膜缺损等。次要临床表现:羊水过多,早产,新生儿低血糖,面部火焰状红斑及其他的血管畸形,特殊面容(中面部发育不全、眼眶皱褶)，心脏结构异常，腹直肌分离和骨龄提前等。谢新宝等报道病例。患者,孕28周,发现羊水过多,新生儿期低血糖、巨舌、脐疝、双耳折痕、额部火焰痣,腹部B超提示肝脏和卵巢肥大,超声心动图提示肺动脉狭窄、卵圆孔未闭。小儿期:过度发育、半身肥大、恶性肿瘤、良性肿瘤等。

四、诊断

BWS至今仍无一致的临床诊断标准，需要与其他一些具有过度生长表现的疾病相鉴别，包括Simpson-Golabi-Behmel综合征、Costello综合征、Perlman综合征、Sotos综合征和Maroteaux-Lamy综合征。

五、治疗

BWS患儿的临床治疗主要针对巨舌、腹壁缺损、新生儿低血糖等处理,长期随访的目的是为早期发现肿瘤并干预。

六、预后

大部分BWS患儿预后良好,与正常儿童相比,一般没有显著的智力和体格发育延迟，但部分BWS患儿可能因巨舌或听力障碍而存在语言问题。但BWS患儿儿童期,尤其4岁前罹患胚胎性肿瘤的概率是正常儿童的600倍,主要为肾母细胞瘤、肝母细胞瘤,也有肾上腺癌、横纹肌肉瘤和成纤维细胞瘤等报道,成人后患肿瘤的风险并不增加。此外,也可见肾上腺皮质癌、神经母细胞瘤、横纹肌肉瘤等。目前建议BWS患儿每3个月随访腹部超声至6~8岁，每6周进行AFP检查至4岁。BWS患儿应长期规则随访,监测肿瘤的变化,并提供遗传咨询指导。

参考文献

[1]市場洋三. 広範圍症候群(新订版)Beckwith-Wiedemann 症候群[J]. 日本臨牀,1987,春季臨時增刊号(45):66.

[2]谢新宝,许丹,刘仁超,等.Beckwith-Wiedemann 综合征1例并文献复习[J].中国循证儿科杂志,2013,8(1):50-52.

第9节 Berendes-Bridges-Good 综合征

一、名称

Berendes-Bridges-Good 综合征又称为儿童慢性肉芽肿性疾病（慢性肉芽肿病,CGD)。CGD最初由Berendes等描述为儿童的致命性肉芽肿病,是一种遗传病,可引起皮肤、肺、骨、肝脏和淋巴结反复发生的慢性肉芽肿性感染。

二、流行病学

CGD可能是X连锁或常染色体的隐性遗传。在以往的病例中，男性是被感染者，而女性是无症状的带菌者。发病率低，为(1~2)/100万。国外近3年文献中相关报道180余篇，其中14岁以下病例约47例。

CGD分为X连锁CGD(X-CGD)和常染色体隐性遗传CGD。吞噬细胞还原型烟酰胺腺嘌呤二核苷酸磷酸氧化酶中gp91-phox基因突变引起的CGD称为X-CGD；而由p22-phox、p47-phox和p67-phox基因突变引起的CGD称为常染色体隐性遗传CGD。

三、病理

CGD反复感染是由于患者的吞噬细胞失去了破坏某些真菌和细菌的能力。病理改变的特点是肉芽肿形成及组织细胞含有色素性脂类物质。死后或活组织检查的镜下表现是在感染处有肉芽肿。

张忠德等报道1例尸检。尸解所见：全身皮肤见树枝状、泼水点状等各种不规则淡褐色色素沉着斑，镜检表皮基底细胞水肿，色素减少，真皮浅层嗜黑色素细胞增多，可见游离的黑色素颗拉，肺出血实变，肝脾轻度肿大，脑重690g，脑脊液清。镜检：心肌、肝脏、淋巴结、肾脏、脑均有肉芽肿性病变，肉芽肿大小不一，一般体积都十分小，镜下才能发现，其中以脑肉芽肿病变最为显著。散在分布软化灶，软化灶中神经细胞变性坏死，单核细胞及淋巴细胞浸润。几乎所有小血管周围均有淋巴细胞、单核细胞呈袖套状浸润。延脑病变较严重。肾脏内肉芽肿病变中有少数多核巨细胞。肠黏膜脱落，表面有纤维素性渗出，肠壁炎症细胞浸润，有灶性坏死。

四、临床表现

美国登记随访368例慢性肉芽肿患者，结果表明肺部感染占75%~80%，曲霉感染占29%~41%。

CGD临床表现多样，其特征为婴幼儿期开始反复发生难治性感染。所感染的病原菌多为过氧化氢酶阳性、本身不能产生过氧化氢的细菌或真菌，如葡萄球菌、放线菌属、沙门菌属，近年来曲霉感染的报道较多，占本病感染的20%。最初的症状多为身体开口部位如眼、鼻、嘴出现湿疹样皮损，以后全身各组织器官均可受累，反复发生经久不愈的感染。肺是常受累的部位之一，可引起肺炎和肺脓肿，出现肺部感染的临床症状和体征，如发热、咳嗽等。影像学表现为肺部炎性浸润性实变，持续数周，不易吸收。如形成肉芽肿，则呈结节影或肿块影。有无肺门淋巴结肿大文献报道不一。胡亚美认为本病的肺部感染常伴有肺门淋巴结肿大。病变可侵犯胸膜，发生胸膜炎。进一步可蔓延到胸壁，引起邻近骨的骨髓炎。Kawashima等报道了3例CGD肺感染的CT、MRI表现，均显示肺实变，且直接蔓延到邻近的胸壁骨。Sponseller等报道的13例CGD 20处骨感染中，8处是肺部感染直接蔓延造成胸壁骨或胸椎的骨髓炎，认为肺部感染的CGD患者如出现背部和腹部疼痛，则提示胸椎骨髓炎的可能。胸部影像学表现对CGD的诊断缺乏特异性，但影像学检查能显示肺部病变的部位形态、大小、分布、范围及邻近组织的改变，可观察病变的动态变化，对肺部感染的病因和病原菌诊断有所帮助，如侵袭型肺曲霉感染早期CT表现为肿块、多发结节、实变，出现“晕轮征”强烈提示侵袭型肺曲霉感染。真菌或分枝杆菌引起的肺部感染常蔓延到邻近胸壁骨或脊柱，引起骨髓炎。

CGD临床发作通常在1岁以前，出生后第1个月内就可继发严重感染，最大死亡年龄为7岁。Jolmston回顾了88例CGD患者的资料，将临床症状分为三类：①网状内皮系统受累，包括淋巴结炎、肝脾大、肝或肝周脓肿；②反映循环中的吞噬细胞无能力摧毁感染部位侵入的细菌，如肺炎、皮下脓肿、骨髓炎等；③湿疹性或脂溢性皮炎、持续性鼻炎及腹泻等。张忠德等报道，中枢神经系统病变广泛，尤以延脑为甚，是其死亡比一般患者早的原因。实验室检查：几乎所有病例均存在白细胞增多、X线肺部浸润、高丙种球蛋白血症和贫血。感染的微生物绝大多数为过氧化氢酶阳性的细菌。曾有并发全身播散性卡介苗感染的报道。

五、诊断

对于久治不愈的肺部感染，特别是有自幼反复感染病史的病例，应怀疑CGD的可能。这种患者应做NBT试验，该试验是测定中性粒细胞的“呼吸爆发”，由于本病患儿失去正常的“呼吸爆发”，NBT试验结果为阴性，其基因携带者的NBT试验也明显低于正常，所以该试验可用于CGD及其基因携带者的诊断，亦可用于产前诊断。

六、治疗

CGD目前无特殊治疗。即使一般感染也需要用大剂量有杀菌作用的抗生素。针对患者感染的细菌用特殊的杀菌性抗生素较长期的治疗，在一些患者中能延长2次感染的间歇期。近年来建议使用能自由穿透白细胞膜的异烟肼和利福平，并已取得了一些成功。

Gallin 等对其中 3 例吞噬细胞在体外试验有反应的患者，皮下注射 5~6 次 γ- 干扰素，结果可促使他们的吞噬细胞产生超氧阴离子增加，而且对金黄色葡萄球菌的杀菌活性增高。目前正在全世界范围内开始了应用重组人类 γ- 干扰素治疗慢性肉芽肿病的临床试验。

七、预后

CGD 的预后不良，约 1/3 的患者于 7 岁内死于全身感染。磺胺类药物可改善症状，使长期生存成为可能。

参考文献

[1]袁德启.儿童慢性肉芽肿病的结肠改变[J].临床放射学杂志，1982，1(2)：96-97.

[2]王美红. 慢性肉芽肿病及其基因突变[J].国际儿科学杂志，2006，33(6)：423-425.

[3]张忠德，梁书锋.儿童慢性肉芽肿病 1 例尸检报道[J].临床儿科杂志，1990(8)：385-386.

[4]贺建新，赵顺英，江载芳.儿童 X-锁慢性肉芽肿病反复肺部感染 3 例分析[J].中国实用儿科杂志，2008(23)：605- 608.

[5]干芸根，朱嘉英，李成荣，等.儿童慢性肉芽肿病肺部感染一例[J].临床放射学杂志，2000，19(10)：666-668.

第 10 节 脚气样综合征

一、名称

脚气样综合征(beriberi-like syndrome)是由于维生素 B_1 缺乏而出现多发性神经炎、下肢水肿、心脏肥大、心力衰竭等脚气性心脏病表现的病症。

二、病理

由于对维生素 B_1 吸收障碍或消耗过多，存在隐匿性维生素 B_1 缺乏，当合并过劳、高热、气温过高、病毒感染等时，维生素 B_1 可进一步降低而出现一系列的临床症状，即为脚气样综合征。

三、临床表现

症状主要有心悸、气促、下肢水肿、口唇发麻、四肢麻木感觉异常。

体征如下：①四肢肌张力减退至消失、腱反射消失等多发性神经炎表现；②心界两侧扩大、心率增快、第一心音减弱、心尖部收缩期杂音、奔马律、两肺啰音、颈静脉怒张、肝大、胸腔积液、腹腔积液等心力衰竭(肺水肿)表现；③脉压增大、水冲脉、毛细血管搏动、股动脉枪击声等周围血管征表现。

四、诊断

脚气样综合征的诊断检查：①心电图，心动过速、低电压、T 波低平或倒置、Q-T 间期延长等；②循环时间测定，正常或延长。

五、治疗及预后

日本介绍九味槟榔汤治疗该病的应用要点，有以下自觉症状和体格检查所见者可参考：①水肿；②疲劳倦怠感；③心悸气短；④肩酸痛；⑤便秘；⑥脚气；⑦头晕头痛；⑧舌胖大有齿痕、苔白腻；⑨脉沉涩。体格检查：①心浊音界扩大；②肺动脉第二音亢进；③呼吸窘迫；④皮肤知觉反射异常；⑤腱反射异常。

参考文献

[1]洪庆成，江敬铭.儿科综合征[M].天津：天津科学技术出版社，1996.

[2]李锦毅.九味槟榔汤的现代研究与临床应用[J].日本医学介绍，2000(2)：93.

第 11 节 Bernard 综合征

一、名称

Bernard综合征又称为 Claude-Bernard 综合征、颈交感系统刺激征、颈交感神经刺激综合征、反 Horner 综合征、颈交感神经刺激眼面综合征。Bernard综合征亦称 Pourfour-Dupetit 综合征，其表面与 Horner 综合征恰相反，表现为瞳孔散大、眼裂扩大、面部有汗与眼球突出，属于交感神经的刺激现象。该综合征首先由 Claude Bernard 于 1853 年介绍。

二、流行病学

颈交感神经受刺激，可发生于交感神经中枢或传导路径上，如炎症、外伤、新生物或血管损害的早期，倘若病变发展压迫导致神经麻痹，则表现为 Horner 综合征。

三、临床表现

马振亮等报道 Pancoast 瘤致反 Horner 综合征 1 例。患者，女性，50 岁。因右上肢麻木无力 1 周就诊。右侧瞳孔直径为 3.5mm，眼裂增大，面部有汗，左侧瞳孔直径为 2.0mm，眼裂正常，双眼球均无明显突出，对光反射好。右上肢肌张力低，无肌萎缩，前臂尺侧、手部皮肤痛觉减退，远端肌力均为Ⅳ级，肱二头肌和肱三头肌腱反射正常。肌电图提示，右上肢神经源性损害，按照周围神经病治疗，3 天后复诊，右侧瞳孔直径为 1.5mm，眼裂变小，眼球轻度内陷，面部无汗，左侧瞳孔直径为 2.0mm。胸部 X 线片检查提示，右肺尖可见一实性占位，考虑为右肺上沟瘤（Pancoast 瘤）。2 个月后，患者出现左侧中枢性肢体瘫痪，行头颅 CT 检查示，左侧基底节及额叶可见两个边缘清楚的圆形占位，周围可见明显的水肿带，考虑为肺癌并脑转移。

Bernard综合征常见于肺尖部病变，其次见于颈髓肿瘤的早期、脊髓空洞症、颈淋巴腺炎等，因持续时间短，易被忽视，应引起临床重视。

参考文献

[1]李凤鸣.中华眼科学[M].2 版.北京：人民卫生出版社，2005.
[2]马振亮，冯建国.Pancoast 瘤致反 Horner 综合征 1 例[J].青岛医药卫生，1998(30)：50.

第 12 节 Bernheim 综合征

一、名称

Bernheim综合征又称为右心室阻塞性衰竭综合征（right ventride obstruction-failure syndrome）。最初由 Bernheim 于 1910 年提出，故名 Bernheim 综合征。Bernheim综合征系指左心为主的心脏病变，由于左心室肥厚和扩张，室间隔向右心室膨出，造成右心房血液流入右心室受阻，在左心衰竭尚未发生之前出现了右心衰竭。若左心衰竭后发生右心衰竭，则不属于本综合征范畴。

二、流行病学

所有引起左心室肥厚和扩张的器质性心脏病均可能导致 Bernheim综合征，见于高血压性心脏病及主动脉瓣狭窄。这些心脏病可引起左心室肥厚和扩张，绝大多数首先出现左心衰竭，进而发展为全心衰竭，但部分病例在左心室功能尚能代偿的情况下，由于室间隔向右心室膨出，使右心室腔缩小，右心房血流受阻，出现右心衰竭。

三、病理

高血压性心脏病、冠心病、主动脉瓣病、梅心病等易致左心室肥大及左心衰竭的心脏病，当发生心力衰竭时，首先出现左心衰竭，晚期可通过肺循环阻力增大致肺动脉高压，此后累及右心才发生右心衰竭。Bernheim综合征由于左心室明显肥厚扩张，使心室中隔向右心室膨隆，遂使右心室腔变狭小，从而造成血液流入发生障碍，宛如三尖瓣狭窄一样，产生体循环回流障碍，出现右心衰竭。Weymen 指出，右心室好似壁炉的风箱，边大面容量小，两边稍靠拢就会使容量发生大的改变，此情况又称为“右心室狭窄”。这种现象亦可在原发性心肌病、间隔部、心肌梗死引起间隔膨胀瘤时见到。

四、临床表现

Bernheim综合征初期没有症状，或仅有轻度劳累性呼吸困难。随着病情进展，出现呼吸困难或端坐呼吸，心率增快，发绀，颈静脉怒张，静脉波 α 波明显，静脉压增高，左心室、右心房增大，肺无充血，肝大，肝颈反流征阳性，有腹水征，下肢凹陷性水肿。

心电图检查示左心室肥大劳累及右心房肥大图形。X 线显示左心室及右心房扩大，肺部无明显充血。超声心动图及心血管造影可见左心室肥厚扩大，室间隔增厚向右心室膨出，右心室腔狭小，右心房扩大。右心导管压力测定结果,右心房内压力明显升高,肺动脉压正常。静脉压增加。

彭健报道2例。1例头昏伴血压增高10余年,因上腹胀痛伴反复水肿1个月。胸部X线片示左心室增大是主动脉瓣型心影,双肺野清晰。高血压性心脏病,RVOFS。另1例头昏、心悸伴水肿,有多年高血压病史。胸部X线片示主动脉瓣型心影,升主动脉影增宽扭曲,双肺野清晰,透光度增强。临床诊断:高血压性心脏病、老年钙化性主动脉瓣病伴RVOFS。

五、诊断

需要指出的是,若是先有左心衰竭,Bernheim综合征即不能成立,因为很难鉴别右心衰竭是否来自肺动脉高压。Bernheim综合征需要与易引起右心衰竭的各种器质性心脏病,诸如肺源性心脏病、原发性肺动脉高压、三尖瓣狭窄、肺动脉狭窄、慢性缩窄性心包炎等进行鉴别。诊断Bernheim综合征的要点为:①存在易致左心衰竭的器质性心脏病;②无右心衰竭征(气促、夜间阵发性呼吸困难、心性哮喘、肺水肿等);③有明确的右心衰竭表现,如颈静脉怒张、肝颈反流征阳性、静脉压增高、肝大、下肢水肿;④左心室、右心房增大,肺纹理不重,肺野较清晰。二维超声心动图及右心室造影对诊断有重要价值。

六、治疗及预后

本综合征治疗旨在减少血容量,减低右心室前负荷,可使用洋地黄、利尿剂等治疗,血管扩张剂治疗对某些病例可有良好的效果。

本综合征的预后取决于心力衰竭的控制及原发病因治疗的疗效。

参考文献

[1]Bernheim 综合征(右心室阻塞-衰竭综合征)[J].疑难病杂志,2008,7(4):241.
[2]彭健.右心室阻塞性衰竭综合征2例报道[J].四川医学,1995(6):389.

第13节 Besnier-Boeck-Schaumann 综合征

一、名称

Besnier-Boeck-Schaumann 综合征即结节病,又称为Boeck类肉瘤、Hutchinson-Boeck综合征、良性淋巴肉芽肿病、Schaumann综合征、Jungling综合征、Mortimer综合征、Heerfordt综合征、眼色素层腮腺炎、眼色素层腮腺炎发热、Löfgren综合征等。

二、流行病学

结节病呈世界性分布。由于人种不同,结节病的发病率可能不同,黑种人最高,白种人次之,黄种人较低。女性发病略高于男性,发病年龄呈双峰分布,第一高峰为20~29岁青年期,第二高峰为50岁以上中老年期。

三、病理

结节病的典型病理特征是非干酪样坏死性肉芽肿,但此病理表现缺乏特异性。结节病肉芽肿的典型病变为中心区域细胞结集区和周边区两部分,肉芽肿的中心部分主要由CD^+_4淋巴细胞所组成,而CD^+_8淋巴细胞主要出现在周围带,肉芽肿偶尔可表现为局灶性、凝固样坏死,提示坏死性肉芽肿病(NSG)可能为结节病的一种变异类型。

四、临床表现

国外文献累及器官:肺(90%)、淋巴结(75%~90%)、肝(60%~90%)、脾(50%~60%)、关节(25%~50%)、骨髓(15%~40%)、皮肤(25%)、眼(25%)、鼻黏膜(20%)、腮腺(10%)等,累及喉部、神经系统、骨、心脏较少,各占5%,胸膜占1%~5%,肾、内分泌腺及胃肠系统更少见。

王洪武回顾1980—1999年间国内503篇关于结节病的文章,结节病1842例。国内文献报道肺结节病临床最常见,其呼吸道症状发生率依次为咳嗽73.7%,咳痰21.1%,胸痛16.3%,胸闷、气短38.0%,咯血3.0%,呼吸困难2.9%。全身症状为发热39.0%、盗汗5.4%、乏力34.6%、消瘦10.5%、关节痛8.9%、肌痛1.8%。除可闻及少许干湿啰音外,肺部体征多不明显。胸片中,肺间质纤维变(31%)和网状影(18.7%)较多见。

汪国余等通过 CT 和 HRCT 诊断不典型胸结节病。①淋巴结改变：12 例伴淋巴结肿大，其中单侧肺门淋巴结增大伴纵隔淋巴结增大 6 例，仅纵隔淋巴结增大不伴肺门淋巴结增大 6 例，另外 4 例仅有肺内病变不伴纵隔及肺门淋巴结增大。②肺内改变：13 例合并肺部改变，大多病例同时出现多种征象，主要表现为肺实质内多发结节(9 例)，其中以多发小结节最常见(8/9)，大多分布在支气管血管旁、小叶间隔及胸膜下，弥漫散在分布，呈补丁状，多例曾在首诊中被误诊为粟粒性肺结核或细支气管炎，1 例表现为多发直径 >10mm 的结节灶并合并空洞，误诊为转移瘤。肺内改变其次为小叶间隔增厚(8 例)，间质纤维化(7 例)，血管支气管束增粗(4 例)，磨玻璃影(3 例)，斑片、实变影(2 例)，另外 2 例合并胸腔积液。③其他器官改变：2 例累及脾脏，1 例表现为脾脏体积增大伴弥漫小结节灶，另外 1 例表现为脾脏大面积低密度灶，1 例累及鼻旁窦，右侧上颌窦、筛窦黏膜增厚，窦腔内充满高密度影，周围骨质毛糙。

五、诊断

结节病的病理诊断必须和临床影像学相结合，只有在排除了其他与结节病相似的肉芽肿病变，如结核病、非典型分枝杆菌病、真菌感染、梅毒、克罗恩病、肿瘤、铍肺等之后，才能做出诊断。

关于结节病的误诊文献有 18 篇，误诊率为 63.2%。在明确误诊为其他疾病的 446 例病例中，180 例(40.4%)误诊为结核病，其中肺门淋巴结核 61 例(13.7%)，肺结核 91 例(20.4%)，粟粒性肺结核 14 例(3.1%)，颈淋巴结核 5 例(1.1%)，结核性胸膜炎 9 例(2.0%)；肺癌 88 例(19.7%)；肺纤维化 26 例(5.8%)；肺癌脑转移及垂体瘤各 2 例（0.5%）；关节炎 10 例(2.2%)；支气管炎 9 例(2.0%)；肺炎 7 例(1.6%)；尿崩症 3 例(0.7%)。当结节病未累及肺或肺部表现不典型时，发生在其他组织或器官内(如皮肤、眼睛、神经系统、肌肉、心脏及肝、脾等)的病变多数被误诊，即便是伴有肺部病变，其他部位的病变也易误诊或漏诊。

六、治疗

张仙珍等汇总分析了 816 例肺结节病患者，其中 491 例接受治疗。预后：经糖皮质激素治疗 491 例患者，失访 21 例，随访的 470 例患者在治疗后有 422 例临床症状有不同程度的减轻或者完全消失，占 89.8%。胸部 X 线表现分别有不同程度的减轻甚至消失。而治疗后加重的 40 例患者经加用甲氨蝶呤、硫唑嘌呤、环磷酰胺等治疗后，病情好转出院者占 8.5%。有 8 例患者死亡，占 1.7%，其中死于肺纤维化者 1 例，呼吸衰竭者 4 例，其余 3 例死于糖尿病、心脑血管疾病和心肺功能不全。上述统计结果显示，肺结节病早期治疗的预后相对较好，死亡率较低。

绝对适应证：①眼结节病；②肺弥漫型结节病；③中枢神经系统结节病；④心肌结节病；⑤脾功能亢进症；⑥顽固性高钙血症。

相对适应证：①进行性或有症状的肺门结节病，特别是在 6 个月内为自动缓解者；②破溃的皮肤和淋巴结病变；③有自觉较明显的全身性症状；④关节、鼻、咽和支气管黏膜病变；⑤持久性面神经麻痹。

肺移植：我国于 1995 年成功为 1 例终末期肺结节病患者进行单肺移植，存活达 4 年多。肺移植存活率 1 年以上达 70%，2 年达 59%，5 年则在 50%以下。

七、预后

结节病的预后一般良好，但眼部、心脏、中枢神经系统、肾脏、高钙血症、进行性肺病变等预后不佳。

参考文献

[1]张仙珍，卢秋平.肺结节病患者临床表现和预后的汇总分析[J].临床医药实践，2010，19(21)：905-907.

[2]欧松利.干酪坏死性结节病 1 例并文献复习[J].现代中西医结合杂志，2010，19(15)：1901-1902.

[3]王洪武.结节病概述及误诊原因分析[J].临床误诊误治，2002，15(6)：403-407.

[4]汪国余，吴玉林，张燕，等.不典型胸结节病的 CT 和 HRCT 诊断[J].中国临床医学影像杂志，2009，20(11)：859-861.

[5]王洪武，李庆棣，朱元珏.近 20 年我国结节病临床与研究现状[J].转化医学杂志，2002，15(1)：31-40.

第14节 Besnier痒疹

一、名称

Besnier 痒疹(Besnier's prurigo)又称为特应性皮炎、异位性皮炎、遗传过敏性皮炎、异位性湿疹、皮肤病性白内障、神经性皮炎 Andogsky 型、银币状湿疹、斑形湿疹、瘙痒性苔藓样皮炎、慢性局限性苔藓、瘙痒体质 Besnier 综合征、Andogsky 综合征、内源性过敏性皮炎(intrinsic allergic dermatitis)、体质性神经性皮炎(neurodermitis constitutionalis)、内源性湿疹(endogenous eczema)、屈侧性湿疹(eczema flexurarum)、哮喘-湿疹(asthma-eczema)、花粉症-湿疹(hay fever-eczema)、体质性皮炎(constitutional dermatitis)、毛发红糠疹(pityriasis rubra pilaris)等,是一种与遗传过敏素质有关的皮肤炎症性疾病,其特征为本人或家族中有明显的异位性特点。异位性一词是由 Coca 和 Cooke 于 1925 年提出的,其含义为:①有易患哮喘、过敏性鼻炎、荨麻疹的家族性倾向;②对异种蛋白质过敏;③血清免疫球蛋白(IgE)值升高;④血液中嗜酸性粒细胞增多。

毛发红糠疹于 1863 年首先由 Devergie 所记载,1859 年,Besnier 做了详细的研究。特应性皮炎(atopic dermatitis,AD)是 1935 年由 Wise 和 Sulzberger 提出的病名,迄今 AD 仍是最为公认的病名。

二、流行病学

本病原因不明,可发生于任何年龄,多于 20 岁左右开始发病,女性多见。

三、病理

皮肤病理:表皮之角层角化过度,部分呈现角化不全现象,毛囊呈显著角化增殖,棘层肥厚,钉突延长,上皮脚及基底层结构不清,部分基底细胞有水肿。其皮层无明显的细胞浸润,结缔组织呈透明变性。

疾病发展可分 4 个阶段:①局部病变——感染;②全身反应——发热;③皮肤免疫——发疹;④内脏病变。

四、临床表现

本病临床表现如下:①全身皮肤潮红脱屑,毛发稀疏易脱,多数患者颜面潮红最为显著;②肘、髋、骶等关节突出部呈对称性局限性潮红浸润性角化斑,有与毛孔一致的角性丘疹,殊以手指第一、二节背面为特征;③掌跖对称性橙红色角化肥厚,易皲裂疼痛,爪甲肥厚变形;④慢性经过,一般健康不受影响,自觉患部微痒或缺如。预后良好。

可合并过敏性鼻炎、哮喘或荨麻疹及白内障、疱疹样湿疹、寻常性鱼鳞病、毛发角化病、青少年足跖皮病和乳头湿疹等。特应性皮炎最突出症状是剧痒,任何刺激(如温度变化、汗液、情绪改变、接触毛制品)都能激发瘙痒。

五、诊断

本病采用 Williams 诊断标准。必备条件:瘙痒。辅助条件(≥3 个):①2 岁前发病(1 岁以下儿童不适用);②屈侧皮肤有湿疹或 1 岁以下儿童颜面部和远端肢体皮炎;③全身皮肤干燥史;④屈侧皮肤受累史(10 岁以下儿童包括面部);⑤个人有异位病史或 4 岁以下儿童一级亲属有异位病史。

六、治疗及预后

本病患者应适当休息,营养滋补,可用护肝疗法,均有裨益。当出现本病典型皮损,即全身情况良好,转入慢性经过,说明机体适应成功,进入恢复期。所以本病预后良好,皮损也可逐渐消退而自然痊愈。

参考文献

[1]薛志正.毛发红糠疹一例报道[J].山西医药杂志,1963(2):71-73.

[2]马刚,程滨珠.特应性皮炎[J].中国社区医师,2003,19(20):20-21.

[3]黄畋.外源性(extrinsic)和内源性(intrinsic)特应性皮炎(atopic dermatitis)[G].首届国际中西医结合变态反应学术会议暨全国中西医结合变态反应第三次学术会议资料汇编,2007(7):48-55.

第15节 Birt-Hogg-Dubé 综合征

一、名称

Birt-Hogg-Dubé(BHD)综合征是一组以纤维卵泡瘤的皮肤错构瘤样病变为其特征的罕见皮肤综合征，为常染色体显性遗传。1977年首见报道。高频度合并两侧性或多发性肾肿瘤及肺囊泡/自发性气胸。BHD综合征是一个纤维毛囊瘤、毛盘瘤和软纤维瘤三联表现的综合征。

二、流行病学

BHD综合征与肺囊泡的关联，首次由Toro等于1999年报道。其后他们报道198例患者，发现84%可见肺多发囊泡，24%合并气胸。

Kawasaki H等报道1例患者。此病患者及其父亲的BHD综合征基因突变分析发现有1733插入C位点，即在外显子11处有1个胞嘧啶通道(1733~1740核苷酸)，有1个胞嘧啶的插入突变。患者的纤维毛囊瘤分析显示杂合子1733插入C位点突变，说明缺失杂合子丢失。有趣的是，以前高加索患者突变分析显示，1733插入C点和1733删除C点突变是关键突变位点。

三、病理

2001年确定BHD基因是17p11.2。它可控制作为肿瘤抑制蛋白的卵泡素(folliculin)。后者可在皮肤、肾脏、肺脏等发现。最近流行病学研究显示，纤维毛囊瘤/毛盘瘤与肾新生物和气胸存在明显的相关性。近来已检测出BHD蛋白卵巢滤泡激素。皮损的组织学发现具有一定的特征性。

四、临床表现

負門克典报道1例。体检时发现两肺多发囊泡，因胸骨左侧疼痛就诊。不吸烟。家族史：父亲自发性气胸。面部有纤维瘤。胸片：左侧气胸。两肺囊泡，右下肺处的囊泡较大。胸部CT：两肺散在薄壁囊泡，下肺野较多见，肺野内侧较多。囊泡大小不一。左肺下叶局部可见浸润。从影像表现来看，怀疑BHD综合征，患者及其父亲经基因诊断确诊为此病。未见明显的其他皮肤及肾脏病变。

宫坂善和等报道1例。患者，女性，34岁。既往有左右气胸史。父方家人多有气胸者。胸部CT：右肺多见囊泡。手术未见异常。横膈膜活检为子宫内膜异位症。基因检查为BHD综合征。

江間亮吾等报道1例。患者，女性，53岁。因呼吸困难来院就诊，诊断为左侧气胸。胸部CT可见两中下叶的纵隔侧多发卵圆形囊泡。以CT表现和两侧肾细胞癌的既往史怀疑BHD综合征。分析folliculin基因，可见exon6缺失插入性变异(c.566–577delT-GCTGGGGAA GGinsCC)，从而确诊。如肺病变先于肾肿瘤，可预见肾肿瘤，对预后有积极意义。

竹内等报道同时发现1例肾癌和气胸。患者，女性，40岁。因左气胸术后再发手术。6年前曾有左气胸及肾癌史。其母、舅、姨的叔伯姐妹均有气胸史。行基因检查发现FLCN基因变异，从而确诊BHD综合征。

BHD综合征高度合并从大嗜酸粒细胞瘤到恶性肾细胞癌各种肾肿瘤。因此，本综合征确诊后要定期检查肾。其皮肤病变通常在25~35岁发现，随年龄增长逐渐增加，肺病变20~40岁时多见，40岁后肾肿瘤先行发现的多。

WeLsch M.J等报道了1例组织学表现为黑色素瘤的患者，已证实面部有纤维毛囊瘤/毛盘瘤皮损，伴有多发结节性甲状腺肿、肺囊肿和肾脏肿块。后期患者发生气胸。

陈建军报道1例BHD综合征，患者因左肾区疼痛不适1个月入院。面部、躯干多发皮肤隆起结节，粉红色，直径为0.5~1.5cm，数十年无不适症状，无明显增大。家族史：其父死于肾癌。胸片显示右肺囊肿，大小约3.0cm×4.0cm，肺功能正常，无自发性气胸病史。行左肾根治性切除术，术后病理报道为左肾嗜酸细胞瘤。随访1年后发现右肾肿瘤直径约为3.0cm，患者拒绝手术治疗。

15%~25%的BHD综合征患者伴有肾肿瘤，包括良性和恶性肿瘤，如嗜酸细胞瘤、嫌色细胞癌、透明细胞癌及乳头状肾细胞癌Ⅱ型，其中肾脏恶性肿瘤中以嫌色细胞癌最为多见，其次为透明细胞癌。尚可发生双侧肾癌。

五、诊断

BHD综合征可经基因诊断确诊。影像表现疑似本病时，应行基因诊断。

据 Tobino 等研究，BHD 综合征的肺囊泡特征是多发、不整齐、大小不一、下肺野内侧分布较多。也有报道胸膜下及外层分布的多，胸膜下的囊泡个大、呈不规则分叶状；第二代较第一代数目和大小都有增加、增大倾向等。肺囊泡的鉴别：肺朗格汉斯细胞增生症（PLCH）的囊泡壁较厚，不整齐，上肺野较多；肺平滑肌瘤病（LAM）囊泡较圆，大小较一致，弥漫性分布。这与 BHD 综合征不难鉴别。

六、治疗及预后

BHD 综合征应对症治疗。其预后要注意病程。

参考文献

[1]負門克典.比較的まれな肺疾患の画像診断[J].日本胸部臨床，2011(70)：265-268.

[2]党倩丽.Birt-Hogg-Dubé 综合征[J].世界核心医学期刊文摘皮肤病学，2005，1(11)：52.

[3]陈建军.Birt-Hogg-Dubé 综合征 1 例报道[J].肿瘤学杂志，2012，18(1)：78-79.

[4]党倩丽.患 Birt-Hogg-Dubé 综合征一亚洲家族 1733 插入 C 位点突变检测 [J]. 世界核心医学期刊文献：皮肤病学分册，2005，1(8)：15-16.

[5]寿建忠，马建辉.家族性肾透明细胞癌的遗传学研究现状[J].肿瘤研究与临床，2006，18(10)：649-651.

[6]江間亮吾，森岡慎一郎，櫻井亜樹，ほか.両側腎細胞癌と多発肺嚢胞を認めたBirt-Hogg-Dubé 症候群の1 例[J].日呼吸誌，2013，2(1)：13-15.

[7]宫坂善和，樱庭幹，王志明，ほか.横隔膜異所性子宫内膜症老合併 Birt-Hogg-Dubé 症候群一例[J].日呼外会誌，2009(23)：641-645.

[8]竹内幸康，谷口聖治，须崎刚行，ほか.肾癌と気胸を同時発见されたBirt-Hogg-Dubé 症候群の1 例 [J]. 日呼外会誌，2016(30)：472-475.

第 16 节 Blackfan-Diamond 综合征

一、名称

Blackfan-Diamond 综合征即单纯红细胞再生障碍综合征，又名先天性再生低下性贫血、原发性红细胞发育不全综合征（primary red cell aplasia）、红细胞痨综合征、纯红细胞性贫血、幼红细胞减少症、再生不能性贫血、红细胞生成不全症、Joseph-Diamond-Blackfan 综合征等。本综合征是骨髓红细胞系列选择性再生障碍所致的一种综合征。1936 年由 Josephs 首次报道，1938 年被命名为 Blackfan-Diamond综合征，是先天性骨髓衰竭综合征的一个亚型，主要累及红系造血。

单纯红细胞再生障碍性贫血（pure red cell aplasia，PRCA），简称纯红再障，是指因骨髓中红系细胞显著减少或缺如所导致的一种贫血，其本质是以骨髓单纯红系造血衰竭为特征的一组异质性临床综合征，可分为先天性和后天获得性两种。

二、流行病学

Blackfan-Diamond综合征是一种少见的遗传病，可表现为散发及常染色体不完全显性遗传，10%~25%的患者的家族史阳性。到目前为止已发现 9 种基因突变可导致 Blackfan-Diamond综合征的发生。

三、病理

本综合征的病因与发病机制尚不清楚。有人提出与遗传有关，但至今尚未证实。有人认为与色氨酸代谢异常有关，但这种异常也可在其他多种贫血者出现。最近证明，先天性单纯红细胞再生障碍患者的血中无抑制红细胞生成因子，红细胞生成紊乱，浓度升高且活性正常，骨髓干细胞反应性正常。患者外周血淋巴细胞能抑制正常人骨髓红细胞的产生，提示本综合征的发生与免疫有关。

四、临床表现

本综合征分急性和慢性两大类。后者又有先天性、后天性之分。急性型多见于小儿，慢性先天性多发生于生后 2 周至 2 岁间。

本综合征发病年龄多在 6 个月以内发病，男女均可罹患，起病缓慢，呈进行性贫血。临床表现有疲劳乏力、头昏、眼花、耳鸣、面色苍白。少数有先天性畸形，如先天性心脏病、斜视、颈蹼、指（趾）畸形、唇腭裂、肾、输尿管畸形、皮肤色素异常、肋骨缺失和发育障碍等。偶有肝大，脾大罕见。常呈慢性经过，家族中无类似病史。有的患者可伴其他先天性畸形，如斜视、翼状胬肉、六指或肋骨畸形等。

本综合征患者的发病年龄大多不超过1岁，常伴有各种先天性发育异常，如小头畸形、小下颌、唇裂、腭裂、眼距过宽、内眦赘皮、上睑下垂、耳位低、发际低；先天性青光眼、斜视、先天性白内障、蹼颈、身材矮小、拇指畸形、肾缺如、马蹄肾、尿道下裂及各种先天性心脏病（如房间隔缺损、室间隔缺损、主动脉缩窄、法洛四联症）等。北美 Diamond-Blackfan 贫血登记处（DBAR）的资料显示，50%的 DBA 患者于生后3个月，75%于生后6个月，92%于生后1岁以内确定诊断，但仅有10%的患者在出生后即出现明显的贫血，发生胎儿水肿者很少见。

五、诊断

Blackfan-Diamond综合征典型的临床表现为大细胞或正细胞性贫血、网织红细胞 <1%、白细胞及血小板正常，白细胞分类正常。骨髓中红细胞系统各阶段明显减少，甚至缺如，幼稚红系不超过5%，粒细胞系统各阶段与巨核细胞系统均正常。可以此做出诊断。

六、治疗及预后

Blackfan-Diamond综合征的现代治疗主要包括肾上腺糖皮质激素、输血治疗及异基因造血干细胞移植，每种治疗方法均有其不完善的地方。预后常不良，病情呈进行性，可有自发性缓解。死亡原因是血色病与皮质激素引起的出血或感染。

根据 DBAR 的报道，Blackfan-Diamond综合征患者40岁时实际生存率在激素维持组为86%左右，而在输血依赖组则为57%左右。由于本综合征患者具有肿瘤易感性，可发展为实体瘤、骨髓增生异常综合征（MDS）及急性髓性白血病（AML）。Vlacho 等2012年报道 Blackfan-Diamond综合征患者的中位生存期为56岁，46岁时实体瘤/白血病累积发生率为20%。

参考文献

[1]洪庆成，江敬铭.儿科综合征[M].天津：天津科学技术出版社，1996.

[2]姜丽华.28例儿童纯红细胞再生障碍性贫血回顾性分析[D].天津：天津医科大学，2012.

第17节 Bland-White-Garland 综合征

一、名称

Bland-White-Garland 综合征为左冠状动脉自肺动脉分出的先天性冠状动脉起始部异常。1908年，Abbott 首先发现1名患者的左冠状动脉起源于肺动脉。1911年，Abrikossoft 在1名婴儿中发现本病，并合并有左心室动脉瘤。1933年，Bland、White 和 Garland 做了临床和病理分析报道，并认为在临床上能做出诊断。左冠状动脉（LCA）异常起源于肺动脉（anomalous origin of the left coronary artery from the pulmonary artery，ALCAPA），是一种罕见的心血管畸形。

Bland-White-Garland 综合征又称为婴儿左冠状动脉畸形综合征（coronary left artery of anomalous origin syndrome）、左冠状动脉肺动脉起始异常综合征、左冠状动脉畸形综合征（left coronary artery anomaly syndrome）。也偶有两侧冠状动脉均起自肺动脉者及冠状动脉起自肺动脉而左冠状动脉起自主动脉者。

二、流行病学

左冠状动脉起源于肺动脉是一种罕见的先天性畸形，发病率为1/30万，占先天性心脏病的0.24%~0.46%。属少见畸形，但国外报道已屡见不鲜。

三、病理

左冠状动脉畸形使左心缺乏动脉血供应，为了维持左心肌的血循环，左冠状动脉和异常的左冠状动脉逐渐建立侧支循环。侧支循环不足者可引起左心明显的缺血和梗死病变。多见于婴儿，而侧支循环丰富者，心肌缺血的影响较小，病变也较轻。本综合征的左冠状动脉的血流方向是逆流的，即由左冠状动脉进行性灌注入肺动脉，当分流量过多时，可出现“冠状动脉窃血”现象，即流经左冠状动脉的血液，因肺动脉压力低，直接分流入肺动脉，减少左心肌血液供应，而可促使心肌缺血。

四、临床表现

本综合征临床表现如下。①起病：常于生后2~6个月开始起病，如不治疗，多于1岁内死亡，常死于前侧壁心肌梗死。②发作性的面色苍白、多汗、青紫、气促、心跳加快及哮鸣，患儿有痛苦的表现，可能为心肌缺氧所致的心绞痛。往往发生于哺乳时,经数分钟缓解,缓解后可暂告平息。无杂音或仅有Ⅰ~Ⅱ级的非常短促的喷射性收缩期杂音。③左心房衰竭或充血性心力衰竭表现及二尖瓣关闭不全（心肌损坏累及乳头肌)的症状和体征。④连续杂音综合征型:于胸骨左缘或肺动脉区闻及连续性杂音,或是收缩期与舒张期杂音(此种杂音是血液由扩张的冠状动脉通过侧支循环向左冠状动脉分流而形成的)。可无自觉症状,脉搏与脉压均正常。⑤成人猝死型：此型亦可发生于小儿,在无任何症状情况下,发生猝死。多因急性心肌梗死或严重心律失常所致。⑥呼吸道感染的症状和体征。⑦部分病例可无症状和体征,直至充血性心力衰竭发作而被发现。

黄美蓉等报道15例经冠状动脉造影和(或)手术证实的冠状动脉肺动脉瘘患者。临床主要表现胸闷、胸痛6例,伴有心脏杂音2例,伴有心力衰竭2例,无明显不适5例。经冠状动脉造影证实的10例,均为单侧发病,其中7例来源左冠状动脉(6例来自左前降支,1例来自左回旋支);2例来源右冠状动脉,1例为主动脉－肺动脉的异常交通支(右冠窦紧邻右冠状动脉开口发出的粗大交通支至肺动脉窦;另5例均通过手术证实。

本综合征的早期诊断极为重要。婴儿期症状不典型,唯一的体征是胸骨左缘第2、3肋间可闻及粗糙的收缩期杂音,其产生的机制是大量血流通过左、右冠状动脉间的侧支循环所致。成人患者可有心悸、气短、心绞痛等症状。大多数ECG有心肌缺血表现,并常合并左心室心肌、二尖瓣膜及二尖瓣乳头肌病变。UCG、冠脉CT及冠脉造影可明确诊断。

刘秀伦等报道2例成人患者左冠状动脉异常起源于肺动脉合并二尖瓣膜病变。例1:患者,女性,42岁,发现心脏杂音24年,劳力性胸闷、气短6年,曾突发晕厥2次。肺动脉探查可见LCA开口于肺动脉瓣左窦,开口直径约为0.8cm。远端与前降支相通,可明确诊断为左冠状动脉异常起源于肺动脉。例2:患者,男性,38岁。胸闷气急3年,加重伴双下肢水肿3周入院。肺动脉造影示左冠状动脉开口于主肺动脉,肺动脉收缩压为33mmHg，舒张压为21mmHg，平均压25mmHg。肺动脉探查可见LCA开口于肺动脉瓣左窦,开口直径约为0.8cm,远端与前降支相通。

五、诊断

蒋国平报道12例患者手术证实左冠状动脉起源于肺动脉,4例左冠状动脉从肺动脉右后侧发出向后走行至主动脉短轴,相当于正常左冠状动脉发出处向左走行,二维图像在主动脉短轴切面非常类似于左冠状动脉起源于主动脉,但彩色多普勒显示血流方向相反,在肺动脉短轴切面进一步检查显示左冠状动脉在主动脉旁红色血流束转向前方进入肺动脉。他认为,这提示肺动脉短轴切面是显示左冠状动脉起源于肺动脉右后方的较好切面。

六、治疗及预后

本综合征的患者一经确诊均为手术指征。一般认为本畸形应及早施行手术治疗,有心力衰竭者应先用地高辛及利尿剂治疗,紧接着手术治疗。Perry等根据侧支循环分流量的大小决定手术方针。侧支循环茂密者效果令人满意,一般手术效果并不理想,多数患儿常于儿童期死亡,仅有15%能活至成年。

本综合征预后不佳,左右两侧冠状动脉起源者甚为少见，患儿往往于出生后1~2周内或婴儿期死亡,亦有少数病例可活至成年。

如不在婴儿期施行外科手术治疗,则死亡率很高。未接受外科手术的儿童或成人，即使无任何症状,也可发生猝死。有87.7%的患儿在1岁内因心肌梗死而死亡。

参考文献

[1]户嶋裕德木,冷牟田浩司.広範圍症候群(新订版)Bland-White-Garland症候群[J].日本臨牀,1987,春季臨時增刊号(45):316.

[2]黄美蓉,葛艳.超声心动图对先天性冠状动脉肺动脉瘘的诊断价值[J].临床超声医学杂志,2012(14):861-862.

[3]蒋国平.超声诊断左冠状动脉起源于肺动脉[G]. 2012年浙江省医学会小儿外科学分会心胸外科学组学术会议暨浙江省先天性心脏病高峰坛论文集,2012:99.

[4]刘秀伦,张大国,周涛,等.成人左冠状动脉异常起源于肺动脉合并二尖瓣膜病变的诊断及手术治疗（附2例报道)[J].贵州医药,2009,33(9):810-811.

[5]洪庆成,江敬铭.儿科综合征[M].天津:天津科学技术出版社,1996.

[6]邢渡,陆士娟,林德洪,等.先天性左冠状动脉畸形并狭窄性病变行PCI治疗2例［J]. 岭南心血管病杂志,2011年增刊第13届中国南方国际心血管病学术会议专刊:60.

[7]韩玲,杜嘉会,张桂珍,等.婴儿左冠状动脉起源于肺动脉的诊断研究[J].中国实用儿科杂志,1999(14):664-666.

第18节 蓝色橡皮大疱样痣综合征

一、名称

蓝色橡皮大疱样痣综合征（blue rubber bleb naevus syndrome，BRBNS）是一种少见的皮肤、肠血管瘤综合征，为一种先天性疾病。BRBNS于1958年由Bean首先描述，故又称为Bean综合征，由于皮肤血管瘤呈橡皮奶头状，故将其命名为蓝色橡皮大疱样痣综合征。

二、流行病学

BRBNS的发生率仅为1：14 000，见于任何种族，但目前黑种人只有3例患者报道。至今国外文献报道约200例。我国1994年以来报道不足25例，之前报道更少。

三、病因

BRBNS的病因不明，可能与遗传有关。

四、临床表现

临床特征为同时存在皮肤及胃肠道血管瘤，可并发其他组织器官血管瘤，主要表现为消化道出血和贫血。

皮肤血管瘤数量不等，可单发，也有数百个并生，损害大小不一，小似针头或小米粒大，大的直径达3~4cm。特征性损害呈蓝青色、蓝紫色，中心柔软，呈乳头样隆起，可压缩，去压后迅速恢复原状，无自觉症状，常有多汗倾向，个别患者有自发性夜间疼痛。发生于面部则影响容貌，受外伤后有出血现象。常于出生时或幼年发病，皮损逐渐增多、扩大。肠道血管瘤常为多发性，位于黏膜下，多见于小肠，可在儿童时发病，破裂时导致肠道出血，可引起贫血。偶见血管病变，可广泛散布于整个胃肠道和其他器官，如肺、脾、肝、胸膜和中枢神经系统。

BRBNS的临床表现可以多种多样，近几年报道了一些具有特殊临床表现的病例：并发大脑多发性海绵状血管瘤出血引起失明；并发眼眶血管瘤引起间歇性失明；并发气管血管瘤刺激气管引起慢性咳嗽；并发肝脏血管瘤，食管静脉曲张，引起上消化道出血及肝功能异常；并发盆腔血管瘤引起下消化道出血；并发阴茎血管瘤引起重度尿道出血；并发脊柱血管瘤引起脊髓压缩和脊柱塌陷；血管瘤中形成的血栓造成多处大脑梗死引起血管性痴呆；甚至有报道血栓掉入肺脏引起反复的肺梗死，继发肺动脉高压，短期内死亡。

五、诊断

诊断BRBNS的重要性在于可以发现一些不能解释的肠道出血性疾病。伴有严重的消化道出血者，需要进行外科手术治疗。本病需要与伴有消化道出血的皮肤病相鉴别，例如，①Osler病（遗传性出血性毛细血管扩张症），有口唇和手背部集簇细小的毛细血管扩张损害和出现鼻出血；②Maffucci综合征，有软骨发育障碍表现。可通过以上临床特征与本病加以鉴别。

参考文献

[1]张青迁，王泓.蓝橡皮疱样痣综合征1例[J].临床皮肤科杂志，2001，30(2)：119-120.

[2]叶桦.蓝色橡皮大疱样痣综合征23例临床分析[D].杭州：浙江大学，2007.

第19节 Boerhaave综合征

一、名称

Boerhaave综合征即自发性食管破裂。1724年，Boerhaave在尸体解剖时发现并首次报道此病，故称为Boerhaave综合征。

二、流行病学

自发性食管破裂少见，它可能是身体素来健康人的急性死因，发病率低，约每75 000例住院患者中有1例。误诊率可高达74.3%，死亡率高达11%~100%。

杜涛报道1999—2001年共行胃镜检查2000例，检出Mallory-Weiss综合征（MWS）21例，占同期胃镜检查的1%。MWS是食管自发性破裂的一种类型，占消化道出血原因的2.7%~14.7%，任何原因引起的剧烈呕吐，特别是干呕、腹内压骤然升高的情况下，造成的贲门、食管远端黏膜和黏膜下层的纵行撕裂，可并发出血，量不等，呕血多为鲜红和暗红色。反复出血或者量大，易发生休克/死亡，应引起足够的重视。

自发性食管破裂发生率仅为1/6000，占所有食管穿孔的15%。

三、病理

呕吐是自发性食管破裂最重要的发病原因，主要见于饮食量很大的中年男性且大多数嗜酒。食管可有原有病变，但大多数为正常食管。多发生于食管下端1/3处，位于左侧胸膜下，故此处破裂多破入左胸。中段食管位于右侧胸膜下，此处破裂多破入右胸。考虑为剧烈呕吐时食管各段舒张、收缩失调造成局部高压，而使食管破裂，呕吐时贲门开放，胃内容物大量涌入食管，而咽肌则引起痉挛，食管在瞬间压力急骤增加，食管缺乏浆膜层，在较低压力下即易于破裂。加之胸腔负压引起的食管壁内外的压力差增大，因而造成食管破裂。

国内有人将自发性食管破裂分为以下几种类型：①纵隔型；②液气胸型；③瘘管型。自发性食管破裂病理改变的轻重取决于发病时间的长短和外漏胃内容物的多少，就诊时间越长，暴饮暴食后，食管及纵隔的化脓性炎症越重。新鲜裂口有时像剪开一样整齐，由于漏出胃酸的强烈刺激和消化液自身消化，可立即或短时间内出现下胸、上腹部剧烈疼痛，数小时后裂口边缘炎性肿胀、糜烂、坏死，愈合能力下降。破裂至纵隔者，气体、胃液、食物侵蚀纵隔组织引起感染，并出现纵隔气肿，向上发展可出现纵隔、皮下气肿，形成液气纵隔。如果破裂一开始就穿破纵隔胸膜，则纵隔炎症不明显，而胸腔因化学刺激及细菌污染产生化学性和细菌性胸膜炎，导致严重呼吸、循环功能障碍；并出现中毒性感染症状及水、电解质失衡，甚至发生休克，可危及生命。

四、临床表现

自发性食管破裂典型的临床表现为呕吐、胸腹疼痛、皮下气肿三联征，但临床上40%的患者无此典型症状，相反75%的患者由于食管漏出液进入胸腔刺激膈肌而出现剧烈的胸腹痛，其临床特征容易和其他急症混淆。早期最易误诊为急性胰腺炎、溃疡穿孔、腹膜炎、自发性液气胸、心肌梗死和急性阑尾炎等疾病，而延误早期诊断，给治疗带来困难，增加了并发症发生率及病死率。

原啓报道1例黑色胸腔积液表现的。患者，男性，80岁，以腹痛、腹部膨隆就诊。CT发现左侧胸腔积液，胸穿为黑色。食管破裂的胸腔积液亦可为纵隔炎症的反应性胸腔积液和黄色或黄褐色的继发性脓肿。

五、诊断及鉴别诊断

以下几点有助于早期诊断：①任何原因，特别是暴饮暴食引起的剧烈呕吐后，突然出现胸部或上腹部剧烈疼痛；②体格检查发现颈部皮下气肿、液气胸或急腹症体征；③胸部X线检查显示患者纵隔阴影增宽，纵隔或皮下气肿、液气胸（单侧或双侧）和肺组织受压改变；④胸腔穿刺抽出带有异味的混浊液体或食物残渣；⑤临床上一旦怀疑本病，应立即口服碘对比剂行食管X线造影检查，不仅可以明确诊断，而且可显示破裂的部位以及与胸腔纵隔的关系，从而为下一步选择治疗方法提供重要依据。吻合口狭窄、消化功能紊乱等并发症，会终身影响患者的生活质量。

自发性食管破裂的临床表现缺乏特异性，症状类似于心肌梗死、急性胰腺炎、急性胸膜炎、溃疡病穿孔等，误诊率可高达74%~84%。

与Mallory-Weiss综合征（马-魏综合征）不同的是：自发性食管破裂为食管全层破裂穿孔；MWS仅食管下端和贲门部黏膜下层破裂发生上消化道出血，而非穿孔，多见于酒精中毒、萎缩性胃炎、营养性肝硬化、食管裂孔病等患者。

六、治疗

采用可回收金属覆膜内支架介入治疗，效果明显。

手术方法的选择取决于患者的一般情况、发病时间、胸腔污染程度、食管破裂位置和长度及裂口是否水肿、坏死等情况。原则上，发病24小时内应考虑急诊手术，如>24小时且感染不严重，全身状况允许，也可进行手术治疗。发病25~48小时手术且裂口较长、胸腔污染不严重、未出现中毒性休克者，鉴于发病时间长、胸腔内已感染、食管壁水肿，可行食管大部切除，食管-胃颈部吻合术，该术式切断了污染源，吻合口又避开了污染严重的胸腔，多能一期愈合。发病

>48 小时手术者，往往胸腔感染严重并出现中毒性休克，应行以胸腔引流、胃肠减压、加强营养为主的保守治疗，3 个月后一期行食管修补治疗。

七、预后

自发性食管破裂临床少见，死亡率可达 75%~100%。

参考文献

[1]王相臣，梁宗敏，刘建华，等.29 例老年自发性食管破裂的诊断和治疗[J].中国医师杂志，2005，7(8)：1078-1079.
[2]朱红民，王金武.Boerhaave 综合征的诊断及护理要点[J].中国实用医药，2008，3(36)：207-208.
[3]杜涛.Mallory-Weiss 综合征 21 例临床分析[J].临床消化病杂志，2004，16(6)：271.
[4]王春妮，齐海妮，王沛.自发性食管破裂 21 例的术后观察与护理[J].中国误诊学杂志，2010，10(23)：5722-5723.
[5]王昌泉，李跃川，李泽民，等.自发性食管破裂 15 例误诊分析[J].临床荟萃，2010，25(17)：1538-1539.
[6]袁美卿，于瞳兴.自发性食管破裂综述[J].基层医学论坛，2010，14(17)：546-547.
[7]于学林，崔进国，孙兴旺，等.可回收覆膜金属支架在自发性食管破裂中的应用[J].放射学实践，2008，23(1)：73-78.
[8]原啓.黑色胸水は危険[J].内科，2010(105)：333.
[9]郭安瑞，刘煜，郑文凯，等.自发性食管破裂 12 例诊治分析[J].临床误诊误治，2010，23(7)：639-640.

第 20 节 Bowen 病

一、名称

Bowen 病即鲍文病(Bowen's disease)，是一种少见的皮肤原位癌。由 Bowen 于 1912 年首先描述，因而得名。因为较少见，容易误诊为其他皮肤病变。

二、流行病学

Bowen 病的病因可能是多因素的，主要认为与砷剂、紫外线、病毒、外伤、其他脏器恶性肿瘤、遗传等有关。目前最为引人注目的就是与病毒的关系，特别是发生于肛周、外阴、手指等部位的人乳头瘤病毒(HPV)的检出有深远意义。

发病率为 2.4/10 万人次，占皮肤恶性肿瘤的 34.6%，好发于中年以上人群，诊断时平均年龄为 60 岁，男女均可发生。

1959 年，Graham 报道 Bowen 病患者可能更易患内脏癌。35 例患者发生本病的平均年龄为 54 岁，内脏恶性肿瘤平均在 8.5 年后出现。1901 年另一组报道 155 例 Bowen 病中，57 例在 5.5 年后出现内脏癌。Sneddon 等亦报道了类似的结果。Paterka 发现在暴露部位的 20 例 Bowen 病中，仅 1 例发生内脏癌，而发生在非暴露部位的 38 例中，11 例发生内脏癌。Epstein 在 11 例 Bowen 病患者的尸体解剖中发现 3 例内脏癌，而在 3885 例其他皮肤黏膜癌肿患者的尸体解剖中发现 231 例原发性内脏恶性肿瘤（占 5.9%）。Graham 等报道因治疗或职业接触有砷中毒的 15 例 Bowen 病患者中，10 例受累皮肤和某周围皮肤做活检显示砷含量比对照组损害高。砷的来源可为药物、某些香烟、杀虫喷雾剂等。已知摄入砷能引起内脏癌，最常受累的器官是支气管和泌尿生殖系统。

三、病理

Bowen 病的组织病理学改变有其特征性，其基本病变是上皮内癌。本病最具特征性的病理改变是可于表皮全层看到不典型细胞的增生，这对诊断有决定性意义。角化过度、角化不全、颗粒层减少或增厚、斑片样棘皮症伴有细胞增多、真皮浅层慢性炎症细胞浸润。Bowen 病可有不同类型的组织学改变：银屑病样损害为角化不全，规则性显著的棘层肥厚，表皮突宽大有时融合；萎缩型与萎缩型日光角化病类似，但 Bowen 病为表皮全层的非典型性和缺乏成熟，并侵犯表皮内附属器结构；疣状角化过度型 Bowen 病样斑块高度不规则，常表现为角化过度和教堂塔尖样乳头状瘤，以及特征性的坑状凹陷；在某些病变，明显的空泡状非典型细胞类似病毒感染挖空细胞改变，并显示 Paget 形态；黑色素沉积则见于色素型 Bowen 病。

四、临床表现

张睿等分析 82 例 Bowen 病的临床及组织病理学资料。结果：发病年龄较晚，平均 71.2 岁。病程长，平均 2.6 年。男女比为 1：1.05，未见明显差异。非暴露部位多发，共计 68 例，暴露部位与非暴露部位二者比为 1∶100。红褐色斑片样发疹 53 例(67.1%),糜烂性斑片 14 例(17.7%),黑褐色斑片 10 例(12.7%),皮角样 2 例(2.5%)。

Bowen 病可发生在身体任何部位,文献报道常见于日光暴露的部位,但在本组病例中主要发生在非日光暴晒部分的皮肤。常单发,亦可多发。起初为暗红色有鳞屑的丘疹,逐渐扩大或互相融合成圆形或不规则的浸润性红斑,界线清楚,直径多为数厘米,覆以鳞屑痂, 剥去后表面湿润呈颗粒状, 一般无自觉症状,仅 1/3 的患者有不同程度的瘙痒。病程缓慢,可延续数年或数十年。而对于大多数病例,从出现症状到明确诊断之间的时间为 5~8 年。

Bowen 病亦可向真皮内侵袭,转变为鳞癌,并可转移至局部淋巴结。转变为鳞癌者国外报道多数在 3%~ 5%,最高发生率为 11%,其余绝大多数患者终身保持原位癌。一旦侵袭真皮,局部转移及内脏转移都可发生。

五、诊断

由于 Bowen 病发病率不高,首诊时常常难以明确诊断。临床上发现轻度脱屑的单发性浸润红斑,逐渐向四周扩展,无自觉症状,持续存在长期不愈者应考虑 Bowen 病。应与浅表性基底细胞癌、银屑病、钱币性湿疹、日光性角化病甚至乳房外 Paget 病等相区别。除临床表现不同外,主要依靠病理检查,但 Bowen 病与 Paget 病在组织学上鉴别诊断有时困难, 需要进行特殊染色,黏蛋白染色在 Paget 病呈阳性,而 Bowen 病为阴性。

六、治疗及预后

Bowen 病治疗首选为手术切除。手术完整切除可以治愈 Bowen 病, 但要求有足够的范围和足够的深度。早期发现和早期实施手术,对治疗和预后尤为重要。未治疗的 Bowen 病经过多年膨胀性生长后可发生浸润性癌。刮除、电干燥、光动力疗法和冷冻疗法也是常用的治疗方法。Bowen 病预后一般良好。

参考文献

[1]段野贵一郎,堀尾武. 広範圍症候群(新订版)Bowen 病[J]. 日本臨牀,1987,春季臨時增刊号(45):1223.

[2]张睿,刘曦光,孙姝,等.82 例 Bowen 病的临床组织病理学及统计学分析[C].中华医学会第十四次全国皮肤性病学术年会·病理和病例报道,2008:570-571.

[3]单毅,汪毅,车旭,等.Bowen 病 13 例诊治分析[J].实用癌症杂志,2006,21(6):623-625.

[4]谈善庆摘,邵经政校.Bowen 病和内脏恶性疾病[J].国外医学皮肤病学分册,1989(15):317-318.

[5]赖松青.Bowen 病与内脏癌肿[J].国外医学皮肤病学分册,1989(15):188-189.

第 21 节 Briquet 综合征

一、名称

Guze 等把 Briquet 综合征视为歇斯底里(癔症)的一种特殊类型。DSM-M-R 接受了这种观点,故将单纯表现模拟神经系统疾病的癔症称为转化性癔症; 把症状涉及多系统的癔症称为躯体化障碍, 中国精神疾病分类方法与诊断标准(CCMD)未包含这一诊断类别。

二、流行病学

韩吉香等报道 2 例 Briquet 综合征。患者均为青年女性,病程 10 年左右,症状复杂多变,均未查出病理体征,且自感症状繁多,并伴有抑郁、焦虑等情绪障碍,Goodun 提出的 6 组症状均有涉及。长期治疗效果不佳,病情波动常可自行缓解。

高树贵和刘志中报道 1 例。患者,女性,34 岁。12 年前获悉当地有白喉流行,担心自己受到感染,终日紧张不安,数日后感到自己喉部梗阻,认为患了白喉,四处求医。医生检查告知无感染征象,数日后症状自动消失。10 年前因工作不顺心,出现腹胀、腹泻,疑患肠癌,体检予以否定。4 年前生气后又出现腹胀、食欲缺乏、紧张等症状。近 6 年常有全身皮肤蚁行感,伴四肢、躯干等剧烈疼痛,情绪悲观想死,但又怕死。多种症状此起彼伏,不能正常工作已达 4 年余。个性内向,姨妈及姑妈有神经病史。入院体检(包括神经系统)未见异常。精神检查:意识清晰,自述病史,条理清晰,称自己很痛苦,自知力完整,无任何精神病性症状。入院诊断为 Briquet 综合征。予抗抑郁剂、抗精神病药等,效果均不佳。出院随访5年，症状时轻时重，变化多端，躯体症状涉及全身各器官，如腹痛、呕吐、腹泻、肢痛、骨关节痛、小便痛、胸痛、心慌、头晕、吞咽困难、性冷淡、闭经或痛经，症状此起彼伏，从未完全消失过，但可自发减轻1~2个月。

此病可有癔症性膈肌瘫痪，造成气短和失声。

三、诊断

Briquet综合征诊断标准做如下规定：①30岁以前发病，有多种躯体症状史，持续多年，虽有波动，但从未完全缓解；②躯体症状与器质性因素无关；③已使患者发生求医或改变生活方式的行为；④至少出现5个以上器官系统的症状，尤其是消化道、骨关节、神经系统和泌尿生殖系统症状。

参考文献

[1]高树贵，刘志中.Briquet综合征1例报道[J].中国神经精神疾病杂志，1992(4)：221.

[2]韩吉香，王元秀，孙淑花，等.Briquet综合征2例报道[J].精神医学杂志，1994(4)：51.

第22节 Bruton综合征

一、名称

Bruton综合征（性联 γ-球蛋白缺乏症，sex-linked gamma globulinemia）又称为Bruton病（Bruton disease）、先天性 γ-球蛋白缺乏症（congenital gamma globulinemia）等。由Bruton于1952年最先报道。1962年由Good正式命名为Bruton综合征。此后日本学者合屋等报道了Bruton综合征的存活病例。

二、流行病学

Bruton综合征属性联隐性遗传。

三、病理

Bruton综合征可能是淋巴样干细胞分化为前B细胞（pre-B细胞）的过程出现障碍。这个学术观点已被动物实验所支持。给初生动物注射6-巯基嘌呤可引起类似全部免疫球蛋白减少或体液免疫功能降低、淋巴结生发中心发育不良、浆细胞缺乏等病理改变。切除鸟类腔上囊后，可引起全部免疫球蛋白含量减少，抗原刺激下抗体产生水平明显减弱。

四、临床表现

Bruton综合征仅见于男性，常在出生后5~6个月开始发病，少数在4~5岁时发病。主要表现为反复频繁的细菌性感染，特别是化脓性感染，例如肺炎、中耳炎、败血症、脓胸、脑膜炎、脓皮病等。常见病菌有葡萄球菌、链球菌、肺炎双球菌、流感杆菌等。由于肺部反复感染可导致支气管扩张症及慢性间质性肺纤维化。由于从婴儿期即出现反复感染，可导致患儿发育迟缓，营养不良、生活能力低下等。常合并各种自身免疫性疾病，如红斑性狼疮、皮肌炎、类风湿关节炎等。

陈子庆等报道先天性性联丙种球蛋白缺乏症2例。例1：患儿，男性，2岁2个月。反复发热、咳嗽、腹泻年余。住院后经抗结核抗感染并先后输全血和血浆3次，共600mL，病情趋稳。例2：患儿，男性，10岁，出生后8个月患麻疹肺炎，随后多次患肺炎，每年8~9次，且常伴腹泻，稀便一天3~5次，以肺部感染为主，并先后患中耳炎、鼻旁窦炎等，伴左胸痛、头痛、呕吐、食欲缺乏。

五、诊断

世界卫生组织制定的Bruton综合征诊断标准是：①男孩；②婴儿或幼儿发病；③血清IgG≤200mg/dL，IgA、IgM亦明显减少；④细胞介导免疫反应正常，浅表淋巴结活检，淋巴结中缺乏淋巴滤泡和生发中心，并难以找到浆细胞。诊断明确后用丙球做替代疗法，开始剂量为1.6mL/kg，维持量为0.6~0.8mL/kg，每月肌内注射1次，年长儿可每周肌内注射10mL，并应使用有效抗生素控制感染。

六、治疗及预后

Bruton综合征治疗方法有 γ-球蛋白疗法、新鲜血浆疗法、骨髓移植、抗生素疗法。

Bruton综合征预后较差，常因反复感染而导致发育迟缓、营养不良，或严重感染而致夭折。早期确诊并适当给予免疫替代和（或）免疫重建治疗可改善预后，已有存活 20 年以上的报道。

参考文献

[1]洪庆成,江敬铭.儿科综合征[M].天津:天津科学技术出版社,1996.

[2]陈子庆,孙秀莲.先天性性联丙种球蛋白缺乏症二例报道[J].实用儿科临床杂志,1990(5):271-272.

第 23 节 Buschke-Ollendorff 综合征

一、名称

Buschke-Ollendorff 综合征(BOS)又称为脆弱性骨硬化症、斑点状骨综合征、全身性致密性骨炎、播散性骨硬化症、播散性脆弱性骨硬化和结缔组织痣、脆弱性骨皮硬化症、播散性豆状皮肤纤维化、骨皮肤异色症、胶原痣、弹力纤维痣、皮肤播散性豆状纤维化伴脆弱性骨硬化、骨斑驳症、皮肤播散性豆状纤维化、播散性豆状纤维瘤病等。

BOS 于 1928 年由 Buschke 和 Ollendorff 报道,真皮胶原纤维的纤维瘤样肥厚,分布播散样豌豆大的皮肤病变,并伴有骨斑纹症(osteopoikilosis,OS),是一种遗传性外胚叶发育不良性结缔组织痣伴发骨脆弱性硬化。

二、流行病学

BOS的发病率估计为 1∶20 万, 无种族倾向,男女发病率相等。遗传学研究表明,由于其皮肤表现和骨脆弱性硬化可单独分离出现, 属于不完全显性遗传,至今没能基因定位。

三、病理

BOS的组织学改变主要表现在真皮中下层,可见许多成纤维细胞和胶原纤维互相交织并夹杂有成熟脂肪组织, 可见致密胶原纤维和弹力纤维肥大成团。中胚叶弹力纤维、胶原纤维、脂肪组织和平滑肌均可受累,现多认为它是一种主要由胶原纤维构成的错构瘤。BOS 患者的成纤维细胞、弹力相关蛋白的沉积是正常人的 2~8 倍,可局部受累,也可全身受累,受累区弹力生长素和弹力素刺激因子明显增多,患者未受累皮肤比正常人相对增多。

四、临床表现

BOS病变主要侵犯骨骼,其次为皮肤。表现为大腿后部和臀部稍微隆起皮肤的白色或黄色长圆形皮肤损害。

BOS 有家族遗传性。丘疹样的皮肤纤维瘤对称性分布在上臂、下肢近端、背部、臀部、腰部等部位;是一种多发性骨硬化性疾病,好发于骨盆、手足骨、长骨骨骺及骨端,脊柱、肋骨、胸骨、肩胛骨及长骨骨干极少发病;脆弱性骨硬化,临床上患者可表现为疼痛,X 线和 CT 表现为肋骨、胸椎、腰椎、骶椎、骨盆、股骨头及手足小骨均见大小不等的圆形、线状及斑点样致密影,密度均匀,内有骨小梁相延续;少数患者可伴有糖尿病和动脉硬化。

BOS 仅有皮肤表现者,称为结缔组织痣,属真皮局限性结缔组织发育不良。仅有骨表现者,称为脆弱性骨硬化,皮肤及骨均受累,临床称为 BOS。皮肤病变为圆形结节, 大小不等, 小者为 1mm, 大者可达 10~20cm。皮肤病变分为 3 型,即 Ⅰ 丘疹型、Ⅱ 结节型、Ⅲ 鲨鱼皮样斑块型。还可以分为Ⅳ型和Ⅴ型,Ⅳ型为小的散在型丘疹,Ⅴ型为块状面积较大的皮损。骨骼损害 X 线片可见圆形、卵圆形或条形直径 1cm 大小或更小的致密阴影, 以长骨骺及骨干端最为明显,盆骨也可受累,偶有颅骨损害。青少年 BOS 骨骼病变早于皮肤且青少年多首先发现骨骼损害, 占患者的 2/5,而成人皮肤损害较骨损害早出现约 5 年。

李有玲等报道 1 例 BOS 伴胸腔积液。患者,男性,66 岁。右腋下、前胸壁、肩背部广泛纤维化改变 9 年,右颈部亦见散在结节,质硬、活动度差,右上肢中度淋巴水肿, 右侧中等量胸腔积液。X 线片表现:肋骨、胸椎、腰椎、骶椎、骨盆、股骨头及手足小骨均见大小不一的类圆形、线形及斑片状致密影, 其大小在 3~30mm 范围,密度均匀,内有骨小梁紧密排列并与周围骨小梁相延续。

五、诊断

BOS诊断并不困难,但临床上往往首先注意到皮肤病变而忽略了骨骼病变, 因为骨骼损害无明显症状。皮肤病变出现形态学改变,初步诊断为结缔组织疮，结合 X 线片及骨骼有损害能明确诊断为 BOS。

弹力纤维性假黄瘤（pseudoxanthoma elasticum，PXE）与 BOS 同属结缔组织痣中的弹力纤维病变疾病，是一种主要累及弹性组织并可侵犯人体多个器官和系统的少见遗传性疾病，该病主要表现为皮肤、眼（眼底的损害最常见是血管样条纹）、心血管系统损害。20%的 PXE 患者出现肾、脾、胰腺动脉钙化，有些患者甚至早在 10 岁就发病。继视网膜出血以后，消化道出血是较常见的，有 15%的患者可出现呕血和便血。这是胃黏膜的小动脉纤维钙化所致。蛛网膜下隙、鼻腔、肺部、肾脏、膀胱及关节的出血较少见。

六、治疗及预后

BOS 发展到一定时间自行停止，一般不需治疗，若有奇痒或影响美观，可行手术切除。预后尚可。

参考文献

[1]荻野笃彦. 広範圍症候群（新订版）Buschke-Ollendorff 症候群[J].日本臨牀，1987，春季臨時増刊号（45）：1224.
[2]韦兴.Buschke-Ollendorff 综合征[J].中国骨与关节杂志，2008（2）：66.
[3]路三军，张建敏，张军，等.Buschke-Ollendorff 综合征 1 例报道[J].中国煤炭工业医学杂志，2002，5（6）：631-632.
[4]伴糖尿病的遗传综合征（续）斑点状骨综合征（Buschke-Ollendorff 综合征）[J].辽宁实用糖尿病杂志，2004，12（6）：61.
[5]李有玲，吕发盒.骨斑驳症和 Buschke-Ollendorff 综合征 1 例[J].中国医学影像技术，1990（15）：63.

C

第1节 Caffey-Smith 综合征

一、名称

Caffey-Smith 综合征又称为婴儿性骨皮质增生综合征、婴儿性骨皮质增生症(infantile cortical hyperostosis)、增生性骨肥厚、增生性骨膜骨赘形成、De Toni-Silverman-Caffey 综合征、Roske-De-Tont-Caffey 综合征、Smith-Caffey 综合征、Caffey-Smith-Roske 综合征等。

二、病理

本综合征原因未明。患者多有发热及血沉增快,故曾疑为骨骼的轻度感染,但病变处未找到病原菌。由于发病多在胎儿期,或半年之内,且部分有家族史,因而认为是一种遗传病。国外有人认为有常染色体显性遗传,还有疑为结缔组织病或病毒感染。

为正常未成熟的板状骨皮质增生,无炎性改变。急性期有骨质疏松,可见有明胶样改变、有丝裂样结构与黏蛋白状改变的交替,延伸至附近肌腱和筋膜,随后肌肉坏死和纤维化改变。

三、临床表现

本综合征多见于男性,婴儿期发病(多小于5个月),主要症状有烦躁不安、激惹症状;深层软组织肿胀,变硬有压痛;长管状骨和扁平骨骨皮质肥厚。骨损害在出生前X线片就可观察到,为突然发病,有发热、受累部位有触痛及活动受限。颌骨、面部或其他部位骨肿胀,但肿胀处无变色、无水肿、无热不红、无化脓性改变。受累骨骼常见于下颌骨、锁骨、肩胛骨、额骨、颞骨和肋骨。病变可多发或单发。肿胀有时自四肢开始,仅数日累及面部。

姜涛报道婴儿性骨皮质增生症误诊6例。男5例,女1例。1月龄1例,3月龄4例,5月龄1例。误诊为上呼吸道感染1例,外伤1例,骨髓炎合并败血症2例,颌下淋巴结炎合并败血症2例。

四、诊断

根据发病特点应考虑本综合征。血象呈中度贫血,中性粒细胞中度增加,血沉增快,血碱性磷酸酶增高。X线片中受累骨呈皮质增厚。于急性期缓解后可遗留增厚或斑片状硬化。病变侵及管状骨时,仅在骨干周围见到层层增厚的骨膜下新生骨影,有如管套状包围骨干。边缘可不规则呈波浪状,但不累及骨骺及干骺端。增厚骨皮层的吸收和恢复至正常,比临床症状消失要迟缓。

五、治疗及预后

本综合征抗生素治疗无效。肾上腺皮质激素治疗可使急性症状在数日内消退。可短程使用,一般1周左右。

本综合征预后良好。病程长短不一,可数周内自愈,肿胀完全消失,也局部再发,或骨受累持续数月至年余。罕有死亡者。

参考文献

[1]洪庆成,江敬铭.儿科综合征[M].天津:天津科学技术出版社,1996.

[2]姜涛.婴儿性骨皮质增生症误诊6例分析[J].中国误诊学杂志,2003,3(1):119-120.

第 2 节 沉箱综合征

一、名称

沉箱综合征(caisson syndrome)又名 Diver 病、压缩空气病、减压病(decompression sickness, DCS)、高空病、潜水员麻痹、气栓及气阻塞等。

二、病因及病理

减压病是一种严重威胁潜水人员生命安全的职业病，其病因为:潜水深度超过 10m，潜水完毕后，因减压不当造成残留在关节或身体组织中的惰性气体[如氮气(N_2)或氦气(He)]无法随血液循环送出体外而形成气泡，造成身体的不适应或急性障碍。发生在中枢神经系统的减压病以脊髓减压病较为多见，是潜水作业中较为严重的一种职业性疾病，对潜水员的健康危害极大。其临床表现复杂，救治方法不当会致残或致死。

三、临床表现

减压病依症状可分成 3 种类型。①减压病 1 型:主要是因为惰性气体形成气泡后堵塞于皮下组织、关节或肌肉之间，造成关节剧烈疼痛，影响行为能力，其主要症状有皮肤发痒、刺痛、红疹、关节肌肉疼痛。②减压病 2 型:主要是因为气体气泡充塞于人体的呼吸系统、循环系统或神经系统，造成身体功能的严重障碍而引发休克与死亡，其主要症状有头昏、眼花、恶心、呕吐、耳鸣、晕眩、言语障碍、视觉模糊、四肢麻木、协调困难、胸闷胸痛、失明、休克、死亡。③慢性型减压病:指的是长期因减压不当导致中枢神经或身体组织产生慢性伤害，其主要症状有注意力不集中、视力减退、记忆力丧失、行动迟缓、行为异常。另外还有异压性骨坏死，这是一种非外伤及非感染性的缺血性骨坏死，通常发生于职业潜水员或高压舱作业人员四肢的长骨头，尤其是股骨及肱骨。

减压病的主要症状体征包括关节疼痛、肌肉疼痛、皮肤瘙痒、大理石斑纹、皮疹、乏力、头痛、胸闷憋气、胸骨后疼痛、大汗、感觉减退、尿便失禁、头晕耳鸣、恶心呕吐、运动失调、单瘫、截瘫、昏迷。患者可同时出现 1~6 个临床表现，以关节疼痛及腰背部疼痛发生率最高。潜伏期最短的是在出水之前发病，近半数是在出水后 10 分钟内，绝大多数(90%)是在 1 小时内，超过 3 小时的有 18 例，1 例长达 16 小时。提示潜水后的医学观察不能短于 3 小时，并要警惕潜伏期长的患者，以便及时诊断与治疗。本组中肢体关节疼痛发生率最高，其中右侧为多，这可能与潜水员的右侧肢体劳动负荷较重有关。有 7 例出现头晕、耳鸣、听力下降，认为是因前庭器官受累所致。

四、治疗及预后

对于脊髓型减压病，再加压治疗时间越早越好，因为加压治疗可消除脊髓组织中的气泡。高压氧(HBO)治疗可增加受损部位的氧分压，消除组织水肿，改善微循环，促使神经功能迅速恢复和神经轴突广泛再生。因此，选择适当的再加压治疗方案和及时的高压氧治疗是提高治疗效果的重要手段。阎双银等资料表明，再加压治疗间隔时间对急性脊髓型减压病的疗效有显著影响，且再加压治疗时间越早疗效越好，越晚疗效越差。急性脊髓减压病主要发生于出水后即刻和 1 小时内，随着时间的延长，发病率逐渐下降。因此，潜水员出水后 1 小时内加强体征观察，对争取主动救治非常重要。

参考文献

[1]李凤鸣.中华眼科学[M].2 版.北京:人民卫生出版社，2005.
[2]阎双银，钱存荣，孙孝东，等.急性脊髓型减压病 220 例综合治疗效果观察[J].海军医学杂志，2009，30(1):18-20.
[3]奉和平，唐浩，李荣萍，等.潜水作业致减压病的救治及预防[J].海南医学院学报，2008，14(3):236-237，239.

第3节 癌家族综合征

一、名称

癌家族综合征（cancer family syndrome，CFS）是Lynch等提倡的概念，不伴息肉病、结肠及子宫内膜发生原发腺癌，易患其他癌的体质，具备遗传性的状态。本综合征又名遗传性腺癌症。Lynch曾经报道过一个癌家族，在842例后裔中共发现95例癌患者，但癌家族的致癌基因目前尚未明确。

Lynch等提出，遗传性卵巢综合征（HOCS）指3种癌症综合征：①乳腺癌－卵巢癌综合征（HBOC），即有遗传性乳腺癌倾向家族中的卵巢癌患者或其一、二级亲属中有两个或两个以上的卵巢癌患者；②遗传性非息肉性结肠癌（HNPCC），又称为LynchⅡ综合征，主要表现为结直肠癌合并卵巢癌和子宫内膜癌；③遗传性位点特异性卵巢癌（HSSOC）。

许多肿瘤有明显的家族史，家族聚集现象分为两种：一种是家族性癌（familial carcinoma），是指1个家族内多个成员患同一类型的肿瘤；另1种比较罕见，称为癌家族（cancer family），是指1个家系中恶性肿瘤的发病率高（约20%），发病年龄较早，通常按常染色体显性方式遗传，以及某些肿瘤（如腺癌）发病率高等，Lynch将上述特点归纳为癌家族综合征，致病基因未明确。

二、流行病学

许多癌症综合征表现出强烈的家族性因素，并具有明显的孟德尔遗传模式。具有癌发生率高的常染色体隐性遗传病有毛细血管扩张性共济失调、着色性干皮病、Fanconi贫血和Bloom综合征；某些与癌症相关的X连锁遗传病有Wiskott-Aldrich综合征、先天性低免疫球蛋白血症、Purtilo淋巴组织增生综合征和严重的混合免疫缺陷。上述多数疾病不同程度地表现出免疫功能异常。具有原发性免疫缺陷的儿童与相应年龄的普通群体相比较，癌的发生率高100~1000倍。

三、临床表现

文献尚未见肺癌报道。编者确知一癌家族有肺癌发生（笔者的母亲为肺鳞腺混合癌，母系中还有肝癌、食管癌及乳腺癌患者等）。

CGuttl RA描述一个连续两代有40%以上成员患癌的家族，其表型的主要特征有：①癌的类型为乳腺癌、子宫内膜癌和胃肠癌，无淋巴样癌；②常染色体显性模式；③癌的发生较晚；④尽管具有患癌风险，各代的受累频率高，但无多发性原发癌。

李强等对报道的高发癌家族采用家族调查分析、染色体分析和生活环境的放射线检测和致癌物质检测等方法进行调查。结果：本家族43人中有18人患癌，男女比例为0.8∶1，平均发病年龄为22.8岁，平均死亡年龄为24.2岁。共涉及10种肿瘤类型（肿瘤类型共10种，其中乳腺癌5例，脑胶质瘤2例，胃癌、肝癌、结肠癌、直肠癌、骨肉瘤、脂肪肉瘤、白血病、黏液表皮样癌各1例，肿瘤名称不明3例）。家族中所有成员染色体检查未发现明显异常。生活环境的放射线强度、地表水和屋内表层土环境质量监测结果均未超过标准限值。结论：本家族符合常染色体显性遗传，为典型的癌家族综合征。

四、治疗及预后

癌家族综合征应行家族遗传学调查，并尽早诊断、尽早治疗。

本综合征的预后较差。

参考文献

[1]宇部宮譲二，松本正道.広範圍症候群（新订版）cancer family syndrome[J].日本臨牀，1987，春季臨時增刊号（45）：1325.

[2]戴德林摘，张贵寅校.高危险癌家系的遗传连锁分析：HLA和其他24种遗传标记［J］.国外医学肿瘤学分册，1983（10）：240-241.

[3]李强，赵小东，孙东杰，等.罕见高发癌家族及遗传流行病学调查[J].现代预防医学，2006，33（1）：53，56，58.

第4节 Cantrell综合征

一、名称

Cantrell综合征又名胸腹异位心、异位心、Cantrell-Heller-Ravitch综合征、五联征综合征、腹膜－心包－膈疝，是一种罕见复杂的先天畸形。1958年由Cantrell首次报道，主要包括5种畸形：胸骨裂及胸骨下段缺损、膈肌前部半月形缺损、心包壁层缺如且与腹腔交通、脐上腹壁缺损、异位心伴心脏畸形，因此又称为Cantrell五联征。1991年，Bennett等最早采用超声诊断1例孕12周Cantrell综合征胎儿，至今已有60余例产前超声诊断Cantrell综合征的报道，均为个案。

二、流行病学

遗传特征：Cantrell综合征多为散发病例，无遗传性及家族性倾向，但也有在同一个家族中发生或在三倍体胎儿中发生，尤其在18三体及X连锁遗传胎儿中发生的相关报道。国外文献报道的活产婴儿中，Cantrell综合征的发生率为5.5/100万~1/6.5万，男女比为1.35∶1。

三、病因及病理

Cantrell综合征病因不详，可能与常染色体异常有关。多数学者经胚胎发育和病理学研究认为，Cantrell综合征胎儿5种畸形的发生密切相关，是胚胎期第14~18天中胚层移行发育缺陷及变异所致。Cantrell综合征各种畸形的发生还与血管发育不良导致窃血、机械因素导致畸形、继发于羊膜破裂、牵拉和粘连，以及基因突变或妊娠3个月内病毒感染、胎儿期母亲服药等多种因素影响有关。

四、临床表现

前胸和腹壁完全裂开是Cantrell综合征的典型表现，在妊娠中期通过超声检查可以检出。如果超声发现胎儿心脏在胸壁外搏动，同时伴有脐膨出或腹裂畸形，可以确定诊断。进一步做核型分析除外常染色体异常。胸、腹腔积液的产生可能与胸腹内容物的挤压有关。

Toyama将Cantrell综合征的畸形分为完全型和不完全型进行诊断：①5种畸形同时存在诊断为完全型Cantrell综合征，此型非常罕见；②4种畸形（须包括心内结构异常和腹壁缺损）考虑为Cantrell综合征；③4种以下畸形的不同组合（须包括胸骨异常）诊断为不完全型Cantrell综合征，此型较多见。由于胎儿未发育成熟及超声检查具有局限性，产前超声无法同时准确诊断出5种结构畸形（心内结构异常、心包及膈肌缺损早孕期难以确诊），未经尸检产前超声难以分型诊断。

Cantrell综合征胎儿心内畸形复杂多样，综合多篇文献报道，Cantrell综合征胎儿产后检查发现的主要心内畸形包括室间隔缺损（72%）、房间隔缺损（35%）、法洛四联症（17%）、肺动脉狭窄或闭锁（32%）和心室憩室（32%）。Cantrell综合征胎儿常伴发神经系统畸形、面部畸形、脊柱畸形、肢体畸形、脐带异常、肠旋转不良等程度不等的畸形。

有研究认为Cantrell综合征是腹部中线部位缺陷的严重表现，中线部位是胚胎发育薄弱的一个部位，腹部中线部位的缺陷表现为胸骨、腹壁、膈肌、心包及心脏畸形，与其他中线部位的缺陷如唇腭裂、神经管畸形相关。也有学者认为，脑膨出、脊髓脊膜膨出、无脑儿、露脑畸形、脊柱裂、颅脊柱裂这些神经系统畸形与Cantrell综合征相关，并称为变异型Cantrell综合征。

五、诊断

Cantrell综合征应与孤立的心脏异位、心脏异位伴羊膜索综合征、体蒂畸形、孤立脐膨出、Beckwith-Wiedemann综合征、染色体异常等相鉴别。

六、治疗及预后

郑琼等的经验是，孕期超声筛查有利于发现并诊断胎儿Cantrell综合征。

文献报道，Cantrell综合征胎儿预后取决于胸腹壁缺损范围的大小和缺损的严重程度，心内畸形不是影响预后的最重要因素；但主要心内异常的严重程度是影响胎儿出生后长期生存的关键因素，治疗效果取决于胸腹壁缺损的大小及心内结构异常。

参考文献

[1]廖秦平.妇产科综合征[M].北京:北京大学医学出版社,2004.

[2]郑琼,李胜利,陈琮瑛,等.Cantrell综合征产前超声诊断及图像分析[J].中华医学超声杂志(电子版),2014(11):795-802.

第5节 Caplan综合征

一、名称

Caplan综合征又名类风湿关节炎–尘肺综合征、石末沉着性关节炎,是由类风湿尘肺类风湿因子引起的肺部病变和由粉尘引起的肺纤维化共同导致的综合征。

二、流行病学

该病于1958年由Anthony Caplan在煤工尘肺患者中发现。调查显示,我国类风湿关节炎(RA)患病率为0.3%~0.5%。此外,有人对816例尘肺患者进行调查,类风湿因子(RF)阳性率为19.91%。可见可能有不少RF为临床漏诊。

尘肺患者RA的患病率比普通成年人群RA的患病率高6.25倍。

据统计,煤工尘肺患者占2.3%~6.2%,锅炉工、陶瓷工、喷砂工、铸造工中亦有报道。本病的病因不清楚,但在肺部的类风湿结节及其周围组织中发现有免疫细胞及类风湿因子。其发病情况与一般人口中类风湿因子的阳性率相似。多数学者认为,类风湿尘肺为免疫反应所致的结缔组织病,与类风湿关节炎关系密切,病因可能一致。

Lindars等(1967)报道,英国煤工尘肺患者中类风湿病患病率为2.3%~6.2%;сенкевич(1963)报道硅肺合并类风湿关节炎者占0.6%~1%。

我国普通人群中RA患病率为0.3%~0.5%。国内硅肺、煤硅肺816例调查,RF阳性占19.97%。

三、病理

多数Caplan综合征病例先发现关节病变,后出现肺部类风湿病变;也有少数先出现肺部病变,随后出现关节病变;还有一部分只有肺部病变而无关节病变。肺部病变主要表现有胸膜炎、间质性肺炎、肺纤维性变、结节性病变等。

四、临床表现

杨德昌等报道了煤工尘肺合并类风湿病的调查结果。临床分型如下。①典型:患者具备肯定的RA和X线胸片类风湿征象和RF阳性或阴性。胸片出现Caplan结节者定为Caplan综合征。X线胸片肺野类风湿征象包括Caplan结节、小阴影聚集、慢性间质性肺炎、多发大阴影。胸片类风湿征象的确认应以有RA或RF阳性为鉴别要点,并结合病史、化验及X线胸片特征进行鉴别。查出11例。②肺型:无RA,具备X线胸片类风湿征象和RF阳性。此型RF阳性为鉴别要点。查出19例。③关节型:具备肯定的RA和RF阳性或阴性,X线胸片无类风湿征象。查出5例。三型共35例(8.22%,35/426)。

隐匿型是煤工尘肺患者无RA及肺类风湿征象,只表现为血清RF阳性。查出16例(3.76%,16/426)。

临床型及隐匿型共51例(11.97%,51/426)。门头沟矿典型病例中Caplan综合征2例,占煤工尘肺的0.75%。煤工尘肺合并类风湿的病例血清RF阳性者占65.5%,其余阴性病例均合并典型和肯定型RA。

五、诊断

胸片显示为多发的边缘清晰的圆形或类圆形阴影,直径为0.5~5.0cm,分布于两肺野的边缘及后部,出现的部位无一定规律,有些阴影的内部可有钙化,如结节数目少、阴影较大且不规则时,与硅肺融合团块不易鉴别。诊断依据为:有过粉尘作业的接触史;胸片有少量或不同程度的尘肺病变;多发而散在的圆形或类圆形阴影,且结节内常可见钙化点;伴有类风湿关节炎和血清类风湿因子阳性反应。

沈国安等认为,在日常尘肺诊断工作中,有时不易将进行性大块纤维化(progressive massive fibrosis,PMF)和类风湿尘肺结节相鉴别。应注意如下3个方面:①了解类风湿结节与PMF X线表现的各自特征;②PMF病例大阴影多在单纯性尘肺背景上出现,而类风湿结节的尘肺背景可能很少或缺如;③类风湿结节往往突然发生,而这种情况在PMF的发生和发展过程中通常不易见到。

六、治疗

关于 Caplan 综合征的治疗，迄今为止尚无特效的方法。曾有见用氯喹、肾上腺皮质激素、环磷酰胺、苯丁酸氮芥治疗的报道，可有暂时的疗效，但远期效果不佳。杨德昌等综合国内偶用哌喹做硅肺、煤硅肺治疗的观察，可使类风湿因子转阴，病情趋于稳定，在 1~3 年内阴转率为 72.9%(35/48)。Caplan 综合征应早诊断、早治疗。

参考文献

[1]吕频，张文云，李惠敏，等.一例类风湿尘肺报道[J].劳动医学，1994(11):33.

[2]杨德昌，翟献民，李宝平，等.煤工尘肺合并类风湿病调查[J].中华预防医学杂志，1995，29:338-339.

[3]朱东泽，汤震环.矽肺合并类风湿性尘肺误诊一例报道[J].化工劳动保护：工业卫生与职业病分册，1991，12:208-209.

[4]杨德昌，田乃正，李兆仲，等.典型类风湿煤矽肺 6 例报道[J].中国工业医学杂志，1990(3):13-14.

[5]李继红，吴秀明.类风湿性尘肺的诊治分析[J].中国煤炭工业医学杂志，2002，5(2):146-147.

[6]金涟涟.Caplan 综合征 1 例报道[J].职业与健康，2001，17(2):38-39.

[7]沈国安，张春惠.Caplan 综合征，类风湿因子与煤工尘肺的关系[J].职业卫生与病伤，1995(1):49-51.

第 6 节 类癌

一、名称

类癌(carcinoid)是以原肠系统脏器 - 组织散在性存在的内分泌细胞作为母细胞的肿瘤群。类癌最早由 Langhans 于 1867 年报道，又称为恶性类癌综合征、Hedinger 综合征、Scholte 综合征、嗜银细胞瘤综合征、类癌综合征及类癌皮肤潮红综合征，是 Lieberkuhn 腺内的 Kulchitsky 细胞产生多种神经内分泌物质而引发的一组特有的临床综合征。Thorson(1954)首次详细描述其临床症状，因而有时也称为 Thorson-Biörck 综合征。

二、流行病学

类癌是一种较少见的肿瘤，既往国内报道类癌最多见于阑尾，其次为小肠、直肠、胃、十二指肠，偶发生于支气管、胆囊、胰腺、甲状腺、卵巢、睾丸。国外近 50 年以胃肠道类癌最常见(67.5%)，其次为肺(25.3%)，而胃肠道类癌以小肠 (41.8%)、直肠 (27.4%)、胃(8.7%)类癌最常见。

原发性类癌总的发病率较低，约占恶性肿瘤的 1.5%，发病率约为 2.1/10 万，转移率为 0.7/10 万，出现类癌综合征者约为 0.5/10 万。有文献统计，全世界胃肠道类癌已报道达 4000 例，但其综合征病例仅报道 100 余例。

三、病理

典型类癌(TC)、不典型类癌(AC)、小细胞肺癌和大细胞神经内分泌癌共同构成支气管神经内分泌肿瘤，具有合成、储存、分泌肽激素及神经胺的能力，可诱发类癌综合征。

因肺类癌固有的生物学特性和严格的病理分型标准，即便取得足够的活检标本，类癌的诊断准确性也仅有 70%~80%，10%的类癌被误诊为 SCLC 或鳞状细胞癌。切片的厚度和固定方法影响有丝分裂的计数，同样坏死也不易同浓缩凝固的细胞进行准确的区分，大多数研究认为得到精确的类癌诊断及分型非常困难。经胸肺穿刺诊断周围型类癌的准确性约为 40%，但能区分出的类癌亚型比例仅为 10%~20%或更低。术中冰冻切片检查诊断类癌的准确性为 50%，其中 25%被诊断为 SCLC 或 NSCLC，其余被诊断为各种良性或恶性肿瘤。因此，在确定治疗策略前，依临床特征做出的支气管肺类癌推断仍然重要，活检结果必须被慎重考虑。

较少见的类癌见于无转移的肺、胸腺、胰腺、胃和卵巢的类癌。类癌患者心内膜、胸膜、腹膜、腹后壁等部位均有纤维组织增生，可能是过多的 5-HT 等代谢物质所致。类癌可同时并发其他内分泌肿瘤，多表现为Ⅰ型多发内分泌肿瘤(MEN-1)。此时类癌在男性约 2/3 以上位于胸腺内，女性 3/4 在肺内。

四、临床表现

支气管肺类癌患者年龄分布较广 (4~86 岁)，TC 人群大都为 50 岁左右，男女比例均等。AC 更易发生于老年患者，但在 30 岁以下的患者中，AC 不足 10%。

哮喘是类癌的表现之一，但出现较少，常随潮红症状发生。有作者报道，在 3 例类癌性哮喘中，自发性哮喘只有 2 例；另 1 例因乙醇诱发潮红时引发。较多的是外科手术全麻时诱发支气管痉挛，出现哮喘。

临床表现变化多端。皮肤潮红（65%~94%）最为常见，其次为腹泻（70%~78%）、腹痛（51%）、心瓣膜病变（11%~40%）、哮喘（8%~19%）、水肿（19%）和糙皮病（12%）等。

陈程等回顾性分析 73 例首发症状为咳嗽、咳痰 43 例（58.9%），咯血或痰中带血 14 例（19.2%），发热 9 例（12.3%），胸背痛 8 例（11%），胸闷气短 6 例（8.2%），心前区不适、前胸壁肿物及反复肺炎发作各 1 例（1.4%）。平均病程 8.6 个月。2 例为双重癌患者：1 例并发直肠类癌，另外 1 例伴发子宫内膜癌。无 1 例并发类癌。

Davila 等报道近 75%的肺类癌起源于叶支气管，10%起源于主支气管，15%发生于肺的外周。

流行病学登记调查的 5123 例支气管类癌患者中肿块最常发生于右叶，约占 59.0%，TC 肿块位置以中央型为主，而 AC 表现为周围型肿块更常见。

原发性纵隔类癌无特异的表现。较小时常无症状，不易发现，较大时出现压迫症状可有胸痛、咳嗽、声嘶，少数可出现类癌。

五、诊断

临床上最有实用意义的实验检查是测定 24 小时尿 5- 羟吲哚乙酸（5-HIAA）的含量。正常 5-HIAA 2~8mg / 24h，超过 30mg / 24h 为阳性（但无转移者 5-HIAA 含量多在 8mg/24h 以上）。对于怀疑源于前肠类癌者，测定尿中血清素有助于诊断。比较测定尿、血清及血小板中血清素，以血清中血清素含量最有意义，因血清中血清素呈游离状态。

六、治疗

郭峰回顾性分析 18 例胸腺类癌的外科治疗和随诊结果。2 例行开胸探查的患者分别于术后 1 年和 2 年死亡；2 例姑息性切除术后患者的症状暂时缓解；完整切除的患者除 1 例合并库欣综合征术后 2 周死于败血症，其余 13 例术后完全恢复，随诊 5 个月至 15 年良好。全组 3 年、5 年、10 年生存率分别为 72.6%、60.5%和 40.3%。经 Cox 单因素分析结果显示：纵隔淋巴结转移（P=0.047）、病理类型（P=0.000）、手术方式（P=0.000）和术后综合治疗（P=0.018）是影响预后的因素。

七、预后

陈程等报道的类癌病例生存期，即自确诊之日至末次随访日或死亡时间。平均随访 92（2~397）个月，生存期最短 1 个月、最长 336 个月，平均 56 个月。死亡 22 例（典型类癌 9 例，不典型类癌 13 例）。根治术后复发及转移 16 例，平均复发 / 转移时间 28 个月，其中 TC（9 例）40 个月、AC（7 例）13 个月。

参考文献

[1]陈程，李凯.73 例肺类癌的临床特征及预后分析[J].中国肺癌杂志 2009，12（6）：582-586.
[2]郭峰，张志庸，崔玉尚，等.胸腺类癌外科治疗的长期结果[J].中国胸心血管外科临床杂志，2007，14（6）：422-423.
[3]韦森，李昕，陈军，等.支气管肺类癌的诊断及治疗[J].中国肺癌杂志，2011，14（9）：733-737.
[4]韩丹，莹莹，张明标.纵隔类癌的 CT 表现（附 6 例报道）[J].放射学实践，2003，18（2）：105-107.
[5]李德春，陈易人.类癌综合征[J].中华外科杂志，1995，33（4）：246-248.
[6]崔淑兰，陈垦.类癌综合征的诊断与治疗[J].医学综述，1998，4（2）：55-57.

第 7 节 心脏 - 耳聋综合征

一、名称

心脏 - 耳聋综合征（cardio-auditory syndrome）又称为 Q-T 间期延长综合征（Q-T interval syndrome）、长 Q-T 综合征（LQTS），其三大特征为 Q-T 间期延长、晕厥发作及耳聋。

LQTS 是一种心律失常疾病，表现为 Q-T 间期延长和 T 波异常，与尖端扭转型室性心动过速（TdP）的易感性增加相关，可导致晕厥、心脏骤停甚至猝死等心脏事件。

二、流行病学

伴有先天性耳聋时又称为 Jervell-Lange-Neilsen 综合征，是常染色体隐性遗传；无耳聋时称为 Romano-Ward 综合征，是常染色体显性遗传。

先天性 LQTS 的发生率约为 1/2500，由编码或调节心脏钠、钾和钙离子通道的基因突变引起。至今已发现 14 个亚型，其中 12 个引起 Romano-Ward 综合征，2 个引起伴耳聋的 Jervell-Lange-Nielsen 综合征，总共有 1200 多个突变。大部分已知的基因突变在编码钾离子通道的基因上。疾病的严重程度受基因突变类型、突变位点和离子通道的生物物理特性影响。

三、病因及病理

本综合征的病因目前尚不明了，一般认为与交感神经功能不全有关，增加交感神经兴奋的情况如情绪兴奋、体力活动等可诱发症状。多数情况下是心脏左、右两侧交感神经之间的张力不平衡，右侧交感神经张力低于左侧。根据以上推论，临床应用 β-受体阻滞剂和左侧颈胸交感神经节切除术取得了满意的疗效。病理研究发现，窦房结、房室结、希氏束及心室肌内均有局灶性神经炎和神经变性。心室肌内的神经病变与心室复极异常和 Q-T 间期有重要关系，因此提出这种神经病变是一种慢性病毒感染或某种非感染性变性造成的。其他的假设尚有心肌代谢，如心肌内某种酶的先天性缺乏及心室传导系统异常等。

四、临床表现

本综合征主要症状是短程的晕厥发作，常因激动、生气、忧虑、过度疲劳等诱发。部分病例发作前有胸闷、心悸、嗅觉或躯体感觉异常等先兆，继之眩晕、晕厥，持续数秒、10 余秒或更长时间，并可表现苍白、出汗、发绀、全身抽搐、大小便失禁等症状，甚至猝死。发作后有数分钟定向力障碍，部分还有恶心、呕吐、头痛和全身不适，疲倦或嗜睡，常被误诊为癫痫或癔症。轻度发作无意识丧失，可感到一时性心悸、胸部发胀、视力模糊或眩晕。发作次数不定，有时一天几次，一年几次，甚至一生中仅 1~2 次。初次发作多见于婴儿或幼儿，也可延迟至青少年或更迟才发病，尤其是无耳聋者。

临床 LQTS 相关的症状与年龄、性别和 Q-T 间期延长程度相关。心脏事件的发生率在青少年和年轻的成年人中最高。女性比男性问题更多。Q-T 间期越长，心脏事件发生率越高。在已知基因型的个体中，LQT1~3 占 90%~95%。在 LQT1~3 和 LQT7 个体存在基因特异性的心电图表现。心脏事件的触发因素也因基因型的不同而不同。

郭相君报道 1 例。患儿有先天性聋哑家族史，患儿姐姐有类似胸闷、晕厥史，在活动后猝死。临床上如先天性耳聋患儿有胸闷、头晕或晕厥史，应考虑本病，并及时诊断。

五、诊断

本综合征患者的心电图以 Q-T 间期延长为其特征，T 波宽大、切迹、高尖、双向或倒置。多与 U 波融合。同一患者在不同时期或短瞬间 Q-T 间期和 T 波的变化很大，在情绪激动或运动时 Q-T 间期更延长，并有 T 波大小交替现象，尤其是晕厥前更易见到。晕厥时或其前后可见频发室性期前收缩、室性心动过速、心室颤动，偶为心脏停搏。Q-T 间期延长，使心室易损期相应延长并后移，造成室性期前收缩落在易损期而致心室颤动，它是晕厥、猝死的主要原因。Q-T 间期随年龄增长趋向于缩短。心电图常伴有窦性心动过缓。

典型病例诊断不困难，如 Q-T 间期延长及 T 波改变不明显，可于运动后再检查心电图，如出现 Q-T 间期更延长、T 波大小交替，仍可诊断本病。

认识到基因特异的临床特征和 ECG 模式之间的关系可提高诊断的精确性。家族筛查、系列 ECG 跟踪随访、运动试验等不仅对先证者的诊断很重要，对于其他受累家族成员的确认也很重要。

六、治疗及预后

在所有亚型中，β-受体阻滞剂对 LQT1 型患者最有效。左心交感神经切除术（LCSD）可增加心室颤动阈值，从而降低心脏事件的发生率。微创的 LCSD 术式比传统的方法更安全，患者恢复更快。置入式心脏复律除颤器（ICD）可对致命性心律失常提供最好的保护，但有必要使用 ICD 的危险分层，因为有 50%的 LQTS 患者会终身无心脏事件发生。获得性 LQTS 在普通人群中更常见，女性对延长 Q-T 间期的药物和电解质紊乱引起的 TdP（一种以扭转为特征的多形性室性心动过速）更易感。去除诱因是矫正获得性 LQTS 的最好办法。避免延长 Q-T 间期的药物和基因特异性的触发因素也能降低遗传性 LQTS 的心脏事件发生率。

本综合征随年龄增长发作次数有减少趋势，应用 β-受体阻滞剂治疗后，死亡率已由治疗前的 73%下降到 6%。在死亡病例中，2/3 不满 10 岁，其中半数小于 5 岁。

参考文献

[1]洪庆成,江敬铭.儿科综合征[M].天津:天津科学技术出版社,1996.

[2]郭相君.心脏-耳聋综合征1例报道[J].青岛医药卫生,1997,29(11):9.

[3]张莉,李翠兰,胡大一,等.长QT综合征(一)[J].心血管病学进展,2010,31(3):340-348.

第8节 心脑综合征

一、名称

心脑综合征(cardio-cerebral syndrome)是指因各类心脏病引起的心排血量减少、心源性栓子等导致突发性晕厥、抽搐、昏迷、精神障碍或神经系统局灶性症状等,主要是心源性脑卒中。

二、病理

虽然心排血量只有15%~20%流入脑动脉,但心脏排出的栓子约有50%进入脑动脉内,70%~80%的脑栓塞发生在大脑中动脉供血区。这是因为颈动脉直接起始于主动脉弓和无名动脉,大脑中动脉是颈内动脉的延续,而椎动脉起始于锁骨下动脉;并且颈内动脉的血流量多,每侧颈内动脉每分钟流过300~350mL,而每侧椎动脉每分钟流过100~150mL血液,因此心脏排出的栓子容易随血流进入颈内动脉和大脑中动脉,较少绕道锁骨下动脉进入椎基底动脉,栓子阻塞动脉后造成其供血区内缺血和脑梗死,血栓性栓子如在短时间内溶解,动脉再通,脑功能可随之恢复。但若再通稍晚,则可造成出血性脑梗死,临床上大多数出血性脑梗死是由脑栓塞引起的。

三、临床表现

伴有脑症状的心脏病如下。

1.脑缺血

①心肌不全:心肌梗死、冠心病。②心律失常:Adams-Stokes综合征、心复苏后的脑障碍。③心内血流道狭窄:流出道狭窄、房室瓣狭窄、心肿瘤。④肺动脉高血压症。

2.脑栓塞

①心内血栓症:心肌梗死、风湿性心瓣膜病、二尖瓣脱垂综合征、心内膜炎(细菌性或非细菌性)、心肌病、心房颤动、医源性(人工、导管、除颤)。②心肿瘤。③反常栓塞。

3.脑血栓

冠脑联合血栓症、发绀性心脏病、瘀血性心功能不全(静脉窦血栓)。

4.脑肿瘤

先天性心脏病。

白桂红报道30例心脑综合征,临床分析表明:①风湿性心瓣膜病并发心房颤动是脑栓塞的重要原因,心房颤动时易形成附壁血栓,栓子脱落,形成栓塞,瓣膜病并发心房颤动者脑栓塞的发生率为无心房颤动的14倍。②3%~10%的心肌梗死患者并发脑梗死,急性心肌梗死累及心室壁和心内膜,病变部位形成附壁血栓,脱落的血栓性栓子造成脑栓塞,多数脑栓塞发生在心肌梗死疗程1个月以内,尤其是前两周内。③心肌病患者常有心室扩大、心肌收缩无力,大量血小板-纤维素血栓样物质堆积在左右心室顶点心肉柱上,血栓样物质碎片脱落形成栓子,引起脑栓塞或其他部位动脉栓塞,死于心肌病患者的病检发现50%的病例心腔内有血栓样物质,临床上20%的心肌病患者并发身体各部位的栓塞,40%的栓塞为脑栓塞,心肌病并发心力衰竭或心房颤动者,脑栓塞的发生率更高。④亚急性细菌性心内膜炎时,心脏瓣膜周围形成的赘生物脱落也易出现脑栓塞。⑤病态窦房结综合征可出现晕厥、眩晕发作,心率由过缓转换为心动过速时可发生脑栓塞。

四、诊断

本综合征应行影像学检查。

五、治疗

钱芳毅和李宗浩指出,1974年以来,美国曾数次推出心肺复苏(CPR)及进一步生命支持(ACLS)等复苏救治的标准及指南,但目睹的院外心脏停搏存活率仍然很低。原因之一是,此前的心肺复苏(CPR)指南对于两种病理生理截然不同的心脏停搏临床情况进行了相同的心肺复苏（CPR），一种是原发性心脏停搏，其动脉血在心脏停搏时含氧量是充足的；另一种是继发于呼吸衰竭的心脏停搏，初期其心排血量正常，由于没有通气导致低氧血症、低血压及继发性心脏停搏。显然，对于两种截然不同的心脏停搏采取不同的复苏措施无疑是必需的。

六、预后

在治疗心脏病的基础上要十分注意预防，及时发现并妥善处理脑部损害，降低死亡率、致残率，改善患者的生存质量。

白桂红报道的病例在治疗心脏病的同时，积极扩张血管改善循环、营养脑细胞、溶栓、抗凝和抑制血小板等治疗。22 例症状逐渐减轻或恢复，5 例无好转，3 例因合并中枢性高热、应激性溃疡、水电解质紊乱、心力衰竭加重而死亡。

参考文献

[1]新谷博一.広範圍症候群（新订版）心脑症候群 cardio-cerebral syndrome[J].日本臨牀，1987，春季臨時增刊号(45)：358.

[2]张楠，盛南，南柏松.高血压合并心脑肾损害的治疗进展[J].中国循环杂志，2011(26)：31.

[3]陶秀萍.第 17 届世界灾难及急救医学学术会议暨第 14 次全国急诊医学学术年会论文汇编[G].2011：290-291.

[4]白桂红.心脑综合征 30 例分析[J].临床医学，2004，24(2)：31-32.

第 9 节 心面综合征

一、名称

心面综合征（cardiofacial syndrome），即不对称哭脸，因合并先天性心畸形故称之。又称为非对称性哭泣面容（asymmetric cry）、先天性嘴角降肌发育不良综合征。

Linden 报道，眼开合不利、内眼角赘皮、耳轮低位等特殊面貌伴低身长、智能低下，亦归于此综合征。

二、流行病学

心面综合征发生原因不明。有多种说法，如病毒感染、染色体异常、基因异常、母体代谢异常等。可能与母亲孕早期疾病引起的胚胎发育异常，导致先天性心脏病、先天性局部面肌无力，以及耳廓、头、颈、腭、骨骼、泌尿生殖系统等先天异常有关。

三、临床表现

祁建勤等报道 1 例。1 岁患儿，哭泣时嘴角㖞斜，并有房间隔缺损。

心面综合征患儿常伴有心血管畸形。其特征为因患侧的嘴角降肌发育不良，哭泣时下嘴唇不能向下运动，致使下唇不对称地被牵拉到健侧。不哭泣时两侧下唇对称，面容正常，20%以上的病例伴有口周器官如软腭闭锁、唇裂、下颌及耳发育不良等。5%~10%的病例伴有心血管畸形，以室间隔缺损为常见。此外，还可见法洛四联症、房间隔缺损、大动脉转位、三尖瓣闭锁、肺动脉缩窄、心室发育不良和毛细血管瘤等。

四、治疗

下唇的不对称随年龄的增长逐渐减轻，不需要特殊治疗。心血管畸形以手术治疗为主。但心面综合征有家族发育倾向，故对患儿家族成员应做常规检查，尽早发现畸形、尽早治疗。

五、预后

本综合征面神经难以恢复。大多预后良好。

参考文献

[1]小池吉郎，市毛明彦.広範圍症候群（新订版）cardiofacial syndrome[J].日本臨牀，1987，春季臨時增刊号(45)：1289.

[2]祁建勤，李红云，陈祝.心面综合征(Cardiofacial)误诊 1 例[J].河北医药，2001，23(3)：237.

[3]庄家用，万乃君.新生儿心-面综合征一例[J].中华儿科杂志，1997，35：560.

第10节 心脏-声带综合征

一、名称

心脏-声带综合征(cardio-vocal syndrome)又称为心脏声带综合征、心脏肥大-麻痹综合征、心脏性发音嘶哑综合征、Ortner综合征等。本综合征系指心血管疾病所致一侧或两侧声带麻痹，表现为声音嘶哑，与原有心脏病变联合存在。由Ortner于1897年首先描述，Condon于1985年报道2例婴儿病例。

二、流行病学

心脏-声带综合征较为罕见，文献多为散在报道，而在婴儿病例中却并不少见，是引起婴儿左侧声带麻痹的主要病因之一。在心脏-声带综合征的先天性心脏病中，室间隔缺损、房间隔缺损和动脉导管未闭最常见，完全性房室间隔缺损、法洛四联症少见，均为首次报道。

三、病理

本综合征系左侧喉返神经在主动脉弓与扩张的肺动脉间受压所致。声带是由同侧的喉返神经所支配，造成声带麻痹最常见的原因为手术创伤或恶性肿瘤。心血管疾病可引起声音嘶哑，多为一侧性声带麻痹。主动脉弓病变，例如梅毒性或动脉硬化性主动脉瘤、梅毒性主动脉炎等均可损害左侧喉返神经。心脏内在病变也可影响喉返神经，例如风湿性心脏病合并二尖瓣狭窄，使肺动脉扩大，左心房增大压迫左喉返神经，类似情况可见于冠心病、高血压心脏病等所致的左心衰竭，先天性心脏病如房间隔缺损、动脉导管未闭、Eisenmenger综合征和原发性肺动脉高压等。

四、临床表现

继发于左喉返神经麻痹的声音嘶哑是充血性心力衰竭的一种少见症状，因此应强调慢性声嘶作为先天性心脏病的表现，甚至是唯一的早期症状。Condon报道的1例患儿出生时哭声，Apgar评分为8~9分，后一周开始出现声嘶，哭声低微，无喘鸣及梗阻声。7周时做直接喉镜及支气管镜检查，提示左声带正中麻痹。出生8周时首次闻及心脏非特异性收缩期杂音。胸部X线心脏影轻度增大，左位主动脉弓，食管正常。4个月时出现进行性呼吸困难，心动过速，生长迟缓，食欲低下及哭时轻度发绀，有充血性心力衰竭。胸片示心脏中度增大，EC示双室肥大。经地高辛控制病情后做心导管、心血管造影，提示高位大型膜部室缺。

金丽玲等2011—2012年收治63例先天性心脏病合并心脏-声带综合征婴幼儿。男性36例，女性27例，年龄最小26天，最大2.5岁。室间隔缺损35例，动脉导管未闭8例，房间隔缺损2例，室间隔缺损并动脉导管未闭5例，室间隔缺损并房间隔缺损3例，室间隔缺损合并主动脉缩窄3例，完全性肺静脉异位引流5例，右心室双出口并室间隔缺损2例。63例患儿均伴有声音嘶哑，伴呛咳13例，咳嗽无力8例，呼吸困难7例。电子鼻咽喉镜检查结果显示，53例(84%)左侧声带麻痹，3例(5%)右侧声带麻痹，7例(11%)双侧声带麻痹。检查过程中出现面色轻度发绀、呼吸突然减慢2例，血氧饱和度降低1例，均经及时吸痰、吸氧等处理后缓解。无1例发生肺动脉高压危象、急性充血性心力衰竭等严重并发症。

李丽等分析2008—2013年间因声嘶、哭声低弱、喉喘鸣、呼吸困难、呛奶等就诊病例。共有左侧声带麻痹婴儿101例，其中33例(32.67%)存在先天性心脏病病史，其中7例(6.93%)为接受先天性心脏病术后出现的声带麻痹，26例(25.74%)诊断为心脏-声带综合征，其中男性12例，女性14例。心脏-声带综合征患儿中，13例有明显的声嘶症状，另13例无明显声嘶，或仅表现为喉喘鸣、哭声低弱、喘憋发绀等症状。存在室间隔缺损者14例次(53.85%)，房间隔缺损10例次(38.46%)，动脉导管未闭6例次(23.08%)，完全性房室间隔缺损1例次(3.85%)，主动脉瓣狭窄、二尖瓣狭窄、法洛四联症各1例。

范珥尧等报道1例主动脉夹层动脉瘤继发心脏-声带综合征及霍纳综合征。患者，男性，53岁，因主诉“声音嘶哑、左侧颜面部无汗1个月”就诊。

五、诊断

心脏病患者经喉镜检查有声带麻痹即可确诊，但需要排除恶性肿瘤或手术(甲状腺或胸腔手术)所致的喉返神经麻痹。

六、治疗及预后

及早做出诊断并能手术矫正者，尚有声带功能恢复的机会。

参考文献

[1]洪庆成，江敬铭.儿科综合征[M].天津：天津科学技术出版社，1996.
[2]金丽玲，黄萍，罗仁忠，等.63 例心脏-声带综合征婴幼儿电子鼻咽喉镜检查的护理[J].护理学报，2014(2)：59-60.
[3]李丽，许政敏.婴儿心脏-声带综合征的临床分析[G].中华医学会第十三次全国耳鼻咽喉——头颈外科学术会议论文汇编，2013：126.
[4]范珥尧.主动脉夹层动脉瘤继发心脏-声带综合征及霍纳综合征一例报道并文献综述[D].北京：中国医科大学，2010.

第 11 节 Carney 三联征

一、名称

Carney三联征包括胃肠道间质瘤(GIST)、肺软骨瘤和肾上腺外副神经节瘤。由 Carney 于 1977 年首次报道，可 3 种肿瘤同时出现，也可仅存在二联征，以后者居多(称为不完全 Carney 三联征)，至 2009 年底全球共收集到 133 例，国内报道 3 例。

1985 年，Carney 等首次阐述包括黏液瘤、点状色素沉着、内分泌腺功能亢进等在内的一系列症状和体征，并在家系中呈显性遗传，后人将之命名为 Carney 综合征 (Carney complex，CNC)。CNC 属罕见疾病。1981 年，美国 NIH 临床中心发现了第 1 例 CNC 患者，当时这例患者是作为生长激素依赖性肿瘤案例的。该患者之所以罕见，是因为同时有肢端肥大症和库欣综合征，并且他特有的“雀斑”分布和其他皮肤色素沉着引起了不少医生的注意。但直到 1985 年，Carney 才阐述 CNC 各种疾病之间的联系，次年 Bain 提出了 CNC 概念，这例患者才得以确诊。在过去的 20 年中，随着对 CNC 的认识逐渐深入，国外相继报道约 500 例 CNC 患者，并在 NIH-Mayo Clinic (USA)和 Cochin Center(France)注册。

二、流行病学

1999 年，Carney 收集了全球 79 个病例，女性 67 例，男性 12 例；发病年龄为 7~48 岁，大多在 30 岁以前发病(85%)；以二联征多见(78%)，其中又以 GIST 和肺软骨瘤相伴者最多(占 53%)，79 例中只有 17 例出现 3 种肿瘤，且病变多是先后出现。

大约 70%的 CNC 病例有家族性聚集，共有 67 个家族谱系，其余为散发病例。CNC 患者中家族谱系所占比例较高，但各受累家庭成员数量为少数，最多为 6 个。CNC 发病时间不一，平均发病年龄为 20 岁。CNC 患者生存时间低于正常人群，已有 51 例患者死亡，其中 57%死于心脑血管事件。

三、病理及病因

王蔚等报道 1 例 Carney 三联征。镜下肺软骨瘤由界限清楚的软骨小叶构成，小叶间被纤维血管分隔；胃肠道间质瘤表现为胃黏膜下多发结节，镜下肿瘤细胞呈巢团状在肌壁间浸润性生长，瘤细胞呈上皮样，圆形或多角形，胞质丰富红染，有中度异型性，核分裂象易见，免疫组织化学染色肿瘤细胞 CD34、CD117、Vimentin 和 PDGFRA 阳性。

肺软骨瘤由肿瘤性软骨组织形成界限清楚的软骨小叶，小叶内可发生黏液变、钙化及骨化等。

四、临床表现

Carney 三联征表现为胃肠道间质瘤引起的胃部出血症状，包括贫血、黑便、呕血及上腹痛等，病灶往往多发，常伴淋巴结和(或)肝转移及腹腔播散，病程进展较普通散发 GIST 患者缓慢。肺软骨瘤表现为反复胸痛或无症状肺部肿块，生物学行为良性，常多发并累及双肺，手术可切除，但易复发；肾上腺外副神经节瘤累及主动脉肺动脉体、喉、甲状腺甚至肝脏等部位，往往为多灶性，通常为良性，半数出现高血压等儿茶酚胺增高的症状。X 线、血管造影、CT 等检查可发现病灶。此外，Carney 还指出，虽然习惯上称为 Carney 三联征，但患者还可伴有嗜铬细胞瘤、食管平滑肌瘤及肾上腺皮质腺瘤等。

王蔚等报道 1 例 Carney三联征。患者，女性，18 岁，因反复左侧胸痛 3 年余，加重 1 个月入院，疼痛呈持续性，放射于剑突下和后背部，1~2 个月发作 1 次。

胸部CT:左肺上叶舌段、下叶基底段可见多个大小不一的类圆形结节,边界清晰,病灶内部密度不均匀,边缘见钙化,考虑为多发硬化性血管瘤,遂行左肺肿瘤剔除术,病理为多发性软骨瘤。胃镜及腹部CT检查,胃镜示食管距门齿28cm和胃体分别见直径约0.9cm和5cm×5cm的息肉样隆起,表面黏膜光滑,考虑为胃肠道间质瘤。腹部CT:肝左外叶及胃小弯之间、肝胃韧带处不规则软组织肿块影,考虑为间质瘤。

顾燕云等对原发性色素性结节样肾上腺病(primary pigmented nodular adernal disease,PPNAD)所致的库欣综合征患者进行家系调查及分子生物学研究。采集患者及其家系成员共8份全血DNA样本,对PRKARIA基因各外显子PCR扩增,ABI3700测序。手术切除患者右侧肾上腺,部分液氮保存以备抽提RNA/DNA,部分送病理。结果为不典型库欣综合征。其父有心脏黏液瘤病史。地塞米松抑制试验显示皮质醇不受抑制,影像学检查发现肾上腺结节样增生,手术切除的肾上腺组织呈现色素结节样病变,结合病理所见为PPNAD。测序发现患者及其父亲的PRKARIA基因有一个新的杂合突变——S147N。结论:先证者及其父亲因分别患有PPNAD及心房黏液瘤并共同携带PRKARIA的基因突变,最终共同确诊为家族性Carney综合征。

川村光夫等报道1例Carney三联征,有多发性肺错构瘤和胃平滑肌肉瘤。患者,女性,32岁,以多发性(4个,3个有钙化,最大者45mm×35mm)且有增大倾向的胸部肿块影入院。行右上叶切除,可见以软骨性成分为主体的多发性肺错构瘤。13岁时因胃平滑肌肉瘤行全胃切除。满足Carney三联征诊断的2个条件。

柳田等报道1例不完全型Carney三联征。患者,女性,20岁。13岁时因胃平滑肌肉瘤做胃部分切除。16岁时,发现左肺肿块,未见增长。20岁时,肿块增长。考虑为胃平滑肌肉瘤的肺转移手术。结果为肺软骨错构瘤。坪井等亦报道1例。患者,女性,25岁,主诉咳嗽。胸部X线示右肺多发肿瘤。胸部CT示右肺多发伴钙化的结节。胃体大弯黏膜下肿瘤,行手术治疗。标本:肺软骨瘤,胃肠道间质肿瘤,为不全型Carney三联征。

五、诊断

Stratakis等在2001年总结了既往累计的患者。患者如具有主要标准的任意两项或一项主要标准加一项次要标准即可临床诊断CNC。主要标准:①典型分布的皮肤斑点样色素沉着(唇、结膜、内外眦、阴道及阴茎黏膜);②黏液瘤(皮肤和黏膜);③心脏黏液瘤,乳房黏液瘤变性或脂肪抑制技术MRI证实该病变;④PPNAD或Liddle试验示地塞米松不能抑制尿皮质醇;⑤GH瘤所致的肢端肥大症;⑥大细胞钙化性Sertoli细胞瘤(LCCSCT)或超声证实睾丸有典型钙化灶;⑦甲状腺癌肿或青年患者甲状腺B超示多发性低回声灶;⑧沙砾体样色素性神经鞘膜瘤;⑨蓝痣,多发性上皮样蓝痣;⑩乳腺导管腺瘤;⑪骨软骨黏液瘤。次要标准:证实携带PRKARIA(一种抑癌基因)的基因失活性突变或有一级亲属确诊为CNC。

六、治疗

治疗均以手术切除为主。胃肠道间质瘤局部切除者复发率占86%,而全胃切除者复发率不到10%,对于转移复发或不可切除的GIST可行甲磺酸伊马替尼(又称格列卫)靶向治疗;而肺软骨瘤也因单纯肿瘤剔除术或肺叶切除术等手术方式不同而复发率有显著不同;肾上腺外副神经节瘤手术治疗效果较好,手术切除后不易复发。

七、预后

Carney三联征病程进展缓慢,预后较一般恶性肿瘤稍好,主要取决于GIST的生物学行为,而胃肠道间质瘤的预后及危险度评价需要结合肿瘤部位、大小、核分裂计数以及肿瘤有无破裂等多个因素综合分析评价,依据包括Miettinen& Lasota或美国国立卫生研究院(NIH)等制定的标准。1999年,Carney随访全球79例1~49年,结果64例存活,中位生存时间为20年。Zhang等对104例Carney三联征患者的随访结果也表明,患者术后10年和40年生存率分别为100%和73%。

参考文献

[1]川村光夫,高桥保博,坂田勇司.多発性肺過误腫と胃平滑筋肉腫を合併したCarney's triadの1例[J].日呼外会誌,1994(8):190-192.

[2]王蔚,赖日权,陈晓东,等.Carney三联征临床病理分析1例[J].世界华人消化杂志,2011(19):2794-2797.

[3]邓文海,郦志军.Carney综合征——附一例报道[C].浙江省胸心外科学学术年会暨浙江省医学会胸心外科学分会体外循环学组、胸腔镜学组成立大会,2008.

[4]顾燕云,陈瑛,宋怀东,等.一例家族性Carney综合征临床及

分子生物学研究[J].中华内科杂志,2004,43(10):764-766.
[5]柳田正志,岛田顺一,加藤大志朗,ほか.不完全型Carney's triad 一例[J].日呼外会誌,2003(17):39-41.
[6]坪井光弘,吉澤潔,環正文,ほか.不完全型 Carney's triadの1例一本邦報告11例臨床的检讨[J].日呼外会誌,2012(26):79-83.

第12节 肉毒碱棕榈酰转移酶缺乏症

一、名称

肉毒碱棕榈酰转移酶缺乏症(carnitine palmitoyl transferase deficiency,CPTD)。1973年,DiMauro等报道反复性低珠蛋白尿的兄弟病例。

脂质沉积性肌病(LSM)是脂肪致氧化缺陷导致脂质在肌纤维内沉积,从而引起的一种肌肉疾病。脂肪酸在线粒体内各种酶的运输或催化下经过一系列的氧化反应(即 β 氧化)最终变成机体所需的能量,脂肪酸 β 氧化过程中任何环节出现问题都有可能导致脂肪酸氧化代谢障碍而致病,这一类疾病统称为脂肪酸氧化缺陷症(FAD)。LSM是FAD的一种特殊类型。根据脂肪酸氧化缺陷的环节不同,FAD分为各种亚型,其中肉毒碱棕榈酰转移酶Ⅱ缺乏症(CPTⅡD)是FAD中最常见的一种亚型。LSM是一种病理诊断,而CPTⅡD是一种生化诊断,少部分CPTⅡD患者只有经病理检查发现肌肉中有脂质沉积才能诊断为LSM。

二、流行病学

杨艳玲等研究了1372例原因不明的智力低下、惊厥、运动障碍、呕吐、代谢性酸中毒、意识障碍等患儿,根据病种分别给予治疗,长期随访。结果:71例有机酸尿症患儿得以确诊。其中甲基丙二酸尿症32例,丙酸尿症13例,生物素基酶缺乏症5例,戊二酸尿症Ⅱ型4例,高草酸尿症4例,氧合脯氨酸尿症3例,全羧酶合成酶缺乏症2例,甲基巴豆酰辅酶A羧化酶缺乏症、戊二酸尿症Ⅰ型、枫糖尿症、酮硫酶缺乏症、异戊酸尿症、黑酸尿症、肉毒碱棕榈酰转移酶缺陷Ⅱ型、甘油酸尿症各1例。病史调查显示58例患儿合并智力损害,49例合并惊厥,38例曾有代谢性酸中毒,10例曾有猝死样发作史。确诊后55例接受相应饮食、药物与康复治疗,47例有不同程度改善,其中12例患儿智力发育正常。13例患儿死亡,其中9例为死亡后诊断。

CPTⅡ缺乏症是一种常染色体隐性遗传病,属于线粒体脂肪酸氧化缺陷,CPTⅡ基因定位于染色体lp32,人们已发现了至少15种该基因的cDNA突变,突变后酶的残余活性决定了临床症状和严重程度。本症长链酰基肉毒碱虽可转运通过线粒体膜,但不能有效地转变成相应酰基辅酶A,故线粒体内长链酰基肉毒碱积聚。长链酰基肉毒碱可被转运至线粒体外,故患者血浆酰基肉毒碱显著增高,血浆长链酰基肉毒碱增高可能加重心律失常。

到目前为止,已发现60种与疾病相关的CPTⅡ基因突变类型,439C> T(Ser113 Leu)为其最常见的突变类型,大约占60%。

三、病理及病因

肉毒碱依赖的转运系统由肉毒碱棕榈酰转移酶(CPTⅠ、肉毒碱-乙酰肉毒碱转移酶、CPTⅡ组成,定位于不同的线粒体亚结构。在能量代谢中起重要作用的长链脂肪酸及其辅酶A,只有通过该转运系统才能进入线粒体基质进行 β 氧化。

四、临床表现

CPT活性低下,从小儿期开始肌肉痛,化验有低珠蛋白尿。多因长时间运动及空腹诱发,罹患肌肉肿胀压痛伴肌肉无力。发病部位:以四肢躯干为多,呼吸肌及颜面肌亦可累及,有时需要用呼吸机。常染色体劣性遗传,男性多,女性症轻。

根据发病年龄及临床表现的严重程度,CPTⅡ可分为3型。①新生儿型:最为严重,为一种致死性疾病。②婴儿型:表现为严重的多系统受累。③儿童或成人型:即肌肉型,是临床最为常见的LSM亚型,男性发病者占80%。以发作性肌肉痛和肌红蛋白尿为特征,可表现为肌无力、肌痉挛、肌僵直,严重者可伴横纹肌溶解,多于运动后发作,感染、寒冷、饥饿或某些药物等也可诱发,反复发作可伴肾衰竭。值得注意的是,约50%的肌肉型患者骨骼肌结构正常,而不表现为脂肪颗粒沉积。

张李霞等报道1例CPTⅡ缺乏症。患儿，女性，出生31小时，因吃奶欠佳7小时、发绀5分钟。患儿出生时一般情况好，无窒息抢救史，生后24小时开始出现吃奶欠佳，并发绀1次，伴呼吸浅慢，反应低下。该患儿有1个姐姐，于生后两天不明原因突然死亡，家长诉其死亡前症状与该患儿相似。体格检查：反应差，不哭，面色发绀，呼吸节律不齐。心音低钝，心律失常，频繁心跳停搏。胸片示左上肺炎、左下心缘稍圆钝，心脏B超示卵圆孔未闭。尿有机酸分析未见明显异常，血串联质谱Aa 18 +Ac 17分析显示氨基酸谱组氨酸明显减低，酰基肉碱谱C16、C14、C18显著增高，CO减低，符合CPTⅡ缺乏症。

CPTⅡ缺乏症有两种临床类型，常见且预后较好者为“经典”的肌肉型。该型患者多在成年期出现发作性肌红蛋白尿和持久运动后肌肉衰弱，症状有时出现在空腹、轻微感染、情感压力或寒冷后。患者多为男性，血清CK水平一般正常，空腹时生酮作用降低。血浆和组织中肉碱水平正常。心功能异常和永久性肌肉衰弱少见，约1/4的患者出现肌红蛋白尿后肾衰竭。20%的病例肌肉中有脂质沉积。另一类CPTⅡ缺乏症为严重婴儿型。患者在新生儿或婴儿期出现症状，表现为昏迷、惊厥、低酮性低糖血症、肝大、心脏扩大伴心律失常。血浆和组织肉毒碱水平降低，长链酰基肉毒碱比例增高。

五、诊断

对于可疑患儿应留取血样、尿样及组织标本，进行肉毒碱及酯酰肉毒碱谱分析，条件允许时可进行代谢性尸体解剖，尽量明确病因，并指导优生优育。

六、治疗及预后

CPTⅡ缺乏症目前尚无有效治疗方法。另一类CPTⅡ缺乏症为严重婴儿型，患者通常在婴儿期或数年内死亡。

参考文献

[1]板垣泰子，西谷裕.広範圍症候群（新订版）肉碱carnitine palmitoyl transferase：CPT缺乏[J].日本臨牀，1987，春季臨時増刊号（45）：280.

[2]杨艳玲，山口清次，田上泰子，等.有机酸尿症71例临床分析[J].北京大学学报（医学版），2002，34（3）：214-218.

[3]张芳林，罗敏.肉碱棕榈酰转移酶-Ⅰ的研究进展[J].国际内分泌代谢杂志，2002，22（3）：166-169.

[4]张李霞，高平明.肉碱棕榈酰转移酶Ⅱ缺乏症1例[J].中国当代儿科杂志，2009，11（2）：封二.

[5]董碗娟，陈万全，王柠.肉毒碱棕榈酰转移酶Ⅱ缺乏症研究进展[G].第十一届全国神经病学学术会论文汇编，2008：639-640.

第13节　Carpenter综合征

一、名称

Carpenter综合征又称为尖头多指（趾）并指（趾）畸形综合征（acrocephalopolysyndactyly），特点是智能发育不全、肥胖和胎儿期有斑形成（stigmatization）。Carpenter（1901）首次报道，系两对姊妹和弟兄，均为尖头、特殊的颜貌和多指（趾）畸形。1966年，Temtamy总结文献时12例，其中10例为家族性患者。

二、流行病学

Carpenter综合征的病因和发病机制尚不明。一般认为它是常染色体隐性遗传病，系由常染色体基因突变引起。由于其临床症状与尖头并指（趾）相似，并且又与Laurence-Moon-Bardet-Biedl综合征（LMBB综合征）相似，因此有人认为，引起本综合征的基因与引起上述两种综合征的基因相似，但此病的基因突变时间要比引起尖头、并指（趾）畸形的基因稍晚，而又稍早于引起LMBB综合征的基因，即此病的基因突变相当于胚胎的第5~9周。

三、病理及病因

Carpenter综合征系由于冠状缝早期闭合而形成尖头畸形。头形高而宽，同时呈颜面畸形：前额宽广，眼距增宽，鼻梁低平，上颌骨发育不良，向前突，可有腭裂。并指畸形程度不等，手指以2~4指完全性并指多见，也可为骨性融合，使成一手指块。足部多为2~4趾皮肤性并趾。并指（趾）呈对称性为本病一大特征。其他畸形如掌骨较短，桡、尺骨有骨性融合，肘关节活动受限，脊柱畸形。如发生颅压增高，可有头痛、突眼、视盘水肿、视神经萎缩而致视力丧失等征象。

四、临床表现

Carpenter 综合征的临床表现包括：①狭头症，因颅骨过早愈合所致；②特殊面貌；③四肢并指(趾)；④肥胖；⑤精神发育差；⑥性腺发育低下；⑦先天性心疾患(动脉导管未闭、室间隔缺损、肺动脉狭窄、大血管转位)、外翻股、内翻足、外翻膝、副脾、氨基酸尿等。

主要症状为尖头，由于颅缝闭合时间不一，因而常出现头颅不对称，鼻根扁平，眼距过宽，脸裂呈反先天愚型倾斜，内眦向侧方移位并有赘皮，下颌发育不全，因此构成特殊颜貌。面部、躯干、肢体近端肥胖，生殖腺发育不全，第 3~4 指并指，指(趾)过短，足趾也可有并趾。X 线片可见颅缝不对称，指(趾)过短，在踇趾近端有 2 个骨化中心，趾骨常为 2 节。所有患者均有明显的智能低下。

五、治疗及预后

Carpenter 综合征目前尚无有效治疗方法。病死率高，预后不佳。

参考文献

[1]熊谷公明.広範圍症候群(新订版)Carpenter 症候群[J].日本臨牀，1987，春季臨時增刊号(45)：67-68.

[2]克立.遗传性智能发育不全肥胖综合征[J].国际神经病学神经外科学杂志，1985(4)：176-178.

[3]胡亚美，江载芳，诸福棠.实用儿科学[J].7 版.北京：人民卫生出版社，2002：2679.

第 14 节 Carson 综合征

一、名称

Carson 综合征又名 Field 综合征、高胱氨酸尿综合征(homocystinuria syndrome)、同型胱氨酸尿症(homocystinuria)。

二、流行病学

Carson 综合征是一种遗传性代谢障碍疾病，其遗传方式呈常染色体隐性遗传。

三、病因及病理

有报道 Carson 综合征、同型(半)胱氨酸尿症的儿童死于严重的动脉粥样硬化，因而当时推测高胱氨酸血症能导致动脉粥样硬化性血管疾病。进一步研究证明，高胱氨酸尿症是冠状动脉、脑动脉和周围血管发生动脉粥样硬化的独立危险因素。

四、临床表现

冠心病：高胱氨酸血症是冠心病的独立危险因素。有研究认为，普通人群中有 10%的冠心病危险性归因于同型半胱氨酸，血浆同型半胱氨酸每增加 5μmol/L，冠心病的危险性相应增加，相当于胆固醇浓度增加 0.25mmol/L。

颈动脉与脑血管病变：Selhub 等报道颈动脉狭窄的增加伴随着同型半胱氨酸浓度的增加。对 1041 例老年患者进行调查，发现同型半胱氨酸浓度升高与阻塞性血管疾病密切相关，甚至在其他危险因素纠正后仍存在。颈动脉狭窄在同型半胱氨酸浓度较低时(11.4~14.3μmol/L)就开始增加。因此，有人认为同型半胱氨酸浓度与冠心病或脑血管事件呈一级反应。

静脉血栓：DenHeijer 认为高胱氨酸血症也是静脉血栓形成的独立危险因素。同型半胱氨酸浓度 > 22μmol/L 时，深静脉血栓的发生率增加 4 倍。Ridker 等的报道显示，高胱氨酸血症使静脉血栓的相对危险性增加 3.6 倍。

糖尿病：Hofmann 等检查 75 例胰岛素依赖性糖尿病(IDDM)患者及 40 名健康对照组口服蛋氨酸前及 3 小时后的血浆同型半胱氨酸浓度。结果发现，IDDM 患者血浆同型半胱氨酸水平偏高，与对照组相比，服前为 12.0μmol /L∶7.7μmol /L，服后为 27.6μmol /L∶16.0μmol/L。此外，IDDM 合并同型半胱氨酸浓度增高者与 IDDM 同型半胱氨酸浓度正常者相比，前者并发症的发生率显著增加，分别为肾病(76%∶33%)、视网膜病变(69%∶51%)、神经病变(57%∶41%)、大血管病变(57%∶33%)。

全身症状包括智力发育迟钝、头发纤细而干燥、皮肤网状青斑。骨骼异常包括蜘蛛足样指、膝外翻、漏斗胸、脊柱后突、骨质疏松而易发生骨折等。血小板黏性增加，以致引起血栓形成而造成脑血栓、心肌梗死、肺栓塞及间歇性跛行等。血、脑脊液及尿中出现同型胱氨酸。硝普钠试验阳性。Carson 综合征在临床上出现晶状体脱位、骨骼系统异常及心血管病变的三联征。

参考文献

[1]吴畅.高胱氨酸血症与临床疾病[J].实用老年医学，1999(3)：150-151.

[2]李凤鸣.中华眼科学[M].2版.北京：人民卫生出版社，2005.

[3]姜玉廷，徐舜生，张韧华.同型胱氨酸尿症(附一例报道)[J].眼科新进展，1885，5(1)：22-25.

第15节　软骨毛发发育不良综合征

一、名称

软骨毛发发育不良(cartilago-hair-hypoplasia，CHH)综合征即原发性软骨缺陷和发育不良。以先天性骨系统疾患命名法为 metaphyseal chondrodysplasia type Mckusick、骨干端软骨异形成症、Mckusick 型等。1964年由 Mckusick 记载。

二、流行病学

CHH 综合征为常染色体劣性遗传。

三、病理

Goldsmith等研究证明这种综合征发病病理是基于毛发和毛母质结合的破坏。

四、临床表现

CHH 综合征发病年龄自婴幼儿时期开始，骨骼系统异常。以身材矮小、毛发稀疏和免疫缺陷为特征。四肢短缩的小人症，手短，指甲短，肘关节不全伸缩，上下肢迟缓。胸廓变形，肋软骨呈珠状，腰椎前弯。自婴幼儿期消化不良，腹泻和发育不良。伴巨大结肠。X线片显示四肢长管骨的骨干端呈扇形，形成不规则骨阴影浓化带，常伴囊泡。可见肋骨与肋软骨交界处呈分裂、杯状囊泡样。腓骨下端变长变形。骨盆前后径显著变小。头盖骨及脊柱基本正常。

儿童毛发疾病能合并 CHH 综合征，而且除了骨骼破坏(侏儒症和短肢)外，可见特征性的毛发改变(变细、稀少，色素减少)。

据报道，CHH 综合征恶性肿瘤发病率增加，但在先前的皮肤病学文献中基底细胞癌合并 CHH 综合征尚未见报道。EisnerJ M 等报道1例25岁女性患 CHH 综合征合并多发性基底细胞癌。二者可能有因果关系。皮肤科医生应注意 CHH 综合征患者发生基底细胞癌的危险性可能增加。

五、诊断

CHH 综合征应结合临床、遗传学进行诊断。

六、治疗及预后

CHH 综合征目前尚无有效治疗方法，预后较差。

参考文献

[1]許斐博史.広範圍症候群(新订版)cartilage-hair hypoplasia 症候群[J].日本臨牀，1987，春季臨時增刊号(45)：69.

[2]郑家润节译，邵长庚校.儿童毛发疾病[J].国外医学皮肤病学分册，1981，7(6)：152-155.

[3]EisnerJ.M，et al.Cartilage hair hypoplasia and muhple basal cell carclnomas[J].世界核心医学期刊文摘·皮肤病学，2006，2(4)：10.

第16节　软骨关节眼耳聋综合征

一、名称

软骨关节眼耳聋综合征(cartilaginous-arthritic-ophthalmic-deafness syndrome)又称为 CAOD 综合征。该综合征系1952年 Hiding 综合软骨病理、多发性关节脱臼及破坏性虹膜睫状体炎等所阐述。

二、流行病学

老年易患 CAOD 综合征。

三、病因及病理

CAOD 综合征病因及病理不明。为进行性。

四、临床表现

眼症状与体征：①进行性视力减退，至视力丧失；②破坏性虹膜睫状体炎、虹膜后粘连、虹膜萎缩；③进行性眼压减低；④角膜炎、巩膜炎；⑤白内障。

全身性表现：①软骨变性萎缩，甲状软骨、耳软骨、鼻软骨、肋软骨变性，于是出现鞍鼻、耳畸形，深呼吸时胸廓下陷；②关节病变，由于关节囊松弛，致多发性关节脱臼，类风湿样关节炎，关节面损害轻微，无关节强直；③耳聋。

五、治疗及预后

CAOD 综合征病情发展，预后不佳。

参考文献

[1]李凤鸣.中华眼科学(上、中、下册)[M].2 版.北京：人民卫生出版社，2005.

第 17 节　Castleman 病

一、名称

Castleman 病(Castleman disease，CD)是一种具有良性淋巴结肿大的淋巴结增生性疾病，1956 年由 Castleman 等报道。病变主要累及身体任何部位的淋巴结，偶可累及结外组织，往往因无痛性淋巴结肿大就诊。以纵隔淋巴结最为常见，其次颈部、腋下、腹部等处好发，淋巴结肿大明显时可出现局部压迫症状。

Castleman 病又名血管滤泡性淋巴组织增生或者巨大淋巴结病、淋巴结错构瘤、良性巨淋巴瘤、淋巴组织肿瘤样增生等。临床常有报道。

二、病理

根据肿大淋巴结分布和器官受累情况，CD 分为单中心型(unicentric Castleman's disease，UCD)和多中心型(multicentric Castleman's disease，MCD)。病理可分为透明血管型(hyaline vascular variant，HVV，约 90%)、浆细胞型(plasma cell variant，PCV，少于 10%)和混合型。CD 发病机制目前尚不十分清楚，近年来人类免疫缺陷病毒和人类疱疹病毒与 CD 的关系越来越受到重视。

三、临床表现

文献报道 CD 在胸部最多见，好发于纵隔和肺门，占 60%~70%，其次为颈部(10%~14%)、腹部(5%~10%)，腋窝(2%~4%)相对少见。

浆细胞型和混合型症状有：淋巴结肿大、持续微热(71%)、盗汗(48%)、食欲缺乏(42%)、体重减少(58%)、倦怠感(81%)等慢性炎症症状，肝大(63%)，脾大(79%)，咳嗽、神经症状(29%)，皮疹(37%)，水肿及胸、腹腔积液(48%)等。日本人约 60%合并高频度弥漫性增殖性肺病变（pulmonary diffuse lymphoid hyperplasia)或淋巴细胞间质性肺炎(LIP)。

UCD 好发于青年，症状轻。病理学上主要为透明血管。陈晓峰等报道 17 例患者就诊时无临床症状 14 例，咳嗽、咳血丝痰 1 例，右腰背部疼痛 1 例，上腹部饱胀 1 例。11 例肿块位于颈部，无临床症状；3 例位于纵隔，其中 1 例表现为咳嗽、咳血丝痰，1 例表现为中度贫血、尿蛋白(+)、大便潜血(+)，另 1 例无临床症状；位于肺部 1 例，无临床症状；位于肠系膜 1 例，表现为腹部饱胀、脾大、白蛋白降低、球蛋白升高、大便潜血(+)；位于肾上腺区 1 例，表现为腰背部疼痛。其余 15 例患者实验室检查结果均在正常范围内。淋巴结肿大表现为单一部位的单个或多个淋巴结肿大，最大直径为 1.2~10.4cm。

MCD 目前被认为是潜在的恶性淋巴增殖性疾病，可伴发 POEMS、骨硬化性骨髓瘤、卡波西肉瘤及 AIDS 等。可发生于任何年龄，以 50~60 岁为高峰年龄，女性比男性多，男女比约为 1：2。患者有多部位淋巴结肿大并累及外周淋巴结，多有肝脾大，常多系统受累，可伴显著的全身症状，实验室检查可有高免疫球蛋白血症和低白蛋白血症、血小板减少、肝功能异常等。文献报道可出现如下特殊表现：淀粉样变性、肾病综合征、甲状腺功能减退、自身免疫性血细胞减少、骨髓纤维化、干燥综合征及 POEMS 综合征等。少部分患者可同时并发霍奇金淋巴瘤，易被误诊。病理类型多数是浆细胞型，少数为透明血管型。浆细胞型 CD 病以大滤泡和滤泡间浆细胞浸润为主，血管增生较少。在胸片上多表现为双侧纵隔增宽。病变范围以弥漫型多见。在CT上表现为弥漫淋巴结病，累及多个纵隔腔室，常见脾大、腹水。MCD增强后有强化，浆细胞型较透明血管型强化弱。

余国攀等报道北京协和医院的49例CD。UCD患者中透明血管型的比例为88.2%(15/17)，明显高于PCV和混合型的5.9%(1/17)(P均<0.05)；MCD患者各病理分型所占比例差异无统计学意义($P>0.05$)。与UCD相比，MCD患者发病年龄大，临床症状、并发症及实验室异常更多见。其中纵隔淋巴结肿大18例(UCD10例，MCD 8例)。本组患者并发症较多，主要有：①自身免疫性疾病6例(12.2%)，均为MCD患者，其中2例为类风湿关节炎，2例为系统性红斑狼疮，1例为未分化型结缔组织病，1例为特发性间质性肺炎IIP；②POEMS综合征6例(12.2%)，其中5例为MCD，1例为UCD；③副肿瘤天疱疮及阻塞性支气管炎5例(10.2%)，其中4例为UCD，1例为MCD；④肾损害12例(24.5%)，均为MCD患者，其中1例为肾病综合征及肾功能不全；⑤系统性淀粉样变性和心肌淀粉样变各1例，均为MCD患者，2例同时有2种并发症，1例并发SLE和POEMS综合征，1例并发POEMS综合征和系统性淀粉样变性。

1992—2011年文献报道的6例肺门型CD及杜春萍等报道的4例病例资料提示，肺门型CD主要以孤立性淋巴结肿大为主，其中3例位于肺门处，2例位于斜裂间与肺根处，1例位于右肺上叶支气管与中段支气管处，10例均为透明血管型，认为局灶型CD病理学主要是透明血管型。文献报道的6例有不同程度的咳嗽咳痰、胸闷、胸痛、呼吸困难的症状，考虑为病变侵及气管、支气管引起。杜春萍等报道的4例患者均为体检发现。

四、诊断

胸部CT对本病的诊断有重要价值。Keller等总结了CD病灶直径为2~16cm(平均8cm)的肿块的影像学特征。平扫为软组织密度，增强扫描早期明显强化，延迟持续中度强化，且瘤灶内极少伴有出血和坏死。此外，文献报道CT图像上钙化可见于5%~10%的病例，钙化呈典型的分支状或斑点状影散在或簇状分布于病变中央区，且仅见于局灶型透明血管型。10例均行胸部CT平扫+增强。特别是在本院的4例资料中，患者均显示位于右侧肺门处类圆形团块以及分支状钙化样高密度影，与邻近肺门结构界限不清。杜春萍等报道4例患者术前诊断均存在误诊。其中3例被误诊为右肺上叶肺癌(可能)，1例术前诊断为右肺中上叶肿块性质(待查)，术前均未能明确诊断。

该病病变部位不同，临床表现也复杂多变，早期确诊主要靠组织病理学诊断。必须指出，单凭病理组织学或临床表现可能难以做出肯定。准确的临床病理诊断必须把二者结合起来，特别是MCD。个别病例不应满足于一次病理学结论，应反复多部位送检，以期尽早明确诊断。排除已知可能的病因。本病要与恶性淋巴瘤、血管免疫母细胞性淋巴结病、慢性非特异性淋巴结炎鉴别诊断。

五、治疗

治疗方案因CD类型而定。手术切除肿大的淋巴组织是LCD的首选方案，患者预后良好，可长期存活。

余国攀等报道20例UCD患者手术治疗后均完全缓解，相关并发症也在术后1个月内随之缓解。29例MCD患者中有23例行全身化疗，其中完全缓解6例，部分缓解9例，有效率仅为65.2%。2例对常规化疗反应欠佳者加用利妥昔单抗后取得完全缓解。

六、预后

MCD患者无论是哪种病理类型，预后均较差，常结合放疗、类固醇治疗、化疗。

参考文献

[1]西本憲弘·村上美帆.知っておきたい内科症候群?キャッスルマン病 Castleman disease[J].内科，2012，109(6)：1087-1089.
[2]刘芳，李红华，金斗，等.4例Castleman病临床观察及文献分析[J].中国临床医学，2007，14(2)：270-272.
[3]顾爱华，金保良，何之彦，等.胸内Castleman病的CT、MRI表现（附1例报道及文献复习）[J]. 中国医学影像技术，2008(24)：73-75.
[4]陈晓峰，韩辉，李永红，等.局灶性Castleman病17例报道并文献复习[J].癌症，2008，27(3)：315-317.
[5]余国攀，王书杰，师杰，等.Castleman病的临床特点和预后[J].中国医学科学院学报，2009，31(5)：570-574.
[6]杜春萍，沈诚，周渝斌，等.肺门型Castleman病4例报道[J].四川大学学报(医学版)，2012，43(6)：952-954.

第18节 脑面肾关节并指(趾)综合征

一、名称

脑面肾关节并指(趾)综合征(cerebrofacial-reno-arthro-syndactylia syndrome)又名CFRAS综合征。

二、流行病学

眼症状与征象:①双眼眼眶大小不对称,睑裂倾斜不对称,右侧低于并小于左侧,倒睫,脂溢性睑缘炎;②视力正常,无夜盲,对白色及其他色视野普遍相对性收缩,瞳孔与眼压正常;③视网膜周边色素异常(ERG正常),暗适应略差。

全身性表现:①精神发育欠缺,智力差;②头小,枕部扁平,面孔不对称,腭弓高而窄;③耳畸形,听觉障碍;④双侧4、5指与2、3趾有蹼,双脚短粗;⑤右胸锁乳突肌萎缩,左肩关节脱臼,胸过度前突;⑥全身性脂溢性皮炎、皮癣及斑痣;⑦肾发育不全、小肾、间质性肾炎;⑧右髋关节骨骺性骨软骨病(Perthes病)。

三、治疗

畸形者手术可获一定疗效。

参考文献

[1]李凤鸣.中华眼科学(上、中、下册)[M].2版.北京:人民卫生出版社,2005.

第19节 脑眼面骨骼综合征

一、名称

脑眼面骨骼综合征(cerebro-oculo-facio-skeletal syndrome)又名COFS综合征。为一先天性多器官发育畸形,特征为成长无能合并呼吸道反复感染,由于吞咽功能失调,进食困难,多在3岁以内死亡。

二、流行病学

COFS综合征可能为常染色体隐性遗传。

三、临床表现

眼症状与征象:①小眼球;②小睑裂;③白内障。

全身性表现:①小头、小下颌,鼻根前突,大耳廓,肌张力差,上呼吸道异常;②进行性肘膝关节弯曲挛缩,指(趾)弯曲挛缩,骨质疏松,髋臼发育不良,髋关节外翻,脊柱后弯或侧弯;③掌纹单一,呈纵沟和皱褶,中突。

伴由利子等报道1例,未谈及胸肺病变。Sakait等人报道1例5个月婴儿因肺炎死亡。

四、预后

COFS综合征的预后不良。

参考文献

[1]李凤鸣.中华眼科学(上、中、下册)[M].2版.北京:人民卫生出版社,2005.

[2]伴由利子,勝見良樹,杉山由加里,ほか.多発性闕節拘缩に瞳孔不同と对光反射異常を伴う多発畸形症候群の1例[J].臨床眼科,2010,64(5):351.

[3]Sakai T, Kikuchi F, Takashima S, et al. Neuropathological findings in the cerebro-oculo-facio-skeletal(Pena-Shokeir Ⅱ) syndrome[J]. Brain & Development, 1997, 19(1):58-62.

第20节 颈心综合征

一、名称

颈心综合征(cervical-cardiac syndrome)又名颈、胸椎源性类冠心病综合征,颈胸综合征,是由颈椎及椎旁软组织损伤、颈椎骨刺、骨赘、颈椎间盘突出后颈椎失稳等退行性变,导致颈部无菌性炎症,压迫刺激神经根血管或交感神经而引起的心脏症状及心电图变化等一组综合征。颈心综合征临床表现无特异性，易误诊为心脏病。

二、流行病学

颈心综合征系常见病、多发病。据调查，中国颈椎病在成年人中的患病率为3.8%~17.6%，而颈心综合征又常被误诊为冠心病，误诊率高达75%，而且其发病呈年轻化趋势。

刘华朋等总结了257篇文献，患者最小年龄为16岁，最大年龄为88岁。其中患者年龄不超过20岁的文献有4篇，占3.4%；患者年龄在20~30岁的文献有31篇，占27.0%；患者年龄在30~40岁的文献有30篇，占26.1%；患者年龄在40~50岁的文献有28篇，占24.3%；患者年龄在50~60岁的文献有10篇，占8.7%；患者年龄在60~70岁的有6篇，占5.2%；患者年龄在70岁以上的有6篇，占5.2%。由此可见，颈心综合征的患者以中年为多，患者年轻化趋势已明显显现，这也与近年来颈椎病患者年轻化趋势相符。

三、病因及病理

颈椎交感神经丛星状神经节发出节后纤维，下行构成心丛分布于心脏，对心脏活动和冠状动脉舒张起着重要调节作用。当颈椎关节增生对交感神经挤压时，椎动脉周围交感神经丛受累，冲动向下扩散至心脏中交感支，产生内脏感觉反射，引起冠状动脉供血障碍，产生心绞痛或心律失常等症状。颈椎椎管前后径较横径狭窄，且C5~C6为颈膨大，因此，颈椎病患者颈髓易被周围病变产物压迫或摩擦致伤。颈脊髓神经后根受颈椎骨赘刺激或压迫，可出现肩背臂胸部胀痛、胸部活动受限或紧缩感，类似心绞痛。以上由颈椎病引起的心脏症状称颈心综合征或假性冠心病。

四、临床表现

主要特点：①青年、老年人均可发病，老年人多发；②主要症状为胸背紧缩感，胸闷胀满，心痛心悸，心烦失眠，甚至心区绞痛、心律失常等，常伴有头痛、头晕、硬肩背部疼痛，高血压、肢体感觉异常或运动障碍少见，其中至少有1项心血管症状；③体检无异常心脏体征；④胸片、心脏超声及冠脉造影正常，心电图无特殊表现；⑤颈椎X线、CT或MRI检查发现颈椎曲度变直或反弓、骨刺、椎间隙或椎间孔狭窄、椎间盘突出或膨出。颈椎影像学改变为颈心综合征诊断必要条件。

颈心综合征疼痛的性质与颈部体位有关，多发生在夜间或晨起时，可持续10分钟至数小时，疼痛部位涉及颈、肩、手、胸，较弥散，呈刺痛、烧灼痛或胀痛性，颈臂活动或指压左前斜角肌常使疼痛加剧或复现，可有局部感觉障碍等，均与典型心绞痛不同。

五、诊断及鉴别诊断

戴德纯对37例颈源性眩晕的患者分别进行了CT、CTA、MRI、MRA检查，结果发现，患者多存在椎动脉迂曲狭窄、寰枢关节半脱位、椎动脉内斑块形成等病理改变。CT与MRI检查能够为疾病的定位、定性诊断提供合理的依据，评估患者的预后，为患者制订合理的诊疗方案。

Brodsky发现33例颈心综合征患者服用硝酸甘油后，有25例假性心绞痛患者的症状也得到缓解，因此，不能把硝酸甘油作为鉴别诊断假性心绞痛与冠心病的方法。

误诊原因：①临床医生对颈心综合征认识不足，对其症状或机制不深入了解；②因本综合征临床表现无特异性，给明确诊断带来混淆；③容易误诊为冠心病，可能因本综合征多发生于老年，颈椎片不为常规检查，并且扩张冠状血管药物可能部分改善患者因内脏反射引起的冠脉供血障碍。

六、治疗

结果表明，中西医结合疗法治疗颈心综合征优于单纯使用西医或中医按摩的康复方法。

参考文献

[1]钱志刚，关昭锋，潘欣.颈心综合征36例临床分析[J].疑难病杂志，2004，3(1)：27-28.
[2]张梦，樊光辉，张宜.颈心综合征的认识及中西医结合治疗进展[J].现代中西医结合杂志，2014，23(11)：1252-1254.
[3]赵长斌，王俊.42例颈心综合征临床误诊分析[J].心脑血管病防治，2008，8(3)：189-190.
[4]刘华朋，李丹丹，孟向文，等.对国内发表颈心综合征的文献计量学分析[J].颈腰痛杂志，2014，35：306-308.
[5]蒋戈利，李坚将，刘向键，等.三步针罐疗法治疗颈胸综合征效果观察[J].天津中医药，2002，19(4)：31-32.

第21节 Chandra-Khetarpal综合征

一、名称

Chandra-Khetarpal综合征又名左位心-支气管扩张-鼻窦异常综合征、左位心-支气管扩张-副鼻腔异形成(形成不全)综合征、夏恩德拉-克海塔帕综合征、左位心-支气管扩张-鼻旁窦发育不全综合征。1963年Chandra和Khetarpal最早报道,1968年Dana详细描述了该综合征。

二、流行病学

本综合征属先天畸形,临床报道甚少。

三、临床表现

刘晓晨等报道1例。患者,女性,24岁。因自幼双鼻腔过度通气、鼻腔干燥伴气促、咳黄脓痰、反复发热就诊。既往无鼻腔手术史,家系中单人发病。体检:前额突起,面中部低凹,视力双眼1.2,鼻外形正常,双鼻腔宽大,中、下鼻甲未见,鼻咽部和后鼻孔正常,外耳、鼓膜正常,纯音测试听力正常,下中切牙小牙畸形,右下5、6、7磨牙缺如,软、硬腭无缺损。患者身高148cm,智力正常,言语流利,杵状指,胸廓狭小呈桶状,听诊双肺呼吸音粗,心律失常,各瓣膜区未闻及病理性杂音。鼻窦CT扫描显示双侧鼻甲缺如,双侧额、筛、上颌窦均未发育,蝶窦发育不良,密度略高。胸片双肺纹理结构紊乱,伴索条状及小结节状阴影,两肺下野多发小囊状透光区,肺底部膈面上方显示肺大泡影。心影位置正常,形态小。本例除Chandra-Khelarpal综合征的典型表现外,尚有双侧全鼻甲缺如、面部畸形、牙齿畸形和缺如。是否可作为本综合征的临床体征补充有待商榷。

四、诊断

诊断本综合征主要依据病史,结合胸片、支气管碘油造影和鼻窦摄片,有条件者应做肺和鼻窦CT扫描。

五、治疗及预后

本综合征治疗以使用抗生素控制上、下呼吸道感染为主。预后方面的报道较少。

参考文献

[1]刘晓晨,郭泽让,马彩云,等.Chandra-Khetarpal综合征一例[J].中华耳鼻喉头颈外科杂志,2001,36(2):89.

第22节 Charcot-Joffroy综合征

一、名称

Charcot-Joffroy综合征又名肥大性脊髓膜炎综合征、Spiller综合征、硬膜外上行性麻痹综合征、肌萎缩侧索硬化(amyotrophic lateral sclerosis,ALS)。1869年,法国学者Charcot JM和Joffroy A等首先报道1例伴淋巴细胞、浆细胞浸润的颈部硬脊膜增生肥厚性疾病,并命名为肥厚性硬膜炎(hypertrophic pachymeningitis,HP)。根据受累解剖部位的不同,该病可分为肥厚性硬脑膜炎(hypertrophic cranial pachymeningitis,HCP)和肥厚性硬脊膜炎(hypertrophic spinal pachymeningitis,HSP)。

连枷臂综合征(flail arm syndrome,FAS)及连枷腿综合征(flail leg syndrome)为在较长时间内局限于上肢和下肢的运动神经元病,被大多数学者认为是ALS的变异型。连枷臂综合征又称为Vulpian-Bernhart综合征、ALS的肩肱型。

二、病理

HCP的病因及发病机制至今尚未完全明确。根据其病因可分为继发性HCP和特发性HCP(idiopathic hypertrophic cranial pachymeningitis,IHCP)。继发性HCP多源于硬脑膜直接感染或邻近器官病,原体感染累及硬膜,故常继发于一些感染性疾病,如中耳炎、乳突炎、鼻旁窦炎、鼻咽炎症、结核病、神经梅毒、真菌感染(隐球菌、念珠菌、曲霉)、人T淋巴细胞病毒感染、EB病毒感染、化脓性脑膜炎等。HCP部分学者指出,HCP与自身免疫性疾病并发,二者是属于有共同免疫发病机制的两类疾病。

病理检查是HCP的确诊依据。硬脑膜活检可见硬脑膜纤维组织明显增生,呈同心排列,可见玻璃样变性或干酪样坏死,同时伴有炎性细胞浸润,主要为淋巴细胞、浆细胞和成纤维细胞浸润,可形成淋巴滤泡,还可见上皮样组织细胞、朗格汉斯细胞等。有的表现为慢性非特异性肉芽肿伴血管炎,存在由内上皮细胞、多核巨细胞和成纤维细胞构成的肉芽肿为本病的特征。硬膜活检还可为HCP的病因诊断提供依据,如发现结核杆菌、真菌等,是鉴别特发性和继发性HCP的重要手段。

三、临床表现

可有胸部、臂部剧痛等临床表现。

慢性头痛是最常见的临床症状,可见于88%的患者。多数学者认为头痛与硬脑膜炎症刺激、脑积水、颅内高压等有关。头痛多为首发症状,有时可作为唯一的临床表现持续多年。常表现为慢性持续性头痛,病程迁延数年,性质多为钝痛,部位以枕部及全头痛为主,程度多为中至重度疼痛。

脑神经损害是HCP另一个最常见的临床表现,约有70%的患者有此表现。根据报道,第Ⅰ~Ⅻ对脑神经均可受累,其中最常见的为第Ⅷ对脑神经受损。脑神经损害的原因主要有:①肥厚的硬脑膜直接包裹压迫脑神经,导致神经缺血损伤;②营养神经的血管出现炎症浸润性损害。根据肥厚硬脑膜的位置分两组:海绵窦-眶上裂组及小脑幕-颅后窝组。增生肥厚的硬脑膜位于鞍旁、海绵窦及眶上裂时,通常导致第Ⅴ~Ⅵ对脑神经受损,临床上多见动眼神经最先受累,其次为展神经、视神经及其他神经受损。肥厚的硬脑膜若位于小脑幕和斜坡,可引起第Ⅴ、Ⅶ、Ⅷ、Ⅸ和Ⅹ对脑神经受损,其中第Ⅷ对脑神经受累多见,多表现为眩晕、恶心、呕吐、耳鸣、听力减退甚至丧失。共济失调见于32%的患者,可表现为站立不稳、起坐不稳、步态不稳。体征多见Romberg征(睁眼、闭眼)阳性(不稳)、指鼻试验、跟膝胫试验不准、辨距不良、轮替运动差、误指试验偏向患侧、眼球震颤、步态不稳、意向性震颤等。主要是由于后颅窝中硬膜增厚及粘连引起的局部脑组织缺血;肥厚的小脑幕压迫小脑脚,导致小脑的传入、传出纤维受损所致。肥厚的硬脑膜可压迫静脉窦,导致硬膜窦狭窄,部分患者形成静脉窦血栓。肥厚性硬脑膜炎引起颈内动脉闭塞及脑积水的报道少见。肥厚的硬脑膜可压迫或浸润脑实质,在部分患者可引起意识障碍、癫痫发作、单瘫、偏瘫、精神异常、脑水肿等脑实质受损的症状。增生肥厚的硬脑膜压迫或者炎症浸润累及垂体时,可导致垂体功能低下。

四、诊断

影像学检查是诊断HCP的重要手段。增生肥厚的硬脑膜在CT平扫片上表现为高密度影,部分病例可见钙化,增强扫描可见病灶明显强化。MRI敏感性优于CT,较CT能更好地显示病变的位置及范围,从而有助于评估疾病的严重程度、判断疾病的病程进展,并为检验及评价治疗效果提供直观的证据。

应注意与以下疾病相鉴别:①软脑膜炎;②自发性低颅压综合征;③脑膜癌病;④蛛网膜下隙出血。

五、治疗

本综合征行抗感染和自身免疫治疗可有一定效果。

六、预后

临床大样本研究显示,ALS患者3年和5年的生存率分别约为48%和24%,有4%可在症状出现后存活超过10年。一般以延髓症状起病者,生存期为2~3年,以肢体症状起病者,生存期为3~5年。进行性脊肌萎缩症(progressive spinal muscular atrophy,PMA)和连枷臂综合征预后较好,其中连枷臂综合征10年生存率为15.8%。

少数患者未经治疗病情可保持稳定,甚至自然缓解。经上述方法治疗后,多数患者临床及影像学表现明显缓解,且可以保持长时间病情稳定,但临床症状完全恢复较困难,遗留神经障碍的程度与治疗前的病程呈正相关。少数患者经治疗症状仍进行性加重甚至死亡。

参考文献

[1]贾国勇.肥厚性硬脑膜炎一例报道及文献复习[D].济南:山东大学,2010.
[2]王心颖.连枷臂综合征1例病例报道并文献复习[D].太原:山西医科大学,2012.
[3]陈玲.肥厚性硬膜炎临床和影像学特征[D].合肥:安徽医科大学,2013.

第23节 Chediak-Higashi综合征

一、名称

Chediak-Higashi综合征(CHS)又称为先天性白细胞颗粒异常综合征、Chediak-Higashi-Steinbrinck综合征、遗传性白细胞颗粒异常综合征、先天性过氧化物酶颗粒症、先天性白细胞异常白化综合征(congenital leukocytic anomaly albinism syndrome)等,为一罕见的伴有神经系统及血液系统异常的白化病,属于常染色体隐性遗传病,多见于近亲结婚的后代。1940年Chediak即已发现本病,至1952年才首次报道。1954年Higashi对本病做了进一步描述,以后Steinbrinck等对CHS也做了研究。主要表现为末梢白细胞胞浆内含有巨大包涵体颗粒(称为Chediak现象,也可称为巨溶酶体),伴有皮肤色素异常。

二、流行病学

CHS的致病基因溶酶体转运调节(LYST)基因位于lq42,含有55个外显子,cDNA全长13.5kb,编码3801个氨基酸的胞浆蛋白质。常有家族性,为一种先天性代谢异常。有学者认为CHS是一种免疫缺陷病,属于吞噬细胞缺陷。也有学者认为由于缺乏未被阐明的酶,导致全身色素缺乏。CHS发病机制可能是粒细胞内细胞膜界的广泛异常,粒细胞趋化性异常可能与细胞膜或胞浆内巨大颗粒有关,使之通过微孔发生障碍,对趋化刺激因子的反应差。

三、病理

在尸检中可发现脑血管周围组织及淋巴结、脾脏等脏器有病理的组织细胞和未成熟的淋巴细胞浸润。在组织细胞中有包涵体,且具有脂类成分。

血液检查:周围血涂片镜检可见在各类型的白细胞和淋巴细胞的胞浆中有巨大包涵体颗粒,甚至有的红细胞中也可观察到此种颗粒。颗粒的直径为2~5μm。在变性较轻的成熟嗜中性粒细胞中,巨大溶酶体在胞浆内分布不规则,其边缘亦不整齐。大约60%的多形核白细胞的过氧化酶反应呈阳性。骨髓象中的原始粒细胞及早幼粒细胞的胞浆中,有体积较大的嗜酸性包涵体。

CHS细胞质中这种特殊颗粒在电子显微镜下观察,大体可分为3种:①巨大的溶酶体;②自身吞噬空泡;③各种被吞噬的细胞,如嗜中性颗粒细胞吞噬其他嗜中性颗粒细胞,或者红细胞。

四、临床表现

CHS临床表现如下:①有发热及过度出汗;②皮肤症状较特殊,有全身皮肤白化病,常以光照暴露部位明显,这提示皮肤抵抗力差,对光敏感,同时皮肤易合并多发性化脓性感染,如小脓疱和溃疡,毛发亦有色素减退及干燥易脱的倾向;③眼部症状较为复杂,可呈现眼部白化病,虹膜色素减少而呈半透明,眼底色素消失,因而视网膜呈灰色,遇光可见水平性眼球震颤,视网膜血管周围有未成熟的淋巴细胞,眼球内亦可有嗜中性包涵体存在,少数病例可有斜视、上睑下垂、瞳孔不等大、视盘水肿等变化;④肝脾与全身淋巴结肿大,有间歇性脾功能亢进的表现,如显著的脾大、血小板减少、溶血性贫血等;⑤有的患者可有小脑性震颤与辨距不良等神经症状;⑥易感染,特别是皮肤、呼吸道的葡萄球菌、黏膜细菌感染及其他革兰阳性菌的感染,以呼吸道感染及皮肤疖肿常见。

五、诊断

CHS根据皮肤、头发、眼的色素减淡、眼球震颤、畏光、视力障碍等眼部症状及特殊的外貌和血液学特征可做出诊断。

六、治疗

目前CHS尚无特殊治疗,主要是预防感染和提高机体的免疫功能。由于缺乏色素保护,有向皮肤癌发展的倾向。

七、预后

CHS的预后不良,患者多死于婴幼儿期,也有存活到5~10岁而死于淋巴肉瘤类疾病者,很难活到青年期。至青年期者仅伴有神经系统的疾病,亦可死于消化道出血。CHS的预后取决于加速期的发生及发生的年龄,多数患儿由于反复出现细菌、病毒感染或淋巴肿瘤样疾病在婴儿期或儿童早期死亡,有些患儿临床表现较轻,可存活到成年。

参考文献
[1]张永增.内科综合病征[M].沈阳：辽宁科学技术出版社，1985.
[2]洪庆成，江敬铭.儿科综合征[M].天津：天津科学技术出版社，1996.
[3]罗泽民，樊均，施红，等.Chediak-Higashi 综合征 1 例并文献复习[J].疑难病杂志，2006(5)：52-53.

第 24 节　Chilaiditi 综合征

一、名称

Chilaiditi 综合征，即肝与横膈膜右叶之间嵌入结肠的状态，称之为肝－横膈膜间结肠嵌入症、间位结肠综合征。Chilaiditi 于 1910 年详细描述了这种状态。

二、病理

Chilaiditi 综合征的病因是因肠管过长、鼓肠、膈肌麻痹、无力、粘连等造成部分肠管（尤以结肠多见）嵌入肝与右膈肌之间，从而导致受累肠管部分或完全梗阻。有人认为间位结肠综合征的原因并非结肠本身，肝脏下垂和结肠位置异常是形成本病的基础。肝脏的韧带过长、薄弱、缺失等发育异常使肝脏下移，肝膈间隙增宽，以致结肠嵌入其间形成本病。

三、临床表现

当横结肠游离至肝膈间时，可出现与慢性胆囊炎或溃疡病相似的右上腹痛；而当游离至脾膈间时，则表现为左下胸或左上腹胀痛、不适、便秘等，偶有误诊为胸膜炎或冠心病。腹胀及腹痛发作情况和程度因人而异，但疼痛程度与腹胀程度则常一致，胀气消失时疼痛亦消失。

当嵌入的结肠发生梗阻时，常感到突然发生的上腹胀痛难忍，并有憋气感及后背放散痛，经数小时至数日症状消失，而且症状大多于活动后突然消失。检索文献报道 14 例患者，其中 5 例误诊为脏器破裂。患者有剧烈腹痛，腹部 X 线片及胸片均显示膈下游离气体，支持空腔脏器破裂的诊断。1 例并发幽门梗阻，在术中发现。1 例并发胃穿孔及结肠梗阻，患者并发消化道穿孔所产生的 X 线表现，是一种罕见的综合征。3 例是恶性肿瘤患者发生腹腔广泛转移粘连所致，是腹腔广泛转移的间接征象。其中 2 例误诊为肠梗阻。2 例误诊为肠扭转，间位结肠是肠扭转的重要危险因素。1 例因腹泻就诊，行腹部 CT 检查诊断为间位结肠综合征。1 例患者在行结肠镜检查时发现结肠肝区通过困难，成角明显，经腹部影像证实为间位结肠。

四、诊断

本综合征的诊断主要依靠腹部 X 线片或 CT 检查，表现为肝与横膈间有透光区或增强回声，分辨率高者可显示结肠结构，因此肝脏表面产生弧形压迹。

倪晓兵认为间位结肠综合征具有典型的超声波声图像特征，超声检查能准确地做出诊断及鉴别诊断。

五、治疗及预后

Chilaiditi 综合征应行手术治疗，预后尚可。

参考文献
[1]岡部信彦.広範圍症候群（新订版）Chilaiditi 症候群[J].日本臨牀，1987，春季臨時增刊号(45)：536.
[2]宋双林，高景源，詹新恩.肝(脾)曲综合征(间位结肠征)一例报导[J].第三军医大学学报，1979，1(3)：66，87.
[3]崔铭娟，魏良洲，牛庆慧.间位结肠综合征 1 例[J].胃肠病学和肝病学杂志，2012，21(5)：486-487.
[4]倪晓兵.间位结肠综合征的超声诊断及临床意义[J].生物医学工程与临床，2002，6(2)：79-80.

第25节 点状软骨发育不良综合征

一、名称

点状软骨发育不良综合征（chondr odysplasia punctata syndrome）又称为先天性钙化性软骨发育不良（congenital calcification chondrodystrophia）、Conradi-Hunermann 综合征、Conradi 综合征、Hunermann 综合征、点状钙化性软骨发育异常、点状骨骺病、先天性软骨钙化不良、骨骺点状发育不良、先天性点彩状骨骺、钙盐沉着伴罕有面貌等。该综合征可分为两型：良性非肢体型及可能致死的隐性遗传的肢体型。后者的预后恶劣，鲜有存活超过1年者，而X线检查对后者的诊断非常重要。

该综合征由Conradi于1914年首先报道。1931年，Hunermann做了详细描述。其特点是生长不良、四肢骨骼发育异常、关节畸形、皮肤损害及部分患者心血管的先天畸形等。

二、流行病学

点状软骨发育不良综合征病因不明，为先天性软骨骨化障碍。临床上依据严重程度，本病又可分为三型：重症型即Rhizomelic型，为常染色体隐性遗传型；轻型即Conradi型，为常染色体显性遗传型；其他型。性染色体显性遗传者则表现为男婴死亡，女婴发病。近来有报道与药物华法林有关，妊娠初期服用华法林可导致胎儿患病。

三、病理

本综合征以骨骺软骨黏液变性、不规则钙盐沉着于骨骺软骨形成斑点状钙化为特征。其特征性表现为骨端周围的斑点状钙化。

四、临床表现

本综合征临床表现比较特殊，大致有如下几方面。①特殊面貌：短头、小头或大头、前额突出、眼距增宽、高腭或腭裂，还可出现耳廓变形、智力低下、短颈等。②眼部表现：白内障、视神经萎缩或发育不良，斜视或眼球震颤。③皮肤异常：鱼鳞状角化症、红皮症、寻常性鱼鳞症等，还可出现脂溢性皮炎、毛囊萎缩、毛发脱落、滤泡性皮肤萎缩症等。④四肢畸形：短肢、第1型肢体畸形的上臂严重于前臂，大腿严重于小腿、多指并指、膝外翻及关节挛缩、髋关节脱位等；X线特征：可见干骺端斑点状钙化，于长骨、肩胛骨、椎骨及气管、喉头的软骨部分，关节周围软组织上见斑点状钙化影，而在腕骨及跗骨的软骨无此变化。这些钙化影不随年龄增长而增加，一般于3岁后便可消失。部分患者可出现骨化过程迟缓，其胸、腰椎骺端软骨板增宽，从而形成特征性的冠状裂缝。

临床分型：Ⅰ型又称为肢根型，以四肢长度不对称、平骺端钙化显著、白内障发生率高（70%以上）为特征。Ⅱ型又称为Conradi-Hunermann型，其四肢长度较对称，出现白内障者较少，预后较Ⅰ型好。

Hesclson NG等对12例患者进行了研究，其中5例（3例男性，2例女性）出生后不久即死于呼吸衰竭。全部病例均颜面扁平，鼻梁塌陷。肢体型：例1及例2显对称性近侧肢体短缩。2例均有白内障及皮肤鳞癣。X线片证实肱骨及股骨明显缩短、干骺端增宽及粗点状骨骺。椎体及椎旁有少量斑点，伴椎体明显的冠状裂隙。非肢体型：例3的骨骺及脊椎显广泛的斑点。长骨除右肱骨轻度短缩外，其余正常。手及掌指骨发育不良。例4及例5轻度骨骺及骨骺周围的斑点，但长骨并不短缩。例4并有椎体的矢状裂隙及蝴蝶椎。全部5例的颅骨正常，并无喉部及气管钙化。家族史方面，例5有一兄弟在婴儿期死于同样情况。由于双亲健康，疑为隐性遗传。其余病例无患同样疾病者，父母亦无血缘婚姻史。

五、诊断

依据单侧肢体不对称的短小畸形及关节僵直，以及临床出现皮肤病、智力障碍、白内障及先天性心脏病等，结合点状骨骺的X线表现，可确定诊断。

点状软骨发育不良的X线片表现为骨骺区的“溅落油漆斑”或“一串珍珠状”。此种节裂或粗糙斑点可出现在若干疾病中：呆小病、18三体性、21三体性、Zellweger综合征、多发性骨骺发育不良、脊椎骨骺发育不良及生长中骨骼的正常生理变异。上述疾病多有本身的特殊X线表现，且无脊椎或椎旁斑点状变化，为与本综合征的重要鉴别点。

六、预后

肢体型点状软骨发育不良虽然少见，但仍是最多导致死亡的一种类型。出生后即可做出X线诊断，并能及时估计预后。目前尚未达到在妊娠早期做出诊断的目的。Hyndmau等（1976）在妊娠末3个月，通过X线检查发现1例非肢体型点状软骨发育不良的患儿有斑点状钙化。

Hesclson NG等的结论是：肢体型点状软骨发育不良伴点状骨骺者，均于出生后1年内死亡。而非肢体型点状软骨发育不良所出现的气管钙化、过多的点状骨骺和椎体畸形等，并非婴儿最终死亡的可靠X线征。

参考文献

[1]孙鼎文.致死性点状软骨发育不良[J].国外医学临床放射学分册，1979(2)：123-124.

[2]陈建江，廖锦珠，林增宝.点状软骨发育不全1例报道[J].福建医药杂志，1995，17：283.

[3]黄志坤，林永聪.点状软骨发育不良1例报道[J].广西医学，2008，30(12)：1993.

[4]洪庆成，江敬铭.儿科综合征[M].天津：天津科学技术出版社，1996.

第26节 慢性肉芽肿病

一、名称

慢性肉芽肿病（chronic granulomatous disease，CGD）是常见吞噬细胞（中性粒细胞、单核细胞、巨噬细胞和嗜酸性粒细胞）功能障碍的原发性免疫缺陷病。由于基因突变引起吞噬细胞还原型辅酶Ⅱ（NAPDH）氧化酶复合物缺陷，导致吞噬细胞呼吸暴发功能障碍，不能产生超氧化物，失去杀伤过氧化物酶阳性细菌与真菌的能力。

二、流行病学

在美国，CGD发病率约为1/20万，其他国家为1/45万~1/11.1万，我国CGD的发病率尚不清楚。

三、临床表现

CGD的主要特征为反复严重的细菌和真菌感染、炎症反应失调所致肉芽肿形成及其他炎症性疾病。典型CGD感染灶主要在肺、淋巴结、肝、骨骼、皮肤，肉芽肿常在泌尿生殖系统和胃肠道。抗生素（尤其是抗真菌药物）预防和治疗感染，大大改善了CGD患者的预后。

约75%的CGD患儿在6个月内起病，多数在5岁内诊断，平均诊断年龄为2.5岁。最典型的临床表现有反复发热、局部化脓性炎症（包括反复肺部感染、淋巴结炎、肝脓肿、骨髓炎、皮肤脓肿或蜂窝织炎）。几乎CGD所有患儿均有肺部疾病，包括反复肺炎、肺门淋巴结病、脓胸及肺脓肿，其中50%的肺炎为烟曲霉菌肺炎。CGD患者真菌感染的临床表现极为多样，文献报道1例成功治疗曲霉菌肺炎的患者4个月后左腿骨髓炎手术治疗部位出现侵袭性皮肤真菌“生长性肿块”的罕见病例，以及曲霉菌感染导致硬膜外脓肿继发顽固性脊柱骨髓炎。皮肤、淋巴结的感染往往反复发生，久治不愈，出现组织坏死，形成瘢痕。35%的CGD患者有肝脓肿，其中90%由金黄色葡萄球菌感染所致，非外科手术很难治愈。由于炎症不完全消散而导致肉芽肿形成，CGD患者泌尿生殖系统肉芽肿（如膀胱肉芽肿）可引起输尿管梗阻和尿路感染；胃肠道肉芽肿可出现于幽门起始段、食管下段、空肠、回肠、盲肠、直肠和肛周，大肉芽肿易引起消化道梗阻，患者顽固性呕吐易误诊为幽门狭窄、食物过敏。上海、北京、香港报道的CGD患儿中较常见卡介苗感染和肺结核病，香港的研究表明X-CGD患儿结核感染发生率较健康人群高170倍。蒋利萍等报道的CGD患儿中，结核感染发生率接近50%。约20%的CGD患儿有炎症性肠病表现，反复腹泻者应警惕炎症性肠病的可能。

贺建新等报道4例慢性肉芽肿病患儿感染侵袭性曲霉菌病，均为烟曲霉菌感染。3例经肺组织或脓液培养确诊为侵袭性肺曲霉菌病。起病年龄为17天至3个月，入院前病程为17~40天。有发热、咳嗽等不典型症状，无感染中毒貌；肺内体征为呼吸音减弱，肺部影像学异常出现时间为10~13天。肺部CT表现为结节、不规则、球形或类圆形高密度灶，不伴有晕轮征、新月征及空洞；肺组织病理均示肉芽肿性化脓性炎症，无菌丝血管侵蚀或凝固坏死。1 例伊曲康唑治疗治愈，1 例切除受累肺叶后治愈，1 例卡泊芬净治疗死亡，另 1 例曲霉关节炎伊曲康唑治疗控制。

赵晶等报道确诊的 30 例 CGD 患儿。26 例首诊为呼吸道感染症状，其余 4 例主要以皮肤感染就诊。19 例有反复或长期感染的病史。皮肤黏膜感染性病变，包括皮疹、皮肤溃烂、色素脱失、鹅口疮、新生儿脐炎、中耳炎等，共 17 例，深、浅组织脓肿，包括肛周脓肿 11 例，颜面部脓肿 2 例，肝脾脓肿 2 例，阑尾脓肿 1 例。感染性腹泻 11 例，肝脾大 8 例，确诊败血症 4 例，化脓性脑膜炎 1 例，病毒性脑膜炎 1 例。

四、诊断

四氮唑蓝试验（NBT）为常用筛查方法（测定胞内超氧根释放），CGD 患者 NBT 检测阳性 <5%（健康人 >95%），而二羟罗丹明（DHR）123 试验（用流式细胞术分析中性粒细胞在佛波酯刺激后，细胞内产生的过氧化氢将无荧光的 DHR123 氧化为有荧光的罗丹明的程度）方法更敏感、准确，逐渐替代 NBT 成为确诊 CGD 的主要手段，并能发现轻症 CGD 患者和携带者。

基因序列分析可从分子水平明确诊断 CGD。李淑娟等认为 CYBB 基因分析有助于进一步明确 X-CGD 患儿的诊断，在检测携带者及产前诊断中起着重要作用，并为干细胞移植治疗患者提供依据。

赵晶等认为影像学检查发现淋巴结肿大，尤其是卡介苗注射同侧腋下淋巴结的钙化，是 CGD 的一个重要特征。肺部感染灶的主要表现为 4 种：①斑片、片状病灶；②胸膜下小结节；③单发、多发大结节及团块状病灶；④空洞，伴发的间质改变常见，小叶间隔、胸膜增厚，少量胸腔积液等，支气管扩张的改变一般较轻且局限。结节与团块样改变高度提示真菌感染，尤其在病原菌检查不明确时，影像学对提示真菌感染有很大帮助。

五、治疗及预后

免疫重建是目前唯一能根治 CGD 的方法，包括干细胞移植和基因治疗，将正常细胞或基因片段植入患者体内，持久地纠正吞噬细胞功能缺陷状态。

尽早诊断、持续预防、积极治疗细菌和真菌感染，可显著改善 CGD 患儿的预后。

参考文献

[1]坂野尭，小林正夫，浜崎隆.広範圍症候群（新订版）慢性肉芽腫 chronic granulomatous disease：CGD[J].日本臨牀，1987，春季臨時增刊号（45）：1060.

[2]蒋利萍，田雯.慢性肉芽肿病研究进展[J].中华实用儿科临床杂志，2012，27（21）：1628-1630.

[3]贺建新，殷菊，刘秀云：等.慢性肉芽肿病患儿侵袭性曲霉菌病 4 例分析[J].临床儿科杂志，2012，30（6）：528-529.

[4]赵晶，彭芸，贺建新.儿童慢性肉芽肿病胸部 CT 表现[J].医学影像学杂志，2012，22（3）：359-363.

[5]李淑娟，蒋利萍，刘玮，等.12 例 X 连锁慢性肉芽肿病的基因诊断[J].免疫学杂志，2010（6）：512-516.

第 27 节 Clifford 综合征

一、名称

Clifford 综合征即小婴综合征，又称为 Runge 综合征、Ballantyne 综合征、过度成熟综合征、过期妊娠综合征、胎盘功能不全综合征、过期妊娠与胎盘功能不全综合征、过期产儿并发胎盘功能不全综合征等。本综合征由 Clifford 于 1957 年首先报道，是指妊娠超过预产期 2 周，由于妊娠延长并发胎盘功能不全，造成胎儿缺氧、营养不良，常发生宫内死亡；尽管胎儿足月，婴儿生后表现为消瘦，皮肤、指（趾）甲黄染和呼吸困难的一组综合征。

二、流行病学

Clifford 综合征占过期妊娠的 20%~40%。新生儿围生期死亡率为正常足月儿的 3~5 倍。

三、病因及病理

病因可能同过期妊娠时胎盘老化导致胎盘功能不全有关。

常见并发症的原因如下。吸入性肺炎及感染性肺炎：①胎儿缺氧，宫内窘迫，吸入羊水；②产程延长，加重缺氧，呼吸深促；③营养缺乏，适应能力低下；④如吸入性肺炎恢复较慢，易继发新的感染。酸中毒：①营养缺乏及缺氧，糖原酵解加强，乳酸堆聚；②缺氧，二氧化碳潴留；③肺炎可加重其紊乱程度；④呼吸衰竭。

四、临床表现

1.孕妇

过期妊娠两周以上，孕妇体重不增，甚至减轻，腹围不增，宫底高度降低，胎动减少（Fcarson 指出，胎动每小时少于 3~5 次，考虑胎儿有宫内缺氧）。分娩时羊水混有胎粪，量少而黏稠。

2.新生儿

Clifford 将本病分 3 期。①第 1 期：轻度胎盘功能不全，以营养缺乏为主。患儿营养不良，体重落后于身长、躯体，四肢瘦长、皮下脂肪缺乏、皮肤干燥，松弛，多皱褶，貌似老人、皮肤无黄染。②第 2 期：胎盘功能显著减退，除营养缺乏外，胎儿有窘迫和缺氧，胎心跳动先快后慢，心律不规则。由于缺氧，胎儿排出胎粪，污染羊水和胎儿自身。本期出生的活婴正处于急性缺氧的高峰，故活产死亡率可高达 50%。③第 3 期：除具有以上 2 期表现外，由于胎儿在污染的羊水中浸渍过久，新生儿皮肤可呈深黄色，脐带呈黄绿或黄褐色，指（趾）甲也可黄染，但巩膜不黄染。本期胎儿在经受第 2 期的考验后，死亡较少，但并发症较多。活产新生儿颅骨较坚硬、颅缝狭小、耳壳软骨厚实、肩背部毳毛减少、头发硬而粗密、指（趾）甲长，屈翻皮肤皱褶处及会阴部常有擦烂。

Clifford 综合征患儿由于营养缺乏，对代谢及心、肺、脑等重要脏器造成严重影响，临床上常发生颅内出血、吸入性肺炎、代谢性及呼吸性酸中毒、心肌劳损、低排血量心力衰竭等。

五、诊断

如条件允许，可用胎心及宫缩监护仪进行监测。

六、治疗及预后

①注意呼吸；②保证液体入量及静脉营养疗法；③积极防治并发症。

Clifford 综合征预后欠佳，易产生一系列严重并发症，可危及生命。

参考文献

[1]洪庆成，江敬铭.儿科综合征[M].天津：天津科学技术出版社，1996.

[2]高维新，田桂芬，顾幼玉，等.过期产儿并发胎盘功能不全综合征（附 44 例分析）[J].天津医药，1983(11)：300-302.

第 28 节 Cockayne 综合征

一、名称

Cockayne 综合征（Cockayne syndrome，CS）是一种罕见的常染色体隐性遗传病，又称为侏儒－视网膜萎缩－耳聋综合征，或小头、纹状体小脑钙化和白质营养不良综合征。由 Cockayne 在 1936 年首次报道。

二、流行病学

全世界报道 200 余例，欧洲报道发病率为 0.027×10^{-4}。日本报道发病率为 0.0277×10^{-4} 新生儿，患病率为 0.004×10^{-4}。国内仅有 7 例报道和 1 例疑似报道，绝大多数患者为 12 岁以下儿童。

三、临床表现

CS 为 DNA 损伤后转录修复缺陷导致的疾病，5 个不同位点基因 CSA（CKN1，ERCC8）、CSB（ERCC6）、XPB、XPD、XPG 突变均可导致 CS，这些基因与慢性退行性疾病和氧化应激、衰老相关。也有研究表明，线粒体功能与衰老有关，可能参与 CS 发病。CS 具有遗传异质性，临床表型可能差异较大。90%的 CS 患者是由于 CSA 和 CSB 基因缺陷所致，ERCC6 基因突变约占 2/3，ERCC8 基因突变占 1/3，目前国际已报道 ERCC6 突变 78 种，ERCC8 突变 30 种。国内通过全外显子测序方法，新发现了中国 CS 患者 ERCC6 基因突变 c.1595 A>G（p.Asp 532 Gly）和 c.1607 T>G（p.Leu 536 Trp），进一步丰富了中国人群的 ERCC6 基因突变谱。

四、诊断

根据临床表现 CS 可分为 3 个亚型：1 型为经典型，2 型为先天型，3 型为温和型。

最主要的临床特征是生长发育障碍伴智力障碍、

早老化的特殊面容和光敏性皮肤损害等。患者身材呈不匀称性矮小,躯干为主而肢体相对较大,皮下脂肪减少常呈恶病质体型。特殊面容包括皮下脂肪缺如、面部骨骼突出、眼睛深陷、钩状鼻、大耳,类似鸟类的外观。神经系统受累表现包括智力障碍或慢性进行性智力减退、小头畸形、共济失调、视听障碍、周围神经病变、不自主运动、痉挛等,周围神经病变一般出现于2岁以后,肌电图检查可显示感觉、运动神经传导速度均减慢。眼部病变表现多样,且呈进行性恶化发展,最具特征的是色素性视网膜病变,可有视神经萎缩、白内障、角膜混浊。几乎全部患儿出现感觉神经性耳聋。口腔问题为牙齿发育不全、牙龈炎、龋齿。CS患儿出生后1个月即可发生光敏性皮炎,暴露皮肤可发红水肿,后出现色素沉着斑、脱屑。可伴骨骼畸形、心血管和泌尿系统异常,出现脊柱侧弯、高血压、心律失常、动脉粥样硬化、蛋白尿、肾衰竭等。有报道CS患者出现脑动脉硬化和蛛网膜下隙出血,表明脑血管病变可能参与了CS的神经系统损害。CS患者多死于恶病质伴发的疾病或心脑血管疾患。

Bensman A 等报道了7例 Cockayne 综合征患儿血浆内胸腺激素减少的情况。7例患儿(男4例,女3例),年龄2~17岁。7例患儿属于4个家庭。2例是亲姐弟,另3例是亲兄妹。本组患儿血清胸腺激素含量呈阴性或减少,有活性的血清浓度为0~1/8,而同年龄正常儿童则为1/64~1/16。Cockayne 综合征患儿临床过早衰老的现象常与生物学衰老表现——血清胸腺激素减少同时出现。患者锁骨、肋骨和其他长骨骨干细长,干骺瑞和骨骺肥大畸形(4例)。

沈轲等报道1例。患者,男性,43岁,因反复头晕伴步态不稳10年,加重3天入院。入院后发现有低氧血症,最终死于肺部感染、呼吸衰竭。心电图提示:窦性心律,左室高电压,肺型P波。胸部CT:两肺感染,左侧胸腔积液,脊柱侧弯,心影略大,双侧胸背肌群萎缩等。

松宝珠报道2例。例1之母妊娠早期曾患上呼吸道感染,服四环素。母亲职业为油漆工。患儿的父母是表兄妹结婚。例2为例1之兄。患儿从8个月起,易患呼吸道感染。母妊娠2~3月时曾患泌尿道感染,服金霉素,中药。

五、治疗

CS临床诊断要点包括2项主要指标和7项次要指标,主要指标包括:①生长障碍,身高和体质量均落后于同年龄、同性别正常儿童的5个百分点;②进行性神经系统功能异常,神经运动发育迟缓,智力障碍或智力发育落后。次要指标:①侏儒,恶病质体质;②光敏性皮炎,即皮肤对光敏感,接触日光后皮肤红肿继之脱皮,色素沉着,有或无皮肤干燥;③感觉神经性耳聋;④色素性视网膜病或白内障;⑤脱髓鞘性外周神经病;⑥龋齿和(或)牙齿脱落;⑦特征性影像学改变,X线检查可见颅骨增厚、骺板硬化,骨盆异常或脊柱侧弯或后凸,头颅CT/MR检查可见大脑白质片状脱髓鞘、小脑萎缩、基底节和小脑周围钙化等。具有2条主要指标加上3条次要指标即可临床诊断。

六、治疗及预后

CS尚无特殊有效治疗方法,以对症治疗为主。改善营养状况,促进生长和维持机体能量平衡。避免日光暴晒,外出时适当加衣服或防晒霜,保护细胞免受紫外线伤害。在CS小鼠模型中证实存在耳蜗毛细胞受损,对于有条件的CS患儿可进行人工耳蜗植入改善听力。病情进展取决于临床类型,常预后不良。由于缺乏有效治疗手段,大多数CS患者死于恶病质伴发的疾病或心脑血管疾患,平均死亡年龄为12岁。文献报道最大年龄见于日本1例40岁女性患者。

参考文献

[1]马秀伟,赵家艳,辜蕊洁,等.Cockayne 综合征 1 例临床及 ERCC8 基因突变特征[J].临床儿科杂志,2017,35:815-818.

[2]松宝珠.Cockayne 综合征二例报告[J].中国优生优育,1992,3:96.

[3] 顾清风摘,潘耀东校. Cockayne 综合征血浆胸腺激素减少[J]. 国外医学(儿科学分册),1983,10:224.

[4]谭惠文,吕霞飞,余叶蓉,等. Cockayne 综合征一例并文献复习[J].华西医学,2016,31:17-20.

[5]沈轲,陈胜兰,唐风云,等.Cockayne 综合征一例[J].中华医学杂志,2018,98:385.

[6]刘晓宇,汤泽中,王芳,等.肾脏受累的 Cockayne 综合征临床特点、治疗及随访观察[J].临床儿科杂志,2018,36:424-426.

第29节 Coffin-Lowry综合征

一、名称

Coffin-Lowry综合征是Coffin（1966）及Lowry（1971）先后独立报道的相同疾病，后来Temtany将其称为Coffin-Lowry综合征。

二、流行病学

Coffin-Lowry综合征是罕见的X连锁半显性神经退行性遗传病。其致病基因是定位于Xp22.2的RPS6KA3。

三、临床表现

临床表现为骨骼畸形，以锥形手指为特征，生长迟缓、听力损伤和发作性运动失调。

胸骨发育不良、鸡胸、脊椎体异常、脊柱侧弯。

王云等报道2例。1例患者，男性，13岁，特殊面容，前额隆起，鞍鼻，双眼裂下斜，指尖较细，反应迟钝。cDNA的序列改变为r889-890del 2bp，导致移码突变。在DNA水平验证了此突变；其母亲外周血DNA分析，未发现此缺失，推测为新生突变，但不排除生殖腺嵌合。另一患者在该基因RNA水平未检测到改变。王云等的研究在国内首次建立CLS的基因诊断方法，从基因水平上确诊中国人Coffin-Lowry综合征患者。

特征为眼距宽，球形鼻、鼻中隔增宽、鼻孔前翻，嘴大、唇外翻，横向小鱼际的褶纹，肌张力低，关节活动过度，脊椎发育不良，进行性脊柱侧弯。而女性患者临床表现较少，可仅呈轻度发育落后或接近正常，提示本病呈X连锁遗传。Vles JS等报道2例不是亲属，但均表现明显发育落后，肌张力低，关节活动过度，头面部特殊表现和手的异常则少见于较大年龄患者。头面部最重要的表现是前囟迟闭，额缝裂开，并可推迟至2岁以后。其次是眶上嵴突出、弓状的浓眉，眼距增宽，与先天愚型相反，其外眼角下斜，球形鼻、鼻孔前翻、鼻中隔增厚，嘴大、唇外翻，手指肥胖，指端逐渐变细，2岁前脊椎发育不良、脊柱侧弯。早期诊断可防止严重的畸形。上述所见提示本病可能为一种结缔组织病。

四、诊断及治疗

Coffin-Lowry综合征应行临床和遗传学诊断，应行手术治疗。

五、预后

Coffin-Lowry综合征是目前研究人类智能缺陷的主要代表疾病之一，尽管可通过教育及训练提高智力，但其幅度有限。

参考文献

[1]黑木良和.広範圍症候群（新订版）Coffin-Lowry症候群[J].日本臨牀，1987，春季臨時增刊号（45）：74.
[2]王云，孟岩，苏亮，等.Coffin-Lowry综合征的基因诊断[J].国际遗传学杂志，2009（32）：52.
[3]赵恩禄.Coffin-Lowry综合征的早期体征[J].国外医学遗传学分册，1985（8）：276-277.
[4]李永库，刘玉杰，王贞.Coffin-Lowry综合征一例[J].中华儿科杂志，2006，44（2）：148.

第30节 Cogan综合征

一、名称

Cogan综合征（CS）1945年由Cogan首次报道，又称为非梅毒性角膜基质炎和前庭听觉障碍综合征。CS是一种累及眼、听觉－前庭系统的综合征。主要表现为非梅毒性角膜基质炎、前庭功能障碍、突发听力下降及全身症状等。

二、流行病学

CS发病率低。

三、病理

2003年Cogan综合征被证实为自身免疫性疾病。有学者发现该病患者血清中存在抗角膜、内耳的抗体,认为其眼和前庭蜗神经的损害与特异性自身免疫有关,属于系统性血管炎范畴。

四、临床表现

青年多见,无性别差异。临床表现:①全身系统损害,由血管炎引起,可累及大中小血管;②心血管系统,主动脉炎是最严重的系统性损害;③可见呼吸系统(20%以下有胸部症状,胸痛、胸膜炎)、消化系统、皮肤病变、骨骼肌肉、泌尿系统、神经系统病变;④眼部症状,典型为斑片状颗粒状角膜浸润,可见结膜炎、巩膜炎、葡萄膜炎、视网膜动静脉阻塞、青光眼等;⑤耳症状,骤然出现梅尼埃病样发作,眩晕、恶心、呕吐、共济失调、耳鸣、耳聋。

全身其他系统症状发生率为63%~78%,一般在眼部、前庭发生症状后2个月到7年内发生,CS也可首先表现为全身疾病。Grasland等报道32例患者28例(78%)有全身症状。

Vincenneux总结160例CS患者的全身症状如下。①一般症状:39%患者伴有发热,26%伴有头痛、不适、肌痛、体重减轻、盗汗等。②心血管系统:28%患者伴有心血管疾病。Grasland报道10%的患者发生主动脉炎。此外,还可见到主动脉瓣关闭不全、主动脉狭窄、阻塞或动脉瘤、冠状动脉病变、心肌肥大、充血性心力衰竭、心包炎、心律失常、肠系膜动脉炎、高血压等。③呼吸系统:上呼吸道感染常见,可有胸痛、呼吸困难、咯血、胸膜炎等。④消化系统:26%的患者伴有腹部疼痛不适、胃或结肠的溃疡伴出血、腹泻、便血、消化不良、肝脾大。⑤神经系统:26%的患者有神经系统症状,Grasland报道13%的患者有神经系统症状,中枢神经病变最常见,可表现由于脑血管意外而导致轻偏瘫或偏瘫、失语。由于短暂缺血可有小脑综合征、脊髓病、癫痫、脑炎、脑膜炎。周围神经可见手足的感觉异常、三叉神经痛或脑神经的运动不足、膈神经炎、多神经炎,腰穿可见升高的蛋白和脑脊液细胞异常增多。⑥其他:19%的患者可见皮肤红斑、风疹、溃疡;生殖器或口腔结节或溃疡;鼻窦炎、耳或鼻的软骨炎;关节炎或关节痛,最常见为多发性关节痛。泌尿生殖系统:16%的患者有肾动脉狭窄或破裂、蛋白尿、血尿,睾丸炎;淋巴结病。

五、诊断

Cogan综合征的诊断主要根据全身症状、眼部及内耳症状、血清梅毒抗体反应阴性、结核菌素试验、ANA、ANCA检测等。ESR增快,循环免疫复合物等有一定的参考价值。如有全身症状,必须在排除其他自身免疫疾病后才能诊断。

发病时症状不特异,眼和耳,以及系统性血管炎出现时间间隔数周、数月甚至数年,有报道从发病到诊断平均延误21.9个月,甚至个案可延迟11年,给早期诊断带来困难。需与感染如梅毒、病毒、衣原体、Lyme病等;结缔组织与血管炎病如类肉瘤病、多关节炎、巨细胞动脉炎、Wegener肉芽肿、Takayasu动脉炎、Sjögren综合征、复发性多软骨炎、类风湿关节炎、青少年关节性关节炎、强直性脊椎炎、自身免疫性感音神经性聋等鉴别。

六、治疗

Cogan综合征的治疗以糖皮质激素为主,对眼、血管和内脏的病变有效,前庭-听觉障碍对激素反应明显,早期应用可防止听力恶化。CS需要及时治疗挽救听力和视力甚至生命。

参考文献

[1]高杉潔.広範圍症候群(新订版)Cogan症候群[J].日本臨牀,1987,春季臨時增刊号(45):1082.
[2]梁军,滕克禹,嵇高德.Cogan综合征临床分析[J].山东大学耳鼻喉眼学报,2009,23(6):71-72.
[3]滕克禹,闫勇,张玉环.Cogan综合征[J].中国中医眼科杂志,2009,19:308-310.

第31节 Collet-Sicard综合征

一、名称

Collet-Sicard综合征(CSS)即枕骨髁-颈静脉孔接合部综合征。它是较罕见的综合征,因枕骨髁、颈静脉孔或其附近病变(颅外病变较颅内多见),引起吞咽、迷走、副及舌下4对脑神经单侧受损,有同侧性麻痹的多发性脑神轻麻痹。由1915年Collet、1917年Sicard报道。从产生CSS的病变部位看,又称为髁-颈静脉孔综合征。

二、流行病学

CSS较罕见。病因以肿瘤为多，且恶性者更多。Wilson及Nagata等分别报道前列腺癌、乳腺癌颅底转移致CSS各1例。Svien等分析了29例后组脑神经受损的原因，其中15例为肿瘤所致，恶性者占9例。除肿瘤外，CSS尚可由血管性病变、颅底局部炎症、外伤以及糖尿病等所致。

三、病理

颈动脉瘤、颈动静脉交通瘤、弹片、颅底骨折、梅毒性炎症和癌性淋巴结等的压迫，均可为引起CSS的病因，其中主要是鼻咽癌。

四、临床表现

现在病因以肿瘤为多，特别是颅底的转移性肿瘤，如前列腺癌、乳癌、肺癌。原发肿瘤以上咽头肿瘤（上咽头癌、恶性淋巴瘤）为多。患者有胸锁乳突肌和二头肌的麻痹和萎缩。

后4条脑神经麻痹可有以下的症状。

迷走神经麻痹：有不显著和不易寻找的功能性紊乱。①压迫或创伤轻微可无任何症状；②在单纯性压迫情况下，神经未受损伤，可见刺激症状，感觉过敏，如在患者甲状软骨板施压时，可引起疼痛和类百日咳的咳嗽，耳屏症状（压耳屏时可发生咳嗽）和唾液亢进等；③神经被破坏时，则喉腔和部分的外耳道半侧的感觉消失，假性气喘和由于咽部感觉消失，可引起吞咽性肺炎。

舌咽神经麻痹：舌咽神经为混合神经，包括味觉神经和运动神经。当舌咽神经全部麻痹时，运动紊乱有咽上缩肌麻痹，感觉紊乱有舌根部味觉消失。临床方面可见到单侧性咽上缩肌麻痹，固体食物咽下困难为其特殊症状，在恶心或发“啊”声时，咽后壁向健侧转移运动，即所谓拉幕症状。

副神经麻痹：①内支麻痹，半侧腭帆和半喉麻痹，声音嘶哑及开放性鼻音。发“啊”声时，由于半侧腭帆不能运动，呈显著的不对称，悬雍垂向健侧偏斜，当刺激咽部使之发生反射或使患者发“啊”声时，腭帆仍为松弛，一边下垂，而健侧提起。当饮食时，初期患者有鼻腔反流现象，另一方面心律失常、脉搏增快。多数学者均以为迷走神经的心支来自副神经，所以心律失常应属于副神经。②外支麻痹，临床现象为胸锁乳突肌和斜方肌麻痹。

舌下神经：患侧舌部萎缩。伸舌时，舌尖向患侧偏斜。

五、诊断及治疗

CSS应行临床加影像学检查。治疗依病原和临床而异。

六、预后

CSS的预后依病原的不同而异，病原即使痊愈，亦不一定能使麻痹神经完全恢复正常。CSS的预后可能根据其他症状而判断，如感觉消失表示有病情严重的意义，电的反应、声带的尸体位和萎缩均表示为已不能痊愈。

参考文献

[1]高木诚，高木康行.広範圍症候群（新订版）Collet-Sicard症候群[J].日本臨牀，1987，春季臨時增刊号（45）：177.

[2]戚晓昆，朱克.恶性肿瘤颅底骨转移致Collet-Sicard综合征2例报道[J].解放军医学院学报，1992（3）：241.

[3]曹清泰，王恩普.髁颈静脉孔症候群（附一例报道）[J].安徽医科大学学报，1962（4）：255-256.

第32节 T细胞缺损造成复合型免疫不全症

一、名称

T细胞缺损造成复合型免疫不全症（combined immunodeficiency with predominant T cell defect）又称为T细胞显著减少产生的免疫不全症。免疫球蛋白及B细胞数仅显示正常或轻度减少程度，表现对特定抗原抗体产生低下及皮肤反应延迟的感受性低下。相同疾患概念的还有Nezelof综合征。在此说明，一部分重症复合型免疫不全症（SCID）、Di George综合征等T细胞欠损为主的障碍状态，都可包括在这一概念内。

二、流行病学

流行病学见表3。

三、病理及生理

T细胞显著低下,PHA及MLC低下,胸腺皮质淋巴滤泡属正常,但Hassall小体缺乏,呈胎儿胸腺状。

四、临床表现

各种感染症。

参考文献

[1]香坂隆夫,小林登.広範圍症候群(新订版)Combined immunodeficiency with predominant T cell defect [J].日本臨牀,1987,春季臨時増刊号(45):1013.

[2]赵惠君,陈同辛,郝铁群,等.原发性免疫缺陷病临床发病情况回顾[J].中华儿科杂志,2006,44(6):403-405.

第33节 Comfort-Steinberg综合征

一、名称

Comfort-Steinberg综合征又名慢性再发性胰腺炎综合征、复发性慢性胰腺炎综合征、遗传性胰腺炎综合征。

二、流行病学

患者胸部病变常与胰腺炎伴发，发生率为15%~50%。值得注意的是,急性胰腺炎通常合并肺炎和胸腔积液,主要累及左胸,常随胰腺炎的好转而消失。偶

表3 赵惠君等报道93例各种原发性免疫缺陷病的发病情况

类型	例数	构成比(%)	男/女	死亡例数
体液免疫缺陷	37		29/8	1
X连锁无丙种球蛋白血症	7	18.9	7/0	0
普通变异型免疫缺陷病	22	59.5	17/5	1
婴儿暂时性低丙种球蛋白血症	4	10.8	3/1	0
选择性IgA缺乏症	4	10.8	2/2	0
联合免疫缺陷	21		14/7	11
重症联合免疫缺陷病	8	38.1	6/2	5
X连锁高IgM血症	1	4.8	1/0	0
其他联合免疫缺陷病	11	52.4	7/4	6
Omenn综合征	1	4.8	0/1	0
其他明确的免疫缺陷综合征	12		10/2	1
湿疹血小板减少伴免疫缺陷综合征	5	41.7	5/0	0
共济失调毛细血管扩张综合征	4	33.3	3/1	1
胸腺发育不全	3	25.0	2/1	0
吞噬细胞功能缺陷	9		7/2	2
慢性肉芽肿病	2	22.2	2/0	2
中性粒细胞减少症	7	77.8	5/2	0
细胞免疫缺陷	13		9/4	1
补体缺陷	1		0/1	0
合计	93		69/24	16

见胰腺病变侵犯膈下区域引起严重的有时是致死的并发症，如继发于胰腺瘘管的慢性大量胸腔积液（CMPE）、纵隔假囊肿（MP）和酶性纵隔炎（EM）。

国外报道主要症状为慢性胰腺炎（CP）的发病率为（3.5~ 4.0）/10 万人，近年来发病率有所升高，最近报道为 7.9/10 万人。急性胰腺炎（AP）是否会转化为 CP，以前的报道为 0~50%，大多数学者认为有 10%的 AP 可转化为 CP。

三、病理

CP 的病因受国家、地区、地理环境、生活习惯及经济状况等多种因素影响，目前尚未完全清楚。Kalady 等报道 CP 的病因 52%为酒精性，28%为特发性，13%为胰腺分裂症（PD），7%为家族性。我国报道的 CP 病因以胆源性疾病居多，占 47.0%~64.6%。引起 CP 的胆管疾病主要有急慢性胆囊炎、胆石症、胆管炎、Oddi 括约肌痉挛或功能紊乱等。50%~70%的人胆总管和胰管共同开口于十二指肠乳头部，因此，当胰管和胆管汇合处发生狭窄或梗阻时，可致胆胰液反流，胰管内压增高，致小胰管破裂，胰液进入间质引起胰腺炎症反应而破坏胰腺组织。这类患者胰腺分泌功能损害较轻，临床疗效较好。

四、临床表现

Iacono C等报道 670 例胰腺炎中 14 例胸部并发症，CMPE 9 例，MP 2 例，EM 3 例。

王洛伟等报道的 262 例 CP。主要临床表现为轻、中度上腹痛，伴或不伴腰背部放射 201 例（76.7%），多数患者疼痛较轻；有消化道不适症状 176 例（67.2%）；脂肪泻 33 例（12.6%）；合并胆管疾病 179 例（68.3%），其中胆总管扩张或伴结石 101 例（38.5%）；有急性胰腺炎病史 38 例（14.5%）；有长期饮酒史 56 例（21.4%），仅 6 例为酗酒者。

CP 偶可发生慢性胰腺炎综合征：发热、脂肪坏死、压痛、皮下结节、关节痛和浆膜炎。典型的病例可表现五联征：上腹疼痛、胰腺钙化、胰腺假囊肿、糖尿病和脂肪泻。临床上常以某一或某些症状为主要特征。

李秉璐等报道 189 例 CP。有明确的腹痛主诉的 169 例（89.4%）、脂肪泻 20 例（10.6%）、营养不良 25 例（13.2%）、有黄疸表现 60 例（31.7%）、合并糖尿病 11 例（5.8%）、有腹腔积液 10 例（5.3%）。此外，合并假性囊肿 64 例（33.9%）、合并肝硬化 2 例（1.1%）、合并胰腺癌 5 例（2.6%）、合并上消化道出血 5 例（2.6%）。

五、诊断

李秉璐等报道的 189 例患者中发病 1 年内确诊者 97 例（51.3%），5 年内确诊者 152 例（80.4%）。5 年以上确诊的患者多因症状较轻，未引起重视，就诊时间较晚。

内镜逆行胰胆管造影（ERCP）被认为是影像学诊断的“金标准”，慢性胰腺炎 ERCP 检查多显示为主胰管及分支不同程度的扩张，且不规则，有时可见主胰管闭塞，对比剂不能进入远端胰管，有的主胰管扩张并出现局限性囊状扩张，酷似胰腺囊肿，大部分患者可发现胰腺钙化或胰腺结石。ERCP 能清晰显示胰管病理性改变，并根据胰管改变程度与范围将慢性胰腺炎分成轻、中、重度，但它可能并不一定与胰腺分泌功能受损程度呈密切相关关系。

目前超声内镜可用作慢性胰腺炎的辅助诊断，特别对轻、中度慢性胰腺炎，其诊断效果优于 ERCP 和 P–S 试验。CT 或血管造影引导下经皮胰腺细针穿刺吸引细胞学检查具有重要诊断价值，特别是有助于与胰腺癌的鉴别。生化技术的发展对慢性胰腺炎的辅助诊断尤其对慢性胰腺炎和胰腺癌的鉴别诊断有很大帮助。

六、治疗

李秉璐等报道的 53 例接受非手术治疗，包括戒烟、戒酒等去除病因治疗和胰酶制剂的替代治疗等。136 例患者接受手术治疗，占 72%。所有患者中行切除术者 27 例，包括保留幽门的胰十二指肠切除术 1 例、胰十二指肠切除（Whipple）术 14 例和胰体尾切除术 12 例。针对胆道系统的手术 81 例，其中 71 例（87.7%）同时行胰腺探查或活检术；28 例行假性囊肿内引流术；16 例因胰管病变行胰管空肠吻合术；7 例患者仅行剖腹探查和胰腺组织活检术。结果：术后 133 例患者主诉腹痛明显减轻，有效率达 97.8%。只有行 Whipple 手术的患者中 2 例术后出现胰瘘并发症，其发生率为 0.01%，其中 1 例患者因胰瘘、腹腔感染、败血症于术后第 7 天死亡。

王洛伟等认为，随着内镜诊断和治疗技术的不断提高，CP 的内镜治疗逐渐成为较成熟的方法和技术，尤其对缓解难治性腹痛延缓病情的发展具有重要的意义。

对 CP 反复发作且临床症状较重，伴有严重并发症或难以排除肿瘤者应手术治疗。

七、预后

Iacono C等报道 1970—1986 年 670 例胰腺炎中 14 例胸部并发症，CMPE 9 例，MP 2 例，EM 3 例。均手术治疗，1 例死于术后腹水感染，其余术后随访观察 10 个月至 10 年无再发。

参考文献

[1]王洛伟，高俊，李兆申，等.慢性胰腺炎诊断与治疗临床研究(附 262 例分析)[J].解放军医学杂志，2002(27)：780-782.

[2]陈灏珠.实用内科学[M].11 版.北京：人民卫生出版社，2012.

[3]李秉璐，赵玉沛，廖泉，等.189 例慢性胰腺炎诊治分析[J].中国医学科学院学报，2001，23(2)：202-204.

[4]陈海龙，闻庆平.慢性胰腺炎的诊断进展.第八届全国中西医结合普通外科临床与基础学术会议暨全国中西医结合外科危重病学习班论文汇编[G]，2003：134-136.

[5]陈淑端.胰腺炎的胸部并发症[J].国外医学内科学分册，1991(17)：466-467.

第 34 节　普通变异性免疫缺陷病

一、名称

普通变异性免疫缺陷病(common variable immunodeficiency，CVID)又名常见多变型免疫缺陷病、普通变异型免疫球蛋白缺乏症。特征为低丙种球蛋白血症、抗体反应缺陷和反复感染。由于其出现率高，并发症多，需经常住院和丙种球蛋白替代治疗，使其成为临床最重要的原发性免疫缺陷病之一。但儿童病例少见。

二、流行病学

欧洲报道 CVID 的发病率为 1/10 万，任何年龄男女均可发病，但大多在 20~30 岁时临床表现显著。

三、病因

CVID 的病因不明。有报道提出组织相容性复合物 -3 中含有罕见的 C2 或 C4a 等位基因的个体或家族成员更易于患该病。

四、临床表现

主要是 B 细胞不全者：反复化脓菌感染，特别是气道(鼻窦炎、中耳炎、支气管炎、肺炎、支气管扩张等)。主要是 T 细胞不全者：易致各种感染、病毒、结核，特别是肺孢子菌肺炎、非特异肉芽肿形成(肝、肺、皮肤、脾)、合并肺癌等。

贺建新等总结 9 例 CVID。血 IgG 0.33~3.69 g/L(中位数 2.07)，IgA 0~1640mg/L（中位数 67)，IgM 0~840mg/L(中位数 130)。B 细胞比例正常 8 例，减低 1 例。至少发生 1 次肺炎 8 例（可疑淋巴间质肺炎 1 例)、支气管扩张 2 例、上颌窦炎 1 例、化脓性中耳炎 1 例、腹泻 3 例、关节炎 3 例、甲状腺功能低下 1 例、免疫性溶血性贫血 1 例、肉芽肿 1 例、非霍奇金淋巴瘤 1 例(皮肤 γδT 细胞瘤)。脾大 4 例(1 例脾内有多发点状钙化)、肝大 3 例、明显淋巴结肿大 2 例。

感染及慢性肺病：急慢性或反复感染见于大部分患儿，尤其是肺炎、鼻窦炎、中耳炎。尽管足够丙种球蛋白替代治疗使肺炎明显减少，但仍有 27%出现持续呼吸系统疾病而导致阻塞性、限制性和支气管扩张改变。不常见或机会病原亦可见，如耶氏肺孢子菌等。

自身免疫：25%出现自身免疫疾病，主要为自身免疫性溶血性贫血和免疫性血小板减少性紫癜。其他还包括恶性贫血、类风湿关节炎、干燥综合征、血管炎、甲状腺炎、秃头、白癜风、肝炎、原发胆汁性肝硬化、系统性红斑狼疮。

肉芽肿和淋巴浸润：8%~22%CVID 的患者结节性病变可早于低丙种球蛋白血症数年，通常被诊断为结节病，主要累及肺、淋巴结和脾、皮肤、肝脏、骨髓，肾脏、胃肠道和脑亦被累及，为大小可变、分界清楚的非干酪肉芽肿，可包含非坏死性上皮样细胞和巨核细胞。一部分患者肺内淋巴浸润伴肉芽肿，被称为肉芽肿淋巴间质肺病，预后不良。肺内淋巴浸润导致不伴肉芽肿的淋巴间质肺炎或滤泡支气管炎、细支气管炎，可导致咳嗽、气短、肺泡损伤，最终需要氧疗。

癌、淋巴增殖、脾大和淋巴瘤：最新研究表明，CVID 患者的非霍奇金淋巴瘤发生率为 6.7%，较正常人群高 30 倍。大部分为 B 细胞型，通常 EB 病毒阴性。几乎均为结外，易出现于黏膜相关区域。60~70 岁 CVID 女性高发淋巴瘤，也可出现于年轻患者。发病与淋巴过度增殖、肉芽肿病变和IgM残留有关。霍奇金淋巴瘤散见报道。20%出现颈部、纵隔、腹部淋巴结增殖,淋巴结病理通常表现为不典型淋巴增殖、反应性淋巴增殖或肉芽肿炎症。淋巴结或其他淋巴组织典型缺乏浆细胞。克隆性淋巴细胞为非诊断性,因其也可出现于反应性增殖但无淋巴瘤证据的组织切片。一部分黏膜相关淋巴组织淋巴瘤被报道,部分病例与幽门螺杆菌相关。

消化道疾病:21%~57%出现暂时或持续腹泻,蓝氏贾第鞭毛虫是最常见病原,其他病原包括隐孢子虫、腺病毒、沙门菌、艰难梭菌、空肠弯曲菌。幽门螺杆菌感染与胃炎有关。炎性肠病出现于19%~32%的患者。病理显示过多的上皮内淋巴细胞、绒毛变平、淋巴样积聚、肉芽肿、隐窝扭曲,缺乏浆细胞;另一特征是小肠绒毛变平。结节样淋巴增殖(B细胞多量但无浆细胞)常见于胃肠道任何部位。原发性胆汁性肝硬化,自身免疫性肝炎可出现于CVID患者,43%肝酶升高,主要是碱性磷酸酶升高。结节再生性增殖可导致门脉高压和胆汁淤积,14例(14/40)肝功异常者出现此情况。

五、诊断

CVID的诊断主要依据为发病年龄以15~35岁者居多,反复发生感染,血滴免疫球蛋白降低。20%的CVID患者合并自身免疫疾病。

六、治疗

CVID的治疗方法主要是替代治疗、抗感染和对症治疗。应用肿瘤坏死因子(TNF)拮抗剂或抗CD20免疫调节剂有望从改善自身免疫机制角度协助治疗。

参考文献

[1]加纳正,大野辰治.広範圍症候群(新订版)common variable immunodeficiency[J].日本臨牀,1987,春季臨時增刊号(45):1014-1015.

[2]贺建新,刘秀云,徐保平,等.儿童普通变异性免疫缺陷病9例临床及免疫特点分析[J].中国实用儿科杂志,2013(2):122-125.

[3]吕玮,孙钢.普通变异型免疫球蛋白缺乏症5例并文献复习[J].疑难病杂志,2007,6(7):402-405.

第35节 贲门消失综合征

一、名称

贲门消失综合征(congenital dilatation of esophagus)又称为先天性食管扩张、先天性贲门痉挛、贲门弛缓消失症(congenital cardiac spasm, cardiac achalasia)、贲门痉挛、巨食管症、食管贲门失弛缓综合征(esophageal achalasia syndrome)、巨大食管、特发性食管扩张症等。贲门消失综合征是器质性的某种狭窄原因造成从食管下部至贲门部顽固的通过障碍和口侧食管扩张的疾患。

1937年Lendnun指出这种功能性的食管梗阻是由于下食管括约肌(lower esophageal sphincter, LES)的不完全松弛引起,命名为贲门失弛缓症。该病以LES张力增高及食管正常蠕动消失、LES和贲门对吞咽动作的松弛反应障碍为特征,是仅次于食管癌而需要外科治疗的食管疾病。

二、流行病学

贲门消失综合征的男女发病人数基本相等,一般在成年发病,常见于25~60岁,在美国和欧洲发病率约为每年1/10万人口。据估计,实际患病人数为7.1/10万(威尔士)到13.4/10万(爱尔兰)。其家族聚集现象说明其具有遗传易感性。

三、病理

本综合征的病因和发病机制学说甚多,迄今尚不完全明了,可能与基因遗传、自身免疫、病毒感染等有关。大致可归纳为如下四点:一是食管失弛缓,正常贲门平时呈收缩状态,食物下咽后刺激食管引起贲门短暂的弛缓反射,食物通过后贲门仍然闭紧,患儿贲门不能按食物下咽的反射而缓张;二是贲门痉挛继发食管扩张;三是食管壁肌层间内部神经节的减少或退变;四是精神因素,感情纷乱或自主神经失调可致此病。

四、临床表现

本综合征可发生于新生儿,也可见于数月或数岁的小孩,5~6岁时可能出现较重的呕吐症状。进食时随即呕吐,吐出物内无胃液。有时吐出物为隔餐的食物,可有食物反流,可见夜间睡眠中枕旁有吐出物污迹。患儿很快营养不良而瘦弱。本综合征的特点是间歇性时轻时重的咽下困难。有时可因情绪波动或进食有刺激性食物而诱发加重。较大儿童可诉胸骨下段或上中腹部有阻噎感或疼痛。

又说此综合征多见于青壮年,偶见于儿童,主要症状为吞咽不畅,胸骨后饱胀不适,吞咽困难时重时轻,重时下咽受阻,伴有呕吐,吐出物为食管内潴留食物。食管吞钡X线检查可见食管扩大并有液平面,下端呈鸟嘴状。

吸入性肺炎是该综合征的常见并发症,发病率为10%~30%,有时可出现肺脓肿、肺不张和胸腔积液等,主要是食管反流物被吸入肺内所致。30%~70%的患者可出现夜间呛咳,少数可出现哮喘,严重时出现胸闷、呼吸困难。

五、诊断

诊断标准:①具有吞咽困难、反食、夜间呛咳和胸痛等症状,症状波动性;②X线钡餐显示食管下段黏膜光滑,狭窄,呈鸟嘴样改变,食管体腔扩大;③内镜检查食管腔内有食物潴留,食管扭曲,LES部位痉挛,胃镜通过有阻力,并排除贲门胃底瘢痕狭窄和新生物;④食管测压食管下2/3段推进性蠕动度减弱或消失,LES静息压力增高,吞咽时LES松弛度和松弛率显著降低或消失。根据①并具备②、③、④中的一项即可确诊,其中食管LES静息压力,松弛度和松弛率测定尤其重要。部分早期患者仅有LES压力升高或松弛率和松弛度异常。诊断时尤其要与食管下段或贲门良恶性肿瘤和良性狭窄(外压或瘢痕)引起的假性(继发性)贲门失弛缓症相鉴别。

六、治疗及预后

注意饮食控制,少食多餐,避免过冷过热饮食。目前主要采用气囊扩张术、肉毒杆菌毒素(BT)局部注射和外科手术等治疗,基因治疗也是今后的研究方向。

本综合征经适当治疗后,预后尚好。

参考文献

[1]洪庆成,江敬铭.儿科综合征[M].天津:天津科学技术出版社,1996.

[2]蒋源,张晓彤,任晓勇.先天性贲门失弛缓症合并食管异物1例报道[J].陕西医学杂志,2002,31(4):380-381.

[3]李维鼎,刘致民.小儿贲门痉挛的外科治疗(附四例报道)[J].中国实用外科杂志,1982(2):136.

[4]岡本英三,余田洋右.広範圍症候群(新订版)食道アカラシア症候群 Esophageal achalasia syndrome[J].日本臨牀,1987,春季臨時增刊号(45):560.

[5]褚明辉.贲门失弛缓症外科治疗52例临床分析[D].长春:吉林大学,2008.

第36节　先天性偏侧发育不良伴鱼鳞病样红皮病及肢体缺陷病

一、名称

先天性偏侧发育不良伴鱼鳞病样红皮病及肢体缺陷病(congenital hemidysplasia with ichthyosiform erythroderma and limb defects,CHILD综合征),由Happle等1980年首先报道先天的偏侧性鱼鳞病样红斑症的皮疹与伴有同侧手足等欠损和异常病例,一侧性身体的局限性缺陷是其最突出的特征。1948年Zellweger和Uelinger等首先报道了一种特殊的半侧骨软骨皮病伴鱼鳞病样痣。

二、流行病学

CHILD综合征为显性遗传病。出生时或出生后即发病。已报道的病例为女性,故推测本综合征遗传基因可能位于X染色体上。

三、病因及病理

CHILD综合征皮损的组织病理学改变除表皮角化过度和角化不全、棘层肥厚外,最特征性的改变是真皮乳头充满泡沫样组织细胞。真皮乳头泡沫样细胞表达CD68、CD163,不表达广谱细胞角蛋白AEI/AE3。研究显示,泡沫样细胞可能是巨噬细胞来源,而非上皮源性的。也有学者在电镜下发现,真皮浅层泡沫细胞内含大量的不同大小和电子密度的脂滴,因此推测,这些泡沫细胞可能是吞噬了大量脂滴的巨噬细胞。

目前认为,CHILD综合征是一种胆固醇生物合成异常导致的疾病。位于Xq28染色体上的还原性辅酶

Ⅱ类固醇脱氢酶样蛋白(NSDHL)基因是目前发现的唯一致病基因。研究显示,不论是左侧躯体受累还是右侧躯体受累的CHILD综合征是由同一基因突变所致。NSDHL基因编码3β-羟基类固醇脱氢酶,催化角鲨烯后胆固醇生物合成的一个环节。因此推测,NSDHL基因的异常使胆固醇的合成以及其上下游的物质合成受到影响、局部脂代谢异常,从而巨噬细胞吞噬大量脂滴形成泡沫细胞,最终导致CHILD综合征的表现,但不能解释本综合征单侧受累严重的原因。

四、临床表现

临床表现如下。①皮肤症状:出生时或出生后即有位于中线一侧身体出现鱼鳞病样红皮病或红斑角化性损害。但面部不受累。皮损随时间延长而缓缓消退,但屈侧常遗留病变。有的患者可和单纯性或炎症性疣状表皮痣伴发。甲角化过度和畸形。毛发生长缓慢和秃发亦可在同侧出现。②骨骼畸形:出现严重的同侧肢体短缩或缺损,与之同侧的骨盆可因缺肢而发育畸形。有时骨骺出现斑点状钙化。肩胛骨、肋骨可见骨病变。③患侧的内脏器官如肺、肾血管和中枢神经系统可伴发育畸形。除同侧肢体骨发育不良外,同侧脑亦可有类似受累。可出现进行性视神经萎缩、血小板增多症伴髋关节脱位等眼、骨骼肌肉系统受累的临床症状。

Bittar M等报道3代患CHILD综合征轻度或极轻度皮肤损害的重要性。CHILD综合征在男性胚胎是致死性的。大多数报道为散发病例,文献中仅有5例母亲传给女儿的报道。本文报道一家系三代患CHILD综合征,其症状轻微。采用分子生物学分析以证实诊断。观察研究了CHILD综合征家系中的14名成员。23岁的先证者、先证者的母亲、2个姨妈及其外祖母均从婴儿期就有轻度或极轻度的皮肤损害。这5例患者的NSDHL基因均存在370G→A错义突变。家系中9例未患病者均未检测到这一突变。

Kim C. A等描述了1例发生于左侧肢体的CHILD综合征,患者左手和左足的掌骨、跖骨和指(趾)骨出现缺损,导致少指/趾畸形(仅有3个手指和1个脚趾),同侧肢体可见炎性表皮痣,伴角化过度、角化不全、棘层肥厚和血管周淋巴细胞和组织细胞浸润。

在大部分病例中,2/3的患者表现为右侧躯干受累,其损害可累及脑、骨骼、肺、心脏和肾脏。大多发生于女性,男性少见,发生在男性的常为致死基因。Hummel等对1例女性患者进行研究,该患者主要表现为左侧躯体受累。该名女婴由一对健康的高加索夫妇生育,孕36周产出,出生时体质量为2.5kg,其异常表现为左胸一角化性红斑,约3cm×6cm大小,左上肢发育不全,左足外翻(第1、2足趾呈八字外翻),右侧躯体未见损害。对该患儿进行DNA测序,证明左侧躯体受累的与右侧躯体受累的患者是由同一基因突变所致。

五、诊断及鉴别诊断

CHILD综合征有赖于分子生物学方法证实临床诊断。推测如果对家族中女性成员采用分子生物学检测联合细致的体检,以往报道的许多散发病例实际上可能是家族性的。

六、治疗

CHILD综合征(在线人类孟德尔遗传数据库编码308050)在男性胚胎是致死性的。

参考文献

[1]田中隆義.広範圍症候群(新订版)CHILD syndrome[J].日本臨牀,1987,春季臨時増刊号(45):1225.

[2]Bittar M,Happle R,Grzeschik K -H,等. 3代患CHILD综合征:轻度或极轻度皮肤损害的重要性[J].世界核心医学期刊文摘:皮肤病学,2006,2(5):22-23.

[3]CHILD综合征.(CHILD syndrome caused by a deletion of Exons 6-8 of the NSDHL gene)[J]. 世界核心医学期刊文摘:专业期刊文摘,2005,1(12):2-3.

[4]蔡艳霞,李常兴,罗权,等.鱼鳞病综合征的遗传学进展[J].国际皮肤性病学杂志,2006,32(5):315-317.

[5]刘辅仁.实用皮肤科学[M].3版.北京:人民卫生出版社,2005:1073.

[6]米向斌,郭琳琅,邱贤文.CHILD综合征的临床、病理及免疫组化特征[J].国际皮肤性病学杂志,2013,39(5):277-278.

第37节　先天性免疫缺陷综合征

一、名称

先天性免疫缺陷综合征（congenital immunodeficiency syndrome）又称为先天性反复感染综合征，是指一组因抗体和（或）细胞免疫系统原发性缺乏或障碍而引起的一种或多种免疫功能不全的一组病症。美国Bruton于1952年首先报道1例先天性丙种球蛋白缺乏症，以后各国相继报道。我国于1976年由上海第二医科大学附属新华医院率先报道1例先天性免疫缺陷病（先天性胸腺发育不全症）。

二、流行病学

各类型先天性免疫缺陷的相对发病率为：①细胞免疫缺陷5%~10%；②体液免疫缺陷50%~75%；③联合免疫缺陷10%~25%；④补体缺乏<1%；⑤吞噬功能缺陷1%~2%。

三、病因及病理

先天性免疫缺陷综合征大多数疾病的确切病因及发病部位尚不十分清楚。已初步明确的有以下几种。

1.遗传基因异常

免疫系统的发育是受遗传控制的，父母染色体异常便可能影响胎儿免疫系统的正常发育，引起免疫缺陷病。其中常染色体异常引起者有重症联合免疫缺陷病、Nezelof综合征（免疫球蛋白正常的淋巴细胞减少症）等；性染色性遗传引起者有重症联合免疫缺陷的Bruton型、Gitlin型丙种球蛋白缺乏症等。

2.免疫组织器官的先天发育障碍

先天性脾脏发育不全引起的体液免疫缺陷病，第3、4咽囊发育障碍引起的先天性胸腺发育不全（Di George综合征）等。

3.淋巴细胞内在的酶缺陷

如腺苷脱氢酶缺乏所致重症联合免疫缺陷病。

4.免疫活性细胞间调节机制失常

如普通变异性免疫缺陷。

5.宫内病毒感染

在宫内胚胎早期感染某些病毒，可使其免疫系统发育停滞导致免疫缺陷病。例如妊娠早期的病毒感染可引起胎儿胸腺细胞发育障碍导致T细胞功能不全；宫内麻疹病毒感染的胎儿可引起低γ-球蛋白血症伴高IgM。

四、临床表现

先天性免疫缺陷综合征自生后1周至15岁发病者占58%，重症联合免疫缺陷均发生在1岁以内。

突出的临床表现就是自幼出现的反复急、慢性迁延性感染。细胞免疫缺陷的患儿对病毒、真菌和结核菌、李斯特菌易感；体液免疫缺陷常发生细菌性（细胞外化脓菌和低毒力致病菌、条件致病菌）感染；联合免疫缺陷患儿则前两种情况兼而有之。补体缺陷及吞噬功能缺陷者以严重细菌感染为多见。

1.最常见的临床表现

反复呼吸道感染、慢性迁延性局部或系统感染、低毒力或条件致病菌的机会感染、暴发型或重症感染（败血症、感染性休克、脑膜炎等）。易反复感染，常伴多脏器损害，易发生重症感染，治疗效果不佳而长期迁延，弱的非致病菌发生机会感染，感染呈间歇性但不能完全缓解。易发生特异性并发症。接种卡介苗后发生全身播散，阴性杆菌性顽固性腹泻，特殊病原体肺炎（如耶氏肺孢子菌病），淋巴组织系统恶性肿瘤发生率高，特发自身免疫性疾病，易并发全身肉芽肿病。

2.常出现的临床症状

发育迟钝、精神萎靡、易激惹、食欲不振、面色苍白、贫血、生活能力低下；脓皮病、结膜炎、中耳炎、鼻窦炎、骨髓炎；吸收不良综合征、扁桃体和淋巴结发育不良等。

3.偶见症状

进行性痘疹、重症病毒感染、皮疹和毛发脱落、化脓性淋巴结炎、鹅口疮和真菌性肠炎、肺孢子菌肺炎、肝脾大等。

4.特殊并发症

自身免疫性疾病、运动失调毛细血管扩张症、先天性毛发-软骨发育不全、湿疹-血小板减少性紫癜、部分白化症、原因不明的内分泌障碍等。

番場正博等报道先天性免疫缺陷综合征1例。患儿，男，3岁11个月。从1岁半开始易患中耳炎，已患4次。1岁5个月时烧伤，经久方愈。自2岁开始头面部常患脓疱疹，还易患呼吸道感染，有时每月患3次。检查到本例不仅有B淋巴细胞系统的异常，还有多核白细胞的功能障碍，在干细胞阶段的障碍也能成为病因。

五、治疗及预后

先天性免疫缺陷综合征的预后视类型不同而异，但大多数预后差，常在婴儿期死亡，某些类型经适当治疗后可活到成年。

参考文献

[1]洪庆成，江敬铭.儿科综合征[M].天津：天津科学技术出版社，1996.

[2]白汉玉，韩秀兰.反复感染综合征[J].中国临床医生杂志，2009，37(1)：8-10.

[3]番場正博，等.先天性免疫缺陷综合征一例[J].小儿科诊疗，1979：42(8)：67.

第38节 先天性蛋白C缺乏症

一、名称

先天性蛋白C缺乏症（congenital protein C shortcoming），1991年日本学者报道1例。

二、流行病学

蛋白C是一种维生素K依赖性蛋白质，为体内重要的生理性抗凝物。先天性蛋白C缺乏是一种常染色体显性遗传病，发生率为1/500~1/200，但只有少数出现血栓栓塞症。

遗传学特点：遗传性蛋白C缺乏症有以血浆蛋白改变及基因缺陷分型或根据遗传方式分型。临床上常根据后者分为：①常染色体显性遗传型，杂合子的蛋白C活性大约为正常的50%，临床表现为反复静脉血栓形成，在人群中约为1∶15 000，而纯合子蛋白C活性则测不出；②常染色体隐性遗传型，杂合子无临床症状，估计在人群中为1∶(200~300)，而纯合子在新生儿期常发生暴发性紫癜。两种表现型的蛋白C活性和蛋白C抗原可同时减少或二者不一致地减少。

三、病理

蛋白C是一种在肝内合成的维生素K依赖性糖蛋白，它在聚血酶或凝血酶－血栓调理蛋白复合物的作用下转变为活化蛋白C，后者有灭活因子Va、Ⅷa及增加纤溶的活性，因此具有抗聚作用。当蛋白C缺乏时，因子Va和Ⅷa的灭活减少及血循环纤溶能力降低，因此促使纤维蛋白形成过多而发生血栓。遗传性蛋白C缺乏症的纯合子虽为罕见，但在新生儿期常以暴发性紫癜为首发症状，过去对本病认识不够，因而常与感染后暴发性紫癜及DIC相混淆而失去治疗机会。

皮肤损害的活检显示表浅和深部小动脉或小静脉有广泛的血栓形成并伴有血管壁纤维蛋白样坏死和皮下脂肪广泛性出血，但通常无血管壁的炎症性浸润。

四、临床表现

先天性蛋白C缺乏症与肺栓塞有关。

部分纯合子蛋白C缺乏症患儿可于生后1~2小时至5天(多在生后2~12小时)在四肢、臀部、腹部、阴囊、头皮或曾穿刺过的部位出现紫癜。瘀斑的大小直径可达1~25cm，开始时为暗红色后转为紫黑色并伴有大疱，有时甚至发生坏死。如及时治疗，坏死需4~8周才能愈合并留下瘢痕。有1例新生儿患者于生后34天死于广泛性血栓形成而无任何紫癜等皮损；另1例是蛋白C水平降低伴有纤维蛋白溶酶原不全血症，患儿到14岁时才出现血栓形成。

纯合子蛋白C缺乏症的主要并发症是神经系统和眼部的并发症。患儿可发生中枢神经系统血栓形成，这种病变可能发生于子宫内，因而导致继发性出血、脑积水或二者同时存在，以致日后患儿的精神运动发育延迟。眼部并发症主要是由于血栓形成引起玻璃体或视网膜出血，最终使大多数患儿部分或完全丧失视力。肾脏及胃肠道也可由于血栓形成或继发性出血而产生肾脏及胃肠道并发症。

五、诊断

在暴发性紫癜发作期间，实验室检查的结果与DIC一致，包括血小板减少、纤维蛋白原减少、纤维蛋白降解产物增加、凝血酶原时间和部分促凝血酶原激酶时间延长。全部病例蛋白C活性均不能测出(<1%)，但蛋白C抗原可从不能测出(<1%)到30%。

在无症状期，其他维生素K依赖性因子和其他凝血因子皆与同年龄组的正常儿童一样。大多数病例的父母被诊断为蛋白C缺乏的杂合子，但无血栓疾病的临床表现。

六、治疗及预后

先天性蛋白C缺乏症患者一旦出现血栓栓塞症状，需长期抗凝。因为蛋白C的半衰期很短，大剂量华法林治疗可在其他维生素K依赖性凝血因子未降低以前，首先阻断蛋白C的活化，破坏促凝抗强平衡。所以在应用华法林之前，首先应用肝素，同时可输注新鲜血浆提高蛋白C水平。

1988年有报道1例蛋白C缺乏症，经肝移植治疗获得成功，但其远期效果和并发症还待进一步观察。

参考文献

[1]松田道生.広範圍症候群(新订版)先天性プロテイン C欠乏症 congenital proteinC shortcoming[J]. 日本臨牀,1987,春季臨時增刊号(45):514.
[2]黄晓明,陈丽萌,李学旺,等.肾病综合征合并双下肢深静脉血栓形成及蛋白C缺乏一例[J].中华肾脏病杂志,2003,19(3):150.
[3]梁安定综述,董宗祈审校.遗传性蛋白C缺乏症(综述)[J].临床儿科杂志,1991(9):51-52,63.

第39节 先天性蛋白S缺乏症

一、名称

先天性蛋白S缺乏症（congenital protein S shortcoming）。

二、流行病学

先天性蛋白S缺乏症属常染色体显性遗传，在血栓患者中的发生率为2%~6%。

Towbin在182例人尸检中发现9%有脑静脉窦血栓形成，其病死率为5.5%~30%。生理状态下，蛋白S、蛋白C及其激活物活化蛋白C通过水解凝血因子Va和Ⅷa而产生抗凝作用。国外研究报道外周静脉血栓栓塞症患者中有3%~5%为蛋白S缺乏，脑静脉血栓形成中亦有2.5%，均高于健康人群(0.05%~0.1%)。表明当遗传性蛋白C、蛋白S缺乏时，机体抗凝活性下降，易于形成静脉血栓。

先天性蛋白S缺乏症分为纯合子型和杂合子型。纯合子或复合杂合子的患者一般在出生后表现为暴发性紫癜而死亡。Beauchamp等调查发现，在苏格兰人群中，Heerle多态性位点是造成遗传性蛋白S缺乏最普遍的原因。可见，静脉血栓是一种多因素疾病，蛋白S是否有血栓的形成，除与蛋白S缺乏有关外，还与共同存在的多态性位点、环境危险因素和其他基因位点(FV、AT、PC等)之一的突变等因素有关，在血栓形成过程中共同发挥作用。遗传性蛋白S缺乏症相对较少见，而许多环境因素的影响，如口服抗凝药物、口服避孕药、肝病、肾病综合征、弥散性血管内凝血、妊娠等也可导致获得性蛋白S缺乏症发生。

家族遗传性蛋白S缺乏症病例，国内外报道很少，1984年Comp等首次报道为常染色体显性遗传，国内曾报道一个家族，该疾病属于常染色体显性遗传病，其基因位于3p11.1-11.2。临床主要表现为复发性静脉血栓形成，约65%表现为深静脉血栓，部分患者可发现腹腔疾病。

三、病理

蛋白S(PS)是一种由635个氨基酸组成的单链糖蛋白。它的活性部分是蛋白C水解V(Va)和Ⅷa的辅因子，使反应增速25倍，从而构成人类三大抗凝系统之一。蛋白S血浆水平为20~25mg/L，男性较女性高10%，其合成部位在肝脏、内皮细胞、巨核细胞和脑组织。对PS合成的调节和不同部位来源的PS对凝血的调节作用目前尚不清楚。Faioni等报道PS缺乏的患者发生血栓的危险性增加较正常人增高2.4倍。

四、临床表现

先天性蛋白S缺乏症与肺栓塞有关。

吕福云等报道家族性易栓症1例。患者，男性，19岁，因“间断性胸痛2周，咳嗽、咯血5天，胸闷、憋气

1天”。肺动脉CT造影示:左侧肺动脉干、左肺上下叶各叶段肺动脉及其分支、右肺动脉部分分支内可见肺动脉多发不规则充盈缺损,部分肺动脉可见偏心性充盈缺损。追问病史:患者的两位姨妈均患有深静脉血栓及肺血栓栓塞症。考虑与家族遗传有关,为患者及其父母行易栓症筛查,结果显示,患者本人、母亲为Ⅰ型家族性易栓症。患者和母亲均存在游离蛋白酶S含量减低、总蛋白S活性正常,为易栓症。家族遗传性蛋白S缺乏症Ⅲ型。持续对患者及其家属进行随访,发现家族中多人曾一次或多次出现脏器、血管栓塞病史,说服患者家族主要成员行易栓症化验检查。从家族图谱中我们发现第一代家族患者外祖父母存在游离蛋白酶S减少,外祖父既往存在肠系膜栓塞病史,实验室检查提示蛋白酶C减少;第二代家族成员中患者大姨存在肺栓塞病史,且游离蛋白酶S减低,患者母亲游离蛋白酶S减低;第三代家族成员中,鉴于以上家族栓塞病史及易栓症检查,考虑该家族存在Ⅲ型家族遗传性蛋白S缺乏症。

柳扬等探讨蛋白S在脑梗死中的改变。方法:脑梗死患者42例,健康体检者40例作为对照。使用自动凝血仪检测蛋白S活性,ELISA法检测总和游离蛋白S抗原含量。结果:42例脑梗死患者中检出7例蛋白S活性缺乏,其中仅有2例伴有游离蛋白S抗原严重下降。结论:脑梗死中存在蛋白S活性缺乏,但并不与游离蛋白S抗原下降相平行。

华宝来等研究遗传性蛋白S(PS)缺乏症家系的临床表型,对其家系成员进行调查。采用了凝固法测定PS活性,ELISA法检测总蛋白S(TPS)和游离蛋白S(FPS)抗原。结果为该家系三代10名成员PS活性为11.3%~53.3%(参考值55%~145%),FPS为24.6%~35.2%(参考值56%~150%),较正常参考值明显降低,其中8人的TPS为4.4%~30.5%(参考值58%~150%),而另外2人的TPS在正常范围内,分别为62.7%和70.8%。以上结果显示,此家系同时存在Ⅰ和Ⅲ型PS缺乏。此家系的16名成员中,包括先证者在内的10名成员有不同程度的PS活性、PS抗原降低,并且有4名成员有静脉血栓史,因而诊断遗传性PS缺乏症家系是明确的。本家系男女均患病,符合常染色体显性遗传的特点。

五、诊断

袁军认为:①对年轻卒中患者一定要尽力明确病因,病因治疗才是循证医学的目的,经治患者华法林治疗3年,病情稳定且有好转;②对血管病变的诊断,DSA仍优于MRA。

六、治疗及预后

对遗传性抗凝血酶Ⅲ缺乏症、蛋白C缺乏症、蛋白S缺乏症的个体,若无临床症状和血栓形成,不需要进行治疗;但在手术前及妊娠期应给予皮下注射低分子肝素,对已经发生的血栓应该按照病情的严重程度给予相应治疗。而一般情况下的肺血栓栓塞症需抗凝治疗6个月,抗凝治疗过程中应该严格监测凝血功能。

不少报道已表明,PS缺乏是静脉易栓症的高危因素,特别对于中年女性。

参考文献

[1]铃木宏治. 広範囲症候群(新订版)先天性プロテイン S欠乏症 congenital protein S shortcoming[J]. 日本臨牀,1987,春季臨時増刊号(45):515.

[2]柳扬,潘家绮,黄一宁.蛋白S缺乏与脑梗死[J].浙江大学学报(医学版),2001,30(4):153-154,182.

[3]袁军,朱润秀,萨茹拉,等.先天性蛋白S缺乏症致脑静脉血栓形成[J].内蒙古医学杂志,2004,36(5):379-380.

[4]华宝来,潘家绮,朱铁楠,等.遗传性蛋白S缺乏症一家系的表型分析[J].基础医学与临床,2003,23(1):89-92.

[5]吕福云,张卫芳,李学任,等.家族性易栓症一例[J].中华结核和呼吸杂志,2014,37(7):541-542.

第40节 先天性肺淋巴管扩张症

一、名称

先天性肺淋巴管扩张症(congential pulmonary lymphangiectasia,CPL)是一种以肺间质淋巴管呈异常囊状扩张为主要病理特征的罕见的先天发育异常,1856年首先由Virchow报道。CPL以男婴多见,表现为生后最初几天出现难以纠正的呼吸衰竭,部分病例合并乳糜胸及胎儿水肿。

二、流行病学

CPL发病率尚不清楚，但早年尸解证实，死胎或新生儿死亡中有0.5%~1.0%是CPL。Esther等报道两组死胎尸检数据，其中一组在451例中有5例CPL，另一组2514例中仅有11例为CPL。目前国内共报道21例，其中男婴15例，女婴6例。Noonan等将CPL分为3型：Ⅰ型有全身淋巴管扩张的肺部表现；Ⅱ型常伴心脏畸形；Ⅲ型为原发肺发育异常。近年学者们倾向将其分成两类：原发性（先天性）和继发性，将Ⅰ型和Ⅲ型归入原发性，Ⅱ型归为继发性。

三、病理

CPL的病因及发病机制不十分明确。正常情况下，毛细血管网的液体和蛋白从压力高处流向压力低的组织间隙处，这时淋巴管网起到防止组织水肿的作用。而CPL的肺间质淋巴管呈异常囊状扩张，潴留大量的淋巴液，导致严重的水肿和呼吸困难。

目前普遍认为在胚胎发育9~16周肺淋巴管大量存在于支气管和肺静脉周围，之后逐渐减少退化，至20周左右由于肺淋巴管或肺静脉阻塞，或者感染等原因阻碍淋巴管退化，则可能发生肺淋巴管扩张症。继发性肺淋巴管扩张症可能因为心脏畸形造成肺静脉回流受阻，引起淋巴管增加或影响淋巴管正常退化过程。CPL通常是散发，少数情况下家族发病也有报道。Hirano等发现XY/XX嵌合可能与进行性的临床表现和围产儿死亡有关。

病理学改变为：双肺呈蜂窝状改变，脏层胸膜下及肺小叶间隔内、细支气管周围及血管周围可见扩张淋巴管，免疫组化标记内皮细胞中D2-40、CD31阳性。

四、临床表现

肺淋巴管扩张症产前表现为胎儿非免疫性水肿、胸腔积液，出生时死胎或生命最初几小时表现为进行性呼吸困难及难以纠正的呼吸衰竭、青紫和伴有双侧乳糜胸的低氧血症、低蛋白血症、新生儿持续性肺动脉高压（persistent pulmonary hypertension of the new-born，PPHN），常常需要呼吸机支持。有非常高的病死率或生后突然死亡。

CPL产前超声有时只表现为胸腔积液。如果产前超声提示有胸腔积液，排除心血管疾病、感染、染色体等因素后应想到淋巴管因素，可行胎儿MRI检查，胎儿MRI可表现为“槟榔肺”（nutmeg lung）：胎儿肺实质T2高信号，匍匐行的树枝样结构延伸至肺实质表面，在肺表面上构成相间的网络状图纹，形似槟榔，实为充满液体的扩张淋巴管。生后胸部X线片：表现为肺部充气不良、呈磨玻璃样改变、伴或不伴胸腔积液，双肺布满小点状、细网格或条状影（似间质性肺气肿）或伴气漏表现。肺CT显示出磨玻璃状影及广泛的双侧胸膜和支气管血管周围间质增厚，伴或不伴胸腔积液。

庄晓磊等回顾性分析1例表现为胎儿双侧胸腔积液的先天性肺淋巴管扩张症患儿的临床资料。患儿于胎儿期就表现为双侧胸腔积液，生后呼吸困难，双侧大量气胸、乳糜胸，低蛋白血症，持续性肺动脉高压。给予肺泡表面活性物质、NO吸入、高频机械通气、反复白蛋白输注，治疗3个月后出院。出院后第10天又以“重症肺炎、慢性肺病”收治入院，经机械通气、抗感染治疗2月余，仍不能离氧，存活半年死亡。

五、诊断

CPL临床表现不典型，新生儿期常规呼吸支持方法不能改善的严重呼吸困难时应与以下疾病进行鉴别：表面活性物质蛋白B缺乏、肺泡蛋白沉积症、肺泡毛细血管发育不良等。

六、预后

CPL的预后差，约半数为死胎，其余多数患儿在出生后数周内死亡，少数存活数月。国内迄今报道的21例CPL患儿，最长生存时间为7个月，最短生存时间1分钟。

参考文献

[1]庄晓磊，汪吉梅，周小芸，等.先天性肺淋巴管扩张症伴胎儿胸腔积液1例报道并文献复习[J].临床儿科杂志，2015，33(8)：710-713.

[2]侯兴华，金素芬，李春杨.新生儿先天性肺淋巴管扩张症1例并文献复习[J].临床与实验病理学杂志，2014，30(7)：792-794.

第 41 节 先天性风疹综合征

一、名称

先天性风疹综合征（congenital rubeola syndrome，CRS）又称为风疹后综合征、风疹性胎儿综合征、胎病性风疹综合征、Gregg 综合征等。1941 年 Gregg 首次报道患先天性白内障的小儿与其母亲孕期感染风疹有关。1964—1965 年美国风疹流行，约有 23 例先天性风疹感染的小儿，因而对风疹有了比较详细的了解，并称为先天性风疹综合征。

风疹病毒的致畸作用是 1941 年澳大利亚眼科医生 Gregg 发现的，他很快意识到其致畸范围除了眼部以外还有听力系统和心脏等，并于 1962 年成功分离出风疹病毒，这一发现为 1964—1965 年疫情暴发明确了病因，进而使人类对 CRS 和先天性风疹感染有了一定认识。

二、流行病学

CRS 是指母体感染风疹病毒引起新生儿先天性畸形的统称，估计每年全世界有 11 万例 CRS 患儿出生，新生儿先天性缺陷类型与母体感染时间有密切关系。国内对此进行过统计。风疹病毒感染发生在妊娠期第 1、2、3 或 4 个月时，对应的 CRS 发病率分别为 85%、20%~30% 和 5%。其中 90%表现为听力障碍，其次最常见的为先天性心脏病和青光眼、白内障，少部分患者可能出现死胎或流产，还有一部分直至少儿时期才被明确诊断。如果母体孕 20 周后感染风疹病毒，即使对胎儿有不良影响，但 CRS 的发生率几乎为 0，造成的最大威胁是胎儿生长受限（FGR）。

三、临床表现

妊娠中母亲感染风疹病毒致患儿成白内障、心疾患、听力障碍、间质性肺炎、多种先天异常的 CRS。

孟丽等分析齐齐哈尔市 CRS 监测结果。119 例疑似 CRS 病例中，1 例白内障，1 例斜视伴先心病，4 例 24 小时黄疸患者皆伴有先心病。118 例先心病中，动脉导管未闭 11.97%，肺动脉狭窄 4.27%。119 例疑似 CRS 病例中，母亲妊娠期 4 例（3.36%）发热出疹，有 21 例（17.6%）母亲于怀孕早期（2~3 个月）有外出史。

四、诊断及预防

孕妇孕期应监督监测。CRS 应预防优先。

五、预后

早孕头 3 个月患风疹可能发生流产或死产，分娩后的 CRS 患儿易夭折，存活者预后甚差。武成厚等分析 27 例预后。27 例患儿死亡 5 例，6 例有神经行为异常，3 例有脑瘫，2 例正常，9 例失访，2 例拒访。

参考文献

[1]植田浩司.広範圍症候群（新订版）先天性風疹症候群[J].日本臨牀，1987，春季臨時増刊号（45）：147.

[2]林建华，蒋萌.风疹病毒感染对妊娠结局的影响[J].中国实用妇科与产科杂志，2011，27：567-569.

[3]乔实洰.风疹的并发症[J].陕西新医药，1978（41）：52，51.

[4]孟丽，崔智多，汪滢，等.齐齐哈尔市先天性风疹综合征监测分析[J].中国社区医师（医学专业），2013，15（6）：366-367.

[5]武成厚，周凤琴.先天性风疹综合征 27 例分析[J].实用医技杂志，2005，12（8a）：2099-2100.

[6]洪庆成，江敬铭.儿科综合征[M].天津：天津科学技术出版社，1996.

第 42 节 咳嗽晕厥综合征

一、名称

咳嗽晕厥综合征（cough syncope syndrome），1876 年 Charcot 提出的一个概念。

二、流行病学

咳嗽晕厥综合征临床上并不多见，但也不罕见。好发于中老年男性，多有慢性支气管炎、慢性阻塞性肺气肿、肺结核及其他慢性肺部疾病史，易在合并肺部感染时诱发。

三、临床表现

咳嗽晕厥综合征的临床特点：①发作性激烈咳嗽持续，数秒间意识消失；②中年男性多；③食量大、嗜酒，肥胖者多；④多为嗜烟者；⑤外向型性格者；⑥合并支气管哮喘、慢性肺气肿、慢性支气管炎者多；⑦以立位、坐位时易发，饮食、笑话时易引起；⑧没有癫痫家族史、既往史，发作时脑电波不见棘波；⑨发作中心电图无异常；⑩发作后无后遗症。

咳嗽晕厥综合征是各种原因引起的中老年人慢性咳嗽的严重并发症之一，是指发作性咳嗽数秒钟后出现一过性意识丧失，多在 10 秒至 1 分钟内苏醒。其成因可能与剧烈咳嗽致肺的通气换气障碍导致大脑一过性缺血缺氧密切相关。本综合征轻者可不发生晕厥倒地现象，只是在咳嗽后感到头脑发闷、头昏头晕、两目昏花、大汗淋漓、浑身无力，对正在从事的工作发生瞬间遗忘现象；重者不仅在深沉而剧烈的咳嗽后立即昏扑，而且在普通咳嗽数声后即发生晕厥。本综合征有反复发作倾向，且易在发作时发生意外，故其防治显得格外重要。

四、诊断

详询病史，仔细排查其他疾病。

五、治疗

如果患者在剧咳时突发晕厥，在场的人不必惊慌失措，要保持冷静，立即解开领扣，将患者置于头低且偏于一侧的平卧位，以防舌根后坠堵塞气管和影响脑部供血。宜刺按人中、内关、合谷等穴位。有条件时，可给氧，进行生命体征检测，以防意外的发生。患者苏醒后不能当即坐起及站立，应待全身症状消失后再起身活动。

①对呼吸困难者，宜尽快去除鼻、咽、喉、气管、支气管的异物和分泌物，必要时开放气管，彻底吸痰，力求呼吸道的畅通；②适量饮水，或采用热水蒸气吸入的办法，湿化痰液，降低痰液的黏稠度，以利痰的咳出；③根据患者病情，采用侧卧位或坐位，医生或患者家属用手拍或捶打患者背部，依次自外而内、由下而上的拍打所产生的震动，可使黏痰松解，并随患者的呼吸渐次上移，逐渐排出；④对支气管扩张症、肺脓肿、脓胸患者，宜在医生的指导下，根据病变的部位，采用适宜的体位，通过顺位引流排出脓血痰液，如病在肺之上叶者，可取坐位，然后根据病变的特点稍向前，或后，或一侧倾斜排痰；⑤有条件时，可用超声雾化器将庆大霉素、溴己胺、地塞米松、α－糜蛋白酶等药物雾化，吸入气管、支气管，达到局部抗感染、抗过敏、稀释痰液的目的；⑥必要时，加服药物，使新痰不再生成，旧痰尽快排出；⑦尽量减少晕厥时意外事故的发生，有病史的人要提高警惕，凡预感到要咳嗽时应及时停止一切活动，马上躺下；⑧针对原发病的治疗，应具体问题具体处理。

参考文献

[1]市瀬裕一. 広範圍综合征（新订版）Cough syncope syndrome（咳嗽晕厥征候群）[J].日本臨牀，1987，春季臨時增刊号（45）：382.

[2]伏新顺.如何防治咳嗽晕厥综合征[J].中国中医药报，2012-05-11.

第 43 节　CREST（CRST）综合征

一、名称

系统性硬化症存在许多分类标准，在其他分类标准未获得广泛确认之前，CREST 综合征仍被认为是系统性硬化症（PSS）的亚型，其由 Richard 首先命名，CREST 即皮下钙化（C）、雷诺现象（R）、食管功能障碍（E）、指端硬化（S）、毛细血管扩张（T）5 个英文单词字头的缩写。这些特征性的改变均与小血管病变及纤维化有关。目前 CREST 综合征病因不明，可能与遗传、感染、环境、雌激素等原因造成的体液免疫和细胞免疫异常有关。

二、流行病学

CREST 综合征可独立存在，也可同时合并系统性红斑狼疮、原发性胆汁性肝硬化、类风湿关节炎、干燥综合征、多发性肌炎等自身免疫性疾病。

三、病理

CREST综合征为自身免疫反应改变。

四、临床表现

末梢血管扩张见手掌、前胸部、颜面、口唇等环状扩张。本综合征比起泛发型硬皮病，皮肤硬化的范围、肺纤维化虽较轻，肺血管狭窄所致肺高压症则经长期观察知是高频度的。

CREST综合征的临床表现除特征性皮下钙化、雷诺现象、食管功能障碍、指端硬化、毛细血管扩张外，还可有皮肤淀粉样变性、肺间质纤维化、心肌损害、心包积液、心律失常、肺动脉高压、肾小球肾炎、肾病综合征、反流性食管炎、假性肠梗阻等。临床上出现5种特征中的3种或3种以上表现即可确诊。早期可有一种或两种临床症状，随着病情的进展可发展成为完全的CREST综合征。CREST综合征的特异性抗体为抗着丝点抗体（ACA），阳性率为40%~90%，且在其他的自身免疫性疾病中也可出现，须仔细鉴别。ACA和抗Scl-70抗体较少同时出现，ACA也与病情活动无明显相关性。我们认为对于ACA阳性但没有表现为典型CREST综合征的其他自身免疫性疾病患者，应定期随访，观察有无CREST综合征的临床表现，以做到及时诊断。

系统性硬化症（硬皮病）CREST综合征异型患者的皮肤改变通常局限于手指和颜面，内脏病变发展较慢，血清中存在ACA，肺动脉高压常是CREST综合征患者导致死亡的原因之一，多发见于晚期，因此时血管的结构改变已很明显，对血管扩张剂和其他治疗的效果不佳，预后严重。

Stupi AM等报道在1962—1983年发现的673例系统性硬化症患者中，59例（9%）有肺动脉高压（PHT），其中30例（CREST）均为单纯性肺动脉高压（IPHT）不伴有心肺病变。30例中的20例，肺动脉高压系经心导管证实。作者将此20例与287例未伴发PHT的CREST（CREST-no-PHT）病例进行了对比研究，全部CREST-IPHT病例的最初症状均有雷诺现象，而CREST-no-PHT组仅60%。其他症状两组相似，在血清学异常方面，两组无统计学差异。20例IPHT患者，最普遍的心肺症状是呼吸困难，心电图证明均有右轴偏高，19例有右心室扩大。肺功能检查，20例患者的一氧化碳弥散量（DL_{co}）均异常（＜预测80%），且大多数显著减低，为预测平均值的37%。心导管检查，肺动脉压明显升高。此20例IPHT患者仅1例存活，一般死于肺源性心脏病，有6例可能死于心律失常或肺栓塞，本组2年的存活率为40%，而no-PHT组为88%。在13例尸检中，血管变化主要为平滑肌增生、血管内膜纤维化、透明变性、黏液样改变和动脉内膜纤维化等。

本文材料证明系统性硬化症CREST-IPHT是一种性质很恶性的疾病。这些患者除长期存在雷诺现象外，并无其他临床、化验和血清方面的异常可预见。肺功能检查所有患者均可见DL_{co}降低，且在其他症状出现之前即有明显降低。因此，作者认为在无明显肺纤维化的CREST综合征患者DL_{co}降低，应考虑有PHT的危险，心导管检查和长期随访是需要的，以便能较早地发现此并发症，从而在肺动脉发生改变之前，试用新的有效的疗法治疗，阻止病情的发展。

五、诊断

CREST综合征的特异性抗体为ACA，阳性率为40%~90%，且在其他的自身免疫性疾病中也可出现，须仔细鉴别。ACA和抗Sel-70抗体较少同时出现。ACA也与病情活动无明显相关性。有认为对于ACA阳性但没有表现为典型CREST综合征的其他自身免疫性疾病患者，应定期随访，观察有无CREST综合征的临床表现，以做到及时诊断。

六、治疗及预后

CREST综合征应行免疫抑制治疗。预后一般较好，少数患者出现肾衰竭和心功能衰竭。肺动脉高压常是CREST综合征患者导致死亡的原因之一，多发见于晚期，因此时血管的结构改变已很明显，对血管扩张剂和其他治疗的效果不佳，预后严重。

参考文献

[1]诸井泰興.広範圍综合征（新订版）CRST（CREST）综合征[J].日本臨牀，1987，春季臨時增刊号（45）：1083.

[2]孙红胜，户中丹. CREST综合征[J].山东医药，2010（50）：107.

[3] 邓联第. 系统性硬化症CREST综合征异型的肺动脉高压[J].国外医学皮肤病学分册，1987（8）：235-236.

第 44 节 Creutzfeldt-Jakob 病

一、名称

Creutzfeldt-Jakob 病(克–雅病,CJD)又称为皮质–纹状体–脊髓变性、亚急性海绵状脑病或传染性海绵状脑病(TSE),是由朊蛋白(PrP)感染所致的一种中枢神经系统变性疾病。Creutzfeldt-Jakob 病以快速进展性痴呆(RPD)伴肌阵挛、特征性脑电图和 MRI 改变为临床特征,以星形胶质细胞增生、海绵样变性和神经元缺失为神经病理学特点。1920 年和 1921 年分别由 Creutzfeldt 和Jakob 首先报道,并由此而命名。

二、流行病学

CJD 是一种罕见疾病, 至 2006 年国内共报道 40 余例。好发于 50~70 岁,英国有 20 例平均年龄 29 岁的病例报道。早期表现复杂多样,易误诊,预后极差。病程多为 0.5~1.0 年。为人畜共患的一种致命性疾病,它可在人与人、人与动物之间传播。散发于世界各地,发病率百万分之一,男女机会均等。散发性为主,家族性、医源性较少。近年来研究表明该病为一种具有传染性的变异蛋白感染素(PrPSC)引发。目前共计有 16 种不同变异体的朊蛋白病存在, 其中 7 种存在于动物、9 种存在于人类。

1966 年确定其具有传染性。美国统计 1435 例 CJD 的患者中,仅有 15%有家族史,为常染色体显性遗传,且至少有一个突变 PrP 基因的复制。

三、病因及病理

正常神经细胞内存在蛋白感染素 PrPC, 在代谢过程中,当 PrPC 由正常的 α–螺旋结构转变为 β–折叠结构,便形成 PrPSC。大量 PrPSC 沉积形成斑块,致使神经元死亡和星形胶质细胞增生,摧毁中枢神经系统,形成海绵状脑病。

四、临床表现

CJD 多为亚急性起病,病情呈进行性加剧。早期症状无特征性,常见头晕、步态不稳、视觉异常、语言障碍、行为精神异常;后期常有痴呆、精神障碍、神志不清、去皮质状态,锥体系和锥体外系症状、肌阵挛。宋晓南等报道 24 例患者表现:痴呆 100%,去皮质状态或无动缄默 100%,肌阵挛 87%,锥体束征 78%,共济失调 65%,精神障碍 52%。

分型:据发病的缓急可分为急性、亚急性、慢性。我国 90%为亚急性患者。Creutzfeldt-Jakob 病的临床类型共计分为 4 型,即散发型(sCJD)、遗传型或家族型(gCJD/fCJD)、变异型(vCJD)和医源型(iCJD)。据发病的特点可分为散发型、家族型、医源型。1996 年 Will 发现新型 CJD(nvCJD),1999 年 Kropps 报道有眼部病变的 Heiden-hair 型 CJD。

彭明强报道 1 例。患者,男性,76 岁。患者于 10 天前出现口齿不清,语速变慢、不连贯,主动性言语减少,注意力不集中,之后表情淡漠,静坐发呆,主动性活动减少,肢体活动尚可,走路欠稳。因肺部感染而出现呼吸困难,痰多,因合并延髓性麻痹遂做气管切开术,鼻饲进食,经抗生素、营养支持、气道护理,患者生命征平稳。患者植物状态生存至今已 10 个月,有四肢及面肌阵发性痉挛。

五、诊断及鉴别诊断

确诊 CJD 需证明脑组织或变异型病例的扁桃体组织中存在朊蛋白。拟诊是进行性痴呆加上下列临床表现中至少 2 项,如锥体束或锥体外系症状,视觉或小脑症状,肌阵挛,无动性缄默,并有特征性脑电图或脑脊液 14–3–3 蛋白升高。如存在快速进展性痴呆表现,尤其伴有明显的运动和(或)小脑障碍时,诊断 CJD 病具有高度可能性。由于 T2W1 或 FLAIR 序列出现的"丘脑枕结节征"或"曲棍球杆征"对变异型 CJD 病具有特异性诊断意义而被纳入此型诊断标准。

六、治疗及预后

CJD 无特异性治疗,以对症治疗为主。常用镇静剂、肌松剂。多因感染、全身衰竭而病死,故要做好患者的护理及营养支持。彭明强报道的病例在去皮质状态下存活至今,得益于良好的护理及合适的营养支持。

参考文献

[1]彭明强.克–亚综合征 1 例及文献复习[J].疑难病杂志,2008,7(1):47-48.
[2]王琳,刘建荣.Creutzfeldt-Jakob 病[J].中国现代神经疾病杂志,2013,13(1):31-35.
[3]郑奎宏,马林,郭勇,等.克–亚二氏综合征的 MR表现[J].中国医学影像技术,2006,22(10):1554-1557.

第45节 猫叫综合征

一、名称

猫叫综合征(cri-du-chat syndrome)又称为 Cat-Cry 综合征、5p 综合征、5p 单体综合征(5p-monosomy syndrome)、Lejeune 综合征等。

二、流行病学

猫叫综合征发生频率在活产婴儿中为 1/10 万 ~ 1/5 万。自 1963 年 Lejeune 等首先报道以来,国外已有 150 余例,国内也报道了多例。婴儿期女性发病率高,约 70%的新生儿患者为女性,但男性的存活率高,故儿童期患者多为男性。

三、病因及病理

猫叫综合征是由一条早复制的 B 组第 5 号染色体短臂缺失所引起的,而且多数缺失是两次断裂的结果,如果这种断裂分别发生在短臂和长臂上,将形成环状的染色体,尚有第 5 号染色体易位到 C、D 或 G 组染色体上,嵌合体及臂间倒位等。从理论上染色体部分缺失的原因至少有 4 种,即末端缺失、中间缺失、易位和短臂内的不等互换。有人发现缺失部分均有 5p14,因此 5p14 被认为是猫叫综合征的特征区。有人报道,短臂缺失部分的长度,短者为短臂的 30%,长者为 85%,一般为 50%,亦有报道缺失 10%也可引起轻型症状。从染色体的变化来看,第 5 号染色体的短臂上有司发音的遗传基因,当此处缺失时,可发生发音音调的变异。

四、临床表现

猫叫综合征的临床表现如下。①最显著的特征为婴儿期有微弱的、悲哀的、喵喵似猫叫的哭声,此哭声在呼气时发生,吸气时不出现。典型哭声常在幼儿早期逐渐消失,但有些年龄较大儿童及成人患者仍有像猫叫独特的哭声。猫叫样声音是喉发育不全(喉肌发育差)所致,哭声比正常人高,发声单音调,常在生后几周后消失。②患儿出生时体重低,平均体重≤2500g,身长低于正常儿,平均头围 31cm,生长发育迟缓。③头部畸形及特殊面容。④肌张力过低,随年龄增长张力增高,反射增强,出现一种痉挛性步态。⑤50%的病例可有先天性心脏畸形,以室间隔缺损、动脉导管未闭为多见,很少发生发绀类先天性心脏病,偶有尿道下裂、隐睾、阴蒂肥大等。肾及各种骨骼畸形如脊柱侧弯、并指、趾和肋骨畸形等亦可见。皮纹学所见,有手指弓形纹和斗形纹频率高、双手通贯手、三叉点移向掌心和小鱼际处。温昌祥等报道例患过肺炎。

五、诊断

本综合征没有恒定的临床特征,但特殊的猫叫样哭声见于多数病婴,特别在出现典型的面部异常时,则可高度怀疑猫叫综合征。

六、治疗及预后

本综合征尚无特殊治疗。

本综合征死亡率低,多数患儿可活到成人,迄今有最长活到 55 岁的报道,但体重及身长均低于正常人,常伴有严重智力缺陷、说话能力差等。

参考文献

[1]洪庆成,江敬铭.儿科综合征[M].天津:天津科学技术出版社,1996:106-107.

[2]卢洁,魏书珍.5P 部分单体综合征 1 例[J].新生儿科杂志,1990, 5(12):9.

[3]温昌祥,胡乃东,封桂馥. 5P 部分单体综合征 1 例[J].蚌埠医学院学报,1991(16):156.

第46节 Crouzon 综合征

一、名称

Crouzon 综合征又称为颅面骨发育不全。以颅骨骨缝早闭、颌面部发育不全为特征,患者表现各异,病情轻重不等,多伴并发症,如视力障碍、听力异常、嗅觉减退、鼻塞、打鼾及上下气道阻塞等。

Crouzon综合征由法国神经病学家Crouzon于1912年首次报道并命名,属于颅缝早闭症。

二、流行病学

Crouzon综合征是一种常染色体显性遗传病。发病率为活产儿的1/31 000~1/25 000,约占先天性颅缝早闭症的4.8%。

目前已报道超过70多种类型的颅缝早闭症,包括Apert综合征、Pfeifer综合征、Crouzon综合征、Beare-Stevenson综合征、Jackson-Weiss综合征等。不同类型颅缝早闭综合征之间有相似的分子发病机制,但仍有微小差别。Crouzon综合征与其他颅缝早闭症的重要鉴别特征是患者具有正常的手足外观。

三、病因及病理

Crouzon综合征虽是常染色体显性遗传病,但30%~60%为散发,具体原因不详,有学者认为是父母年龄偏大或发生新的突变。

1994年Preston等将Crouzon综合征基因定位在染色体10q25-q26,半年后Reardon等首次证实Crouzon综合征是由于该区域内成纤维细胞生长因子受体FGFR2基因突变所致,定位于FGFR2免疫球蛋白第3结构域。Crouzon综合征是很特殊的单基因缺陷病(大部分是FGFR2),共同基因缺陷表现为不同的临床表型,呈现不同综合征。

四、临床表现

颅底部缝隙融合导致鼻部畸形,如鼻中隔偏曲,后鼻孔、鼻咽部狭窄或闭锁。这些解剖结构异常合并腺样体肥大可引起呼吸阻塞或暂停,常需临床干预。急症需气管切开时会发现气管软骨袖。气管软骨袖是一种先天畸形,主要表现为气管弓的相互融合,可包括整个气管甚至延伸至气管隆嵴、支气管,仅在颅缝早闭综合征中有报道。

Crouzon综合征有典型的颅面特征,主要表现为短头、眼眶浅、眼球突出、鹰钩鼻、上颌骨发育不良和下颌相对前突等颅面畸形。手足外观正常。常伴视力障碍、听力异常、鼻塞及上下呼吸道阻塞等。

复习文献21例Crouzon综合征患儿,其中19例出生时就有典型颅面畸形,2例出生后正常,后期出现症状并逐渐加重:其中男17例,女4例;有家族史11例。就诊高峰年龄为3~10岁,就诊原因中16例因耳鼻喉科及眼科等并发症就诊,如鼻塞、流涕、打鼾、嗅觉减退、上气道阻塞及弱视、斜视等;3例因精神运动发育迟滞就诊;2例因头痛、呕吐就诊;头颅X线及CT检查提示均表现为眼眶、鼻腔鼻窦、颞骨、颌骨及颅底异常。根据特征性颅面畸形即可诊断,影像学检查能够为Crouzon综合征颌面部的异常改变及其并发症的评估提供客观依据。

上颌骨发育不全使腺样体、扁桃体及其他软组织挤在缩小的面部骨架内而导致了上呼吸道的狭窄,故常伴发上呼吸道梗阻致呼吸困难。由于口腔和颌面部异常及颈椎畸形,可能出现气管插管困难。因此,该综合征患者麻醉管理的重点是气管插管困难的预测和处理。

患Crouzon综合征,冠状缝最常受累,其次是矢状缝、人字缝。文献报道,10%的患儿可出现抽搐,3%精神发育缺陷,55%可出现传导性听力丧失,13%外耳道闭锁,唇腭裂少见。

五、治疗

Crouzon综合征治疗无特殊手段,部分可对症进行手术修复。

参考文献

[1]于军,邵勇平.Crouzon综合征患儿的麻醉处理1例[J].罕少疾病杂志,2006,13(5):48.

[2]丁瑛雪,邹丽萍,崔红,等.Crouzon综合征6例并文献回顾[J].中国实用儿科杂志,2012,27:281-283.

[3]郭璐,胡仁明.Crouzon综合征发病机制研究进展[J].医学综述,2007,13(24):1992-1994.

第47节 Crow-Fukase综合征

一、名称

Crow-Fukase综合征即高月病。1968年日本京大报道腹部孤立性浆细胞瘤36岁女性例,伴多发性神经炎和内分泌异常。著者把伴“多发性神经炎,内分泌症状”的plasma cell dysclasia称为一种新综合征。

Crow-Fukase综合征又称为POEMS综合征、PEP综合征、Nakanishi综合征，是一组以多发性感觉运动性周围神经病为突出表现，常有多系统损害及浆细胞瘤相关的临床综合征，临床罕见。国外对本综合征报道比较注目，国内1985年有文献首次报道2例，经中国生物医学文摘光盘检索迄今为止总共报道50余例，且认识有限。

1956年Crow率先报道了2例骨髓瘤伴多发性神经炎、杵状指、皮肤色素沉着、下肢水肿及脑脊液蛋白升高等。1968年日本的Fukase报道并探讨了1例出现在骨髓外的浆细胞瘤，并将它看作一个独立的综合征，引起日本国内的重视。1980年Bardwick提出该综合征的主要临床表现具有多发性周围神经病、器官肿大、内分泌障碍、M蛋白血症、皮肤改变五大症状，本综合征始受公认。1984年Nakanishi等集全日本报道过的本综合征102例进行分析总结，并将其首次定名为Crow-Fukase综合征(为纪念Nakanishi对本综合征做出的杰出贡献，也称作Nakanishi综合征)。

二、流行病学

Crow-Fukase综合征的发病率极低，误诊率和致残率高，文献报道平均误诊时间为15~18个月，中位生存时间仅为5~7年。

Bardwick报道Crow-Fukase综合征特别容易伴发骨硬化性骨髓瘤和孤立骨髓瘤，在欧美占88%，日本占55%。继发于浆细胞病的本综合征比多发性骨髓瘤(MM)有更复杂的临床表现，可能与血管内皮生长因子(VEGF)等细胞因子的异常分泌有关。

三、病理及病因

Crow-Fukase综合征病因尚未完全明了。目前认为本综合征是一种与浆细胞增生产生异常免疫球蛋白有关的自身免疫性多系统损害性疾病，与遗传因素有关。第22号染色体上编码M蛋白的基因在发病中起重要作用；浆细胞染色体突变并有CD19和CD56抗原表达；与HLA-KR3单倍型有关；细胞免疫异常可能参与本病的发生与发展。

Crow-Fukase综合征发病机制目前认为可能与下列因素有关。①M蛋白异常：与其他浆细胞疾病有所不同的是，POEMS综合征患者的M蛋白几乎全部为λ轻链，而κ轻链极为罕见。②基因异常：免疫球蛋白λ轻链可变区(IGLV)基因异常。③异常高表达：POEMS综合征患者的血清或血浆中血管内皮生长因子(VEGF)水平异常增高，且其水平变化与疾病转归明显相关。

四、临床表现

男性多见，发病年龄为10~80岁，青壮年多见。

文献综合临床特征如下。①慢性进行性感觉运动性周围神经病(97%)：这是最突出的症状。②皮肤病变：如广泛性的皮肤色素过度沉着(93%)，以四肢头面部为主，并可遍及全身，呈棕黑色；皮肤增厚变硬(77%)，但无紧绷感；多毛(40.9%)，为常见体征，临床类似艾迪生病，部分患者可见皮肤少血管痣。③内分泌异常：阳痿(78%)，男性乳腺增生(68%)，闭经(68.0%)，糖耐量异常(27.3%)，血睾酮、雌二醇水平降低，血清乳泌素增加明显，说明内分泌改变以性功能与糖耐量异常为其突出表现。甲状腺功能障碍和肾上腺功能障碍也不少见。④全身水肿：下肢凹陷性水肿(91%)、腹腔积液(62%)、胸膜渗出液(40%)，偶见心包积液和肺不张，但临床无心肾功能不全。⑤脏器肿大：主要是肝脾及淋巴结肿大(30%)，但肝功能正常，血浆总蛋白低于正常者占半数，全身淋巴结病(69%)，淋巴活检均为反应性增生；30%的患者脾大，且多见于无骨髓病的患者。⑥视盘水肿(62%)：伴脑脊液蛋白增高(97%)，脑脊液压力升高，蛋白细胞分离现象，细胞数正常，脑脊液压力增高及视盘水肿者占62%，一般无剧烈头痛、呕吐，脑脊液蛋白增高者占97%。⑦球蛋白异常血症(75%)：这是诊断本综合征的一大依据，指血中M蛋白或多克隆蛋白增多。约近33%患者仅有M蛋白而无骨髓瘤，极少数合并髓外浆细胞瘤，部分患者有多克隆副蛋白血症。尿中M蛋白检出率仅为11%~13%。⑧骨质改变：Nakanishi报道的102例中出现56例(含骨髓浆细胞病1例)，其中骨质硬化31例，硬化与溶解并存17例，骨质溶解7例，25例为孤立病灶，其中24例活检，22例确诊为浆细胞瘤，多累及肋骨、椎骨、骨盆，无骨骼改变46例，其中包括2例髓外浆细胞瘤。⑨其他：低热(70%)，多汗(66%)，半数(有报道34/39)患者伴有杵状指(趾)，少数可有白趾(甲)，这是本综合征的又一大特点；血沉快、血压高、蛋白尿等也可见到。

吴婷婷等报道POEMS综合征1例，患者发病时间已2年余，在院外误诊时间达8个月。患者，男性，53岁。因间断气促2年余，症状加重伴双下肢麻木并发现左肋骨病变9个月，全身皮肤瘙痒7个月，双下肢水肿、麻木加重6个月，跛行3个月入院。曾行诊断性抗结核及降糖等治疗无效。复查胸部 CT 示：左侧胸腔积液，左侧胸膜肥厚，左侧第 4、5 后肋破坏；行左侧胸膜活检示慢性炎症。继续行抗结核治疗无效。体格检查：颜面部轻度水肿；全身皮肤肿胀，部分发红；双下肢水肿；四肢肌力明显减退，双下肢袜套样感觉减退，腱反射消失，运动障碍重于感觉障碍，且双下肢重于双上肢。PET-CT 示：左侧第 4、5 后肋原发性恶性肿瘤（骨髓瘤可能）并左侧胸膜受侵，左侧胸腔积液，左下肺节段性肺不张，肝脾大，腹壁皮下水肿，双侧腋窝、肺门、纵隔及腹股沟淋巴结反应性改变等。左侧肋骨病灶穿刺活检示纤维组织局灶区慢性炎，仅边缘处见少许腺样结构。两次免疫蛋白电泳均示微量 IgG-LAM 型 M 蛋白血症，尿本周蛋白均(–)。查 C 反应蛋白 8.67ng/L，抗核抗体弱(+)，抗中性粒细胞胞浆抗体(+)。眼科会诊眼底镜检查视盘水肿；再次行左侧肋骨病灶活检示：浆细胞瘤，CD38、CD138、MUM–1、PAX5、Lambda 均(+)，CD79a、CD20 部分(±)，PCK、CD3 均(–)，Ki–67 为 5%~10%(+)。明确诊断为 POEMS 综合征。予地塞米松并环磷酰胺化疗 4 个周期，同时行左侧第 4、5 后肋病灶放疗 1 个周期，M 蛋白免疫蛋白电泳转为(–)，全身水肿完全消退，外周神经相关症状亦明显缓解。

五、诊断

Crow-Fukase 综合征诊断标准 Nakanishi 提出了 7 个方面：慢性进行性周围神经病；球蛋白异常血症，如 M 蛋白；皮肤改变；全身性水肿；内分泌紊乱；脏器肿大；视盘水肿、脑脊液球蛋白增高，其他如低热、多汗等。只有具备前 2 条，再加其他 5 项中的一项，才可诊断为 Crow-Fukase 综合征。2007 年 Dispenzieri 又提出了新的诊断标准，包括 2 条强制性主要标准（多发性周围神经病变、单克隆浆细胞增生性疾病）、33 条主要标准（硬化性骨病、Castleman 病，血浆或血清 VEGF 水平升高）和 6 条次要标准（脏器增大、水负荷过多、内分泌失调、皮肤改变、视盘水肿和血小板增多）。患者需完全符合 2 条强制性主要标准、至少 1 条主要标准和至少 1 条次要标准方可诊断 POEMS 综合征。2014 年诊断标准中还增加了一些常见体征和症状，如杵状指、体重减轻、多汗、肺动脉高压、限制性肺病、血栓性疾病、腹泻和维生素 B_{12} 降低等。患者仍需完全符合 2 条强制性主要标准、至少 1 条主要标准和至少 1 条次要标准方可诊断 POEMS 综合征。

2014 年 Dispenzieri 对 POEMS 综合征的诊断标准进行的最近一次更新。除了 2007 年提出的 2 条强制性主要标准、3 条主要标准和 6 条次要标准外，2014 年诊断标准中还增加了一些常见体征和症状，如杵状指、体重减轻、多汗、肺动脉高压、限制性肺病、血栓性疾病、腹泻和维生素 B_{12} 降低等。患者仍然需要完全符合 2 条强制性主要标准、至少 1 条主要标准和至少 1 条次要标准方可确认诊断。

六、治疗

尽管沙利度胺有着较高的神经毒性，但临床亦有关于本药治疗 POEMS 综合征的报道。Kuwabara 等报道了 9 例应用沙利度胺治疗 POEMS 综合征的效果，其中 6 例获得临床改变，3 例保持稳定；所有患者 VEGF 水平均下降，其中 5 例下降至正常；除 3 例出现皮损外，所有患者均未观察到沙利度胺导致的神经病变加重。2 年生存率为 100%，1 年缓解率为 56%。

近年来北京协和医院周道斌教授团队发现来那度胺对复发难治性 POEMS 综合征的效果比较好，而且起效快。因此，周教授牵头开展了一项小剂量来那度胺联合地塞米松用于初治 POEMS 综合征的前瞻性Ⅱ期研究，结果显示，临床缓解率较好，血液学缓解率约为 65.5%，完全缓解（CR）率约为 44.8%，部分缓解（PR）率约为 20.7%；绝大多数患者的神经系统症状都状得了明显改善；一部分患者在治疗 1 个月后就能看到初始疗效。该研究的主要参与者和论文的第一作者李剑副教授表示，总体而言，小剂量来那度胺联合地塞米松的方案较安全、起效快、疗效好，但复发率较高，提示疗效持续性欠佳；该方案可能更适合用于自体移植前的诱导治疗，未来 3 个月来那度胺诱导化疗序贯自体造血干细胞移植可能成为初始 POEMS 患者的标准治疗。因疾病呈慢性进展性，故 18 个月的随访时间比较短，可能需要至少 3 年的随访时间才能客观评估该方案的持久性。

七、预后

Nakanishi 文献报道 Crow-Fukase 综合征生存期大致在 6 个月至 7 年，平均为 33 个月。根据上述分析，可以初步怀疑本综合征系异常浆细胞分泌的物质所引起的自身免疫性疾病，但尚不能对全部的病例进行解释分析。

参考文献

[1]桑原聡.知っておきたい内科综合征?クロウ·深瀬（POEMS）综合征 Crow-Fukase （POEMS）syndrome［J］.内科，2012，109（6）：938-940.

[2]高月清,真田功.広範圍综合征(新订版)高月病 Crow-Fukase syndrome[J].日本臨牀,1987,春季臨時增刊号(45):516-517.
[3]刘庆宪,徐韫宜.Crow-Fukase 综合征 5 例分析并文献复习[J].湖北民族学院学报(医学版),2001,18(2):19-21.
[4]伴糖尿病遗传综合征(续)色素沉着-水肿-多发性神经病综合征(Crow-Fukase 综合征)[J].实用糖尿病杂志,1994,1(5):62.
[5]吴婷婷,章必成,冉启杰,等.POEMS 综合征长期误诊许文献复习[J].临床误诊误治,2015,28(9):13.
[6]徐依成,杜继臣.误诊疾病数据库单病种误诊文献研究:POEMS 综合征[J].临床误诊误治,2016,29(9):32-35.

第 48 节 冷沉淀纤维蛋白原血症

一、名称

冷沉淀纤维蛋白原血症(cryofibrinogenemia)。一种在低温时析出而在 37℃时又溶解的血液成分,在 1955 年为 Korst 和 Kratochvil 发现,以冷沉淀纤维蛋白原血症报道。此后有多数病例报道。基础疾患或病态有转移性恶性肿瘤、结缔组织病、心肌梗死、伴血栓的妊娠及糖尿病等。

冷凝集素综合征又名冷凝集素病(cold agglutinin disease),1966 年由 Schbothe 首先提出。早在 1918 年 Clough 与 Richter 就曾证实过本病的存在。本病是冷致病性溶血综合征 (cryopathic hemolytic syndrome)的一种类型，另一种类型叫阵发性冷性血红蛋白尿(paroxysmal cold hemoglobinuria,PCH), 又称为 Donath-Landoteiner 综合征,1904 年系由 Donath 和 Landoteiner 发现。

1968 年 Mosesson 等自伴逍遥性血栓静脉炎的肺癌患者身上提出,所谓患慢性型血管内凝血(DIC)患者血浆中分离出结晶纤维蛋白原、纤维蛋白原之外还有球蛋白(今日作为 Fn 已清楚)几乎 50%包含。

二、流行病学

本病是由于体内冷抗体低至 20℃, 使红细胞破坏增速所引起的一种自身免疫性溶血性疾病。各作者统计在自身免疫溶血性贫血(AIHA)中,冷凝集素综合征计 7.7%~25%。

三、病理

血浆冷沉淀是新鲜冰冻血浆在 1~4℃条件下不溶解的白色沉淀物，其中主要含有纤维蛋白原(Fg)、凝血因子Ⅷ、血管性假血友病因子(vWF)、凝血因子XⅢ、纤维结合蛋白(Fn)等多种成分。Fg 又称Ⅰ因子,是血液凝固中的主要结构蛋白,可参与内、外源性凝血过程:通过多种方式与生物组织结合,起到止血、封固、填充等作用,有助于防止出血和改善微循环。FⅧ又称抗血友病球蛋白，是凝血过程的重要组成部分，主要参与内源性凝血过程，形成内源性凝血活酶。vWF 因子可使血小板黏附至胶原上,从而参与凝血过程:FXⅢ因子活化后催化纤维蛋白交联,加强纤维蛋白凝块的坚实度,促进成纤维细胞增生。Fn 是一种黏性糖蛋白,具有促进纤维蛋白交联,细胞黏着、上皮细胞移行、修复和分化的作用,可促进损伤组织的肉芽组织增生,为上皮修复创造环境条件;同时可作为一种趋化因子,提高炎症区的白细胞活性,增强单核 - 巨噬细胞吞噬功能,具有抑菌抗感染作用,并参与机体的免疫调控。

四、临床表现

本病易致血栓形成。

冷沉淀含有大量的第Ⅷ因子,血管性血友病因子(vWF)纤维蛋白原、纤维结合蛋白,快速输入可以迅速提升体内的凝血因子水平。不仅可以促进内源凝血系统激活，而且可以加快血小板通过 vWF 黏附到胶原蛋白上,从而增强血小板黏附性,改善血小板聚集功能。随着体内补充的纤维蛋白原含量增高,可加快内源和外源凝血途径,快速纠正体内的凝血异常。另外冷沉淀中的高浓度纤维结合蛋白,可以清除非毒物质、细胞粘连、炎症和促进创伤的愈合,对内皮细胞黏附和血管通透性具有重要作用,具有黏附胶原和细胞表面的能力，能在细胞表面形成坚固的网状结构,加之它有维持组织正常吞噬功能,为产生胶原、清除病灶区的炎性产物、加速创面愈合创造了较好的条件。

人纤维蛋白原(fibrinogen,Fg)即凝血因子Ⅰ,是血浆中含量最高的凝血因子，也是凝血系统中的一"中心"蛋白质。凝血的最后阶段是凝血酶形成,使纤维蛋白原转变为纤维蛋白。纤维蛋白原除直接参与凝血过程外，还可介导血小板聚集影响血液黏度，是心、脑血管病发病的重要危险因素。Fg 基因缺陷可导致遗传性低(或无)纤维蛋白原血症，以及异常纤维蛋白原血症。遗传性凝血因子和抗凝因子缺陷症为单基因遗传性疾病，虽然发生率并不高，但危害性极大。

异常纤维蛋白原血症的患者其由可溶性纤维蛋白原向不可溶的纤维蛋白转化的过程发生了障碍。最为常见的缺陷是纤维蛋白多聚化的缺陷。有些异常纤维蛋白原血症的患者产生的纤维蛋白不能被纤溶过程所溶解，这部分患者表现为发生血栓性疾病的倾向。异常纤维蛋白原血症是常染色体显性遗传性疾病，具有很高的外显率，绝大多数为杂合子。约 40%无症状，45%~50%的病例表现为出血性疾病，而剩余的患者表现为血栓性疾病，或同时表现为出血和血栓形成的倾向。其外还有自发性流产、伤口愈合不良等临床表现。

五、诊断

本病应行冷沉淀纤维蛋白原检测。

六、治疗

胸腔内注入冷沉淀治疗自发性气胸具有疗效好、不良反应少、复发率低、操作简便、经济、患者痛苦轻等优点。

目前冷沉淀在各国均得到了广泛的应用，它不仅适用于甲型血友病患者，还适用于其他出血性疾病患者。纤维蛋白原缺乏，冷沉淀是唯一可使用的浓缩纤维蛋白原制品，它的用量视病情而异，所需的剂量(U)- 体重(1<g)×欲提高水平值(%)×75%，首剂输入应加倍。由于凝血因子的生物半衰期只有 8~12 小时，所以出血量大时应在出血的第 1~2 天每隔 8~12 小时再输注 1 次，否则容易再次出血。另外，输注时要注意冷沉淀一旦稀释后，很容易失活，应尽快滴完。

七、预后

本病较抗体型自体免疫溶血性贫血为好，大多患者可耐受轻度贫血，很少影响劳动力。较严重的病例，多死于贫血或输血反应。

参考文献

[1]松田道生. 広範圍综合征(新订版)cryofibrinogenemia[J].日本臨牀，1987，春季臨時增刊号(45)：435.

[2]董伟.冷沉淀在临床中的应用进展[J].检验医学与临床，2009，6(20)：1772-1773.

[3]高林江，陈瑞平，张怡莹.联合输注单采血小板和冷沉淀凝血因子在急性大失血患者中的治疗作用[J].临床血液学杂志(输血与检验)，2010，23(5)：585-587.

[4]徐修才.遗传性无纤维蛋白原血症表型及病理机制的研究[J].合肥：安徽医科大学，2006.

[5]洪庆成，江敬铭.儿科综合征[M].天津：天津科学技术出版社，1996.

第 49 节 Cushing 综合征

一、名称

Cushing 综合征即柯兴综合征、库兴综合征、库欣综合征。

二、流行病学

恶性肿瘤所致 Cushing 综合征分异位性 ACTH(EAS)综合征和肾上腺皮质癌。后者恶性度极高，急剧进展，肝脏和肺的转移预后不良。

三、临床表现

EAS 最常见的病因为肺部或者支气管肿瘤，约占 50%；其次为胸腺及胰腺肿瘤，各约占 10%；另外还有甲状腺髓样癌、纵隔肿瘤、胃肠道、生殖道等部位的肿瘤所致的 EAS。一组 100 例异位 ACTH 的报道，主要有肺癌(52%)、胰腺癌或类癌(11%)、胸腺瘤(11%)、支气管腺瘤(5%)、嗜铬细胞瘤(3%)、甲状腺癌(2%)、肝癌(2%)、前列腺癌(2%)、卵巢癌(2%)、未分化纵隔癌(2%)，乳腺癌、腮腺癌、食管癌、副交感神经节瘤、交感神经节瘤各 1 例，另有 3 例原发部位不明。

EAS 的临床表现形式可分为显性和隐性两种。显性者最常见肿瘤为小细胞肺癌(SCLC)，常有肾上腺皮质增生，好发于 40 岁以上男性，由于肿瘤恶性程度高，病情发展较快，肿瘤体积大，原发肿瘤的症状较重，容易被各种影像检查所发现。这类肿瘤的自然病程短，没有足够的时间呈现出向心性肥胖、满月脸、多血质、宽大紫纹等库欣综合征的各种典型表现，而主要表现为明显的色素沉着、高血压、水肿、严重低血钾伴肌无力，还可有烦渴、多饮、多尿、体重减轻等糖尿病症状，血浆ACTH、皮质醇显著增高。许多SCLC自然病程只有数月，临床上由于原发疾病的诊断不难，往往忽略高皮质醇血症的存在。有报道认为肿瘤分泌的异位ACTH所造成的高皮质醇血症引起的危害远比肿瘤本身严重。由于高水平皮质醇的盐皮质激素样作用，异位ACTH综合征低血钾程度较库欣病伴低血钾患者更重，严重低血钾可致心律失常，甚至危及生命。低钾血症少见于70%的患者，并与皮质醇增多的程度相关。另有报道称低血钾碱中毒在EAS中的发生率为85%。

隐性ACTH分泌瘤的恶性程度低，生长速度慢，肿瘤体积小，原发肿瘤的症状不明显，不易发现，有些原发肿瘤在库欣综合征的体征出现数年后才发现。这类肿瘤虽然恶性程度较低，但病程较长，容易发生肿瘤转移，高皮质醇血症又可引起许多并发症，预后亦不良。源自低度恶性和良性肿瘤的患者肿瘤体积较小，病程较长，病情较轻，因此临床上可表现为较典型的库欣综合征，如满月脸、向心性肥胖、紫纹、痤疮、进行性高血压、脆性糖尿病、肌无力、进行性肌营养不良、水肿及精神失常等。

肺癌的EAS也可发生在呼吸道症状出现之前，时间长短不一。当肿瘤手术切除或放化疗后肿瘤缩小时，症状消失或明显缓解；肿瘤复发时，症状又可重新出现或加重。肺癌患者血清中有大量的皮质醇时容易加速转移，提示预后不良。有文献报道，长期未能缓解的高皮质醇血症的患者的死亡率为普通人群的4~5倍。

汪寅章等报道136例库欣综合征。包括：①库欣病（垂体ACTH瘤）98例；②肾上腺皮质肿瘤31例及不依赖ACTH性肾上腺皮质结节性增生症（AINAH）5例；③医源性库欣综合征2例。肾上腺皮质肿瘤和AINAH共36例，其中肾上腺皮质腺瘤30例、肾上腺皮质癌1例及AINAH 5例。

柯瑞琼论述库欣综合征77例。病因上库欣病最多见（35例），肾上腺腺瘤次之（30例，左侧21例）。库欣病患者的病程及发病年龄高于肾上腺腺瘤者，差异具有统计学意义（$P<0.05$），肾上腺腺癌病程最短。临床表现方面其首发表现多样性，高血压和向心性肥胖出现的频率最高均在75%以上。

四、诊断

EAS诊断标准：①库欣综合征的临床表现；②血皮质醇水平较正常显著增高且生理波动消失；③血ACTH水平明显高于正常；④影像学发现肾上腺外占位且垂体CT或MRI阴性，或者手术切除占位病变组织学检查发现该病变分泌ACTH。在肺癌患者同时伴有较严重的低血钾、碱中毒、高血压、糖耐量异常、水肿、肌无力、肌萎缩等症状时，应考虑EAS，并进行相关检查。

临床医生应当主动和内分泌医生合作，在临床上对于低血钾持续不升者，应及时检测患者血钾、24小时尿钾排出量、血浆ACTH和皮质醇水平，提高EAS的诊治水平，以指导临床治疗。

五、治疗及预后

本综合征按原发病治疗，预后因原发病而异。

参考文献

[1]吉田尚義.広範圍综合征（新订版）Cushing综合征[J].日本臨牀，1987，春季臨時増刊号（45）：625.

[2]柴田洋孝.知っておきたい内科综合征？クッシング综合征Cushing syndrome[J].内科，2012，109（6）：1285-1288.

[3]汪寅章，闫双通，宗文漪.136例库欣综合征患者垂体肾上腺皮质激素分泌特征分析[J].解放军医学杂志，2003，28（6）：537-539.

[4]柯瑞琼.库欣综合征77例临床分析[D].南宁：广西医科大学，2010.

[5]杨良，邓震宁.肺癌并发异位ACTH综合征的研究进展[J].中国肺癌杂志，2010，13（1）：73-76.

第50节 Cushing Ⅱ综合征

一、名称

CushingⅡ综合征即小脑脑桥角综合征。

二、流行病学

小脑脑桥角是由小脑、脑桥及内听道所组成的一个狭小区域，其内侧及前侧为脑桥，外侧为内听道，接近上岩部。其后侧为小脑，是第Ⅴ、Ⅶ、Ⅷ对脑神经出入脑干的部位，此处病变以肿瘤较多见，如小脑脑桥角肿瘤、听神经瘤，而单纯炎症较少见。

三、临床表现

自 1952—1988 年天津医学院共收治颅内肿瘤 4069 例。其中小脑脑桥角部位的占位病变 432 例，占同期收治颅内肿瘤的 10.62%。病理资料较完整的 320 例。①临床资料：320 例中，男 176 例，女 144 例，年龄最小 9 岁，最大 69 岁，平均 39 岁。病程短者 1 个月，长者 30 年。右侧病灶 155 例，左侧病灶 165 例，其中 1 例听神经瘤为双侧，系神经纤维瘤病患者。经手术证实的 320 例中，听神经瘤 237 例，脑膜瘤 42 例，胆脂瘤 41 例。②首发症状：听神经障碍（听力下降、耳鸣）140 例（占 43.7%）、颅高压（头痛、眼底水肿、呕吐）81 例（占 25.3%）、三叉神经障碍（面痛、面部麻木、面肌萎缩）47 例（占 14.68%）、小脑前庭神经损害（头晕、恶心、走路不稳）45 例（占 14.62%）、面神经损害（面神经麻痹、面肌抽搐）7 例（占 2.1%）、视神经损害（继发萎缩、视力下降、复视、偏盲）9 例（占 2.8%）。

上海华山医院自 1951—1986 年收治 91 例小脑脑桥角（CPA）脑膜瘤。病理类型：上皮型 18 例，纤维型 12 例，血管母细胞型 5 例，过渡细胞型 1 例，未做分型 11 例。首发症状头痛或颈枕部疼痛最多见（20 例），其次为听力减退（17 例），其他有耳鸣、面部麻木、走路不稳、恶心呕吐、面痛等。症状出现频度以走路不稳（36 例）、听力减退（34 例，其中 19 例伴耳鸣）和头痛（32 例）多见，分别占 76.6%、72.3%和 68.1%。其余依次为面部麻木 24 例（51.1%），恶心呕吐 19 例（40.4%），饮水呛咳 16 例（34.0%），构音困难、声音嘶哑 10 例（21.3%）。体检：脑神经损害以三叉和听神经为主，各占 85.1%和 76.6%，其次为舌咽、迷走神经损害 53.2%，面神经受累 38.3%。有小脑体征者占半数以上，肿瘤压迫脑干出现同侧或对侧肢体轻瘫 17.0%，同侧或对侧偏身感觉障碍 12.8%，视盘水肿或继发性萎缩占 61.7%。

王佑明等报道 1 例小脑脑桥角综合征（炎症）。患者，女性，20 岁，因突发眩晕伴右侧面部麻木 10 天入院。患者于 10 天前因受凉后感晕眩、视物旋转、恶心呕吐、步态不稳而就诊，当时拟诊为“美尼尔氏综合征”。呕吐好转，但仍感头昏、眩晕，并出现右面部麻木、复视、步态不稳而复诊，但无明显头痛、吞咽困难、打嗝等，不发热。脑神经检查：眼球水平及旋转震颤，左右颞侧均有复视，眼球运动自如，光反射正常，右面部触觉减退，右角膜反射减退，右额纹浅，右鼻唇沟浅，听力正常。运动：步态蹒跚，肌力 5 级，肌张力右侧减退。共济运动：右手指鼻不准，轮替笨拙，反击征（+），右跟膝胫不准，Ramberg 征（+），反射正常，感觉正常，脑膜刺激征（-）。

小脑脑桥角综合征临床表现多种多样，早期多为上感的表现，随即在短期内先后出现上述脑神经及小脑的症状，由于此角的特点，因而极易与听神经瘤及小脑脑桥角脑膜瘤相互误诊。但小脑脑桥角处肿瘤，听力障碍常见约 80%。前庭功能早期多正常，视盘水肿占 50%，X 线片可见岩骨破坏，且病情呈进行性加重，头颅 CT 扫描可见肿瘤块影，病例常见内听道扩大。

四、治疗

小脑脑桥角综合征的治疗关键在于激素治疗。肿瘤者需手术治疗。

参考文献

[1]王佑明，鲁勤波.小脑桥脑角综合征（炎症）——附1 例报道[J].中国民康医学，2007，19（9）：407.

[2]陈衔城，陈振平，周良辅.小脑桥脑角脑膜瘤的诊断和治疗[J].中国神经情神疾病杂志，1989，15：159-161.

[3]朱淑贞，管欣琴.小脑桥脑角占位病变-病理与临床表现[J].天津医药，1991（21）：728-730.

[4]刘英奇，赵亮.现代眼科学[M].南昌：江西科学技术出版社，北京：北京科学技术出版社，1996.

第 51 节 Cyriax 综合征

一、名称

Cyriax 综合征又名 Davies-Colley 综合征、滑动肋骨综合征、滑动肋架－软骨综合征、“卡搭”肋骨、移动肋软骨、肋骨滑动、肋骨倾斜综合征和创伤性肋间神经炎等。

二、流行病学

自 Davies-Colley（1922）首先描述以来，1941 年 Holemes 做了报道，国外屡有报道，国内报道尚不多见。

Cyriax 综合征并非罕见，但往往缺乏认识，多当作肋软骨炎、肋软骨挫伤，甚至被疑为肝胆系统疾病或者被疑为胸膜炎而长期得不到正确治疗。因此，就诊时往往病史较长。Heing 曾报道 1 例病史长达 20 年、主诉“左上腹痛”曾做过胆囊切除的患者，最后切除肋骨后疼痛解除。

三、病理

第 8、9、10 肋在解剖学上以肋软骨关节与上一肋相连接。本综合征即为该关节的异常活动所引起。病变轻微。间接作用力引起本病比直接作用力的发病率高，如长久蹲立、上肢过度伸展，甚至生气都可引发。因为这些原因均可引起肋间肌痉挛，致使肋软骨关节发生不全脱位而产生疼痛。

由于神经的反馈作用，局部的疼痛刺激可引起沿相应神经支配区的皮肤感觉过敏及背部放散痛。Holmes 指出类似内脏性疼痛，可能是由邻近的肋间神经涉及相应的支配腹部内脏的传入交感神经系统所致。故除产生疼痛外，还可产生恶心、呕吐等症状，常与一些腹部疾患相混淆。一些精神症状则与大脑皮层的恶性刺激兴奋灶的存在有关。

一般认为该综合征病因不明，常发病于第 10 肋骨。

四、临床表现

本综合征可以发生在任何年龄组，最多见于中青年，无明显性别及侧别差异，均为单侧发病。Ernest K 与 Spence 报道的 6 例的年龄在 32~64 岁，男女各 3 例。儿童可能不患此病，原因是骨骼发育尚不成熟，同时胸腔弹性较大。

患者一般均有不被注意的肋软骨外伤史，如扭伤、挫伤等。但此项重要病因常被患者忽略。典型症状如下胸部或上腹部的剧烈疼痛，性质为针刺样、刀割样锐痛，部分患者表现为酸痛或烧灼样钝痛。疼痛可呈间断发作或持续发作，短者可致 10 分钟或数小时，长者可达数天或数月。文献报道有反复发作达 20 年者。因剧痛反复发作，常诱发一些复杂的并发症，如精神抑郁等。

疼痛的部位局限于一侧第 8、9、10 某一肋软骨关节，可放散至下胸部、上腹部和背部，一般为单侧发生。部分患者在某一肋软骨关节受压或呼吸时可有弹响，并疼痛。因疼痛的反应，一些患者可合并恶心、呕吐、不敢深呼吸。此外，常有一些不可理解的症状，故常易与临床常见的肝胆、胃肠、胰、肾、脾等疾患相混淆。

本综合征可于休息或活动时突然发作，特别是扭伤或过度弯腰时经常发生。本综合征对食欲影响不大，疼痛时可正常进食，或虽稍有影响，但缓解后立即食欲正常。

Davies-Colley 总结有几种疼痛类型。常见的是局限于上腹部的针刺样疼痛，在休息或运动时，尤其在翻身或弯腰时发生。偶尔疼痛局限于肋缘下和放射至背部，呈钝痛、钻痛和烧灼样疼痛。这些症状很容易与原发于深部组织的疼痛相混淆。George 报道 1 例 66 岁女性患者，反复发作右上腹撕裂样疼痛，经常向背部放射，病史长达 20 年。发作时疼痛突然开始，持续几小时后缓解，疼痛常因伏着或乘不平稳的汽车而加重，曾多方检查均无异常发现。做了胆囊切除，疼痛仍然存在。后来又做了剖腹探查手术，症状仍未能解除。最后检查腹部，用钩形手法检查方诊为此病，切除 8~10 肋后，症状完全解除。

五、诊断

在下胸部及上腹部疼痛诊断不明的患者，应考虑此病的可能。施以“钩形”或加压手法检查，可立即做出诊断。国外已将本综合征列为胸壁综合征和腹壁综合征的鉴别诊断之一。

方法如下：除第 8、9、10 肋软骨关节之一有压痛外，将双手四指并拢弯成钩状，放于患侧肋缘后方，并向前上方牵拉肋弓，即可诱发典型的剧疼。患者常因疼痛剧烈而拒绝重复检查。一般牵拉痛明显大于压痛，在牵拉肋弓时常可感到或听到疼痛的肋软骨关节发出“卡搭”声。在有弹响的患者，将同肋骨之脊柱端向下方加压，使之减少呼吸时的肋骨前端的摩擦，则疼痛消失，呼吸痛也消失，称之为“加压定位法”。

本综合征的所有辅助检查，包括放射学及实验室检查，均无异常。但由于本综合征一般为单侧发生，故用同样手法，在对侧不引起疼痛。

肋间神经阻滞对该综合征的确诊有帮助。安慰剂肋间神经封闭与麻醉剂肋间神经封闭（最好用盐酸丁哌卡因麻醉整个受累肋间神经及其上下各一根神经），有助于确定是否为器质性疼痛。

六、治疗

肋骨带固定:操作同加压定位法。或用胶布固定肋软骨关节之活动。但一般效果不佳。

麻醉药物与肾上腺皮质激素联合应用于局部肋软骨关节封闭,效果极佳。可立即止痛,多数患者可完全治愈。作者采用2%普鲁卡因与地塞米松5mg封闭疼痛的肋软骨关节及周围软组织,收效较好。

如上述方法均无效,可考虑手术切除病变的肋软骨关节,即可完全治疗。

手术通常切除第10肋,一般切到腋中线水平,偶尔也需切除第3肋或第9肋。George报道的1例,Ernest K与Spence报道的6例以及张义修报道的3例在施行肋骨切除后,全部获得疼痛缓解。

七、预后

本综合征预后较好。

参考文献

[1]段宴泉,杨则飞.滑动肋骨综合征[J].天津医药,1982,10(7):434.

[2]姚松朝,张章瑜.滑肋综合征[J].海军医学,1985,3(12):60-62.

第52节 囊性纤维化

一、名称

囊性纤维化(cystic fibrosis,CF)是西方国家最常见的一种常染色体隐性遗传病,又称为支气管扩张-胰腺囊性纤维炎-维生素A缺乏综合征、Clarke-Hadefield综合征。1938年Andersen首先报道此病并命名,又称Andersen综合征。

二、流行病学

CF在欧洲和北美洲白人中常见,发病率达1/2 000,亚洲人和非洲黑人少见。Yamashiro等总结了1951—1993年日本的CF病例,发现1980年以后在日本每35万出生人口中就有1人为CF患者。Powers等估计亚洲印度人CF发病率为1∶40 750~1∶10 000。

1987和1993年共有3例中国人后裔CF患者的报道。陈柏华等1995年报道5例CF患儿的CFTR基因检测结果。2003年李楠等报道1例14岁女性CF患者。中国人CF者共同点:①亚裔CF患者临床表现没有欧美高加索患者典型,多因支气管扩张、反复肺部感染,如铜绿假单胞菌感染等久治不愈,或由于近亲婚配而其子女出现典型临床表现时,才引起重视,患者胰腺功能多正常;②亚裔CFFR基因突变谱不同于欧美高加索人种。

三、病理

Kerem等在1989年定位CFTR,此后如发现CFTR突变基因(等位基因)可确立CF诊断,并确定其突变类型。

由于外分泌腺的功能异常,使呼吸道分泌物增多而且黏稠,加上纤毛清除功能的损害,导致支气管黏液堵塞,随之产生继发感染。一般情况下,患者出生时并无呼吸道病变发现。疾病早期出现支气管腺体肥大,杯状细胞变性,以后支气管黏液腺分泌出黏稠的分泌物,使黏膜纤毛上皮活动受到抑制,黏液引流不畅导致支气管堵塞,继发化脓性支气管炎、肺部炎症。

四、临床表现

CF患者主要有胰功能不全、慢性肺疾患、汗电解质异常高值三大主症。

刘亭威等总结中国生物医学文献数据库(CBM)和Medline数据库检索的26例中国囊性纤维化患者的临床资料。结果:26例患者均有反复呼吸道感染,伴营养不良20例,肝大且合并黄疸4例,存在慢性腹泻6例。诊断主要根据临床表现、汗液电解质检查和尸检,其中10例经基因分析发现CFTR有突变,其中9例为少见突变。26例患者中死亡12例。

呼吸系统:98%的患者有慢性化脓性呼吸道病变,并且95%的死因与呼吸衰竭有关。最常见的症状为干咳,病情加重时咳脓性痰、痰量增加,并出现喘息、乏力和消瘦。急性呼吸道感染反复发生,成年后更加明显。可有咯血,但大咯血少见,偶有气胸。活动耐力随病情的发展逐渐下降,部分患者需要长期吸氧,可发展为慢性肺源性心脏病,并出现右心衰竭。胸部体检由正常到逐渐出现桶状胸、脊柱后突,听诊可有

表4 CF所致支气管扩张与其他原因所致支气管扩张的区别

临床表现	CF	其他原因
扩张部位	以中心支气管扩张为主	以周边支气管扩张为主
受累肺	早期以肺上叶受累为主	常以两肺下叶受累为主
支气管扩张类型	后期为弥漫性	以两肺下叶为主，也可为弥漫性
汗腺试验	汗液试验多有异常	汗液试验正常
消化道症状	多有胰腺功能不全	少有胃肠功能异常
突变基因	有CFTR基因突变	无CFTR基因突变
家族史	有CF阳性家族史	无CF阳性家族史

湿啰音或干啰音，杵状指常见。成人患者常常出现鼻息肉、鼻窦炎。约10%的CF患者并发过敏性支气管肺曲菌病（APBA）。胸片呈肺炎、肺不张、肺气肿、支气管扩张表现。

消化系统：10%的患儿在出生时发生胎粪性肠梗阻。大多数患者因为胰腺功能进行性减退出现脂肪和蛋白质吸收不良，造成营养缺乏。CF胰腺损害可引起胰岛素分泌减少，约10%的患者发生Ⅰ型糖尿病。随着中位生存期延长，目前30岁的CF患者有50%出现CF相关性糖尿病，常隐匿起病，无酮症酸中毒，伴体重下降。部分患者因为胆管阻塞发生胆汁淤积性肝硬化。

男性患者因为中肾管发育异常，出现无精症。女性患者生殖力常低下。部分患者可出现关节炎和血管炎，表现为紫癜或结节性红斑。ANCA阳性者高达40%。可有肥大肺性骨关节病。

五、诊断及治疗

根据典型的临床表现、CF阳性家族史、加上2次以上汗液试验阳性（汗液中氯离子＞60mmol/L），CF诊断即可以成立。见表4。

CF尚无根治方法。

六、预后

刘亭威等报道的26例CF患者中死亡12例，死亡平均年龄为9岁。存活的14例患者中除2例预后不详外，其余12例均存在不同程度的呼吸衰竭，其中1例行肺移植治疗。

国外文献报道典型的CF患者如不治疗，多于3~5岁死亡，适当的治疗可存活至25~30岁。

参考文献

[1]竹内正.広範圍综合征（新订版）Cystic fibrosis[J].日本臨牀，1987，春季臨時增刊号（45）：585.
[2]刘亭威，康健.中国人囊性纤维化临床特点分析[J].中国全科医学，2012，15（24）：2807-2809.
[3]刘嫒嫒，耿志明，刘丽华.囊性肺纤维化[J].罕少疾病杂志，2002，9（2）：30-32.
[4]李海潮.囊性纤维化[J].继续医学教育，2006（1）：62-66.
[5]李惠萍，何国钧.囊性肺纤维化与支气管扩张症的关系以及在中国人群中的研究价值[J].中华结核和呼吸病杂志，2004，27（9）：627-629.

第53节 巨细胞病毒

一、名称

人类巨细胞病毒（cytomegalo-virus，CMV）属于疱疹病毒科，又称为人疱疹病毒5型，具有高度的宿主特异性。

二、流行病学

CMV感染在人群中非常普遍，成年人抗体阳性率85%以上，但主要是无症状的亚临床感染，只有当宿主的免疫系统失去平衡时才会产生较严重的后果，多伴有肝脾大、淋巴细胞增多等症状，艾滋病患者的感染还会引起视力衰退、结肠炎、CMV 肺炎等。孕妇也是 CMV 感染的主要易感人群，孕妇宫内感染是引起胎儿畸形的主要原因之一。但由于 CMV 感染所致症状和体征多是非特异性的，而且许多感染者并不表现任何症状，因此必须结合实验室诊断才能确诊。

CMV 在一般人群中的感染率高，并随着年龄增长而升高，在发达国家中为 30%~70%，在发展中国家可高达近 100%。CMV 可通过直接接触有传染性的分泌物、接受输血或血制品、通过胎盘或器官移植等途径传播。

CMV 感染在我国广泛流行，且多在婴幼儿时期发生。其感染时能引起多系统病变，而且临床表现多样化，缺乏特异性，确诊依赖于病原学诊断。

三、临床表现

乳儿型：呼吸困难，吸收延迟的肺炎。小儿－成人型：肺炎。

CMV 在人群中广泛流行，婴儿因免疫功能发育不成熟成为最大的易感人群。儿童 CMV 感染的靶器官与宿主年龄密切相关，中枢神经系统损害和各种先天畸形仅见于先天宫内感染的胎儿。婴幼儿感染以肝炎、肺炎多见，而较大的儿童可为无症状。近年来导致下呼吸道感染的报道也越来越多。CMV 一旦侵入人体，将长期或终身存在体内，在绝大多数免疫正常个体，常呈无症状性感染，但在免疫功能受损的个体、胎儿和幼小婴儿可出现明显病症，且可表现为多器官同时受累。

接受器官移植后 CMV 感染的潜伏期为 2 周至 5 个月，平均 4 周。多于接受器官移植后 4~8 周，平均 6 周发病。临床表现有较大差异，可仅出现轻度临床症状至严重多器官损害，甚至造成死亡，约 2/3 患者都有不同程度的发热，同时出现全身不适、胃纳减退、恶心、肌肉酸痛和关节痛等。先天性感染者可导致早产，婴儿出生后可表现为紫癜、肝脾大、黄疸、小头畸形、低体重、腹股沟疝、视网膜炎、耳聋，婴儿期病死率高达 12%。幸存者中 80%~90%有后遗症，即使无症状的 CMV 感染患儿 10%~15%亦可发生后遗症。婴幼儿感染者常表现为肺炎或肝炎，病程可持续 2~6 个月。青少年感染多表现为长期发热、乏力、肌肉酸痛和胃纳减退。接受器官移植后发病者，多表现为发热、咳嗽、肝脾大，可出现黄疸及多器官功能损害，病死率可高达 40%，主要死于肝功能衰竭、肺功能衰竭或肾衰竭。

田庆等报道成人 CMV 性肺炎。2005 年 RICU 共收治 6 例临床诊断巨细胞肺炎患者。年龄 38~66（平均 52）岁。3 例为异体肾移植长期服用免疫抑制药物的患者，3 例为淋巴瘤接受多次化疗的患者。临床上均以发热和呼吸困难为主要表现，无咳嗽、咳痰，或仅有轻度咳嗽。血气分析呈不同程度的低氧血症 pO_2 平均为 64.6mmHg（57.5~71mmHg），伴或不伴呼吸性碱中毒。此 6 例患者 CMV-IgG 均为阴性，3 例患者 CMV-IgM 阳性，6 例患者血白细胞 CMV PP-65 均为阳性。肺 CT 均显示双肺弥漫分布磨玻璃样阴影，典型的影像学表现。

四、诊断

判断CMV 近期感染的诊断方法主要有 CMV 特异性 IgM 抗体检测、65 抗原血清检测、核酸检测等。由于后两种检测方法的技术要求相对较高，不便操作，所以基于 ELISA 或 WB 技术的 CMV-IgM 抗体的检测已成为 CMV 近期感染的主要检测方法。

五、治疗及预后

CMV 尚无特效疗法。

CMV 应提高免疫力预防。田庆等报道成人巨细胞病毒性肺炎 6 例患者中 3 例死亡，3 例存活。

参考文献

[1]中村健.広範圍综合征（新订版）全身性巨细胞性封入体症（サイトメガロ）[J]. 日本臨牀，1987，春季臨時增刊号（45）：1000.

[2]杨绍基，姚集鲁.巨细胞病毒感染的诊断、治疗和预防[J].国外医学内科学分册，1996（23）：369-371.

[3]田庆，赵微，王巧云，等.巨细胞病毒肺炎 6 例临床分析[J].中国现代医学杂志，2006，16（15）：2339-2343.

[4]万程彬.人巨细胞病毒近期感染的血清学诊断[J].中国煤炭工业医学杂志，2013，16：336-338.

[5]钱辛玲.婴幼儿巨细胞病毒感染 50 例临床分析[J].中国实用医药，2010，5（1）：90-91.

D

第 1 节　Darier-White 综合征

一、名称

Darier-White 综合征又名 Darier 病、毛囊角化病、毛囊角化综合征、毛囊角化不良综合征、假性毛囊角化不良病，为一种特殊毛囊角化皮肤病，影响眼睑结膜、角膜及口腔黏膜。1859 年由 Darier 和 White 作为独立疾病详细记述。起初 Darier 认为本病是原虫感染，后观察到本病是一增殖性疾病。其发生受遗传影响，命名为增殖性毛囊角化不良病（dyskeratosis follicularis，regetans）。

二、流行病学

本病是一种常染色体显性遗传性角化不良性皮肤病，临床上较少见。

三、病因及病理

本病病因不明。通过对不同家系的基因定位克隆研究，揭示本病基因位于 12q23-q245。其分子基础已被证实为编码肌浆网 / 内质网钙泵 ATP 酶 2 的基因 ATP2A2 发生突变，突变影响了蛋白的表达、降解和活性，进而影响了表皮间黏附分子的表达和角质形成细胞的正常角化，致使出现棘细胞间的松解。

本病病理上可见棘层松解、水疱形成及特殊的角化不良——圆体及谷粒；超微结构下为张力微丝（Tfls）桥粒（Ds）缺陷，免疫异常。

四、临床表现

本病通常在 1~20 岁（高峰在青春期）发病，少数患者到 51~70 岁才发病。病程为慢性，部分患者随年龄增长病情减轻。多于幼年发病，男性多，为硬性丘疹，双侧对称，好发部位为面、颈、肩部，四肢屈侧、腋窝、腹股沟，以及胸背中线区域。进一步发展扩大，呈乳头瘤状生长。继发感染。夏季加重，冬季缓解。

眼症状与表现：①眼睑皮肤表现丘疹或疱疹，存在于毛囊开口处，扩大为乳头样融合块，可溃疡或化脓，眼睑外翻；②结膜、角膜出现光滑的小结节，角膜上皮下浸润，可成溃疡；③偶见白内障，眼球震颤或弱视；④虽有维生素 A 代谢障碍之说，但无夜盲表现。

全身性表现：①全身皮肤丘疹（色初红后暗呈乳头状）或疱疹。可形成溃疡和化脓，偶有恶变者，可见脂溢性皮炎，脱发，手掌足跖皮肤角化，指（趾）甲营养障碍增厚发脆；②口腔、食管、肛门和生殖器黏膜可表现白色脐状损害，可出现吞咽困难；③有的身体矮小，智力差；④血液维生素 A 含量降低；⑤X 线片见肺下叶弥漫性结节样纤维化，偶见骨质囊样变。

既往报道 Darier 病可合并精神异常及消化道改变。石桥康正等提出本病是一种全身细胞膜连接功能障碍为主的系统性疾病。Matsuoka 等认为本病可合并角膜、骨、肺、泌尿生殖系统及甲状腺的异常，尤其后两者常被累及，所以作者强调应充分认识到 Darier 病的系统性改变。

五、治疗及预后

治疗：①给予患者大量维生素 A2 个月，后小剂量维持；②氯喹也可有一定疗效，但不宜多用；③也可用肾上腺皮质激素穴位注射；④皮肤搽角层分离软膏。

预后：为缓慢良性情况，用药控制可停顿，易复发。

参考文献

[1]李凤鸣.中华眼科学（上、中、下册）[M].2 版.北京：人民卫生出版社，2005：3384.

[2]张开明,陈锡唐,郭再唐.毛囊角化病发病机理研究进展[J].中国皮肤性病学杂志,1990(4):181-183.

[3]黄莉宁,薛汝增,潘慧清,等.11 例毛囊角化病临床及病理分析[J].皮肤性病诊疗学杂志,2010,17(4):255-257.

第 2 节 死胎儿稽留综合征

一、名称

胎儿死于子宫内长时间不排出,其结果发生弥散性血管内凝血综合征 (disseminated intravascular coagulation syndrome, DIC),称为死胎儿稽留综合征(dead fetus syndrome)。

二、流行病学

过期流产及死胎滞留宫内,死胎宫内滞留 4 周以上者有 25%~30%可发生 DIC,且多在胎死宫内 5~8 周出现,也是因变性的胎盘释放凝血活酶进入母体血液循环所致。胎死滞留宫内 4 周以上,近 1/3 的患者可发生亚急性和慢性 DIC。死胎诱发 DIC 的主要危险是死胎排出后阴道大量出血,而且血不凝固,或先有凝固,以后又溶解。

三、病理

本综合征呈全身 DIC 表现。

四、临床表现

本综合征产生急性呼吸不全。

DIC 是产科最严重的并发症之一,因其发病急骤,病情凶险,死亡率高。池扬舲报道产科弥散性血管内凝血 8 例:羊水栓塞者 2 例,重度妊高征者 2 例(其中 1 例合并胎盘早剥),胎盘早剥者 1 例,过期流产及死胎各 1 例,急性重症黄疸型肝炎 1 例。8 例均有不同程度的阴道出血,表现皮肤及注射针眼出血 3 例,消化道出血 3 例,血尿 2 例,手术创面出血 2 例,出血性休克 2 例,尿少 2 例,意识不清、昏迷 3 例,呼吸困难、发绀 2 例,黄疸 1 例。

五、诊断

本综合征应行病史及实验室检测。

六、治疗及预后

因为DIC 发生率与胎死宫内滞留的时间长短呈正相关,所以应尽早排出死胎。但排出死胎前,应测定血中纤维蛋白原含量。如在 200mg%左右,可立即取胎引产;如在 150mg%,应先给肝素及纤维蛋白原治疗,待纤维蛋白原升至 200mg%及血小板回升到一定水平,即提高由于死胎滞留过久已诱发 DIC 所引起过低的纤维蛋白原和血小板,然后再取胎引产,或可避免排出死胎后发生危险的子宫大出血。

本综合征的预后恶劣。

参考文献

[1]竹内正七,吉沢浩志.広範圍症候群(新订版)死胎児稽留症候群 dead fetus syndrome[J].日本臨牀,1987,春季臨時增刊号(45):1304-1305.

[2]池扬舲.产科弥散性血管内凝血的防治(附 8 例病例分析)[J].海峡预防医学杂志,2000,6(1):59.

[3]战英杰,森德,李乌兰.易诱发 DIC 的产科疾病及预防[J].中国医刊,2003,38(11):30-32.

第 3 节 去纤维蛋白综合征

一、名称

去纤维蛋白综合征(defibrination syndrome)又名纤维蛋白溶解性紫癜、急性纤维蛋白溶解性出血、消耗性凝血病、血管内凝血伴纤溶蛋白水解活性异常症等。目前较多沿用弥散性血管内凝血(DIC)的名称,尚有人称之为弥散性血管内凝血综合征。1893 年 Schmorl、1901 年 De hee、1919 年小畑、1936 年 Dieckmann、1952 年 Schneider 等学者先后发现和证实过本病的某些临床现象。

二、流行病学

本综合征较常见。

三、病因及病理

诱发DIC 的基础疾病很广泛,差不多临床各科都有易于并发 DIC 的疾病。肺部疾患,如肺梗死、呼吸窘迫综合征等;革兰阴性菌感染,如脑膜炎双球菌、大肠杆菌、绿脓杆菌、变形杆菌等感染;革兰阳性菌感染,如肺炎球菌、金黄色葡萄球菌、溶血链球菌等感染。

四、临床表现

1.休克

休克是循环衰竭的主要表现,弥散性血管内凝血与休克关系密切,尤其是由于急性细菌性感染所致者,休克与弥散性出血可互为因果,形成恶性循环。

2.器官功能障碍

器官功能障碍主要呈现循环衰竭、肺功能紊乱、肾衰竭、肝功能不全等,这些都是由于栓塞所致。

3.出血

急性病例出血往往严重,加重休克,与消耗血小板和凝血因子有关。表现为不同部位的出血,如皮肤出血表现为瘀点、瘀斑、穿刺部位渗血,斑状坏死及肢端发绀,脏器出血可见便血、尿血、咯血、脑出血,出现惊厥,隐性出血表现虚脱等。

4.其他

溶血、黄疸及贫血。

五、诊断

1987 年首届中华血液学会全国血栓与止血学术会议制定 DIC 的诊断标准。

沈剑等收集 246 例严重脓毒症和脓毒症休克患者入院第 1、3、7 天的各项生理参数和实验室指标,分别使用国际血栓和止血协会(ISTH)显性 DIC 评分标准、非显性 DIC 评分标准和日本危重病协会(JAAM)DIC 评分标准进行诊断评分,同时进行序贯器官衰竭评估(SOFA)和急性生理与慢性健康评分(APACHE)Ⅱ评分。观察三个 DIC 评分标准之间的差异。结论:ISTH 显性标准诊断 DIC 特异性最高,敏感性差;ISTH 非显性标准诊断 DIC 敏感性最高, 特异性差;JAAM 标准诊断 DIC 敏感性和特异性均较高, 对危重病患者的多脏器功能不全综合征(MODS)发生和预后判断更为准确, 可作为早期干预治疗的首选诊断标准。纤维蛋白降解产物(FDP)和二聚体与 MODS 的发生和死亡的相关性最高,血小板计数(PLT)次之。这两项是最值得关注的凝血指标。

六、治疗及预后

DIC是一种复合病因所致的出血综合征,以临床情况为依据,采取综合疗法,探索合理措施,尽量提高疗效。

本综合征的预后取决于原发病和诊断、治疗的时机,不少重症患者由于诊断不及时,治疗又不适合病情,而致死亡。

参考文献

[1]洪庆成,江敬铭.儿科综合征[M].天津:天津科学技术出版社,1996:112-115.

[2]沈剑.不同 DIC 诊断评分标准对严重脓毒症患者疾病严重程度和预后的评价[D].合肥:安徽医科大学,2013.

第 4 节 Devic 病

一、名称

Devic 病又称为视神经脊髓炎、眼脑脊髓病综合征,临床上呈急性或亚急性视神经炎或球后视神经炎合并横贯性脊髓损害,少数慢性起病。其病程可呈自限性或进行性。

Devic 病目前认为是多发性硬化的变异型。本病自 1870 年 Allbutt 氏在急性脊髓炎的病例中发现 1 例有视神经症状后,1890 年 Devic 氏及其学生 Gault 正式命名为视神经脊髓炎,至今已有百余年历史。在国内张式溥于 1934 年首先报道,其后陆续报道。

本病与多发性硬化(MS)、急性弥散性脑脊髓炎同列为中枢神经系统脱髓鞘疾患。但本病究竟是一个独立的疾病单元,还是多发性硬化的亚型,多年来争议颇多。

二、流行病学

Rodniguez 等报道 1935—1991 年间视神经炎(ON)150 例随访调查 10、20、30、40 年发展为 MS 者各为 39%、49%、54%和 60%。在有眼底静脉发生白鞘者及反复发作视神经炎者,其风险明显增高。近来有 Corona Vazqued 等报道 ON 165 例随访 4~11 年,其中特发性者 110 例,有 13 例进展为 MS(12%),表明 ON 发病时血沉快,脑脊液细胞数与蛋白增高,视觉诱发电位(VEP)与 MRI 不正常者,发展为 MS 的危险性大,并提出特发性 ON 应随访至少 10 年。欧美报道 ON 转为 MS 发病大多相距 5 年,最长 1 例达 37 年。国内 MS 发病率明显低于欧美,但病情较西方国家所见为重,致残率高。因此,眼科医生应高度警惕 ON 可能为 MS 的前驱或伴发表现。

三、病理及病因

病理解剖研究发现,视神经、脊髓受累者在 Ikata 的报道中,日本人为 47%,美国人仅占 13%。我国在 256 例多发性硬化的研究中发现临床视神经受累者占 63%,脊髓受累占 70%,脑干受累占 38%。总之,本病不典型病例无论在临床上和病理上与多发性硬化、播散性脑脊髓炎的区别有相当的困难。

本病原因不明。致病因素有认为系感染、中毒、血管病或变态反应,也有认为系免疫性疾患。病理改变示,病变神经髓鞘脱失、轴索破坏、小胶质细胞增生、星形细胞增多及淋巴细胞浸润。

四、临床表现

本病多见于青壮年,男女无差异。国外资料多发生于 30~40 岁,国内资料为 13~44 岁。

MS 临床表现常以视力障碍为首发或伴发症状,吕山报道 1982—1997 年收住神经内科 112 例 MS 患者的眼部改变。MS 具有多病灶、缓解后易复发的特点,本组患者在神经科住院 2 次以上者有 13 例,包括 1 例 4 年内复发缓解 7 次,本文共调查 126 例,其中 14 例无眼部改变,不予分析(因未经过眼科详细检查,尚不能完全除外眼部改变存在)。

沈群报道 1 例在不到 1 年内有 3 次复发的病例。曾突然呼吸困难以致呼吸停止,随即进行气管切开,呼吸机辅助呼吸,氧吸入抢救。

本病发病前几天至两周内可有感冒、咽痛、头痛、恶心、腹泻、发热等症状。有人报道 2 个月内有分娩者 3 例。大多呈急性或亚急性起病。首发症状可为单侧或双侧视神经损害,也可为脊髓先损害,视神经和脊髓损害可相隔几天、几个月、几年甚至十几年,少数可同时发生,因此不宜过早诊断单纯视神经炎或脊髓炎。

眼部症状多急性起病,大多由一眼开始,于几小时至几周累及另一眼。患者诉眼前呈雾状,视物不清,眼球胀痛,于活动或挤压后疼痛加剧,并伴头痛。瞳孔中度散大,对光反射迟钝,视力由减退直至失明。视野缩小,中心盲点、偏盲。眼底检查:视神经乳头炎者可见视神经乳头充血、轻度水肿,边界不清、静脉怒张,晚期呈视神经萎缩,球后视神经炎者则视神经乳头正常,晚期见视盘颞侧苍白至原发性视神经萎缩。

全身性表现:①头痛、发热、下呼吸道感染症状;②脊髓炎征,双下肢初活动不灵,后截瘫,大小便失禁,肢体麻痹区域依病情向上发展,可至上肢,呼吸肌受累;③脊髓液细胞数、蛋白增加,也可正常,有的淋巴细胞明显增多,偶见脊髓阻塞。

脊髓可呈播散型、不完全横贯型、完全横贯型损害。首发症状多表现为神经根受激惹所致的肩胛背部、肢体放射性疼痛,继而出现下肢、腹部和胸部的麻木感及由下而上的肌无力。同时出现括约肌障碍,开始为尿潴留,进而出现尿失禁。瘫痪和感觉障碍的范围依据于脊髓受损平面和程度。高位颈髓出现膈肌瘫痪和四肢痉挛性瘫:颈膨大呈上肢弛缓性瘫,下肢痉挛性瘫,胸段呈截瘫,上胸段可有胸式呼吸紧迫。受损平面以下呈深浅感觉减退或消失,如播散性脊髓损害者可出现不规则的痛觉障碍和瘫痪。

五、诊断

视神经脊髓炎在视神经和脊髓两个方面的症状俱全时诊断并不困难,但需与下列疾病相鉴别:①多发性硬化;②弥散性轴性周围性脑炎;③急性播散性脑脊髓炎。

六、治疗

本病的早期应用激素、抗生素、维生素和血管扩张药,以增强机体的抵抗力和预防并发症的发生,是有一定的效果。本病后期除用抗感染和增强抗体治疗外,还需加强锻炼。

七、预后

国外曾报道本病病死率达 50%,国内报道病死率约 14%。死亡原因多为脊髓损伤平面上升至高颈髓,呼吸衰竭而死亡。部分病例因感染或并发症而死亡。视力快速减退，视神经乳头无明显改变者，视力多可恢复；视神经萎缩者视力恢复困难；反复发病者预后不佳。

参考文献

[1]鞠浩，徐昌荣，罗红云.视神经脊髓炎26例临床分析[J].白求恩医科大学学报，1982(8)：119-120，17.

[2] 吕山.112例多发性硬化的眼部改变 [J]. 眼科，1998(7)：108-111.

[3]刘永海，王俊华，赵薛旭，等.视神经脊髓炎[J].医师进修杂志，1993，26(3)：7-9.

[4]杨春.视神经脊髓炎(Devic氏病)二例报告[J].蚌埠医药，1984，2(4)：95-97.

[5] 沈群. 反复发作的视神经脊髓炎1例报告 [J]. 中级医刊，1982，17(7)：28.

[6]刘英奇，赵亮.现代眼科学[M].南昌：江西科学技术出版社，北京：北京科学技术出版社，1996.

第5节 Dieulafoy病

一、名称

Dieulafoy病又称为恒径动脉综合征，简称杜氏病、Dieulafoy损害(Dieulafoy's lesion)、黏膜下恒径动脉破裂出血，是一种以黏膜下畸形动脉破裂出血为特征的疾病。1884年Gallard首次报道了Dieulafoy病，1898年由法国外科医生Georges Dieulafoy报道7例健康人突发致命性消化道大出血，因而命名。1995年Sweerts等第1次报道了支气管Dieulafoy病。支气管Dieulafoy病是以支气管黏膜下扩张或畸形的动脉破裂出血为病理特征，临床上常见突发大咯血或支气管镜检查发现腔内突起样病灶，疑为肿瘤，活检后大出血，易发生窒息而死亡。

二、流行病学

上消化道出血是常见的消化系统疾病，包括静脉曲张性出血及非静脉曲张性出血。非静脉曲张性出血占80%~90%，其中绝大多数为消化道溃疡所致的出血，而Dieulafoy病大出血占所有急性非静脉曲张性上消化道出血的1.0%~5.8%。

支气管Dieulafoy病非常罕见。至2014年国内外文献报道仅20余例，它常以致命性大咯血为首发症状。刘艳红等报道昆明医科大学附属延安医院呼吸内一科2008年4月至2013年4月5年间通过支气管镜及支气管动脉造影检查（其中1例术后病理诊断）确诊6例支气管Dieulafoy病。

三、病理及病因

Dieulafoy病的病因未完全阐明，目前基本认为本病的发生与黏膜下血管先天性畸形及走行异常有关。正常胃壁动脉随着分支逐渐变细，最后形成胃黏膜下毛细血管网，直径为0.12~0.20mm，而Dieulafoy病患者胃壁动脉经浆膜进入肌层后缺乏逐渐变细的过程，仍以直径0.4~4.0mm进入黏膜肌层，这正是本病的病理基础。据报道，恒径动脉主要来源于胃左动脉(85%)，故其出血灶多位于贲门下方6.0cm以内的小弯侧。目前认为Dieulafoy病可发生于消化道的任何部位。

支气管Dieulafoy病以支气管黏膜下扩张或畸形的动脉穿行于支气管壁并紧邻支气管腔，表面覆有薄层黏膜上皮，异常血管多来源于支气管动脉系统，少数来源于肺动脉。本病多发生于成年人，其病因及发病机制可能与支气管肺动脉先天发育异常、气管慢性炎症或损伤有关。

四、临床表现

Dieulafoy病可见于各年龄组，但更常见于患高血压的老年人，主要表现为反复的消化道大出血，病死率可高达23%。特征：①起病突然，无明显先兆症状，烟酒、高血压和应激状态可能为其诱因；②表现为突发性致命的消化道大出血，就诊时已有休克者占54%，以呕血为主诉者只占33%；③间歇性和难治性；④Dieulafuy病需与出血性胃炎、Mallay-Weiss撕裂综合征、消化性溃疡出血相鉴别。国内发病年龄为14~87岁，平均61岁。男：女 = 约3.7：1。

支气管Dieulafoy病多发生于成年人，既往健康或曾有咯血史，男性似多于女性，右肺发生率高于左肺。增强CT可见支气管壁不均匀增厚，管壁有点状强化影，边界清楚，并稍向腔内膨隆；支气管镜检查镜下常见突向管腔的结节状病灶，多数搏动并不明显，易误认为肿瘤,有时因管腔内积血或血块堵塞也易漏诊。

刘艳红等报道6例支气管Dieulafoy病。男2例,女4例,男：女=1：2,年龄为18~47岁,平均31.3岁。临床表现:咯血5例,胸痛1例。病程1天到13年。16排螺旋CT:3例表现为患侧相应肺叶渗出影,1例表现为患侧少量胸腔积液,1例表现为患侧相应肺段肺不张,1例表现为患侧肺门扩大,气管及血管周围见软组织影。纤支镜下表现:5例为管腔内光滑突起,1例为黏膜下紫色血管扭曲分布。镜下病变部位:4例右下叶,1例右中叶,1例左舌叶。其中3例患者因管腔内活动性出血及陈旧性血栓覆盖,系在首次支气管镜下局部喷洒凝血酶(500U)及静脉滴注垂体后叶素(1.5U/h~6.0U/A)止血治疗后行第2次支气管镜检查明确。支气管动脉X线造影:3例为右下叶支气管动脉畸形,其中1例合并肺动脉增粗;1例为双侧支气管动脉畸形,右下肺明显;1例为右中叶支气管动脉畸形;1例为左舌叶支气管动脉畸形。支气管动脉X线造影下畸形血管与支气管镜下腔内病灶部位一致。5例于支气管镜检查发现出血部位黏膜异常,行支气管动脉造影后确诊;1例因大咯血行急诊支气管动脉造影及栓塞术,发现血管畸形,后支气管镜检查发现黏膜异常,行手术切除,术后病理示右下肺血管畸形确诊。

五、诊断

内镜检查为诊断Dieulafoy病的首选检查方法,对本病的诊断率达35%~75%。超声内镜可显示胃肠壁层的高频图像,分辨率可达0.1mm。血管造影可作为独立性诊断方法或纤维内镜检查阴性时的补救措施,其对Dieulafoy病的确诊率为20%~30%。同位素扫描检查采用Te标记红细胞闪烁扫描法诊断Dieulafoy病已有成功的临床应用例。开腹探查可明确诊断。

最近有学者提出,气管内超声检查有助于明确结节状病灶的性质,多排CT动脉造影可清楚地显示支气管肺血管的形态及其走向,是一种可快速准确评价咯血原因的无创检查。支气管镜下常表现为突向管腔的结节状病灶,易误认为肿瘤。最终主要确诊手段是支气管动脉造影和手术或尸检标本病理检查,可见支气管黏膜下扩张或畸形的动脉与支气管管腔相通。相鉴别的疾病是支气管动脉－肺动脉瘘。

杨瑞红等报道2007—2012年北京大学人民医院收治的病理确诊的3例支气管Dieulafoy病的临床资料,并通过数据库检索2005—2012年国内外报道支气管－肺Dieulafoy病的中英文文献。本组3例及文献报道的19例患者的平均年龄为(47±15)岁,多发生于成年男性(16/22),右肺(16/22)多于左肺(4/22),双肺罕见(2/22)。8例患者有吸烟史,10例有肺结核等基础病史。临床表现主要为不明原因大咯血;支气管镜检查多表现为支气管腔内小结节样突起,活检常发生大出血,甚至致命;约半数病例无法确定来源(11/22),经病理确定的异常血管多来源于支气管动脉(9/22),少数来源于肺动脉(2/22)。

谢宝松等报道的病例的影像学检查值得深思。病初急查胸部CT,示左下肺不张。床旁纤支镜检查示左肺下叶开口被血凝块完全堵塞,用生理盐水反复冲洗吸引,管腔堵塞未能通畅,考虑为支气管新生物可能,予活检,病理报告为炎症渗出物。经反复吸引未能吸出,后用异物网将其兜出,吸除管腔内陈旧性积血后,见左肺下叶内前基底段开口局部黏膜隆起,表面粗糙、苍白,未见活动性出血。2周后复查肺部高分辨率CT,示左下肺已复张,见少许淡薄片状影,未见支气管扩张征象。随访5年。复查纤支镜见左肺下叶内前基底段开口黏膜下突起,表面粗糙、苍白。进一步行16排螺旋CT三期扫描及HRCT检查,见左肺下叶内基底段支气管壁不均匀增厚,增强扫描见其内侧壁有点状强化影,边界清楚,并稍向腔内膨隆,动态观察重建图像,发现点状强化影前内侧有一弯曲条状影与左肺下叶内基底段动脉相连,未见支气管扩张征象。至此确诊。

王婷等行支气管镜检查支气管动脉－肺动脉瘘,白光模式下可见右侧各级支气管管腔通畅,未发现明显怒张的血管;窄带成像(NBI)模式下可见右中下叶开口处黏膜下增粗血管,毛细血管走行迂曲凌乱。NBI具有的独特显影特点,是白光气管镜或荧光气管镜所不具备的。一些白光气管镜下正常的黏膜,在NBI模式下可发现黏膜表面异常的血管。此外,NBI有利于增强黏膜血管的图像,从而减少气管镜活检的风险。此技术可借鉴于Dieulafoy病的诊断。

六、治疗

最初认为内科治疗Dieulafoy病无效,外科手术是首选方法。但随着内镜治疗技术的进步,内镜下治疗因其创伤小和操作快捷而逐渐被广泛应用。内镜治疗手段包括皮圈套扎、钛夹夹闭和氩等离子凝固术(argon plasma coagulation,APC)、内镜下止血等。近年来,选择性血管内栓塞也逐渐成为Dieulafoy病的治疗方案之一,对于病变超出内镜范围时应优先选择行血管栓塞治疗。

支气管动脉栓塞对支气管 Dieulafoy 病具有良好的治疗效果，在临床中以吸收性明胶海绵应用最为广泛，但后期吸收后可能造成复发；聚乙烯醇作为一种永久性材料复发率远低于前者；弹簧圈栓塞后的动脉远端仍有可能因侧支循环存在而使止血效果下降，且对再次咯血后动脉造影的显影产生不利影响；若能准确定位，外科手术切除病灶肺叶可以得到根治。

刘艳红等报道 6 例中 3 例用弹簧圈行畸形支气管动脉栓塞术；1 例在支气管动脉造影下以巴曲酶注入畸形支气管动脉；1 例用无水乙醇行双侧支气管动脉远端栓塞术，2 周后行右下肺叶切除术；1 例行药物止血治疗及支气管镜下局部喷洒凝血酶后自动出院。行手术治疗 1 例随访 5 年未再咯血；行巴曲酶注入 1 例随访 31 个月未再咯血；3 例行弹簧圈栓塞术后 3 个月复查支气管镜，原结节状突起明显缩小，随访 12~14 个月未再咯血；自动出院 1 例失去联系。

七、预后

谢宝松等报道病例值得深思。莫因知识浅薄而失手送人性命。不明原因大咯血应与支气管 Dieulafoy 病相鉴别，避免盲目活检，及时行支气管动脉造影及支气管动脉栓塞术，以避免致命性大咯血。

参考文献

[1]王婷，张杰，王玉玲，等.窄带成像联合支气管动脉造影诊断支气管动脉-肺动脉瘘一例[J].中华结核和呼吸杂志，2015，38(2)：148-149.

[2]李爱民，李铎，刘金洪，等.Dieulafoy 病一例报道并文献复习[J].中华临床医师杂志(电子版)，2012，6(15)：4520-4522.

[3]孙威，王强.Dieulafoy 病诊治进展[J].中国实用外科杂志，2010，30：494-497.

[4]曲宝戈，乔瑞玲，潘锦敦.国内 Dieulafoy 病 365 例综合分析[J].现代诊断与治疗，2005，16(1)：11-12.

[5]朱建勇，陈功，尹义平，等.支气管 Dieulafoy 病并大咯血 1 例[J].郧阳医学院学报，2009，28(1)：86-87.

[6]刘艳红，李艳丽，邢西迁，等.支气管 Dieulafoy 病的诊断与治疗[J].中国内镜杂志，2014，20(8)：795-799.

[7]谢宝松，陈愉生，林美福，等.支气管 Dieulafoy 病一例报告并文献复习[J].中华结核和呼吸杂志，2006，29(12)：801-803.

[8]杨瑞红，李剑锋，刘军，等.支气管 Dieulafoy 病三例并文献复习[J].中华结核和呼吸杂志，2013，36(8)：577-579.

第 6 节　分化综合征

一、名称

分化综合征（differentiation syndrome，DS）是急性前骨髓细胞型白血病（即急性早幼粒细胞白血病，acute promyelocytic leukemia，APL），是患者经全反式维甲酸（ATRA）或三氧化二砷（As_2O_3）诱导治疗过程所引起的一种严重威胁生命的并发症。

二、流行病学

DS 的发生率从 2%到 27%不等。绝大多数 DS 患者症状出现在诱导的前 2 周内，平均时间为 6.8 天，这说明了早期对 DS 诊治的重要性。

三、病理

DS 通常发生在初诊或复发时，与 WBC>10×10⁹/L 持续增长相关，发病机制尚不明确。有研究报道，白细胞黏附受体 CDllb 是表达于中性粒细胞表面的重要细胞黏附分子，在早幼粒细胞阶段为阴性。APL 细胞经维甲酸作用分化成熟，随着细胞的分化、成熟，CDllb 逐渐表达于细胞表面，在中性粒细胞与内皮细胞间相互作用的炎症反应中起着重要的作用，如表达的速度过于同步化，则使大量表达黏附分子白血病细胞滞留于肺循环，导致严重的通气功能障碍甚至 ARDS。维甲酸在诱导 APL 细胞分化过程中发现特定的趋化因子（CCL2 和 CXCL8）上调，致使 APL 细胞向肺泡上皮细胞的迁移增加，导致早期的肺部浸润。

四、临床表现

在 APL 治疗过程中发生 DS 的症状：频度高的呼吸不全和肺浸润、无名发热、体重增加、水肿、胸腔积液、心包积液等，PO_2 和胸片监测能较早发现肺表现。多数情况下 DS 会被考虑为心肺呼吸窘迫综合征，当出现肺或肾功能下降，以及 WBC 升高和发热时应该紧密监测。

五、诊断

在 DS 治疗过程中应提高认知水平，加强预防意识，力争早诊断、早干预，及时给予恰当治疗，尽早给予呼吸机辅助呼吸，改善氧合状态。

六、治疗及预后

早期认知 DS 并迅速予以糖皮质激素对于 DS 的治疗十分关键。暂停使用 ATRA 对重度 DS 患者有一定疗效。此外，当 WBC 计数 > 10×10^9/L 时 DS 相关的病死率较高，预防性激素治疗使患者受益。

DS 合并急性呼吸窘迫综合征病死率极高。

参考文献

[1]品川克至. 知っておきたい内科症候群——APL 分化症候群 APL differentiation syndrome[J].内科，2012，109(6)：1130-1131.

[2]孙杰，张小坤，张丽丽.分化综合征合并急性呼吸窘迫综合征的临床诊治分析[J].中国全科医学，2013，16(2)：190-192.

[3]宋奎，徐晓军，黄贵年，等.全反式维甲酸治疗相关分化综合征的发生与治疗情况分析 [J]. 实用医学杂志，2011，27(24)：4475-4477.

第 7 节　弥漫性肺泡出血综合征

一、名称

弥漫性肺泡出血综合征（diffuse alveolar hemorrhage syndromes，DAHS）是以咯血、呼吸困难、缺铁性贫血和 X 线胸片呈弥漫性肺泡浸润为特征的临床综合征。凡能引起广泛的肺泡毛细血管损伤，导致肺泡腔内出血的任何病因，均可在其病变过程中发生。DAHS 不是独立疾病，而是原发病恶化的标志，病情凶险，临床少见且容易忽视。

二、流行病学

Prost 等对 97 例 DAHS 病例进行研究，发现其院内病死率达 24%，出院患者 34 个月内病死率达 16.4%。DAHS 属于少见疾病。

三、病理及病因

DAHS 的病理组织表型可归为三大类：肺血管炎、轻度肺泡出血及弥漫性肺泡损伤，其中肺血管炎是 DAHS 最常见的组织病理分型，抗中性粒细胞胞质抗体（ANCA）相关性血管炎为最多见的类型。

DAHS 的病因分类如下。①肺小血管炎相关性：主要包括 ANCA 相关性血管炎（AAV）和免疫复合物性小血管炎。AAV 又包括显微镜下多血管炎（MPA）、肉芽肿性多血管炎（即韦格纳肉芽肿，GPA）和嗜酸性肉芽肿性多血管炎（即 Churg-Strauss 综合征，EGPA）；免疫复合物性小血管炎包括抗肾小球基底膜病、冷球蛋白性血管炎、IgA 性血管炎（过敏性紫癜，IgAV），此类患者病情多进展迅速，预后差。②结缔组织疾病相关性：包括系统性红斑狼疮（SLE）、白塞综合征、混合性结缔组织病等。其中 SLE 是结缔组织病中并发 DAHS 最多的疾病。③感染相关性：包括巨细胞病毒（CMV）、流感病毒、人类免疫缺陷病毒（HIV）、单纯疱疹病毒（HSV）、水痘－带状疱疹病毒（VZV）、乙型肝炎病毒（HBV）、丙型肝炎病毒（HCV）、卡氏肺孢子菌（PCP）、曲霉菌、钩端螺旋体等。④药物、毒物相关性：包括可卡因、吸入异氰酸盐等、青霉胺、胺碘酮、两性霉素 B、呋喃妥因、丙硫氧嘧啶、维 A 酸、肼屈嗪、某些细胞毒化学治疗（化疗）药物、抗凝药（如华法林、替罗非班、低分子肝素）等。⑤造血干细胞移植相关性：造血干细胞移植后 DAHS 的发生率为 5%左右，病死率高达 50%~100%。发病机制可能与移植物抗宿主病（GVHD）、炎症反应产生的细胞因子风暴对肺血管内皮细胞产生抗原特异性的损伤，以及激活的淋巴细胞对肺血管内皮细胞的攻击，引起肺血管内皮的继发性损伤相关。⑥特发性含铁血黄素沉着症（IPH）：临床少见，以反复咯血、继发性缺铁性贫血和 DAHS 为特征。IPH 多见于儿童，且多在 10 岁以前发病。IPH 的病因尚未完全明确，现在仍认为是一种免疫介导的疾病，但与系统性坏死性血管炎及其他结缔组织病引起的 DAHS 不同，IPH 患者的肺内没有血管炎的表现，也没有免疫复合物的沉积及肉芽肿的形成。⑦其他病因：如成人 Still 病、凝血功能障碍、弥散性血管内凝血（DIC）、左房室瓣狭窄、肺部放射治疗等。

PICARD 等报道的 76 例 DAH 患者中，有 32 例由免疫相关性疾病引起。Prost 等报道了 46 例 DAHS 患者，12 例由免疫相关性因素引起，34 例由非免疫相关性因素引起。薛晓艳等报道了 31 例 DAHS 患者，12 例患者的基础疾病为自身免疫相关性疾病。

成人咯血最主要的原因为支气管扩张、支气管肺癌和肺炎，在同时期收住的成人咯血患者中，DAHS 仅占 2.86%，因此咯血的 DAHS 应注意与支气管扩张、肺结核、肺癌及肺栓塞等疾病进行鉴别。

DAH患者由于血细胞聚集于肺泡腔，与一氧化碳及一氧化氮结合，引起肺弥散功能(DL_{CO})升高、呼出气一氧化氮(FENO)下降。

四、临床表现

DAHS是一种比较少见的临床综合征，既可慢性发展，又可急性起病，可发生在任何年龄，一旦发生，大多进展迅速，常危及生命，由于无特异性的临床表现，常给临床诊断带来困难。

DAH的症状主要表现为发热、咯血、咳嗽、气促等，其症状不具有特征性。大部分DAH患者具有不同程度的咯血，可从咳血丝痰到大量咯血。仍有1/3的DAHS患者没有咯血症状，这部分患者容易漏诊，由于红细胞丢失而造成的缺铁性贫血可作为判断肺泡出血存在与否的条件。DAH患者常有发热，典型的影像学改变是局部或弥漫性的肺部浸润、磨玻璃影或实变影，还需注意与肺部感染性疾病进行鉴别。

杨艳等报道噬血细胞综合征合并弥漫性肺泡出血1例。患者，男性，68岁。2007年1月因“咽痛、呼吸不畅伴咳嗽1月余”就诊，行颈部淋巴结活检诊断为“非霍奇金淋巴瘤（T细胞性）”，其后行多次化疗，2015年6月结束末次化疗。2017年11月患者体温39.2℃，白细胞计数3.9×10^9/L，血红蛋白97g/L，血小板计数41×10^9/L。骨髓细胞学：可见少量异型淋巴细胞，并见噬血现象。B超：左右颈部、腋窝、腹股沟可见肿大淋巴结，左侧腋窝最大（33mm×21mm），脾大(183mm×63mm)；左侧腋窝肿块活检。术后病理：外周T细胞淋巴瘤。胸部正位片：两肺纹理增多增粗。患者予抗感染后仍反复高热，加用激素后体温38℃。结合患者病史及辅助检查，考虑噬血细胞综合征(HPS)。患者随后病情迅速进展，血氧饱和度进行性下降。血气分析：pH7.24，$PCO_2$40mmHg，$PO_2$48mmHg，HCO_3^-16.7mmol/L；胸部CT：两肺弥散斑片影。遂转至ICU，行气管插管，插管内吸出较多淡血性液体。支气管镜：两肺散在出血点，右肺可见少量血痰；结合影像学，考虑弥漫性肺泡出血，予甲强龙及丙种球蛋白冲击治疗，成分输血、抗感染、抗真菌、止血等治疗。患者于2017年11月24日病情进一步加重，经抢救无效而死亡。

DAH和肺间质纤维化是MPA肺部受累的常见特征性表现。DAH胸部CT常表现为靠近中内带弥漫分布的磨玻璃影或实变影，肺泡灌洗液呈血性或含有较多吞噬含铁血黄素的巨噬细胞。有研究认为，因DAH所致的呼吸衰竭及继发的严重肺部感染可能影响患者预后，是MPA患者早期死亡最常见的病因。国外文献报道MPA患者肺泡出血发生率为12%~55%，叶静凡等病例DAH发生率为31.91%，与文献报道相符。其中8例无咯血症状，说明DAH不一定出现咯血表现，可存在隐匿性的肺泡出血，仅表现为呼吸困难、血红蛋白下降等，MPA患者当血红蛋白短期内下降明显，无论患者有无咯血表现，均需及时完善胸部CT检查，当MPA患者以呼吸系统症状为首发表现时，更需警惕DAH发生，必要时行支气管镜肺泡灌洗。

詹宇威等检索到有关系统性红斑狼疮(SLE)-DAH的中文文献31条、外文文献137条。其中临床资料比较完整的SLE-DAH患者共115例。其中咯血51例(44%，51/115)、抗dsDNA抗体阳性79例(69%，79/115)、低补体血症70例(76%，70/91)、肾损伤43例（61%，43/71）、血小板减少43例（47%，43/91）。DAH是SLE的严重并发症，于1904年由Osler提出。DAH的发生率约占SLE住院患者的0.39%~2.81%。其起病凶险、预后差，病死率高。SLE-DAH患者的临床表现包括咯血、抗dsDNA阳性、低补体血症、肾损伤、血小板减少，经激素、免疫抑制及血浆置换等治疗后病死率高达67%。结果提示，SLE-DAH临床表现无特异性，病死率高，值得引起临床医师重视。

林国娟等报道肺腺癌合并肺泡出血1例。男性，63岁。2016年5月27日因无明显诱因咳嗽、少量咯血1月余入院。胸部CT示右肺下叶胸膜下磨玻璃样改变，局部胸膜稍增厚。行纤支镜见右下叶后基底段活动性出血。诊断为“肺部感染”，治疗后仍间断小量咯血出院。6月12日患者因咯血再入院，行胸部CT示右肺及左肺下叶弥漫性磨玻璃影，以右肺明显；右肺下叶后基底段见团片状密度增高影，考虑局部胸膜增厚或感染。并CT引导下右下肺穿刺病理活检示：急性炎症及肺泡出血、坏死组织内极少非典型细胞。再次行纤支镜示：气管中下段、右主支气管及右侧余各叶段支气管内见较多陈旧性出血，内镜诊断为右侧支气管自发性出血。抗核抗体谱、抗中性粒细胞抗体、抗肾小球基底膜抗体、抗心磷脂抗体、风湿四项、肿瘤标志物(肺癌)均阴性。诊断“右下肺炎、慢性间质性肺疾病”，予治疗，仍有少量痰中带血出院。7月12日患者再次因咯血量增多及活动后气促入住，复查胸部CT：右肺及左肺下叶片絮状密度增高影，右肺下叶见结节影，右肺下叶另见一小结节灶，右侧少量胸腔积液。血常规：血红蛋白进行性下降。诊断"间质性肺疾病，中度贫血"，予"甲泼尼龙针 40mg/d×4d"抗感染治疗，7月19日复查胸部CT示右肺及左下肺叶弥漫性磨玻璃影较前（7月12日）有明显吸收，但右侧胸腔积液较前增多。患者仍有少量咯血，但自觉气促缓解出院。7月29日患者因静息状态即呼吸困难明显再次来院，入院后急查床旁胸片及胸腔超声提示右侧大量胸腔积液。血常规：血红蛋白45 g/L。同时合并Ⅰ型呼吸衰竭。予无创呼吸机辅助通气，行胸腔闭式引流术，引流出大量暗红色胸腔积液。予输血等支持后行内科胸腔镜检查，组织病理明确为"转移性腺癌"，EGFR检测为野生型，此时患者PS评分为4分，姑息治疗，9月1日死亡。

周刚等总结急性白血病化疗后弥漫性肺泡出血患者临床特点。收集19例因白血病化疗后出现DAH而转入重症医学科患者的临床资料。19例急性白血病患者化疗后出现DAH，主要临床表现为胸闷（16例）、呼吸困难（18例）、痰中带血（18例）或咯血（12例）、发热9例、呼吸加快16例、心动过速16例。19例患者全部存在贫血、低氧血症、气管插管后气道出血，但均无低血压。患者化疗后出现首发症状后病情进展迅速，死亡率高（68.4%，13/19）。患者入院时至入ICU时，白细胞计数及血红蛋白下降明显。患者入ICU时动脉血氧分压、改良氧和指数、脉搏血氧饱和度提示严重呼吸衰竭，经积极监护支持治疗后有明显改善，同时经ICU积极治疗，患者凝血指标（凝血酶原时间、活化部分凝血活酶时间、D-二聚体）较入ICU时明显改善。急性白血病化疗后出现DAH是临床上急危重症，由多种机制参与其中，其中白细胞溶解是机制之一，需临床医师提高警惕，做到早识别、早治疗，各种形式的氧疗（面罩吸氧、无创呼吸机、有创机械通气）及积极对症治疗（纠正凝血、贫血等）是挽救患者生命的主要治疗方式。白血病化疗后肺泡出血临床少见，发病急骤，病情进展迅速，预后差，常迅速进展为呼吸功能衰竭，文献报道病死率为40%~100%，国内薛晓艳等总结31例DAH患者病死率为64.5%。本组19例白血病化疗后DAH患者中死亡13例，病死率68.4%。

加藤宏治等报道1例游泳比赛中发病的DAH。男性，44岁。游泳比赛中咳血痰，此后呼吸困难。动脉血气分析呈Ⅰ型呼吸衰竭。胸部造影CT：气道周围广泛的磨玻璃影和浸润影、粒状影。纤支镜检查未见局部出血，支气管肺泡灌洗液呈血性。经各种检查排除其他原因。诊断为过度运动所致运动诱发性肺泡出血（EIPH）。

五、诊断

患者肺泡灌洗液静置30分钟以上不凝固，或许可作为与支气管扩张、肺结核、肺癌等疾病进行鉴别的有力证据，后者的咯血静置后可见血凝块形成。

对于存在发热、咯血、贫血及肺部浸润的患者，使用抗生素治疗后疗效不佳，需怀疑DAH，尽快行支气管纤维镜检查，排除肺部感染性疾病及气道局部病变引起的出血，若多个肺段连续吸出血性液体或连续肺泡灌洗液都为血性，可证实存在肺泡出血。

李凯等总结不同年龄组的弥漫性肺泡出血的MSCT表现。2007—2015年间DAHS患者87例。并依据法定年龄将纳入病例分为成人组（17例）和非成人组（70例）。两组病例累及各肺叶范围的比较分析：两组病例累及右肺中叶、右肺下叶、左肺上叶、左肺下叶的范围差异有统计学意义；两组病例出现的各征象累及范围的比较分析：结果两组病例的片状实变影、片状磨玻璃影、实性结节累及范围差异有统计学意义。

凡符合下列临床表现者可确诊DAHS：①临床表现为咯血伴不同程度的呼吸困难，咯血量可有很大差异；②胸部影像表现为两肺或单侧肺泡弥漫性、充填性、融合性实变影；③缺铁性贫血患者24小时内血红蛋白可降低20g/L以上，与咯血量不相匹配；④肺弥散功能增高，超过基线值30%；⑤支气管肺泡多肺段回收液呈血性，出血48h后吞噬含铁血黄素肺泡巨噬细胞计数＞20%，普鲁兰染色阳性。

六、治疗及预后

DAHS主要处理措施包括积极治疗原发病、机械通气及各种支持治疗，一般DAHS经积极输血治疗，血红蛋白上升并不明显。使用糖皮质激素和免疫抑制剂是DAHS最常用的治疗方法，其他治疗还可选用血浆置换、免疫球蛋白等，血浆置换可去除自身抗体，保护肾功能，被认为是一种有效的治疗方法。

DAHS可由多种因素激发，基础疾病也多种多样，并且多数临床进展迅速，缺少特异性诊断方法，若不能早期诊断、及时治疗，则病死率很高。这就要求临床医生正确掌握DAHS的诊断思路，对于临床上出现咯血、弥漫性肺泡渗出、低氧血症、进行性贫血的患者应通过详细病史采集、体格检查、影像学检查、实验室检查、纤支镜等综合方法尽早确诊，早期、合理的治疗可降低病死率。

参考文献

[1]张钰珊,赵子文,梁志科,等.弥漫性肺泡出血的诊断和治疗[J].实用医学杂志,2016,32:3200-3204.

[2]杨艳,应双伟,冯长伟.噬血细胞综合征合并弥漫性肺泡出血1例[J].中国肿瘤临床,2018,45:706.

[3]李凯,龙莉玲,邓东,等.不同年龄组的弥漫性肺泡出血MSCT探析[J].临床放射学杂志,2017,36:1433-1435.

[4]叶静凡,王海燕,唐小葵.显微镜下多血管炎肺部病变临床回顾性研究(附94例报告)[J].重庆医科大学学报,2018,43:1513-1518.

[5]詹宇威,凌光辉.SLE合并弥漫性肺泡出血3例临床分析并文献复习[J].新医学,2019,50:211-215.

[6]林国娟,姚伟.肺腺癌合并肺泡出血一例报告[J].中华肺部疾病杂志(电子版),2017,10:383-384.

[7]倪磊,李庆云.应重视弥漫性肺泡出血综合征的诊治策略[J].内科理论与实践,2016,11:202-204.

[8]周刚,安友仲,朱凤雪,等.急性白血病化疗后弥漫性肺泡出血患者临床特点及重症支持治疗的经验总结[J].中国医药,2018,13:1830-1832.

[9]加藤宏治,近藤瞬,角俊行,ほか.トライアスロン競技中に発症した運動誘発性肺胞出血の1例 [J]. 日呼吸誌,2017,6:27-31.

第8节 弥漫性特发性骨肥厚症

一、名称

弥漫性特发性骨肥厚症(diffuse idiopathic skeletal hyperostosis,DISH)又名强直性脊柱骨质增生症(ankylosing spinal hyperostosis,ASH),是一种常见的随年龄增长而症状逐渐增多的疾病。

DISH曾有过许多名称，如韧带骨化性脊柱炎(spondylitis ossification ligament)、骨肥厚性脊柱病(spondylosis hyperostotica)、生理性脊柱钙化症(physiologic vertebral ligamentous)、广泛脊柱-关节韧带样骨化症(generalized juxta-articular ossification of the vertebral column)、老年性脊柱僵硬性骨肥厚症(senile ankylosing hyperostosis of the spine)、Farestier病。1976年,Resnick称其为DISH，这一命名较为全面地阐述了该症的特点,得到学者们的公认。

二、流行病学

DISH国内流行病学资料匮乏。国外资料显示,在超过40岁的人群中,男性发病率为3.8%,而女性为2.6%;在65岁以上人群中的发生率约为10%。大多数颈椎DISH并不引起症状。

三、病理

分为两型:Ⅰ型病变是椎前及椎旁韧带波浪状骨化,此型椎间盘较正常,不伴椎间盘前突,故前纵韧带的骨化是连续的;Ⅱ型病变除韧带骨化外,还合并纤维环退变及椎间盘向前外侧突出,放在椎间隙水平的椎前骨化区形成切割状,使前纵韧带骨化影不连续。

四、临床表现

脊柱及外周关节活动度减低、吞咽困难、神经压迫症状是DISH的三大主要临床症状。

脊柱表现:DISH以脊柱病变最为多见,在脊柱中又以胸椎为好发部位(40%~80%),其次为颈椎、腰椎。DISH对脊柱韧带的影响有一定的规律:在颈椎,后纵韧带较常受累;在胸椎,前纵韧带最常受累,并且右侧较左侧多见;在腰椎,黄韧带最常受累。

DISH累及脊柱在临床上可有以下表现。寰枢椎半脱位:腰背疼痛、僵直。吞咽困难:呼吸困难、声嘶,食管梗阻。继发性椎管狭窄导致缺血性脊髓损伤:四肢瘫痪等。

DISH外周关节受累有以下特点:①受累关节通常无原发性骨关节炎;②骨肥厚改变的严重程度较原发性骨关节炎严重;③关节周围邻近部位的肌腱、韧带附着点处病变严重;④钙化/骨化部位位于肌腱/韧带附着点而非关节部位。Resnick等通过长期的研究发现,DISH的临床及影像学异常表现的部位与典型骨关节炎的好发部位不同,包括肘关节、腕关节、踝关节及肩关节。

颈椎DISH的临床表现:吞咽困难、进食哽噎、声音嘶哑、音调变高、脊髓受压等。巨大的C2-C3前纵韧带骨化可引起气道阻塞。C2-C3前方的骨赘压迫下咽壁及喉部,导致气道阻塞。常有鼾声呼吸、呼吸暂停、胃液反流、咳黏液脓痰等病史,病情急骤恶化后,发生呼吸困难。听诊可闻及高调吸气音和低调呼气音，尖锐的吸气音源于气道内外的压迫，是颈椎 DISH 一种少见的临床表现。喉镜检查可见下咽后壁显著隆起，部分病例继发气道的环状溃疡和水肿。颈椎 DISH 最常见的骨化部位为 C4-C7，骨赘压迫食管后壁，可引起吞咽困难。Resnick 报道 DISH 累及颈椎的占 28%，其中 4%的患者出现吞咽困难。Mata 报道 12% 的 DISH 患者发生吞咽困难，是颈椎病发生吞咽困难的 6 倍。Ozgocmen 等认为，在颈椎 DISH 患者中，有 6%~28%的病例出现吞咽困难。

五、诊断

Resnick 指出，DISH 的诊断标准包括以下三点：①连续 4 个或 4 个以上椎体前外侧流水样钙化，伴椎体和椎间盘结合部的骨化；②受累部位椎间盘的高度无明显塌陷；③骶髂关节无侵蚀、硬化或骨性融合。

DISH 合并其他疾患：国外有学者研究表明，DISH 患者中 50%合并后纵韧带骨化（OPLL）；而在 OPLL 病例中，有超过 20%的病例合并 DISH。OPLL 在影像学上以后纵韧带的钙化或骨化为特征，最常见于中段颈椎，偶有累及胸椎和腰椎者。因其为椎管内占位，可导致椎管狭窄，引起脊髓及神经根受累的症状和体征。Ono 等认为，部分颈椎 DISH 合并后纵韧带骨化，二者病理过程有相关性。这组疾病有下列特征：①DISH 伴后纵韧带的过度增生、骨化；②颈椎后纵韧带骨化好发于发生 DISH 的椎体；③骨形态发生蛋白和转化生长因子－β 致基质过度生长和骨细胞化生。

DISH 应与强直性脊柱炎、骨关节炎、Down 综合征应加以鉴别。

六、治疗及预后

DISH 应行手术治疗。对于呼吸或吞咽困难的患者，术前必须评估气管和食管内炎性组织增生情况。外科治疗包括解除气管和食管内在和外在压迫，才能获得良好预后。

DISH 处理晚了非常被动，预后差。

参考文献

[1]王长峰.贾连顺.颈椎弥漫性特发性骨肥厚症的特点和治疗[J].中国脊柱脊髓杂志，2005，15(10)：639-640.

[2]李之尊，赵宇.弥漫性特发性骨质增生症(DISH)[J].中华骨与关节外科杂志，2013(2)：187-190.

[3]井上哲郎，村田英之.広範圍症候群(新订版)ankylosing spinal hyperostosis(ASH)[J].日本臨牀，1987，春季臨時増刊号(45)：1120.

第 9 节　弥漫性泛细支气管炎

一、名称

弥漫性泛细支气管炎（diffuse panbronchiolitis，DPB）于 1969 年首先由日本学者山中、本间、谷木等提出，是一种以弥漫于两肺呼吸性细支气管区域的慢性炎症为特征，引起严重呼吸障碍而病因不明的一种疾病。

二、流行病学

日本推算 DPB 患病率为 11.1/10 万。

三、病理

DPB 的组织病理学特点：①炎症定位于细支气管和呼吸性细支气管，而其他肺组织区域可完全正常；②主要特点为细支气管全壁炎；③特征性改变为细支气管、呼吸性细支气管炎症使细支气管狭窄、阻塞，肺泡间隔和间质可见泡沫样细胞改变，而细支气管、呼吸性细支气管炎症则表现为管壁增厚，淋巴细胞、浆细胞和组织细胞浸润。

四、临床表现

DPB 突出的临床表现是咳嗽、咳痰和活动后气促。严重者可导致呼吸功能障碍。患病早期即可有低氧血症。肺功能和影像学有一系列改变。

日本学者总结的病例特点：①病例分布无地区差异；②男女患者比例为 1.4：1，但考虑就诊率则无明显性别间差异；③10~90 岁各年龄人群均可发病，40~50 岁为发病高峰，推算患病率为 11.1/10 万；④发病与吸入刺激性气体及吸烟无密切关系；⑤20%的患者有慢性鼻旁窦炎家族史，84.8%的患者发病时或既往有慢性鼻旁窦炎，但病史长短和手术时间与 DPB 发病时间无关。

五、诊断

临床上DPB需与慢性阻塞性肺疾病、支气管扩张、支气管哮喘等疾病鉴别。病理改变相似的疾病主要是沿细支气管分布的炎性病变，如呼吸性细支气管炎伴间质性肺病和慢性外源性过敏性肺泡炎。

六、治疗及预后

大环内酯类小剂量长期疗法对DPB有相当效果。DPB的预后尚可。少数晚期病例及对药物治疗反应差者预后差。

参考文献

[1]秦超.弥漫性泛细支气管炎的诊治进展[J].医学综述，2010，16(8)：1193-1195.

[2]宋萍.弥漫性泛细支气管炎6例临床病例分析并文献复习[D].南宁：广西医科大学，2010.

第10节 Di George综合征

一、名称

Di George综合征又称为先天性胸腺发育不良、第Ⅲ~Ⅳ对咽囊发育不全综合征、先天性甲状旁腺和胸腺缺损综合征及胸腺发育不全综合征，是一种以T细胞缺陷为主的先天性免疫缺陷病。首先由Di George于1965年描述，主要临床特征是自幼儿期开始抗感染能力低下，易发生反复性感染。该病是胸腺无发育或低形成的细胞性免疫不全为主要特征的综合征，分为胸腺完全缺损型（complete）Di George综合征和部分欠损型(包括异位性胸腺)(partial或incomplete)Di George综合征。部分欠损型Di George综合征是胸腺发育不全各种程度的T细胞免疫能力的障碍。

腭心面综合征(velo-cardio-facial syndrome，VCFS)是人类常见的多发畸形综合征，发病率占活产新生儿的1/4000~1/2000，其表型复杂多样。与Di George综合征、Shprintzen综合征、圆锥动脉干异常面容综合征(conotruncal anomalies face syndrome，CAFS)和CATCH 22都是同一综合征。VCFS也是人类最常见的基因(组)疾病之一，其主要发病机制是由于减数分裂期间染色体22q11.2区域发生了重组，导致了该区域内片段的微缺失，使得神经嵴衍生的咽弓咽囊组织的结构异常，因此，VCFS也被称为22q11.2缺失综合征。另外，VCFS表型的扩增及其多样性，使得本综合征与其他综合征的表型容易产生重叠，如努南综合征、Alagille综合征、Goldenhar综合征、Smith-Lemli-Opitz综合征、CHARGE综合征和VATER综合征。

二、流行病学

本综合征发病率在活产婴儿至少为1/4000，其中仅8%具有家族遗传，大部分病例都是散发的，系基因突变所致。16例该综合征患者中有76%出现22q11染色体异常。

三、病理

胸腺不同程度发育不全，有的完全缺如或仅遗留很少纤维化组织，有的表现为胸腺小叶皮髓质分界消失，缺乏胸腺小体，也有的胸腺体积虽小，但组织学上尚属正常。本例患儿在出生后9个月时发病，尸检所见胸腺处仅见两团极小淋巴样组织，属重度胸腺发育不良致原发性免疫缺陷。

该综合征的发病机制目前认为是由于染色体22q11缺失等导致了胚胎发育时期的第Ⅲ、Ⅳ对咽囊颈神经嵴细胞移行和分布异常，从而引起多个器官发育不良。

四、临床表现

可合并横膈膜疝。X线片可见胸腺缺如。

临床表现为反复感染。新生儿期以后反复发生病毒、真菌或肺孢子菌感染，感染或呈慢性过程，重症患者易发生细菌感染。

由于常合并甲状旁腺、主动脉弓的上皮性胚基发育不全，新生儿期即可出现明显的低钙血症和频繁抽搐，大多数伴有先天性心脏病和特殊面容。本综合征分为完全型和部分型两型。

患儿多具有特殊面容，可伴有先天性心脏病、腭裂、食管闭锁等其他畸形；婴幼儿可表现为细胞免疫缺陷、语言发育迟滞、胃食管反流等。

王国民等报道病例都有明显的腭咽闭合功能不

全，即都伴有不同程度的过度鼻音、语音清晰度差。110例腭心面综合征患者的腭部均完整，无软腭分叉，软腭的形态虽然正常，但其活动度微弱。IQ值为40~125，平均73。其中7例IQ值低于50，占21.2%；4例高于100，占12.1%，其余22例的IQ值在70~90之间，占66.7%。

临床症状错综复杂，表现各一。腭部形态可以正常，也可以伴有腭裂。据2006年国际腭心面综合征大会网站报道，该综合征的临床表现多达183种。该综合征具有以下三大临床特征：①内眦间距较大，双侧眶下较扁平，从而使该综合征患者在临床上有相似的面容，似乎出自同一个家庭；②几乎都有不同程度的过度鼻音、摩擦辅音脱落或弱化，从而造成汉语语音清晰度差；③软腭或咽侧壁活动度较弱，动静态时几乎无活动度。这些患者除有上述特征外，常常可伴有先天性心脏病，学习能力低下，认知水平常常低于正常同龄者，由于语音清晰度差，常常使这些患者性格比较内向，不愿或不主动与陌生人交流。日本学者道健一教授曾报道该综合征中70%左右伴有先天性心脏病。各类心脏畸形往22q11.2DS中的发生率并不相同，其中17.2%为主动脉弓离断，永存动脉干为10.4%，法洛四联症为25.5%，肺动脉狭窄为14.4%。

五、诊断

本综合征应行影像学加免疫学检测。对反复感染者尤需注意。

六、治疗及预后

本综合征应积极地控制感染，纠正低钙血症，对胸腺发育不良引起的细胞免疫缺陷病根据病情的严重程度考虑做胸腺移植或造血干细胞移植，也可应用胸腺素做替补治疗。

本综合征的预后差。

参考文献

[1]河野陽一.広範圍症候群(新订版)Di George症候群[J].日本臨牀，1987，春季臨時增刊号(45)：1016.
[2]何书霞，陈海英.Di George综合征1例[J].中国实用内科杂志，2004(19)：105.
[3]邢传平，哈英娣，高新宇，等.便秘、腹胀、营养不良、胸腺发育不全、反复感染[J].临床与实验病理学杂志，1998，14：184-185.
[4]李君，薛辛东，富建华.新生儿先天性胸腺发育不全综合征1例[J].中国实用儿科杂志，2010(25)：572-573.
[5]王国民，吴忆来，陈阳，等.腭心面综合征的诊断与治疗的临床研究[J].口腔颌面外科杂志，2007(17)：324-327.
[6]张源潮.免疫病学[M].北京：科学出版社，2011：719-720.
[7]乌丹旦.腭心面综合征的研究新进展[J].口腔颌面外科杂志，2011(21)：439-442.
[8]王科，王国民.腭心面综合征研究进展[J].中国口腔颌面外科杂志，2008(6)：306-310.

第11节 扩张型心肌病

一、名称

心肌病分为扩张型心肌病（dilated cardiomyopathy，DCM）和肥厚型心肌病（hypertrophic cardiomyopathy，HCM），瘀血型心肌病（CCM）与扩张型心肌病是同一种病。

二、流行病学

扩张型心肌病是心力衰竭的第三大病因及心脏移植最常见原因。其病因可能与感染、自身免疫、遗传性因素等有关。

三、病理

特发性、产后和酒精中毒性心肌病：特发性扩张型心肌病主要形态学的特征是两心室腔的扩大。解剖时经常在左房室腔发现附壁血栓，经常在靠近心室的顶部有局灶性心内膜增厚。心脏增重但左室游离壁和室间隔最大的增厚往往接近正常，左室游离壁发生明显瘢痕者仅占患者的25%。在二尖瓣和三尖瓣的游离缘可见局灶性纤维组织增厚，在组织学研究方面，许多细胞肥大而另一些细胞则萎缩，炎性细胞少见，壁内冠状动脉没有阻塞性损伤。

四、临床表现

本病常发生呼吸困难、胸痛、胸部压迫感。

岸本千晴等报道4个心肌病家系中，有8个是肥厚型，属常染色体显性遗传。HLA分析表明，在同一家系内的发病者必定与先证者有相同诊断的HLA单倍型，而正常者不存在那样的单倍型，从而证明特定的HLA单倍型与肥厚型的家族内发病有关。至于充血型，偶尔可见有家族内发病，很可能与HLA单倍型无关，有待今后研究。

扩张型心肌病是以收缩期泵衰竭和心室扩张为特征，因而它不同于其他两型主要心肌病，即肥厚型心肌病和限制型(闭塞型)心肌病。扩张型心肌病的概念包括许多不同的综合征。特发性扩张型心肌病、酒精中毒性心肌病、产后心肌病伴有心肌细胞组织细胞样变的婴儿心肌病，蒽环类药物性心肌病、克山病和几种超微结构明显异常，其中有些可能是家族性心肌病。

五、治疗

目前本病治疗尚无特效药物及方法。心脏移植是治疗DCM晚期患者最有效的手段，但在临床实际操作中已遇到很多问题，包括供体来源、经济费用等，所以心脏病学家们一直在寻找新的方法，干细胞移植就是其中之一。

六、预后

Djaz R等研究了169例扩张型心肌病患者。有明确原因的左室功能衰竭除外，所有患者皆做了心导管检查无冠心病。平均随访5.5年，其中102例(60%)患者死亡。从症状开始至死亡时间平均为4.1年。1年和5年死亡率分别为34.7%和59.4%，死亡主要(44.1%)发生在随访期前一两年，生存组与非生存组比较，非生存组有较高的左室舒张末压(23 vs.17mmHg，P<0.001)，低射血分数(25%vs.33%，P<0.005)。较大左室收缩末期容量(129vs.87mL/m^2，P<0.01)和左室舒张末期容量(173vs.101mL/m^2，P<0.001)，近期妊娠和大量酒类摄入对预后影响不大。非生存组室性心动过速和多形性室性早搏在Holter记录系统中很普遍，系左室功能恶化现象，但不是一种独立的危险因素。比较两组治疗并无差异，每组中约1/4患者给予了血管扩张剂治疗，但未显示出对生存率有影响。作者认为，扩张型心肌病有较高的死亡率，其生存期仅与左室功能损害程度有关。

参考文献

[1]户嶋裕德.広範圍症候群(新订版)心筋症(拡張型心筋症(DCM)，肥大型心筋症(HCM)，瘀血型心筋症(CCM)[J].日本臨牀，1987，春季臨時增刊号(45)：355.

[2]陈进明摘，赵荣瑞校.家族性心肌炎与HLA——肥大型和充血型[J].国外医学遗传学分册，1982，5(3)：50-51.(岸本千晴等.医学进展，119(9)：778-787，1981日文)

[3]王殿璋译，张福田校.扩张型心肌病的病理解剖[J].地方病译丛，1990，11(10)：43-45.

[4]胡先敏摘，倪迁枢校.扩张型心肌病的预后指标[J].心血管病译文，1986(5)：56.

[5]古丽帕日·克里木综述，木胡牙提审校.扩张型心肌病的病因与治疗研究进展[J].心血管病学进展，2009(30)：508-511.

第12节　播散性嗜酸细胞性胶原病

一、名称

播散性嗜酸细胞性胶原病(disseminated eosinophilic collagen discase，DECD)为1956年由Engfeldt与Zetterström首先报道，并命名成为一种独立疾病。

二、病理

本病表现为嗜酸细胞浸润性损害及胶原病样改变。

三、临床表现

本病患者胸片呈肺纤维化及其他病变，肺功能检查显示阻塞性障碍。

本病可发生于任何年龄，在性别上欧美文献以男性多见，日本则以女性多见，我国男女相似。其临床呈慢性进行过程，易侵犯心、肝、脾、淋巴结、皮肤、肌内、关节等部位。全身表现为发热、乏力、不适，体重减轻是常见的临床表现。

1.血液

多数患者白细胞在10 000~30 000之间，25%的患者在发作期可高达 50 000,嗜酸细胞占 30%~70%,90%的患者骨髓象显示嗜酸细胞增生伴核左移,嗜酸细胞占 25%~75%。

2.心血管

84%~90%的患者心脏受累,其中 1/2 的患者有充血性心力衰竭,1/3 以上的患者有器质性杂音,1/3 的患者心电图有非特异性的变化。个别患者在尸检或组织学检查时发现有脑、脾、肺、肾栓塞的证据。

3.肺

本病肺部受累率为 40%,其中 1/2 左右有胸膜渗出,1/3 的 X 线检查有肺部浸润阴影（主要为肺间质浸润),9%的患者有肺梗死。

4.神经

本病 30%有神经系统受累的症状。其中 2/3 为弥漫性中枢神经系统功能障碍,包括昏迷、精神错乱、妄想、精神病。此外,还有蓝视、言语不清、共济失调。1/5 的患者有明显轻瘫，脑神经受累比较少见,20%的患者有顽固性周围神经病,主要是感觉异常和迟钝。

5.皮肤

本病皮肤受累占 27%,皮损有荨麻疹和血管性水肿、红色斑疹、丘疹、结节、小水疱、溃疡、角化过度、鳞屑、瘀点、色素沉着等,皮肤和肌肉活检显示血管周围和间质嗜酸细胞浸润。

6.肝脏

85%的患者有肝大，个别的有黄疸。14%的患者肝功能有异常。

7.肾脏

20%的患者有肾脏病变,主要为蛋白尿、镜下血尿、管型尿、白细胞尿。肾活检显示多发性肾栓塞,肾间质嗜酸细胞和淋巴细胞浸润，肾小球系膜增生,基底膜增厚。

8.胃肠道

30%的患者在发作期有腹泻、吸收障碍。

9.关节

本病关节受累率为 29%,关节腔可有嗜酸细胞浸润、渗出,X 线检查无骨质破坏及关节强直、畸形。

四、诊断

诊断标准：①嗜酸细胞增多，绝对计数 >15 × 10^6/L,持续半年以上;②有多系统多器官受累证据;③未发现引起嗜酸细胞增多的原因,如寄生虫、过敏性疾患、药物反应(青霉素、头孢菌素 PAS、苯妥英钠等)、自身免疫疾病、肿瘤等;④用激素治疗可获得暂时或部分缓解。

五、治疗及预后

本病应用皮质激素治疗,本病的预后较差。

参考文献

[1]坂根剛,村川洋子.広範圍症候群(新订版)播種性好酸球性膠原病 Disseminated eosinophilic collagen disease:DECD[J].日本臨牀,1987,春季臨時增刊号(45):1109-1110.

[2]屠善庆.播散性嗜酸细胞胶原病(附 1 例报告)[J].北京医学,1993(15):93-95.

[3]董作仁,刘润生.播散性嗜酸细胞胶原病(附一例报告和文献复习)[J].天津医药,1982(10):678-679.

第 13 节 Down 综合征

一、名称

Down 综合征(DS)也称为先天愚型、21 三体综合征、唐氏综合征。1866 年英国医生 John Langdan Down 首次报道。DS 是以智能发育迟滞、特殊面容、心脏畸形、免疫缺陷、视听障碍等为特征的遗传综合征,约占所有染色体疾病的 91.6%。

二、流行病学

根据染色体数目畸变,可被分为完全型[核型为 47,XX（XY)+21]、嵌合型［核型为 47,XX(XY)+21/46,XX（XY)] 和易位型［核型为 46,XX(XY),-14,+t（14q;21q)]3 种。国外活产婴儿 DS 发病率为 0.07%~0.20%,我国约为 0.04%,国内大约有 60 万现患人群。先天性心脏病(CHD)是影响 DS 患者 10 年生存率的重要因素。

Down 综合征占先天愚型的 60%~70%,其发生率为 1/800~1/600,而许多受孕胎儿在孕早期自发流产,故实际发病率比出生后高得多。

年龄超过 35周岁生育第二胎为先天愚型儿的占

1/4，因此，年龄大于35周岁的孕妇要生育第二胎必须在孕期进行羊水染色体检查，以确保生育一个健康的孩子。其他影响因素：Down综合征的发病除与母龄有关外，其他如遗传因素、妊娠时用药，以及物理、化学、放射线等环境因素也可能起到一定作用。此外，多基因遗传在DS中也占有一定比例，有资料显示，叶酸缺乏导致DNA低甲基化，可能增加染色体不分离，若明确其发生与叶酸发生有关，就可在孕前补充叶酸及必要的微营养素进行一级干预，减少患儿的出生。

三、病理

Down综合征患儿存在免疫缺陷，抗感染能力弱。Kusters等研究发现，Down综合征患儿免疫缺陷主要表现T淋巴细胞功能障碍。患儿术后严重感染在Down综合征术后的更为常见，具有明显的统计学差异（P=0.01），这与MalecE等的相关报道基本一致。Yamaki等在Down综合征患儿先天性心脏病术前及术后肺病理检查发现，术前Down综合征患儿肺组织无明显异常，但术时肺内压力升高，引起肺泡破裂和间质气肿，较非Down综合征先天性心脏病患儿出现更明显的肺扩张和肺膨胀，引起术后机械通气时间延长。而机械通气时间的延长、患儿免疫力的低下反过来又会引起机械通气相关性肺炎（VAP），从而导致患儿病情加重。

通过对鼻纤毛功能与超微结构的观察研究Down综合征患者对呼吸道传染病敏感性增加的本质。试验选取18例Down综合征患者和18例健康对照者。刷取受试者下鼻甲纤毛上皮作标本，测量纤毛摆动频率（CBF）。然后进一步筛选CBF减少或纤毛运动改变的标本以便进行超微结构分析。结果：Down综合征患者组CBF平均值为（7±2.82）Hz，对照组平均值为（10.94±0.65）Hz。在Down综合征观察组中有66.6%观察到不协调的同时相的纤毛纤维摆动，而且不存在染色体变异，其中14例黏液分泌量增加，但用电子显微镜做超微结构观察显示其纤毛结构是正常的，因而作者认为Down综合征患者黏液纤毛缺陷的本质是由于反复呼吸系统的感染引起作为流变学参数的黏液性质的改变，而不是纤毛本身结构的缺陷所致。

四、临床表现

虽然Down综合征引起先天性心脏病的原因尚不明确，但在Down综合征患儿的临床资料中，心血管受累可达40%~60%，主要类型为房室间隔缺损、室间隔缺损和房间隔缺损，法洛四联症和大动脉转位也有报道。

国内外报道，CHD合并DS者畸形中以完全房室间隔缺损最常见，占30%~40%；其次为室间隔缺损（约占25%）、房间隔缺损（约占15%）、动脉导管未闭（约占8%）、法洛四联症（约占12%）等。

千葉涉等报道Down综合征合并Bochdalek孔疝。患者，男性，41岁。染色体分析47XY+21。诊为Down综合征。胸片左横膈上见一肿块阴影。无自觉症状。CT见脾脏自腹腔延续到胸腔。手术见横膈膜缺损70cm²，脾脏自疝囊进入胸腔。此为罕见病例。

五、治疗

这些心内畸形绝大部分应在儿童期采取心脏外科手段矫治，恰当的心脏手术显著改善该类患者的预后，延长预期寿命。随着医疗生活水平的提高，近年其临床就诊率逐渐增加，对围术期管理提出较高要求。

随着科技的不断发展，筛查Down综合征的方法也日新月异。除了传统的细胞遗传学技术外，相继出现了如FISH、PCR等的分子细胞遗传学新技术。

参考文献

[1]千葉涉，菖中陸郎，泽井聪，ほか.Down症候群の成人に合併したBochdalek孔ヘルニアの1例[J].日呼外会誌，1992：774-778.
[2]刘娟，耿建平.Down综合征的临床诊断进展[J].内蒙古医学杂志，2004(36)：941-943.
[3]茅思远.77例先天性心脏病合并DOWN综合征术后临床观察[J].重庆：重庆医科大学，2014.
[4]韩薇薇摘，周慧芳，邵湘云校.Down综合征患者鼻纤毛功能及超微结构[J].国外医学耳鼻咽喉科学分册，2003(27)：106.

第 14 节 Dressler(W 氏)综合征

一、名称

Dressler(W 氏)综合征即心肌梗死后综合征(past myocardical infaretion syndrome,PMIS)。PMIS 是指急性心肌梗死(AMI)后数日至数周出现以心包炎、胸膜炎、肺炎等非特异性炎症为特征的一种综合征,并有反复发生的倾向,实为继发症。

1895 年 Dressler 曾注意到本病。1983 年 Welinl 等制定了本病诊断标准。1976 年我国开始有报道。也有将 Dressler 综合征和 Welfin L 综合征简称为 PDIIS。

二、流行病学

PMIS 发病率一般占 AMI 的 1%~4%(有说 3%~10%)。多数发生在 AMI 后 2~8 周,少数患者可在 1 周发生。该综合征的发生似乎与心肌梗死面积大小无线性关系,有反复发生的倾向,1~7 次不等。

三、病理

发病原因不十分肯定,但多倾向于心肌梗死后坏死的心肌引起的抗原抗体反应学说;而细菌、病毒感染及肾上腺 - 垂体功能障碍观点尚待除外。从现有的资料可以判定 PMIS 是心肌梗死的一个继发症,其依据是:在心肌梗死的基础上出现的免疫反应,按照自身免疫发病机制演变更科学地称为心肌梗死后的自身免疫反应。类似心包切开术后综合征。

四、临床表现

PMIS 有以下特点。①本病均可出现发热,体温波动在 38~39℃,持续时间 1~2 周,胸痛可与发热同时或先后出现。与心包和胸膜炎症有关,多为剧痛,常位于胸骨后、心前区和季肋部,放射至颈、背、左肩,偶尔放射至左臂或上腹部,典型的位置是斜方肌嵴上,因其神经支配是与心包相同的膈神经。疼痛的性质可为针刺样锐痛和压迫样钝痛,深呼吸、体位变化、咳嗽和吞咽时胸痛加重为特征。②有反复发作倾向,特别是当皮质激素减量或停药后。③多发生在 Q 波型心肌梗死,其机制可能为 Q 波型心肌梗死的心肌坏死严重,对全身的反应也较非 Q 波型心梗严重。④心肌梗死面积与发生率呈正比关系。与年龄有关,年龄越大,发病率越高,与老年人机体组织器官自然衰退、体内环境稳定性差、新陈代谢易发生紊乱、抗病能力减退有关。⑤男性发病率高,据文献报道,Q 波型心肌梗死男性发病率高,PMIS 又多发生 Q 波型心肌梗死。⑥抗生素治疗无效,皮质激素治疗有效。⑦本病属良性过程,常有自然痊愈的倾向,多数预后良好。

从心肌梗死后的 10 天至 3 个月之间易发生,其后的数年间常有复发。

PMIS 表现为心包炎、肺炎和胸膜炎三个主要征象,多有复发倾向。高龄患者发病率高,可达 75%,杜嘉会等组病例 60 岁以上患者 13 例,为 56.5%。X 线片表现:心包炎表现为心包积液,多发生于心肌梗死后 2~14 周,本组 8 例(34.8%);肺炎为肺间质的弥漫性改变,其分布范围无一定规律,本组 23 例(100%);胸膜炎表现为胸腔积液,常为少量且单侧发生,左侧较多见,本组 15 例(65.2%)。

孟晓冬报道急性心肌梗死伴血性胸腔积液 1 例。李峰等报道心肌梗死后综合征并大量胸腔积液 1 例。李文涛报道心肌梗死后综合征误诊为肺炎 1 例。心肌梗死发病 24 小时内出现肺炎及胸膜炎症状,X 线提示肺炎改变。系心肌梗死所致。梗死后综合征诊断明确,其出现之早实为罕见。

五、诊断

诊断标准:①肯定的 AMI 或陈旧性心肌梗死;②于 AMI 后 1~2 周出现发热、胸痛、呼吸困难、咳嗽等,具有胸膜炎、心包炎、肺炎可靠证据;③抗感染治疗无效,皮质激素治疗效果明确。

六、治疗及预后

PMIS 停用抗凝药如肝素等。首选皮质激素类药。

心肌梗死的急性期预后仍然是严重的,因为尚有不少病例由于急性期的心律失常、休克或左心功能不全而死亡。但是 PMIS 并不是使心肌梗死预后恶化的重要因素。此综合征的预后一般来说是好的。

参考文献

[1]吕丽坚.心肌梗塞后综合征 20 例临床分析[J].华夏医学,

2000,13(3):315-316.
[2]杨景文,吴绥生.心肌梗塞后综合征的诊断、鉴别诊断及治疗[J].白求恩医科大学学报,1982,8(4):129-132.
[3]李峰,程颖.心肌梗塞后综合征并大量胸腔积液1例[J].临床医学,1996(16):56.
[4]李文涛.心肌梗塞后综合征误诊为肺炎1例[J].河北中西医结合杂志,1999(8):322.
[5]杜嘉会,蔚学增,杜靖.23例心肌梗塞后综合征冠状动脉造影分析[J].心肺血管病杂志,1998(17):183-184.
[6]孟晓冬.急性心肌梗死伴血性胸水1例报道[J].甘肃中医学院学报,2002(19):47,51.

第15节 Duchenne型肌营养不良症

一、名称

Duchenne型肌营养不良症又名假性肥大型肌营养不良、重症全身性家族性肌营养不良、Duchenne Ⅰ型综合征、Landouzy-Duchenne营养不良综合征。肌营养不良(muscular dystrophy,MD)是一种染色体神经系统遗传病,其中Duchenne型(DMD)是恶性,Becker型(BMD)是良性。

二、流行病学

DMD是由于染色体Xp21上编码的抗肌萎缩蛋白(dystrophin)的基因突变所致,属X-连锁隐性遗传病,一般是男性患病,家族中可见患者的表兄或舅舅发病,女性为基因携带者。实际上只有2/3患儿的病变基因来自母亲,即下一胎男性发病风险为50%;1/3的患者是自身抗肌萎缩蛋白基因突变,与母亲遗传无关。

女性传递,男性患病,发病率较高,占男婴的1/(3500~4800),携带者频率为1/2300,占国内儿科咨询门诊患病率的第四五位,1/3的患儿伴智力低下。本病自4~5岁发病,15~20岁死亡。

三、病理

吴元清等认为dystrophin在有基因缺失的高危胎儿肌细胞质中数量明显减少,Duchenne型肌营养不良症患者肌肉中dystrophin完全缺乏,肌膜上缺乏一氧化氮合酶,因此影响肌膜的稳定性,导致了Duchenne型肌营养不良症。

四、临床表现

症状多在3~6岁开始明显并逐渐加重。肌无力症状自躯干和四肢近端开始,下肢症状重于上肢。约90%的病例有腓肠肌假性肥大,肌容积增加而肌力不增加。大多数在20岁前不能行走。实验室检查各种血清肌酶均可增高,以CPK最具特异性,最高峰值约在3岁,以后可逐年递降。

Riggs T等报道3例晚期DMD均有扩张型心肌病,有2例发生肺栓塞。可能与DMD终期血流缓慢和静脉淤滞引起的静脉血栓形成有关。其次,可用因充血性心肌病引起的排空不良导致右室附壁血栓形成解释。本文例1凝血酶原时间延长,并未能预防肺栓塞和左室附壁血栓,可能与继发肝功能减退有关,同时提示对晚期DMD行华法林治疗需慎重并应予以密切监护。一般认为,晚期DMD死于下呼吸道感染。

蓝丹等总结临床的特点为:①发病早(约3岁左右)、进展快,起病后10年即失去行走能力;②摇曳步态、Gower征阳性,下肢病变早于上肢,对称性发展;③下肢近心端肌肉明显萎缩,而腓肠肌、股四头肌、三角肌假性肥大,伴关节挛缩、脊柱畸形、心肌损害、智能低下,女性携带者亦有心肌受累;④血清肌酸磷酸激酶(CK)明显升高,肌肉活检显示肌营养不良性肌型;⑤预后极差,多于20岁前死于呼吸衰竭、心力衰竭或呼吸道感染。重症患者才有呼吸困难。

肌无力患者在睡眠时,经常出现低氧血症和高碳酸血症,尤其是在快速动眼期(REM)睡眠更为明显。正常人在REM期睡眠时,除了膈肌外,其他呼吸肌也有不同程度的抑制;而在肌无力时,呼吸肌抑制则更加明显。Hill报道12例DMD,其中11例患有阻塞型睡眠呼吸暂停综合征。而Khan等对20例DMD进行多导睡眠图研究,发现呼吸暂停次数明显增加,并且多为"中枢型",认为是由于肋间肌活性降低所致。因此,有人认为这是"假中枢型"。而在强直性肌萎缩患者中,既有中枢型,也有阻塞型睡眠呼吸暂停,中枢型被认为是由于前脑影响所致。

五、诊断

诊断要点:①虽然DMD为遗传性疾病,但并非所有患儿都有家族史，所以家族史不是诊断该病的必备条件；②病变先累及四肢近端的肌群，两侧对称；③下肢运动障碍重于上肢；④有腓肠肌假性肥大；⑤皮肤知觉正常，无肌纤维颤动，膝反射不亢进而是减弱或消失；⑥病情持续进展，逐渐加重，但甚缓慢；⑦家族中可能存在相同男性患者；⑧所有患儿均有心肌酶谱改变，早期就可发现 CK 明显高于正常人；⑨肌电图可区别肌肉疾病和神经疾病，本病为肌源性损害，但肌电图不能鉴别进行性肌营养不良的不同类型，需结合临床分型，但协助诊断具有重要意义；⑩肌肉活检与肌电图意义相同；⑪DNA 遗传学分析或 dystrophin 检测可作为确诊指标。

李志平等探讨 DMD 患者肺功能受损的特征。由于肺功能对 DMD 病变程度的判断、治疗康复效果的评定有重要价值，建议将之纳入 DMD 的常规检查。

六、治疗

临床上主要采取针灸、药物及对症和支持等综合疗法。其他治疗方法如基因转移，成纤维细胞移植和骨髓移植等疗法仍处在活跃的研究之中。

七、预防及预后

目前尚无特效治疗，最主要是预防，具体预防措施是三种：携带者检出、产前诊断和遗传咨询。

一般认为 DMD 死亡原因是呼吸道感染、肺梗死、肺膨胀不全，但随着治疗技术的进展，患者寿命延长，心脏并发症将成为决定预后的重要因素。虽然 DMD 患者发现心力衰竭比较少见，但已成为死亡的主要原因之一。有报道 DMD 患者 10%死于心力衰竭。

参考文献

[1]武盈玉，江泽菲，张桂芳，等.Duchenne 型肌营养不良 84 例报告[J].实用儿科杂志，1988(3)：181-182.

[2]麻宏伟.Duchenne 型肌营养不良症的诊断与治疗[J].中国实用儿科杂志，2007(22)：552-554.

[3]姚春虹，李福泰，巩小英，等.13 例假肥大型进行性肌营养不良及文献复习[J].吉林医学，2010(31)：2490-2492.

[4]苏克江摘，任群校.Duchenne 肌营养不良症晚期的心肌病与肺栓塞[J].国外医学神经病学神经外科学分册，1991(18)：110.

[5]蓝丹，经承学.19 例进行性肌营养不良的误诊分析[J].广西医学，2003(25)：103.

[6]康宏综述，李舜伟，黄席珍审校.睡眠呼吸暂停综合征与神经系统疾病(综述)[J].中国神经免疫学和神经病学杂志，1997(4)：182-184.

[7]李志平，钟韵，郭禹标，等.肺功能检查在假肥大型进行性肌营养不良的干细胞移植治疗康复效果评定中的价值[J].中国现代医学杂志，2008(18)：679-680，685.

[8]李淑琴，胡健，曾定尹.Duchenne 型肌营养不良的心脏损害(附 8 例报告)[J].中国实用内科杂志，1994(14)：662-663.

第 16 节　先天性角化不良

一、名称

先天性角化不良(dyskeratosis congenita，DC)是一种少见的先天性中胚层及外胚层发育不良综合征，主要累及更新较快的组织，如黏膜、上皮及骨髓组织。DC 1906 年由 Zinsser 首次报道，1926 年和 1930 年 Engman 和 Cole 等分别对本病进行了详细描述，又称为 Zinsser-Engman-Cole 综合征。其典型临床表现为黏膜白斑、皮肤网状色素沉着、甲发育不良三大特征。该病为遗传病，与端粒酶活性及端粒长度相关，预后较差。

二、流行病学

DC 罕见，其发病率约为 1∶100 万。DC 的遗传方式有 3 种：X 连锁隐性遗传、常染色体显性遗传、常染色体隐性遗传，其中以 X 连锁的隐性遗传方式为主。

候选致病基因：DC 相关的致病基因包括 DKCI、TERC、TERT、NOP10、NHP2、TINF2。X 连锁隐性遗传性致病基因为 DKCI，常染色体显性遗传性致病基因为 TERC、TERT、TINF2，与常染色体隐性遗传性相关的基因为 NOP10、NHP2、TERT。

有作者对伦敦登记处的 118 例 DC 患者进行统计，肺部受累的占 20.3%。

三、病因及病理

肺纤维化是由于肺间质内成纤维细胞大量增殖、细胞外基质分泌增加、沉积形成所致。主要分泌外基质的是肌成纤维细胞。有学者研究了家族性和散发性肺纤维化患者外周细胞血白细胞中端粒的长度，与健康组相比较，病例组端粒缩短患者的比例明显要高于对照组。另有学者将正常人、散发性IPF患者和已知存在端粒酶基因突变的IPF患者的肺泡上皮端粒长度进行对比，结果表示散发性IPF患者的端粒长度和携带有端粒基因突变的端粒长度比正常人短。目前报道的文献中，与肺受累相关的基因是DKCI、TNF2、TERC和TERT，这些基因都与端粒酶的编码合成有关。推测DC基因的突变使端粒酶活性降低，肺泡上皮细胞端粒合成受阻，端粒缩短，破坏肺泡上皮细胞，导致弥散的上皮细胞活化和异常的上皮修复，同时活化的上皮细胞能释放大量细胞因子和致纤维化生长因子，最终导致肺实质纤维化，造成结构紊乱。

四、临床表现

DC可累及多个脏器系统，如皮肤、黏膜、眼、胃肠道、呼吸和血液系统等。典型症状为皮肤网状色素沉着、甲发育不良、黏膜白斑三大特征。

因DC为家族遗传病，与其发病机制密切相关，因此发病年龄较早（中位发病年龄是10岁）。DC经典的皮肤黏膜症状通常出现在儿童期，常在10岁之前，20岁之前会发生骨髓衰竭，高达80%的患者在30岁之前出现骨髓衰竭。肺纤维化为最严重和危及生命的并发症，大多数情况下，肺纤维化会晚于骨髓衰竭出现。DC伴肺受累的发病年龄较早，Sebnem Kilic等报道了1例最小的肺受累DC患者，9岁出现了肺纤维化。Basel-Vanagaite L等报道了一个DC家族中4名肺纤维化患者，平均发病年龄为24.75岁。

20%的患者可有肺部受累，表现为哮喘、肺纤维化、肝肺综合征、肺微血管异常、支气管扩张、纤维囊性发育不良、气胸、间质性肺炎、反复呼吸道感染、慢性肺炎等。

韦丽纯等报道1例。患者，男性，38岁，因"咳嗽、活动后气促3年"于2013年11月27日入院。患者2010年2月出现咳嗽，偶咳少量白色黏痰，爬楼梯至4楼时可出现轻微气促，伴有前胸一过性刺痛，还伴有脱发、口干。复查肺部CT提示病灶未吸收。2011年3月因"血细胞减少"住院，诊断"非重型再生障碍性贫血"。住院期间曾出现发热，抗感染治疗，复查肺部CT提示病灶有所进展，但咳嗽、胸痛较前明显好转。行胸部CT检查，提示"两肺间质性炎症"。体检：舌黏膜白斑，双下肢胫前皮肤及背部皮肤粗糙，可见明显色素沉着同时伴白斑形成。龋齿，部分牙齿脱落。面部、颈部、前胸部皮肤可见毛细血管扩张。HRCT提示：两肺透亮度增高，各叶见斑片状、条索状、网格样高密度影，边缘模糊，小叶间隔增厚，部分病灶伴局限性无壁透亮影，病灶以两上肺为甚，两侧胸膜腔未见积液，考虑两肺间质性炎症。病理：肺纤维组织明显增生，并有玻璃样变，少量慢性炎细胞浸润，呈慢性炎症改变。2016年5月患者自觉咳嗽加重，以干咳为主，出现反复活动后气促，伴有牙龈出血、前胸一过性的刺痛、乏力、体力耐力下降。2016年8月再次住院，肺功能DL_{CO}33.4%。提示中度限制性通气功能障碍和中重度弥散功能障碍。口服泼尼松（30mg/d）。2016年9月复查CT可见两肺小叶间隔旁肺气肿并两肺下叶肺大泡形成，肺部原病灶较前吸收。自述气促症状好转，泼尼松减量为20mg/d。家族中无近亲婚配，患者的外婆有多次输血史。患者母亲平时皮肤易出现瘀斑，血常规提示三系减少，肺部CT提示间质样改变，为可疑先天性角化不良。患者弟弟诊断再生障碍性贫血，伴有颈部及前胸部皮肤网状色素沉着、指甲轻度萎缩、口腔黏膜白斑，考虑先天性角化不良。

韦丽纯等检索从1992—2016年国内外中英文肺受累的先天性角化不良病例报道，共检索15篇文献。①16例患者，男11例（69%），女性有5例（31%），年龄最小为9岁，最大为48岁。平均肺受累的发病年龄为28.31岁，纳入起病后存活的有9例，起病后平均存活时间为16.2个月。②所有病例最常见的临床表现为皮肤黏膜三联征（黏膜白斑、皮肤网状色素沉着、甲营养不良）、进行呼吸困难、干咳。部分患者肺部可闻及Velcro啰音，少部分患者可出现胸痛、气胸、脱发、泌尿生殖道发育异常、杵状指等表现。纳入统计的有13例，其中1例患者血细胞无明显异常，2例患者血小板减少，10例为全血细胞减少。③影像学资料：16例，其中5例胸部X线片均表现为两肺弥漫磨玻璃样、网状及纤维样改变；15例HRCT资料，表现两肺为磨玻璃样、蜂窝样及网格样改变，伴或不伴牵拉性支气管扩张。部分患者以胸膜下及双肺底为主，部分患者以上肺受累为主，1例患者伴有肺动脉畸形。④肺功能：纳入统计的有10例，均表现为不同程度的限制性通气功能障碍和弥散功能障碍。⑤肺组织病理学：共9例，8例为UIP表现，1例未描述有UIP表现，但合并有肺鳞状细胞癌，均以肺活检证实。⑥诊治及转归：16例，死亡8例，占50%；有详细治疗资料的有11例，其中使用泼尼松治疗的共9例，死亡人数共5例，占55.56%，最短存活时间为6个月，最长存活时间为3年，死亡原因见于呼吸衰竭。接受肺移植的有1例，肺移植18个月后随访患者气促及肺功能均有改善。使用达那唑的有1例，2年后死于败血症。⑦基因检测结果：共6例，其中3例为DCKI基因突变，2例为TINF2突变，1例为TERC、TERT杂合突变。

王爱学等报道先天性角化不良并发肺癌1例。特点：青少年期发病，各种症状随年龄增长逐渐出现，体形消瘦；甲营养不良，不能形成甲板；舌表面可见疣状的白色增厚；皮肤呈细网状灰色色素沉着，皮肤萎缩；贫血、血小板减低；胸部CT螺旋扫描，两肺间质纤维化伴感染，纵隔多发淋巴结肿大，两肺门增大。肺组织病理（在CT引导下右下肺病变穿刺活检）检查：送检两处组织均为鳞状细胞癌。他们认为，即使症状较轻的患者，到30~50岁时发生各种恶性肿瘤的概率也远比正常人高。

张凯等报道先天性角化不良合并肺间质纤维化1例。患者，男性，34岁，因"咳嗽、胸闷10个月，加重20天"入院。10个月前受凉后出现咳嗽、胸闷，活动后加重。20天前受凉咳嗽、胸闷症状加重，并伴有发热、畏寒、咳白黏痰，胸部CT提示双肺间质纤维化合并感染。患者6岁时发现颈色素沉着并逐渐向躯干及四肢蔓延，9岁时出现指（趾）甲萎缩、脱落及双眼溢泪。11岁时无明显诱因出现流鼻血、晕厥。HRCT可见双肺多发条索状及磨玻璃样高密度影，表现为异常网格影，以胸膜下为著。肺功能检查：FVC占预计值百分比为62.0%，FEV_1占预计值百分比为73.1%，FEV_1/FVC为98.3%，DL_{CO}占预计值百分比为45.3%，提示肺通气功能轻度降低伴以限制性为主的混合型通气障碍，肺弥散功能降低。应用直接测序方法分析DC相关基因，在TINF2基因编码区发现1个错义突变c.884C>T（p.Arg282Cys），为杂合突变。

匡飞梅等报道1例3年反复肺部感染及口腔黏膜溃疡。诊断先天性角化不良临床表现不典型，靠基因检测确诊。依据：①外周血和骨髓细胞学均提示粒细胞减少；②反复口腔溃疡，并伴有皮肤改变；③不能用一般感染解释的肺部病变，根据肺部影像学特点需要考虑慢性感染性病变和肺黏膜相关淋巴瘤；④基因测序发现患儿存在DC致病基因之一RTELI基因纯合突变，患儿父母存在RTELI杂合突变。

此病有多种不同的临床表现，患者还容易出现骨髓衰竭、严重肺部及肝脏并发症，以及骨质疏松、耳聋、恶性肿瘤等并发症。

五、诊断

目前国际上大多数学者公认的DC诊断标准如下。符合以下两点即可确诊：①存在4个主要特征（皮肤异常色素沉着、黏膜白斑、甲营养不良90%、骨髓衰竭）中的至少2个；②合并有2个系统（呼吸系统、免疫系统、泌尿系统等）受累的表现即可确诊。有学者在文献中首次提出具备以下特征的任意一项应考虑DC：①具有典型的皮肤黏膜三联征（80%~90%）的体征（甲营养不良、异常皮肤色素沉着和黏膜白斑）；②具有三联征中的1个体征 + 骨髓衰竭（60%~70%）+2个其他系统受累体征；③具有与端粒酶基因突变相关的AA或MDS或肺纤维化的表现；④具有Hoyeraal-Hreidarsson综合征的临床症状（如发育落后、生长发育迟缓、小头畸形、小脑发育不全、骨髓衰竭和免疫缺陷）中的4个或更多体征；⑤具有2个或多个临床症状，同时合并端粒变短（小于第一个百分位数）。实验室检查包括端粒长度的测定和热点基因（DKCI、TERT、TERC、NHP2、TINF2、NOP10、TCABI等）突变的检测。

本病应与以下疾病相鉴别：先天性表皮水疱症、口腔黏膜白斑、先天性厚甲症、先天性血管萎缩性皮肤异色病。先天性表皮水疱症通常在面、颈部无特征性的网状色素沉着。口腔黏膜白斑粗糙、稍硬，无皮肤网状色素沉着及甲的改变。先天性厚甲症表现为厚甲及口腔黏膜白色过度角化。先天性血管萎缩性皮肤异色病以女性为多，在婴儿期即在面、臀、四肢有红斑，继以皮肤异色，有明显光敏史。

六、治疗及预后

DC患者最主要的死因为骨髓衰竭（60%~70%）、肺部并发症（10%~15%）和恶性肿瘤（10%）。大约70%患者的死亡与出血和机会性感染有关。约80%的患者存在肺部并发症，包括肺纤维化及肺脉管系统的异常。DC患者肿瘤易感性增高，患者拥有更高的恶性黏膜肿瘤的患病率，最常见的肿瘤为头颈部鳞状细胞癌，其次为皮肤及肛门直肠肿瘤，常发生在黏膜白斑处。其他报道的恶性肿瘤包括霍奇金淋巴瘤、胃肠道腺瘤、支气管癌、喉癌等。恶性肿瘤多于30余岁时发生。

参考文献

[1]韦丽纯.成人先天性角化不良肺受累1例临床特征分析并文献复习[D].南宁：广西医科大学，2017.
[2]王爱学，李玉平，刘强，等.先天性角化不良并发肺癌1例[J].临床皮肤科杂志，2010，39(7)：455-456.
[3]匡飞梅，唐兰兰，张辉，等.反复肺部感染及口腔黏膜溃疡[J].中国当代儿科杂志，2017，19(4)：452-454.

[4]袁姗姗，陆一丹，吴翠玲，等.先天性角化不良症患儿的临床特征和基因分析：附 1 例报告[J].南方医科大学学报（医学版），2015，35：553-556.
[5]张凯，李慧，路尧，等.先天性角化不良合并肺间质纤维化一例[J].中华结核和呼吸杂志，2015，38(9)：701-703.
[6]张燕丽综述，段小红审校.常见伴随指/趾甲异常的口腔遗传性疾病[J].实用口腔医学杂志，2011，27(4)：553-557.
[7]马东来，千家璧，千宏伟.先天性角化不良 6 例[J].临床皮肤科杂志，2002，31(11)：712-714.
[8]常小丽，张学军，杨森.先天性角化不良研究新进展[J].中国皮肤性病学杂志，2006，20(9)：566-568.

E

第1节 Eales病

一、名称

Eales病又名视网膜静脉周围炎、结核性视网膜静脉周围炎、青年性反复发作性视网膜玻璃体积血，是一种免疫损伤所致的血管阻塞性疾病。病变主要累及视网膜周边血管，随病程进展发生反复的玻璃体积血，甚至引起继发性视网膜脱离，从而严重影响视功能，甚至造成失明。1880年和1882年由Eales报道。

二、病因及病理

本病病因不明。曾有结核感染之说，也有认为系病灶感染、过敏因素、中毒、内分泌紊乱及胶原性病导致的。最近研究表明，Eales病与自身免疫反应有关，而且增生期的增生性玻璃体视网膜病变与T淋巴细胞介导的细胞免疫机制有关。

Eales病的发病机制至今不明，许多学者提出Eales病与结核有关。Bisvas等检测的12例Eales病患者的玻璃体标本中，5例带有结核杆菌DNA。Madhavan等采用巢式PCR检测23例Eales病患眼切除的视网膜表面膜，其中11例查出结核分枝杆菌的遗传基因组。

三、临床表现

本病特点为视网膜反复出血，损害在视网膜静脉，出血累及玻璃体。好发于青年，可双眼发病，也可单眼发病。据43例分析，平均年龄25岁，双眼罹病21例，右眼13例，左眼9例。对照国内资料，国内发病率高于国外。

眼症状：本病虽为突然发病，但其病程有一定的规律性，病程较长，一般可分为五步：①视网膜静脉周围病变；②视网膜出血初呈火焰状出血；③玻璃体积血由于大量视网膜出血；④增殖性视网膜炎；⑤反复发作，损害逐渐增加。

全身性表现：一般患者无明显的全身性疾病。可见肺部及关节结核、牙齿或耳鼻喉病灶。陈小燕等报道的46例视网膜静脉周围炎的病例中有2例患者发现有陈旧性肺结核表现。

四、治疗及预后

Eales病早期明确诊断、早期治疗非常重要，可以缩短病程，减少晚期并发症，保存良好的视力。另外，要根据病情变化选择积极的治疗措施，包括药物、激光、巩膜外冷冻、玻璃体手术等，从而保护视功能，保存有用视力。特别应该指出的是，玻璃体手术的开展为反复性玻璃体积血和伴有牵引性视网膜脱离的Eales病患者开辟了良好的治疗途径，使这些晚期病例通过手术治疗，也可获得一定的有用视力，避免失明。

参考文献

[1]刘英奇，赵亮.现代眼科学[M].南昌：江西科学技术出版社，北京：北京科学技术出版社，1996.

[2]赵芳，赵秉水，鞠宏.视网膜静脉周围炎的病程及治疗时机的临床分析[J].临床眼科杂志，2007，15(1)：22-23.

[3]巩琰，魏世辉.视网膜静脉周围炎发病及治疗现状[J].国际眼科杂志，2008，8(2)：369-371.

[4]陈小燕，王康宏，邢健强，等.视网膜静脉周围炎临床诊治分析[J].中国热带医学，2007，7(9)：1618-1619.

第2节 早期复极综合征

一、名称

早期复极综合征（early repolarization syndrome，ERS）又称为早期复极变异(early repolarization variant，ERV)，系指外观健康和无症状人群出现ST段抬高的心电现象，以ST段呈凹面向上或上斜型抬高为特征。1936年Shipley和Hallaran最早对ERS进行了报道；1951年Grant等命名了这一现象，并确立了心电图诊断标准。1953年Osborn在低温实验中描述了经典J波，进一步完善了ERS的概念。近10年来，陆续有文献报道ERS与恶性心律失常有关，并且新英格兰杂志上3篇论文的发表使ERS与心脏性猝死的相关性初步得到认可，逐渐颠覆了其良性预后的认识。

二、流行病学

ERS可能是多基因相关疾病，并受环境因素影响。目前发现ERS与6种基因突变相关。

王小嘉等普查的结果显示，早期复极综合征患病率为3.40%，其中男性3.99%，女性0.46%。轻度体力活动强度人群患病率为2.42%，中度以上体力活动强度人群患病率4.12%。结论：早期复极综合征多发于男性青壮年，而且更易发生在有氧活动量较高的人群中，提示早期复极综合征与迷走神经张力增高有关。

三、临床表现

武彩娥等对31例ERS患者进行观察，并与正常对照组比较。早期复极综合征组与对照组胸闷、胸痛、室性早搏的例数分别为25、11、16与12、8、4例，前组显著高于对照组(P均<0.05)。

患者常无症状，偶见胸闷、心悸、胸痛等症状，但大多较轻微。早期复极综合征在男性、有色人群、年轻人、喜爱运动者中较多见，常在体力活动后上述心电图表现减轻和消失。75%以上的早期复极综合征患者为男性，且男性发生恶性室性心律失常的危险性也大于女性。早期复极综合征患者中男性J点抬高的幅度大于女性。随着年龄增加，早期复极综合征的心电图表现有减弱及消失的趋势。在一般运动员中，早期复极综合征的发生率约为20%；在竞争激烈的运动员中，早期复极综合征的发生率可高达90%。但运动员的早期复极综合征通常为良性的。

近年来有个例报道一些早期复极综合征患者发生了恶性室性心律失常和心源性猝死。在特发性心室颤动患者中，早期复极综合征的发病率为15%~70%。早期复极综合征可使心源性猝死的危险性增加4~10倍。

四、诊断

早期复极综合征的心电图在临床上有时可误诊为急性心包炎、变异型心绞痛、早期心肌梗死等，所以了解其患病情况对于临床鉴别诊断具有重要意义。

ERS通常定义为心电图上两个或多个连续导联的J点和ST段特征性抬高。具体表现如下：①J点(R波下降支的切迹或钝挫)抬高0.1~0.4mV，多见于胸前导联；②ST段抬高呈凹面向上(弓背向下)，于V_3导联最为明显；③部分J点不明确而R波下降支粗钝或类似γ波；④T波常与升高的ST段融合，T波增高，两支对称；⑤多伴有逆时钟向转位；⑥运动和给予异丙肾上腺素后ST段下移或恢复正常。

诊断标准：①J点处ST段抬高至少两个支体导联或胸导联>0.5mm，且凹面向上；②QRS波下降支改变，包括明确的胚胎型J波，下降支粗钝和明确的J点；③胸导快速过渡区的对称高大T波；④平板运动试验，运动中ST段恢复至等电位线，运动后ST段于10分钟恢复至原抬高状态。

五、预后

Tikkanen等开展的一项大规模长期随访研究。回顾了10 864名芬兰中年人的ERS发生率及预后，平均随访期长达(30±11)年。该人群的ERS发生率为5.8%，其中J点>0.1mV的发生率在下壁导联中为3.5%、侧壁导联中为2.4%、下侧壁导联中为0.1%。结果发现，下壁导联的ERS可增加中年人群心脏性猝死的风险(校正后相对风险1.28，P=0.03)。值得强调的是，36例下壁导联J点抬高>0.2mV的患者，其心源性死亡风险显著增加。目前多数学者认为，在ERS人群中，至少有很小一部分可能具有较高的恶性室性心律失常风险。

参考文献

[1]胡喜田.早期复极综合征的研究进展[J].实用心电学杂志，

2015,24(1):1-8.
[2]武彩娥,李徽,董建琪.早期复极综合征患者的临床特征[J].中国综合临床,2003,19(12):1075-1076.
[3]王小嘉,路宏,白玉云,等.早期复极综合征流行病学调查研究[J].心电与循环,2003,22(3):137-139.
[4]黄震华.早期复极综合征研究进展[J].中国新药与临床杂志,2014(33):178-181.

第3节 爱勃斯坦综合征

一、名称

爱勃斯坦综合征（Ebstein syndrome）又称为Ebstein畸形、三尖瓣下移畸形。本病于1860年由Ebstein首先报道。

二、流行病学

本病在先天性心脏病中约占1%。

三、病因及病理

本病系三尖瓣向右心室移位,使血流动力学发生改变,构成一系列的临床特征。由于功能性右室腔小,舒缓期不能接纳正常的血容量，加上收缩功能较差，三尖瓣关闭不全以及可能合并的流出道梗阻,使右心室搏出量减少,三尖瓣闭锁不全或狭窄,房间隔缺损等综合因素,造成了右心房瘀血,压力增高,心房平面的右向左分流,右室搏出量减低。在临床上出现发绀、心脏增大、心力衰竭。右心房瘀血还可形成血栓,有时发生体循环栓塞及脑脓肿。由于右心房扩大、房化心室不应期缩短、易激性增加以及存在异常传导束,往往出现心律失常。

四、临床表现

本病症状轻重不一,包括心悸、气喘乏力、头昏和右心衰竭等,约80%的患者有发绀,约20%的患者有阵发性心动过速史。体征示心脏浊音界明显增大,而心前区搏动微弱,心前区可闻及三四个心音,第一心音可分裂,其延迟出现的成分增强,第二心音分裂而肺动脉瓣成分减轻,常有心房音。胸骨左下缘可有收缩期吹风样和舒张期隆隆样杂音,肝脏可肿大并有收缩期搏动。

X线胸片:心影增大常呈球形,搏动弱,右心房可甚大,肺血管影正常或减少。心电图示:右心房肥大,完全性或不全性右束支传导阻滞,P-R间期延长,胸导联R波电压低,V_{1-4}者ST段和T波改变,10%~25%的患者有B型预激综合征。超声心动图:三尖瓣隔瓣叶和后瓣叶下移,前瓣叶大,关闭延迟且动作异常,右心房增大,室间隔动作也异常。

孙志强等在2005—2011年收治Ebstein畸形(三尖瓣下移畸形)患者64例,年龄14~56(平均34.2±10.9)岁。临床表现有心悸、气促、发绀等,病情严重者可有肝脾大、腹腔积液等。术前心功能NYHA分级Ⅰ级4例,Ⅱ级20例,Ⅲ级39例,Ⅳ级1例。全组患者经心脏彩超及手术探查确诊为Ebstein畸形，均有中至重度三尖瓣反流,合并房间隔缺损36例,卵圆孔未闭5例,室间隔缺损3例,既往曾接受心血管外科手术6例,其中三尖瓣成形术3例、三尖瓣机械瓣置换术2例、VSD修补术1例。

五、治疗及预后

孙志强等报道的62例出院患者，失访4例(6.5%)，随访58例患者中，心功能Ⅰ~Ⅱ级55例(94.8%)，Ⅲ级2例（3.4%),1例患者因心力衰竭死亡，远期死亡率为1.7%,1例因心包积液再入院行心包穿刺抽液,1例机械瓣血栓卡瓣,再入院行TVR术。

本病轻者预后较好,心脏显著增大者预后差,7%的患者在70岁前由于右心衰竭或肺部感染而死亡。

参考文献

[1]洪庆成,江敬铭.儿科综合征[M].天津:天津科学技术出版社,1996:131-132.
[2]孙志强.64例成人Ebstein畸形的临床分析[D].长沙:中南大学,2011.

第4节 外胚叶发育不良综合征

一、名称

外胚叶发育不良(ectodermal dysplasia)综合征临床表现极其多样,其中多合并中胚叶的畸形,可分为108个疾病。分类:单纯的外胚叶发育不全(约占40%),余为伴畸形的外胚叶发育不全。先天性无汗型外胚叶发育不良又称为Christ-Siemen综合征,最早于1929年由Dans报道,同年由Wech命名。通常分为有汗型及无汗型两种。

二、流行病学

本综合征是一种隐性或显性遗传性疾病。常为女性携带,男性发病,90%见于男性,故可能是由性联遗传,通过致病基因传给子女,临床上70%有家族史,30%病例问不出确定家族史,这样的患者可能是由于X性染色体发生变异,也可能是由于通过一连串女性传递的偶然发病者。

三、病理

组织学观察柔软、光滑、干燥的皮肤无汗腺或仅有残余无功能的汗腺及其导管,皮脂腺和毛囊也往往缺失,头发和眉毛纤细、稀疏,颇似胎毛,指甲也往往发育不全,但胡须却正常。

四、临床表现

Smith(1982)分3型:①少汗型外胚叶发育不良综合征,皮肤薄,毛发细而干燥汗少,皮脂腺发育差,口腔-鼻-支气管发育不全,齿发育差,上眼睑缘突出,鼻发育不全,口唇突出,体温上升,精神迟滞,易患化脓性鼻炎、中耳炎、肺感染症;②常染色体隐性遗传型少汗型外胚叶发育不良综合征;③合并畸形的症候群,Rapp-Hodgkin外胚叶发育不良综合征(低汗型外胚叶发育不良,常染色体性优性型)、Tricho-dento-osseous综合征(TDO syndrome)、先天性厚甲综合征、厚皮性骨膜病综合征、色素性干皮病综合征、Senter综合征、Hay-Wells外胚叶发育不良综合征、毛齿状软骨不良手裂唇腭裂外胚叶发育不良综合征(SCE综合征)、Rutherfurd综合征、Clouston型外胚叶形成不全、Rieger综合征、Ellis-van Creveld综合征、Weyers综合征、Feinmesser型外胚叶发育不良、Robinson(1962)型外胚叶发育不良、Bass型外胚叶发育不良、Bjornstad型外胚叶发育不良、Mashall综合征、EEM综合征等。

1.症状

全口无牙或仅有个别牙、少数牙,进食困难,仅能吃稀软食物。汗腺全部或部分缺失,以致全身不出汗或身体个别部位出汗。夏天患儿体温升高,感到不舒适。喜冷水浴,吃凉食,尿频,大便稀日数次,智力低下,常有惊厥等神经症状,可见结节性脑硬化、脑血管瘤等疾病,但也有少数出汗多的病例,称为出汗型。1/4的患者出现严重贫血。

2.检查

一般发育不良,头颅比同年龄者小,头发稀而黄,甚至光秃,前额突出,眉毛全部或部分缺失,睫毛稀少,眼角腹小有云翼,虹膜纹理不整齐,多瞳症,鼻梁平坦,中隔弯曲,中下鼻甲黏膜萎缩,布满脓痂。全身或部分无汗,发热,有色素沉着,有时有瘙痒感,骨骼较小,身高低于同年龄儿童。口腔检查:全口或部分先天缺牙,由于缺少外胚叶牙板,不能诱异间叶造牙本质细胞的发生,因而全部牙齿不能形成,乳恒牙列均可发生牙齿形态异常,常见的是圆锥形牙,牙齿萌出往往迟缓。涎腺、泪腺也发育不全,有眼干、口干症状,因无牙,故口唇前突,发生唇干燥,鼻咽部黏膜发育不全,故有鼻炎、咽炎等症状。

五、诊断

诊断依Nartze意见:①毛发发育不全;②先天性缺牙症;③指甲异常,匙状指甲;④汗腺异常。只要患者有以上两项体征即可诊断为本病。

六、治疗及预后

本综合征治疗应对症处理。预后较差。

参考文献

[1]田中洋.広範圍症候群(新订版)Ectodermal dysplasia症候群[J].日本臨牀,1987,春季臨時增刊号(45):80.

[2]陈瑞梅,唐秀芳.遗传性外胚叶发育不全症(附3例报告)[J].河北医学院学报,1981(2):157-159.

[3]郭铭玉.先天性无汗型外胚叶发育不全14例综合报告(附与1例无痛无汗症的鉴别)[J].中华实用临床儿科临床杂志,1988(3):210-212.

第5节 Edward综合征

一、名称

Edward综合征又名18q综合征、18三体综合征、鲤鱼嘴综合征。18号染色体的三倍体产生的复杂畸形，1960年Edward等报道首例。有说De-Groucy等于1964年首先报道，至今报道不多，患者出生时与母亲年龄无关，这类易位型罕见。

二、流行病学

Edward综合征发病率为活产新生儿的1/8000~1/4000。男女之比为1∶4。妊娠中50%~70%被淘汰。为一种少见的染色体异常所致。

三、病理

Edward综合征有3种核型：①18三体型，占80%，核型为47,XY(XX)+18，由于染色体不分离所致，与母亲高龄有密切关系；②易位型偶见，为D/E易位或E/G易位，新生突变或父母为平衡易位携带者，染色体断裂、易位造成部分三体征；③嵌合型，约占10%，存活期较长。

四、临床表现

本综合征体征的畸形繁多，已达130种，按其发生率可分为3组。

1.发生在50%以上患儿的畸形

①一般表现：新生儿期肌张力低，以后肌张力高；②头面部：头小，前后径长，枕部突出，耳位低，外耳畸形，眼裂小，小口，小下颌，腭弓高而狭窄；③手和足：手指呈特征性表现，手紧握，拇指、示指、中指紧收，示指压在中指上，小指压在无名指上，第5小指或所有手指仅1条横纹，踇趾短，背曲；④胸腹部：胸骨短，心房间隔缺损、室间隔缺损、动脉导管未闭，脐疝或腹股沟疝；⑤骨盆及髋关节：小骨盆，髋关节外展受限，隐睾；⑥皮肤：多皱纹，前额及背部多毛，大理石样皮肤。

2.发生在10%~50%患儿的畸形

①头面部：小头、前囟大，内眦赘皮、眼睑下垂、角膜混浊，唇、腭裂；②手足：手向一侧偏斜，拇指发育不良或缺如，通贯手，马蹄内翻足，摇椅脚，并指；③胸腹部：胸骨短小，主动脉或肺动脉狭窄，肺发育不良，肺分叶异常、横膈疝、脐膨出、肠旋转不良、肛门畸形；④泌尿生殖系统：异位肾、双输尿管、肾盂积水、多囊肾、马蹄肾，女孩外阴生殖器畸形。

3.发生在10%以下患儿的畸形

①头面部：面肌麻痹，髓鞘缺乏，小脑回、小脑、胼胝体发育不良，脑积水，脑膜膨出，颅骨缝间骨蝶鞍浅、长，眼裂外上斜，眼距宽，小眼球，后鼻孔闭锁；②骨骼：并指，多指，第5小指短，桡骨发育不良，肋骨畸形，鸡胸，髋关节脱位等；③心血管系统：冠状动脉畸形、大动脉转位、法洛四联症及单纯性肺动脉狭窄等；④内脏畸形：幽门肥厚性狭窄，胆道闭锁，甲状腺、肾上腺发育不良，尿道下裂，双角子宫。

五、诊断

母亲年龄、足月小于胎龄儿、多发畸形、特殊病态手指及足形等均为主要临床诊断根据，指纹也有帮助。本综合征可有6个以上弓形纹，如弓形纹在6个以下或斗状纹2个以上，可能不是本综合征。明确诊断靠染色体核型分析，还可用18号染色体特异性探针做荧光原位杂交，或用特异性引物进行PCR扩增特异性DNA片段。

六、治疗及预后

大多Edward综合征患儿出生后需要复苏，新生儿期经常出现呼吸暂停及吸吮困难。

积极治疗意义较小，50%的患者于2个月内死亡。女性预后较好。

参考文献

[1]邵肖梅，叶鸿瑁，丘小汕.实用新生儿学[M].4版.北京：人民卫生出版社，2011:810-811.

[2]家岛厚.広範圍症候群(新订版)18トリソミ－症候群と部分トリソミ－[J].日本臨牀，1987，春季臨時増刊号(45):50.

[3]洪庆成，江敬铭.儿科综合征[M].天津：天津科学技术出版社，1996:436-437.

[4]李璞.医学遗传学讲座第四讲遗传病的发病原理(下)[J].中级医刊，1979(10):540-560.

第6节 Ehlers-Danlos 综合征

一、名称

Ehlers-Danlos 综合征又称为爱－唐综合征(EDS)、先天性结缔组织发育不良综合征、Danlos 综合征、Sack 综合征、Sack-Barabas 综合征、Van Meekevent Ⅰ型综合征、伸展－血管脆性增强综合征、全身弹力纤维发育异常症、皮肤弹性过度综合征（cutis hyperelastica syndrome)、关节松弛－皮肤毛细血管破裂－皮肤松弛综合征、Meekeren-Ehlers-Danlos 综合征、印度橡胶皮肤等。为先天性结缔组织缺陷病，在 17 世纪就有对本病的论述，至 1901 年 Ehlers 和法国的 Danlos 首次报道。EDS 患者血管脆性增强，故又称为过度伸展－血管脆性增强综合征。

二、流行病学

发病率相当为 1/(5000~10 000)人。EDS 十分罕见，其中Ⅵ型发病率低于 1/50 000。又说发生率估计为 1/20 万。据认为是最常见的结缔组织遗传病之一。

家系中的遗传方式有如下特点：①代代相传；②表型正常的夫妇其后代全部正常；③男女均可发病，且家系中无近亲结婚史。EDS 虽有属于 X 伴性隐性遗传和常染色体隐性遗传的病种，但根据该家系的特点，可考虑 EDS 在该家系中的遗传方式为常染色体显性遗传，且外显完全。

三、病理

EDS 病理表现为真皮胶原缺乏、排列紊乱，有的呈螺纹状，基质染色淡，在纤维囊里可呈钙化状，因而导致黏附在一些病例中脂肪和黏液质构成假性肿瘤，血小板显示超微结构的缺陷、聚集功能降低等改变。

胶原纤维约 20 类。其中与 EDS 有关的是Ⅰ、Ⅲ、Ⅴ型。Berlin 分类是根据胶原纤维及其代谢酶异常制定的。血管型 EDS 5 万人中仅可见 1 人，是常染色体显性遗传。但半数双亲无异常。血管型 EDS 是 COL3A1 基因变异造成的Ⅲ型胶原分子异常。据 Berlin 分类属Ⅳ型 EDS。临床上可见动脉断裂造成的脏器出血、肠穿孔、子宫破裂等主要并发症。

四、临床表现

肺结缔组织主要为Ⅰ、Ⅲ型胶原纤维组成。血管型 EDS 25%有咯血，有报道咯血致死的。此外，还有自发性气胸、支气管扩张、Mounier-Kuhn 综合征、血肿及囊破形成泛小叶性肺气肿、肺大泡等并发症。也有报道表现为肺自发破裂造成出血性空洞病变的。有先天性内脏畸形(心、肺及胃肠等)。

EDS 特征性表现：①关节的过度伸展，从仅累及手指关节到侵犯大关节，包括肩关节等；②皮肤和血管十分脆弱，不破皮肤的轻微损伤可引起血肿或皮下出血，创伤后留下香烟纸样的萎缩瘢痕，瘢痕后期可发生软疣样假性肿瘤；③皮肤弹性过度，拉时犹如橡皮带样向外伸展，可拉至 15cm 或更远，在肘、颈和腹部两侧最为明显；④前额宽大，眼距、鼻梁较宽，并伴有先天性皱褶的内眦皮赘等特殊而容，老年患者也可有过多的皱褶围绕着眼睛；⑤血管扩张性改变如主动脉瘤、动脉夹层等，属于 EDS Ⅳ型，是文献报道较多也是并发症最严重的一种类型，Sparkman 曾经将本型描述为具有戏剧变化性、欺骗性和致死性；⑥胫前和前臂的许多硬的豌豆大小的钙盐沉着结节；⑦常伴内脏损害。患者肠壁脆弱往往导致自发的肠破裂，反复的胃肠道出血和食管疝也可发生。妊娠期子宫破裂常危及生命。Pepin 等发现 80%的患者在 40 岁以后有并发症发生，多数死于动脉破裂、肠道破裂或子宫破裂。他们总结的 81 例女性的 EDS 患者，其中有 12 例死于妊娠期并发症。慢性疼痛是 EDS 最为常见的伴发症状，但疼痛位置、强度和时间因人而异，EDS 的Ⅵ型(血管型)与Ⅰ型和Ⅲ型相比，疼痛部位数目较少。另外，少数患者可伴多发性神经纤维瘤。

常伴有单发性或多发性疝，如脐疝、膈疝、腹股沟疝或胃肠道、膀胱憩室等并发症；肠黏膜出血坏死可形成自然穿孔，脑和其他血管可自发破裂，造成猝死。

气胸可发生于马方综合征和 EDS 等有结缔组织结构遗传性缺陷的患者。

濑户口靖弘等报道比较罕见影像的肺疾患病例。患者，男性，20 岁。突发右背部剧痛后咯血。16 岁肌肉挫伤手术时止血困难，以致大量输血。体格检查见特征的鸟样面相。胸片 PA：自右肺门至心脏右缘可见磨玻璃样阴影。初诊 CT 像：右下叶血液吸收样磨玻璃样阴影。2 个月后 CT：磨玻璃样阴影改善，出现边缘清楚的空洞影。出诊及 2 个月时纤维支气管镜检查未得确诊。胸腔镜下肺活检可见胸膜的剥离及肺组织肺血管的断裂造成的肺血肿。考虑到胸膜及肺结缔组织的脆弱性。疑及 Ehlers-Danlos 综合征。行培养成纤维细胞的生化分析和基因测定,得知成纤维细胞的Ⅲ型胶原产生显著低下和Ⅲ型胶原基因（COL3A1）的变异,从而确诊 Ehlers-Danlos 综合征。

滝口寛人等报道1例。患者,女性,31岁。9年前因反复咯血入院。胸部CT可见10cm大小的结节阴影及空洞。经反复检查未能确诊。此次入院,因过度的关节活动度诊断为血管型EDS,但未能检出COL3A1基因变异。自皮肤幼稚纤维细胞培养的Ⅲ/Ⅰ型胶原纤维产出量比,只及健康者由来细胞的29%,确定本诊断。EDS的亚型中,血管型只有1/50 000。合并动脉破裂及消化道穿孔者是预后最不良的。

福井哲矢等报道死亡1例。患者,男性,60岁,既往左侧气胸、肠管穿孔和3次腹部动脉瘤破裂史。今胸痛急诊。右侧肋间多发动脉瘤破裂致血胸和大咯血。动脉栓塞术止血,开胸血肿去除停止气道出血。但因右心不全恶化死亡。死后皮肤活检和取血,确诊EDS。

五、诊断

文献认为有以下6项中的2项应考虑EDS:①皮肤过度伸展;②关节过度伸展;③血管脆弱,易出血;④皮肤有萎缩性瘢痕或假性肿瘤;⑤皮下囊肿钙化;⑥家族中有典型病例。

六、治疗及预后

EDS绝大多数患儿无不良后果。唯有Ⅳ型可因动脉破裂或消化道穿孔而于20岁前发生猝死。

参考文献

[1]郑曰宏,管珩.Ehlers-Danlos 综合征的研究进展[J].中国现代普通外科进展,2001,4(4):210-211.
[2]赵忠新,胡冰.Ehlers-Danlos 综合征的新类型:合并多发性神经病的眼-脊柱侧弯型[J].中华医学遗传学杂志,1990,7(5):110-111.
[3]魏文科,胡士林.Ehlers-Danlos 综合征伴腹壁血肿一例[J].中华医学遗传学杂志,1997,14(2):8.
[4]瀬户口靖弘,高柳昇.比較的まれな肺疾患の画像診断——血管型 Ehlers-Danlos 症候群[J].日本胸部臨床,2011(70):63-65.
[5]刘洋,李明,朱晓东,等.Ehlers-Danlos 综合征合并脊柱侧凸外科治疗附2例报告及文献复习[J].脊柱外科杂志,2007,5(1):44-46.
[6]洪庆成,江敬铭.儿科综合征[M].天津:天津科学技术出版社,1996:132-133..
[7]滝口寛人,安達優真,原靖果,ほか.繰り返した血痰と移動性肺野陰影を認した血管型エラス·ダンロス症候群の1例[J].日呼吸誌,2014,3(3):414-416.
[8]福井哲矢,住友伸一,石川将吏,ほか.肋間動脈瘤破裂を来した血管型 Ehlers-Danlos 症候群の1例[J].日呼外会誌,2016(30):80-84.

第7节 Eisenmenger 综合征

一、名称

Eisenmenger 综合征即艾森曼格综合征(Eisenmenger's syndrome),又称为肺动脉高压右至左分流综合征、肺动脉管阻塞性疾病、肺动脉高压四联症等。最早由 Eisenmenger 于1897年报道,1958年由 Wood 重新命名。近年来将凡属先天性心血管畸形,左、右心腔相交通,呈左到右分流,因肺血流量的增加而发生肺小血管的器质性病变,引起器质性肺高压,导致右到左分流,出现持久性发绀者,统称为 Eisenmenger 综合征。狭义的仅指一种复合的先天性心脏血管畸形,包括心室间隔缺损、跨位主动脉、右心室肥大与正常或扩大的肺动脉。该综合征最多见于室间隔缺损,且发生最早。一般在年长儿以后发生,少数可在2岁左右出现。

二、流行病学

肺动脉高压(PAH)在成人先天性心脏病中常见。原因是在早期存在大量的体肺分流,使肺动脉血流量大量增多,当肺动脉压达到体循环动脉压时,将导致逆向分流即右向左的分流,引起 Eisenmenger 综合征,机体将会产生缺氧与发绀,此是PAH的最后阶段。先天性心脏病患者有1%~2%发展到此阶段。

先天性心脏病(CHD)相关肺动脉高压(PAH)是最常见的严重病残和死亡原因之一,30%未手术的CHD患者将出现PAH,手术存活者中PAH发生率约为15%。

三、病理

主要是因为心排血量下降、充血性心力衰竭、心律失常和缺氧。Eisenmenger 综合征与出血和血栓有关。70%的患者近端肺动脉将会形成血栓。肺动脉内的血栓将会是栓子的来源或者由于肺血管阻力增加而引起窒息。

四、临床表现

肺动脉高压症状：婴儿时期表现为呼吸急促、多汗、体重不增、喂养困难，随年龄增加症状逐渐加重，活动受限，至青春期青紫明显，出现杵状指(趾)及红细胞增多症。

患儿原来由于左向右分流，肺部充血，易有呼吸道感染，发生梗阻性肺动脉高压后，初期由于左向右分流量逐渐减少，故肺部感染明显减少。

活动后呼吸困难是 Eisenmenger 综合征最常见症状，还有心悸、水肿、咯血、晕厥等，在 20~30 岁后病残率明显增加。与特发性肺动脉高压(IPAH)或其他类型的继发性 PAH 相比，Eisenmenger 综合征生理（反向分流)还常伴有其他并发症。低氧血症引起继发性红细胞增多，增加血液黏度，造成血液淤滞，对脑血管、肾脏和肺也可造成损伤。血管内体液潴留和体静脉压力增高可使肝功能异常，高尿酸血症可引起痛风，是否促进出血性疾病的发生尚无定论。右心室张力过大所致的心肌缺血、肺动脉扩张压迫冠状动脉或血管硬化等，都可造成心肌缺血性胸痛。死因包括心律失常造成的猝死、顽固性右心衰竭、支气管动脉破裂或肺梗死引起的咯血以及妊娠并发症。因体静脉和动脉循环有直接交通，发生反常(paradoxical)栓子可引起卒中和脑脓肿，甚至死亡。心功能分级较差是死亡的重要预测因子。

五、诊断

Eisenmenger 综合征生理的诊断需要详细询问病史，透彻了解解剖畸形以及先前的干预措施。多种显影技术，如超声心动图造影、核素扫描、CT 血管成像以及 MRI，均可用于明确心房、心室或大血管水平的血管内分流。心导管检查对明确 PAH 严重程度和分流量是必需的，可采用右心导管，但左心导管可更好地显示解剖结构，精确测量左心室舒张末压。

六、治疗及预防

目前正在对 Eisenmenger 综合征患者应用一些新的治疗方案。主要目的是降低肺血管阻力，增加心排血量，提高心功能。

先天性心脏病合并严重肺动脉高压，出现右向左分流，导致 Eisenmenger 综合征时，单纯修补缺损，术后肺动脉高压仍持续进展，目前尚无良好的药物治疗手段。心、肺移植技术的开展和深入，给此类患儿带来了一线希望。渡边等对 Eisenmenger 综合征分析，推荐实行移植手术。先天性心脏病继发肺动脉高压，手术、药物治疗无效者，若心功能尚可，则先修补心内缺损，再行肺移植；若心功能不全，则需行心脏和肺移植。

Eisenmenger 综合征患者不宜妊娠，一旦妊娠应尽早终止。

参考文献

[1]朱耀斌，胡滨，刘迎龙.成人先天性心脏病并发肺动脉高压[J].中华实用诊断与治疗杂志，2009，23(10)：939-941.

[2]白凯.先天性心脏病相关肺动脉高压[J].中华临床医师杂志(电子版)，2010，4(6)：711-713.

[3]宗白鹭，杨婷，王亚珠，等.体外循环下心肺联合移植术一例[J].中华麻醉学杂志，2005，25(3)：240.

[4]蒋国庆，时春艳，杨慧霞，等.妊娠合并艾森曼格综合征的诊断与治疗[J].中华围产医学杂志，2004，7(2)：71-74.

[5]洪庆成，江敬铭.儿科综合征[M].天津：天津科学技术出版社，1996：133-135.

[6]渡辺俊一，下川新二，松永幸宏，ほか.肺移植の適応と思われたEisenmenger 症候群の1 例[J].日呼外会誌，1995(9)：739.

第 8 节 Ellis-van Creveld 综合征

一、名称

Ellis-van Creveld 综合征 1933 年由 Mdntosh 首先报道。1940 年由 Ellis 和 van Creveld 确认，又称为外胚层、中胚层发育异常综合征，Ollier 综合征或 Siemen 综合征。系指具有软骨发育不良、外胚层发育异常、多指(趾)畸形三大主要特征的一组先天性疾病。常伴有心血管畸形、下肢畸形和智力发育低下等症状。

二、流行病学

本综合征属常染色体隐性遗传病，由外胚叶发育异常所致。多见于有近亲结婚的后代。它是因间胚层、外胚层组织营养不良，影响有关组织脏器的成长与发育而造成的。基因位点为4p16.1。

至1995年为止，国内外报道近40例。国内近10年(1987—1997)共报道9例，合并先天性心血管畸形5例，占56%。其中单纯房间隔缺损3例，完全型房室间隔缺损1例，房间隔缺损合并动脉导管未闭、室间隔缺损1例。5例中无1例手术，2例于婴儿期死于肺炎心力衰竭。

三、临床表现

Ellis-van Creveld综合征骨科畸形特点：指甲小或缺如，牙齿发育不良或不全，头发稀少或秃发，有人还存在汗腺、皮脂腺功能紊乱，先天性心脏病。由于软骨、骨发育不良，可出现上颌骨发育不良，下颌骨增大，咬合不良。身材矮小，肘、膝关节远端短缩明显，又称离心型四肢短缩的侏儒症。本综合征还可合并轴后性多指(趾)、并指(趾)畸形。此外，患儿因胫骨近端增宽、外侧骨骺凹陷、股骨髁间凹变浅形成膝外翻畸形，患儿的管状骨增粗，故手足可如“车轮”状。据以上临床特点可确诊本综合征。几乎所有病例均具有多指、并趾畸形，约半数还伴有先天性心脏畸形（50%~60%)，以房缺、室缺居多，单心房少见。X线骨骼片示胸廓呈圆筒状，锁骨抬高，肋骨趋水平走行。胸廓发育不全。

总结临床表现如下。①无性别差异：软骨发育不全是最主要的症状，躯干多正常，而四肢短小，并呈明显的离心性短小，肱骨、股骨每呈弯曲状，而胫骨明显缩短，骨干近心端扩大为一特征性变化。指(趾)骨亦明显缩短，颅骨正常。②多指(趾)畸形：手全部具有此种畸形，而脚呈多趾畸形者仅占本病患者总数的1/3。③外胚层发育异常：表现为因汗腺缺乏而发生“无汗症”；皮肤干燥、皮脂腺缺如，泪腺、唾液腺均受损而分泌减少。患者可出现指甲异常、秃头、体毛过多或过少，虹膜形成异常，口唇外翻、鞍鼻、牙齿生长缓慢。④智力发育低下。⑤约半数病例合并有先天性心脏病，其中以房间隔缺损居多，其次是室间隔缺损。⑥容易合并感染，免疫能力不足。

毕文杰等报道1例。患者，女性，12岁，以左膝关节疼痛来诊。体检锁骨上举，胸椎向右侧凸，诸胸、腰椎体形态规整。双肺纹理增重，肺野透光度均匀；心影形态大小未见异常。梁永梅等报道1例。患儿，女性，6岁4个月。于1岁时发现胸廓畸形及心脏杂音。曾患肺炎1次，无心力衰竭史。胸廓可见“郝氏沟”，心前区隆起。听诊P2> A2，胸骨左缘2~3肋间可闻及6级连续性机器样杂音。胸X线片：肺血多，主动脉结增宽，双心室大，心胸比率为0.66。

四、诊断

诊断要点：①根据临床表现，注意三大主要特征，一般不难确诊；②注意遗传倾向；③X线检查显示胫、腓骨和尺、桡骨短缩、弯曲和畸形，以及手、足短管状骨短缩、多指和腕骨的大块融合，胫骨近端骨化中心的发育不全和异位以及邻近胫骨干骺端的成角畸形，颅骨变薄，轻压迹，鼻旁窦气化不良，乳齿大小不同；④化验检查无异常发现。

五、治疗及预后

本综合征治疗原则：①无特效疗法，只能做对症治疗；②骨骼畸形，可试做外科整形术；③房间隔缺损等先天性心脏病，根据病情可做外科治疗。

患者在婴幼儿期易死于感染、呼吸及循环衰竭，合并先天性心脏病者预后更差，常死于心力衰竭，成活者大多智力正常。个别的也能长寿。

参考文献

[1]大堂庄三.広範圍症候群(新订版)Ellis-van Creveld症候群[J].日本臨牀，1987，春季臨時増刊号(45)：82.
[2]王汉林，梁秋瑾，冉金斗.Ellis-van Creveld综合征骨科畸形[J].中国矫形外科杂志，1997(4)：66.
[3]毕文杰，李娅，杨贵华，等.Ellis-van Creveld病的临床与X线表现——附1例报告[J]. 罕少疾病杂志，2004，11(2)：55-56.
[4]梁永梅，韩玲.Ellis-Van Creveld综合征[J].中华儿科杂志，1999，37(5)：304.
[5]张永增.内科综合病征[M].沈阳：辽宁科学技术出版社，1985：730-731.

第 9 节 心内膜垫缺损

一、名称

心内膜垫缺损(endocardial cushion defects,ECD)又称为房室管畸形或房室通道，占先天性心脏病的4%~5%。

男女比 =1∶1。特别是 Down 综合征常合并本心畸形。其完全型常迅速移行至肺动脉高压症。

二、流行病学

资料统计显示,ECD 的发生率占严重心脏畸形的 13%~14%。未经治疗的部分型 ECD 患者平均寿命仅 30 岁。完全型 ECD 的预后更差,易早期出现严重肺动脉高压和心力衰竭,80%在 2 岁内死亡。合并其他心血管畸形者，多数患儿出生后即出现心力衰竭，且手术病死率极高。

三、病理

在人胚第 6 周,腹、背侧心内膜垫彼此接触融合,形成一团分隔房室管的间质细胞，将房室管分隔成左、右房室孔,并向上、下、左、右 4 个方向延伸,向上与房间隔相遇,封闭第一房间孔,参与房间隔的组成,向下参与组成室间隔膜部及其周围组织,向左向右形成二尖瓣的前瓣与三尖瓣的隔侧瓣。如在发育过程中出现心内膜垫缺损,称永存房室共道。在 2500 例心脏病手术中此先天性心脏畸形约占 6%。根据胚胎发育与局部形态,主要可分下列三型。①部分型:第一房间孔合并或不合并房室瓣分裂，为部分型心内膜垫缺损,或称部分型永存房室共道;②完全型:第一房间孔合并(瓣膜下)室间隔缺损和二尖瓣前瓣、三尖瓣隔侧瓣的完全分裂,使两房两室间互相交通,成为完全型心内膜垫缺损,或称完全型永存房室共道;③中间型(过渡型):为上述两型以外的心内膜垫缺损,或称永存房室共道，如室间隔缺损合并存在房室瓣分裂、左室右房瘘与双二尖瓣等。

四、临床表现

杨树仁等报道 13 例。①症状和体征:13 例中全部于活动后心悸气促,2 例在哭闹时或剧烈活动后发绀,其中 1 例平静状态下发绀,1 例充血性心力衰竭。13 例胸骨左缘 2~4 肋间有柔和的收缩期吹风性杂音Ⅱ~Ⅲ/Ⅳ级,8 例心尖区Ⅱ~Ⅲ/Ⅳ级收缩期杂音,且向左腋下传导,10 例肺动脉第二音增强或亢进,7 例伴有固定分裂,3 例伴胸骨左缘 3~4 肋间轻度收缩期震颤。②X 线所见:平片 13 例中显示轻至中度肺血增多者 12 例,伴有“肺门舞蹈”1 例。本组除 1 例左室 – 右房通道畸形外,其余均有不同程度的心脏增大,其中轻度增大 3 例,中度增大 9 例。构成二尖瓣心型者 12 例,主动脉心型 1 例;右心室增大 9 例,右心房增大 5 例;左心房室增大 3 例;各房室大小在正常范围者 1 例。

五、治疗及预后

早期分型诊断及积极治疗,可显著降低新生儿病死率,提高生存率。部分型 ECD 应在 2~4 岁间手术,有明显的二尖瓣裂及反流时,应提早手术,国外有报道早期手术治疗能保全房室瓣结构、功能,降低病死率。完全型 ECD 在生后 2~4 个月已有严重的充血性心力衰竭,应在 3~6 个月间手术。如果推迟到 1 岁以后再手术就有肺血管阻力不可逆升高的危险。过渡型 ECD 的手术时间可根据室间隔缺损的大小而定,缺损越大,手术时间应越早。

参考文献

[1]渡辺直,小柳仁.広範圍症候群(新订版)心内膜床欠损症 endocardial cushion defect:ECD[J].日本臨牀,1987,春季臨時增刊号(45):357.

[2]戴迪,姚作宾.完全型心内膜垫缺损(文献复习与一例报告)[J].浙江医科大学学报:医学版,1980(4):227.

[3]李冬蓓,田家玮,黄云洲.先天性心脏病心内膜垫缺损的超声心动图分型诊断[J].医学综述,2009,15(4):597-600.

[4]杨树仁,包梅芳,黄世章.心内膜垫缺损的诊断问题[J].湖南医学院学报,1986(11):183-185.

第10节 Engelmann综合征

一、名称

Engelmann 综合征又名 Camurati-Engelmann 综合征、Engelmann 病、Camurati-Engelmann 病(CED)、进行性骨干发育异常综合征、骨干发育异常综合征、婴儿多发性硬化性肥厚性骨病。Camurati 和 Engelmann 于 1929 年报道,亦可偶发。

二、流行病学

CED 被认为是一种罕见的遗传基因病,为常染色体显性遗传。多为家族性发病,亦可偶发。导致 CED 的缺陷基因目前被证实发生在染色体 19q13 上,它是编码转换生长因子 β1(TGF-β1)的潜伏期相关肽,是骨重建的重要调节因子。

三、病因及病理

CED 病理基础为骨皮质内外骨膜增生活跃,并逐渐骨化附加于原骨皮质表层,骨膜纤维成分增加,血管壁有硬化表现。

四、临床表现

CED 属于罕见的周身性、对称性骨发育异常,可有家族性。其特征性表现为长管骨内、外骨膜异常增生,致使骨皮质增厚,骨干增粗或髓腔狭窄,并且在骨增生硬化的基础上,可见斑片样骨密度减低区。受累骨依次为胫、股、肱、尺、桡、腓,两侧同时受累通常干骺端受累较轻,骨骺正常。偶尔有颅底骨受累,表现为颅底及前额骨骨质增生,肋骨、锁骨及面颅骨有时亦可受累。

临床症状出现时间早晚不一,可在 10 岁前,多在 6 岁左右发生,亦可在 20~40 岁之间。病因不明,可有先天性,但婴儿中极为少见。主要症状为皮下脂肪减少、肌肉萎缩、肌无力和步态异常。肢体不明显的疼痛及体重不增加为特点,部分患者有骨性狮面,易被早期发现。少数患者尚可出现视力障碍、耳聋和面神经麻痹等症状。病程长短不一,通常呈进行性发展,病变可在青春期后自行停止发展,症状亦可自行消退。

五、诊断及鉴别诊断

CED 的诊断主要依赖典型的 X 线表现及临床表现。同时应与骨纤维异常增殖症及婴儿骨皮质增生症鉴别。

参考文献

[1]李凤鸣.中华眼科学(上、中、下册)[M].2 版.北京:人民卫生出版社,2005:3395-3396.

[2]张志顺,周其敏,赵笃庆,等.进行性骨干发育异常 1 例报告[J].实用放射学杂志,2006,22(4):410-433.

[3]肖慧君.进行性骨干发育异常 2 例报告[J].北方药学,2011,8(1):126-127.

第11节 嗜酸细胞增多-肌痛综合征

一、名称

嗜酸细胞增多-肌痛综合征(eosinophilic-myalgia syndrome,EMS)。1989 年美国新墨西哥州卫生与环境部得到报道 3 例口服 L-色氨酸后嗜酸细胞增多和严重的肌肉痛病例,这是一种新疾病。嗜酸细胞数≥2×10^9/L,无任何已知嗜酸细胞增多的原因(如寄生虫或真菌感染、肾病晚期、白血病、过敏性疾病和药物反应)。

二、流行病学

L-色氨酸系一饮食蛋白质构成要素而摄入,用于失眠、抑郁和经前综合征。1989 年 11 月 19 日美国食品药品管理局(FDA)已劝告消费者不要使用含此氨基酸的片剂、胶囊,以便进一步了解其副作用。迄今已有 4 州禁售此药,至 1989 年 11 月 15 日止,美国疾病控制中心(CDC)已接到 EMS 病例报道 154 例。

三、病理

肌肉活检无旋毛虫蚴而为炎性渗出，包括嗜酸细胞。

四、临床表现

1989年11月13日总结30例EMS患者。17例女性，年龄90~80（平均42）岁；13例男性，年龄4~78（平均18）岁。嗜酸细胞数为（2.06~12.1）×10⁹/L（平均2.3×10⁹/L），30例中11例（79%）的肌痛严重影响活动。此外，软弱、发热、关节痛、呼吸短促、皮疹、末梢水肿和肺炎也为比例不一表现。30例中11例使用L-色氨酸（各种商标及剂量）。

EMS（嗜酸性筋膜炎，EF）较罕见，与过量摄食L-色氨酸有关，常有严重弥漫性肌痛及肌力减退，皮疹及系统损害常见，剧痒是早期特征之一。血液中嗜酸性细胞增多，可高于1×10⁹/L。组织学中肌肉组织受累，肌束膜间明显炎细胞浸润，深筋膜中慢性炎细胞浸润，可无嗜酸性粒细胞增生。

1996年Taylor对91例EMS、93例纤维肌痛综合征（FMS）和99例肌筋膜疼痛综合征（MPS）做3年对照研究后，总结出EMS的诊断标准为：①肢体肿胀；②白细胞计数>12.5×10⁹/L；③呼吸困难；④肌痛综合征，无关节痛。

五、诊断

CDC认为，EMS不能视为流行性病变，此病与1981年在西班牙流行的毒油综合征（toxic-oil syndrome）有十分相似之处，但不是一种病。以下可为EMS的诊断参考：①嗜酸细胞数≥1.0×10⁹/L［正常为（0.05~0.35）×10⁹/L］；②严重的全身肌痛，影响日常活动；③有下述1~2个表现：a.发生后血清检查除外旋毛虫病；b.肌肉活检无旋毛虫蚴而为炎性渗出包括嗜酸细胞；④无任何可解释上述1、2项的炎症或新生物。

六、治疗及预后

EMS应停药治疗。预后尚好。

参考文献

[1]杨振华.一种新病：嗜酸细胞增多-肌痛综合征[J].青海医药杂志（总127），1991（8）：28
[2]蒲晓英，杨南萍.嗜酸性筋膜炎研究进展[J].现代临床医学，2007，33（2）：139-141.
[3]褚大由.纤维肌痛综合征的诊断与鉴别诊断[J].颈腰痛杂志，2002，23（2）：160-161.

第12节 表皮痣综合征

一、名称

表皮痣综合征（epidermal nevus syndrome）又称为表皮母斑综合征、线状皮脂腺痣综合征（linear sebaceous nevus syndrome）。1863年由Von Baernsprung首先描述，称为单侧痣，又称为线状表皮痣、疣状痣、疣状线状痣等。是一种罕见的疾病，以单侧头面部表皮痣和智力障碍为主要特征，并合并口腔、眼、耳和其他器官的异常。

二、流行病学

表现为豪猪样鱼鳞病合并癫痫等中枢神经系统表现的表皮痣综合征很少见。研究资料显示，表皮痣的发生率约为新生儿疾病的1‰，男女的发病率相等。

三、病理

到目前为止表皮痣综合征的病因仍不明，一些人认为该病是由于胚胎时期染色体镶嵌所致，这种基因镶嵌现象发生得越早、基因片段镶嵌得越多，则患者出现的病变越广泛，受累及的系统就越多。

表皮痣的一般病理变化为：表皮呈不同程度的增生，主要为角化过度、棘层肥厚、表皮嵴延长、乳头瘤样增生，并可见颗粒层增厚，基底层黑素增多。无痣细胞增生，若并发痣细胞痣时则可见痣细胞。炎症型患者尚可见灶状角化不全及轻度棘层水肿，真皮内轻度慢性炎细胞浸润。部分泛发型患者可见表皮松解性角化过度。

四、临床表现

根据表皮痣的临床形态可分为局限型、系统型或泛发型和炎症型三种类型。泛发型可呈显性遗传。病变可位于身体任何部位，一般无自觉症状，发展缓慢，至一定阶段时即静止不变。一般只发生于身体一侧，局限型损害常排列为单侧连续或断续性束状、带状或斑片状。其严重者犹如铠甲广泛分布于全身即成泛发型，泛发型又称为系统型，外观似豪猪样，故又称为豪猪样鱼鳞病，面、掌跖部不受累。炎症型表皮痣占表皮痣的6%。皮损为红色、线状、伴自觉瘙痒的角化过渡性丘疹。通常为单侧性分布，多见于躯体下部，其中臀部为最常受累的部位。炎症型表皮痣瘙痒较为剧烈。

表皮痣可合并其他畸形。①神经系统：最常见的表现是表皮痣合并中枢神经系统畸形或异常，中枢神经系统异常的发生率为50%~70%，包括与痣同侧的颅骨和大脑发育畸形、脑萎缩、动静脉畸形、脊髓狭窄等；②骨骼系统改变：骨骼畸形的发生率占50%~66%，可有半侧面肥大、牙齿缺损或变形等异常、骨囊肿、骨萎缩或超常增生肥大、软骨细胞瘤、肋骨发育不全、脊柱后凸或侧凸脊柱裂等；③皮肤及其附属器，如色素失禁症、黑化病、白化病、血管瘤、皮脂腺痣等；④眼部畸形的发生率为9%~30%，常见为散光、斜视、大眼球或小眼畸形等；⑤泌尿生殖系统：肾母细胞瘤、铁蹄形肾、多囊肾、肾发育不全等；⑥内分泌系统：可有低血磷性维生素D抵抗性佝偻病；⑦其他畸形包括鼻后孔闭锁、畸胎瘤、动脉瘤、贲门缺乏、幽门狭窄、室间隔缺损、主动脉狭窄、动脉导管未闭，严重者可有法洛四联症等。临床工作中很难见到表现为心血管畸形、神经纤维瘤的表皮痣综合征患者。

五、诊断

表皮痣合并有骨骼或中枢神经等系统畸形或异常即可诊断为表皮痣综合征。皮肤表现为必备条件。

六、治疗及预后

部分表皮痣综合征患者可手术治疗。表皮痣综合征的预后较差。

参考文献

[1]诸橋正昭.広範圍症候群(新订版)表皮母斑症候群(Epidermal nevus syndrome)[J]. 日本臨牀，1987，春季臨時增刊号(45)：1261.

[2]张俊娥.表皮痣综合征一例并复习相关文献[D].石家庄：河北医科大学，2008.

[3]于秦曦，陈光晔，陈小华.表皮痣综合征[J].口腔医学纵横，1990(6)：36-37.

第13节 Epstein综合征

一、名称

Epstein综合征即肾病综合征(NS)，又名特发性肾病综合征、类脂质肾病及膜性肾小球性肾病。

Christian于1932年用肾病综合征(nephrotic syndrome，NS)来概括因多种肾脏病理损害所致的严重蛋白尿及其相应的一组临床表现。原发病变在肾小球并出现NS临床表现者称为原发性肾病综合征(primary nephrotic syndrome，PNS)。

二、流行病学

邓兆燕等分析217例原发性肾病综合征患者构成：IgA肾病(IgAN)57例(占原发性肾病综合征的26.3%)，非IgA型系膜增生性肾小球肾炎(MsPCN)75例(占原发性肾病综合征的34.6%)，其次为微小病变性肾病(MCD)46例(占原发性肾病综合征的21.2%)、膜性肾病(MN)23例(占原发性肾病综合征的10.6%)、局灶节段性肾小球硬化(FSGS)10例(占原发性肾病综合征的4.6%)、膜增生性肾小球肾炎(MPCN)5例(占原发性肾病综合征的2.3%)。

MPCN多表现为肾炎综合征+肾病综合征同时伴补体C3下降，相关学者认为C3下降与部分患者存在上呼吸道链球菌感染有关。研究结果显示，PNS并发感染发生率为21.8%、其中以肺部感染最常见，占41.2%，发生感染的PNS组人血白蛋白、IgA浓度明显低于非感染组。多因素分析的结果表明，血清IgA水平低于5.0g/L，SCr高于150μmol/L者发生感染的危险性明显增加。

三、病理

曹建南等分析46例NS病理。病理类型有：微小病变1例，系膜增生性肾小球肾炎11例，膜性肾病3例，局灶性节段性肾小球硬化3例，IgA肾病7例，增生硬化性肾小球肾炎1例，新月体肾炎1例，狼疮肾炎8例，乙肝相关性肾小球肾炎8例，糖尿病肾病1例，肾淀粉样变性1例，过敏性紫癜肾小球肾炎1例。

四、临床表现

王艺萍等分析成人特发性膜性肾病168例。男86例，女82例，年龄16~76(49.7±13.13)岁。以水肿为主诉就诊者150例（89.3%），肾病综合征91例(54.2%)，病程(11.55±32.82)个月，伴发血尿者69例(41%)。

陈越等分析特发性膜性肾病55例。以肾病综合征为主要表现者35例，占63.6%；有镜下血尿者38例，占69.1%，无1例出现肉眼血尿；伴高血压者21例，占38.2%；肾静脉血栓者4例，肺动脉栓塞者1例。病理分期以Ⅰ、Ⅱ期为主占81.8%；伴局灶节段性肾小球硬化者26例占47.3%；肾小管间质病变和肾血管病变以轻度为主。以肾活检为随访起点患者2年和5年肾脏存活率分别为82.7%和38.9%。不同治疗方案患者的肾脏存活率差异无统计学意义。肾活检时的肾小球滤过率是影响肾脏死亡或患者死亡的独立预测因素。

黄云等对48例住院老年原发性NS进行分析。并发症并发高凝状态，纤维蛋白原>4.0g/L者占83%(40/48)，有6例并发血栓形成（血管造影或B超证实)，1例为左股静脉至髂窝静脉血栓，做了血栓手术。感染6例，以肺部感染及泌尿系感染为主。有4例出现类固醇性糖尿病。

李岩分析19例原发性肾病综合征(PNS)并发急性肾衰竭(ARF)。本组1例骤停泼尼松，1例泼尼松减量过快，均出现NS且并发ARF，前者最终并发脑出血，肺部感染而死亡，后者治疗无效。所有患者均伴有不同程度水肿，13例出现胸腔积液和(或)腹腔积液，11例伴有高脂血症。周萍等报道原发性肾病综合征患者1329例，其中有29例患者出现量多少不等的胸腔积液和(或)腹腔积液。

五、诊断

肾病综合征诊断标准：全部病例均为尿蛋白>3.5g/24h，人血白蛋白<30g/L，有水肿或高脂血症；并排除过敏性紫癜、SLE、肿瘤相关肾病、乙肝相关性肾病、淀粉样变、甲状腺疾病相关肾病等继发性肾小球肾炎。

六、治疗及预后

黄文坛等认为环磷酰胺冲击治疗NS疗效显著，复发少。病程小于1年的疗效优于1年以上的，而对激素依赖复发型的疗效比激素抵抗型的好，且与肾脏病理类型有一定的关系。

刘婷等观察来氟米特联合醋酸泼尼松治疗特发性膜性肾病的疗效。17例中完全缓解6例，部分缓解9例，无效2例，有效率达88.2%；不良反应中肺部感染1例，轻度肝功能损害1例，经治疗后均恢复。

参考文献

[1]邓兆燕，蔡新明.217例成人原发性肾病综合征临床与病理分析[J].医学理论与实践，2009，22(12)：1462-1463.
[2]曹建南，黄海望，王玉新，等.46例成人肾病综合征临床与病理分析[J].福建医药杂志，2007，29(1)：10-12.
[3]王艺萍，王素霞.成人特发性膜性肾病168例临床与病理分析[J].中国误诊学杂志，2008，8(31)：7699-7700.
[4]陈越，丁小强，钟一红，等.成人特发性膜性肾病临床病理特点及预后分析[J].中国实用内科杂志，2009(2)：124-127.
[5]黄云，詹峰，黄烈城，等.老年原发性肾病综合征的临床与病理分析[J].医学临床研究，2007，24(7)：1174-1175.
[6]李岩.原发性肾病综合征并发急性肾功能衰竭的临床分析[J].中国实用内科杂志，2008(28)：144-145.
[7]黄文坛，唐盛，彭小梅，等.环磷酰胺冲击治疗成人难治性肾病综合征[J].广西医学，2007，29(1)：44-46.
[8]刘婷，包蓓艳，李国富，等.来氟米特联合醋酸泼尼松治疗特发性膜性肾病的效果分析[J].实用医学杂志，2010，26(14)：2636-2638.
[9]岡本好司.知っておきたい内科症候群?ネフローゼ症候群(主に成人に関して)nephrotic syndrome (adult)[J].内科，2012，109(6)：1396-1398.
[10]周萍，孙敏燕，孙章松，等.原发性肾病综合征并发急性肾功能衰竭45例分析 [J]. 中国现代医生，2011，49 (29)：49-50，60.

第14节 Erb-Goldflam综合征

一、名称

Erb-Goldflam综合征即无力性延髓性麻痹、重症肌无力。可累及横纹肌，其特点是肌肉工作－无力－休息－恢复，出现呼吸、吞咽、发声困难，鼻反流，颌下沉，咬肌无力等。

二、流行病学

重症肌无力有两种主要的类型，其中一型最常见，是20多年前才弄清的自身免疫型，该型是人类最典型的自身免疫性疾病，据估计，该型的发病率在美国是(5~12.5)/10万；另一型为先天遗传型，并非自身免疫，而是遗传异质性所造成的。

2011年中国重症肌无力(MG)诊断和治疗专家共识指出，约15%的MG患者同时伴有胸腺瘤，约60%的MG患者同时伴有胸腺增生，20%~25%的胸腺瘤患者可出现MG症状。新近Cavalcante等报道在重症肌无力患者中，胸腺增生和胸腺瘤的发生率大于80%，其中30%合并胸腺瘤，35%~70%合并胸腺增生。

一项关于重症肌无力合并其他自身免疫性疾病的文献系统评价，入选了1960—2010年间25个英语研究，结果示重症肌无力合并其他自身免疫疾病的概率为13%(95%的可信区间为12%~14%)。自身免疫性甲状腺疾病最多见。Graves病占7%，桥本病、类风湿关节炎各占3%，秃顶、多发性硬化、银屑病、结节病、SLE、Ⅰ型糖尿病各占2%，自身免疫性血小板减少性紫癜、红斑性大疱疮、恶性贫血、干燥综合征、白癜风各占1%。此外，自身免疫性疾病多发生在女性和抗乙酰胆碱受体抗体血清阳性重症肌无力患者。重症肌无力患者较普通人群其他自身免疫性疾病的发病率增加。

三、病因及病理

在自身免疫性重症肌无力中，抗体是针对肌肉中的乙酰胆碱受体的，这些抗体通过减少受体的数量或阻碍乙酰胆碱与受体的结合而影响突触传递，其结果是骨骼肌变得无力。

四、临床表现

自身免疫性重症肌无力具有以下4种基本特征：①除累及肢体肌肉外，大多还会累及头面部肌肉——眼睑肌、眼外肌、咽喉肌；②症状明显波动，每天或一段时间内可有变化，在一天内也可不同，典型者为晨轻晚重，这使它有别于其他的神经或肌肉疾病；③没有失神经所常见的临床表现或肌电图特征，失神经除表现无力外，还有无力肌肉的萎缩、肌束颤动、腱反射消失，这些症状见于运动单位的病变，尤其是累及运动神经元本身；④胆碱酯酶抑制剂可减轻症状。

王华英等报道169例重症肌无力。结果：男77例，女92例。男女比例为0.84∶1。发病年龄为(39.05±18.067)岁。男性患者有1个发病高峰，在31~40岁；女性患者有2个发病高峰，分别在21~30岁和41~50岁。病史最长为23年，最短3个月。发现6种首发症状，分别为单侧眼睑下垂、双侧眼睑下垂、复视、声音嘶哑或吞咽困难、抬头困难或耸肩无力、四肢无力，各首发症状的构成比分别为32.5%、30.2%、6.5%、13.6%、1.2%、16.0%。首诊时临床诊断分型：青少年型占10.1%，成人Osserman Ⅰ型占36.1%、ⅡA型占13.0%、ⅡB型占33.1%、Ⅲ型占3.6%、Ⅳ型占4.1%。所有169例患者均行新斯的明试验，阳性率为100%。157例患者行胸腺影像学检查，发现胸腺异常80例，主要包括胸腺瘤、胸腺增生和未完全退化胸腺。80例胸腺异常的患者中，39例行胸腺手术治疗。121例患者行甲状腺生化指标检测，有1项异常者55例。30例患者入院后发生肌无力危象。

朱其秀等报道1例纵隔占位性病变致延髓性麻痹。患者，女性，49岁。因头痛伴吞咽困难、声音嘶哑20天入院。颅脑MRI检查示右侧基底核区散在腔隙性梗死灶。考虑梗死所致延髓性麻痹的可能性较大。胸部平片示左侧纵隔占位性病变，分析延髓性麻痹为纵隔占位病变所致。分析其原因为上纵隔占位性病变可压迫喉返神经导致咽喉部肌肉部分无力，产生发音嘶哑及饮水呛咳。

五、治疗

目前对MG的治疗方法较多，如抗胆碱酯酶药、皮质激素、免疫抑制剂、胸腺切除、放射治疗、血浆置换应用、免疫球蛋白等，但单一疗法往往不足。手术治疗为行胸腺切除术，胸腺切除术是治疗重症肌无力的有效手段，效果已得到公认。李君良组行胸腺瘤切除术16例，术后显效6例(37.5%)，缓解9例(56.3%)，总有效率达92.7%。因此建议可适当放宽胸腺手术治疗适应证，凡药物治疗不佳，肌无力症状重应尽早手术。

参考文献

[1]郑中立.耳鼻咽喉科诊断学[M].2版.北京：人民卫生出版社，2006：776.

[2]朱其秀，李江，张允旭.纵隔占位性病变致延髓性麻痹[J].临床误诊误治，2005，18(6)：453.

[3]蒋建明，管阳太.重症肌无力的研究历程与现状[J].中国神经科学杂志，2002，18(1)：473.

[4]王华英.169例重症肌无力临床资料回顾分析和启思[J].武汉：华中科技大学，2013.

[5]李君良.重症肌无力95例临床分析[J].中国社区医师：医学专业半月刊，2008(14)：66-67.

第15节　Erdheim-Chester病

一、名称

Erdheim-Chester 病(ECD)又名脂沉积－肉芽肿病、脂质性肉芽肿病。ECD 是原因不明的非朗格汉斯组织细胞增生症的一种。1930 年 Jacob Erdheim 和 William Chester 作为 lipoid granulomatosis 记载，而从组织细胞病 Hand-Schuller-Christian 病和 Letterer-Siwe 病分出来。1972 年 Jaffe 再次报道，命名为 ECD。

二、流行病学

1930 年Chester 和 Erdheim 报道伴明确骨质改变的脂沉积病 2 例，称为脂沉积－肉芽肿病；1972 年 Jaffe 报道脂沉积病 1 例，称为 ECD；1983 年 Alper 等报道伴眼球突出的脂沉积病 2 例。

至 2009 年世界范围内有 200 余例，属罕见病。国内报道较少。1983 年以来，国内外文献已报道 ECD 伴眼或眼眶受累者 11 例。

三、病理

ECD 病理特征为组织纤维化，且内含黄瘤样组织细胞、多核 Touton 巨细胞。非朗格汉斯组织细胞增殖最重要。各脏器内有呈泡沫状淡嗜酸性细胞质组织细胞浸润。还有炎症细胞、淋巴细胞、浆细胞及 Touton 巨细胞。免疫组化：CD68 阳性，CD1a 阴性为其特征。而朗格汉斯组织细胞增生症的单核细胞 / 巨噬细胞系的 CD69 阳性，CD1a 阳性为其特征。S-100 被看作朗格汉斯细胞的标志物，ECD 时有报道阳性。小倉高志报道的病例部分阳性。

病理上属于获得性组织细胞超载，免疫组织化学染色 CD68(+)，CD1a(-)，超微结构研究显示细胞的 Birbeck 颗粒少于 20%，S100(-)或(±)。

四、临床表现

发病年龄为 7~84 岁，平均 53 岁，男：女 =3：1。从首发症状到最后确诊的时间为 1~60 个月。可累及全身多个器官，临床表现多样。

1.骨骼

几乎所有患者都有骨质累及。60%的患者有骨质以外多系统的侵犯。最常见的骨外侵犯临床特征是尿崩症和双侧无痛性突眼，这 2 种表现和骨痛一起构成 ECD 三联症。86%的病例累及四肢长骨。扁平骨较少受累，偶可累及下颌骨、肋骨、骨盆骨和颅骨。

2.肺实质

ECD 累及肺部不常见，约占 14%(有报道为 15%~33%)，一旦出现，其病死率大大增加。临床上最常见的表现是呼吸困难和咳嗽。肺功能常显示弥散容积减少的限制性通气障碍。动脉血气分析通常是正常的，但也可出现轻中度的低氧血症。不同于朗格汉斯细胞组织细胞增生症，ECD 很少出现急性肺部症状。影像学表现常先于临床症状出现。HRCT 表现为对称性的间质网格影，小叶间隔和叶间裂均匀增厚，弥漫分布多灶性的磨玻璃影和小叶中心小结节，虽然单独的 CT 征象没有特异性，但集合上述征象，强烈支持 ECD 的诊断。Remy-Jardin 等报道小叶间隔均匀增厚并大范围的肺损坏。也可表现为弥漫的肺外带间质均匀增厚而无磨玻璃密度影和小叶中心结节等。

病理对照，增厚的小叶间隔和小叶中心结节是组织细胞、巨噬细胞浸润肺间质形成肉芽肿样病变并纤维化。这些病变主要分布在肺外带胸膜下、支气管血管束旁和小叶间隔，与 HRCT 的表现相吻合。

3.心脏和大血管

ECD 血管侵犯不常见。因为临床无症状，血管的累及常常被低估。CT 的典型表现是主动脉周围软组织浸润。一旦侵犯纵隔时，上腔静脉、肺血管都可能被包绕，导致血管腔狭窄。ECD 侵犯心脏，可累及心脏内膜、心肌或心包。

4.肾脏及其周围

肾脏及其周围侵犯较常见，Veyssier-Belot 等报道的一组病例约占 29%(17/59)。

5.神经系统

ECD 累及中枢神经系统可表现为尿崩症、小脑综合征、癫痫发作等症状，侵犯视神经而表现为突眼。

小倉高志报道的病例。患者，男性，30 岁。体检发现胸部异常影。数月后活动时呼吸困难就诊。左面部褐色隆起皮疹。胸片：以两下肺野为中心粒状网样影，叶间胸膜肥厚。CT：小叶间隔、叶间胸膜肥厚、支气管血管束肥厚。两下野胸膜下及肺野囊泡。

Ehara S 等报道 3 例 ECD，经随访观察，侵及长骨者2例，侵及肋骨者1例。

赵芳报道ECD1例。因右侧髋部疼痛1个月，加重伴活动受限2天。CT检查：右侧髋臼骨溶骨性破坏。SPECT检查示多发骨转移瘤，胸片提示肺部有阴影。

吴中耀等报道ECD伴双眼眶受累1例。诊断：ECD（双眼眶、骨、心、心包及右下肺受累）。1983年Alper等报道2例ECD伴双侧眼眶病变前，文献共报道ECD 47例，无1例伴眼部改变。该病累及的组织表现出高度纤维化和形成致密胶原倾向。临床特点为眼部病变呈双侧性，全身病变表现为多器官、系统受累，包括骨（四肢）、肺、胸膜、心脏、心包、肾、腹膜后血管和皮下组织等。该病严重的心、血管和肾并发症（肺、心包和腹膜后组织纤维化），导致肾功能和（或）心功能障碍，从而危及患者生命。

五、诊断

小倉高志报道的病例肺病变的影像学表现：特征是胸片上两上肺野弥漫性粒状网样影。CT：小叶间隔壁及叶间胸膜肥厚，而且支气管血管束肥厚。还有小叶中心性弥漫性结节及磨玻璃样影，有时有胸腔积液、肺门、纵隔淋巴结等肿大。Honeycomb也曾报道与本例一样的囊泡病变。囊泡形成机制不明。病理表现为非朗格汉斯组织细胞集聚及纤维化。

肺外病变的影像：胸部CT对心包肥厚、心包积液、“主动脉鞘”，头部CT对围绕眼神经的眼窝后部的肿瘤，腹部CT对后腹膜、肾脏的黄色肉芽肿均有诊断意义。有诊断为肾积水。这些病变在PET均可见^{18}F-FDG集聚。

与ECD肺部病变鉴别的疾病有：①心源性肺水肿；②结节病和肺淋巴道转移瘤及其他导致叶间裂增厚的病变；③肺静脉闭塞性病变；④弥漫性肺淋巴管瘤病；⑤肺泡蛋白沉积症；⑥淀粉样变性。

六、治疗

皮质激素及抗癌药、干扰素、放疗、外科切除均有报告。小倉高志报道病例单用泼尼松即对皮肤及肺病变有效，可否对轻度肺病变只用泼尼松可试用。

七、预后

多数ECD患者经数月至1年发展致呼吸功能不全，3年生存率仅66%。肺病变是预后不良因子。其他预后不良因子有心血管及中枢系统神经病变。

ECD的预后较朗格汉斯组织细胞增生症差，主要与累及的器官有关。呼吸窘迫、广泛的肺组织纤维化、心力衰竭是主要的死亡原因。3年生存率为50%，尚无自行缓解的报道。

多数患者确诊后2~3年内死亡，病程进展险恶。

参考文献

[1]小倉高志.比較的まれな肺疾患の画像診断[J].日本胸部臨床，2011(70)：165-169.

[2]吴中耀，颜建华，洪文德，等.Erdheim-Chester病伴双眼眶受累一例[J].中华眼科杂志，2001，37(2)：148-149.

[3]唐菲，王文新，刘建军.Erdheim-Chester病的影像学表现[J].实用放射学杂志，2008，24(9)：1275-1278.

[4]马吉刚，柳祥庭.Erdheim-Chester病[J].国外医学临床放射学分册，1990，13(5)：108.

[5]徐金法，狄玉进，白敏，等.Erdheim-Chester病多骨侵犯一例[J].临床放射学杂志，2009，28(1)：139-140.

[6]赵芳.Erdheim-Chester病1例[J].实用医学杂志，2007，23(23)：3781.

第16节 儿童红细胞增多综合征

一、名称

儿童红细胞增多综合征（erythrocytosis in childhood syndrome）又名新生儿红细胞增多症。

二、流行病学

新生儿红细胞增多症－高黏滞度综合征在新生儿中发病率不低，大约为5%。

三、病因及病理

1.红细胞增多症伴有高容积症

①双胎输血；②母体胎儿输血；③胎盘输血；④母亲有糖尿病。

2.红细胞增多症不伴有高容积症

①胎盘功能不全综合征；②先天性肾上腺增生伴红细胞增多综合征；③慢性胎儿血氧不足等。

四、临床表现

婴儿出生第3天,出现发绀、轻度心肺呼吸窘迫状态、心脏扩大并听到收缩期杂音,第二心音正常或多变,有暂时性心血管的变化。偶见肝脾中度肿大。

王芯等报道新生儿红细胞增多症–高黏滞度综合征32例。多血质貌29例,高胆红素血症26例,唇周或指趾青紫25例,呼吸困难11例,低血糖6例,淡漠嗜睡不易唤醒、肌张力低吸吮力弱13例,呼吸暂停2例。

五、诊断

本综合征在早期新生儿非少见,临床诊断根据新生儿中心静脉血细胞比容(HCT)大于65%,结合病史、体征做出诊断。

六、治疗及预后

王芯等报道的病例所有患儿进行部分换血后,血液黏滞度增高表现基本消失。HCT及Hb 48小时均下降至正常范围,患儿反应好转,呼吸平稳,临床症状改善。

持续性给氧治疗。当呼吸困难时可给洋地黄或静脉切开术。

新生儿红细胞增多症–高黏滞度综合征在新生儿发病较为常见,造成的神经系统后遗症可高达25%~50%。

本综合征预后较好,常有自发性或治疗后缓解,在红细胞增多症缓解后,心血管症状可消失。

参考文献

[1]洪庆成,江敬铭.儿科综合征[M].天津:天津科学技术出版社,1996:139.

[2]王芯,赵青,张楠.部分换血疗法治疗新生儿红细胞增多症–高黏滞度综合征的临床观察与护理[J].青岛医学,2006,38(4):288–289.

第17节　Escobar综合征

一、名称

Escobar综合征又名多发性翼状赘皮综合征(multiple pterygium syndrome)或全身性翼状赘皮等。1978年Escobar等曾描述过本综合征特征。

二、流行病学

本综合征是一种罕见的常染色体隐性遗传病。国外文献记载有20多例,于金华等(1995)报道前国内尚未见报道。

三、临床表现

本综合征有多发性翼状赘皮(pterygium)、特异颜貌、先天性多发性关节挛缩、口腭裂、脊柱肋骨异常、并指、Rocker-bottom足变形、大阴唇发育不全、身材矮小、口角向下、多发性翼状颈皮、内翻足、屈曲指等。

于金华等报道1例。患者,女性,28岁,孕3产2,停经26周,外院B超怀疑为畸胎。体格检查:B超检查颅骨光环完整,双顶径5.8cm,脊柱光点排列整齐,股骨长3.9cm,双足内翻,颈部皮肤水肿厚3cm,羊水平段6.2cm。于孕27周引产一女婴,体重1100g,身长24cm,坐高18cm,头大,前额高,睑裂向外下片倾斜,眼距宽,口角向下,腭弓高,小下颌,耳位低,耳轮发育不良,四肢屈曲,双手握拳,双足内翻,颈、腋、肘、腘窝处有大片翼状皮肤。脐血G带染色体核型为46,XX。该患者丈夫身体健康,非近亲婚配,孕1、孕2分别于6个月、7个月早产,性别均为男性,畸形与此引产儿相似。

四、诊断

目前尚缺乏有效的产前诊断手段。

五、治疗及预后

本综合征的治疗文献报道少。预后较差。

参考文献

[1]横地健治.広範圍症候群(新订版)Escobar症候群[J].日本臨牀,1987,春季臨時増刊号(45):83.

[2]于金华,潘力,王敬先,等.Escobar综合征一例[J].中华医学遗传学杂志,1996(13):63.

F

第1节 Fabry病

一、名称

Fabry病又称为血管角质瘤综合征、弥漫性体部血管角质瘤（angiokeratoma corporis diffusum）、Anderson Fabry综合征、Sweeley-Klionsky综合征、Ruiter-Pompen综合征、弥漫性全身血管角质瘤糖脂沉积症、出血性小结节病等。Mitchell等1977年报道三弟兄罹患本病的例子，但1898年Fabry和Anderson最先报道了本病为糖脂沉积症，以后即沿用Fabry病或Anderson-Fabry综合征。本病系 α－半乳糖苷酶缺乏引起的性联遗传病，表现为神经酰胺三己糖苷在全身各组织特别在血管的内皮、周皮和平肌肌细胞中沉积，而网状内皮细胞受累较轻。本病多为男性发病，女性是病态基因携带者。

二、流行病学

Fabry病是X性连锁遗传病。神经酰胺三己糖苷（一种神经鞘糖脂）在肾脏、血管壁和神经系统等组织与器官中堆积。部分患者存在皮肤损害，受累的主要部位是阴囊、背部、臀部及髋部。以性染色体劣性遗传方式。在半合基因男性中，病变损害重。女性患者的临床表现差异很大，有些患者仅有轻度非典型的非进行性病变，另一些则类似半合基因男性患者，有严重的临床症状体征。迄今国内仅见10余例报道。本病以男性患者多见，发病率为1/366 000，发病年龄多在儿童期和青少年期。

致病基因定位在Xq22，致病基因编码蛋白为 α－半乳糖苷酶A（α-Gal A）。

三、病理

由于溶酶体系酶 α－半乳糖苷酶A活性低下造成先天性糖脂质代谢障碍，体内神经酰胺三苯醚和少量双半乳糖苷神经酰胺蓄积，导致多种临床症状。

四、临床表现

自小儿期（最早为6岁）至青年期男性重症发病的多，女性一般自觉症状少，多见轻度水肿、末梢血管障碍、知觉障碍及少汗症等。

症状：①皮肤黏膜症状：粟粒大，暗黑色皮疹分布于胸、腹、股、外阴部，口腔－消化管黏膜、气管、肾盂等处亦可见，还有弥漫性血管角化斑；②循环器官症状：一般有高血压、水肿、心肌梗死，多发性肺梗死也有：③眼症状：常见女性患者角膜表层淡的涡状混浊，眼结膜及网膜有蛇状静脉怒张，有时合并白内障；④肾症状：尿浓缩力低下，终至尿毒症，多尿；⑤神经症状：四肢灼热感，知觉异常，必发无汗症，其他有头痛、眩晕、失聪、步行障碍、偏瘫、失语症、精神症状、小脑症状等脑血管性障碍，发热、腹泻、呕吐、水肿、Raynaud症状等也可见，脑脊髓液正常，有时蛋白增加、细胞增加，脑波呈灶性或弥漫性慢波出现；⑥其他有淋巴结肿大、尿崩症、肢端肥大症、发育障碍、杵状指等，肺可出现相应症状。

五、诊断

早期明确Fabry病诊断，不但可避免不必要的免疫抑制治疗，减少药物的副作用，而且可帮助患者进行遗传学咨询，避免患者将本病遗传给后代。Fabry病的诊断并不困难，对可疑病例进行酶学、尿液细胞学、组织甲苯胺蓝染色和电镜检查很容易明确诊断。由于很多医院没有开展相关的酶学检查，因此肾组织活检是诊断Fabry病简便而有效的方法。对于临床常规治疗效果不理想的患者，要及时进行肾组织活检，尤其对光镜下肾小球足细胞出现空泡变性者要提高警惕。家族遗传史虽然不是诊断本病的必要条件，但在临床上仍应给予充分重视，详细地询问患者家族史不但有助于及早诊断本病，也可能为发现潜在患者提供重要线索。

六、治疗

一个多世纪以来，Fabry 病一直缺乏有效的特异性治疗，直到 1996 年基因重组人 α-GalA(rha-CalA) 产品 agalsidase-α 和 agalsidase-β 问世，并首先在基因敲除小鼠体内取得有效结果。人工重组 α-GalA 对缓解患者的神经疼痛、清除内皮细胞 Gb3 的沉积等方面有明显疗效，酶替代疗法是当前唯一可行的能够积极干预和有效治疗 Fabry 病的方法，也是唯一对进行性发展的 Fabry 病能够控制并改善其临床症状的治疗法。酶增强治疗对于部分 α-半乳糖苷酶活性的患者可能更加适用。

七、预后

患者多在 40~50 岁时死于尿毒症或心血管并发症。Fabry 病预后不佳，一般比正常人寿命减少 15~20 年，男性患者、大量蛋白尿、伴有小管间质病变或多系统损害者预后尤其差。透析和肾移植不能提高生存率。

参考文献

[1]宇尾野公義.広範圍症候群(新订版)Fabry 病[J].日本臨牀，1987，春季臨時增刊号(45)：761.
[2]陈惠萍，曾彩虹，朱茂艳.Fabry 病[J].肾脏病与透析肾移植杂志，1997，6：285-288.
[3]乌日娜，赵娟.Fabry 病 1 例[J].中国皮肤性病学杂志，2011，25(1)：57-58.
[4]李秋芬，胡云琴，鲁盈.Fabry 病 4 例报道并文献复习[J].中国中西医结合肾病杂志，2007，8(10)：594-595.
[5]洪庆成，江敬铭.儿科综合征[M].天津：天津科学技术出版社，1996：143-144.

第 2 节 Fahr 病

一、名称

Fahr 病即特发性家族性脑血管亚铁沉着症或(和)基底节钙化症(familial idiopathic basal gangliacalcification 或 idiopathic basal ganglia calcification，IBGC)、Fahr 综合征。由 Fahr 于 1930 年首先报道。Fahr 病是因自发性的基底节及基底节外区域钙化所引起的精神、运动和认知障碍的一种临床罕见中枢神经系统疾病。

1930 年 Fahr 以 *Idiopathische Verkalkung der Hirngefasse* 为题，报道肌强直、震颤、意识障碍，死后剖检以大脑基底核为中心、不伴动脉硬化的血管钙化病例。

二、流行病学

本病多具有遗传性，呈常染色体隐性遗传，少数可散发。可有家族性。

近年来由于头部 CT、MRI 的广泛应用，发现家族性基底节钙化的患者日趋增多。家族性基底节钙化 CT 发现率为 3.2‰~3.6‰。

三、病理及病因

大脑基底节钙化可有多种原因，如甲状旁腺功能减退症、假性甲状旁腺功能减退症、弓形体病、结节性硬化、脑炎、缺氧及其他脑部变性疾病等。Fahr 病仅占双侧基底节钙化不到 10%，因此，在诊断时应首先除外上述疾病。老年人常有生理性苍白球钙化，但不损害神经通路，一般无临床症状。

病因有肺吸虫、转移性脑肿瘤、结核等。

四、临床表现

临床表现多样，无明显年龄和性别差异。Fahr 病在 CT 上表现为基底节钙化，其 CT 值一般为 40~500Hu。常见钙化部位的发生顺序是苍白球、尾状核、壳核、丘脑、额顶叶脑回底部、齿状核、小脑皮层、脑干中央部及侧脑室周围。在 CT 上可表现为卵圆形和(或)“八”字形高密度影，常为对称性，也可为单侧。其形成的原因有：①血管因素；②钙代谢紊乱；③碱性磷酸酶活性紊乱；④遗传种族因素；⑤生理性；⑥放疗和化疗。Fahr 病在临床上主要表现为肌强直发作、扭转痉挛、手足徐动、震颤、共济失调、痴呆等。

五、诊断

Moskowitz 等拟定的 Fahr 病诊断标准：①影像上有对称性双侧基底节钙化；②无假性甲状旁腺功能减退表现；③血清钙、磷正常；④肾小管对甲状旁腺素反应功能正常；⑤无感染、中毒代谢等原因。

Fahr 病的诊断主要依据其典型的 CT 改变及相

应的临床症状，但尚须与以下疾病相鉴别：①甲状旁腺功能减退：在头部 CT 上其钙化影很难鉴别，需仔细询问有无甲状腺手术史及做血钙、磷等生化检查；②结节性硬化：钙化常位于侧脑室旁，临床上痴呆症状较明显，面部多有皮脂腺瘤；③生理性钙化：高龄者多见，且钙化灶较小，多无临床表现。

六、治疗

通常给予脑细胞营养剂及对症支持治疗。最近有学者提出，螯合物（如青霉胺、去铁胺）、抗氧化剂和钙拮抗剂联用，能改善 Fahr 病患者症状，其疗效尚未证实。

七、预后

余桂军等的 7 例患者均给予脑细胞营养剂及对症治疗。4 例病情好转，临床症状减轻，但头颅 CT 示双侧基底核及小脑钙化无明显改变；2 例病情无变化，头颅 CT 示颅内多发钙化；1 例死亡，为癫痫持续状态，脑水肿，导致呼吸循环衰竭死亡，头颅 CT 示皮质及脑叶广泛钙化。

参考文献

[1]寺尾章.広範圍症候群（新订版）Fahr 病[J].日本臨牀，1987，春季臨時增刊号（45）：190.

[2]杨期明，严新翔，汤永红，等.Fahr 病[J].卒中与神经疾病，2003，10（4）：234-235.

[3]何勤义，张兰芳，蔡宏斌，等.Fahr 病的临床表现与影像学诊断[J].华西医学，2010，25（2）：291-293.

[4]余桂军，倪冬艳.家族性 Fahr 病[J].中国临床神经科学，2001，9（2）：191-192.

[5]张莉，姜亚平，王丽.Fahr 病 7 例临床分析[J].神经损伤与功能重建，2010，5（1）：32-34.

第 3 节　法洛四联畸形综合征

一、名称

法洛四联畸形综合征（Fallot's tetralogy syndrome）又称为 Fallot 综合征、法洛四联症（Fallot tetralogy），曾称为蓝色婴儿综合征、先天性青紫四联症发绀病等，是一个独特的联合畸形，由 Fallot 于 1888 年对本病做了较详细的描述。

二、流行病学

在青紫型先天性心血管畸形中，本病是最多见的一种，约占 6%，其基本特点是肺动脉口狭窄，室间隔缺损（VSD），右心室肥厚，主动脉右移、骑跨，其中前两项为主要畸形。四联症中若无主动脉右移、骑跨者，称为不典型法洛四联症，本病约有 1/3 病例合并房间隔缺损（ASD）。在法洛四联症中，20%~30%的病例合并右位主动脉弓，5%兼有左侧上腔静脉汇入冠状静脉窦或左心房的畸形，在程度严重的本病中，右室流出道明显梗阻，甚至闭塞而形成肺动脉闭锁。然而，亦有极少数病例肺动脉漏斗部狭窄很轻微，青紫很轻，甚至可以无青紫现象，称为无青紫型法洛四联症或名为 VSD 伴轻度肺动脉口狭窄。

三、病因及病理

本病主要是由于胎儿时期心脏发育障碍所引起。这种障碍的根本原因虽然尚未彻底了解，但近年来由于遗传学、胚胎学、生物化学、传染病学和代谢疾病的科研进展，目前已有了不少认识。其主要原因可分为遗传因素和环境因素两类。

四、临床表现

1.发绀

婴儿时期动脉导管未闭之前，可不出现症状。动脉导管闭合后，一般在 3~6 个月就出现发绀，常为全身性，其程度因肺动脉狭窄的程度和主动脉右移的程度而有所不同。

2.呼吸困难

因血氧含量下降，活动耐力减小，稍一活动即有呼吸困难，常见于哺乳、啼哭、行走时出现。

3.蹲踞

是本综合征的特殊症状之一。

4.缺氧发作

缺氧发作是 1~2 岁婴儿的特殊问题，发生率为 20%~25%。轻者持续 1 分钟左右自行缓解，重者可持续数小时，多为阵发性发作，开始于生后 3~4 个月，4~5 岁时自行消失。

5.杵状指（趾）

多见于 6 个月左右以后的患儿，多数病例还可见到结合膜毛细血管扩张。

6.脑脓肿

由细菌性栓子和血液黏度增加引起。多见于大于2岁的患儿,常常有明显青紫、红细胞增多、剧烈头痛、呕吐、意识障碍、轻偏瘫、神经系统定位体征。除脑脓肿外,还可并发急性偏瘫。

7.心脏检查

心脏大小多正常,胸骨左缘2~4肋间可闻及Ⅲ~Ⅴ级喷射性收缩期杂音,较粗糙伴收缩期震颤,杂音位置偏高者提示瓣膜狭窄,偏低者提示漏斗部狭窄。如狭窄严重,右心室流出道大部分阻塞则听不到杂音。肺动脉区第2心音往往减轻或消失。肺动脉狭窄严重者在心尖区可听到主动脉的喀喇声,少数病例在胸骨左缘第2肋间或背部,可听到连续性杂音(侧支循环形成所致)。

五、治疗及预后

法洛四联症大多数病例可手术治疗。

章志伟等报道成人法洛四联症的外科治疗。从1998年7月—2010年10月我院心脏外科共收治16岁以上的成人法洛四联症患者32例。结果早期死亡2例(6.3%)。成人患者手术中远期效果良好。

本病为青紫型先天性心脏病中预后较好的一种。肺动脉越狭窄,预后越差,可早期死亡。轻症者可活至成年,但超过20岁者很少,最常见的并发症是亚急性或急性细菌性心内膜炎、脑血管血栓形成及脑脓肿。有以上并发症者预后不良。

参考文献

[1]洪庆成,江敬铭.儿科综合征[M].天津:天津科学技术出版社,1996:147-149.

[2]章志伟,谷天祥,修宗渲,等.成人法鲁氏四联症的外科治疗[G].中华医学会第十一次全国胸心血管外科学术会议暨国际微创心胸外科学会2011冬季学术研讨会日程及论文摘要,2011:166-167.

第4节　法洛三联畸形综合征

一、名称

法洛三联畸形综合征(Fallot's trilogy syndrome)即先天性发绀三联症(肺动脉狭窄合并继发孔型房间隔缺损,包括卵圆孔未闭,加上右心室肥厚),基本上属于肺动脉上狭窄的范畴。国内有报道的331例先天性心脏病中此病占69%。本病主要是肺动脉狭窄伴心房水平的分流,大约有1/4肺动脉狭窄患者在心房水平有右向左的分流,在婴儿尤为多见。

二、流行病学

本病在所有先天性心脏病发病率占10%以上,多见于女性。阎德民等报道中国医科大学附属第一医院到1991年4月止共收治法洛四联症295例,法洛三联症70例,单纯肺动脉瓣狭窄253例,肺动脉瓣狭窄合并动脉导管未闭4例。

三、病因及病理

在胚胎第6~9周,肺动脉3个瓣叶的发育障碍导致肺动脉瓣畸形,而使肺动脉开口太小,右心室血流排出发生困难,右心室和右心房压力升高,肺动脉压力降低,迫使卵圆孔开放,引起心房水平右到左分流,临床上出现发绀。

四、临床表现

1.发绀

本病出现发绀的时间一般较晚,甚至延迟至青春期或成年期才出现,极少数病例在生后即出现发绀。发绀的程度颇不一致,约1/3的患者无明显发绀或在剧烈活动后出现轻微发绀。约半数病例发绀明显。

2.蹲踞

极少数病例有此症状。

3.杵状指(趾)、呼吸困难、心力衰竭

如肺动脉瓣膜狭窄较严重,在婴儿期即可发生右心衰竭甚至死亡。

4.收缩期杂音

胸骨左缘第2肋间可听到Ⅳ~Ⅴ级喷射性收缩期杂音,肺动脉瓣区第2音减弱,少数患者在三尖瓣区有响亮的全收缩期杂音(源于三尖瓣闭锁不全)。

五、治疗及预后

本综合征瓣膜狭窄多较严重,在婴儿期即可发生右心衰竭甚至死亡,但多数患者可活至成年。有时亚急性细菌性心内膜炎和脑脓肿是致死的原因。

参考文献
[1]洪庆成,江敬铭.儿科综合征[M].天津:天津科学技术出版社,1996:146-147.
[2]阎德民,谷春久,张显清,等.肺动脉瓣狭窄合并动脉导管未闭的外科治疗[J].中国医科大学学报,1992,21:457-458.

第5节 Farber综合征

一、名称

Farber综合征又名播散性脂性肉芽肿病综合征、Farber脂性肉芽肿病综合征。为一种全身性脂质代谢异常疾患,表现为播散性脂糖蛋白复合体泡沫细胞性肉芽肿,婴幼儿童发病,与Tay-Sachs综合征、Niemann-Pick综合征、Fabry综合征及Gaucher综合征关系密切。

脂肪性肝病是多种疾病和病因引起的病变,主体在肝小叶,以肝细胞脂肪变性和脂肪蓄积过多为主的临床病理综合征。大多数脂肪性肝病是由于甘油三酯在肝内积聚所致,但也可由其他脂质积聚引起,如胆固醇酯、各种饱和酯和磷脂、神经节苷脂、葡萄糖脑苷脂等。

二、流行病学

本综合征可能为常染色体隐性遗传。

三、病因及病理

本综合征病因不明,有人认为与组织乳酶缺乏有关。

四、临床表现

眼科症状与体征:①有报道双目失明者;②眼底黄斑区轻度樱桃红斑,中心凹周围水肿。

全身性表现:①周期性发热;②进行性嘶哑、发音困难、呼吸困难;③四肢肿胀,关节周围及皮下组织呈结节与肉芽肿性浸润,骨质疏松,关节周围钙化;④淋巴结病变,进行性恶病质,白细胞增多,贫血。

五、诊断

诊断:①临床症状;②皮肤活检;③血液检查及骨髓穿刺;④X线摄像。

六、治疗及预后

治疗:①试用肾上腺皮质激素治疗;②化学疗法。预后:属于进行性,多死于2岁以内。

参考文献
[1]李凤鸣.中华眼科学(上、中、下册)[M].2版.北京:人民卫生出版社,2005:3400-3401.
[2]厉有名.脂肪性肝病的诊断[J].中华肝脏病杂志,2007,15(9):685-686.

第6节 脂肪栓塞综合征

一、名称

脂肪栓塞综合征 (fat embolism syndrome, FES)又称为Purtscher综合征、远距创伤性视网膜血管病、创伤性视网膜血管病变综合征及创伤性脂溢综合征。文献报道骨骼创伤的患者约90%血液中可能出现脂肪栓子,但其中仅3%~4%发生脂肪栓塞综合征。

二、流行病学

肺脂肪栓塞多来源于外伤骨折,其中腿部骨折的发生率为0.5%~2%,多发性骨折(包括骨盆骨折)为5%~10%。外伤时常伴有软组织损伤,使软组织细胞内的脂肪释出,故严重外伤时肺脂肪栓塞的发生率可增加到10%~20%。尸解时发现则高达60%~90%。偶有病例的脂肪栓塞来源于胰腺炎、严重烧伤、急性脂肪肝、体外循环等。

三、病理

骨折后，骨髓的脂肪呈中性甘油三酯进入循环至肺后，转变为不饱和脂肪酸，作用于肺组织而引起肺充血、水肿、出血，甚或发生血管内凝血。本病起病有4小时至15天(85%为48小时内)的潜伏期。形成潜伏期的原因是：①需形成足够的引起肺栓塞的脂肪栓子；②中性甘油三酯要转变为不饱和脂肪酸；③体内凝血及纤溶失调后，并发肺血管内纤维素沉着，再发生血管内凝血。

四、临床表现

脂栓形成肺栓塞后的3个主要临床表现为：①首先发生呼吸窘迫，表现为呼吸困难、发绀、心悸、咯血等；②出现神志恍惚至深昏迷；③常在病后1~2天出现皮肤瘀点，多在上胸部皮肤，此为脂栓栓塞末梢循环的征象。还有4个次要症状，即发热、视网膜病变、黄疸及肾功能减退。50%~60%患者的视网膜血管内有脂肪栓塞或瘀血变化。尿、痰、血、脊髓液中脂肪滴阳性，但应结合临床病情才有意义，因为正常人的尿、痰内也可发现脂肪。此外，尚有血钙降低(脂肪酸和钙结合所致)及低氧血症等。外伤后胸片可正常，但外伤数小时至数日后出现弥漫性肺泡病变，类似肺水肿，常在肺野周边明显，无心脏扩大或胸腔积液，病变吸收常需7~10天或更长。肺脂肪栓塞的病死率为5%~10%，应及时处理原发病，以切断脂肪栓子的来源。

全身性表现：①头颅、肋骨或四肢骨骨折，胸部挤压伤为多发病；②肺充血，咳嗽或咯血，呼吸困难；③淋巴液溢漏。

由于肺脂肪栓塞后影响肺表面活性物质的形成，发生弥漫性微小肺不张而使吸入气体分布不匀；不饱和脂肪酸引起的肺泡水肿使V/Q降低；以及栓塞病变部位释放血清素、组织胺、激肽而引起毛细血管渗透性增强等因素，可并发呼吸窘迫综合征，使病死率上升到10%~30%。

五、诊断

FES典型的肺部X线表现为双肺弥漫性分布的斑片状实变影。但早期肺部表现可正常或仅显示肺纹理增多，随着病情的进展(12~72小时)逐渐出现多灶性的絮状密度增高影，进一步相互融合实变双肺弥漫分布呈现所谓的“暴风雪样肺”改变。多数学者认为肺部毛细血管通透性增加、肺泡水肿，甚至急性呼吸窘迫综合征是上述表现的病理生理学基础。关于病灶在肺野内的分布，文献报道不一，Arakawa等报道的一组病例中，病灶的分布以肺上叶为主，而Gallardo等报道的病例其分布主要为双侧弥漫性分布或中下叶分布为主。FES肺内病灶分布上的差异可能与各家所报道的病例病情程度不一、病例数相对较少有关。

六、治疗及预后

FES应积极抢救。

FES易导致急性呼吸窘迫综合征和多器官功能障碍。如果治疗不及时，死亡率可达20%，但积极的抗凝治疗可使死亡率下降至8%。

参考文献

[1]星秀逸.広範圍症候群(新订版)脂肪塞栓症候群 fat embolism syndrome[J].日本臨牀，1987，春季臨時増刊号(45)：1142-1153.
[2]陶仲为.非血栓性肺栓塞[J].山东医药，1989，29：41-42.
[3]齐荣秀，梁振华.肺脂肪栓塞综合征的X线及螺旋CT诊断[J].CT理论与应用研究，2013，22：531-535.
[4]李凤鸣.中华眼科学(上、中、下册)[M].2版.北京：人民卫生出版社，2005：3472.

第7节 胎儿乙内酰脲综合征

一、名称

胎儿乙内酰脲综合征(fetal hydantion syndrome)系因母亲暴露于乙内酰脲类抗癫痫药下所致的胎儿发育异常，如指甲发育不良、异常面孔和生长与智力缺陷的一组综合征。1968年Meadow报道抗惊厥药乙内酰脲与先天畸形的关系，以后陆续报道。1975年由Hanron等对此类情况命名为胎儿苯妥英钠综合征，又称为胎儿乙内酰脲综合征。

二、流行病学

胎儿苯妥英钠综合征是指孕妇有服用苯妥英钠

史，引起胎儿畸形，其发生率约为10.5%。

三、病因及病理

苯妥英钠可致畸胎的原因是因胎儿体内酶系统不成熟，尤其是肝酶更不成熟，而苯妥英钠主要是通过肝脏代谢解毒，由肾排出，因此苯妥英钠在胎儿体内排泄缓慢蓄积过多，可干扰结缔组织的代谢，干扰维生素D、维生素K的代谢，还有抗叶酸制剂作用，并影响嵴细胞的正常移行，故使胎儿发育异常。

四、临床表现

宫内接触"乙内酰脲"的新生儿，11%发生多种预后严重的畸形，即胎儿乙内酰脲综合征。其4项基本表现是出生前或产后发育障碍，小头畸形和智能缺陷，发育障碍包括小头、小样和异常的指甲发育不全。收集整个孕期服药的孕妇104例，有11例新生儿具有以上4项中3项表现，其中6例有智力缺陷，大多还兼有咖啡色奶斑、浅色素斑痣、腹股沟疝和足内翻等其他畸形。另一资料报道这种病50%以宽而塌陷的鼻梁为唯一畸形表现，可有内脏（心脏、胃肠、泌尿等）各种畸形，畸形肋，新生儿大出血（胸腔、腹腔、胃肠等）。

五、治疗及预后

强调非不得已孕妇应避免使用任何药物。

参考文献

[1]廖秦平.妇产科综合征[M].北京：北京大学医学出版社，2004:215-216.

[2]蔡方成，郑惠连.抗惊厥药物与妊娠[J].重庆医药，1980(2)：封三.

[3]常桂珍，范淑兰.胎儿苯妥英钠综合征（附1例报告）[J].山西医学院学报，1988，19(3)：229-230.

第8节　胎儿水痘综合征

一、名称

胎儿水痘综合征（fetal varicella syndrome，FVS）即水痘综合征（chicken pox syndrome），是指女性妊娠期间感染水痘－带状疱疹病毒，其所怀胎儿及娩出的婴儿（包括早产、死产）多种畸形。1947年Foret和Lynch首先提出女性妊娠早期感染水痘与所生子女先天性畸形之间的联系，1974年Srabstein等提出了胎儿水痘综合征的存在。

关于命名：曾有人将FVS用"水痘胚胎病"（varicella embryopathy）来命名，但胚胎期是从末次月经起到妊娠的第9周止，而本病多发在妊娠的第8~20周，即大多数胎儿宫内水痘感染发生在胚胎期之后，也有人称为胎儿带状疱疹综合征（fetal herpes zoster syndrome），但没有表现出子代先天性异常与母体带状疱疹感染之间的关系；虽然还有人提出先天性水痘综合征（congenital varicella syndrome）这一命名，但这一术语接近于不引起畸形的获得性水痘感染（acquision of varicella infection），故目前多沿用胎儿水痘综合征这一术语。

二、流行病学

妊娠头3个月母体感染水痘后，胎儿缺损危险率的95%可信限为0.5%~6.5%，而在妊娠的第4个月以后水痘感染危险率的95%可信限是0~1.1%。先天性水痘综合征出现于女性在孕期20周内感染水痘－带状疱疹病毒后降生的新生儿个体，发病概率为0.4%~2.0%。有病例报道称个别病例出现在孕28周左右感染水痘－带状疱疹病毒的女性所生的胎儿。

三、病因及病理

水痘－带状疱疹病毒（varicella zoster virus，VZV）是一种B型α－疱疹病毒，隶属疱疹病毒科家族（共包括8种疱疹病毒），这类病毒可使人类及其他灵长类动物感染而发病。

前瞻性研究已证明在妊娠早期（妊娠8~20周）母体感染水痘与婴儿先天畸形有关。而先天性水痘是指胎儿近期获得的水痘病毒感染，并不引起畸形，故本综合征并非胎儿自身感染所致。

四、临床表现

本综合征临床表现可有神经、骨骼、眼、胃肠、泌尿生殖系统等多系统异常。皮肤病损，神经病学异常，脑积水/皮质萎缩，眼异常，骨骼异常，22例患者中肩胛骨和锁骨发育不全13例（肋骨发育不全13例，脊柱侧凸13例），胃肠道异常等。

五、诊断

Alkalay 等提出的标准如下：①在妊娠时，母体有水痘－带状疱疹病毒感染的证据；②子代的先天性皮肤损害符合于皮质区分类的分布；③子宫内 VZV 感染的免疫学证据。可能有 IgG 抗体的持续存在，或是母体分娩后有水痘－带状疱疹病毒特异性 IgM 抗体的存在，或在分娩后数月中，婴儿皮质区的相应皮肤出现典型的带状疱疹，并伴有 VZV 抗体的增加。

六、治疗及预后

对存活婴儿的各种畸形进行有关的矫治，但绝大多数都是难以矫正的。有水痘－带状疱疹病毒感染的孕妇，给予水痘－带状疱疹免疫球蛋白注射的功效尚不能肯定。

本综合征预后不良，可留有多种畸形，有些是难以矫治者。

对于在子宫内感染水痘病毒的新生儿来说，如果在出生后给予水痘免疫球蛋白，疾病发作的概率是 50%，但病死率会大幅下降。因此，及时针对水痘病毒实施被动免疫是有效预防先天性水痘综合征的手段。

参考文献

[1]洪庆成，江敬铭.儿科综合征[M].天津：天津科学技术出版社，1996：158-159.
[2]彭兆麟，董宗祈.胎儿水痘综合征[J].实用儿科临床杂志，1990(3)：170-171.
[3]崔长弘，董燕.先天性水痘综合征研究进展[J].首都公共卫生，2011，5(6)：273-274.

第 9 节　进行性骨化性纤维发育不良

一、名称

进行性骨化性纤维发育不良（fibrodysplasia ossificans progressive，FOP）又称为进行性骨化性肌炎（myositis ossificans progressiva，MOP），主要组织病理异常发生于结缔组织。本病是一种相当古老的疾病，早在 1692 年 Patin 描述呈“枯树枝样”的患者，可能是最早被认知的 FOP 病例。1868 年 Von Dusch 命名为 MOP，1869 年 Munchmeyer 描述本病的临床特征，因骨骼肌本身基本正常，故称 FOP 更准确。

二、流行病学

FOP 是一种罕见的系统性常染色体显性遗传病。国内很少报道，其发病率约为 1/200 万。无种族、性别和地域差别。至今全世界已有 700 余例报道，我国从 1979—2006 年已有 60 余例报道。

三、病因及病理

FOP 病因和发病机制尚不清楚，有人认为是结缔组织某些成分遗传性缺陷引起继发性异位骨化。近来蛋白受体 BMP 在无限增生的类淋巴母细胞中的过度表达被认为与 FOP 发生有关。基因突变为“元凶”，相关疾病基因位于常染色体 2q23-24，编码 Ⅰ A 型激活素受体（ACVR1），使 Ⅰ 型骨形成 BMP。ACVR1 基因突变可引起 BMP 的异常激活，导致 FOP 病变。曾有报道双胞胎及父子同患病，但国内外多数报道无明显家族史。

病理变化早期，肌肉、肌腱及肌筋膜局限性水肿和炎症细胞浸润，后期病变组织发生钙化、骨化。新骨是化生的，病变区可发现软骨，骨化骨无异于正常骨。

四、临床表现

FOP 的主要特征是先天性大踇趾畸形和出生后进行性异位骨化。大多数患者在 10 岁以内出现发作性的炎性软组织疼痛肿块，肿块可自行消退，其后柔软的结缔组织包括肌腱、韧带、筋膜和骨骼肌逐渐转变为成熟的骨组织。

FOP 起病年龄早，有研究报道 3 例平均 1.7 岁，国外报道约 1/5 于婴儿期或胎儿期，多数于 5 岁前，平均 3~5 岁，几乎所有患者均在 15 岁前发病。男：女约为 2：1。

全身表现有低热、疲劳，生长发育多落后，性发育异常和智力缺陷少见，1/4 的患者有耳聋和脱发，耳聋多为传导性，可能因中耳骨化所致，头部脱发原因不明，可能继发于各种营养不良。

FOP 肿块多自发出现，亦可发生于创伤后，如肌内注射、局部麻醉、肌肉活检、静脉穿刺等。常最先发生在颈、躯干背侧和肩部，后发展到肢体近端，肘、膝部及肢体远端很少受累，一般不累及手、足、眼、面、舌、膈肌、括约肌和平滑肌。病变广泛者，可导致脊柱、大关节僵直，肢体活动受限。

临床表现两个主要特征：筋膜、韧带、肌腱、关节囊、骨骼肌间隙组织中的结缔组织进行性骨化和特征性骨骼畸形，多见拇指、踇趾细小。

骨骼最具特征的畸形是踇趾畸形。Ⅰ型（79%），踇趾短小，缺乏皮肤皱褶，多有跖趾关节外翻；Ⅱ型（9%），踇趾长度正常，婴幼儿期关节僵硬，随年龄增长出现进行性骨性融合；Ⅲ型（6%），幼儿期无症状、体征，X线检查亦正常，多在20年内逐渐趾骨唇状骨质增生、关节僵硬；Ⅳ型（6%），所有指（趾）多种畸形。

FOP的异位骨化首先发生在躯体的背侧、中线部位及头部，逐渐发展到躯体的腹侧、四肢及尾部。病变的发展过程与胚胎骨骼的发育顺序相似，临床表现具有特异性。由于FOP患者进行性的异位骨化，患者在30岁之前常因髋关节融合而不能行走，需坐轮椅，并失去日常生活的自理能力。此外，还可因下颌僵硬影响进食而导致严重的体质量减轻，以及因胸廓运动严重受限而导致肺炎和右心衰竭。见表5。

殷蕾等报道进行性骨化性纤维发育不良4例。其中1例表现：①胸壁多处尖状骨性物突起；②背部脊柱骨性物突起，脊柱呈S形弯曲；③双足大踇趾短；④X线检查显示胸壁多处骨化性阴影，脊柱两侧散在骨化，脊柱侧弯明显。

表5 FOP患者的特异性临床表现发生情况

临床特点	发生率(%)
先天性大踇趾畸形	>95
先天性大拇指畸形	50
进行性异位骨化	100
特征性骨化顺序	100
创伤后病情恶化	>95
颈椎融合	>90
胫骨近端内侧骨软骨瘤	>90
听力损害，传导性听力丧失	约50
躯体中轴软组织蜡样和网状损害	>95
胸廓功能不全综合征	>95
进行性活动受限	100

五、诊断及鉴别诊断

骨化性纤维发育不良的诊断主要依赖于其渐进性的病程特点、典型畸形及相应的影像学改变，其影像特征具有较高的诊断价值。

鉴别诊断：易被误诊为进行性幼年性纤维瘤病、淋巴水肿、软组织肉瘤或嗜酸性筋膜炎、强直性脊柱炎等。本病在钙化发生前应与皮肌炎鉴别，钙化发生后应与局限性骨化性肌炎、弥漫性钙质沉着症、多发性骨软骨瘤等病鉴别。

六、治疗及预后

目前对FOP尚无有效的防治方法。根据FOP的3期变化及药物作用机制，国际FOP临床协会提出对FOP的三级药物治疗指南。随着基因治疗的发展，治疗该病将成为可能。

FOP影响患者寿命，但可活到成年，有超过60岁的报道。长期随访发现，当胸壁骨化，出现限制性胸廓活动受限，肺活量减少，右心室功能不良、心电图异常，易引起肺部感染；下颌固定常引起进食困难，慢性消耗，均是导致死亡的危险因素。

有报道FOP患者死亡年龄的中位数约为41岁，通常死于因胸廓功能不全所导致的并发症。

参考文献

[1]林少彬，陈琳，林亿，等.进行性骨化性纤维发育不良——附2例报告并文献复习[J].罕少疾病杂志，2006，13(6)：28-30.
[2]殷蕾，周云芳，王剑，等.进行性骨化性纤维发育不良4例报告及文献复习[J].临床儿科杂志，2011，29(7)：685-689.
[3]吴凤岐，曾津津，王江，等.进行性骨化性纤维发育不良三例并文献复习[J].中华风湿病学杂志，2003，7(4)：224-226.
[4]姚晓群.杨广夫，何滨，等.进行性骨化性肌炎1例报告并文献复习[J].实用放射学杂志，2008，24(11)：1519-1521.

第10节 纤维肌痛综合征

一、名称

纤维肌痛综合征 (fibromyoalgia syndrome，FS)是一种非关节性风湿病，临床表现较为复杂，可继发于外伤、各种风湿病及各种非风湿病(如甲状腺功能低下、恶性肿瘤等)。特征性表现为慢性广泛性肌肉疼痛，尤以中轴骨骼为主。约90%的患者伴有睡眠障碍。

二、流行病学

FS为临床上常见病、多发病之一，大量的统计资料表明FS患病率约为2%，主要见于成人，女性多于男性，且患病率随年龄的增长而升高。

三、病因及病理

虽然对FS已进行广泛研究，但其发病机制至今仍不清楚。现代医学认为FS可能与丧失恢复性睡眠、神经生化异常、交感神经系统失控、局部组织因素、机体损伤、病毒感染和精神因素等有关，免疫功能紊乱也是FS发病机制之一。脑中5-HT水平下降，血中游离色氨酸及其转运率降低为FS的发病基础。近年来对FS发病机制的研究，主要集中在骨骼肌肉系统、神经内分泌系统、中枢神经系统(主要是大脑边缘系统)。

四、临床表现

分为原发性纤维肌痛和继发性肌痛两种，其临床表现可分为：①主要症状为全身广泛性疼痛及广泛性存在的压痛点；②特征性症状为睡眠障碍、疲劳和晨僵；③常见症状为麻木和肿胀、头痛、肠激惹综合征、心理异常等；④混合症状为大部分纤维肌痛综合征都同时患有某种风湿病。

曾有国外学者将本病的核心症状进行梳理，按照发生率高低依次为：弥漫性疼痛100%、睡眠障碍90%、疲劳80%、外周压痛点70%、肠易激惹症状30%~50%、膀胱易激惹症状12%。此外，FS常见临床症状还有认知障碍、头痛、晨僵、寒冷不耐受和心悸胸痛，而本病伴抑郁的发生率为20%~40%，在患者一生中抑郁的发生率为58%~71%。

FS多见于女性，发病年龄25~47岁，其临床表现呈多样性，特征性表现为慢性广泛性肌肉疼痛，尤以中轴骨骼(颈椎、胸椎、下背部及肩胛带、骨盆带等处为常见)，呈对称性、持续性；压痛点较敏感，疼痛的性质多为刺痛伴情绪上的烦躁不安。约90%的患者伴有睡眠障碍；50%~90%的患者有疲劳感；76%~91%的患者出现晨僵，其严重程度与睡眠及疾病活动性有关；抑郁和焦虑等心理异常也比较常见。大部分FS患者都同时患有某种风湿病，这时临床症状即为二者症状的交织与重叠。FS常使与之共存的风湿病症状显得更严重。

五、诊断及鉴别诊断

虽然距第1版分类标准的颁布已经过去近30年，纤维肌痛综合征的诊断和治疗仍然面临着巨大的挑战。据国外报道，患者常需耗时2年以上、平均就诊于3.7个医生才能被正确诊断，有的患者甚至用了10年的时间才得以确诊。有报道显示，我国FS的首诊误诊率高达87%。本综合征以疼痛为主要症状，而其他的常见症状，如疲劳、睡眠障碍、情绪紊乱和认知功能障碍等，虽然并不像疼痛症状那样出现在每一位患者身上，但却严重影响着本综合征的诊断、治疗和预后。因此，在诊疗过程中，应特别重视本综合征的症状多样性和疾病复杂性。

按照1990年美国风湿病协会(ACR)纤维肌痛综合征分类诊断标准：①周身弥漫性疼痛病史，包括身体两侧肩胛带和骨盆带，腰的上下部，中轴骨骼(颈椎或前胸或胸椎或下背)，病史至少在3个月以上；②按压力为4kg，按压18个压痛点中至少有11个或以上压痛，18个压痛点如下——枕部(双侧枕骨下肌肉附着处)、下颈部(双侧C5-7，横突间隙前侧)、斜方肌部(双侧斜方肌上缘中点)、冈上肌部(双肩胛冈内缘冈上肌起点)、第2肋骨部(双侧第2肋骨与肋软骨连接部上面)、肱骨外上髁部 (双侧肱骨外上髁下缘2cm处)、臀部(双侧臀外上象限，臀肌前皱襞处)、大转子部(双侧大转子突起的后缘)、膝部(双侧膝关节间隙上方内侧脂肪垫处)。

为更好地区分纤维肌痛综合征与局部疼痛综合征，2016年美国风湿病学会再次发布纤维肌痛综合征的修订诊断标准，将弥漫疼痛指数中的19个部位划分为5个区域，并要求5个区域内至少4个区域出现疼痛，并将诊断标准的第一条中“弥漫疼痛指数3~6”调整为“弥漫疼痛指数4~6”；同时指出纤维肌痛综合征的诊断与其他疾病的诊断无关，并不排除其他临床重要疾病的存在。2016版修订标准综合了1990年分类标准、2010/2011年诊断标准的优点，以疼痛涉及的“区域”替代疼痛“部位”，简化躯体症状类型，明确评价方式，并且不再排除其他临床重要疾病的存在。

鉴别诊断：由于FS的症状呈多样性，如疼痛、疲乏、精神障碍等且主观感受较明显。临床误诊情况时有发生，需与以下几种疾病相鉴别。精神性风湿痛、慢性疲劳综合征、风湿性多肌痛、类风湿关节炎、肌筋膜痛综合征、强直性脊柱炎、心因性疼痛等。

六、治疗及预后

中医药治疗FS的研究在整体治疗、兼证的兼顾、副作用的控制上要优于单纯西药治疗，根据辨证的不同用药有所区别，总体上以祛风散寒除湿、舒筋活络、活血行气、疏肝理气为要。可以发挥中西医各自的优势，进行良性优势互补。总之，针对FS如何进行个体化、综合性的治疗是今后临床研究的方向。

参考文献

[1]刘宗权，宋敏，雷斌.纤维肌痛综合征临床治疗进展[J].颈腰痛杂志，2012，33：222-224.

[2]常胜男.纤维肌痛综合征特征性临床表现的分析[J].中国疗养医学，2007，16：299-300.

[3]尉国师，周海核，唐力.原发性纤维肌痛综合征113例临床误诊分析[J].河北医学，2013，19：1845-1846.

[4]焦娟.纤维肌痛综合征诊治进展[J].临床荟萃，2019，34：293-298.

第11节 首次使用综合征

一、名称

首次使用综合征(first use syndrome，FUS)指血液透析开始后(15分钟前后)末梢血白细胞急剧减少的现象，又称为透析后综合征(post-perfusion syndrome，hemodialysis leucopenia)、血液透析中发生的过敏反应。在欧美透析器的再使用是常事，使用新品透析器时易产生此综合征，程度重。FUS是由Nicholls于1982年首先报道，是血液透析的急性并发症之一。

二、流行病学

血液透析(hemodialysis，HD)是终末期肾病(end stage renal disease，ESRD)患者的主要肾脏替代疗法。而血液透析滤过(hemodiafiltration，HDF)则使用大孔径、高超滤透析膜有效清除常规血液透析难以去除的大、中分子物质如β-MG及iPTH等。与常规血液透析（HD）相比，HDF对小分子溶质的清除能力优于HD，对中大分子物质的清除是迄今为止所有治疗方法中效率最高的方式。在治疗过程中，患者血液与透析膜接触，可导致部分患者发生透析器首次使用综合征。

三、病理

FUS可有内出血者。

四、临床表现

透析开始后1~5分钟产生各种症状，包括胸内苦闷、支气管哮喘、肺毛细血管吸引白细胞，而致弥散障碍产生低氧血症。

游励红等探讨血液透析滤过(HDF)发生透析器首次使用综合征(FUS)的临床特点。方法：将167例患者按治疗模式不同分为HD组和HDF组。结论：进行血液透析滤过时FUS的发生率明显高于血液透析，提示FUS的发生可能与HDF透析器种类不同及HDF的对流原理有关。临床表现：窒息感、胸闷、呼吸困难、心动过速、血压下降、肌肉酸痛、胸(背)部疼痛、恶心、呕吐、腹疼、腹泻、静脉压力异常升高、静脉灼热疼痛、球结膜充血、皮疹、皮肤瘙痒。

Daugirdas等将FUS分为A型(超敏型)和B型(非特异型)。A型FUS罕见而严重，发生率为0.04‰，在透析开始后5~20分钟内起病；表现为呼吸困难，烦躁不安，瘘管部位或全身灼热并有窒息濒死感，甚至心搏骤停。轻者仅有瘙痒、荨麻疹、咳嗽、喷嚏、鼻过敏、眼部水肿、腹部绞痛或腹泻等，重者可导致心动过速、低血压、支气管痉挛、呼吸困难，甚至心搏骤停。近期有报道部分病例临床表现呈不典型和多样化的趋势。B型FUS较A型常见，发生率为3%~

5%，透析开始后 1 小时内出现，主要表现为胸痛、背痛、头痛、低血压、肌肉痉挛、恶心、呕吐、呼吸困难等。

五、诊断

按 Daug irdas 等将 FUS 分为 A 型(超敏型)和 B 型(非特异型)。A 型诊断标准：①主要诊断标准为血液透析开始 20 分钟内起病，呼吸困难，全身和(或)静脉内瘘管局部灼热感，血管神经性水肿 / 面部潮红；②次要标准为使用同一类型透析器症状再次发作，荨麻疹，流涕、流泪，腹肌痉挛，皮肤瘙痒。符合上述 3 项主要诊断标准或 2 项主要标准加 1 项次要标准均可确立诊断；如有 2 项主要诊断指标或 1 项主要标准加 2 项次要诊断或 3 项次要指标应疑诊为 A 型。B 型的诊断标准：以低血压、肌肉痉挛、恶心、呕吐、胸痛和(或)背痛、呼吸困难为主要临床表现，常发生在透析开始 1 小时内，继续透析症状可减速弱或消失。

六、治疗及预后

程淑碧等探讨减少血液透析患者出现透析器首次使用综合征的护理方法。将首次使用透析器的 108 例患者随机分为治疗组与对照组，各 54 例。治疗组在血液透析前予地塞米松 5mg 加入 0.9%氯化钠注射液 500mL 中循管 10 分钟；对照组仅用 0.9%氯化钠注射液 500mL 循管 10 分钟。结果：治疗组 FUS 发生率为 3.7%，对照组 31.5%。两组比较，差异有显著性意义($P<0.01$)；两组均无出血征象，透析开始后 1、2 小时 APTT 值比较，差异均无显著性意义($P>0.05$)。结论：血液透析患者第 1 次透析或更换不同类型透析器时使用地塞米松 5mg 加入 0.9%氯化钠注射液 500mL 中循管 10 分钟的预处理方式能减少 FUS 的发生，且不增加出血风险。

FUS 的个别严重者可致死。

参考文献

[1]前田憲志.広範圍症候群(新订版)first use syndrome[J].日本臨牀，1987，春季臨時増刊号(45)：898.

[2]游励红，熊子波，姜蕾，等.不同治疗模式发生透析器首次使用综合征的临床分析[J].现代医院，2009，9(8)：43-45.

[3]程淑碧，易铁钢，祁爱蓉，等.血液透析患者透析器首次使用综合征预处理的探讨[J].护理学杂志，2004，19(23)：3-4.

第 12 节　Fisher 综合征

一、名称

Fisher 综合征又名眼外肌麻痹 - 共济失调 - 反射消失综合征、异型吉兰 - 巴雷综合征(GBS)、急性播散性脑脊髓神经根病综合征。

Coulee 在 1932 年首先报道由共济失调、腱反射丧失及眼外肌麻痹构成的综合征，并认为是吉兰 - 巴雷综合征的一种变异型，1956 年 Mifiller-Fisher 又报道了 3 例类似患者并视为一种独立的疾病类型，以后文献中将此三联征称作 Mifiller-Fisher 综合征(MFS)。

二、流行病学

MFS 发病率为 (1~2)/10 万人。GFS 占 GBS 的 25%，西方国家为 1%~ 5%，亚洲发病率明显高于西方国家。从婴幼儿到老年人均可患病，青壮年多见。

前驱感染：病前多有消化道或上呼吸道感染的前驱症状。Koga 等观察 70 例患者发现，空肠弯曲菌感染占 13%，嗜血流感杆菌感染占 7%，巨细胞病毒感染占 3%，肺炎支原体肺炎占 3%。此外，尚发现链球菌、金黄色葡萄球菌、伯纳特立克次体、EB 病毒、水痘病毒和腮腺炎病毒等感染，但均无统计学意义。

三、病理

本综合征发病机制认为与感染后自身免疫反应相关，多种神经节苷脂抗体(抗 GQ1b、抗 GD1b、抗 GT1a 抗体等)在 MFS 发病中的作用成为近年研究的热点。细胞免疫和体液免疫均与本综合征脱髓鞘的病理有关，病前感染特别是空肠弯曲菌、巨细胞病毒、EB 病毒、肺炎支原体可能诱发了异常的免疫反应。Fisher 综合征约占 GBS 的 5%，临床上并非罕见。

四、临床表现

Fisher综合征好发于 16~25 岁的青少年，45~60 岁为另一个高发期，70 岁以上发病者少见，急性起病，是吉兰 - 巴雷综合征(GBS)的特殊类型，不仅有周围神经的损害，可能还有脑干和小脑的病损，诊治不及时可转化为全身型 GBS。

全身性表现：①共济失调，腱反射消失；②眩晕，咀嚼困难，胸痛；③震颤感减退或消失，一过性手指麻木；④脑脊液细胞与蛋白分离现象。

Fisher 综合征一般有如下特点：①急性或亚急性起病前多有上呼吸道或消化道感染的前驱症状；②眼肌麻痹，以双侧眼外肌病为主，其受累程度不等，眼外肌麻痹通常于病后 2 周左右开始恢复，而眼球上视运动恢复最迟，个别患者可同时累及眼内肌；③共济失调；④腱反射减弱或消失；⑤脑脊液多有蛋白－细胞解离现象，一般占 73.0%~77.7%，病后第 3 周最明显，脑脊液免疫球蛋白增高更常见，可做神经节苷脂抗体的测定，如 GQ1b 抗体；⑥预后较好；⑦肌电图检查示神经源性损害，神经传导速度 F 波潜伏期延长或消失。

有学者认为 Fisher 综合征是不进展为全身严重瘫痪且预后良好的 GBS 变异型。另有学者认为 Fisher 综合征同 GBS 无本质区别，Fishes 综合征是以共济失调为主的脑神经受损的 GBS。刘群等报道 1 例以 Fisher 综合征为首发症状后病情较快发展，致四肢瘫、呼吸麻痹、面瘫，延髓麻痹及舌下神经瘫的全身型 GBS。

五、诊断、治疗及预后

Fisher 综合征应行神经生理学检测。患者的治疗主要以人血免疫球蛋白为主。部分患者预后差。

参考文献

[1]郑炳旭，崔春花，李红梅.Fisher 综合征 8 例临床分析[J].中国煤炭工业医学杂志，2008，11(9)：1357-1358.

[2]满玉红，于挺敏，吴杰，等.Fisher 综合征研究进展[J].中国实验诊断学，2005，9(4)：654-655.

[3]石丽霞，李继来，王培强.Fisher 综合征 11 例临床分析[J].北京医学，2010，32(10)：801-802.

[4]吴磊，吴卫平，黄德晖，等.Miller-Fisher 综合征的临床特点分析[J].中国神经免疫学和神经病学杂志，2006，13(5)：307-309.

[5]李凤鸣.中华眼科学(上、中、下册)[M].2 版.北京：人民卫生出版社，2005：3402.

第 13 节　Fitz-Hugh-Curtis 综合征

一、名称

1848 年丹麦外科医生 Hassing 报道输卵管炎患者，常自觉右上腹痛并放射至右肩胛疼痛。1930 年 Curtis、1934 年 Fitz-Hugh 首先报道由于淋菌感染所致的输卵管炎合并肝周围炎病例，即现在的 Fitz-Hugh-Curtis 综合征（FHCS）。

二、流行病学

发病率：近年来认为 FHC 已不是罕见病，因需在直视下才能确诊，故对其发病率的探讨很困难。腹腔镜的应用使 FHC 病例报道增多，齐滕等从 1990—1994 年行腹腔镜检查 421 例患者，诊断 FHC 26 例占 6.2%。这 26 例的腹腔镜适应证有不孕症 16 例，腹腔内感染 6 例，宫外孕 2 例，其他 2 例。此外，诊为不孕症行腹腔镜的 135 例中，诊断为 FHC 的有 16 例，占 11.9%。

三、病理

引起 FHC 的病原体 1980 年以前认为是淋菌。1980 年 Wang 等从有肝周围炎患者的子宫颈管检出沙眼衣原体，1982 年又从肝被膜分离出沙眼衣原体，从而证明沙眼衣原体是 FHC 的病原体。齐藤等于 1994 年借助 nested PCR 技术，从 FHC 患者肝被膜擦过的棉棒上检出沙眼衣原体。

腹腔所见：急性期在肝表面有点状出血和灰白色斑点纤维蛋白沉着，肝表面因腹腔积液呈湿润状。慢性期在肝表面上腹壁及横膈之间，能见到小提琴弦样纤维粘连。在急性期能看到输卵管发红及水肿，多数能见到腹腔积液。慢性期能看到输卵管卵巢周围膜样纤维粘连。

四、临床表现

100%有右季肋部疼痛，为肝周围炎引起。

FHCS 的典型症状为下腹痛后出现持续右上腹痛，并放射至右肩胛部，从下腹痛到发生上腹痛的时间间隔约 1 周，最多 2 周。据报道，80%以上的患者以右上腹疼痛为主诉，仅 20%左右表现为下腹部不适，可有轻度发热，多在 37~38℃之间，亦有 50%的患者表现为阴道分泌物增多。慢性 FHCS 则只有上腹痛或轻微下腹痛，甚至无症状，亦有合并机械性肠梗阻的报道。另外，部分 FHCS 由于在膈肌与肝包膜间形成不同程度的粘连,呼吸运动时会出现右上腹及季肋区疼痛感,深呼吸时加重。局部也可有压痛和叩击痛,急性炎症时可影响同侧胸膜并伴随相应症状和体征,出现右下肺呼吸音降低,肋膈角消失、模糊或见有少量积液。

五、诊断

FHCS 需通过腹腔镜、开腹等方法观察肝脏表面炎症表现并检出病原体方能确诊,但这些检查均为有创性,对没有明显症状或并发症的患者不建议应用。现可通过腹部 CT 和实验室检查等非创伤性手段对 FHCS 做出诊断。

FHCS 时腹部 CT 表现为肝脏胸肋面或肝周被膜增厚。此外,腹部增强 CT 也是诊断 FHCS 的有效方法。特别是对右上腹疼痛女性患者无明显超声或胃肠内镜发现,主要表现为肝周区被膜增厚时,对 FHCS 的早期诊断尤有重要意义。临床当发现性活跃期女性右上腹疼痛、腹部增强 CT 表现为肝周增厚时应考虑 FHCS,并可通过妇科检查或检测沙眼衣原体的 IgA 和 IgG 抗体进行鉴别诊断。

六、治疗及预后

早诊治对 FHC 的预后好。

参考文献

[1]舩越拓,生坂政臣.知っておきたい内科症候群?フィッツ-ヒュ-カ-ティス症候群 Fitz-Hugh-Curtis syndrome (FHCS)[J].内科,2012,109(6):1443-1444.

[2]高兢编,乐杰.Fitz-Hugh-Curtis 综合征[J].国外医学妇产科学分册,1996(23):162-163.

[3]靳翠平,尚玉敏.Fitz-Hugh-Curtis 综合征研究进展[J].国际妇产科学杂志,2009,36:364-366,376.

第 14 节 Fitz 综合征

一、名称

Fitz 综合征又名急性出血性胰腺炎、急性胰腺坏死、急性胰腺炎症候群。急性胰腺炎 (acute pancreatitis,AP)指胰腺的急性炎症过程。按病情的严重程度分类,80%~85%的 AP 为轻症急性胰腺炎,15%~20%的 AP 为重症急性胰腺炎。重症急性胰腺炎(SAP)具备 AP 的临床表现和生化改变,且具下列之一者:局部并发症(胰腺坏死、假性囊肿、胰腺脓肿),器官衰竭,CT 分级为 D、E(坏死型)。

二、流行病学

AP 发病率为(10~80)/10 万人,国外报道死亡率为 5.7%~10%,国内为 10%左右,少数重者的胰腺出血坏死,常继发感染、腹膜炎和休克等多种并发症,病死率高达 30%~40%,称为重症急性胰腺炎。

三、病理

常见的病因有:胆石症和胆囊炎占 54.7%,高脂血症占 13.2%,不良饮食习惯占 10.1%,酗酒占 7.1%,发病原因不明占 7.6%。1998 年第七届全国胰腺外科学术会议上规定:APACHE Ⅱ 评分 >8 及 Bahhazar CT 分级 >Ⅱ 表示 SAP 预后不良。

胰性脑病(PE)发病机制尚未完全明确。①大量的胰酶(如蛋白酶、磷脂酶、弹力纤维酶、糜蛋白酶、激肽等)有毒物质进入血流中;②PE 与低氧血症和血管活性物质对中枢神经系统的损害有关;③维生素缺乏。

重症急性胰腺炎(SAP)的发病机制尚未完全阐明。目前研究表明,细胞因子在 SAP 的发病过程中起到很重要的作用,包括促炎细胞因子如白细胞介素(IL-1、IL-6、IL-8、IL-12、IL-15、IL-18)、肿瘤坏死因子(TNF)、抗炎细胞因子(IL-2、IL-4、IL-10、IL-11)。

四、临床表现

常进等研究急性胰腺炎患者急性肺损伤及其影响因素,432 例急性胰腺炎患者中,符合 ALI 诊断标准的 29 例,符合 ARDS 诊断标准的 10 例,即急性胰腺炎患者中发生 ALI/ARDS 并发症的共有 39 例,急性胰腺炎患者 ALI/ARDS 并发症的发生率为 9.03%。重症急性胰腺炎,以及入院时乳酸脱氢酶异常、尿素氮异常、白细胞异常、动脉血氧分压异常是急性胰腺炎并发 ALI/ARDS 的危险因素。影像学检测指标对急性胰腺炎患者 ALI/ARDS 并发症发生的影响:是否有胰周积液、腹腔积液、胸腔积液、胰腺坏死的 AL-

I/ARDS 并发症发生率的差别无统计学意义；有无胰周脓肿和胸腔积液的 ALI/ARDS 并发症发生率的差别有统计学意义，有胰周脓肿和胸腔积液 SAP 患者的 ALI/ARDS 并发症发生率比无胰周脓肿和胸腔积液的患者高。

黄英荷等探讨急性胰腺炎（AP）相关性肺损伤（APALI)的 CT 表现。102 例 AP 患者根据亚特兰大临床分类标准分为轻症急性胰腺炎(MAP)和重症急性胰腺炎(SAP)，分析 APALI 的发生情况及 CT 表现，并进行 CT 形态学分级评分，分析 APALI 的 CT 形态学分级评分与 AP 严重程度临床分级评分的相关性。结果：102 例 AP 共发生 APALI 71 例，其中 MAP 41 例，SAP 30 例。APALI 的 CT 表现包括：33 例 CT 表现为胸腔积液、积血，胸膜增厚；18 例出现肺内条索状或网格状影；20 例出现肺内磨玻璃状模糊影或斑片状实变影。APALI 的 CT 形态学分级评分与 AP 严重程度临床分级评分呈正相关($r=0.314$，$P<0.05$)。

五、诊断

延壮波等的急性出血性胰腺炎（AHP）诊断依据：①上腹或全腹剧痛、恶心、呕吐、腹胀、烦躁不安等明显的发病情况及症状和体征；②发病后较快出现腹膜炎、肠麻痹及不同程度休克；③超声检查见胰腺明显肿大，边缘不规则或模糊，胰周围低回声，或出现 AHP 间接声影特征；④腹腔穿刺见不等量血性腹腔积液；⑤白细胞计数在（1.5~2）×10^9/L 以上，血、尿及血性腹腔积液淀粉酶测定明显增高。

目前 SAP 较公认的诊断标准有：①腹膜炎体征明显，有麻痹性肠梗阻表现；②血性腹腔积液，腹腔积液淀粉酶明显升高；③CT 或 B 超检查示胰腺肿胀及明显胰外炎性浸润表现；④有重要脏器功能衰竭的表现。具有其中二者即可定为重症。中华医学会医学外科疾病学组于 1992 年制定出 SAP 的诊断标准，并在 1996 年做出修订。此诊断标准结合了发病的机制和形态学的表现，并将 SAP 分为两级：Ⅰ级，无重要器官功能衰竭；Ⅱa 级，有一个重要器官功能衰竭；Ⅱb 级，有两个及以上重要器官功能衰竭。

六、治疗及预后

早诊治是本病治疗的关键。

诊治急性胰腺炎(AP)仍然是一种临床挑战。在美国总体病死率约为 5%，并有多器官功能衰竭患者病死率可高达 47%。

胰性脑病(PE)预后不良，病死率可高达 40%。

参考文献

[1]卢榜裕.急性胰腺炎的手术指征、时机和方式[J].腹腔镜外科杂志，2009，14(12)：884-886.
[2]杨力.急性胰腺炎的近期研究进展[J].临床肝胆病杂志，2010，26(5)：479-482.
[3]谭东新.重症急性胰腺炎的诊治进展[J].中国实用医药，2009，4(26)：216-218.
[4]延壮波，辛颖，王贞芳.辨证分期辅助治疗急性出血性胰腺炎 64 例[J].山东中医杂志，2005，24(6)：356-357.
[5]赵洪礼，吴战军.细胞因子与重症急性胰腺炎关系研究进展[J].临床消化病杂志，2010，22(1)：61-63.
[6]黄英荷，杜绪仓，丁鸿，等.急性胰腺炎相关性肺损伤的 CT 表现[J].中国医学影像学杂志，2013，21(5)：357-359.

第 15 节 局限性真皮发育不全综合征

一、名称

局限性真皮发育不全综合征（focal dermal hypoplasia syndrome）又称为局限性皮肤发育不全综合征、灶性皮肤发育不良。1920 年 Jessner 首次报道，1962 年 Goltz 综合文献确立为独立综合征，又称为 Goltz 综合征。其特征为外胚叶及中胚叶结构的广泛性发育不良，特别是皮肤及骨骼系统。

二、流行病学

该综合征为 X 伴性显性遗传，候选致病基因为 PORCN，到目前为止已发现 27 种突变，并有报道称，该基因的非编码区突变也会导致本病的发生。

三、病因及病理

本病为遗传因素造成外胚层及中胚层发育障碍，遗传方式属 X 连锁显性遗传，染色体正常，无家族史，可能与母体妊娠时服药和感染影响胎儿发育有关。受累皮肤的结构异常，脂肪层、表皮间被断裂的胶原组织隔开，缺乏胶原组织束及弹性纤维。

四、临床表现

报道病例女性居多，占 90%，有文献记载仅见于女性。常身材矮小，智力正常。皮损为不规则线状毛细血管扩张、网状萎缩及色素沉着，呈淡红褐色萎缩性的筛状斑块，类似皮肤异色症。好发部位以臀部、腋窝和大腿等部位为主。某些部位皮肤脂肪组织形成结节状。口、肛门、女阴外周可有细小淡红色乳头瘤，或唇、外阴、肛周有血管纤维瘤。患儿毛发稀疏，质脆，头部可有斑秃，亦常见骨骼畸形，有并指、少指和无指(80%)；指甲营养不良(50%)，脊柱侧凸，脊柱裂，锁骨发育不全；或有小眼、斜视、缺牙、双睑下垂等异常错位咬合、牙齿缺损。5%~10%的患者有心血管病变，常为主动脉狭窄、房间隔缺损、肺动脉高压和毛细血管扩张。

惠海英等报道 1 例。腹部可见 3cm × 4cm 大小脐疝，疝块可回纳，平卧时不消失。右侧胸腹部可见 15cm × 17cm 大小片状萎缩斑，边界尚清，呈鲜红色，菲薄，隐约可见腹壁血管，间有淡白色色素脱失斑，形如鱼网状。表面附有白色干燥性薄层片状鳞屑，斑块长轴与皮纹一致。

五、诊断

根据以上临床特征进行诊断，须注意与皮肤异色症、尖锐湿疣等鉴别。组织学检查本病可见皮肤沉积，碎裂原纤维胶原把正常的脂肪与表皮分开，缺乏胶原束，正常弹力纤维减少，未受累部分皮肤正常。

六、治疗及预后

本病无特殊治疗方法，对并指、多指畸形与心血管畸形和皮肤纤维瘤可行外科手术矫正，口腔外周乳头状瘤影响功能时，可予以切除。一般不影响生命。

参考文献

[1]洪庆成，江敬铭.儿科综合征[M].天津：天津科学技术出版社，1996：165-166.
[2]张燕丽，段小红.常见伴随指趾甲异常的口腔遗传性疾病[J].实用口腔医学杂志，2011，27(4)：553-557.
[3]惠海英，王俊民，王香兰，等.局灶性真皮发育不全综合征 1 例[J].中国皮肤性病学杂志，2005，19(3)：168-169.

第 16 节 Fort-Bragg 综合征

一、名称

Fort-Bragg 综合征又名胫前疹发热综合征、钩端螺旋体病。

二、流行病学

据 1986 年国际微生物学会统计，全世界已发现的钩体共有 23 个血清群、200 个血清型，其中我国已知有 18 群、75 型，是世界上发现血清型最多的国家。

我国最重要的流行菌群为黄疸出血群和波摩那群，它们流行面积广，危害性最大，分别为稻田型、洪水型和雨水型的主要病原体。在我国鉴定的 31 501 个菌株中分别占 39. 9%和 20.9%。

据 405 832 病例统计，男女比例是 2.02 : 1。黄河流域男性病例占 76%，女性病例占 24%。长江流域男性病例占 67%，女性占 33%。黄河流域及其以北地区病例性别差异明显。

我国钩体病以农民发病最多，占 80%以上，饲养人员、屠宰人员和学生感染率也较高，职工和学龄前儿童所占比例甚小。

我国已从 67 种动物分离出钩体，包括啮齿目 28 种，食虫目 5 种，食肉目 3 种，兔形目、偶蹄目和鸟类各 2 种，爬行动物、角类和节肢动物各 1 种，两栖类 9 种，家畜及实验动物 11 种。除鸟类和昆虫外，其余均既带菌又排菌，既是储存宿主又是传染源。我国的主要传染源是鼠类和家畜。

三、病理

病理特点为肺血管高度充血，瘀血溢血，而凝血机制正常，激素治疗有效，止血仅为辅助措施。

钩端螺旋体(简称钩体)侵入人体后，经淋巴系统或直接进入血液循环，数量多、毒力强、致病力大的钩体迅速侵入肺循环，并分泌透明质酸酶，以螺旋状运动穿透组织，导致：①肺泡毛细血管损伤，毛细血管内皮细胞枝状突起增多，红细胞大量溢出，进入肺泡，最初出现少量点状出血，以后出血逐渐加大增多，出现斑块状出血，流出的血液经久不凝；②引起心肌细胞受损，导致心收缩力减弱，使肺循环功能障碍，产生肺淤血，肺泡毛细血管扩张，加重出血；③肺组织缺氧使肺泡毛细血管通透性增加引起出血。

四、临床表现

钩端螺旋体病肺出血型。

1.早期

病程第2~3天，为钩体血症阶段，发热、肌肉酸痛（腓肠肌和腰背肌酸痛明显）、身乏（全身无力、肢体软弱）等症状。眼结膜充血，腓肠肌压痛，腹股沟及腋窝淋巴结肿大与压痛等，可有血痰或咯血。

2.进展期

①先兆期：面白、心慌、烦躁、呼吸及心跳增快，有时血痰，肺部呼吸音粗糙，干啰音或局限性湿啰音。②出血期：数小时内面色极度苍白或青灰，唇绀，心慌；烦躁加重，呼吸心跳快显著；双肺变动性湿啰音，扩散全肺，咯血增多。

3.垂危期

可在1~3小时或稍长时间病情恶化，极度烦躁不安，神志模糊昏迷，喉头痰响，呼吸不规则或明显减慢，高度发绀，口鼻涌出血性液体而死亡。

胸部X线特点：①磨玻璃样改变；②粟粒状结节影；③两肺广泛性弥漫性点片状影或小片状影；④在肺弥漫性出血严重病例，病灶融合，累及全肺，使心缘、肺门、肺纹、膈肌均模糊不清，但无肺门增大。

转归：变化多端，易恶化，病死率较高。在有效治疗之前，病死率高达50%左右，但如在先兆期或出血期处理恰当，患者反应较好，则病情常在2~4小时开始稳定，6~12小时逐渐改善，24小时后一般可脱离危险。经抢救成功者，迅速恢复健康，不留后遗症。先兆期患者死亡较少，出血期患者死亡率约30%，垂危期患者死亡率达100%。

五、诊断

钩体病现行的确诊依据主要是钩体培养分离和血清学检测特异性抗体。有文献报道早期血清学试验特异性检出率达52.6%，但血清阳性结果仍是要到发病后6天才达最高。血培养分离出钩体阳性率在20%~70%，时间需2周。都不能为钩体病早期诊断及时提供依据。钩体DNA探针和PCR法检测血清中钩体DNA，可为钩体病早期诊断提供依据。

涂燕云等探讨早期临床诊断要点。根据1995年卫生部提出的钩体病诊断标准，具备流行病学史及三症状之一、三体征之一，即为临床确诊病例，但最终确诊需实验室诊断的支持。特异性检查下列任何一项试验阳性即可确诊：①病原学检测，血液尿液标本中可检出或培养出钩端螺旋体；②PCR技术可查到钩体；③血清学检测，显微镜凝集试验（MAT）查到钩端螺旋体IgG抗体阳性。

六、治疗及预后

本病应行抗病原体治疗。

杨友波分析西昌市133例钩端螺旋体病死亡病例。死亡原因：肺出血和肺弥漫性出血型112例（84.21%），肾衰竭5例（3.76%），脑膜脑炎型5例（3.76%）。说明钩体病主要死因是肺出血，而肾衰竭型、脑膜脑炎型也几乎是100%死亡。

参考文献

[1]贺洁，马永康，杨向东.钩端螺旋体病研究进展[J].医学动物防制，2010，26：1110-1111.
[2]杨友波.西昌市133例钩端螺旋体病死亡病例[J].预防医学情报杂志，2005，21(2)：197-198.
[3]张建波，谭得圣.钩端螺旋体病弥漫性肺出血型：临床与影像学[J].国外医学·流行病学传染病学分册，2004，31(6)：376-378.
[4]鲁菊英.256例钩端螺旋体病的临床观察及护理[J].当代护士，2003，11(8)：29-30.
[5]白俊杰.钩端螺旋体病139例临床分析[J].国际医药卫生导报，2003，9(22)：21-22.
[6]杨树林，万荣军.钩端螺旋体病345例临床分析[J].中华全科医师杂志，2003，2(4)：261-262.
[7]戴昆，苟辉亮.钩端螺旋体病肺出血型的X线表现及误诊因素分析[J].贵阳医学院学报，2008，33(5)：530-531.
[8]涂燕云，丘海先.钩端螺旋体病的早期临床诊断标准探讨——附142例临床分析[J].中国人兽共患病杂志，2005，21(8)：736，709.

第 17 节 Franceschetti 综合征

一、名称

Franceschetti 综合征又称为 Franceschetti-Zwahlen 综合征、Berry-Franceschetti-Klein 综合征、Treacher-Collins-Franceschetti 综合征、Treacher-Collins 综合征、下颌骨面部发育障碍综合征、下颌骨面部综合征、眼睑颊部下颌骨综合征、双侧面部发育不全综合征、多发性面部异常综合征、鱼样面综合征，为罕见的眼、面、颌和耳部畸形的先天性疾病。1846 年 Thorrison 首先报道。1889 年 Berry 曾经报道 2 例(母女)典型的眼睑畸形，并提到遗传因素在本综合征中的作用。1900 年 Treacher Collins 首先描述了本综合征最主要的特点：颧骨和下眼睑的缺损。1949 年 Franceschetti、Zwahlen 和 Klein 详细描述了整个综合征的全部特征，并于 1944—1949 年收集了较多病历，提出本综合征为一独立的畸形，并定名为下颌骨面发育不全(mandibulofacial dysostosis，MFD)。

二、流行病学

本综合征为常染色体显性遗传，外显率不全，表现度不同，有些患者有家族史，动物模型证实可能与胚胎期出血有关。在新生儿中的发生率约为 1/50 000，患者当中超过 60%的病例为无家族史散发的新生突变，而约 40%的病例具有家族史。

1993 年 Dixon 等将该病基因定位于染色体 5q32-5q33.1 的 TCOF1 基因，该基因编码的蛋白质产物为 treacle 蛋白。随后又发现位于 TCOF1 基因的 202 种致病突变及热点突变。2011 年 Dauwerse 等利用全基因组扫描技术，在对一位 TCOF1 基因筛查阴性的 Treacher-Collins 综合征患者进行检查时发现，在常染色体 13q12.2 区域有一个 156kb 缺失的新生突变，该突变导致 POLRID 全基因和 LNX2 基因的第一外显子缺失。随即作者对具有典型 TCS 特征但 TCOF1 基因筛查阴性的数百位患者及部分正常人群进行筛查，证实 POLRIC 和 POLRID 这两个基因也是 TCS 的致病基因。

三、病因

本综合征病因不明。

四、临床表现

1949 年Klein 将本病分为 5 型：①完全或典型型；②不完全型；③发育不完全型；④单侧型；⑤不典型型。主要临床表现：①颅面骨发育不全，呈尖头或舟状头畸形；②眼裂异常、倾斜，睫毛缺如等；③耳廓畸形、皱曲、移位，无外耳道等；④鼻额角消失，鼻梁隆起；⑤可有多种骨骼畸形，先天性心脏病，智力减退等；⑥特殊面容，呈鸟样或鱼头样面貌，可有巨口或小口畸形、口角裂、巨舌、腭裂及颌骨发育异常等。

全身性表现：①头、面、额、颊、耳、上下颌畸形；②智力低下，精神紊乱；③脊椎，手足关节畸形，多指(趾)；④胸部不对称，心血管异常等身体其他脏器结构和功能的异常。

五、治疗及预后

由于本综合征病变涉及软、硬组织的缺损，修复与重建复杂，仍有许多困难，组织工程学与材料科学的发展将可能为这一畸形的整复提供一种新的途径。

参考文献

[1]李凤鸣.中华眼科学(上、中、下册)[M].2 版.北京：人民卫生出版社，2005:3404-3405.

[2]崔巍巍，陈振东，焦建军.Franceschetti-Zwahlein-Klein 综合征 1 例[M].北京口腔医学，2002，10(3)：150.

[3]李洪波.PRPS1 基因打靶载体的构建及 Treacher-collins 综合征致病基因筛查[D].北京：中国人民解放军总医院军医进修学院，2012.

[4]卢建建，滕利.Treacher-collins 综合征的诊断与治疗[J].中国美容医学，2007(10)：1451-1454.

第18节 Francois-Haustrate综合征

一、名称

Francois-Haustrate综合征又称为半侧面小体综合征、单侧面部发育不全及耳下颌骨发育障碍。颅面发育畸形，面貌不对称，主要表现为一侧偏小，多发生在左侧。

二、病因

胚胎期（在胚胎20~25mm时）第1鳃弓发育障碍，与遗传无关，可能与子宫内环境紊乱有关。

三、临床表现

眼症状与体征：①小眼球，先天性囊状眼，眼球下陷；②病变侧睑裂向下移位，斜视；③虹膜、脉络膜、视网膜缺损；④偶见先天性白内障。

全身性表现：①单侧小耳、耳翼扭曲、外耳道缺如、单个或多个副耳、耳瘘管；②单侧面肌不全（包括咀嚼肌、翼状肌、颞肌及诸面表情肌），病变侧肺发育不全；③巨口（30%）、腭裂、唇裂、齿列不整、上颌骨畸形、横向面裂、下颌骨发育不良，小下颌本身可致新生儿呼吸困难而死亡。

参考文献

[1]李凤鸣.中华眼科学（上、中、下册）[M].2版.北京：人民卫生出版社，2005：3407.
[2]陈春荣，杨文杰.实时三维彩超诊断胎儿下颌面骨发育不全综合征1例[J].中国超声医学杂志，2008，24(6)：535.

第19节 Franklin病

一、名称

Franklin病又名重链病（heavy chain disease，HCD）、重链病症候群、H锁病。HCD最早由Franklin（1964年）报道，后来相继发现α、μ、δ重链病，证实重链病其实是一组异质性的B细胞克隆增殖性疾病，而Franklin病仅指γ重链病。

二、流行病学

α-HCD：是HCD中最常见的类型，首例由Siligmann在1968年发现，迄今已有400余例报道。多见卫生条件相对较差的不发达国家，可能原因是当地胃肠道感染较常见。

δ-HCD：迄今世界仅报道1例。

γ-HCD：从1964年首次报道至今，文献报道已超过120例。

μ-HCD：罕见，1969年首例报道至今，文献报道约33例。

三、临床表现

α-HCD：患者多为青年，发病年龄多在10~20岁，男性略多于女性。本型可分为肠型和肺型。绝大多数为肠型，临床特征是营养吸收障碍综合征，表现为反复或慢性腹泻，伴腹痛，体重减轻，常有发热，在青少年可出现生长延迟。杵状指和肠系膜淋巴结病常见，后者有时表现为腹部肿块，但浅表淋巴结肿大少见。25%的患者中度肝大，脾大较少见。可出现低蛋白血症引起的腹腔积液和外周水肿。肺型极少见，以呼吸困难为主要表现。呼吸器官型表现为纵隔淋巴结肿大、呼吸器官症状。

δ-HCD：表现为多发性骨髓瘤的临床特征，颅骨溶骨性破坏，骨髓浆细胞增多，快速进展至肾衰竭而死亡。患者血清可检测到聚合的δ-重链片段，但没有确定的测序结果。

γ-HCD：平均发病年龄60岁，女性多于男性。临床表现多样，最常见的初发症状为贫血、体重减轻，有时伴发热。淋巴结肿大发生率约为50%，脾大占50%~75%，肝大约占1/3。如果发现淋巴结病或者脾大，需进一步检查，大约3/4患者最终诊断为某种淋巴增殖性疾病。10%~15%的患者有结外病变，如皮肤损害和甲状腺浸润。逐渐缩小且质地较硬的淋巴结病和因韦氏淋巴结环受累引起的上颚及悬雍垂肿胀是特征性的，但发生率不到20%。本型与发病前或者诊断时存在的自身免疫性疾病关系密切，以类风湿关节炎最常见，自身免疫性溶血性贫血、系统性红斑狼疮也有报道。肾损害与溶骨病变发生率远不及骨髓瘤，本周蛋白尿引起的肾衰竭和淀粉样变性也很少见。

μ-HCD：中位发病年龄为57.5（15~78）岁，男性略多于女性。可能的原因是该病临床表现无特异性，很多病例被诊断为慢性淋巴细胞白血病或者B细胞淋巴瘤，但未鉴定单克隆免疫球蛋白。早期报道的病例都具有慢性淋巴细胞白血病的临床表现，但随着诊断技术的进步，目前本型仅有1/3可以确诊为慢性淋巴细胞白血病。常全身症状，如体重减轻、贫血、反复感染，时有发热。几乎脾大，肝大也常见。浅表淋巴结肿大见于40%的患者。

袁有忠等报道γ-重链病并发IgA型多发性骨髓瘤1例。15年来，患者未经任何放疗和化疗，定期在本院随访。平时易患上呼吸道感染，多次因面部疖病、肺部感染等住院治疗。

四、诊断

本病临床表现缺乏特异性，国内外学者均将HCD蛋白的存在作为诊断HCD的唯一条件。γ-HCD有乏力、发热、贫血、软腭红斑及红肿，肝、脾、淋巴结肿大，骨质破坏罕见。轻度红细胞、白细胞和血小板减少，外周血及骨髓中嗜酸性粒细胞增多，并可见不典型淋巴样浆细胞。血清及尿液免疫电泳仅见单克隆γ重链，而轻链缺如，尿中出现重链片段。

五、治疗

γ-HCD具有明显的异质性，故治疗选择有赖于潜在的基础疾病和病理表现。无症状的患者不需要治疗。如伴有自身免疫性疾病均应给予标准的治疗。对有症状的低度恶性淋巴浆细胞淋巴瘤患者可考虑苯丁酸氮芥治疗。如增生细胞以浆细胞为主，可给予美法仑和泼尼松治疗。有进展性淋巴浆细胞增生性疾病或者高度恶性非霍奇金淋巴瘤证据的γ-HCD患者可选择COP（C为环磷酰胺，O为长春新碱，P为泼尼松）方案或者联合阿霉素化疗。

六、预后

γ-HCD临床病程差异大，一组23例病例报道中位存活期为7.4年（1个月至>21年）。具有淋巴瘤表现的患者较无淋巴增殖性疾病证据者病程进展快，后者随访2~7年仍完好存活。而有潜在淋巴瘤的患者，其预后决定于病理组织类型。

参考文献

[1]侯健，张春阳.重链病的诊断与治疗[J].中国实用内科杂志，2007，27（19）：1499-1502.

[2]赵敏，冯晖，许新华.γ型重链病1例[J].临床血液学杂志（输血与检验），2007，4（1）：47.

[3]袁有忠，孟沛霖，许燕群，等.γ-重链病并发IgA型多发性骨髓瘤一例[J].中华血液杂志，1995（16）：566.

[4]林杰，朱琦，杨景文.慢性淋巴细胞白血病伴发μ-重链病1例报告[J].中国实用内科杂志，1997，17：563-564.

[5]齐淑梅，陈黎.重链病1例[J].临床血液学杂志，1995（8）：107.

[6]高月清木，松同雅雄.広範圍症候群（新订版）heavy chain disease（H锁病）[J].日本臨牀，1987，春季臨時増刊号（45）：1022.

第20节 Frimodt-Moller综合征

一、名称

Frimodt-Moller综合征又名热带性嗜酸性粒细胞增多症、肺嗜酸性粒细胞增多症、Weingarten综合征。

Weingarten于1943年首次将具有产生痉挛性支气管炎、外周血嗜酸性粒细胞增多和两肺出现弥漫性斑片阴影的综合征命名为热带性肺嗜酸性粒细胞增多症（tropical pulmonary eosinophilia，TPE）。

二、流行病学

20世纪50年代后逐渐认识到丝虫感染是TPE的病因。TPE在丝虫流行区域较常见，如印度、斯里兰卡等东南亚一些国家，非洲及中国的沿海地区也是TPE的高发区。由于从流行区到非流行区的移民或旅游，在西方国家也可见到TPE的病例。

三、病理

嗜酸性粒细胞性肺泡炎即使在早期,肺功能显示限制型加上气道阻塞,后者由细支气管嗜酸性粒细胞浸润、伴支气管黏膜和肌肉破坏所致。症状开始后的6个月至2年,嗜酸性粒细胞浸润由嗜酸性粒细胞、单核细胞和组织细胞组成的混合细胞渗液所代替。纤维化在早期即可见到,且进展缓慢。2年后嗜酸性粒细胞变少,渗液由单核细胞和组织细胞组成,肺纤维化非常显著。肺功能显示显著的限制型障碍,进行性加重。胸部X线于两肺中带和肺底呈显著的网状结构,一些患者进展至轻度慢性呼吸衰竭,PaO_2 8~8.6 kPa。TE的显著肺功能毁损的发病率和频率难以估计。病程超过2年的19例,经随访5年,其中有5例发展至非常显著的肺毁损。在流行区TE经常再发或复发,一些患者嗜酸性粒细胞计数随经常的复发而减少,占优势的症状一般为用力呼吸困难,而不是发作性咳嗽和气促。在此阶段见到的TE可能难以识别。也许在热带貌似支气管炎或肺纤维化的许多患者,事实上是TE的末期。

四、临床表现

患者以20~40岁男性为多,病程多在3~8个月之间,最短约为1个月,最长可达20年。其发病季节为9~10月。TPE于热带与亚热带较为常见,在我国华南及华东地区发病数较高,但新疆、东北、内蒙古等地也有发现。

TPE的临床症状主要是阵发性干咳、呼吸困难或喘息,夜间症状加重。上述症状常持续数天,类似哮喘发作。非特异性表现包括1~2周低热、乏力、食欲缺乏、消瘦、恶心、呕吐等,亦有胸痛、肌痛及心脏、中枢神经系统受累的报道。TPE患者的体检主要为肺部闻及湿啰音和哮鸣音,可出现全身淋巴结肿大及肝脾大。

TPE典型的胸部X线特点为两肺网状、结节样浸润阴影,以中下肺野为主,可伴空洞和胸腔积液。约有20%的患者即使有肺组织病理学改变,但X线胸片可显示正常。做胸部CT检查可见到纵隔淋巴结肿大。TPE病程较长者出现两肺间质纤维化X线表现,可并发支气管扩张、气胸等。TPE早期患者肺功能检查以阻塞性通气功能障碍为主,慢性者为限制性通气功能障碍伴轻、中度气道阻塞,以及一氧化碳(CO)弥散率降低。若病情进一步发展至肺间质纤维化,则肺功能显示为不可逆性的改变。

五、诊断

实验室检查:TPE的实验室检查包括外周血嗜酸性粒细胞增多,占白细胞总数的50%以上,绝对计数超过3×10^9/L,甚至高达$(50\sim80)\times10^9$/L。嗜酸性粒细胞数量通常与临床症状的严重程度及X线胸片表现不相关。痰液中可检出嗜酸性粒细胞,支气管肺泡灌洗液中嗜酸性粒细胞明显增多。血IgE水平明显上升达数周,通常超过10^6 IU/L。做补体结合试验及血凝集试验可发现丝虫特异性IgG、IgE滴度增高,这是重要的诊断依据。微丝蚴通常不能在血、痰、粪、尿中检出,而常在淋巴组织(如肿大的淋巴结)和肺内找到。90%的TPE患者血沉增快。

六、治疗及预后

海群生(枸橼酸乙胺嗪)的疗效:该药无显著副作用,对4%~5%的早期患者药效差或完全无效。症状持续时间较长(2~5年)的患者中,有高达20%~40%无效,原因可能是海群生对增多的肺纤维化不起作用。最近一些研究基于对临床表现、肺功能试验和对支气管肺泡灌洗液细胞的研究,显示海群生对TE的疗效不完全,许多患者遗留下轻度间质性肺疾病。对一大系列患者随访5年的研究表明,TE特异性治疗后的复发率至少20%。Udwadia推荐应用海群生每月1个疗程,间隔2~3个月,共1~2年,有助于减少TE发病率。左旋咪唑也可使用。

参考文献

[1]周新张.热带性肺嗜酸粒细胞增多症[J].中国实用内科杂志,2002,22(6):324-325.
[2]罗文侗,许新.热带性嗜酸细胞浸润症的回顾[J].国外医学呼吸系统分册,1993(13):144-146.
[3]刁绍立.什么叫热带性嗜酸性粒细胞增多症?其发病情况与地区有何关系? 如何诊断和治疗?[J] 人民军医,1979,5(4):78,5.

第 21 节 Fryns 综合征

一、名称

Fryns 综合征即弗朗斯综合征。本综合征为 Fryns 于 1979 年报道的一种新的可变的多发性先天性畸形综合征,以角膜混浊、膈缺陷和远端肢体畸形为特点,常为致命性的一种综合征。

二、流行病学

本综合征可能为常染色体隐性遗传。曾报道有同胞兄妹患者,父母为近亲婚配。本综合征等位基因突变的原发缺陷还不明。

三、病因及病理

绝大部分患者起始于横膈的膈纤维和膈肌发育良好。相反,来自胸腹膜皱襞的膈后侧部无左右两边,这些皱襞是由两肺长出形成的,提示可能原发肺发育不良并不分叶,继而导致无胸腹膜皱襞长出和形成。

四、临床表现

①在妊娠中期羊水过多,但胎儿生长正常。②有明显的颅面部特征:面部粗陋、鼻梁宽平、大鼻、鼻孔上翘、上唇短、巨口、唇裂或腭裂、颌小而后缩。耳外形不正、耳垂黏附。③胸部狭窄而发育不良,乳头距离较远。④远端肢体发育不良、指(趾)骨过短、指(趾)甲缺如或发育不良、X 线片上第 4 和 5 指(趾)骨末端和中间退化最明显。⑤膈缺陷伴原发或继发的肺发育不良;胃肠畸形包括旋转不良、不固定、十二指肠闭锁或多发性闭锁,在女性有双角子宫等畸形。⑥50%以下的病例可有其他畸形,如角膜混浊、小眼、睑裂上斜、短颈并有项褶、通贯手和畸形足。肾发育不良和皮质囊肿, 脑畸形包括 Dandy-Walker 囊肿及小脑胶质神经异位。合并先天性巨结肠症 (hirschsprung disease, HD)少见。

五、治疗及预后

本综合征无有效治疗方法。

因严重发育不良,故远期预后差,多于出生后几周内死亡。

参考文献

[1]洪庆成,江敬铭.儿科综合征[M].天津:天津科学技术出版社,1996:170-171.

[2]曹振杰,陈琦.先天性巨结肠相关疾病和综合征[J].临床儿科杂志,2013,31(1):92-93.

G

第1节 Gallavardin 综合征

一、名称

Gallavardin 综合征又名呼吸阻滞综合征、呼吸抑制综合征。

二、病理

中枢神经系统（脊髓丘脑束至延髓呼吸中枢)受刺激,呼吸中枢对刺激的易感性增加。

三、临床表现

程度不等的劳累或紧张引起呼吸抑制,休息时缓解。无喘鸣或呼吸困难。有些患者与典型的心绞痛症状交替发生。

Quiniou C 等曾报道过 1 例心跳过速。脊髓麻醉后心搏停止,原因不清。

四、诊断

心电图可表现为心绞痛的模式,特别是在运动后。

五、治疗

本综合征的治疗方法同心绞痛。

参考文献

[1]关勋添,黄如训,邓文英.医学综合征词典[M].广州:科学普及出版社广州分社,1980:164-165.

[2]Quiniou C,Pandin P,Renard M, et al. Prolonged asystole after spinal anesthesia in a patient with Gallavardin's syndrome[J]. Annales Franaises Danesthèsie Et De Rèanimation,2004,23(8):822-826.

第2节 Garcin 综合征

一、名称

Garcin 综合征是单侧性的Ⅰ~Ⅻ脑神经广泛障碍的综合征。1896 年 Seeligmann 最初报道一侧性多发脑神经麻痹。1926 年由 Guillain 再次报道,1927 年 Garcin 命名，又名一侧颅底综合征（halfbase syndrome)、Guillain-Garcin 综合征、多发性单侧颅神经麻痹综合征(paralytic multiple unilateral syndrome)、一侧多颅神经广泛性进行性损害综合征、Bertolotu-Garcin 综合征、Hemibase 综合征、单侧全身瘫痪综合征等。

二、流行病学

本综合征病因多为颅底部肿瘤,如脑膜瘤、岩骨肉瘤、鼻咽癌等,其中鼻咽癌可占半数;其次为全身肿瘤颅底转移,如宫颈癌、乳腺癌、肺癌,其他病因有脑膜炎、海绵窦血栓形成、霍奇金病、多脑神经损害,尤其多见于恶性肿瘤直接侵袭和破坏骨质、压迫或侵犯脑神经所致。

三、临床表现

该综合征可分为完全型(少见)和不完全型。脑神经麻痹症状出现先后、是否完全、麻痹程度取决于颅底病变始发部位、蔓延方向及范围,但限于一侧为其特征。中后组脑神经受累多见,Ⅷ~Ⅹ最多,占80%左右,余依次为Ⅴ、Ⅶ(75%),Ⅳ(70%),Ⅲ、Ⅵ(60%),Ⅱ和Ⅰ最少。最先受累的脑神经以Ⅵ~Ⅹ最多。几乎所有病例均有患侧剧烈头痛。

四、诊断

具备以下5点可确诊:①一侧多支脑神经损害;②无颅内压增高症状、体征;③无其他运动,感觉异常;④颅底骨质破坏;⑤多伴有恶性肿瘤。

五、治疗及预后

本综合征应针对原发疾病处理。预后差。

参考文献

[1]伊藤泰広. 知っておきたい内科症候群?ギャルサン症候群 Garcin syndrome[J]. 内科,2012(109):941-942.

[2]王者晋,林宏,陆薇.Garcin综合征1例报告[J].第四军医大学学报,1999,20(8):699.

[3]黄通.偏侧颅底综合征1例[J].疑难病杂志,2004,3(6):369.

第3节　Garrod综合征

一、名称

Garrod综合征又名尿黑酸尿症(alkaptonuria)、褐黄病(ochronosis)综合征。褐黄病是由Virchow于1866年通过尸检所见而报道和命名的。

二、流行病学

本综合征为罕见的常染色体隐性遗传病,发病率仅为1/100万,1994—2009年全国仅有7例报道。

三、病因及病理

因机体缺乏尿黑酸氧化酶(homogentisic acid oxidase),使苯丙氨酸和酪氨酸的中间代谢产物尿黑酸不能被进一步氧化分解,沉积于各种结缔组织,特别是软骨使之颜色变暗,故称褐黄病。另一方面尿黑酸随尿液排出,在尿液中经碱化、氧化,使尿色变黑,所以又称为尿黑酸尿症。目前由于发现苯二酚、抗疟药、苯酚、汞和苦味酸等能引起类似于褐黄病的褐色色素沉着,且组织学上也与褐黄病相似,故把这种因药物引起的疾病称为外源性褐黄病,而把与遗传有关的称为内源性褐黄病。

外源性褐黄病主要发生于黑种人,尤以南非发生率高,无全身受累征象,与遗传无关。而内源性褐黄病经近年的研究发现,它可能是因尿黑酸1,2-加双氧酶基因突变(两个纯合子L25P和M368V的错义突变)所致。尿黑酸沉积引起结缔组织变性的机制尚不清楚。

病因不明,受累组织有软骨(包括甲状软骨、气管环状软骨、肋软骨、椎间盘、四肢大关节面软骨等,使变硬脆易碎裂)。

四、临床表现

内源性褐黄病以男性多见,且较重,男女比例为2∶1。其首发表现为尿色改变,尿液暴露于空气后变暗,因无其他症状,往往在出现关节或脊柱症状时得以确诊。随年龄的增长,肾脏分泌功能逐渐下降,血浆尿黑酸水平逐渐升高,加速了尿黑酸的积聚,所以从尿液颜色的改变到出现关节或脊柱症状需历经数十年。主要受累的部位是脊柱和大关节(最常为膝关节,其次为髋和肩关节),表现为受累部位的疼痛和僵硬甚至出现残疾。脊柱受累主要累及胸、腰椎。进行性钙化和空泡化是本综合征最有特征性的表现。椎间隙的变窄可使患者明显变矮,广泛的椎间盘突出可引起患者下肢麻木和直腿抬高试验阳性等。另外,患者还可出现面部、耳廓、巩膜和鼻软骨的褐色色素沉着、主动脉瓣钙化狭窄和肾结石等关节外表现。

俄罗斯学者报道1例以骨关节病和内脏器官(心、肾)损害为主要表现的老年人黑酸尿症。患者,男性,68岁。因双髋、膝关节疼痛和运动困难,脊柱活动受限,走路时出现呼吸困难、全身无力、食欲不振并逐渐加重已15年。胸透双肺纹理增强,心脏呈主动脉型、上行主动脉膨出、主动脉弓延长并变圆,左心室增大,见主动脉瓣钙化。脊柱和关节X线片:颈、胸和腰段的椎间盘均呈弥漫性变性和营养不良性改变且厚度变薄,椎间盘内有多发性不均匀分布的钙质沉着,双肩、膝、髋和骶髂关节呈变性性关节病的表现,膝关节内有多个游离体。本例除有黑酸尿、褐黄病和骨关节损害等尿黑酸尿症所特有的三联征外,尚有严重的心、肾损害。

五、诊断及鉴别诊断

本综合征的诊断应牢牢抓住皮肤褐黄斑、尿液变色及以上特征的关节或脊柱改变。

参考文献

[1]李凤鸣.中华眼科学(上、中、下册)[M].2 版.北京:人民卫生出版社,2005:3410-3411.

[2]刘湘源,黄烽,李胜光,等.褐黄病 1 例报告并文献复习[J].西部医学,2003,1(1):81-82.

[3]丁国林.老年人黑酸尿症[J].国外医学(老年医学分册),1991,12(5):95.

[4]牛笑皋,杨文海.尿黑酸尿症(Alkaptonuria)-褐黄病(Ochronosis)——附一例报告[J].内蒙古医学杂志,1987(7):72-74.

第4节 胃-食管反流综合征

一、名称

胃-食管反流综合征(gastro esophageal reflux syndrome,GER)又称为松弛症(chalasia)、先天性短食管等,是指胃内容物频繁地反流到食管的一种远端食管功能不全症。1950 年 Neuhaser 和 Berenberg 首先描述。1974 年 Randolph 等强调了婴儿下食管括约肌在发病中的作用,从而确定了本病的命名。

二、流行病学

由于解剖生理特点,小儿 GER 以新生儿和婴幼儿发病最多,约占 50%。婴儿期 GER 可发生在生后最初几周内。生后 2 周内的新生儿,食管下端括约肌(LES)压力低,至少到生后 6 周才能达到成人水平;早产儿需 2~3 个月胃肠功能才能较为成熟,建立有效的反流屏障。此外,LES 到咽部的距离相对短,卧位时间长、哭闹时增加腹压,使得新生儿更易发生 GER,40% 的正常新生儿可出现 GER,早产儿发生率更高,达 80%~85%。婴儿期 GER 最常见于 4~6 个月的婴儿。一般 3 个月以内婴儿有 50%每天都会出现反流,4 个月婴儿发生率在 66%以上,到 1 岁时仅有 5%的婴儿每天会出现反流。总之,40%左右的健康婴儿每天会出现 1 次以上的反流,但并无病理学改变。

三、病理

1.防止反流屏障失常

包括食管下端括约肌、横膈右脚肌、膈食管韧带、食管和胃之间的锐角和食管末端黏膜瓣等屏障发生障碍,使胃内容物反流入食管。

2.食管蠕动功能障碍

当食物由胃反流入食管时,若食管功能良好,则食管上端可出现向下的继发性蠕动波,可迅速将反流的食物送入胃中;若食管功能有障碍,继发性蠕动波减弱,反流的胃内容物则可继续上溢。

3.食管-胃解剖学异常

婴儿食管裂孔疝多伴有胃-食管反流。

近年来,学者们注意并正在研究婴儿胃-食管反流与哮喘的关系。据最新资料显示,本综合征在 60 岁以上人群中竟达 60%以上。

四、临床表现

有顽固呕吐、体重不增、反复肺炎、气管炎、窒息、哮喘等,部分患儿有食管炎及食管缩窄。90%以上的患儿有呕吐,呈喷射状,严重者可造成营养不良。呕吐物吸入可致呼吸道症状,如反复窒息、吸入性肺炎及支气管炎等。频繁的胃酸反流可致食管炎,婴儿表现为不安、激惹或拒食,年长儿自诉胸骨后烧灼痛。炎症可使局部组织失血导致缺铁性贫血,严重者出现黑粪,甚至呕血。慢性食管炎可使食管发生缩窄。偶可发生食管痉挛,而出现吞咽困难及疼痛。少见症状有反刍、杵状指和蛋白丢失性肠病,此即所谓的 Sandifer 综合征,是指患儿有一种特殊的“公鸡头样”的姿势,伴缺铁性贫血和食管炎,手术纠正后,这种特征立即消失。6 个月以下的婴儿可有呼吸停止、发绀,酷似气管肺发育不全,甚至可发生突然死亡,为婴儿猝死综合征的原因之一。本综合征患儿常伴有其他疾病,以中枢神经系统疾病最常见,食管-气管瘘、唇腭裂、胃肠道畸形、心脏畸形等也可见。

李锐等报道 50 例患者中食管外损害分析:食管外受损组织和器官最常见为咽喉部(52%),其次是呼吸系统(40%),睡眠性呼吸暂停、牙侵蚀、呃逆等较为少见。

朱利斌等统计 38 例胃-食管反流中消化道外症状表现为:①呼吸系统并发症共 29 例,占 76%

(29/38),阵发性咳嗽或偶有咳嗽,但大都以干咳为主12例,其中伴有喘息2例,仅表现气促3例,以突然出现面色发绀为表现的有3例(见于2~6个月的小婴儿),反复出现呼吸暂停6例(见于小胎龄、低体重的早产儿),吸入性肺炎5例;②耳鼻咽喉并发症4例,占11%(4/38),上颌窦炎1例(经CT证实),声音嘶哑2例,咽部不适、异物感1例(8岁男孩抗反流、抑酸治疗后缓解明显);③代谢性碱中毒2例,占5%(2/38);④营养不良3例,占8%(3/38)。

五、诊断

详尽询问患儿病史及观察患儿进食时、食后的表现,对诊断帮助很大。

六、治疗及预后

本综合征大多经内科治疗有效,即使需手术治疗者,治愈率可达90%以上,故预后较好。尽管GER在新生儿、婴儿期非常多见,常被认为是生理性的,但也会引发其他严重疾病,如呼吸暂停、窒息、吸入性肺炎、营养不良,甚至猝死。

参考文献

[1]洪庆成,江敬铭.儿科综合征[M].天津:天津科学技术出版社,1996:175-176.

[2]李锐,张彬彬,冯浩,等.胃食管反流病食管外损害临床特征[J].中国伤残医学,2013(21):179-180.

[3]朱利斌,李仲荣,徐辉,等.小儿胃食管反流的消化道外并发症分析[J].浙江临床医学,2005,7(12):1245-1246.

[4]吴捷,魏克伦.婴儿期胃食管反流病及其诊治[J].中国实用儿科杂志,2009,24(5):413-414.

第5节 胃食管喉气管综合征

一、名称

胃食管喉气管综合征(gastroesophago-laryngotracheal syndrome,GELTS)又称为汪忠镐综合征。

汪忠镐等认为由GERD引起的以咽喉部为核心的,常以呼吸道表现尤其是哮喘、喉气管痉挛为突出点的,涉及呼吸和消化两大系统和耳鼻口腔的一系列相应临床表现(但可以没有胃灼热和反酸),或者是以胃食管交接处为启动器、以咽为反应器、以口鼻为效应器、以喉气管为喘息发生器的新的临床综合征,姑且称为胃食管喉气管综合征或两管一腔综合征(two track one cavity syndrome)。所提及的无食管症状患者似乎不可理解,但本组这些病例经胃镜检查并无食管炎,间接证实其食管对酸可能有颇大的抵抗力。GELTS这个新概念的提出很可能为许多患GERD、哮喘、重症咳嗽、咳痰等常见病和多发病的患者带来了希望以致新生,似乎很有必要引起充分的重视和研究。

二、临床表现

任清华等报道胃食管喉气管综合征误诊为哮喘1例。患者间断上腹不适、咳喘12年余,加重1年,病程中长期误诊为支气管哮喘,多年未愈,行胃镜检查确诊为胃食管喉气管综合征,遂在胃镜下行食管胃交界处Stretta微量射频抗反流治疗,前述症状均有所好转。

汪忠镐等报道2006—2007年接受射频治疗的CERD患者200例,男112例,女88例;年龄17~85(平均47)岁;病史3个月至40年。按症状分有以下几种。①食管性:反酸79例,胃灼热150例,咽异物感55例。②呼吸性:喘息或"哮喘"93例(46.5%),气短23例(11.5%),咳嗽、咳痰128例(64.0%),夜间不能平卧23例(11.5%)。③口腔性:流涕35例,喷嚏33例,打鼾33例,耳鸣25例,鼻后滴流20例,听力下降15例;口腔溃疡24例,牙齿腐蚀37例,嗅觉消失1例,吞咽痛20例和吞咽困难14例。按系统表现分:仅表现为反酸、胃灼热反食、嗳气等消化道症状49例(24.5%);仅表现为咳嗽、咳痰、喘息、憋气等呼吸道症状36例(18.0%);消化道症状与呼吸道症状并存98例(49.0%);以呼吸道症状为主,偶有反酸等消化道症状15例(7.5%);表现为胸骨后疼痛,误诊为冠心病2例(1.0%)。本组有呼吸道表现者共占74.5%,病程中多误诊为支气管哮喘、肺纤维化、肺气肿、支气管扩张等疾病。"哮喘"多在进食后及夜间平卧位时发作,20例发生过昏迷或经历过多次急症抢救,其中2例曾发生瞳孔散大以为已经死亡,3例曾行1或2次气管切开,1 例住院治疗时因发作晕厥致脸部撕裂伤,1 例并发肺气肿、肺大泡和自发性气胸,1 例并发左肺不张行全肺切除术,1 例因严重咳嗽和喘息、曾发生 2 根肋骨骨折;8 例形成支气管扩张;19 例发生肺纤维化和肺气肿,其中 1 例肺实质病变严重已确定为肺移植对象;2 例以胸骨后疼痛误诊为冠心病,其中 1 例病史 34 年,曾放置冠状动脉支架无效。

三、诊断

诊断标准:①胃镜检查;②24 小时胃食管超声监测。

四、治疗

汪忠镐等报道的病例内镜下 Stretta 射频治疗效果。结果:治疗后即刻复查胃镜见 190 例贲门口包绕内镜紧密,10 例贲门口较前缩紧;4 例术中食管、贲门黏膜少量出血,无其他并发症。治疗 2 天内 198 例症状消失或明显缓解。随访 1~11 个月,5 例自觉无明显改善,3 例于术后 1~7 个月后复发(1 例接受了重复治疗,"哮喘"再度消失),12 例失访;180 例(90%)症状消失或明显改善,以呼吸道症状为主者尤其明显。结论:内镜下 Stretta 治疗 GERD 操作较为简捷、安全具有颇好前景,更适于有严重呼吸道症状和 GELTS 的病例。复发时尚可重复治疗或改用手术治疗。

治疗指征:汪忠镐等对患者的建议是首先进行药物治疗,然后考虑射频或手术治疗,本组患者大多以汪教授的经历而来求治,显然症状更重:①有呼吸窘迫而严重影响生命的患者;②有严重胃灼热、反酸以致几乎持续呕吐的患者;③药物治疗不满意、明显影响生活质量的患者。

参考文献

[1]任清华,王丙信,汪忠镐.胃食管喉气管综合征误诊为哮喘一例[J].临床误诊误治,2010,23(7):640-641.

[2]汪忠镐,刘建军,陈秀,等.胃食管喉气管综合征(GELTS)的发现与命名——Stretta 射频治疗胃食管反流病 200 例[J].临床误诊误治,2007,20(5):1-4.

第 6 节 Gaucher 病

一、名称

Gaucher 病即戈谢病(高周、高谢、高雪病),又称为脑苷脂沉积病(cerebrosidosis)、葡萄糖脑酰胺沉积病(glucosylceramide lipidosis),是一种常染色体隐性遗传的溶酶体贮积病。1982 年由法国医生 Gaucher 首先报道,病因是 lq21 染色体上基因变异所致葡萄糖脑苷脂酶缺乏引起葡萄糖脑苷脂在巨噬细胞中大量沉积。由于此酶在不同的脏器其活力不同,器官内脑苷脂沉积的程度也不同,脾脏内该酶活力最低,所以脾脏内脑苷脂沉积最明显,其次是肝脏、骨骼、神经系统、淋巴结。患者主要表现为肝脾大及淋巴结肿大、骨质疏松。

二、流行病学

北京协和医院儿科经过 14 年对 1226 例溶酶体病患儿进行临床研究和总结,首次报道了中国人溶酶体病的疾病谱。溶酶体病是由于溶酶体内 60 余种酸性水解酶中任何酶发生缺陷所造成的疾病,目前已知的病种超过 50 余种,其中绝大多数属于常染色体隐性遗传病。自 2000 年起该院确诊溶酶体病 1226 例,其中各型黏多糖病共 460 例。研究者通过长期研究,总结出中国人溶酶体病的疾病分布情况。中国人溶酶体病的疾病谱依次为戈谢病(24%)、黏多糖病Ⅱ型(20%)、异染性脑白质营养不良、黏多糖病Ⅳa 型和黏脂贮积症等。少见疾病为黏多糖病Ⅶ型和多种硫酸酯酶缺乏症,而黏多糖病Ⅳb 型至今没有。本项科研成果是国内该领域最大样本的总结,为我国溶酶体病的发生率统计提供了关键数据。

三、病理

常表现为不同程度的脾大,重达 300g~10kg 不等,可达体重的 25%,质地坚实,切面均一呈灰红色,油脂状,有时可见灰白色斑点或结节。镜下肝、脾、淋巴结及骨髓组织内可见增生性的 Gaucher 细胞。除 HE 切片外,PAS 染色和组织细胞标记均可清晰显示胞质内皱纹纸状条纹,具有诊断价值。本例的免疫组化标记显示,Gaucher 细胞以表达 CD68 为主,部分表达 CD163,提示来源于巨噬细胞系统。

四、临床表现

症状分三型。

Ⅰ型(慢性非神经型,成人型)

肝脾大,血小板减少,贫血等脾功能亢进症状,四肢疼痛为主症,通常无神经症状。肺浸润强时,引起呼吸障碍、肺心病,多数病例呈慢性病程,预后不太坏。

Ⅱ型(急性神经型,乳儿型)

肝脾大,贫血,自生后数月始发现斜视、肌紧张、头部后屈、开口困难、退行等神经症状。进行性喘鸣和哺乳困难,对肺的 Gaucher 细胞浸润致 2 岁以内死亡。

Ⅲ型(亚急性神经型,青年型)

有神经症状,但比Ⅱ型徐缓,多数能生存到 5~10 岁。

五、诊断

慢性脾大的原因很多, 无特殊临床症状的慢性巨脾,尤其在儿童均应考虑本病的可能,确诊本病需要结合临床资料、骨髓穿刺及生化检测的支持,测定白细胞中 β 葡糖苷酶的活性也是最可靠的诊断方法之一。

六、治疗及预后

本病以对症治疗为主,包括输血及脾切除,以减轻症状、缩短病程。也有学者提出儿童采取部分脾切除既能有效地预防术后感染,又可缓解病变在其余网状内皮系统的进展。酶替代治疗改善Ⅰ型 Gaucher 病的症状, 但需要终身静脉给药且不能通过血脑屏障。底物减少法是一种新方法,长期疗效尚需观察。

本病Ⅱ型预后最差。

参考文献

[1]大和田操.広範圍症候群(新订版)Gaucher 病[J].日本臨牀,1987,春季臨時増刊号(45):764.

[2]崔文丽,王玻玮,黎音,等.Gaucher 病 1 例[J].临床与实验病理学杂志,2010(26):252-253.

[3]段文利,叶盛楠.我国溶酶体病疾病谱绘制[N].中国医学论坛报,2014-05-29(A2).

第 7 节 发作性睡病

一、名称

发作性睡病(Gelineau's syndrome)又称为 Gelineau 综合征、Narcole-Psy 综合征、Westphl-Gelineausches 综合征、Gelineau-Redliehsches 综合征等,还有人称之为睡眠发作四联征 (tetrad of sleep attacks 或 teeralogy of narcolepsy)。1880 年 Gelineau 首先发表文章并使用"Narcolepsy"这一术语。本病是睡眠障碍的一种特殊类型,以不择时间、突然发作、难以克制的嗜睡为特点。

二、流行病学

患病率为 0.03%~0.06%,国内睡眠中心报道该病占全部就诊者的 4%~5%。发作性睡病不是一种常见病,美国的发生率为(3~16)/10 000。典型发病过程为青春期起病,首发症状出现在 15~30 岁之间。有调查发现,超过 1/3 的成人患者报道其首发症状出现在 15 岁以前。16%的患者报道其首发症状出现在 10 岁以前, 但目前 15 岁以前诊断为发作性睡病的患者比例仅为 4%。发作性睡病从首发症状开始出现到最终诊断的时间间隔通常为 10~15 年,多数发作性睡病患者有明确的发作性睡病或嗜睡家族史,8%~12%的患者一级亲属罹患同种疾病。

三、病因及病理

本病的病因可能与下丘脑后部及网状结构的损害或功能障碍有关,有学者研究中发现本病发病时与睡眠周期中的眼球快动期(REM)有关,在发作中开始后即表现为眼球快动期睡眠,日夜均如此,从而认为本病是由于控制眼球快动期睡眠的生理机制障碍所致。

四、临床表现

本病常起病于 10 岁儿童至 20 岁的青年人,以男性多见,男女之比约为 6∶1。主要症状有以下几种。

1.嗜睡发作

白天在各种场合和活动中均可出现难以控制的嗜睡现象,先有一种不可抗拒的嗜睡感,迫使患者立即睡倒,这种异常睡眠每日发作一次至数次,每次历时数分钟至数小时,睡眠深度不一,但与普通睡眠相似之处是随时可以唤醒。

2.猝倒症

约70%的患者伴猝倒症。所谓猝倒发作是指情绪激动、大笑、惊骇、恐惧等诱因下突然跌倒，发作时意识清楚，仅持续数秒至30分钟即恢复如常，这个临床现象是由于肌张力和肌力突然丧失所致。

3.睡眠瘫痪

约有1/3的患者于入睡或觉醒时出现数秒至数分钟的肢体松弛不能动弹与强烈的恐惧感，经旁人轻轻推动身躯即可恢复。

4.入睡前幻觉

约有1/4的患者除嗜睡发作外有极为恐怖的入睡前幻觉，以幻视为主，可有幻嗅、幻听等。

5.脑电图

嗜睡发作时的脑电图呈典型的睡眠波。

戴中等探讨发作性睡病的证候学特点及证类分布特征。将88例发作性睡病患者作为一个研究队列进行证候学观察。结果发作性睡病的核心症状包括发作性嗜睡(88例)、肌无力(73例)、睡眠幻觉(29例)、睡瘫(27例)。发作性睡病患者证候类型包括脾虚湿困(53例)、湿热困脾(9例)、脾虚肝旺(8例)、脾肾阳虚(4例)、痰浊蒙窍(6例)、瘀阻脑窍(4例)、胆热痰扰(5例)。

五、诊断

根据上述临床表现及脑电图可以做出诊断。嗜睡发作是本病诊断的主要症状，其他表现并非每一病例或每次发作时都同时出现的。

在诊断过程中需与婴儿睡眠窒息（sleep apnea)、癫痫、发作性嗜睡－贪食综合征（Kleine-Levin综合征)、肥胖－嗜睡综合征(Pie-Kwickian综合征)等相鉴别。

六、治疗及预后

适当选用中枢兴奋剂或拟交感神经药物，有一定疗效。此外，喝咖啡饮料也有助益。发作性睡病是慢性、持续终生并需长期治疗的疾病；治疗的最终目标是保证患者能够适应正常生活，提高生活质量。

本病本身并不会危及生命，但常影响生活、学习和工作，特别要注意发作时发生意外伤害和事故。大多病程很长。症状可终生存在，但随年龄增长而发作减少、症状减轻。

参考文献

[1]洪庆成，江敬铭.儿科综合征[M].天津：天津科学技术出版社，1996:178-179.

[2]戴中，白文，柳洪胜，等.88例发作性睡病患者的证候学分析[J].中医杂志，2009,50(4):336-337,346.

[3]江帆.儿童发作性睡病的诊治[J].中国实用儿科杂志，2010,25(9):676-680.

第8节 Gitlin综合征

一、名称

Gitlin综合征又称为胸腺淋巴生成障碍综合征(thymic alymphoplasia syndrome)、Glanzmann-Riniker二氏综合征、原发性淋巴细胞减少性免疫缺陷症(primary lymphopenic immunologic deficiency)、伴性隐性淋巴细胞减少性免疫不全(X-linked recessive lymphopenic immunologic deficiency)、Glanzmann-Riniker综合征等。

体液免疫和细胞免疫两种免疫功能受累，X染色体劣性遗传，重症复合免疫不全的一型。关于重症复合免疫不全症（severe combined immunodeficiency, SCID)是Glanzmann和Riniker(1950)最初报道的，当初解释为常染色体劣性遗传形式，此后Gitlin(1963)报道的病例大半是男性，推测是X染色体劣性遗传形式，以后这样的病例即称为Gitlin综合征。

1950年起各国学者发现了一些患无淋巴细胞症的小儿，1963年由Gitlin详细描述了胸腺淋巴发育不全症后即以Gitlin综合征命名。

二、流行病学

大约10万个出生儿总会有一个SCID-X1患者，系一专侵犯男性的伴性隐性遗传性疾病。

三、病理

本综合征特征是胸腺发育不良，淋巴样组织中几乎完全缺如淋巴细胞和浆细胞。周围血象淋巴细胞减少，贫血，全部免疫球蛋白受抑制，细胞性免疫功能不全。

四、临床表现

本综合征仅男性发病，生后即可发病。

生后一周以内的胸片见胸骨后是透亮像。病理学表现：SCID 的胸腺在 2g 以下，极小，皮髓的分化不清，Hassali 小体及小胸腺细胞缺如，为上皮性细网细胞占据。

原发性免疫不全综合征患儿恶性肿瘤的发生率为 3.2%，比一般小儿发生率高 40 倍，表明原发性免疫不全患者是恶性肿瘤的高危人群。各种原发性免疫不全综合征的合并率也有一定差异，其中以齐－东综合征和 AT 最高。不分地区、人种，AT 都好发恶性肿瘤。尤其是淋巴网状内皮系统恶性肿瘤，这是一种进行性小脑失调的家族性疾病，常伴随眼结膜及皮肤毛细血管扩张、眼球震颤、支气管炎、肺炎等呼吸道感染，发生细胞性免疫功能低下、分泌型 IgA 缺乏、胸腺异常，进而全身出现分裂活跃的巨核细胞。对易感染者虽采取了措施，但并发恶性肿瘤而死亡者还是不少。从病理学方面看，合并组的胸腺发育不全、T 淋巴细胞消失、胸腺小体消失等特征是由于细胞免疫功能低下所致。而非合并组 1/3 是正常的。细胞免疫功能低下说明免疫监视系统有问题，与好发恶性肿瘤有关。

临床表现是有严重的反复感染和发育障碍。

五、诊断

本综合征应行免疫学和遗传学检查。

六、治疗及预后

本综合征可用丙种球蛋白或移植取材自 9~10 周的胚胎的肝和胸腺来进行治疗。

预后较差，采用胸腺、骨髓移植者预后可望改观。患本综合征的小儿多在生后 1 年左右死于致命的病毒或真菌感染。

参考文献

[1]蔦田房子，早川浩.広範圍症候群(新订版)Gitlin症候群[J].日本臨牀，1987，春季臨時増刊号(45)：1018.

[2]李振武，宫笑鸽.原发性免疫不全综合征与小儿恶性肿瘤[J].国外医学肿瘤学分册，1988，15(3)：47-48.

[3]张永增.内科综合病征[M].沈阳：辽宁科学技术出版社，1985：717.

[4]洪庆成，江敬铭.儿科综合征[M].天津：天津科学技术出版社，1996：529-530.

第 9 节　Glanzmann 综合征

一、名称

Glanzmann 综合征即血小板无力综合征（Glanzmann thrombasthenia，GT），又名血小板功能不全综合征、Glanzmann-Naegeli 综合征、血小板衰弱症、遗传性血小板无力症、良性血小板无力症出血等。GT 1918 年由 Glanzmann 首先描述，亦称 Glanzmann 病。

二、流行病学

GT 为常染色体隐性遗传病，男女均可发病，多见于近亲婚姻，杂合子一般不能检出，个别杂合子可发现血块收缩不佳，常有家族性发病的倾向。

三、病因及病理

CT 基本缺陷在于血小板对二磷酸腺苷（ADP）无聚集反应，血块不能收缩，有认为系血小板膜上缺乏分子量为 13.5 万的糖蛋白 2，血小板中凝缩素缺乏，影响止血功能并伴有血管损害，也有认为系血小板凝血因子 I 的质量异常，而使血小板不能凝集，亦有认为系血小板酶异常所致。

GT 特点为血小板膜糖蛋白Ⅱb（GPⅡb，CD41）或Ⅲa（GPⅢa，CD61）质或量缺陷，血小板对多种生理性诱聚剂反应低下或缺如，导致血小板聚集功能障碍和血块收缩不良。

四、临床表现

（1）主要是慢性出血倾向，患者多为自幼发病，其特点为皮肤、黏膜（鼻、齿龈、呼吸道、消化道、泌尿道等）自发性出血，出血轻重不等，严重的多见，有的颅内出血，女性有月经过多，常需内分泌治疗。

（2）轻微损伤后出现齿龈、鼻腔、皮下的异常出血。

（3）自发性外伤手术后出血不止，女性月经增多，一般无关节腔出血，亦无脾大。

(4)实验室检查：血小板数正常，出凝血时间均正常，血块收缩时间延长或不收缩，毛细血管脆性增加，血小板凝集反应受损，在有 ADP 存在的情况下，血小板聚集障碍，血栓弹性度明显减低，血涂片血小板黏附性降低，血小板第 1 因子有效性减低，其他凝血因子正常。在电子显微镜下，血小板的超微结构并没有改变，血小板的寿命正常。

许剑辉等确诊 GT 患者 34 例，紫癜及瘀斑 23 例，鼻出血 25 例，牙龈渗血 9 例，创伤后出血难止 2 例，月经过多 3 例，关节出血、消化道出血、血尿、汗血症 0 例，出血体质家族史 2 例。

五、诊断

根据临床表现自发性出血倾向的特点，实验室检查血小板数正常、出凝血时间正常、血涂片血小板黏附性降低等对诊断有意义。

实验室诊断标准如下：①血小板对 ADP、凝血酶、肾上腺素、胶原、花生四烯酸等生理性诱聚剂反应低下或缺如，而对瑞斯托霉素的凝聚反应正常或接近正常；②出血时间（BT）明显延长；③血浆凝血活酶时间（PT）、部分凝血活酶时间（APTT）及纤维蛋白原（Fg）正常；④血块收缩、血小板对胶原反应异常；⑤血小板形态、数量和大小正常。

六、治疗及预后

本综合征目前尚无特殊的治疗方法。预后一般良好。随着年龄增长，出血逐渐减轻，甚至可自愈。

参考文献

[1]洪庆成，江敬铭.儿科综合征[M].天津：天津科学技术出版社，1996：184.

[2]蒋慧，邵静波.儿童血小板无力症诊断与治疗[J].中国实用儿科杂志，2013，28：652-654.

[3]许剑辉，李大鹏，田萌苏，等.血小板无力症 45 例临床分析[J].血栓与止血学，2013，19(3)：97-99.

第 10 节　葡萄糖 -6- 磷酸脱氢酶缺乏症

一、名称

葡萄糖 -6- 磷酸脱氢酶（Glucose-6-phosphate dehydrogenase，G-6-PD）缺乏症是高度的嗜中性白细胞 G-6-PD 缺乏造成细胞内杀菌能力异常症。

二、流行病学

G-6-PD缺乏症是由于 G-6-PD 基因突变所致，呈 X 连锁不完全显性遗传。本病在全球分布很广，几乎没有一个民族不存在这种缺陷，据统计，全球约有近 4 亿人有 G-6-PD 缺陷。我国分布规律呈“南高北低”的态势，长江流域以南，尤以广东、海南、广西、云南、贵州、四川等地为高发区。

广东地区 G-6-PD 缺乏症的发病情况，在 7488 例受检者中，共检出 G-6-PD缺乏者 488 例，发生率为 6.52%。我国既往报道最高为 10%。

三、病理

本病病理为溶血性贫血。

四、临床表现

本病临床症状类似慢性肉芽肿症（CGD）。易致各种炎症，包括上呼吸道炎、肺炎、尿路感染、蜂窝织炎、淋巴结炎，甚至败血症。

临床上可按酶的缺乏程度将此病分为两类：一类平时无溶血症状，但在某些诱因作用下发生溶血性反应；另一类在无诱因情况下出现慢性溶血。我国大多数病例属第 1 种。G-6-PD 缺乏症是蚕豆病、伯喹类药物性溶血、新生儿溶血及某些感染性溶血疾病的遗传基础。

本病临床表现以贫血、黄疸、血红蛋白尿为主，并可伴有畏寒、发热、恶心、呕吐、腹痛、腰痛等红细胞溶解产物对机体的刺激反应表现。

五、诊断

本病要注意与地中海贫血、病毒性肝炎相鉴别。地中海贫血一般起病较缓慢，伴肝脾大，血红蛋白尿不典型。病毒性肝炎可从胆红素性质、病毒学检查、肝功能检查与之鉴别。

对于本病的诊断，病史中有急性溶血特征，并有食蚕豆或感染、服药病史，或新生儿黄疸，或自幼即出现原因未明的慢性溶血者，均应考虑到本病，阳性家族史或过去史均助于临床诊断。结合实验室检查可确诊。

六、治疗及预后

本病为自限性,治疗以对症治疗为主,新生儿高胆红素血症可予蓝光治疗、静注血白蛋白、口服茵陈三黄汤等对症治疗;蚕豆病予禁食蚕豆、蚕豆类制品及氧化性药物,有感染者控制感染,碳酸氢钠碱化尿液、补液,重度贫血或血色素进行性下降显著者输注G-6-PD正常的红细胞。激素对阻止溶血无特殊疗效,但对危重病例,如高热、剧烈头痛、昏迷和休克出现时亦可使用地塞米松或氢化可的松,但不能以此代替输血补液等治疗措施。

目前尚无特殊根治方法,其溶血绝大多数有诱因,故预防极为重要。患者应终生按保健措施预防溶血,定期监测血常规红细胞指标,出现症状及早就医。

参考文献

[1]林克敏,辻芳郎.広範圍症候群(新订版)glucose-6-Phosphate脱水素酵素欠损症[J].日本臨牀,1987,春季臨時增刊号(45):1019.

[2]叶嘉玲,田佩玲,郑立新,等.7488例育龄人群G-6-PD缺乏症检查结果分析[J].中国优生与遗传杂志,2005,13(7):33,52.

[3]岑琴.儿童G-6-PD缺乏症并发溶血70例临床分析[J].医学理论与实践,2012,25(3):269-270.

第11节 Goldenhar综合征

一、名称

Goldenhar综合征即眼-耳-脊椎综合征,为一种先天性综合征,主要表现为眼、耳、颜面部及脊柱先天畸形,又称为眼-耳-脊柱发育不良(oculo-auriculo-vertebral dysplasia,OAVD)、下颌面骨发育不全-眼球上皮样囊肿综合征(mandibulofacial dysostosis-epibulbar dermoids)、耳-脊椎综合征(auriculover-tebral syndrome)、颜面-听-脊柱异常(facio uriculo vertebral anomaly)、眼-耳-脊柱谱系病(oculo-auriculo-vertebral spectrum,OAVS)、面-耳-脊柱序列征(facio auriculo vertebral sequence)或半侧颜面短小(hemifacial microsomia,HFM),是一种缘于第1、2鳃弓发育异常导致的颅面畸形。

1952年由Goldenhar首先报道。

二、流行病学

Goldenhar综合征的发生率为1/5000~1/3000,绝大多数患者是散发的,仅2%具有阳性家族史,呈常染色体显性遗传或常染色体隐性遗传。黄雪霜报道的病例有阳性家族史的占8.7%(6/69),与文献报道的基本相似。Goldenhar综合征的病因不明,Henkind报道2例表兄弟(其母为亲姐妹)同时患先天性角膜皮样瘤。张焕报道2例兄妹患先天性角膜皮样瘤合并副耳生长,因此推测本综合征的发生可能与遗传因素有关。对Goldenhar综合征的细胞遗传学分析发现少数患者伴染色体异常,文献报道涉及Chr5、Chr6、Chr7、Chr8、Chr9、Chr18、Chr21、Chr22和ChrX,大多数都是不重复的,但关于Sp和22q的报道较多见。不少学者对Goldenhar综合征展开了从细胞水平到分子水平的广泛研究,其致病原因至今仍未有定论。Goldenhar综合征的家族史和小鼠模型提示其有明显的遗传基础,从目前的细胞和分子遗传研究来看,这种极度变异的Goldenhar综合征表型可能存在多个致病基因及遗传异质性。在胚胎发育的过程中,这些基因的功能或协同、或拮抗,当其中之一或多个基因发生突变后,可能产生或轻或重的临床表型。

目前世界已累计200例以上,国内张焕1987年报道2例,同年周道伐等报道5例,还有一些尚未发表的病例,因此本综合征并不十分罕见。

三、病因及病理

高保清等报道1例,体征齐全但染色体检查属正常。1987年周道伐等报道5例,均无先天遗传的家族史,可能系第1和第2鳃弓,以及脊椎和眼的血管异常引起的胚胎畸形。

四、临床表现

Goldenhar综合征的主要表现:①眼球角(或结膜)有皮样囊肿(或脂肪皮样脓囊肿;②耳廓前部皮肤隆起;③脊椎多种畸形;④颜面非对称性发育不全。

30%的病例有肋骨异常。还可有肺、肾、牙异常。

本综合征60%~70%的病例发生于男孩,其临床表现较复杂。约10%的病例智力迟钝,而大多数病例只显示部分体征。①眼角膜皮样瘤、眼睑缺损、上睑下垂、小角膜及小眼球、眼裂㖞斜、白内障等;②耳部有副耳、耳前瘘管、耳聋和(或)外耳道缺如;③颜面部畸形,如颌小畸形、兔唇、巨口(颊横裂)、颧骨发育不全、牙齿排列不齐等;④脊柱畸形表现为形式不一的侧弯及骨质愈合,也可有头颅骨畸形、肢体和足畸形;⑤其他尚可有心血管畸形、肾及智能异常等。

周道伐等报道的5例中1例有鼻畸形,X线胸椎侧弯、骨质呈楔状愈合。黄雪霜等报道Goldenhar综合征69例患者,受累的严重程度差异很大。从临床表型看,出现最频繁的症状是耳前赘(88.4%)和眼球皮样瘤(84.1%)。Tasse等将小耳/耳前赘归为一种表型统计,发生率为100%(53/53);将眼球皮样瘤和脑皮样瘤划为一类,发生率为22%(11/49)。最轻症状仅表现为单侧眼球皮样瘤及耳前赘,少数患者表现为一侧颅面(包括眼、耳、颧弓及上下颌)的严重发育不良,同时累及脊柱(本组29例)、心脏和指(趾)等其他器官。对患者个人来说,双侧受累39例(56.5%),单侧受累30例(43.5%);单侧受累的患者中,左侧受累14例(20.3%),右侧受累16例(23.2%),左右侧受累比率约等于1。从颅面发育畸形的单个症状看,除颌发育不良和其他眼异常外,其他表型偏向于单侧发生。在所有临床表现中,耳前赘(88.4%)、眼球皮样瘤(84.1%)和其他眼异常(52.2%)是主要症状,先天性心脏缺陷、短颈/斜颈、身材矮小、四肢异常、脑发育异常、泌尿生殖系统异常和肺发育异常的发生率都低于10%,是罕见症状。仅1例肺发育异常。

五、诊断

Tasse等建议OAVD的最低诊断标准为小耳伴(或不伴)耳前赘,如果小耳不存在,半侧颜面短小伴耳前赘也足以确诊。多种命名显示了Goldenhar综合征临床表型的复杂性,主要涉及眼、耳、颧弓和下颌的发育异常,另外还可见脊柱及其他器官系统如心血管、肾、四肢和泌尿生殖等的发育缺陷。

六、治疗及预后

可手术者予以治疗。预后各不相同。

参考文献

[1]田村英子.広範圍症候群(新订版)Goldenhar症候群[J].日本臨牀,1987,春季臨時増刊号(45):87.

[2]周道伐,徐玲.Goldenhar综合征5例报告[J].北京医学,1986,8(5):98,92.

[3]黄雪霜.Goldenhar综合征家系收集、表型分析和遗传学研究[D].武汉:中南大学,2010.

[4]洪庆成,江敬铭.儿科综合征[M].天津:天津科学技术出版社,1996:189-190,390-391.

第12节 Good-Pasture综合征

一、名称

Good-Pasture综合征(Good-Pasture syndrome)又称为肺-肾综合征,肺出血-肾炎综合征,伴肺出血的肾小球肾炎,伴肾小球肾炎的肺出血、肺性紫癜,出血性间质性肺炎与肾炎,肺含铁血黄素沉着症,肾病、肺紫癜与肾炎综合征等。

本综合征最早由Good-Pasture于1919年报道,1958年Stanton等报道了9例此类患者,1967年Maddok发现肾切除后肺出血可中止,以后即将其命名为Good-Pasture综合征,直至1967年由于对本综合征的免疫发病机制有所突破。本综合征是以突发性肺出血伴有其他肺部症状,同时合并进行性肾小球肾炎以致发生尿毒症和呼吸衰竭为特征的一组疾病。

近年来,明确了抗GBM抗体的抗原成分(Ⅳ型胶原a3链的非胶原区即NCI)。从临床角度考虑,如果单有肾损伤,诊断抗GBM肾炎较为合适,如果同时有肺出血并排除其他原因引起的肺出血,则称GP综合征较为恰当。

二、流行病学

GP综合征少见,1978年Zolliuger等统计,尸检25 000例有3例,占肾穿刺活检病例的0.15%,占肾炎穿刺活检病例的0.3%。

三、病理

黄久香等报道肺出血-肾炎综合征伴血管炎1例尸检。病理:肺重1650g,胸膜肥厚有出血点,肺表面及切面有多数出血点区。镜下全肺有不同程度出血,肺泡腔有大量含铁血黄素巨噬细胞。镜下:心肌各处许多小血管壁正常结构模糊,管周有中性白细胞及单核细胞浸润,呈血管炎性改变,左肾300g、右肾

250g,包膜不易剥离,表面有出血点,镜下肾小球绝大多数有不同程度纤维化, 鲍氏囊上皮细胞肿胀增生,60%~70%以上肾小球形成典型的上皮性新月体或纤维性新月体。脾小动脉有透明性变及坏死性血栓性动脉炎改变。

四、临床表现

临床表现见表6。

本综合征可发生于任何年龄及性别,但以20~30岁青年男性居多。患者组织相容性抗原以HLA-DR2占优势,当B8与DR2并存时病变更重。发病前部分患者有流感病毒感染或挥发性烃化物(如汽油)吸入史。发病时绝大多数患者肺部症状在先(可先于尿异常数周至数年,平均3个月左右)或与尿异常同时出现。但少数患者首先呈现尿异常。

1. 肺部病变表现

咯血为最常见症状(发生率高达90%),并常为疾病最早表现。咯血程度可轻可重,轻者仅痰中带血丝,重者可窒息死亡。咯血可反复发作,感染、体液过多及抽烟常为其诱因。除咯血外,呼吸困难及咳嗽也常见,并偶伴发热。痰化验可找到含铁血黄素细胞。X线检查早期显示细小粉末状(绒毛样)阴影,由肺门向肺野扩散,因肺尖及肺底较少累及,故此阴影分布相似于肺水肿。如肺内出血控制,此阴影能较快地(2周内)完全吸收,肺野恢复清朗。反复出血的晚期病例,由于含铁血黄素沉着形成结节及间质纤维化可使胸片呈现持续弥散网状结节阴影。

表6 肺-肾综合征主要临床表现发生率对照

症状和体征	国内22例(%)	国外56例(%)
咯血	100	80
气短	48	57
发热、出汗	52	22
胸痛	24	14
血尿	38	12
厌食、恶心	19	9
消瘦	14	7
苍白	52	51
肺啰音	43	37
水肿	38	25
血压升高	19	13
肝脾大	5	10
血色素<11g	100	98
白细胞<1万	52	50
尿蛋白	95	88
尿红细胞	85	90
尿白细胞	48	71
胸片浸润	100	88
氮质血症	95	71

极少数病例虽已肺出血,但却无咯血现象。对此隐匿性肺出血病例,近来提倡用下列检查证实。①支气管肺泡灌洗:寻找红细胞及含铁血黄素细胞;②^{59}Fe肺闪烁扫描;③一氧化碳(CO)吸入:因CO与血红蛋白有亲和性,故弥散肺泡出血时,若用^{13}CO吸入做试验,将发现肺对^{13}CO摄取量增加,排出量减少,该方法能极敏感地检测肺泡出血。

2. 肾小球肾炎表现

多数病例表现为急进性肾炎,呈现血尿、蛋白尿、水肿及高血压,肾功能急剧转坏,早期少尿、无尿,于数月内发展成尿毒症而死亡。尽管如此,仍有少数轻症病例,肾功能始终正常,经治疗病情也可稳定或恢复,甚至还有个例报道连尿化验也正常,仅肾活检发现病变。另外,贫血极常见,为低色素小细胞贫血,它的发生除与咯血及肾衰竭相关外,还与肺出血后广泛的肺内铁扣押有关。

3.抗基膜抗体测定

病初血清中极易发现抗GBM抗体,以后逐渐减弱,6个月后仍为阳性者极少(但也有作者报道此抗体平均消失时间为14个月)。

五、诊断及治疗

GP病的诊断应结合:①临床肺出血、肾炎;②血液抗GBM抗体阳性;③肾组织免疫荧光检查肾小球血管袢线状免疫球蛋白沉积。有明显新月体形成者往往不易漏诊,但须注意肾损害轻、肺出血轻微、新月体比例不高的患者,应注意肾组织免疫荧光特征及抗GBM抗体的检测。

治疗的关键在于早诊断、早治疗。

六、预后

本综合征预后不良。国内22例,16例死亡,3例好转(仍有蛋白尿或肾功能不全),3例痊愈,死亡率为72.7%,与Proskey统计死亡率为76.8%相近。

本综合征好发于青中年男性,病情发展迅速,预后险恶,常因窒息、呼吸衰竭或肾衰竭死亡,死亡率达60%~75%。

参考文献

[1]刘杰,陈小珍.快速进展型肾小球肾炎伴血清抗肾小球基底膜抗体阳性[J].临床荟萃,2001,16(5):225-228.

[2]黄久香,刘小平,王守诚.肺出血-肾炎综合征伴血管炎附一例尸检报告[J].内蒙古医学杂志,1984(4):67-68.

[3]匡希斌,何德湘.肺出血-肾炎综合征(文献复习及个案报道)[J].衡阳医学院学报,1987(15):333-336.

[4]谌贻璞.肺出血-肾炎综合征的诊断和治疗[J].临床内科杂志,1988(5):11-13.

[5]姚雯颖,曹广亚,周道银.肺泡灌洗液检出含铁血黄素细胞辅助诊断肺出血-肾炎综合征[J].实验与检验医学,2008,26(6):628.

[6]洪庆成,江敬铭.儿科综合征[M].天津:天津科学技术出版社,1996:185-187.

第13节 Good综合征

一、名称

Good综合征(Good's syndrome,GS)是合并胸腺瘤及低 γ-球蛋白血症,表现为免疫力下降的一种罕见疾病。GS主要为免疫功能异常,患者发生病毒、细菌、真菌感染的概率增加,其中呼吸道细菌感染常见。

1954年Good提出Good综合征的概念,定义为胸腺瘤合并低丙种球蛋白血症,发病无性别差异,发病多在50~70岁之间,目前无Good综合征的确切诊断标准。20世纪90年代后研究者发现该类患者有B淋巴细胞产生分化障碍及T淋巴细胞功能低下,属于原发性免疫缺陷病。

二、流行病学

有文献报道有6%~11%的Good综合征合并胸腺瘤,另有文献综述总结约有42.4%的Good综合征最初因胸腺瘤而诊断。19.7%因感染或者低 γ-球蛋白血症诊断出来。

三、病因及病理

20世纪90年代后研究者发现该类患者有B淋巴细胞产生分化障碍及T淋巴细胞功能低下,属于原发性免疫缺陷病。

四、临床表现

胸腺瘤的诊断多因免疫不全症致症状先行发现而致,经15年感染历史而后诊断胸腺瘤的也有。临床上多为成人发病,主要表现为反复慢性呼吸道感染或腹泻、低丙种球蛋白血症、胸腺瘤。

刘姿等报道1例表现为支气管扩张迅速进展的Good综合征。患者,女性,45岁。8年前诊断为“胸腺瘤,重症肌无力(myasthenia gravis,MG)”,行“胸腺瘤切除术”,术后1年内服用“溴吡斯的明”治疗重症肌无力,1年后症状基本缓解,后未再服用药物治疗,8年前胸部CT双肺未见明显异常。2015年6月曾因“肺部感染”住院,入院时出现心脏、呼吸骤停,紧急给予气管插管,吸出大量痰液,后抢救成功。既往有“鼻窦炎”病史。近1年来自觉无力、呼吸困难,口服“醋酸泼尼松”治疗,首次50mg/d,后逐渐减至15mg/d,长期维持,近3天因病情加重增加至35mg/d。此次以“间断咳嗽、咳痰、气喘1年,加重1个月”为主诉于2016年7月3日入院。1年前受凉后出现咳嗽、咳痰;1年来上述症状反复发作,多次住院治疗,症状时轻时重;1个月前无明显诱因上述症状再发并加重。口唇发绀,双肺可闻及弥漫性湿啰音;双上肢肌力5级,双下肢肌力4级。实验室检查提示无低免疫球蛋白血症。痰培养:铜绿假单胞菌;胸部CT:①2015年7月21日示双肺支气管扩张表现,右肺较左肺明显;②2016年3月25日示双肺弥漫性支气管囊状及柱状扩张,扩张的支气管管壁增厚,内可见痰栓;③2016年7月1日示双肺支气管扩张表现较2016年3月25日明显加重。本例特征:①胸腺瘤病史;②外周血及骨髓中淋巴细胞数及淋巴细胞比率均低于正常值;③外周血T细胞亚群测定 CD_4^+/CD_8^+ 比值倒置;④鼻窦炎病史及迅速进展的支气管扩张,最终诊断为Good综合征。

患者免疫功能低下包括体液免疫和细胞免疫,常表现为反复感染,包括真菌、细菌及病毒,文献报道中提到的包括呼吸道、胃肠道、皮肤、颅内感染,另有患者合并关节感染。GS有合并自身免疫疾病,如MG、单纯红细胞再生障碍、扁平苔藓、恶性贫血。临床研究关于最新的WHO病理分型与MG发生率的关系,证实B型胸腺瘤患者MG发生率较高,国外学者Karasaki等发现在B型胸腺瘤患者中发现一种AchR样抗原决定簇蛋白,而在A型及AB型中呈阴性表达，推测 B 型胸腺瘤发生 MG 可能与此有关。

永川博康等报道 1 例双肺弥漫阴影。患者，男性，56 岁。胸部 X 线显示双肺弥漫性阴影，左肺门肿块，CT 检查在左前纵隔（5.5cm × 4cm），考虑为胸腺瘤。检验知有低球蛋白血症。经支气管镜肺活检，肺内病变符合 NSIP 的Ⅱ型。经皮质激素治疗，肺内病变明显好转。

北京协和医院的 GS 患者 10 例，男 3 例，女 7 例，年龄 30~68 岁，平均（49 ± 11）岁。临床表现：发热（9 例）为最常见首发症状，体温 37.5~39.0℃，多反复发作，间隔数周至半年。呼吸系统受累为最常见表现，6 例患者出现反复或持续咳嗽、咳痰，诊断肺部感染；消化系统受累也很常见，4 例患者有长期反复腹泻表现，水样便，无明显诱因，不伴恶心、呕吐、反酸，无明显腹痛；4 例患者有中枢神经系统受累；3 例患者伴多关节肿痛；2 例伴肌痛、肌无力；2 例伴纯红细胞再生障碍性贫血。10 例患者均合并胸腺瘤。影像学检查：胸部 X 线或 CT 检查发现所有患者均存在胸腺瘤，影像学表现为前纵隔占位。6 例患者 CT 示肺部感染，其中 1 例合并支气管扩张。腹部 B 超示 3 例患者肝脾大，1 例患者肝轻度弥漫性病变，2 例患者行头颅 CT 或磁共振成像（MRI）检查发现中枢神经系统异常，分别表现为皮层下非深部白质的稍长 T2 斑点状病灶和右侧大脑脚点状长 T1、长 T2 信号。实验室检查：①免疫球蛋白：所有患者外周血免疫球蛋白 IgG、IgA 及 IgM 均降低；②外周血淋巴细胞亚群检测：10 例患者均表现为外周血 B 淋巴细胞数量极少或缺如，CD_4^+T 淋巴细胞数量减少及 CD_4^+T/CD_8^+T 比例倒置，8 例患者 NK 细胞数量减少；③血常规：9 例患者同时出现外周血淋巴细胞减少和嗜酸性粒细胞缺如。病理学检查：7 例胸腺瘤切除术患者术后病理检查示 A 型胸腺瘤 3 例，AB 型胸腺瘤 3 例，另 1 例具体分型不详，4 例患者行骨髓活检，其中 2 例存在纯红细胞再生障碍性贫血，主要表现为红系各阶段明显减少，网织红细胞极少或缺如。

後藤充晴等报道 1 例。患者，女性，76 岁。偶然发现前纵隔肿瘤，3 个月后胸腔镜协助下摘除。半年后出现微热及咳嗽咳痰。又 3 个月后胸部 CT 多发斑状影，诊为肺炎，用抗生素一时缓解。此后反复发生。经查低 γ－球蛋白血症、末梢血 T 细胞比率升高，B 细胞比率降低，CD_4^+/CD_8^+ 比率低下，遂诊为 Good 综合征。经补充 γ－球蛋白，明显加强了抗感染药效果。

五、诊断

目前较为认同的标准为胸腺瘤合并成人起病的免疫异常，包括低 γ－球蛋白血症、B 细胞减少或缺失、CD_4^+/CD_8^+ 细胞比例倒置、T 细胞减少及 T 细胞有丝分裂受损等。

鉴于 GS 临床表现与辅助检查结果特异性低的特点，从整体的角度对其进行综合分析有助于该病的早期诊断，当同时出现以下 3 种情况时应高度怀疑 GS：①胸腺瘤；②免疫缺陷；③多系统受累，包括呼吸系统、消化系统、神经系统、免疫系统、血液系统等。

六、治疗及预后

GS 的治疗手段包括胸腺瘤切除、免疫球蛋白替代治疗增强免疫力、应用抗生素治疗感染等，合并有自身免疫性疾病的患者可应用糖皮质激素、环孢素。

王艳侠等通过总结本组临床资料认为，胸腺瘤切除术并不能从根本上改变患者的免疫缺陷，仅能缓解一些由胸腺瘤占位所引起的症状如咳嗽、胸痛等，定期静脉输注丙种球蛋白（IVIG）可以明显改善患者的免疫缺陷症状，提高患者对感染的抵抗力，减少抗生素的使用和住院时间，降低患者病死率。因此，对于 GS 患者，应定期接受 IVIG 治疗，维持患者血清免疫球蛋白 IgG 水平谷值不低于 5g/L。GS 预后较其他免疫缺陷病差。国外研究显示，GS 患者的 5 年生存率为 70%，10 年生存率仅为 33%，本组 10 例患者中有 4 例于确诊 5 年内死亡，与国外报道基本相符。分析本组临床资料发现患者死亡的主要原因为免疫缺陷所导致的各种继发感染，影响患者预后的因素主要包括以下两方面：①继发感染的性质，机会性感染的增多使患者的死亡风险明显增加；②有无神经系统受累，若有神经系统受累，则预后很差。

参考文献

[1]刘姿，张文平，马利军.表现为支气管扩张迅速进展的 Good's 综合征 1 例[J].临床肺科杂志，2017，22(7)：1345–1347.

[2]永川博康，橋爪一光，笠松纪雄，ほか.両側肺にびまん性陰影老呈したGood 症候群の1 例[J].日本胸部临床，2000(59)：522–526.

[3]王艳侠，田新平，张烜，等. Good 综合征 10 例临床分析[J].中华医学杂志，2011(21)：1490–1492.

[4]後藤充晴，稲田祐也，梅田喜亮，ほか.胸腺腫術後にされた診断 Good 症候群の1 例[J].日本胸部临床，2012(71)：281–284.

[5]加纳正.広範圍症候群(新订版)Good 症候群[J].日本臨牀，1987，春季臨時増刊号(45)：1021.

[6]徐峰，李光明，方育霞，等.Good's 综合征研究现状[J].南昌大学学报(医学版)，2011，51(4)：96–98.

第14节 Gorham-Stout综合征

一、名称

Gorham-Stout综合征(GSS)又名幽灵骨病、消失骨病、大块骨溶解症、自发骨质吸收、骨消失病、鬼怪骨、特发性骨质溶解症、大量骨质溶解症、进行性骨萎缩、影子骨等。1955年,Gorham统计文献后,对本病做了详细描述,此后许多学者将大块骨溶解症称为Gorham病。这是一种病因不明的以毛细血管或毛细淋巴管骨内增殖为主要表现的罕见病,导致骨组织逐渐溶解、吸收,被血管瘤组织取代,其周围肌肉、结缔组织及脏器也可受累。

有说Jakson于1838年首次报道此病。Johonson和Mcewre于1958年命名此病为大块骨质溶解症。

二、流行病学

本病多发生在40岁以下的人群,无性别倾向和家族遗传倾向,发病机制不清。通常发生在儿童及青年人。无性别差异,是一种非遗传病。

三、病理

本病病因及发病机制尚未明了。有以下可能因素:①感染,如关节炎;②中枢神经系统疾病;③无菌性坏死;④牛皮癣性关节病;⑤血管瘤病等。可能是全身性淋巴管瘤病的一种表现形式,或是骨内与充血肉芽组织相关的血管畸变等,绝大多数学者同意破骨细胞在疾病中起到重要作用。

本病组织病理学表现无特异性,但某些病理表现具有相对特殊性,主要是溶骨而无新生骨及骨膜反应出现,反复组织学检查无恶性细胞。

四、临床表现

崔瑗等报道1例因欲腹股沟疝手术却发现胸腔积液的患者,进一步检查确诊为该病。患者术前检查发现双侧大量胸腔积液(性质为乳糜液),患者无咳嗽、咳痰、呼吸困难、胸痛,无发热、盗汗。经检查又发现腹腔积液及心包积液。GSS病的胸膜表现:纤维素样坏死,间皮细胞增生和大量炎症细胞浸润。

GSS的临床表现主要取决于累及骨骼的部位,在以往的GSS病例报道中,骨溶解的部位有下颌骨(15%)、肋骨(12%)、肩胛骨(10%)、肱骨(8%)、骨盆(10%)和股骨(11%),其中累及肋骨、肩胛骨和胸椎的病例中,17%合并有乳糜胸。GSS形成乳糜胸主要考虑以下原因:①扩张的淋巴管直接蔓延至胸腔内;②直接损伤胸导管。此类患者可出现低蛋白血症、营养不良和淋巴细胞减少症,如不及时给予外科干预,病死率很高。

因发病部位的不同,可引起相应的并发症。如累及脊柱、脊髓可导致截瘫。如累及胸壁或肋骨,常发生胸导管阻塞继发乳糜胸,而出现乳糜胸者,死亡率高达53%。

霍萌等探讨原发性淋巴管发育异常合并Gorham-Stout综合征的影像学表现。15例患者均接受直接淋巴管造影、造影后CT、核医学淋巴显像检查,其中5例接受MRI检查。结果:直接淋巴管造影发现胸导管出口梗阻8例,下肢、下肢及阴囊、会阴、腹壁乳糜反流7例,锁骨下干、纵隔支气管干反流4例,腹膜后、髂窝淋巴管结构紊乱、纡曲、扩张7例。15例CT均发现多发溶骨性骨质破坏,累及椎体及椎体附件9例,髂骨5例,肋骨6例,肩胛骨1例,锁骨1例,肱骨1例,双侧股骨4例,跟骨、距骨1例;7例脾脏增大,可见多发类圆形低密度影。9例胸腔积液,6例腹腔积液,1例心包积液。核医学淋巴显像发现胸导管出口梗阻8例,下肢、下肢及阴囊、会阴、腹壁乳糜反流6例,锁骨下、纵隔支气管干反流4例,腹膜后、髂窝淋巴管扩张6例,脾脏多发放射缺损2例。5例MR均发现骨质内多发长T1长T2异常信号,双髂骨3例,腰骶尾椎及椎体附件4例,双股骨2例,跟骨、距骨1例。原发性淋巴管发育异常是一种少见的脉管系统发育障碍、畸形性疾病,为淋巴系统的先天发育异常,可累及全身多个组织器官;发生于骨内者罕见,表现为骨淋巴管瘤、淋巴管血管瘤,多呈无痛、渐进性溶骨性破坏,即Gorham-Stout综合征(GSS)。有人认为,GSS即原发性淋巴管发育异常的骨骼表现。

五、诊断

实验室检查除少数患者可出现碱性磷酸酶的轻度升高外,其余检查一般正常,该病的诊断主要依靠病变部位的骨骼影像学检查和组织病理检查。骨骼影像学表现分为 4 期：①初期类似于骨质疏松形成的斑片影；②随后骨质进一步变形、丢失；③骨皮质破坏，累及邻近的软组织与关节；④最终累及的骨组织全部溶解吸收。骨骼病理早期表现为骨组织被增生的毛细血管或毛细淋巴管取代，晚期则被纤维组织完全取代。

溶骨症应与恶性肿瘤、乳糜胸、骨髓炎、朗格汉斯细胞增生症等相鉴别。

六、治疗

溶骨症的治疗目前尚无理想的方法，常用的有植骨术、放射治疗及雄激素和催产素治疗，但疗效不明确，关键是无法控制扩张的血管和淋巴管的蔓延，有部分病例经治疗后自行缓解，国外文献显示局部放疗对一半以上的患儿有效，且相对疗效肯定。A-2b 干扰素与氯磷酸也有治疗效果。本病的预后具有不可预知性，许多患儿在发病数年后骨溶解破坏可自行停止，具有自限性。

七、预后

本病的进展及预后取决于病变的发生部位，有的病例经数年后可稳定一时期，但侵犯胸腔及脊柱骨骼者，则可引起严重的脊髓神经或肺的损伤等严重并发症，而导致死亡。乳糜胸者死亡率高达 53%。可合并骨骼肌积气，预后差。

参考文献

[1]崔瑗，王睿，黄克武.多浆膜腔积液并多发骨质破坏[J].中华结核和呼吸杂志，2016，39(1)：69-72.

[2]牟宇科，尉建杰，宋军川.大块骨溶解症[J].中国骨肿瘤骨病，2009，8(2)：101-103，122.

[3]陈小林，刘好源，陈瑞松，等.右肱骨大块骨溶解症1 例[J].临床军医杂志，2013，41(9)：985.

[4]薛文，管晓鹏，丁意.左股骨大块骨溶解症一例[J].中华小儿外科杂志，2005，26(5)：255.

[5]朱绍同，姚正明，赵钟岳，等.大块骨溶解及类似大块骨溶解样的病变[J].北京医学，1980(2)：281-282.

[6]王玉凯，骨肿瘤 X 线诊断学[M].北京：人民卫生出版社，2005：379.

[7]霍萌，王仁贵，陈孝柏，等.原发性淋巴管发育异常合并 Gorham-Stout 综合征的影像学表现[J].中国医学影像技术，2012，28(2)：201-203.

第 15 节 Groenblad-Strandberg 综合征

一、名称

Groenblad-Strandberg 综合征即假性弹性黄色瘤综合征。首先由 Groenblad 氏（1929）与 Strandberg 氏（1929）报道。后于 1934 年由 Franche-Schetti 氏建议命名为 Groenblad-Strandberg 综合征。本综合征系一组具有皮肤病变、眼底视网膜血管样色素纹理（angioid streaks）及内脏损害的综合征。

二、流行病学

其遗传方式为常染色体隐性遗传。假性弹性黄色瘤是一种较罕见的疾病。至 1980 年国外已报道数百例。国内报道 2 例合并血管样色素纹理，1 例同时眼底有色素和血管改变，但不形成血管样色素纹理。

三、病理

本综合征属全身弹力纤维障碍，病因迄今不明，多数人认为与先天性因素有关。当前有两种不同意见。①家族遗传说：Touraine 氏搜集了 238 例，114 例有家族史；Stemmermann 氏报道提到 Streiff 和 Portmann 家族 9 个姊妹中，有 5 人患本综合征；②内分泌障碍说：甲状腺或胸腺肥大和卵巢功能障碍可引起本综合征，因而推论本征障碍有关；③本综合征的皮肤病变，皮肤真皮的中－下层呈横行的带状，其中的弹力纤维已发生了变性、断裂与膨胀。经做 Kossa 染色，证明有多量的钙盐沉积，类似的变化尚见于动脉的中层。眼的 Bruch 膜、心内膜和心包，现经电子显微镜检查得知，弹力纤维的变性是来自钙盐的沉积，而与胶原的合成本身无关。

四、临床表现

本综合征往往有家族史，杨永康报道例中有 3 例其家人患同样病。文献报道初生儿即可发病，男女发病几乎相等，发病年龄为 8~20 岁。本综合征不仅侵犯皮肤，眼底网膜亦常受累，常是全身性疾病。

1.皮肤损害

全身皮肤均可受累，尤好发于颈部两侧和腋窝、肘窝、腘窝、腹股沟等皱褶部位；皮肤损害的特征是与皮纹排列一致。皮疹形态为丘疹、斑丘疹或小肿瘤样隆起，大小不等，呈点滴状、圆形、椭圆形、线条形，也可融合成片，边界清楚，呈红色、淡黄色、橙黄色或棕褐色。在皱褶部损害处极松弛，呈柔软性囊袋状，球形并隆起，有轻度瘙痒。少数病例可侵犯黏膜。

2.眼部损害

主要是眼底病变，出现视网膜血管样色素纹理、网状黄色斑和脉络膜玻璃体样变性等。

3.心血管损害

如心内膜炎、心肌炎、主动脉炎、血管钙化、动脉瘤、静脉扩张症、高血压、血管性紫癜、内脏出血、关节与大脑出血等。

4.其他内脏损害

胃肠扩张、脱肛、内脏下垂、肺气肿等。

5.神经精神改变

可由脑血管病变引起精神症状、轻度偏瘫、智力异常、癫痫等。

6.其他

可合并甲状腺功能亢进、糖尿病、骨骼病变或Paget病。亦有人称本征与Ehlers-Danlos综合征有一定关系。

杨永康7例报道中有病例胸腹皮肤先出现红斑，后变为淡褐色已3年。检查见胸腹有许多绿豆或黄豆大褐色斑。

五、诊断

诊断要点：①皮肤表现与典型临床症状；②眼底检查的阳性发现；③皮肤组织活检：表皮正常或轻度萎缩，主要病变在真皮中下层，胶原纤维和弹力纤维发生变性、水肿、断裂，并可见出血及大量异物巨细胞积聚。

六、治疗及预后

治疗原则：本征目前无特效疗法。①用1%普鲁卡因注射，可阻止皮肤和眼底病变的恶化；②透明质酸酶有一定疗效；③其他药物可用水杨酸剂、抗组织胺剂、日耳曼宁、维生素等治疗，疗效尚难肯定。

本综合征预后一般不良。

参考文献

[1]张永增.内科综合病征[M].沈阳：辽宁科学技术出版社，1985：731-732.

[2]杨永康.假性弹性黄色瘤七例报告[J].广西卫生，1980(2)：21.

第16节 吉兰-巴雷综合征

一、名称

吉兰-巴雷综合征(Guillain-Barre syndrome)又称为格林-巴利综合征、Guillain-Barre-Strohl综合征、Landry-Guillain-Barre综合征、Landry麻痹、Landry综合征、Glanzmann-Salaud综合征、Kussmaul-Landry综合征、急性感染性多发性神经根炎、急性上升性麻痹等。1961年法国学者Guillain、Barre、Strohl称本综合征为多发性神经根炎。

二、病因及病理

本综合征是一种病因不明、主要损害多数脊神经根和周围神经的急性疾病。国内曾有人报道支原体肺炎合并本综合征，支原体感染可引起多种多样肺外并发症，包括本综合征应引起重视。多数人认为可能与病毒感染后的自身免疫反应有关，且以细胞免疫异常为主。

三、临床表现

本综合征各年龄皆可发病，据统计以3~6岁小儿最多，每年以6~10月为发病高峰季节。半数以上患者有前述的前驱感染，以呼吸道感染或腹泻最多见，常间隔1~3周，有时更短出现症状。大多急性或重急性起病，病初常出现肢体无力或肢体发麻、疼痛。无明显发热，病情在1~2周内发展至高峰，以后病情稳定。

1.运动障碍

表现为四肢弛缓性瘫痪，常从下肢开始，如行走无力，2~3天发展到上肢。由不完全逐渐发展为完全性。

2.脑神经障碍

可为单个亦可为多个脑神经同时受累。

3.呼吸障碍

重症患者病情进展迅速,可在数日内因上行性瘫痪累及呼吸肌而出现说话及哭声小,咳嗽无力,稍活动即有呼吸困难。若有肋间肌瘫痪则表现为胸式呼吸或消失,而以腹式呼吸为主;若只有膈肌瘫痪则表现为腹式呼吸消失,或出现不协调的呼吸运动,即吸气时上腹部下陷,两呼气时上腹部突起。

4.感觉障碍

感觉障碍比运动障碍轻,一般在病初出现。年长儿可诉说手足发麻、疼痛。客观检查可有手套、袜套式感觉减退,肌肉可有压痛。

5.自主神经功能障碍

常见症状为多汗,其他如面色潮红、心动过速、心律失常、血压不稳定及一过性尿潴留。

1/3 的患者可出现呼吸肌麻痹或延髓的症状,表现为呼吸困难、发绀、咳痰无力,气管及喉部有分泌物阻塞,容易引起肺部感染和肺不张。若病情未能及时控制可迅速死亡。呼吸麻痹的原因可能是由于肋间肌、膈肌、腹壁肌受累及引起的周围性呼吸麻痹,也可能是由于延髓的呼吸中枢受累所致。呼吸麻痹是引起患者死亡的主要原因。

张益玲等探讨吉兰 - 巴雷综合征患者并发肺部感染的发病率和危险因素。对 2002—2011 年 120 例吉兰 - 巴雷综合征患者分析。结果 48 例患者发生了不同程度的肺部感染,感染发生率为 40.0%;病原学检查为条件致病菌,以革兰阴性菌为主,共分离菌株 152 株,其中革兰阴性菌 90 株(59.2%),革兰阳性菌 38 株(25.0%),真菌 24 株(15.8%);基础疾病、瘫痪卧床、大剂量激素的应用、侵入性操作、抗菌药物不合理应用、住院时间等因素与肺部感染的发生相关。

四、诊断

实验室检查:脑脊液外观清亮,细胞数正常而蛋白质增高,谓之蛋白质 - 细胞分离现象,但也可二者均正常。蛋白质多为 0.8~8g/L(80~800mg/dL),病后 2 周开始增高,3 周达高峰,4 周以后逐渐降低。蛋白质增高程度与病情严重程度无关。

五、治疗及预后

不伴脑神经损害及呼吸肌瘫痪者大多于发病 3 周后开始恢复,半年至一年可痊愈。有些患儿虽有严重呼吸肌瘫痪,甚至无自主呼吸,但若抢救及时存活者常可完全恢复,只有极少数患儿遗留后遗症,如足下垂。小儿患者的病死率为 3%~4%,随着人工呼吸器的应用,病死率已明显下降。目前除死于肺内感染外,已见因自主神经紊乱所引起的心搏骤停或突然发生急性血压改变而致死的报道,应予重视,仔细监护。

本综合征的自主神经障碍对患儿预后有着一定影响。国内一组报道 83 例患儿中有自主神经功能障碍者 56 例占 67.5%,其中包括消化功能紊乱、心血管功能紊乱、括约肌功能障碍、出汗异常等。

参考文献

[1]洪庆成,江敬铭.儿科综合征[M].天津:天津科学技术出版社,1996:194-197.

[2]刘英.什么是格林-巴利综合征[J].健康大视野,1998(4):47.

[3]张益玲,林静,曹国臻.格林巴利综合征患者肺部感染的临床研究[J].中华全科医学,2012,10(9):1407-1408.

H

第 1 节 Hamman 综合征

一、名称

1937 年Hamman 报道一名 16 岁过度换气及高血糖的糖尿病(DM)患者发生纵隔气肿。自此后陆续发表纵隔气肿合并糖尿病酸中毒病例。多数病例为重症,有延迟性呕吐。即糖尿病性酮中毒合并纵隔气肿称之 Hamman 综合征。

二、流行病学

本综合征较少见。

三、病理

一般认为 DM 合并纵隔气肿（Hamman 综合征）是由于肺泡与间质间急剧形成压差,从而致使肺泡破裂,肺泡内气体进入间质,并沿肺血管周围到达纵隔,进而形成纵隔气肿及皮下气肿。Girard 曾对其发病机制、发病率和处理做了全面的论述,认为该综合征的基本原因为 DM，并认为可能是 DM 合并酮症酸中毒时,患者常表现为过度通气、剧烈的呕吐、用力呼气等。但也有例外,部分患者并无过度通气和呕吐,而且纵隔气肿的发生先于过度通气。因此,不能用过度通气和呕吐等症状解释所有的纵隔气肿发生原因。

四、临床表现

症状:急性胸痛为特征,深呼吸及吞咽活动可使其增强。酮中毒引起过度换气、心悸、呕吐等。颈部及前胸部可见皮下气肿。触之有皮下捻发感。胸骨左缘周边可闻及 Hamman 征,有时心音减弱。

赵学敏及茹禄报道 1 例。患者,男性,29 岁。因无明显诱因地突然出现胸痛、胸闷伴呼吸急促 15 小时来急诊,拟诊“气胸”住院治疗。既往有 I 型糖尿病病史 7 年。呼吸急促,呼气有烂苹果味,口唇发绀明显;前胸上部和颈部可触及皮下捻发感;尿糖(+++),尿酮体(+)。入院诊断：I 型糖尿病酮症酸中毒伴纵隔气肿。符合 Hamman 综合征诊断。

五、诊断

胸部X 线片：正面像可见沿心阴影有一空气薄层。心阴影下的空气潴留使得两侧横膈膜连接起来,横膈膜面上亦可见空气潴留像,尚可见皮下气肿。侧面像可见沿胸部大动脉空气薄层,胸骨后面有空气潴留像。有时横膈膜中央前面也有空气潴留像。

六、治疗

轻者吸氧治疗。重者切开引流气体。

参考文献

[1]田村昌士.広範圍症候群(新订版)Hamman 症候群[J].日本臨牀,1987,春季臨時增刊号(45):384.

[2]赵学敏,茹禄.Hamman 综合征一例报告[J].临床肺科杂志,1998 (4):38.

第2节 Hamman-Rich 综合征

一、名称

Hamman-Rich 综合征即特发性弥漫性肺间质纤维化(pulmonary interstitial idiopathic fibrosis),又称为黑－黑氏综合征、肺弥漫性间质性纤维化症、肺间质纤维化、类风湿性肺综合征、肌性肺硬化综合征、纤维化肺泡炎、普通型间质性肺炎、弥漫性纤维性间质肺炎、家族性肺部囊性纤维性变、肺泡毛细血管阻滞综合征(Alveolar-Capillary block syndrome)、弥漫性肺间质纤维化综合征等。是一种原因不明的弥漫性进行性肺纤维间质化状态,可能不是一种疾病,而只是多种原因所致的慢性间质性肺炎的终末阶段。1935 年由 Hamman 和 Rich 首先报道,1973 年美国胸部生理学会和胸科学会把原因不明的弥漫性间质性肺纤维化称为纤维性肺泡炎。国内至 1965 年开始有报道,1978 年上海新华医院儿内科报道 1 例 11 岁病例。

1944 年 Hamman 和 Rich 报道发热、咳嗽、显著活动性呼吸困难、发绀为主症,急速合并呼吸不全、右心不全,31 天至 6 个月死亡,以肺泡间隔炎症为主要表现,以往未见报道的 4 例肺炎,称之为急性弥漫性间质肺纤维症。1953 年 Peabody 提倡以 Hamman 和 Rich 综合征命名。1964 年 Livingstone 从病理学的角度进行研究,认为这只不过是弥漫性间质肺纤维症的一个阶段,即急性型。

二、病因及病理

能导致肺泡与毛细血管气体弥漫障碍的原因,即呈现肺泡与毛细血管阻滞的疾病种类很多,如各种结缔组织病、弥漫性肺肉芽肿、间质性肺炎(肺泡间壁炎)、新生儿透明膜病(肺泡壁和细支气管壁上附有嗜酸膜)、肺纤维化、结节病、硬皮症,以及许多原因不明的肺纤维化症。此外,还有一些比较少见的情况,如微小肺血栓栓塞症及肺毛细血管内的转移癌等。

三、临床表现

因发病年龄及病变进展速度不同而有所不同,按病程长短可分为三型:①急性型(半年以内),多见于 14 岁以内的儿童;②亚急性型(半年至 2 年);③慢性型(2 年以上)。临床症状以干咳、气短、进行性呼吸困难及发绀为主,一般不发热,可有体重下降、疲乏无力、食欲减退。体检见患儿发育极度不良,肺叩诊清,在肺底部可闻细小捻发音,有明显杵状指(趾)。化验检查可见嗜酸细胞增多,血沉快,血丙种球蛋白、IgG、IgA 和 IgM 增高,C 反应蛋白试验阳性(约半数至 2/3 病例可阳性),部分患者的类风湿因子及抗核抗体可为阳性,冷球蛋白阳性。心电图可出现右心肥大的征象,肺活量减低。乳酸脱氢酶增高,增高得越多,预后越差。

X 线变化往往与病理变化一致,后期示中下肺野弥漫网点状阴影,随纤维化越趋加重,出现粗条索状阴影。当间质纤维组织收缩,肺泡及支气管扩大,形成蜂窝状肺。有时可见气胸、纵隔及皮下气肿,常有继发感染表现,肺门淋巴结不肿大。

四、诊断

从肺功能的检查指标分析,可知本综合征的变化特征(依 Austrian 的指标):①肺通气量减少;②最大换气量得以充分的维持;③安静时与运动时换气量增加;④动脉血氧分压于安静时接近正常,运动时明显减低;⑤肺泡氧分压正常;⑥肺弥散能力减低;⑦伴有肺动脉高压。这些变化说明肺功能低下的原因主要是弥散能力(DL_{CO})的减低,而与阻塞性通气功能及换气－血流不均匀都无关,纯属于氧气在肺泡内不能迅速透过肺泡壁和毛细血管进入血行的一种病症。

诊断要点:①肺功能诊断:a.肺含气量正常,即使减少,其程度也不足以解释 DL_{CO} 值的明显减低;b.无阻塞性通气障碍和换气血流不均匀现象(用普通的检查方法,证明即使有,也极轻微);c.动脉血氧分压运动时必须下降,相反二氧化碳分压则正常,乃至减低。②肺 X 线检查:可见肺纹理增强并有弥漫性的颗粒状或网状阴影,有的并不明显,仅有一般的肺纹理增强。

五、治疗及预后

治疗原则:①治疗肺的原发病;②长期氧疗;③可用吡非尼酮、尼达尼布等抗纤维化药物;④重症时可试用肾上腺皮质激素。

本病预后不良，病程急性者常在数月内死亡，最短仅 31 天。一般进行性者多于 2 年内死于呼吸衰竭及肺源性心脏病，慢性者可存活数年。

参考文献

[1]户田正夫，牧野荘平.広範圍症候群(新订版)Hamman-Rich症候群[J].日本臨牀，1987，春季臨時增刊号(45):385.
[2]张永增.内科综合病征[M].沈阳:辽宁科学技术出版社，1985:10-11.

第3节 Hand-Schüller-Christian 综合征

一、名称

Hand-Schüller-Christian 综合征又名 Schüller-Christian 综合征、Christian 综合征、黄瘤性肉芽肿、类脂质性组织细胞增多症、类脂性肉芽肿、恶性正常胆固醇血症性黄瘤病、网状内皮肉芽肿、非类脂性网状内皮增殖综合征、组织细胞增多症、特发性肺组织细胞增多症、原发性肺组织细胞增多症、网状内皮细胞增生症、勒－雪病、Letterer-Siwe 病、韩－雪－柯病、骨嗜酸细胞肉芽肿、肺嗜酸性粒细胞肉芽肿、肺朗格汉斯细胞组织细胞增生症(PLCH)等。

朗格汉斯细胞组织细胞增生症(LCH)临床上分为 3 型：Letterer-Siwe 病、Hand-Schüller-Christian 病及骨嗜酸细胞肉芽肿。

二、流行病学

每年发病率(0.5~1)/10 万人。据统计，以 3~18 个月发病率最高，2 岁后减少，小于 2 岁的患者预后较差，至少半数病例在 1~1.5 岁时被确诊。有 50%以上患者为儿童。LCH 可为局灶单发性，此多见于骨髓、皮肤或淋巴结，一般无全身症状，血生化和血液学检查均无助于诊断；也可累及 1 个或多个系统且合并发热、外周血单核细胞增多。此例患者 LCH 始于硬脊膜，位于后纵隔，未累及椎骨，完整摘除，实为罕见。

三、病理

朗格汉斯细胞肉芽肿病表现为朗格汉斯细胞成群出现，数量明显超过其他肺部病变，但没有诊断本病的定量标准。应用抗 CD1 单克隆抗体或 S-100 含钙蛋白免疫组化染色标记阳性细胞，在 BAL 液如大于 5%有提示意义，但非诊断性质。Travis 发现 80%肺活检可见血管受累。80%可见肺泡腔内纤维化。

四、临床表现

在 Letterer-Siwe 病中胸腺浸润是必发的。肺功能不全、白细胞减少至 2000 以下、血小板减少至 3 万以下、血清总蛋白 5g/dL 以下是预后不良因子。

韩－雪－柯病为慢性型，多见于 5 岁以下儿童，常有骨损害、突眼和尿崩症三联征。两个报道累及肺的发生率为 22.6%和 31.7%。成年患者反复发生气胸较多见，在儿童则少见。

勒－雪病为急性型，幼儿患病为多，一般发生在 2 岁以下的幼儿。病程短，预后差，常导致死亡。可无症状，并可消退，仅有胸片表现。

特发性肺组织细胞增多症男性多于女性，多见于 30~40 岁，平均年龄 32 岁。少数病例可无呼吸道症状。50%有鼻炎史。在 15 岁以下的患者身上与其他类型 LCH 区别不明显。患弥漫性肺 LCH 的患者，部分患者可以快速进展、自缓或反复恶化或(和)缓解迁延数年，最终导致肺纤维化和呼吸衰竭死亡。50%的患者有关节炎病史。20%有溶骨性骨损害，可有局部疼痛或病理性骨折。临床症状差异很大，自无症状(16%)到快速发展。

肺脏：25%的患者出现自发性气胸。肺累及的症状可消退，或在数年内缓慢发展。胸片表现为多发透亮区，肺囊腔大小不一，一般直径小于 10mm。小囊腔、小结节及蜂窝状改变被认为是 LCH 的特征，尤以发生在上叶和中叶时更有意义。

骨骼：常累及。214 例累及骨骼位置依次为颅骨、股骨、肋骨、骨盆、椎骨、肱骨、锁骨、下颌骨、胫骨、桡骨、肩胛骨和腓骨。20 岁以下的患者，疾病可累及任何部位骨骼。偶然可出现关节炎或关节痛，症状持续时间通常较短，一般数周或 2 个月。经过治疗骨愈合的 X 线表现为第 10 周骨小梁的形态有变化，第 13 周出现骨硬化，第 24 周特异的界限消失，一般在 36~40

周完全愈合。X 线表现显示骨损害痊愈最少需要 5 个月,平均 13.6 个月。

皮肤:有 88%的患者有皮肤损害。皮疹是多样的,并可自行缓解,但复发和病变范围的变化常见。

尿崩症:有 4%发生,在确诊后的 4 年中开始出现,累及危险度为 42%。

肝脏:有报道 124 例患者中肝累及占 50%。肝大不多见,在两个大样本研究中,肝大仅占 14%和 15%。

本综合征临床表现多种多样,有些患者因气胸或呼吸系统症状行胸部 X 线检查而偶然发现。患者常表现为干咳(50%~70%)、呼吸困难(40%)、胸痛(10%~21%)、疲劳(30%)、体重下降(20%~30%)及发热(15%),50%的患者有鼻炎史。25%的患者有自发性气胸,偶可咯血(13%)。4%~20%的患者可出现骨囊肿性损害、局部疼痛或病理性骨折。中枢神经系统受累表现为尿崩症,占 15%,提示预后不良。

五、诊断

X 线特征性表现,穿凿状不规则骨质缺损,边缘多清楚锐利,无硬化边缘,扁骨的改变最为明显,颅顶骨、额骨的多处缺损相互融合成地图样形态,是其最为典型的 X 线表现。在肩胛骨、骨盆多呈单发或多发的圆形、卵圆形及不规则的骨质缺损,多无骨膜反应,椎体多呈压缩楔形变,椎间隙正常。在肺部的表现主要是从肺门向肺野放射的弥漫性索条状阴影或点状及粟粒阴影,肺外带及上野侵及轻微。

刘立刚等体会:①PLCH 不仅为局限于肺部的病变,它还可累及邻近脏器而呈现多样化的临床表现;②吸烟史并非为诊断 PLCH 的必要条件,可能存在烟草刺激以外的发病机制;③对于胸部 X 线检查示双肺弥漫性网状、结节状、空腔影的患者,要考虑 PLCH 的可能性;④病理组织学检查 S-100、CD1a 抗体染色是诊断 PLCH 的重要条件。

支气管肺泡灌洗液:当灌洗液中 CD1a(+)细胞数显著增加(>5%)时,强烈支持诊断。

与淋巴管平滑肌瘤病(LAM)的鉴别:LAM 虽然在 CT 上也主要表现为囊样病变,但有所区别。LAM 在整个肺野均有分布,肋膈角也不例外,且大多为育龄女性;而 PLCH 在肋膈角处通常无病变,无明显性别差异,当难以鉴别时,应加做肋膈角处扫描,必要时可使患者处于前倾位。

与播散性黄瘤的鉴别:播散性黄瘤是一罕见非组织细胞增生症 X 伴发的黄瘤,是一种反应性组织细胞增生,脂质的聚集是继发的,以广泛分布的皮肤黄瘤伴尿崩症为特征。

六、治疗及预后

本综合征患者应戒烟,接受皮质激素治疗。

预后尚好,部分不治自愈,但累及多脏器者预后不佳,有死亡病例。特发性肺组织细胞增多症:Raney 曾报道,33 位病变局限者,尽管有 7%的患者复发,但全部存活。

预后差的因素:年龄小于 2 岁尤其是小于 6 个月的婴儿,3 个或多个脏器受累者,肺、肝和(或)造血功能衰竭者,初次治疗无明显疗效者,存在中枢神经系统或其他主要器官先天畸形者。

参考文献

[1]惠志远,石昌发.9 例黄脂瘤病的临床及 X 线分析[J].现代医用影像学,2008,17(3):160,167.

[2]杜华蓉,周乃贤,李惠.播散性黄瘤 1 例[J].临床皮肤科杂志,2003,32:286.

[3]刘立刚,李军,汤应雄,等.郎罕组织细胞增多症 1 例及文献回顾[J].中国临床医学,2006,13(3):368-369.

[4]恒松由記子.広範圍症候群(新订版)histiocytosis X[J].日本臨牀,1987,春季臨時增刊号(45):453.

[5]刘陶文,李明.纵隔郎格罕细胞组织细胞增生症 1 例[J].临床肿瘤学杂志,2002,7(4):295.

[6]侯显明,于润江.间质性肺病学[M].北京:人民卫生出版社,2003:249-253.

[7]侯杰.现代肺弥漫性疾病学[M].北京:人民军医出版社,2003:248,308.

[8]张英为,蔡后荣,侯杰.肺朗格汉斯组织细胞增多症[J].国外医学呼吸系统分册,2005,25:380-383.

第 4 节 Haney-Falls 综合征

一、名称

Haney-Falls 综合征又名先天性局限性后圆锥角膜。圆锥角膜的圆锥突起在角膜后面,遗传的基因缺陷和异常,还表现骨骼、形体与智力的异常。

二、流行病学

圆锥角膜是一种局限性的角膜圆锥样突起并伴有突起区角膜基质变薄的疾病。圆锥角膜的发病率为(50~230)/10万,平均患病率为54.5/10万。它对青少年的视力危害较大。曾有学者发现圆锥角膜的发生与先天发育异常或是遗传有关,或伴随Down综合征或Leber先天性黑矇症,但随着研究的深入,人们发现在其发生过程中还存在着胶原异常及细胞凋亡现象,并存在与器官的早老过程相似的现象。

可能为常染色体显性或隐性遗传。Haney和Falls曾报道有家族连锁病例。

三、病因

本综合征病因不明。

四、临床表现

眼症状与体征:①后圆锥角膜,角膜后面突曲率增加,局限混浊,内皮沉积物,可影响视力,近视性散光;②眶距增宽,睑裂外眦高位。

全身性表现:①智力低下,生长缓慢;②鼻扁平而宽,颈蹼、圆桶胸及指(趾)畸形。

参考文献

[1]李凤鸣.中华眼科学(上、中、下册)[M].2版.北京:人民卫生出版社,2005:3418.

[2]王佼佼.端粒异常和圆锥角膜发病关系的研究[D].济南:山东省医学科学院,2007.

第5节 Hedblom综合征

一、名称

Hedblom综合征又称为黑德布洛姆综合征、急性原发性膈肌炎综合征(acute primary diaphmgmitis, APD),是原因不明的一侧或两侧膈肌的非特异性炎症。

二、流行病学

本综合征不一定罕见。

三、病理

APD是膈肌的原发性急性炎症,病理表现为肌纤维肿胀、变性、炎细胞浸润。炎症消散后,急性期坏死的肌纤维可被纤维组织取代,使膈肌呈扁平状外观。胸膜受累可引起胸腔积液、胸膜增厚、粘连、肋膈角变钝。

四、临床表现

本综合征发病急骤,有肩痛和上腹部疼痛。吸气时肺膨胀度减小,如行深吸气则会引起疼痛。

崔伟等报道1例。患者,男性,19岁,主因间断上腹痛2月余入院。患者于训练时出现左上腹锐痛,难以忍受,行胸腹部CT、胃镜、结肠镜、全消化道造影均未见明显器质性病变。此后症状反复发作,多次就诊均未查见器质性疾患。疼痛发作时右侧腹直肌较左侧高。全麻下行腹腔镜探查术,术中探查腹腔脏器未见明显异常,膈肌肝面、脾面充血明显,呈砖红色,与正常膈肌分界明显。术后考虑APD。追问病史患者疼痛发作前1~2天曾患感冒。首先予以激素冲击治疗,再予以激素口服维持,患者疼痛缓解,随访3个月无复发,激素减量中。

临床表现为患侧有突然发作的锐痛,局限于肋缘、下胸部或上腹部,程度与膈肌炎症相关,并伴有同侧肩部放射痛,深呼吸、咳嗽、嗳气时加重,致患者不敢进行上述动作。体检可发现下胸壁的活动受限,伴有肋缘附近胸壁和腹壁红肿、痉挛。APD患者在发病前1~2天多有上呼吸道感染病史,但其症状轻微。X线可发现受累侧膈肌动度下降,后期可显示膈肌呈扁平状。腹腔镜对早期诊断APD有重要价值。对以上腹部锐痛为主、深呼吸时加重、腹壁有炎症表现的患者,在排除其他消化系统疾患后可行腹腔镜探查。如发现膈肌脏面特征性炎症表现即可明确诊断,如能取部分膈肌组织活检可得出病理诊断。腹腔镜探查不仅创伤小,而且更便于探查两侧深在的膈肌。

五、诊断

本综合征确诊需靠X线胸部透视。

六、治疗及预后

有人认为APD是一种易随天气变化复发的自限

性疾病，无有效的治疗方法，主要予以解痉、止痛。崔伟等体会，对APD患者的治疗主要是避免受凉、潮湿环境等诱因，急性期患者可应用激素冲击治疗，并予以激素维持。

参考文献

[1]张永增.内科综合病征[M].沈阳：辽宁科学技术出版社，1985:40.

[2]崔伟，陈纲，于波，等.急性原发性膈肌炎一例[J].临床外科杂志，2010,18(1):54.

第6节 Heiner综合征

一、名称

1962年Heiner报道慢性呼吸道疾病牛奶的多重沉淀疾患，反复发作肺炎和中耳炎，咳血痰，呈特发性肺含铁血黄素症(IPH)样，合并铁缺乏性贫血，对牛乳表现种种过敏症的综合征，即IPH患者伴牛奶过敏症状时，称之为Heiner综合征。

Heiner发现部分IPH患儿存在牛乳过敏现象，牛乳皮肤试验阳性，牛乳沉淀素增高，停牛乳后症状消失，未再发病。但牛乳过敏不能解释所有婴儿的发病，目前对已明确牛乳过敏所致病者，称之为Heiner综合征。

二、流行病学

牛奶是人工喂养婴儿的主要食物，也是小儿最常见的食物过敏原。牛奶过敏(CMA)发生率为2%~6%，罹患的绝大多数是1岁以内的婴儿。

三、病理

非IgE介导的CMA的发病机制尚未明了。Heiner综合征病因考虑可能为牛奶刺激机体产生抗体，抗原抗体作用于肺泡毛细血管，引起肺出血。也有报道患儿在服食牛奶后导致组胺和嗜酸性粒细胞阳离子蛋白的释放，可能促使致敏的T细胞释放出细胞因子，继而激活嗜碱性粒细胞释放活性介质引起相关反应。

早期的组织学改变为肺泡和细支气管腔内的出血，肺泡上皮细胞肿胀、变性、增大和脱落，肺泡腔内可见含有红细胞和含铁血黄素巨噬细胞。肺泡毛细血管扩张、扭曲。肺泡壁可见弹性纤维变性、毛细血管增生、基底膜增厚。肺内小动脉可见弹性纤维变性、含铁血黄素沉着、内膜纤维化、玻璃样变。以后随着出血的反复发作，出现间质纤维化。晚期可出现严重的肺纤维化、肺心病。肺脏经洗涤干燥后，肺组织内含铁量为正常的5~2000倍，一般认为肝肾等其他脏器没有铁的沉着。

四、临床表现

CMA是婴幼儿常见的变态反应性疾病，是由IgE介导和(或)非IgE介导的免疫反应，常累及呼吸道、消化道和皮肤。由于CMA发病有速发型和迟发型2种，在胃肠道的临床表现有口腔过敏综合征、速发型胃肠道过敏、胃食管反流病、环咽肌痉挛、变态反应性嗜酸性食管炎、食物蛋白诱导小肠结肠炎综合征、牛奶蛋白诱导肠病、便秘、婴儿肠绞痛和食物蛋白诱导胃肠炎和直肠结肠炎等，症状多种多样，错综复杂，临床上识别和诊断极具挑战性。

IgE介导呼吸道症状：鼻结膜炎、哮喘(喘鸣、咳嗽)、喉头水肿、分泌性中耳炎。非IgE介导的呼吸道病：肺含铁血黄素沉着症Heiner综合征。

非IgE介导的CMA(迟发型变态反应)：临床多数CMA的婴幼儿和成人循环中无牛奶蛋白特异性的IgE，故采用皮肤点刺试验(SPT)和放射变应原吸附试验(RASD)测定的结果为阴性。摄入牛奶1小时至几天才出现症状，因此认为此类为迟发型变态反应，即非IgE介导的CMA。

多见于儿童，成人主要见于30岁以下。成年男性发病约为女性的2倍，有家族发病的报道。儿童期发生IPH多呈急性，成年人IPH的发生相对隐匿。反复咯血或间断血痰、咳嗽、胸痛、气短、发热和继发于缺铁性贫血的乏力。IPH可表现为呼吸困难和异常胸部X线表现，而无缺铁性贫血和明显咯血。在此种情况下，支气管肺泡灌洗可发现洗液中红细胞数目增加和含铁血黄素巨噬细胞，可提示诊断。有20%的儿童可发现淋巴结肿大和肝脾大。

急性发作期的症状主要由于急性肺出血所致，可有发作性呼吸困难、咳嗽、咯血、心率增快、面色苍白、发绀、黄疸等。年幼患者咯血症状常不显著，但发作性苍白、无力、贫血常较突出。急性发作常突然发生，数日后逐渐缓解。急性发作期患者肺部可有叩浊，可闻及干湿啰音。

急性发作的间歇缓解期中，患者可表现慢性贫血、全身倦怠乏力、咳嗽，而且常可见杵状指(趾)和肝脾大，少数患者可有少量咯血。病情若多次反复发作，可出现肺纤维化和右心肥大。

五、诊断

熟悉CMA的临床表现，通过详细的病史采集、仔细的体格检查和恰当的实验室检查，方可做出正确的诊断，使患儿得到及时治疗。

六、治疗

限制牛乳及其制品症状缓解，治疗上与一般的特发性肺含铁血黄素症有别。

七、预后

儿童期一般发病比较凶险。75%的病例平均生存期为3~5年，也有少数病例可自行缓解。成人预后较好，其中1/4患者在初次发作后而治愈；1/4患者为疾病非活动状态，但有持续贫血和呼吸困难；1/4患者存在持续活动疾病，导致肺纤维化和严重限制性通气功能障碍；其余1/4患者伴反复大量出血并且对治疗无反应，早期发生呼吸衰竭死亡。

参考文献

[1]松岡芳子.広範圍症候群(新订版)Heiner症候群[J].日本臨牀，1987，春季臨時增刊号(45)：1023.

[2]李燕.儿童特发性肺含铁血黄素沉着症84例临床研究[D].南宁：广西医科大学，2004.

[3]林江涛.特发性肺含铁血黄素沉着症[J].中日友好医院学报，1999，13：359-362.

[4]武庆斌.婴幼儿牛奶过敏在胃肠道的表现[J].实用儿科临床杂志，2012，27(19)：1461-1464.

第7节　溶血性尿毒症样综合征伴低氧血症

一、名称

1986年Sheldon等总结20篇文献中39例，冠以溶血性尿毒症样综合征伴低氧血症(hemolytic uremic-like syndrome with hypoxemia，HUSH)，是在癌化疗后非败血症状态下，高频度合并微血管性溶血性贫血(MAHA)、血小板减少、肾损害及成人呼吸窘迫综合征(ARDS)，出现预后不良的现象，简称溶血尿毒综合征(hemolytic uremic syndrome，HUS)。

二、流行病学

HUSH是儿童继发性血小板减少的原因之一。近年来发病有增多趋势，临床医生应该提高对HUSH的重视。

三、病因及病理

病因分类：2006年欧洲儿科溶血尿毒综合征研究组提出了按发病因素分类，主要如下。

(1)感染因素：感染是诱发HUS的首要因素。

(2)肿瘤、药物因素、器官移植因素：药物诱发的血栓性微血管病不少见。由过敏机制诱发的HUS，以奎宁、噻氯匹定、氯吡格雷等药物多见；由药物剂量相关毒性引起的HUS，以丝裂霉素C、喷司他丁、环孢素、长春新碱等抗肿瘤药物最为多见。骨髓、肾、肝等移植后因移植相关并发症如严重感染或急性移植物抗宿主病等也可发生HUS。某些癌症如胃肠道肿瘤、淋巴瘤也常可引发HUS。

(3)遗传因素。

(4)免疫紊乱因素。

四、临床表现

临床依据有无腹泻，将HUS分成典型HUS及非典型HUS。

(1)典型HUS：又称腹泻相关性HUS(post-diarrheal，D+HUS)。90%的儿童HUS属于此种类型。患儿多有血样便、水样便等消化道前驱症。

(2)非典型HUS：是除外Shiga毒素所致的HUS，由于罕见腹泻等消化道前驱症状，又称为非腹泻相关性HUS(non-dianheal HUS，D-HUS)。与典型HUS相比，非典型HUS无明确致病因子和季节性，临床表现较典型HUS严重，除微血管性溶血性贫血、血小板减少及急性肾衰竭表现外，常累及中枢神经系统，病死率高，预后不良。

五、诊断

根据前驱腹泻症状及突然出现的溶血性贫血、血小板减少及急性肾衰竭三大特征可做出诊断。依据国外D+HUS及D-HUS诊治指南，新入院患者在考虑诊断HUS时，应进一步明确其为D+HUS还是D-HUS。

诊断：胃癌等腺癌患者化疗（特别是丝裂霉素）开始后6~12个月好发：①MAHA；②血小板减少；③肾损害；④肺水肿。4项中有3项即可诊断HUSH。最初症状以进行性贫血（Hb<10g/dL）多见。

溶血尿毒综合征与TTP同属于血栓性微血管病（thrombotic microangiopathy，TMA），二者病理改变基本相同。临床表现在TTP的五联征中包含HUS常见的三联征。TTP患者肾脏损害较轻，急性肾衰竭少见，而发热与神经精神症状多见，HUS与之相反。与大多数TTP不同，HUS多有明显诱因，感染是诱发HUS的首要因素。大肠杆菌、志贺痢疾杆菌、伤寒杆菌、肺炎链球菌、柯萨奇病毒、埃可病毒、HIV等感染均可诱发HUS。革兰阴性大肠杆菌与HUS的发生直接相关。其遗传因素和自身抗体更多涉及补体活化与补体调节因子功能障碍。对HUS的治疗依赖于透析疗法和输注新鲜血浆，而血浆置换效果不佳，且HUS多见于儿童。所以从TTP与HUS的早期诊断、接诊科室和及时救治等方面分析，二者有明显区别，不易混淆。也许在分子水平上更能判断二者的异同。

六、治疗及预后

HUS患者起病急、进展快，特别是D-HUS，需要24小时内给予积极的经验治疗，所以应强调早期诊断。输注血浆和血液净化是目前治疗HUS的有效方法，已大大提高了患者的生存率，所以强调及早开始血浆治疗、血液净化及对症支持治疗。

HUSH的预后非常恶劣，死亡率约70%，特别是合并ARDS，几乎全例死亡；不合并ARDS约半数生存，2个月后另半数死亡。

参考文献

[1]岡田定，寺田秀夫.広範圍症候群（新订版）hemolytic uremic-like syndrome with hypoxemia[J].日本臨牀，1987，春季臨時増刊号（45）：451.

[2]何莉，胡宛如.溶血尿毒综合征诊断与治疗[J].中国实用儿科杂志，2013，28（9）：662-664.

[3]刘仁同.血栓性血小板减少性紫癜发病机理和早期诊断研究[D].天津：天津医科大学，2012.

第8节 噬血细胞综合征

一、名称

噬血细胞综合征（hemophagocytic syndrome，HPS）是由多种病因引起的淋巴、单核巨噬细胞系统失控性激活、增生且伴有噬血现象，并分泌大量炎性因子导致机体处于炎症状态的一组临床综合征，因此又称为噬血细胞性淋巴组织细胞增多症（HLH）、噬血细胞性网状细胞增生症，属于组织细胞增生性疾病。HPS首先由Risdall等于1979年在器官移植后病毒感染的患者身上诊断并报道，又称为病毒相关性嗜血细胞综合征（VAHS）。Risdall等报道19例。1981年Manoharan、1985年Sullivan、1986年迁芳郎等相继报道，我国1988年张品南、1989年龚新顺、1990年王延华等也先后报道了儿科病例。临床以高热、皮疹、血细胞减少等为特征。

二、流行病学

HPS是一种少见的疾病，但随着诊断水平的提高，越来越多的患者被诊断为HPS。其病因复杂且发病机制尚未完全明了。不论在基因还是细胞因子方面的研究，仍然存在空白。EBV首先在非洲儿童霍奇金病中发现，大部分成年人感染有EBV，它可以终身存在于健康人的B细胞中，一般不致病。

三、病理

HPS可根据病因的不同，分为原发性和继发性两种类型。原发性者通常与遗传性因素相关，又称家族性噬血细胞淋巴组织细胞增生症（FHL），是常染色体或性染色体相关的隐性遗传病；继发性者（sHLH）主要与感染、恶性肿瘤等疾病相关。国外曾有学者统计，发现 HPS 患者带有基因缺陷的比率为 30%~70%。

原发性者：有或无家族史，常发生于 2 岁以下婴幼儿，发病时平均 2.9 个月，且发病年龄越小病死率越高。研究者早已认识到 FHL 是染色体相关的隐性遗传病，目前已有 5 种 FHL 相关的突变基因被相继证实。

继发性者：在各个年龄段均可发病，其主要病因如下。①感染因素：与 EBV、巨细胞病毒、单纯疱疹病毒、带状疱疹病毒、腺病毒、柯隆奇病毒、乙型肝炎病毒等感染有关。从患儿血清病毒抗体滴度升高病毒培养阳性、活检、尸检等检查得到证实。除以上有关病毒外，VAHS 亦可继发于伤寒、粟粒性肺结核、葡萄球菌性败血症、革兰阴性杆菌感染、布氏杆菌病、疟疾、黑热病、支原体感染、真菌感染之后。②风湿性疾病：如系统性红斑狼疮、类风湿关节炎、系统性硬化病、干燥综合征等。风湿性疾病相关的 HPS 亦命名为巨噬细胞活化综合征（MAS）。③肿瘤性疾病：如淋巴瘤、白血病等。在各种相关疾病中，以病毒、细菌感染和淋巴瘤较多见，其中病毒以 EBV 最为常见。另有应用苯妥英钠等药物引起 HPS 的报道。

最近 Grierson 等发现性连锁淋巴组织增生病（XLP）患儿中伴有 HPS 的比例较高，在 161 例 XLP 患儿中，28 例有 HPS。

四、临床表现

HPS 表现多种多样，常见的有以下几方面。

(1)高热、皮疹、盗汗、体重减轻、肝脾淋巴结肿大等，广谱抗生素治疗无效，1~8 周可自行缓解。

(2)部分或全血细胞减少，全血细胞减少与组织细胞吞噬血细胞有关，Pirsch 则认为它是病毒感染抑制骨髓的结果。

(3)肝功能损害或凝血功能障碍。

(4)部分病例可有中枢神经系统症状、肺部浸润、肾衰竭等多脏器损害。

(5)实验室检查：低蛋白血症、α_2-球蛋白比例升高、血胆固醇浓度降低、C-反应蛋白强阳性、乳酸脱氢酶尤以 LDH3-LDH5 水平升高等。

(6)骨髓检查：骨髓涂片可见组织细胞增多，细胞大多呈成熟型。特异性表现是可见组织细胞吞噬红细胞（成熟的与有核的）、白细胞（多核与淋巴）、血小板及血细胞碎屑现象。粒细胞与红细胞生成低下，巨核细胞呈现正常或生成过盛。吞噬血细胞现象的出现和消失与病情的活动和缓解同步。

(7)淋巴结切片或脾脏活检亦可见组织细胞增多及吞噬血细胞现象。

王旖旎等曾对多中心来源的 72 例确诊 HLH 患者进行诊疗分析，发现所有患者均有发热，其余依次为脾大（83.3%）、呼吸系统症状（63.9%）、肝大（54.2%）、浅表淋巴结肿大（48.6%）、黄疸（38.9%）、皮疹（34.8%）、浆膜腔积液（33.3%）、皮肤瘀斑或出血点（33.3%）、中枢神经系统症状（5.6%）、肾功能损害（4.2%）等。

张峰等报道 1 例。患者，女性，47 岁。因头痛、头晕 2 周，发热 1 周就诊。X 线胸片：右下肺陈旧性病变，肺部感染。腹部 CT 扫描示：脾大，肠系膜根部及腹膜后见多发增大淋巴结。复查胸部 CT 示：双肺肺水肿表现，双肺纤维条索影，双侧胸腔积液；心脏增大。骨髓穿刺涂片示：组织细胞比值明显升高、形态异常，见双核组织细胞吞噬血小板组织细胞。全院会诊后考虑：①发热待查，感染可能性大；②恶性淋巴瘤可能；③噬血细胞综合征；④弥散性血管内凝血（早期）；⑤消化道出血。

噬血可引起全血细胞减少，红细胞减少表现为贫血，白细胞减少表现为易发感染，血小板减少可表现为出血倾向。此外，部分患者可有肝功能受损及凝血功能障碍。

HPS 的多种临床表现是由外周血高浓度细胞因子及其导致的炎性细胞浸润所引起的。IL-1、IL-6 和 TNF-α 可引起机体持续性发热；TNF-α 和 IFN-γ 本身可抑制机体造血功能，同时巨噬细胞可被高浓度 IFN-γ 过度激活并因此失控，导致噬血现象的产生而造成机体血细胞减少。脂蛋白活性与 TNF-α 的水平相关，过多 TNF-α 会导致脂蛋白活性降低，从而导致高三酰甘油血症的形成；活化的巨噬细胞表达大量纤溶酶原活化因子，导致低纤维蛋白原血症的形成；淋巴细胞过度活化并分泌大量 sCD25；淋巴细胞和组织细胞浸润会造成肝脾大、肝功能异常、中枢神经系统症状。

五、诊断

目前 HPS 缺乏特异性诊断方法，依据 HPS 2004 诊断标准修订版，满足以下 2 项之一即可诊断 HPS。①符合 HPS 的分子诊断：PRF1、UNC13D、Munc18-2、Rab27a、STX11、SH2D1A 或 BIRC4 等基因突变；②满足以下 8 项诊断标准中的 5 项：发热，脾大，血细胞减少，高甘油三酯血症和（或）低纤维蛋白原血症，骨髓、脾或淋巴结中发现噬血细胞现象（非恶变证据），NK 细胞活性减低或缺乏（根据当地实验室指标），铁蛋白≥500μg/L,可溶性 CD25(sIL-2R)≥2400 U/mL。但对于分子诊断符合 HPS 的患者也可不必满足以上 5 项标准。

成人 HPS 早期阶段或骨髓涂片方法不当均可致骨髓涂片中无噬血细胞,故必要时应反复行骨髓穿刺涂片。绝大多数小儿的 VAHS 继发于 EBV 感染,因此可作 EBV 感染相应的抗体滴度测定,以明确 EBV 毒感染有助于 HPS 的诊断。

此外,尚须与具有吞噬血细胞现象的组织细胞增多症相鉴别。

六、治疗及预后

HPS 治疗多采用大剂量糖皮质激素冲剂、大剂量免疫球蛋白静脉滴注、抗 TNF 抗体和 IL-1 受体拮抗剂、CHOP 方案、HLH-94 和 HLH-2004 联合化疗方案。

HPS 起病急、病情发展迅速、诊断困难,如果不能给予及时治疗,病死率极高。据报道,病死率高达 50%以上。少数患儿发病急骤有肺炎或肺出血,以及出现 DIC 者应予监护,病情严重者可致死亡。虽然有些作者认为 HPS 是自限性疾病,但在急性期病死率颇高。Risolall 报道的 19 例中,死亡 6 例。Imashuku 等报道,日本儿童 50%以上 HLH 与 EBV 有关,病死率高达 41%。

参考文献

[1]张峰,库丽加那提,张建立,等. 噬血细胞综合征一例误诊分析[J].临床误诊误治,2014,27:31-32.

[2]胡群,张小玲. 噬血细胞综合征诊断指南(2004)[J].实用儿科临床杂志,2008,23:235-236.

[3]张滔,陈建行,熊梅. 噬血细胞综合征研究进展[J].临床和实验医学杂志,2013,12:1938-1940.

[4]郭尚囡,李玉富,周健,等.成人获得性噬血细胞综合征肝功能损害临床资料分析[J].医药论坛杂志,2013,34:1-3.

[5]洪庆成,江敬铭.儿科综合征[M].天津:天津科学技术出版社,1996:547-548.

[6]卫青,王昭. EB 病毒相关噬血细胞综合征研究进展[J].中国实验血液学杂志,2011,19:l541-1544.

第 9 节 Hench-Rosenberg 综合征

一、名称

Hench-Rosenberg 综合征又名复发性风湿病、Hench 综合征。

1944 年 Hench 和 Rosenherg 首次提出了复发性风湿病(PR)的概念:复发性急性关节炎、关节周围炎或关节旁炎,可持续几小时甚至几天,发作间期无任何症状,发作后不遗留关节功能障碍。由于症状无明显规律性的反复发作,少则每年发作 1~2 次,多则每年发作几次,故又称之为回纹型风湿症。本病的病因和发病机制不明,推测可能与免疫复合物有关。Luly 等研究认为肿瘤坏死因子受体Ⅰ(TNFRI)与复发性风湿病的发病机制有关。

二、流行病学

有报道,本病的发病率是 RA 发病率的 1/20~1/2 不等,但因医生和患者对其尚缺乏充分认识,导致诸多患者被延误诊治,甚至被误诊。

三、病理

风湿病改变。反复发作。

四、临床表现

PR 为一种原因不明的间歇性发作的关节及其周围组织的急性炎症。在日本女性多于男性,多发于 20 岁以下年轻人,膝关节最易受累,手指、手、肩、肘、踝、足趾等亦可受累。以急剧肿胀性疼痛发作为特征,无发热等全身症状。通常发作从单关节开始,有时 2~3 个关节同时开始,初始症状为疼痛,依次为压痛、发红、肿胀。疼痛在 2~3 小时达高峰,缓慢消退,持续时间从 2~3 小时到 2~3 天,缓解期无任何症状。

约 1/3 的患者可见关节周围炎症,似 Quinoke 水肿,但伴随的压痛点不同。X 线无异常,组织学上无特异性炎症表现。血象正常,发作时 CRP 等急性期反应物轻度升高。血沉增快可达 35mm/h。类风湿因子、抗核抗体阴性,补体、尿酸正常。

季乃军等报道复发性风湿综合征 17 例。其中胸锁关节受累 1 例。

五、诊断

诊断建议为:①突发的单关节或关节旁组织受累(以上至少看到一次发作);②2 年内发作大于 5 次;

③在不同的发作中至少有2个关节受累；④影像学检查无特殊发现；⑤除外其他的复发性关节炎，如痛风、关节积水、软骨钙化等。

Hannonen 拟立的标准，即满足以下4条：①反复突然发作单关节或多关节炎，或关节旁组织炎症，每次持续数小时至1周；②医生至少要证实1次发作；③反复发作中受累关节数≥3个；④排除其他类型的关节炎。

六、治疗

本综合征的治疗尚无大规模的临床验证经验。可用非甾体抗炎药（NSAID）控制炎症，频繁复发者可考虑使用二线药物。有研究发现抗疟药可减少复发性风湿病发展至类风湿或其他结缔组织病的风险。

七、预后

本综合征预后良好，多数能自行缓解，部分患者反复发作，但一般不至于引起关节畸形和功能障碍。季乃军等报道的17例中，11例自行缓解，6例虽反复发作，但均无关节形态和功能上的改变。

参考文献

[1]曾娜玲，杜军.复发性风湿病（一种新综合征）[J].日本医学介绍，1994，15：176.

[2]徐愿，王建东，刘慧敏，等.回纹型风湿症11例临床分析[J].中国中医药信息杂志，2010，17(5)：72-73.

[3]康春来.复发性风湿病19例临床分析[J].中国冶金工业医学杂志，2009，26(5)：601-602.

[4]季乃军，吕利雄.复发性风湿综合征17例临床分析[J].临床荟萃，1991，6：423.

第10节　肝窦阻塞综合征

一、名称

肝窦阻塞综合征（hepatic sinusoidal obstructive syndrome，HSOS 或 sinusoidal obstruction syndrome，SOS）是肝窦内皮细胞、中央静脉等肝内小静脉的内皮细胞受损，引起肝窦流出道受阻，从而导致的门脉高压症，临床上较为少见。HSOS作为一种新的肝脏疾病，于1920年在《柳叶刀》杂志上被提出，黄疸、疼痛性肝大、腹水是主要临床特点。初始被命名为肝小静脉闭塞病（HVOD），随着研究的深入，2002年发现该病的病理改变实际上是肝窦流出道受阻，故改称肝窦阻塞综合征，一直沿用至今。

二、流行病学

国外报道HSOS多为干细胞移植或器官移植后应用抗肿瘤化疗药物和免疫抑制剂治疗等因素引起，近年国内外均有文献报道白血病化疗后可引起HSOS。

三、病理

主要与吡咯双烷生物碱中毒、化疗药物及免疫抑制剂的副作用有关。

HSOS致病原因众多，在我国主要为误服草药土三七，其可能发病机制为：土三七中含有多种吡咯烷生物碱（Pas），Pas进入肝脏后，被氧化为毒性很强的脱氢吡咯烷生物碱（DHP），DHP可进一步被水解为脱氢裂碱（DHN）。二者可与肝细胞中的谷胱甘肽（GSH）结合，形成毒性较弱或无毒的产物。如果Pas大量进入肝脏或肝细胞中GSH含量不足，产生的DHP和DHN超过GSH结合能力，游离的DHP和DHN即可与肝脏中的大分子如DNA/RNA等连接而影响蛋白质合成和抑制细胞有丝分裂，从而对肝细胞，尤其是肝窦内皮细胞，造成不可逆性损伤，最终导致肝窦狭窄、窦周纤维化和肝窦循环阻塞，引发肝内窦性急性门静脉高压症。患者急性期会依次出现右上腹部疼痛、肝大伴触痛、腹胀、腹水、黄疸等临床表现。少数患者尚可伴有胸腔积液，其形成可能与腹水经膈肌孔流入胸腔有关。

四、临床表现

陈宇丽等总结22例。①22例患儿中，男15例（68.2%），女7例（31.8%），男女比例2.14∶1。发病年龄为3~12岁，平均6.7岁。学龄前儿童13例，学龄期儿童5例，青春期儿童4例。②18例患儿的原发病为急性淋巴细胞白血病（ALL），有13例使用6-硫鸟嘌呤（6-TG），5例使用6-巯基嘌呤（6-MP）化疗；4例为行造血干细胞移植的重型地中海贫血患者，均有使用白消安/环磷酰胺（BU/CY）化疗史。③临床表现主要有腹胀、食欲缺乏（6例），肝大伴触痛（14例），体重增加(14例),腹水、胸腔积液各4例(18.2%),盆腔积液1例。18例患儿有不同程度的肝损害;凝血功能检测中活化部分凝血活酶时间延长10例;12例行血D-二聚体检查,其中5例升高。血常规检测中,4例白细胞、粒细胞均降低;14例有不同程度的血小板降低。2例行腹水检查,总蛋白、血清-腹水蛋白梯度均升高,1例CA125升高。④22例患儿急性起病12例(54.5%),亚急性4例(18.2%),慢性6例(27.3%);病情轻型者5例(22.7%),中型2例(9.1%),重型15例(68.2%)。HSOS病情的严重程度与性别、不同原发病、临床分期无关($P>0.05$);与年龄相关,学龄前期患儿病情较学龄期、青春期患儿严重($P<0.05$)。ALL患儿使用6-TG者SOS病情较使用6-MP者严重($P<0.05$)。⑤10例患儿行彩色多普勒超声检查,5例行腹部CT平扫+增强扫描,可见弥漫性肝大、肝实质非均质改变,肝静脉变细、显示不清或胸腹水、脾大。2例行肝活检,示肝窦内细胞浸润或肝窦扩张。⑥治疗包括护肝、改善微循环、抗凝、利尿等,疗效均良好。

肝静脉型布-加综合征与HSOS均为临床少见疾病,临床及影像学表现极具相似性,极易引起误诊、误治。李曾等从四方面讨论了二者的区别:①肝脏形态的变化;②肝静脉病变;③肝内侧支血管显示;④静脉期肝脏强化分布特点。

孙信林等报道HSOS致胸腔积液误诊为结核性胸膜炎2例。病例1:患者,男性,37岁,因咳嗽伴右侧胸痛2周入院。体检发现空腹血糖10.3mmol/L,诊断为2型糖尿病,予格列齐特降糖治疗。入院前8周,患者自行停用格列齐特,改服草药土三七泡饮,服药6周后,出现咳嗽、右侧胸痛,伴少量白色黏痰。当地医院胸部DR示右侧胸腔少-中等量积液,结核抗体(+),PPD试验阳性,诊断"结核性胸膜炎",予HRZE方案抗结核治疗,土三七仍继续服用。2周后,咳嗽、胸痛症状无缓解,且渐感腹胀,胸部DR复查胸腔积液未见明显吸收,拟"结核性胸膜炎"转至本院。结核感染斑点试验(+)。胸部CT示右侧胸腔中等量积液,MRI平扫肝脏体积增大,T1WI肝脏信号不均,肝静脉周围可见云絮状高信号,T2WI上呈片状高信号。增强扫描:肝脏不均匀强化,肝静脉和下腔静脉周围肝实质渐进性强化,强化范围逐渐扩大,呈"爪"形,外围肝实质呈不均匀强化,肝静脉变细,呈线样强化。腔静脉周围见"晕征",下腔静脉肝段变窄,管腔通畅,无充盈缺损,腹腔少量积液。肝穿刺病理示肝小叶结构破坏,残留肝小叶内见肝细胞变性、坏死,肝索排列不齐,汇管区未见异常,肝窦扩张、充血、出血,受累肝窦内皮肿胀、变性,红细胞进入Diss间隙。诊断为肝窦阻塞综合征。停草药土三七及抗结核药物,经治疗2周后,胸腹水无消退,且出现神志恍惚。经检验诊断为肝性脑病4周后,腹胀加重,黄疸加深。自动出院10天后死于肝衰竭。病例2:患者,男性,57岁,因胸闷、气喘3周入院。患者30年前患肺结核,在当地医院予正规抗结核治疗后已治愈;1年前在当地诊断为高血压,予非洛地平降压治疗。后停用,予土三七泡茶降压治疗。入院前3周,出现胸闷、气喘,胸部CT示陈旧性病灶、肺气肿、右侧胸腔中等量积液。结核抗体(+)。诊断为结核性胸膜炎,予HRZE方案抗结核治疗,效果差,渐现腹胀。查体:右下肺呼吸音消失,右下肺叩诊浊音(+),腹部移动性浊音(+),双下肢无水肿。结核感染T细胞斑点试验(+)。胸部CT示左上肺见少许索条影、钙化灶,右侧胸腔中等量积液。上腹部CT示肝脏体积增大,肝实质密度斑片状不均匀减低,增强动脉期显示肝实质不均匀斑片状轻度强化,门静脉期即呈"爪状"强化,延迟期肝实质强化范围逐渐扩大。肝静脉为细线状,下腔静脉周围可见"晕征",肝段下腔静脉均变扁。诊断为HSOS。停草药土三七及抗结核药物,予治疗,症状逐渐减轻。1个月后肝功能正常。B超示胸腹水消退。随访1年无复发。

五、诊断

陈祖华等回顾性分析14例经临床或病理诊断HSOS的CT表现。结果:14例均表现为肝肿胀伴肝实质密度不均匀减低,其中以第二肝门为中心沿3支肝静脉周围"放射状"稍高密度9例(9/10);增强动脉期肝实质斑片状强化4例,未见明显强化10例;门静期地图样强化10例(10/14),其中以第二肝门为中心沿3支肝静脉周围"放射状"强化9例(9/10),斑片状强化4例;延迟期(包括"放射状"强化)强化范围扩大,但仍不均匀。肝动脉稍增粗7例,门静脉增宽6例,肝段下腔静脉受压13例,门静脉、下腔静脉周围水肿5例,肝静脉均显示不清。结论:基于门脉期肝实质以第二肝门为中心沿3支肝静脉周围"放射状"地图样强化,有助于HSOS的准确诊断。

参考文献

[1]陈宇丽,罗建明.肝窦阻塞综合征22例临床分析[D].南宁:广西医科大学,2016.
[2]陈祖华,金瑞军,唐栋,等.肝窦阻塞综合征的CT诊断分析

[G]. 2014 年浙江省医学会放射学学术年会论文集.2014:119.
[3]李曾,徐凯,侯金香. 肝静脉型布-加综合征与肝窦阻塞综合征的 CE-MRA 鉴别诊断[J].中国 CT 和 MRI 杂志,2014,12:95-98.
[4]孙信林,周建,张鑫,等. 肝窦阻塞综合征致胸水误诊为结核性胸膜炎 2 例并文献复习[J].临床肺科杂志,2018,23:370-371,377.

第 11 节 肝肺综合征

一、名称

1966 年 Berthelot 等从肝硬化患者尸检发现并命名的。肝肺综合征(hepato-pulmonary syndrome,HPS)的发生主要与肺循环异常有关,定义为在肝病和(或)门静脉高压症进展的基础上出现肺血管扩张、低氧血症,临床上以进行性呼吸困难和低氧血症为主要表现。可概括为三大主症:肝病、肺血管扩张、低氧血症。

二、流行病学

由于诊断标准不同,文献报道的 HPS 发生率差异很大,在 4%~32%之间。HPS 可见于各种原因导致的肝硬化,也可见于慢性活动性肝炎、急性肝衰竭、门静脉高压。

三、病理

HPS 肺部基本改变为弥漫性肺血管扩张、肺内动静脉短路、肺动脉肌层增厚。

四、临床表现

肝病本身的症状和体征是 HPS 患者最基本的临床表现。值得注意的是,具有蜘蛛痣体征者常常有全身及肺血管的明显扩张或气体交换障碍。HPS 的低氧血症一般发展缓慢,表现为在无其他心肺疾病时出现胸闷、气短、发绀(90%)、胸痛、呼吸困难及杵状指(趾)。症状随肝病进展而趋于明显,直立性缺氧和仰卧呼吸是本症的特征性表现。站立时由于肺下叶血流灌注增加,通气血流比例失调加重,肺内分流增加造成站立时呼吸困难加重;平卧位时动脉氧合增加,缺氧在平卧时得到缓解。晚期患者在静息时也有明显呼吸困难。HPS 的低氧血症程度与所测定的肝脏合成或代谢功能的数据间无明显相关性。

吴刚秀等报道 1 例低氧血症 - 肺内血管扩张 - 胆红素升高患者,男性,19 岁。患者 4 年前开始出现口唇发绀、活动后气急,无心慌、胸痛、咯血,无咳嗽、咳痰。近 2 年来出现活动耐力明显下降,口唇、甲床持续发绀,伴杵状指(趾)。胸部平片及胸部 CT 扫描示双肺纹理增多、增粗。心脏彩色超声示肺动脉增宽、约 28mm,估测肺动脉压 3.46kPa,三尖瓣少量反流。肺功能检测示肺活量中度减低,最大肺活量重度减低,一秒量轻度减低,流速 - 容量曲线峰值降低,残气容积预计占 129%,肺弥散功能减退;使用支气管舒张剂后,通气无改善。超声心动图右心室声学造影示右心房、右心室见大量气泡回声,间隔 3~4 个心动周期后左心房、左心室也出现大量气泡回声。进一步行 CT 肺动脉造影示肺动脉干增宽,肺小动静脉增多增粗,但动静脉之间未见明确的异常交通或血管团。进一步查 CT 腹部血管 + 灌注示肠系膜上静脉及脾静脉粗大,二者汇合后成一个与下腔静脉并列的异常血管直接注入右心房;肝灌注示动脉血流增多,门脉血流减少。最后诊断:先天性门静脉发育异常、肝肺综合征。

五、诊断

诊断要点:①低酸素血症;②肺内血管扩张;③肝疾患存在。肺内血管扩张从对比超声心动图阳性明显表现。动脉血液气体分析低酸素血症和 $AaDO_2$ 扩大。进展期肝病:氧分压 <9.33kPa(70mmHg),肺泡动脉氧分压差 >2.67kPa(20mmHg);症状尚不明显时,可分别在直立位和卧位做血气分析,有助于做出早期诊断。

六、治疗及预后

HPS 应治疗原发病。

肺内血管扩张呈进行性,预后差。PaO_2 为 60mmHg 以下的慢性呼吸不全状态是肝移植适应证。

参考文献

[1]巽浩一郎.知っておきたい内科症候群?肝肺症候群 hepato-pulmonary syndrome[J].内科,2012,109(6):1174-1175.

[2]唐承薇.肝肺综合征[J].中国实用内科杂志,2007,27(8):576-577.

[3]吴刚秀,宗刚军,秦永文,等.低氧血症-肺内血管扩张-胆红素升高[J].中华医学杂志,2012,92(16):1143-1144.

第12节 遗传性血管性水肿

一、名称

遗传性血管性水肿(hereditary angioneurotic dema,HAE)是以C1酯酶抑制因子(C1-INH)或FⅫ基因突变为分子遗传学基础、以反复发作的皮肤和(或)黏膜下等软组织水肿为主要表现的遗传性疾病。HAE由Osler率先报道。

二、流行病学

发病率为1/15万~1/10万。发病原因C1-INH(一种 α_2-球蛋白)减少或功能缺损,C1过度活化,C4及C2裂解失控,使生成的补体激肽增多,微血管通透性增高,从而引起水肿;HAE分为3种亚型,由于C1-INH编码基因突变导致该蛋白产物功能缺陷,故HAE-Ⅰ型及HAE-Ⅱ型的C1-INH含量和功能低下,且均小于诊断标准的50%,其中Ⅰ型(HAE-Ⅰ型)又称普通型,占HAE的85%,血浆C1-INH含量及功能均低下;Ⅱ型(HAE-Ⅱ型)又称变异型,占HAE的15%,C1-INH含量正常但功能低下。目前国内外报道的与HAE发病相关的C1-INH基因突变多达上百种,有很强的异质性。

三、病理

HAE病理上无神经质因素。属常染色体显性遗传病。诱发因素有外伤、手术(甚至拔牙)、精神刺激、焦虑、繁重体力劳动、环境温度变化等。

四、临床表现

颜面、上下肢等发作性、反复性血管性水肿为主症,可扩展到口唇、口腔黏膜、生殖器、消化道和呼吸道黏膜较为常见。当呼吸道黏膜受累时,可致呼吸困难、声哑。存在可致快速呼吸困难或窒息的潜在风险,是一种危及生命的急性水肿发作,病死率高达30%~40%。腹痛、腹泻及食欲低下为肠管水肿症候,有报道癫痫发作时的胸腔积液潴留,也有头痛、精神不安定的。水肿发作易为外伤、感染、激烈的运动、精神冲击及月经诱发。发病年龄自小儿期至中年以后。

朱雪敏等报道1例。患者,男性,28岁,因突发性呼吸困难第三次急诊入院。患者自17岁起每年有发作性腹痛,腹泻3~4次,每次持续1周余;四肢、面部、躯体皮肤出现突发性荨麻疹样风团,可自行消退。8年和2个月前曾因咽痛、胸闷或气急症状,先后两次入院,后一次发病时,颈、背部一度出现蚕豆样风团;咽喉部检查见腭垂、咽后柱、会厌舌面有明显水肿,用激素(如地塞米松、氢化可的松)与红霉素等治疗均不见效,继而胸闷加剧、烦躁不安、脸色发紫,经用肾上腺素、麻黄碱局部喷雾后病情缓解,当时先后诊断为急性喉水肿和血管神经性水肿。本次发病前有精神刺激史。入院前一天患者右眼睑有一蚕豆大小的“风团”,以后逐渐扩大到脸上部,并向下发展,伴喉部梗阻感,来院后当即用氢化可的松200mg静脉滴注,面部肿胀加剧,并累及颈部,但呼吸平稳。追问病史,发现其祖母、父、妹分别有喉梗阻、喉水肿、突发性风团等家属史,遂考虑为HAE。化验C4为28mg%。给予地塞米松,半小时后会厌舌面有弥漫性水肿,会厌舌面不能抬起,声门不能暴露,患者诉气急加剧,做气管切开术。当天晚上水肿开始消退,次日水肿消失。

李春香报道一家系6例。

病例1:男性,52岁,先证者(家系中Ⅱ6)。因反复局限性皮肤水肿15年余,喉头水肿5年,水肿再次发作1天入院。15年前无明显诱因出现反复双上肢远端大片皮肤水肿,伴红肿,无压痛,持续2~3天可自行消退。后发作频繁。5年前出现喉头水肿,因喉镜下喉头、会厌肿胀明显,咽部憋闷,予糖皮质激素冲击治疗,予气管切开后症状好转。1天前再次出现左上肢远端皮肤水肿补体C4为0.065g/L(正常参考值0.17~0.48g/L)。补体C1抑制因子0.04g/L(正常参考值0.21~0.39g/L),确诊为HAE。

病例2:女性,61岁,家系中Ⅱ4。反复腹痛30余年。30余年前无明显诱因出现反复腹痛,无固定痛点,每年发作2~3次,多次以急腹症收入院,考虑肠梗阻、原发性腹膜炎。4年前患脑梗死,遗有左侧肢体活动障碍。10个月前因反复胸痛、胸闷收入院,住院期间胸痛症状突然加重,考虑急性心肌梗死。行急诊冠状动脉(冠脉)造影。出院后第 4 天再次出现腹痛,因其弟弟有 HAE 病史,查补体 C4 为 0.093g/L,补体 C1 抑制因子为 0.07g/L, 补体 C4 为 0.083g/L, 确诊为 HAE。

家系调查:例 1 确诊为 HAE 后对其进行家系调查,发现家族共 4 代 17 人,其中 6 人罹患 HAE。其母曾出现反复皮肤水肿,后因脑血管病去世。Ⅱ1 19 岁时出现喉头水肿,因未及时抢救而死亡。Ⅱ2 于 30 岁左右时出现口周水肿, 每年发作 1~4 次,5 年前确诊为鼻咽癌肿,亦未行补体 C1 抑制因子检测。Ⅱ4 及Ⅲ4 主要表现为急性腹痛。

该家系Ⅱ4 出现心前区疼痛及胸闷等类似冠状动脉粥样硬化性心脏病的表现,经冠状动脉造影确诊并经皮冠状动脉支架植入术后仍有胸痛反复发作,后出现肠脑血管症状,经综合治疗症状好转后又出现腹痛。目前文献未见 HAE 心血管受累的报道,故患者经皮冠状动脉支架植入术后病情反复是否与 HAE 相关,有待进一步证实。

五、诊断

HAE 发生于儿童,或在 20~40 岁开始出现皮损,为突发性的皮肤肿胀,逐渐扩大,可消退,可短期内发作数次,也可发作一次后不再发作;有时可引起胃肠道水肿,出现腹痛、恶心、呕吐,甚至误诊为“阑尾炎”等,也可累及喉部,引起喉水肿。85%患者的 C1-INH 免疫化学性和功能性测定低于 50%;25%患者的抗原正常或升高,但功能有缺陷,根据患者的家属史,突然出现皮肤风团样肿胀且能自行消退, 喉梗阻, 血清 C1-INH 降低等。朱雪敏等报道的病例 HAE 的诊断可确立(本文缺乏 C1-INH 测定,然而 C1-INH 降低导致 C4 降低,故测定 C4)而血管神经性水肿是过敏性疾病,无家属史,血清 C1-INH 正常,可资鉴别。

临床遇及反复发作的局限性皮肤、口周和喉头水肿,或反复发作的不明原因腹痛,且腹痛可自行缓解的患者时,若体格检查无明显阳性体征,需警惕 HAE 的可能,及时行相关补体检查,争取早诊断、早治疗,以改善预后。

六、治疗

在治疗方面,激素和抗组织胺药物仅对血管神经性水肿有明显疗效,对 HAE 则无效。急性发作时,给予肾上腺素(肌内注射和局部喷雾),可改善全身和局部症状,心功能不全和老年人应谨慎使用。对喉梗阻症状严重者,必要时做气管切开。为防止水肿发作和减轻症状,可给予 Danazol(乙酰胆碱酯酶衍生物)、6-EACA(6- 氨基己酸)、氨甲环酸等抗纤维蛋白溶解治疗,新鲜冷冻血浆(FFP)输注,可补偿 C1-INH。

七、预后

HAE 预后不良。El-Ghazali 报道因喉梗阻造成的死亡率达 15%~30%。提高对 HAE 的认识,早期诊断,适当治疗,可望降低死亡率。

参考文献

[1]行山康.広範圍症候群(新订版)hereditary angioneurotic edema[J].日本臨牀,1987,春季臨時增刊号(45):1024.
[2]朱雪敏,虞宝南,孟昭和.遗传性血管神经性水肿一例报道[J].上海医学,1986,8(6):372.
[3]李春香.遗传性血管性水肿六家系六例报告[J].临床误诊误治,2017,30(3):23-25.

第 13 节 遗传性外胚层发育不良综合征

一、名称

遗传性外胚层发育不良综合征 (hereditary ectodermal dysplasia syndrome)又称为 Siemens 综合征、刺状毛囊角化、少汗性外胚层发育不良、Christ-Siemens-Touraine 综合征、Weech 综合征、无汗性外胚层发育不良。本综合征是以少汗、秃发和牙齿发育不全为主要特征的一组遗传性肌病综合征。1848 年 Thurman 首先描述此病。此后达尔文、Weech 等报道了约 130 例。1929 年 Weech 清楚地将此综合征与其他外胚层发育不良的临床表现区分出来。

二、流行病学

由于90%以上见于男性,且临床表现典型,因此众多学者认为属于 X 性连锁隐性遗传,有些家族呈常染色体隐性遗传。此病发生率约为 10 万分之一,国内较少报道。X 连锁隐性遗传的外胚叶发育不全的致病基因位于 Xq12.2–13.1，在遗传学上具有遗传异质性，其部分基因（EAD1 基因）已被定位克隆。

三、病因及病理

由外胚叶的发育不良所致，因此发源于外胚叶的毛发、牙齿、皮肤及附属器、眼耳等外部感觉器官的神经系统，口、鼻、肛门黏膜等都有结构不全或畸形，故可呈现出特殊面容，前额及下巴显著隆突，面颊凹陷，鞍状鼻，厚而外翻的唇及大耳朵。

四、临床表现

皮肤干燥或无汗（汗腺数目减少），毛发减少，眉毛脱落，眼睑薄且多皱褶。鼻黏膜和支气管黏膜黏液腺发育不良或缺如，鼻梁低平，鼻小且鼻翼发育不良，吞咽困难，发音困难，嗅觉缺失，牙齿发育不良或缺失，前方牙齿呈圆锥状，兔唇，智力低下。因呼吸道黏膜干燥而易患感染。30%~50%合并智力低下。

部分患者中胚叶也可受累及，食管、气管和胃黏膜缺乏黏液腺而增加感染的机会。近年来报道强调了鼻部并发症，最常见的是萎缩性鼻炎。也易患呼吸道感染和中耳炎。

陈梅等报道 4 例均发热，其中 1 例合并肺炎。陈飞波等 9 例报道中呼吸道感染 6 例。王淑玉报道 1 例以长期发热为主要表现。患者，男性，3 个月。因反复发热 2 月余入院。生后 10 天开始无诱因出现发热，最高达 40℃，偶有咳嗽，无抽搐、呕吐及腹泻等。胸部 CT 提示双肺感染，诊断肺炎，给予抗感染治疗 10 余天（具体用药不详），体温不退。回顾病史，结合患儿特殊面容、毛发稀少及皮肤干燥、少汗等特点，考虑先天性外胚层发育不良。遂行下肢皮肤活组织病理检查，结果提示皮肤组织未见明确毛囊、皮脂腺及汗腺。行颌骨 X 线检查提示牙胚缺如。符合先天性无汗型外胚层发育不良诊断。

五、诊断

皮肤活组织病理检查显示皮肤附件缺如或萎缩，这是诊断本综合征的主要依据。

六、治疗及预后

遗传性外胚层发育不良无特殊治疗方法，大多数为针对临床表现的对症治疗，如避免高温环境，控制室内温度（20~24℃）和湿度（60%~70%），物理降温，预防感染、中暑及避免不必要的药物治疗。

参考文献

[1]廖秦平.妇产科综合征[M].北京：北京大学医学出版社，2004：336–337.

[2]经承学，涂第勤，邓慧珠，等.Christ-Siemens 综合征 5 例报告[J].中国优生与遗传杂志，1993，1(4)：102–103.

[3]王晓瑜.新生儿无汗性外胚叶发育不良 1 例并文献复习[J].医学信息，2011，24：5782–5783.

[4]王淑玉.以长期发热为主要表现的先天性无汗型外胚层发育不良一例报告[J].临床误诊误治，2016，29：38–39.

[5]陈梅，贾琴，封志纯.无汗/少汗性外胚层发育不良 4 例报告[J].当代儿科杂志，2011，13：168–169.

[6]陈飞波，梁黎.先天性无汗型外胚层发育不良 9 例报告[J].浙江预防医学，1999(7)：41.

第 14 节　Hermansky-Pudlak 综合征

一、名称

白化病（albinism）是具有色素缺失表现的一类遗传病的总称，有很高的遗传异质性。根据色素缺失部位及有无其他表现，可分为 3 个类别，即：①眼、皮肤、毛发都有色素缺乏的眼 – 皮肤白化病（OCA）；②仅表现为眼色素缺乏的眼白化病（OA）；③既有眼 – 皮肤白化病表型又有其他异常的 Hermansky-Pudlak 综合征（HPS）和 Chiediak-Higashi 综合征（CHS）。HPS 综合征是 1959 年 Hermansky 和 Pudlak 报道的眼皮肤白化病症状、出血倾向和全身多脏器蜡样脂质聚积等三大特征的综合征。

二、流行病学

HPS 呈常染色体隐性遗传，具有高度遗传异质性。目前国际上已经报道 8 种亚型（HPS 1~8），其中 HPS1 最常见。HPS1 基因与小鼠灰耳基因同源，基因定位于 10q23.1–23.3。HPS1 基因编码一种由 700 个氨基酸残基组成的蛋白质，其功能尚未清楚。迄今为止国际上报道了 23 种 HPS1 基因突变和至少 23 种 DNA 多态性。基因的分子病理学研究为 HPS1 确诊和产前诊断奠定了基础。

HPS在波多黎各发病频率为1/1800人，其他地方则为1/(50~100)万,实为罕见。日本至今报道70余例。日本病例70%可见间质性肺炎,女性比男性多见,约2∶1。小儿期几乎没有,30~40多岁以呼吸困难和咳嗽发病。患者间有差异。与环境因素、基因异常的部位及其他相关联基因有关。

综合我国各地至2006年共计约400万人的群体调查资料显示，大陆白化病平均患病率为0.0513%(1/19 476)。

三、病理

HPS中肺炎病理变化：同普通型间质性肺炎(UIP)。HPS的特征性病变:①泡沫状肿大的Ⅱ型肺泡上皮细胞的增殖;②伴有呼吸细支气管周围的淋巴细胞组织细胞浸润的纤维化;③出现吞噬蜡样质的巨噬细胞。在电镜下,Ⅱ型肺泡上皮细胞内可见巨大层状小体,还有细胞变性。

HPS1~8不同类基因临床有所差异。间质性肺炎多见于HPS1和HPS4。其中HPS1最多见。

四、临床表现

共同表现:临床上以眼皮肤白化病(OCA)症状、出血倾向和全身多脏器蜡样脂质聚积三联征为主要特征,可伴致命性并发症如肺纤维化、肉芽肿性结肠炎、肾衰竭及心肌病等。

1.OCA样表现

表现为先天性眼球震颤，视敏度下降(20/400),虹膜透照,虹膜颜色可能是蓝色、绿色或棕色,畏光,斜视,中度红绿色盲。皮肤颜色从白色到橄榄色不等,头发颜色从白色到棕色不等,但是通常比家庭其他成员颜色浅,这与黑素小体异常有关。

2.出血倾向

血小板致密体缺乏导致贮存库缺陷引起出血倾向。全数字电镜检查血小板致密体减少或消失是诊断HPS的主要指征。患者可能出现鼻出血、牙龈出血、月经量过多和产后出血,易发生软组织瘀肿及拔牙后和外科手术过程中出血时间延长，用去氨加压素(DDAVP)预防有效,同时要尽量避免阿司匹林类药物的应用。

3.蜡样脂质聚积

蜡样脂质（一种无定形的类脂化合物复合体)聚积可导致肺纤维化、肉芽肿性结肠炎和肾衰竭。肺纤维化是一种进行性肺部疾病,可发生于病程中的不同时期，一般在30~40岁可发展为致命性的肺纤维化,这也是导致大多患者在40~50岁死亡的主要原因。在日本发现3例HPS患者患有肺癌。其中2例是在尸检时发现的，均在40多岁时死于间质性肺炎和肺腺癌，提示HPS本身有可能是发生肺癌的一个危险因素。肉芽肿性结肠炎与Crohn病相似，可能发生于12~30岁。见表7。

HPS1典型的临床特征是肺纤维化,除了第15外显子16bp重复突变的纯合子外,HPS1基因的其他突变也可导致肺纤维化。49%的患者胸透显示异常,82%的患者HRCT显示异常,但是在休息状态下氧饱和度正常。肺组织显示囊泡状或蜂窝状改变及腔隙性肺纤维化，细胞内充有脂滴，板层状小体(lamellar body)增大,但是数量减少。肺功能检测和HRCT检查可发现肺部疾病,并能了解其进展情况。

濑户口靖弘等报道1例HPS。患者,男性,38岁。因活动气短和慢性咳嗽来诊。自幼患白皮症、弱视和光线过敏症。胸部X线:两上肺野至下肺野散布网状影和小粒状影,两肺尖至中肺野见囊泡状阴影,右上肺野见空洞影，左上肺野见边缘不整的肿块状阴影。CT:近肺尖多发薄壁囊泡,右肺尖囊泡中可见向内腔突入的阴影,考虑曲菌感染所致。左上叶肿块怀疑腺癌(后证实)。概而言之,是一纤维化伴肺气肿的表现。

切士纱織等报道1例2年内反复5次气胸病例。患者CT双肺多发囊泡和左侧气胸，残余肺可见磨玻璃样阴影。日本共100例此综合征病例,其中反复气胸者共2例。

表7 HPS各亚型的临床表现

HPS亚型	临床表现
HPS1、4	不同程度的低色素,视敏度降低,眼球震颤,限制性肺疾病(68%),出血(17%),肉芽肿性结肠炎(15%)
HPS2	不同程度的低色素,视敏度降低,眼球震颤,出血时间延长,中性粒细胞减少,反复呼吸道感染,髋臼发育不良,平衡能力较差,传导性耳聋
HPS3、5、6	视敏度降低,眼球震颤,瘀伤和鼻出血,用力肺活量(FVC)中度降低,不同程度的低色素,高胆固醇血症(HPS5)

五、诊断

濑户口靖弘等报道的病例，其影像学表现类似特发性肺纤维化。早期呈末梢性小叶间隔壁肥厚和磨玻璃样阴影，发展出现网状影、支气管扩张、支气管血管束的肥厚及气肿性囊泡的变化。其分布与特发性肺纤维化不同，是均等性分布于全肺，而气肿性囊泡则以上叶为重。有报道这些变化是具有 HPS1 基因变异的病例。比无此基因异常的病例病变明显。

有报道 HPS 67 例做 HRCT 观察，30 岁时 HRCT 表现正常或轻微，30 岁后纤维化逐渐明显。

HPS 可通过以下检查进行初步诊断：①眼科检查，包括虹膜透照、眼底低色素、眼球震颤及视敏度降低；②全数字电镜检查血小板，如血小板致密颗粒缺失或大量减少。HPS 的确诊以及其亚型的确定主要是通过分子分析法检测 HPS 相关基因突变。

六、治疗

对本疾患中的间质性肺炎用特发性肺纤维化的皮质激素和免疫抑制剂缺乏效果，预后不良。据悉有肺移植成功的。吸烟和粉尘暴露的环境因素和感染等影响间质性肺炎的诸因素都要考虑，以作为对策。

对肺纤维化，抗纤维化因子吡非尼酮可减缓用力肺活量（FVC）>50%的 HPS1 患者肺部疾病的进展。

七、预后

HPS 与预后相关的因素有间质性肺炎（68%）、出血（17%）、肉芽肿性肠炎（15%）。肺部一旦有症状即呈现进行性进展，治疗困难，预后不良。5 年生存率仅 50%左右。

参考文献

[1]濑户口靖弘，高柳昇.比較的まれな肺疾患の画像診断[J].日本胸部臨床，2011，70：60-63.

[2]袁萍，李卓，夏涛，等.中国白化病群体调查研究 25 年——回顾与展望[J].中国优生与遗传杂志，2006，14：4-6.

[3]屈艳霞，郑辉，李洪义.Hermansky-Pudlak 综合征Ⅰ型的分子遗传学研究进展[J].中国优生与遗传杂志，2006，14：118-120.

[4]Ito S，Suzuki T，Inagaki K，et al.Herrnansky- Pudlak 综合征Ⅰ型（HPS1）在日本白化病患者中频发和 HPS1 突变蛋白的功能分析[J]. 世界核心医学期刊文摘·皮肤病学分册，2006（8）：13.

[5]李洪义，屈艳霞，郑辉.Hermansky-Pudlak 综合征的临床表现、诊断与治疗[J].中国全科医学，2007，10：165-167.

[6]李洪义，吴维青，郑辉.白化病相关综合征的临床特征与产生机制[J].中国优生与遗传杂志，2005，13：7-9.

[7]高井大哉.知っておきたい内科症候群?ヘルマンスキ-.パドマック症候群 Hermansky-Pudlak syndrome[J].内科，2012，109（6）：1158-1160.

[8]切士纱織，出雲雄大，長岡深雪，ほか.難治性気胸をくり返したHermansky-Pudlak syndromeの一例 [J]. 日本呼吸学会雑誌，2012，1（2）：146-148.

第 15 节 Hilding 综合征

一、名称

Hilding 综合征又名破坏性虹膜睫状体炎 - 多发性关节脱臼综合征。为一种软骨病变，而骨骼与软骨面无损害。由于软骨萎缩，关节囊过度松弛，广泛发生关节脱臼。虹膜睫状体也发生萎缩，初期呈炎症表现，后因组织萎缩，眼压降低，而发生许多并发症，视力丧失。

二、病因及病理

本综合征病因不明，可能与类风湿关节炎有关。

三、临床表现

眼症状与体征：①严重的虹膜睫状体炎，虹膜睫状体萎缩；②白内障，晶状体后膜状增殖；③低眼压，视力丧失。

全身性表现：①多发性关节脱臼；②多发性软骨破坏性改变，鼻软骨萎缩消失，鼻中隔软骨缺失，鞍鼻；③耳软骨病变、肥大，耳廓增厚变性、变形，感音性耳聋；④肋软骨变软，胸骨上关节活动性很大，呼吸时胸骨凹陷。

参考文献

[1]李凤鸣. 中华眼科学（上、中、下册）[M].2 版.北京：人民卫生出版社，2005：3421.

第16节 Hodgkin综合征

一、名称

Hodgkin综合征即霍奇金病，又称为Pel-Ebsten综合征、Bonfils综合征、Stenberg综合征、何杰金氏淋巴瘤、恶性淋巴肉芽肿病等。Hodgkin于1832年首先报道7例患者，做了详细描述，证实他们均具有"淋巴结和脾显著肿大"的特征。1865年由Wilks提出以Hodgkin命名本病。近20年来该病的生存率有了显著提高，大部病例在早期即可治愈。

Hodgkin综合征的名称是一个历史的名字。淋巴瘤分类几经WHO修订已逐渐为大家公认，已不再使用这种含糊的名字。

二、流行病学

各年龄均可发病，以学龄及学龄前儿童居多，男性多于女性，男：女为(2~4)：1。

三、病理

根据组织学所见可分为四型：①淋巴细胞居多型(相当于副肉芽肿型)；②结节硬化型(相当于胶原纤维的肉芽肿型)；③混合细胞型(相当于肉芽肿型)；④淋巴细胞减少型(相当于肉瘤型)。其中结节硬化型和混合细胞型最多见，一般各占40%，而淋巴细胞居多型和淋巴细胞减少型较少见，各占10%左右。

四、临床表现

1.淋巴结肿大

本病大多数以淋巴结病变起病，无痛性、进行性淋巴结肿大或脾大常见。肿大的淋巴结质地坚硬，相互间可粘连融合，浅表淋巴结肿大约90%，常为患者早期就医的主要原因。颈淋巴结肿大最常见，其次为腋下、腹股沟淋巴结。右颈淋巴结病变大都转移到纵隔区，左颈淋巴结病变易累及膈下。纵隔淋巴结肿大与腹部病灶无明显关系。

2.肝脾大

因为肝的侵犯往往自脾脏转移，为血源性播散，所以单独肝大不能作为肿瘤累及的可靠依据。临床扪及脾大，不一定就有肿瘤涉及；而脾不大者，30%已有累及。因此，临床断定脾侵犯有一定误差。脾侵犯者肝涉及率可达63%，脾越大肝侵犯的可能性越大，因而肝脾大常见于晚期病例。肝严重累及者可发生黄疸、腹水，甚至肝衰竭而死亡。

3.淋巴结肿大的压迫症状

变异多端，与被压的器官和程度有关。肿大的纵隔淋巴结压迫食管，可引起吞咽困难；压迫上腔静脉引起上腔静脉综合征；压迫气管导致咳嗽、胸闷、呼吸困难、发绀等。腹腔淋巴结肿大压迫肠腔引起胀痛、恶心、呕吐等胃肠功能失调症状。腹膜后淋巴结肿大压迫输尿管引起肾盂积水，偶有因双侧积水而致肾衰竭。腹膜后淋巴结病变沿脊神经根浸润椎管腔；硬膜外肿块导致脊髓压迫症，发生率为3%~4%，有下肢软弱乏力、大小便困难，甚至截瘫。上腔静脉、气管或脊髓的压迫均属急症，要及时诊断与治疗，否则病变可发展到不可逆转而致残、死亡。肝门淋巴结肿大压迫胆总管引起黄疸。

4.淋巴结外器官侵犯

本病可侵犯全身各组织器官。胸腔积液往往提示胸部已有广泛病变，是预后不良的征象。肺部侵犯者40%无临床症状。由于纵隔淋巴结病变通过气管、血管周围的淋巴管以及胸膜下途径扩散到肺，故在X线片上常呈扇形分布，亦可表现为肿块、片状浸润、结节、粟粒等X线浸润征象。胃肠道累及常继发于腹膜后淋巴结转移，病变好发于小肠，尤其是回肠末端，症状有腹痛、腹块、呕吐、呕血、黑粪等表现，与癌肿难以鉴别。骨骼涉及时以溶骨性病变为主，常有溶骨和骨硬化的混合性变化及椎体前缘侵蚀等X线表现。胸椎较腰椎好发，可引起压缩性骨折。

5.全身症状

不明原因的发热、胃纳减退、体重减轻、盗汗、全身瘙痒等都很常见，周期性发热是特征性症状之一。

6.白血病

本病并发白血病绝大多数为急性非淋巴细胞性白血病，临床特征有：①发生白血病前数周或数月有全血细胞减少症，红系呈巨幼样变，周围血出现幼红细胞；②染色体变化；③发展迅速，治疗往往无效，在终末期还可见有R-S细胞，系病变侵犯血管引起。

兰长青等报道呈特殊影像学改变的原发性肺霍奇金淋巴瘤1例。男性，28岁。以右胸痛4个月，咳嗽、发热2个月为主诉入院。外院胸部CT：双肺阴影，考虑炎症,肿瘤不能排除。给予抗感染治疗,症状无改善。入院后于右肺上叶前段行纤支镜肺活检,病理示未见重要病变。监测 CT 示:肺病灶呈部分吸收一部分增多一部分吸收一再度增多改变,伴白细胞数反复下降、升高。再次行右上肺穿刺活检,病理示弥漫性淋巴样组织中细胞异型明显,CD68(+),并见嗜酸性粒细胞,不除外造血组织疾病。3 个月后胸部 CT 示:双肺病灶再度增多,空洞增大。患者仍反复低热,白细胞数再次升高,行外科胸腔镜下肺组织活检术。免疫组化显示,CD15 (+++)、CD30 (++)、CD10(+)、Mum-1(+)、Ki-67 为 20%、CD3(+)。病理诊断:霍奇金淋巴瘤(混合细胞型)。

五、诊断

淋巴结或其他累及组织如皮肤的病理组织学检查是必要的诊断步骤。

六、治疗及预后

随着治疗方案的改进,本病不再被认为是不治之症,存活期已有显著改善。

本病预后视淋巴结活检的病理特征而定,淋巴细胞居多型及结节硬化型预后较好;混合细胞型及淋巴细胞减少型预后较差。近年来由于采用联合方法治疗,缓解率较之前已有显著的提高。

参考文献

[1]洪庆成,江敬铭.儿科综合征[M].天津:天津科学技术出版社,1996:222-224.

[2]兰长青,黄进宝,黄梅萍,等.呈特殊影像学改变的原发性肺霍奇金淋巴瘤一例[J].中华肿瘤杂志,2015,37:400.

第 17 节 Holt-Oram 综合征

一、名称

Holt-Oram 综合征即手心畸形综合征、心血管 - 肢体综合征(ardiac-limb syndrome),又称为 Oppenheimer 综合征、心房 - 手指综合征(triodigital syndrome)、上肢心血管综合征、家族性心脏和上肢缺陷、心房指(趾)发育不全、心房及指发育不良综合征(triodigital dysplasia syndrome) 等。本综合征于 1944 年首先由 Nicolas Stonon 报道 1 例,1949 年 Opperheimer 再次报道 3 例, 到 1960 年 Holt 和 Oram 报道一个家庭的 4 代成员中皆有先心病 - 房间隔缺损及上肢骨骼畸形,认为是一种少见的家族性常染色体显性遗传病,因而命名为 Holt-Oram 综合征。

二、流行病学

骨骼发育异常较常见于先心病患者,目前国外文献报道约 130 例。多数是明显的家族性遗传,有典型的先心病 - 房间隔缺损并上肢骨骼发育畸形,或只有上肢骨骼发育畸形。

三、临床表现

有报道胸骨凹陷、胸肌发育不良、锁骨和肩胛骨异常的。

心脏畸形:心脏最常见的异常是房间隔缺损,偶尔为室间隔缺损。文献报道可合并其他心脏畸形,如二尖瓣或肺动脉瓣狭窄、动脉导管未闭、大血管转位、法洛四联症,主动脉瓣狭窄,异常的锁骨下动脉或冠状动脉及三尖瓣闭锁等。先心病并非本综合征的常见征象,仅有上肢骨骼发育畸形。

本综合征的家庭成员中的心脏和骨骼缺损常是相似的,但 Holmes 报道一个家庭的成员中有不同的心脏异常。

除心脏改变外,大血管和周围血管亦可有畸形或发育不全,Holt-Oram、Smith 等皆述及周围血管发育不全。此外,骨骼畸形的严重程度与心脏疾病二者似无明显关系。

本综合征骨骼畸形可累及双侧,但一般以左侧较严重。Smith 等分析其病例,左侧受累较严重者占 69%。文献报道骨骼发育畸形女性比男性严重。

朱先知报道 5 例,其中家族性者 2 例。

例 1:男性,12 岁。双拇指缺如,胸骨前凸畸形,胸骨左缘 1~3 肋间有Ⅲ/Ⅳ级收缩期吹风性杂音,P2 亢进。X 线检查:心脏增大呈二尖瓣型,主动脉结正常,肺动脉段突出,右房右室增大,肺血增多,右肺门血管影扩大伴有肺门舞蹈,右上肺野血管增多增粗。双拇指及第一掌骨缺如,双小指中节较短小。双腕舟骨缺如，左腕大，小多角骨缺如，两腕尺侧额外小骨－中央骨，左桡骨比尺骨细小，远端比尺骨稍短。桡骨近端骨骺未出现，尺骨近端膨大变形，无正常的乙状切迹。肱骨远端变形，内上髁较突出。双肩盂发育不全变浅，肩锁关节突出。手术证实为室间隔缺损合并左上腔静脉畸形。

例 2：女性，34 岁（例 1 之母）。双上肢先天性畸形，左侧特短，左手下垂，身材较矮胖。双拇指及第一掌骨缺如，左手下垂伸展。两腕骨数目较少，发育不全、变形及不规则融合。双尺、桡骨缺如，腕骨与肱骨构成关节，左肱骨发育不全、细小及变形，长 9cm，水平伸展与锁骨平行；右肱骨弯曲长 23cm，骨端发育畸形，双肩胛骨比正常短小，左肩盂缺如。右侧发育不全，变形如菌状。两肩锁关节突出，左侧尤甚。

例 3：男性，5 岁半。出生后双腕即向桡侧偏斜，双拇指缺如。胸骨左缘 3、4 肋间有Ⅲ/Ⅳ级收缩期吹风性杂音，心界向两侧扩大，左缘达锁骨中线。双腕向桡侧倾斜畸形，腕部偏尺侧活动受限，拇指缺如，右手示中指并指畸形。X 线检查：心脏增大呈二尖瓣型，主动脉结正常，右房、右室明显增大，肺血增多。双手拇指及第一掌骨缺如，右第二掌骨较其他掌骨细长，远端骨骺未出现，右示、中指第一指节并列，大部分融合呈方块状。双腕均向桡侧倾斜，只出现 2 个腕骨，右桡骨绝大部分缺如，仅近端有小骨块；左尺、桡骨近端骨性连接，桡骨远端发育不良、细小，比尺骨短 1cm，尺骨略弯曲畸形。双肘关节均变形，肱骨远端如棒槌状。手术证实为房间隔缺损。

例 4：男性，6 岁。肺清，胸骨左缘有 2~3 级收缩期吹风性杂音。双前臂及腕关节向桡侧弯曲如乙字形，拇指缺如。临床诊断为再生障碍性贫血及房间隔缺损。X 线检查：心脏呈中间型，右房、右室增大，左室不大，肺血稍多但无肺门舞蹈。双侧拇指及第一掌骨缺如，第二掌骨较细长，腕部只出现 2 个腕骨，腕关节均向桡侧弯曲畸形，并与前臂成直角及半脱位状态，两侧桡骨绝大部分缺如，左尺骨喙突下方有一发育不全的骨块，尺骨两端膨大变形。

例 5：男性，42 岁。两拇指较正常短小，附于桡侧。X 线检查：两肺清晰，心脏大小、形状正常，双拇指有 3 节指骨，均较其他指节细小，近节基部变短而尖，两侧第一掌骨及腕舟骨缺如，大、小多角骨发育不全，月骨偏向尺侧，头状骨部分与桡骨构成关节，桡骨远端发育不全，茎突稍短，关节面凹凸不平，且均向桡侧倾斜。

四、诊断

诊断标准：拇指异常（3 节指骨拇指或拇指发育不全或缺如）合并先天性心脏病。

五、治疗及预后

本综合征手术治疗。预后取决于心脏缺陷，若无致命或复杂的心血管畸形，预后一般良好。

参考文献

[1]高尾笃良.広範圍症候群（新订版）Holt-Oram 症候群[J].日本臨牀，1987，春季臨時增刊号，45：89.

[2]朱先知. 家族性先天性心脏病合并上肢发育畸形[J].湖南医学院学报，1983，8：207–209.

[3]洪庆成，江敬铭.儿科综合征[M].天津：天津科学技术出版社，1996：224–225.

第 18 节 Hopkins 综合征

一、名称

Hopkins综合征即哮喘性肌萎缩（asthmatic amyotrophy）综合征，又称为急性哮喘并发脊髓灰质炎样损害。1974 年和 1975 年分别由澳大利亚 Hopkins 和 Danta 报道，至 1980 年由 Manson 将其命名为 Hopkins 综合征。其主要特点是于小儿哮喘发作后 1 周左右出现类似脊髓前角灰质炎样的单肢弛缓性瘫痪。

1974 年澳大利亚医生 Hopkins 首次报道 10 例儿童哮喘发作后 4~7 天，迅速发生单肢弛缓性下运动神经原麻痹，类似脊髓前角灰质炎。此后文献中陆续有报道，截至 1980 年报道的病例在英文文献中至少已有 19 例。Danta（1975）将其称为哮喘性肌萎缩，1980 年 Manson 报道另外 3 例，将本病命名为 Hopkins 综合征。

二、病因及病理

本病的病因尚不明了，目前有几种学说。

病变部位根据临床及肌电图检查，一般认为病变是脊髓前角或前根，但是 Danta 及 Shapiro 则认为是在臂丛，Wheeler 不同意此看法，因为如果病变是在周围神经，无论临床或肌电图检查，只表现单纯的运动神经损害而无感觉障碍是不好解释的。

三、临床表现

本病多见于 2~11 岁的男孩，婴儿期或发病前都进行过完整的脊髓灰质炎疫苗免疫。哮喘发作时曾用过激素、茶碱类药物等。于哮喘发作后 4~11 天迅速发生单肢体弛缓性瘫痪，并可出现四肢乏力、受累肢体肌张力减退、腱反射消失但无感觉异常。半数病例可出现脑膜刺激征，并有轻度肌肉疼痛和压痛。日久之后受累肢体呈麻痹和肌肉萎缩，大多难以恢复满意。

Hopkins 最初报道的 10 例，年龄为 10 岁以下的小儿，以男孩为主，均于哮喘发作后 4~7 天迅速发生弛缓性肢体麻痹，其中一人是首次哮喘发作，其他 9 人有反复哮喘发作史，大部分患者是单个肢体麻痹，只有 2 人是四肢无力、麻痹的肢体腱反射消失，都无感觉障碍，其中有 2 人于受检当天出现伸性趾反射，但只持续 24 小时即消失，虽然有半数患者出现脑膜刺激征、肌肉疼痛及压痛，但不像典型脊髓灰质炎那样明显，麻痹的肌体后遗症及肌肉萎缩是明显的，恢复都不满意。

所有患者于发病前或婴儿期都进行过完全的骨髓灰质炎疫苗免疫，各患儿于哮喘时所用的药物有氨茶碱、麻黄碱、激素等，但没有一个单一药物是共同应用的。

四、诊断

需与脊髓灰质炎做进一步鉴别。

脑脊液检查全部病例均有细胞数增高，以淋巴或中性粒细胞为主。肌电图呈失神经原改变，可有运动神经传导速度减慢。脑脊液及粪便中未分离出脊髓灰质炎病毒，少数病例粪便中分离出其他病毒（ECH018、柯萨奇病毒 B_6、腺病毒 3 型等）。血清中脊髓灰质炎病毒抗体滴度不增高。

五、治疗及预后

本病以支持疗法、对症处理为主。常留有后遗症，受累肢体功能难以完全恢复。

参考文献

[1]洪庆成，江敬铭.儿科综合征[M].天津：天津科学技术出版社，1996：228.

[2]常大权，张训初.急性哮喘并发脊髓灰质炎样损害（Hopkins 综合征）[J]. 国外医学神经病学神经外科学分册，1983，10：293-294.

第 19 节 Horner 综合征

一、名称

瑞士眼科医 Horner JF（1869）命名。Horner 综合征是由支配头面部的交感神经传出通路中任一部分中断所造成的一系列临床表现，包括同侧睑裂与瞳孔缩小、半侧面部无汗等。该通路涉及脑部和头颈部许多重要器官，发生在这些部位的各种疾患如脑梗死、臂丛损伤、血管性头痛，甚至危及生命的恶性肿瘤及颈动脉夹层等，均有可能引起 Horner 综合征。

法文文献中称之为 Claude-Bernard-Horner 综合征，其他还包括颈交感神经麻痹综合征等。1664 年 Thomas Willis 在题为《大脑解剖》的论文中详细描述胸交感干，并将其命名为《肋间神经》。根据交感神经的损伤部位，将 Horner 综合征分为中枢型、节前型和节后型。

二、病因及病理

神经纤维瘤、颈肋、胸部大动脉、锁骨下动脉瘤、肺尖部肺癌（Pancoast 肿瘤）、结核、气胸、纵隔及颈部肿瘤（甲状腺癌、恶性淋巴瘤等）、手术和外伤皆可为其因。

三、临床表现

损伤因素包括机械性、血管性、炎症、肿瘤等。中枢型 Horner 综合征发生率相对较低，在 Maloney 等报道的 270 例患者中，中枢型仅占 13%，节前型和节后型分别为 44%和 43%。由于交感神经传导通路在脑干毗邻皮质脊髓束及脑神经等，因此中央型 Horner 综合征常合并其他神经系统症状而非单独发生。最常见的是延髓背外侧综合征(Wallenberg syndrome),由小脑后动脉梗死所导致,病变主要累及延髓背外侧、小脑,除了出现Horner综合征之外,还表现为吞咽困难、同侧感觉障碍、共济失调及旋转性眼球震颤等。由于中枢传出通路经过颈髓,因此颈髓疾患也可导致Horner综合征,如脊髓空洞症、脊髓损伤等。颈髓半切综合征患者可出现Horner综合征伴同侧运动和深感觉丧失。节前型Horner综合征最常见的原因是创伤和肿瘤。肺和纵隔肿瘤可压迫颈交感干,如肺尖部的肿瘤可出现Horner综合征及同侧上肢疼痛,即Pancoast癌。引起节后型Horner综合征的病因较多,良恶性疾患均可见到。

颈交感神经受损后表现为轻度的睑裂变小及眼球内陷。患侧瞳孔较健侧缩小1~1.5mm,在光线较暗的环境中更为明显。暗处瞳孔散大较健侧迟缓。沿颈外动脉支配面部汗腺的交感神经损伤后导致同侧面部无汗,急性期尤为明显。部分患者还可出现对侧面部潮红,即小丑征(harlequin sign)。中枢型和节前型损伤可导致整个面部无汗,如果仅额头内侧无汗,表明损伤部位在节后。Horner综合征患者偶尔可出现虹膜异色。急性期由于血管失神经支配,还可出现结膜充血。

曹双双等报道表现为单纯Horner综合征的肺尖部肺癌1例。典型肺尖部癌肿病例早期常侵及臂神经丛和局部组织,引起患侧颈、肩、前胸、上臂、手持续顽固性剧痛,而肺部症状少见或没有,易误诊为颈椎病和肩周炎;当侵犯颈交感神经时可产生Horner综合征。一些胸内占位包块也可产生与肺尖癌相似的症状,故在给予肺尖癌患者相应治疗前应予鉴别、排除,如淋巴瘤、后纵隔或臂丛来源的神经源性肿瘤、甲状腺包块以及腋动脉或锁骨下动脉的动脉瘤。另外,肺尖部肺结核,金黄色葡萄球菌、隐球菌、曲霉及放线菌引起的肺尖脓肿,肺部良性肿瘤如纤维瘤、胸廓出口综合征等也可导致与肺尖癌相似的症状。

四、诊断

药物诊断试验:①可卡因试验,近年来也有作者采用α-肾上腺素能激动剂代替可卡因;②氢溴酸羟苯丙胺试验。

影像学检查:脑部MRI可显示脑梗死、肿瘤等,胸部CT有助于肺癌的诊断。颈动脉超声及造影可诊断动脉夹层。超声检查创伤及风险相对更小,在Sturzenegger等报道的一组病例中,联合应用颅外、经颅及多普勒超声检查,可对95%的颈动脉夹层患者做出正确诊断,尤其是颈总动脉及颈内外动脉近端的病变。

五、治疗及预后

Horner综合征的治疗主要针对其原发疾患,该病本身一般不需要特殊处理。部分患者受困于双侧睑裂不等,可采用睑成形术等美容整形手术,或用去氧肾上腺素代替手术治疗。

Horner综合征的预后视原发病而异。

参考文献

[1]野川茂.知っておきたい内科症候群?ホルネル症候群[J].内科,2012,109:926-928.
[2]黄轶刚,张世民.Horner综合征[J].中国临床解剖学杂志,2008,26:699.
[3]曹双双,刘志辉,祝新莉.表现为单纯Horner综合征的肺尖部肺癌1例报告[J].中国神经肿瘤杂志,2011,9:75-76.

第20节 Hughes-Stovin综合征

一、名称

Hughes-Stovin综合征又称为肺动脉栓塞综合征(pulmonary artery embolism syndrome)。本综合征是指有肺动脉瘤、末梢静脉血栓、肺血栓、支气管动脉变性共同存在的一组症状。

Hughes-Stovin综合征是肺动脉段支发生的多发性动脉瘤和系统的血栓性静脉炎共存的罕见疾患。几乎死因全为大咯血所致。1959年Hughes和Stovin报道2例,尸检病理诊断为多发性肺动脉瘤病例伴全身性血栓性静脉炎,且证明为非细菌感染。又复习文献2例。1962年Kopp和Green报道,把伴有同样的静脉炎的症例称为Hughes-Stovin综合征。

二、流行病学

肺动脉瘤(PAA)为一种罕见的局限性血管扩张

性疾病，多合并肺动脉壁一层或多层变性坏死，尸检发生率为 0.073%。

Croedel 报道 PAA 与主动脉瘤的比例为 1 : 250。在早期结核病不能控制时，动脉瘤很常见，有报道在死于慢性肺结核的尸检中发现 4%~5%有肺动脉瘤，多数为周围型。Kidd 报道在 26 例孤立性周围型肺动脉瘤中，有 22 例(84%)为结核性，其中 17 例(78%)死于破裂，梅毒多为中央型，但也有周围型的报道，创伤性亦多为单发周围型。真菌则是发生在周围肺段动脉，常常为多发双侧的，并且与细菌性心内膜炎有关，这可能是应用大剂量抗生素的原因。最近有许多报道说明由于静脉内滥用抗生素而导致肺动脉瘤。还有一种特殊疾病称为“Hughes-Stovin 综合征”，即伴有周围静脉血栓的肺动脉瘤。其他病因还有风湿性心脏瓣膜病等。

三、病因及病理

本病病因尚未明了，可有感染性、先天性、梅毒性和外伤性 4 个方面的假说。感染性肺动脉瘤系继发于先天性心脏瓣膜畸形、动脉导管未闭等而有亚急性细菌性心内膜炎，感染栓子脱落而进入肺内所致，也有报道末梢静脉的感染性血栓脱落引起肺栓塞和肺动脉瘤。先天性肺动脉瘤常可合并先天性心脏病，特别是室间隔缺损、动脉导管未闭等情况下，导致严重肺动脉高压而有助于肺动脉瘤的形成。梅毒性肺动脉瘤曾被考虑，但未查见梅毒螺旋体。目前认为肺动脉瘤的发生与持续性肺动脉高压有关，但也有肺动脉瘤发生在没有肺动脉高压的病例。在支气管动脉中有无机盐沉着于内弹力层，纤维组织取代肌层和弹力组织，从而影响肺动脉的营养。

四、临床表现

病程可分为三期：第一期内由于颈静脉血栓可使颅内压升高，出现头痛、呕吐、视力障碍等症状，脑脊液压力升高和血沉加快；第二期反复出现浅部和深部静脉血栓形成，并有发热，但抗生素无效，亦无脾大和败血症证据；第三期以咯血为主，此时方注意到胸部。胸部 X 线检查时，可见肺门附近有局限性结节阴影，有时误诊为肿瘤。咯血持续数周，最终因瘤破裂大咯血而死亡。

荣增辉等报道肺动脉瘤血栓形成致右下肺动脉闭塞 1 例(Hughes-Stovin 综合征)。患者，男性，42 岁，10 多年前开始出现慢性咳嗽，胸闷，活动后加重，无咯血。2年前开始偶尔痰中带血，曾做胸部 CT 发现右肺门肿块。本次因咳嗽、胸痛 4 天就诊。超声心动图：右心室肥厚，肺动脉扩张，右肺动脉栓子，肺动脉中重度反流，重度肺动脉高压。并行胸部 CT 及 MRI 检查。胸部 CT 平扫显示肺动脉主干、右肺动脉及右下肺动脉明显扩张，其直径分别为 4.1cm、5.7cm 及 5.5cm，右下肺动脉前壁可见线样钙化，右上肺动脉及左肺动脉不同程度扩张，直径分别为 2.8cm、3.2cm。增强扫描及多平面重建(MPR)显示右肺动脉管腔明显变窄，直径 2.1cm，周边呈厚度不均的带状低密度影，并延伸至右下肺动脉，右下肺动脉影未见强化，CT 值 46Hu。肺动脉主干、右上肺动脉及左肺动脉强化明显，CT 值 201Hu。主动脉弓降段及降主动脉与肺动脉同时强化，CT 值 132Hu，升主动脉未见强化，CT 值 55Hu。肺动脉主干末端上缘与主动脉弓降段后缘之间可见与肺动脉强化一致的带状影相连，直径 1.9cm。右心室壁增厚，约 1.6cm。CT 诊断：肺动脉瘤(PAA)血栓形成致右下肺动脉闭塞，动脉导管未闭(PDA)，右向左分流。MRI 平扫：肺动脉主干、右肺动脉及右下肺动脉影明显增粗，右肺动脉流空信号区明显狭窄，右下肺动脉未见流空信号，呈等 T1 稍长 T2 信号，诊断右肺动脉瘤血栓形成。

五、诊断

根据临床三期表现的特点结合胸部 X 线检查见肺门有局限性结节阴影时可予以诊断。

六、治疗及预后

PAA 破裂后病死率与病因无关，手术纠正效果满意。影响手术疗效的因素有：①病变解除彻底与否；②肺动脉血流是否通畅；③肺血管压力是否明显下降。因此，早期诊断、把握手术时机、选择正确的手术方法、伴发畸形纠正满意、保护围术期呼吸功能、解除感染因素等对改善预后具有重要意义。预后一般不良。

参考文献

[1]郭平珍，刘永浩.肺动脉瘤的影像学表现[J]. 河北医科大学学报，2004，25(增刊)：50-51.

[2]荣增辉，江才明.肺动脉瘤血栓形成致右下肺动脉闭塞 1 例[J].中国医学影像技术，2006，22：1288.

[3]孙立忠，谢涌泉，常谦，等.肺动脉瘤的临床特点与外科治疗[J].中华胸心血管外科杂志，2000，16：296-297.

[4]牧野荘平.広範圍症候群(新订版)Hughes-Stovin 症候群[J].日本臨牀，1987，春季臨時增刊号，45：386.

[5]洪庆成，江敬铭.儿科综合征[M].天津：天津科学技术出版社，1996：431.

第21节 肿瘤性高钙血症

一、名称

肿瘤性高钙血症(humoral hypercalcemia of malignancy)是指血清钙离子浓度高于2.75mmol/L,是晚期肿瘤的严重并发症。

二、流行病学

肿瘤骨转移在晚期恶性肿瘤患者中比较常见,尤其在肺癌、乳腺癌、鼻咽癌、前列腺癌患者中发病率较高。这些肿瘤骨转移患者通常合并高钙血症,据国外文献报道其发生率为6%~35%。国内发生率明显低于国外。恶性肿瘤致高钙血症中肺癌及子宫颈癌所致者约占25%。

三、病理

目前认为,肿瘤性高钙血症的发生机制主要为原发肿瘤释放某些体液因子破坏钙离子的稳态平衡,以及骨转移导致局部破骨细胞对骨的重吸收。

四、临床表现

有的患者发生骨骼疼痛及精神症状。

五、治疗

常用治疗方法为应用双磷酸盐类药物及水化利尿。

傅强等研究国产英卡磷酸二钠治疗恶性肿瘤骨转移。6例肿瘤骨转移伴高钙血症的患者,治疗前校正后血钙浓度为2.82~3.16mmol/L,均为无症状性高钙血症,使用英卡膦酸二钠后有3例第3天血钙降至正常,2例第5天血钙降至正常,1例第14天血钙降至正常。第21天有2例患者血钙出现反跳,血钙最低值大约在用药后7天。

六、预后

肿瘤性高钙血症患者的生存时间较短,经积极治疗后中位生存时间仅为30~90天。肿瘤性高钙血症多见于病理类型为鳞癌的患者,有研究显示鳞癌患者较其他病理类型患者预后差。张素洁等报道36例患者确诊肿瘤至出现高钙血症的中位时间为149天(1~1253天);出现高血钙后中位生存时间为45天(1~839天)。因肿瘤类型、诊断时所处的临床分期和干预方法不同,36例患者的总生存时间存在较大差异,范围在36天至4年余不等。

参考文献

[1]木村哲.広範圍症候群(新订版)恶性腫瘍によるカルシウム肿瘤致高钙血症 humoral hypercalcemia of malignancy:HHM[J].日本臨牀,1987,春季臨時增刊号,45:968.

[2]傅强,王雅杰,秦叔逵,等.国产英卡磷酸二钠治疗恶性肿瘤骨转移疼痛或/和高钙血症的17期临床研究[J].药学服务与研究,2007,7:180-183.

[3]张素洁,胡毅,焦顺昌,等.鳞癌相关性高钙血症的临床特点及预后因素[J].中国医学科学院学报,2012,34:585-589.

第22节 Hunter 综合征

一、名称

黏多糖病(mucopolysacharidoses,MPS)和黏脂病(mucolipidoses,ML)均属常染色体隐性遗传方式遗传的溶酶体病。MPS是因酸性黏多糖(AMPS)降解酶缺乏,蛋白多糖(黏蛋白,PC)降解障碍,引起不同的AMPS在体内堆积所产生的各种病理变化。由于各种成分在体内分布不同,以及不同酶的缺乏,MPS在临床上表现亦各异。按代谢产物和临床表现可分为1~7或8型,除Ⅲ型骨骼畸形较轻外,其余各型均有严重多发骨畸形。MPS Ⅰ型即Hurler综合征,MPS Ⅱ型即Hunter综合征。

Hunter综合征1917年由加拿大Charles Hunter首次报道。命名不一,有脂肪软骨营养不良、承霤病(gargoylism)与黏多糖代谢异常症、Pfaundler-Hurler综合征、多发性骨发育不良综合征等。

二、流行病学

文献报道本病的发病率约占新生儿的1/10 000,两性均可发病,男∶女=(3~4)∶1。

刘长云等1987年以来对山东潍坊市800万人口的遗传病普查中,共确诊14例。本病群体患病率低,约1.75/10万。经14例患者家系调查和遗传学分析,认为该病遗传方式为常染色体隐性遗传,但常染色体显性也不能除外。遗传学分析:14例黏多糖病患者中根据临床表现MPS Ⅰ型12例占85.7%,MPS Ⅱ型1例占7.15%,Mokguio综合征（Ⅳ型)1例占7.15%,有家族史者4例,占44.4%,按其常染色体隐性发病规律,此家系父母为致病基因的携带者,患者家族多有流产史,其中有达6次流产者,从系谱分析未见代代或隔代或交叉遗传现象。

发病率美国报道为1∶25 000活产男婴。中国报道为1∶132 000。

三、病理

病理情况下,异常的黏多糖可沉积于体内各组织器官,如软骨、筋膜、肌腱、血管、心脏瓣膜、肌肉、骨细胞、软骨细胞、网状内皮系统和皮下组织。此外,肝、肾、神经节细胞也有类似改变。黏多糖在骨组织沉积可致成骨发育障碍和变形,在关节沉积可引起关节硬化,在动脉壁沉积可形成假粥样硬化斑,在脑组织沉积致使智力低下。骨骼病变可能与骺板软骨细胞的正常增殖发生障碍有关。

Hunter综合征由于溶酶体内艾杜糖-2-硫酸酯酶缺乏导致硫酸皮肤素和硫酸乙酰肝素不能降解,并在全身脏器和组织内沉积而发病。表现为多脏器和组织包括骨骼、关节、眼、耳、齿、皮肤、心血管、肝脾和中枢神经系统等受累,同时伴有黏多糖尿,并呈进行性加重的特点。IDS基因定位于Xq27.32–Xq28,自1991年Wraith等报道第1例突变后,截至发稿之前,通过GeneCards数据库查得IDS基因共有309种突变。

四、临床表现

临床表现多样,本病呈进行性加重。严重病例多见于2~4岁起病,一般成年前夭折,全身功能低下,表现有身材矮小、面容奇特、明显的智力低下、发育缓慢、心血管和呼吸系统异常。症状轻者智力可以正常,并可存活到成年。

临床和X线表现与MPS Ⅰ型相似,但程度较轻,常有进行性耳聋、股骨头骨软骨炎而无脊柱后突表现,角膜混浊发生的时间较晚且较轻。

多器官受累。耳鼻、呼吸器官:巨舌,气道黏膜及气管软骨肥厚,腺样增殖体增大,可见阻塞性呼吸障碍和打鼾、无呼吸。常有反复性气道感染和分泌性中耳炎的迁延,终至失聪。

五、诊断

常用的尿黏多糖含量检测只能初诊,酶测定法也不能完全准确地鉴定携带者,因此,进行基因诊断和产前诊断是目前预防该病发生的有效方法。

鉴别诊断:黏多糖沉积病Ⅱ型与Ⅰ型极易混淆,均有侏儒、承霤外观、骨骼畸形及临床特征基本相似。但二者也有明显不同:①前者为X伴性隐性遗传,家系中只有男性患者,后者为常染色体隐性遗传,家系中的患者男、女皆可出现;②前者角膜清晰,智力正常,无驼背,后者相反。晚发型脊椎骨骺发育不良,也为X伴性隐性遗传,但该病发病晚(多在6~9岁),无承霤样外观,尿中也无异常黏多糖。

六、治疗及预后

对有阳性家族史者,其母妊娠10~20周可测定羊水中黏多糖含量,若增高提示胎儿患病的可能性较大,劝其流产;无条件检查羊水者劝其父母绝育为佳。该病目前无特殊治疗方法,临床可选用青霉胺口服20mL/(kg·d),或静脉输血浆,使尿黏多糖排泄减少,以缓解临床症状,早期可选用骨髓移植,其他各型以对症支持疗法为主,必要时给予手术矫正。

Hunter综合征病程呈进行性加重,症状典型,预后甚差。

参考文献

[1]邱仲耀,黄嘉裳.粘多糖代谢病ⅠH型(Hurler氏综合征)与颞骨组织病理学[J].国外医学耳鼻咽喉科学分册,1985,312.

[2]吴颖,吴政光.粘多糖病Ⅰ型的X线、CT诊断[J].罕少疾病杂志,2009,16(3):34–35,39.

[3]刘长云,齐东升,童祥华,等.14例粘多糖病的家系调查与其遗传学分析[J].中国优生与遗传杂志,1995,3(2):18.

[4]许曼音,崔贤德,傅登训,等.成人粘多糖病Hurler-Scheie混合型一例报告[J].中华内分泌代谢杂志,1988,4:242.

[5]宋亚峰,何荷花,徐霖.粘多糖贮积症的X线诊断及其临床表现[J].罕少疾病杂志,2006,13:29–31.

[6]徐春玲,周胜利,苗重昌,等.粘多糖病的X线、MRI影像特征与临床表现[J].医学影像学杂志,2009,19:1354–1355.

[7]奥山虎之,木田和宏.知っておきたい内科症候群?ハンター症候群 Hunter syndrome[J].内科,2012,109(6):1357–1358.

[8]郭奕赋,林群娣,杜传书.Hunter综合征患者IDS基因的一个新突变[J].中华医学遗传学杂志,2006,23:67–69.

[9]李桂信,宋光江,兰琦,等.Hunter综合征家系调查[J].遗传,1988,10:33–35.

第 23 节 Hurler 综合征

一、名称

黏多糖病（MPS）和黏脂病（ML）。MPS Ⅰ型即 Hurler 综合征，MPS Ⅱ型即 Hunter 综合征。

承霤综合征（Hurler's syndrome）系一先天性代谢异常性疾病。主要异常是由于黏多糖代谢障碍，致使组织内有大量酸性多糖体蓄积并由尿中排出，而且影响骨骼系统的发育，引起角膜混浊，出现一组特殊的临床表现。本综合征因患者的外观酷似承霤，因而也有承霤病（gargoylism）之称。本综合征最早由 Hurler 氏（1919）提出并报道，指明此类患者的面容丑陋，状似怪物（承霤状）、角膜混浊、智力减退。但早在 1917 年 Hunter 即已报道了一对同胞例。因此本综合征亦称 Hurler-Hunter 综合征。自 1957 年以后，由于 Derfman 阐明了本综合征的原因是酸性黏多糖代谢异常，因此将本综合征称作遗传性黏多糖代谢异常症。后经许多作者研究，查明本综合征黏多糖代谢障碍的原因是酶的缺陷。

黏多糖病Ⅰ型属于常染色体隐性遗传病。1919 年由 Hurler 首先描述，是一种少见的先天性黏多糖代谢障碍性疾病。近年来，随着组织化学的进展和新技术的发现，黏多糖病Ⅰ型又可分为 Hunler 病、Scheie 病、Hunler-Scheie 病 3 种亚型。

二、流行病学

本综合征的遗传学特征是常染色体隐性遗传，多见于近亲结婚的家系。其代谢异常是酸性黏多糖代谢障碍，致使该物在组织内蓄积并由尿中排出，其确切的机制至今尚不清楚。

三、病理

病理解剖所见：几乎所有的器官均能受累，尤以肝脾显著。肝脾大，坚韧，呈灰色。心脏肥大，心内膜、腱索、二尖瓣肥厚。有轻度脑室扩大和皮质萎缩、脑膜肥厚。脑病变以灰质明显，神经细胞肿胀，胞浆形成空泡，Nisall 小体虽无异常，但核常被挤至边缘。被蓄积物质膨胀起来的细胞（所谓的 Hurler 细胞）广泛见于包括脑膜、心瓣膜、角膜、结缔组织的多种组织之中。肝脏电子显微镜可见含有颗粒物质溶酶体的空泡化。

根本的生化学异常是缺乏一种 α-L- 艾杜糖苷酶，致使尿中出现多量庚烷硫酸（硫酸皮肤素）和硫酸乙酰肝素。另外，脑中有神经节苷脂的增多。

四、临床表现

生后无异常，随生长发育，逐渐表现出智力发育障碍，患者身材矮小，并易发生感染，出现心力衰竭而死亡。主要表现如下。①多发性骨发育障碍，患者头颅增大，呈舟状或脑积水。面形丑陋，呈无欲状。鼻梁扁平，呈鞍状。牙齿小，齿间距变宽、变形、舌大、颈短。胸廓变形，胸腰椎后弯。手宽指短，第 5 指节曲向尺侧，手指部分屈曲拘缩，呈鹫爪手。肩、肘、指、腕、膝关节伸展均不充分。②角膜混浊，有的呈"牛眼"或有"巨大角膜"。③智力障碍，耳聋（因听骨的成骨不全或并发中耳炎所致）。④心血管病变，可有心脏杂音，时有肺动脉高压或心绞痛。⑤80% 患者有肝脾大（黏多糖蓄积），但肝功能多正常。

其 X 线表现为头颅增大呈舟状畸形，蝶鞍似横置的小提琴状，腰椎椎体前下缘呈鸟嘴状突出，四肢长骨骨干塑形障碍变得粗短，尺、桡骨远端关节面相互倾斜，四肢长骨的改变被认为是最有诊断价值。

多器官受累。有上气道症状，呼吸困难，自早期出现慢性鼻漏，反复性中耳炎以致失聪。上气道及肺易发生感染，且易致重症化。早期可见扁桃体肿大、巨舌、舌根低下，随年龄增长支气管腔狭窄，产生呼吸困难，出现大声呼吸，成为睡眠无呼吸的原因。气道狭窄常为直接死因。

五、诊断

要点：①依特殊的面貌和躯干，一见如承霤，即可考虑为本综合征。②尿中酸性黏多糖定量。正常人尿中也有少许酸性黏多糖（AMPS），其量为 12~30mg/L，并且大部分可被睾丸性透明质酸酶所分解。本综合征尿中 AMPS 量大，可为正常人的 10 倍，且多对透明质酸酶呈耐性。③做皮肤、黏膜、角膜活体组织检查，可发现黏多糖含量增多。④偶在红细胞中有色泽较暗的 Reilly 颗粒，这对本综合征的诊断具有一定意义。⑤皮肤炎症环：于皮肤散成人工炎症，检查炎症细胞，可见有大吞噬细胞。⑥X 线检查：上肢的骨干粗而短，中央

表 8 Hurler 综合征和其他类似先天性黏多糖代谢系异常的鉴别

综合征	主要症状	遗传类型	尿中酸性黏多糖体
Hurler 综合征	角膜早期混浊,面貌丑陋	常染色体隐性	硫酸软骨素 B,硫酸肝素
Hunter 综合征	无角膜混浊,经过缓慢,症状轻	伴性隐性	硫酸软骨素 B,硫酸肝素
Sanfilippo 综合征	体格障碍较轻,智力障碍严重	常染色体隐性	硫酸肝素
Morquio 综合征	高度骨骼变形,角膜混浊或有智力障碍,心血管异常	常染色体隐性	角质硫酸
Scheieie 综合征	面貌丑陋,关节强直,角膜混浊或有智力障碍,心血管异常	常染色体隐性	硫酸软骨素 B
Maroteaux-Lamy 综合征	骨骼变形,角膜混浊,智力正常	常染色体隐性	硫酸软骨素 B
β-葡萄糖醛酸酶缺乏症	多发症状,程度偏轻	常染色体隐性	全部

部分呈奇特的肿胀向两侧逐渐变尖,肱骨骨干近端常向背侧成角,见桡骨远端骨骺呈相对性倾斜。下肢诸骨通常显示中或轻度扩张。髋臼常变浅或外翻。脊柱椎体上下面中凸致椎体近似圆形,有后突成角畸形时,一个椎体通常变小,且向后移位,宛如被挤出:该椎体前缘呈凹入状,其上部缺如而下部呈鸟嘴状突出,肋骨前部增粗呈飘带状改变。蝶鞍增大、变浅,前额突出,下颌发育不佳。⑦α-L-艾杜糖苷酶活性可用合成基质苯-α-L-艾杜糖苷以培养皮肤成纤维细胞进行检查而判断。借此可检出患者或携带基因者,如用培养羊水细胞尚可做出生前诊断。见表 8。

六、治疗及预后

Hurler 综合征最典型,症状最严重,预后也最差,常 10 岁左右死亡。患儿多于生后 10 天死于呼吸道感染和心力衰竭。

参考文献

[1]邱仲耀,黄嘉裳.粘多糖代谢病 1 H 型(Hurler 氏综合征)与颞骨组织病理学[J].国外医学耳鼻咽喉科学分册,1985,312〔S chachern PA,et al.Ann Otol Rhinol Laryngol,93(1):65,1984(英文)〕.
[2]芳野信,小须贺基通.知っておきたい内科症候群?ハーラ一症候群 Hurler syndrome (MPS1H)[J].内科,2012,109:1353-1354.
[3]许曼音,崔贤德,傅登训,等.成人粘多糖病Hurler-Scheie 混合型一例报告[J].中华内分泌代谢杂志,1988,4:242.
[4]张永增.内科综合病征[M].沈阳:辽宁科学技术出版社,1985:724-726.
[5]刘辅仁.实用皮肤科学[M].3 版.北京:人民卫生出版社,2005:1089.

第 24 节 Hydralazine 综合征

一、名称

Hydralazine 综合征即肼苯哒嗪综合征。使用肼苯哒嗪过程中诱发狼疮样综合征,故命名。

二、流行病学

比较大量服用肼苯哒嗪(hydralazine)的病例,发生多发性关节痛、关节炎、发热、胸膜炎和红斑,并可见红斑狼疮(LE)细胞、白细胞减少,以及高 γ-球蛋白血症酷似全身性红斑狼疮的病态。

Cameron H A 等观察在 281 例因高血压而始用肼苯哒嗪(HZ)达 51 个月的患者中,测定了 HZ 引起狼疮综合征(LS)的实际发病率。用 HZ 治疗 3 年后 LS 的发病率为 6.7%和(95%可信限为 3.2%~10.2%)。发病率与剂量有关,每日摄取 60mg 者无 1 例发生,每日 100mg 者为 5.4%,每日 200mg 者为 10.4%。女性发病率高于男性(11.6%：2.8%)。每日摄取 200mg 的女性中,3 年发病率达 19.4%。HZ 属于有效的降压药,由于有引致 LS 的危险性,已开始按每月不超过 200mg 的限制剂量给药。有证明即使本药按近年推荐那样给量,LS 的实际发病率仍然高得不能接受。

肼苯哒嗪诱发狼疮综合征几乎仅发生于慢乙酰化型。Bernsrein R M 等的 2 例患者产生坏死性皮肤性脉管炎,是这种综合征的一部分,且具有典型的血清学变化。无论是基础的代谢或免疫学机制仍不清楚,低效价 ANA 在接受肼苯哒嗪 2 年的患者发生率达到 50%。高效价的 ANA、DNA 结合正常,肼苯哒嗪诱发狼疮是它的特征。

三、治疗及预防

勿大剂量用药。及时发现及时停药治疗。一般认为,每天摄入肼苯哒嗪的量低于 200mg,患者几乎不发生自体免疫性并发症,而 Bing 等报道仍有 3%发生狼疮综合征。有报道病例用"安全"剂量的肼苯哒嗪而发生严重的坏死性血管炎,因此对长期应用肼苯哒嗪的全部患者,必须严密观察。

参考文献

[1]佐々木毅.広範圍症候群(新订版)ヒドララジン肼苯達嗪(hydralazine)症候群——药物诱发狼疮(Drug-induced lupus：DIL)[J].日本臨牀,1987,春季臨時增刊号,45:1112-1113.
[2]汪敏章.肼苯哒嗪引起的狼疮综合症[J].临床医学,1985,5:63.
[3]蒋亚泉,胡哲星.肼苯哒嗪诱发皮肤性脉管炎[J].福建医药杂志,1984,6(3):64.
[4]罗佛贤,周永斌.肼苯哒嗪引起坏死性血管炎[J].国外医学皮肤病学分册,1982,8(6):164.

第 25 节　嗜酸性粒细胞增多综合征

一、名称

Hardy 等 1968 年报道 3 例男性(34、47、43 岁)慢性显著嗜酸性粒细胞增多、心肺症状及肝脾大,称为嗜酸性粒细胞增多综合征 (hypereosinophilic syndrome, HES),亦称为特发性(idiopathic)嗜酸性粒细胞增多综合征(IHES)。

二、流行病学

IHES为较少见的疾病，据统计美国的发病率约 2000 例 / 年,占嗜酸性粒细胞增多患者的 1/3。

三、病理

HES 的病理为组织嗜酸性粒细胞浸润。

四、临床表现

嗜酸性粒细胞增多分类:①反应性;②继发性;③克隆性;④特发性。

HES 多数患者年龄在 20~50 岁之间,男女比例为(4~9)：1。很多患者的临床症状无特异性,可表现为发热、皮疹、乏力、咳嗽、气短、肌肉酸痛或腹泻等。体格检查可发现皮疹、淋巴结肿大、肝脾大、肺内啰音、腹部压痛或神经系统异常等。实验室检查,除嗜酸性粒细胞增高外,可有血小板减少、IgE 升高、血清维生素 B_{12} 升高、出现循环免疫复合物等。神经系统损害为 56%,可表现为血栓性脑病、外周神经病变等;肺脏损害为 49%,可有肺脏浸润、肺纤维化等。其他少见的受累器官为胃、小肠、结肠及关节等。皮肤损害及其类型通常可提供有价值的预后信息，伴血管性水肿和荨麻疹的患者通常无心脏及神经并发症而表现为良性过程。

HES 对全身各器官系统的侵犯为血液系 100%、心脏 54%、皮肤 56%、神经系 64%、肺 40%、眼 18%、胃肠道 14%。

曹宝平等报道特发性高嗜酸性粒细胞综合征伴双侧胸腔积液 1 例。患者,男性,主因间断胸闷憋气,左胸痛 2 年余,加重 1 个月入院。1 个月前因"上感"再出现胸闷、憋气,伴左胸钝痛,胸片示左侧中等量胸腔积液,右侧少量胸液。血常规 WBC10.6 × 10^9/L,嗜酸性粒细胞 23%。多次血常规嗜酸性粒细胞均在 1.8 × 10^9/L 以上;血 IgE>4000 U/mL;胸腔积液为渗出液，单核细胞占 60%，嗜酸性粒细胞为 36%,ADA 34U/L。纤支镜下炎性改变,肺泡灌洗液中巨噬细胞占 98%,嗜酸性粒细胞占 1%;骨髓细胞学检查示骨髓增生活跃,嗜酸性粒细胞比例高;胸片及胸部 CT 示左侧大量胸液,右侧胸膜肥厚伴少量积液;先后两次胸穿,分别抽出深黄色胸腔积液 600mL 及 200mL,未予特殊治疗,2 周后双侧胸腔积液基本消退,经观察亦无增长趋势。

五、诊断

1975 年由 Chusid 等提出标准：①外周血嗜酸性粒细胞 >1.5 × 10^9/L，并持续 6 个月以上，或出现临床症状后，于 6 个月内死亡；②未发现导致嗜酸性粒细胞增多的原因；③有器官受累的症状或体征。

宋丽等认为 HES、变应性肉芽肿性血管炎（CSS）、非霍奇金淋巴瘤（NHL）合并嗜酸性粒细胞增多的临床表现、实验室检查多有重叠，诊断往往比较困难。分析得知，NHL 合并嗜酸性粒细胞增多出现淋巴结肿大、肺部受累、LDH 升高较 HES 有明显差异，嗜酸性粒细胞绝对值常为轻中度升高；而 HES 多为中重度升高，嗜酸性粒细胞常见的浸润脏器如胃肠道、神经、血管血栓等在该类疾病中少见。CSS 与 HES 比较发现，淋巴结肿大、肺部及神经系统受累、炎性指标升高常见，而嗜酸性粒细胞绝对值在两种疾病中无显著差异。诊断及鉴别需要通过仔细的脏器评估检查、实验室检查及密切的临床随诊。

六、治疗及预后

目前 HES 尚缺乏有效、统一的治疗手段，针对靶器官损害的治疗十分关键。HES 是一种慢性、长期持续的疾病，因此患者需要接受长时间的治疗。HES 的治疗已经有了明显进展，近年来新发展的以伊马替尼和 Epolizumah 为代表的靶向治疗药物明显改善这组疾病患者的预后。

免疫系统的异常如表现为 IgE 水平显著增高则提示预后好，通常不需特殊治疗，或对泼尼松的反应好。

以往文献有报道，嗜酸性粒细胞性胸腔积液提示一个良性内限性病程，但最近发现这种胸腔积液也可为恶性。另外，临床和血液学特征典型的 HES 患者，有些经观察发展成为 T 细胞淋巴瘤或急性淋巴细胞性白血病；即便 HES 的诊断明确，因其常累及心脏等重要器官，故需密切追踪病情变化，以便及时处理。

参考文献

[1]山口潜.広範圍症候群（新订版）hypereosinophilic syndrome[J].日本臨牀，1987，春季臨時増刊号，45：454.

[2]沈悌，段明辉.嗜酸性粒细胞增多与特发性嗜酸性粒细胞增多综合征[J]，继续医学教育，2010，20(4)：51–54.

[3]宋丽，陈嘉林，陈雨，等.特发性嗜酸粒细胞增多症、变应性肉芽肿性血管炎、非霍奇金淋巴瘤合并嗜酸粒细胞增多的临床特点比较[J].中华临床免疫和变态反应杂志，2012，6：285–287.

[4]刘杨，沈颂科，杨森.嗜酸性粒细胞增多症的研究进展[J].安徽医药，2013，17：1086–1088.

[5]曹宝平，朱亚茜，赵学红，等.特发性高嗜酸粒细胞综合征伴双侧胸腔积液 1 例并文献复习[J].中国医药导刊，2002，4：102–103.

第 26 节　高甘氨酸血症

一、名称

高甘氨酸血症（hyperglycinemia）是体液中（血液、尿、髓液）甘氨酸浓度显著上升的代谢异常疾患。为 1961 年 Childs 和 Nyhan 最初记载。非酮性高甘氨酸血症（nonketotic hyperglycinemia，NKH）是一种先天性遗传代谢性疾病，为常染色体隐性遗传。

二、流行病学

本病发病率约为 1/63 000。

三、临床表现

本病的临床表现不一，可分为以下几种类型。新生儿型：本型为经典型，最为多见（84%）。通常表现为出生时正常的足月新生儿在生后不久（生后 6 小时至 8 天）出现反应低下、嗜睡、肌张力减低、呕吐、惊厥、呃逆或呼吸暂停等症状。症状在短期内进行性加重，多数患儿需要呼吸机支持。该型约 30%的患儿在新生儿期死亡，而大部分患儿在 1 岁内死亡，幸存者多存在严重的脑发育障碍。Hoover-Fong 等回顾性分析发现，NKH 女性患儿的临床症状较重，后遗症明显，病死率高。非典型型：包括在出生后 6 个月发病的婴儿型和在 2~33 岁始发病的晚发型，前者酷似新生儿型，但临床症状较轻，智能低下不如新生儿型显著；晚发型以进行性痉挛性瘫痪和视神经萎缩为主，亦有出现轻度智能低下、癫痫或舞蹈手足徐动症等。暂时型：本型非常少见，其临床表现与新生儿型相似，但症状在发病 2~8 周后消失，血浆甘氨酸水平恢复正常，可能与少数新生儿肝脏和脑组织中的甘氨酸裂解酶系统（GCS）不成熟有关。

四、诊断

诊断NKH除依据临床表现外还需要满足下列实验室指标：血和脑脊液甘氨酸增高，脑脊液/血清甘氨酸比值>0.08，无酮症酸血症及尿有机酸正常。进一步确诊需行肝脏穿刺检查GCS活性以明确何种蛋白缺陷或进行基因DNA检测。

五、治疗

迄今为止，NKH仍缺乏有效的治疗手段。由于甘氨酸是一种非必需氨基酸，所以饮食治疗并不能改善症状和预后。随着对该疾病的深入了解，越来越多的药物被尝试使用。苯甲酸钠可与甘氨酸结合形成马尿酸盐从尿中排泄，从而降低血甘氨酸水平。

六、预后

Hoover-Fong J. E 调查65例NKH患儿的自然病程：NHK与新生儿的呼吸暂停、嗜睡、肌张力减低和癫痫发作具有典型相关性，幸存患儿随后可能会发展为严重的精神运动迟缓。共收集来自58个家庭的65例患儿（男孩36例、女孩29例）的数据。其中1/3的受试者死亡，8例女孩死于新生儿期，14例患儿（男孩12例，女孩2例）在新生儿期之后死亡。男孩的中位死亡年龄为2.6岁，而女孩则不足1个月（P=0.02）。平均出生体重、身高、头围和妊娠期均正常。在新生儿期2/3的患儿给予吸氧，其中40%的患儿死亡；90%的患儿确诊有癫痫发作，其中75%在出生第1个月就发病。有趣的是，3例NKH患儿从未有癫痫发作，1例胼胝体异常和（或）脑积水患儿尤其伴有较差的肢体运动和言语发展迟滞。25例患儿生存时间多于数年，其中10例能走路、说话和写字，他们都是男孩。在6个有超过1例患儿的家庭中，每个家庭中的病程和死亡率相似。结论：本研究揭示了一个意想不到的结果，该疾病在死亡率和病程进展中有明显的性别差异。新生儿期幸存的2/3非酮性高甘氨酸血症患儿中20%（大多数为男孩）的患儿能学会走路和通过说和写进行交流。

参考文献

[1]多田啓也.広範圍症候群（新订版）高グリシン血症 glycine[J].日本臨牀，1987，春季臨時増刊号，45：819-820.

[2]张蓉，陈超，曹云，等.新生儿非酮症性高甘氨酸血症1例[J].中国循证儿科杂志，2009，4：153-155.

[3]Hoover-Fong J. E. /Shah S. /Van Hove J.L.K.et al. Natural history of nonketotic hyperglycinemia in 65 patients[J]. [Dr. A. Hamosh. 600 North Wolfe Street. Balti-more. MD 21287, United States]-NEUROLOGY 2004，63/10（1847-1853）世界核心医学期刊文摘·神经病学，2005，1（4）：42-43.

第27节 高IgE综合征

一、名称

高IgE综合征（hyperimmunoglobulinemia E syndrome，HIES）即Job综合征，又名Job皮炎综合征、慢性肉芽肿病（CGD）、儿童致死性肉芽肿病、姚氏皮炎综合征、慢性肉芽肿病变异型（granulomatous disease variant）、Buckley综合征、进行性败血性肉芽肿病、先天性吞噬障碍病、高血清IgE综合征。

主要特征有：①慢性湿疹性皮炎；②反复严重感染；③血清IgE明显增高。1966年由Davis等首先报道，并定名为Job综合征。1972年Buckley等相继报道病例并发现患儿血清中IgE明显升高，故又曾以Buckley的名字命名为Buckley综合征。目前大多数学者都以高IgE综合征（HIES）取代Job综合征及Buckley综合征的名称。

Job这一名称是从旧约圣书记载的类似怪人样而来。1966年Davis等报道生长赤毛生后数周发病，表现湿疹、爪变性、反复皮肤金黄色葡萄球菌寒性脓肿、同菌反复性呼吸器官感染症为主要症状的2个女童病例。

二、流行病学

高IgE综合征是一种罕见的常染色体不完全显性遗传病，多见于白种人。其特征为慢性湿疹、反复的严重感染及血清IgE水平明显增高，大于正常值10倍以上。

此病多为常染色体显性遗传，伴STAT3基因突变，白细胞趋化能力降低。CYBB基因突变引起的X连锁隐性慢性肉芽肿病（XLR-CGD）占所有慢性肉芽肿病的65%。发病率为1/25万~1/20万[有说（1~2）/100万]。美国登记随访368例慢性肉芽肿患者，结果表明肺部感染占75%~80%，曲霉菌感染占29%~41%。

75%~90%为性联隐性遗传，10%~25%为常染色体隐性遗传。CGD 多见于男孩，是由于具备缺陷的 X 性联隐性遗传的基因。但常染色体遗传方式也有报道。男女发病比例为(6~7)：1。

三、病理

病理改变的特点是肉芽肿形成及组织细胞含有色素性脂类物质。死后或活组织检查的镜下表现是在感染处有肉芽肿。

CGD 是少见的原发性吞噬细胞免疫缺陷病。患儿的多形核细胞(中性粒细胞、单核细胞、巨噬细胞)不能通过烟酰胺腺嘌呤二核苷磷酸(NADPH)Ⅱ氧化酶产生超氧阴离子来有效杀灭入侵的微生物。

四、临床表现

反复感染呼吸器官：支气管炎、肺炎、脓胸，需要外科治疗的多。深部感染主要发生于肺部，表现为复发性肺炎、肺脓肿、脓胸及反复感染导致的肺膨出。

特点：①出生后或早期乳幼儿慢性湿疹，反复呼吸器官(肺炎和支气管炎)及皮肤感染症；②寒性脓肿在身体任意部位皆可发病，皮肤念珠菌症多；③肺炎之外深在性感染症少见，罕见骨髓炎、关节炎；④金黄色葡萄球菌压倒性多见，还有流感杆菌、念珠菌多见；⑤至少 10 次以上测定超越正常上限血清 IgE 值(>2000U/mL，NIH 的 13 例的平均值是 22 000U/mL)；⑥嗜中性白细胞趋化能力低下及血中和痰中嗜酸性粒细胞增多的多见；⑦海外病例有报道鼻根部宽大、粗野面容为特征，头盖骨异常。

五、诊断

本综合征特点为自婴儿期起反复发生皮肤、淋巴结、上下呼吸道和骨骼的慢性感染，对反复发生的难治性感染，应考虑本综合征的可能。

诊断最简便、价廉的方法是 NBT 还原试验。结果用阳性细胞的百分率表示。目前还可使用化学发光试验或流式细胞仪检测到患者的中性粒细胞活性氧产生低下，国外采用经皮取脐血检测胎儿中性粒细胞的 NBT 还原反应，以及通过对绒毛及羊水细胞进行 DNA 分析协助诊断。已证实存在 gP91 phox 缺失患者及 P67 缺失的健康基因携带者。

六、治疗及预后

贺建新等报道 3 例。3 例患儿均以反复肺内感染为主要表现，而且均在生后 6 个月内起病，起病隐匿，病情迁延，肺内病变表现重于临床表现。虽然肺内弥漫浸润明显，患儿无明显感染中毒症状和呼吸困难，辅助检查示轻度的炎症表现。1 例明确为曲霉菌感染，1 例痰培养为白色念珠菌，1 例经抗结核治疗后病灶明显吸收考虑为分枝杆菌感染。2 例患儿均同时抗结核和抗真菌治疗后病灶明显吸收。但 3 例患儿肺内感染的特点为反复性，且影像学表现不典型，不同于传统意义上的肺炎和肺结核，分析原因考虑患儿肺内炎症反应可能不同于正常儿童。

住藤公一等报道 1 例。患者 2 岁时即诊断为该综合征。现 21 岁。多年反复患肺炎(MRSA)及中耳炎。抗生素控制不佳。右上叶及左下叶患肺化脓症。手术切除右上叶及左下叶部分。作者认为对已被感染破坏的肺组织宜切除，否则它作为感染的病灶总会发作。

尚无根治方法，预后多不良，约 1/3 患者于 7 岁内死于全身感染，故有效的控制感染是患儿长期生存的基本治疗措施。本综合征还有发展为淋巴样恶性肿瘤的可能。

参考文献

[1]木下洋，小林陽之助.広範圍症候群(新订版)Job 症候群[J].日本臨牀，1987，春季臨時増刊号，45：1028-1029.

[2]彭珊璐，陈文达，罗丽丹.慢性肉芽肿病合并感染二例临床分析[J].实用心脑肺血管病杂志，2008，16：69.

[3]贺建新，赵顺英，江载芳.儿童 X-锁慢性肉芽肿病反复肺部感染 3 例分析[J].中国实用儿科杂志，2008，23：605-606.

[4]王美红，张建华.慢性肉芽肿病及其基因突变[J].国际儿科学杂志，2006，33：423-425.

[5]杨宁江，王文静.慢性肉芽肿性疾病原始单核细胞的基因转移[J].空军医高专学报，1956，18：136-137.

[6]青年学者沙龙.肺部罕见病与少见病集萃[J].中华结核和呼吸病杂志，2014，37：237-240.

[7]洪庆成，江敬铭.儿科综合征[M].天津：天津科学技术出版社，1996：270-271.

[8]柳忠道.広範圍症候群(新订版)高 IgE 症候群(hyper immunoglobulinemia E syndrome：HIES)[J].日本臨牀，1987，春季臨時増刊号，45：1048.

[9]李莉敏，付萌，廖文俊.高 IgE 综合征[G].第四届中国中西医结合学会变态反应学术大会论文汇编，2009：185-186.

[10]住藤公一，宫内勝敏，铃木秀明，ほか.高 immunoglobulin E 症候群を背景としたmethicillin-resistant staphylococcus aureus 肺化膿症に対し肺切除術を施行した一例［J].日呼外会誌，2005，19：16-20.

第28节 高IgM综合征

一、名称

X连锁的高IgM综合征（hyper-IgM syn-drome，HIGM）是一种罕见的原发性免疫缺陷病，由于CD40配体（CD40L、CD154）基因突变致激活的CD_4^+T细胞膜上的CD40L缺陷，不能与表达在B淋巴细胞上的CD40相互作用，引起B淋巴细胞免疫球蛋白同型转换异常导致血清IgM水平正常或升高，而IgG、IgA及lgE显著降低，从而引起反复感染的临床特征。高IgM综合征根据基因缺陷不同分为7个亚型，1型最常见，为X连锁隐性遗传。

二、流行病学

HIGM1是发现最早、最常见的一类HIGM，占所有HIGM病例数的65%~70%。由CD40L基因（CD40L，位于Xq26.3-27.1）突变引起，又称X连锁HIGM。CD40L基因包括5个外显子，第1号外显子编码胞质区、跨膜区和胞外区6个氨基酸，第2号与第3号外显子编码胞外茎区，第4号、第5号外显子编码C末端147个氨基酸。

原发性免疫缺陷病的确切发病率很难判断，美国最近的大样本研究显示，HIGM最低发病率为1/10万，按此计算，中国每年有2500万新生儿，每年新发病例为250例，累积患者数至少上千例。

三、病理

由于巨噬细胞和树突状细胞上的CD40缺乏配体，不能诱导出支持效应T细胞分化的共刺激分子，这是X连锁高IgM综合征患者机会性感染敏感性增强的原因。3型（CD40）与1型临床无法区别，均为最严重的表型，鉴于此，目前此两型在原发性免疫缺陷病分类中归入联合免疫缺陷病范畴。2型（AID）和5型（UNG）在免疫表型上与1型和3型相同，但临床主要表现为有荚膜的细菌感染，同时伴有淋巴结的巨大生发中心。

四、临床表现

HIGM患者主要表现为反复细菌感染，如上呼吸道、肺部细菌感染和中耳炎等，频繁发生某些机会性感染，如耶氏肺孢子菌、小隐孢子虫、弓形虫等感染。自身免疫性疾病及恶性肿瘤发病率明显升高，各种胃肠肿瘤、肝细胞癌、腺癌、胆管癌均可发生。

细菌感染：由于抗体生成存在缺陷，易罹患胞外细菌感染，主要表现为反复发作的球菌性肺炎、中耳炎、鼻窦炎、肺炎，最终导致支气管扩张，免疫球蛋白替代疗法对预防出现上述症状有较好的效果。

机会性感染：耶氏肺孢子菌肺炎（PCP）是最常见的机会性感染，其发生率高达40%。获得性免疫缺陷综合征也是易罹患PCP感染的疾病之一，与获得性免疫缺陷综合征不同的是，该病外周血T淋巴细胞计数正常，人类免疫缺陷病毒检测阴性。PCP占所有HIGM肺炎的59%，这是其最显著特征，而且可以是40%患者的首发表现，部分患者在诊断后出现PCP甚至反复PCP。HIGM患者易于出现PCP的机制未完全清楚，CD154基因敲除小鼠可自然出现PCP肺炎，提示CD154共刺激因子在抗耶氏肺孢子菌免疫中起重要作用。

刘钋宁等报道病例。患儿，男性，1岁10个月，因反复发热、咳嗽1月余，加重3天入院。急性病容，呼吸稍快，无缺氧症，浅表淋巴结未及；咽充血；双肺闻及哮鸣音，双肺下野闻及中细湿啰音。父母非近亲婚配，母系家族中无男性早夭史。血常规：WBC $3.2\times10^9/L$，L $2.27\times10^9/L$，N $0.26\times10^9/L$，血红蛋白87g/L，血小板正常。细胞免疫功能：CD3、CD4、CD8，B淋巴细胞（CD_{19}^+细胞）、NK细胞（CD_{16}^+、CD_{56}^+细胞）均在正常范围。体液免疫：IgG 0.03g/L、IgA 0.12g/L、IgM 3.43g/L。巨细胞病毒、EB病毒、呼吸道合胞病毒、肺炎衣原体、支原体检查均（-）。痰培养：少量铜绿假单胞菌。患儿CD40L基因组DNA第5外显子发生碱基缺失（g.11049-11053delGTAGA），导致CDS改变（c.596-600 delGTAGA），CD40L蛋白质氨基酸从199位G发生移码突变并终止于第228位（p.G199fsX228）；对患儿父母进行CD40L基因组DNA第5外显子测序表明患儿父亲正常，其母亲为突变携带者。

张仁美等报道1例合并支气管哮喘的高IgM综合征。患者，女性，29岁。自15岁诊为支气管哮喘，反复发作。低IgA血症（47mg/dL，正常值91~385mg/dL），IgM420mg/dL（正常值11~185mg/dL）。

五、诊断

对临床呼吸道感染抗生素治疗不佳的患儿应警惕原发性免疫缺陷病，并及时进行免疫功能筛查：CD40L 基因突变引起的 XHIGM 应尽早进行基因突变检测，以争取早期、在患儿发生危及生命的感染前行造血干细胞移植，从而挽救患儿生命。

六、治疗及预后

HIGM 需造血干细胞移植。

既往认为高 IgM 综合征是低丙种球蛋白血症的一个临床变异型，目前认识到由于细胞免疫的参与，是一种严重的原发性免疫缺陷病，病死率高。患者需规律 IVIG 替代治疗，预防耶氏肺孢子菌感染，积极治疗隐孢子虫感染。干细胞移植治疗应用于 CD154 患儿，成功率 72%，与 T 细胞免疫缺陷相近。持续存在的肝脏疾病和(或)隐孢子虫感染与预后差明显相关。美国和欧洲的病死率分别为 10.1%和 23.2%。中国仅散见个案报道，未见系统性研究。本组 5 例患儿中，2 例死亡，1 例源于移植后的移植物抗体主病，1 例源于重症肺炎，1 例肺炎加重出现 ARDS 后自动出院失访，说明此类患儿的预后不容乐观。

参考文献

[1]刘钋宁，李强，李虹，等.CD40 配体(CD40L)基因突变致 X-连锁的高 IgM 综合征 1 例[G].中华医学会第十七次全国儿科学术大会论文汇编，1376.

[2]贺建新，胡英惠，陈冠荣，等.X 连锁高 IgM 综合征4 例报告[J].临床儿科杂志，2013，31：77–79.

[3]陈同辛，金莹莹.高 IgM 综合征研究进展[J].实用儿科临床杂志，2012，27：1624–1628.

[4]贺建新，王荃，刘秀云，等.以耶氏肺孢子菌肺炎起病的 X 连锁高 IgM 综合征婴儿 1 例 [J]. 中国实用儿科杂志，2013，28：635–637.

[5]張仁美，清水崇，小泉健，ほか.気管支喘息を合併した高 IgM 症候群の1 例[J].日呼吸誌，2013，2(2)：119–122.

第 29 节　过度通气综合征

一、名称

过度通气综合征(hyperventilation syndrome，HVS)，也称为通气过度综合征、呼吸性碱中毒综合征、呼吸神经综合征，是急诊室常见急症之一，为呼吸中枢调节异常、过度通气超过生理代谢而引起以呼吸困难为主、非器质性的多系统症状性疾病。

二、流行病学

王学栋统计过度通气综合征 62 例，所有患者均有明显的心因性诱因引起的情绪激动或精神过度紧张，其中与人发生纠纷 52 例，工作压力过大、过度劳累 6 例，感情挫折 4 例。该病的发病率在欧洲不同国家统计较接近，占门诊就诊总人数的 4%~11%。

三、临床表现

发作性的过度通气，引起中枢性和末梢性神经血管性变化和肌肉性变化，循环系统和消化器官发生下列多种症状：①发作时症状为呼吸困难，异常知觉(特别是四肢)，心症状(心悸)可达 3/4 患者，运动器官症状(手足抽搐)可达 3/4，意识障碍可达 2/4，消化器官症状(特别是口渴)约 1/4，持续时间 30~60 分的多见，20 分以内及 3 小时以上的少；②缓解期也有头重感、头晕、肩凝重、四肢前端冷感和麻木感、食管闭塞感、多种不安神经症的症状。

王学栋报道的所有患者均有呼吸急促、胸闷、心悸、四肢麻木感、眩晕、口周发麻等，其中 38 例出现手足搐搦，4 例有胸痛感，12 例有短暂的意识丧失。辅助检查：所有患者行心电图检查均有窦性心动过速，其中 ST–T 改变者 7 例；23 例行血钙浓度检测，18 例正常，5 例略低于正常；16 例行血气分析，9 例正常，7 例有血二氧化碳分压降低、血 pH 值升高；9 例意识丧失患者行头颅 CT 检查，均未见异常。

四、诊断

诊断标准为：①发作时有典型的深快呼吸症状；②深快呼吸与诱发此病相关联；③发作时动脉血中二氧化碳分压异常减低，血液 pH 值升高；④给患者吸入一定浓度的二氧化碳(一般为 5%)气体时，发作可终止；⑤发病前多有情绪刺激因素。过度通气激发试验也是 HVS 的一个重要诊断手段，可通过潮气末二氧化碳分析仪让患者自主过度呼气 3 分钟(60 次 /min)

诱发出患者呼吸调节功能的不稳定性使其过度通气造成呼吸性碱中毒，全部或部分复制出重要症状。

五、治疗及预后

HVS 的患者能否得到及时有效的治疗在于医生对本病的认知程度，一旦 HVS 确诊，治疗相对简单，治疗效果满意。因此，接诊医生仔细询问病史、鉴别诊断、抓住本病特点、做出正确诊断是治疗本病的关键。

参考文献

[1]佐竹辰夫，飯田威夫，高木健三. 広範圍症候群(新订版)過換気症候群 hyperventilation[J]. 日本臨牀，1987，春季臨時增刊号.

[2]王学栋.过度通气综合征 62 例临床分析[J].中国医药导报，2010，7(26)：138.

第 30 节　高黏稠综合征

一、名称

高黏稠综合征(hyperviscosity syndrome，HVS)又称为黏稠综合征、紫癜性高球蛋白综合征、Reimann 综合征，是指血细胞比容超过 70%以上时血液的黏稠度急剧上升，引起血流动力学抵抗增加，使患儿的红细胞驱动发生困难所出现的一系列特有的临床表现。

HVS 是血液黏滞性增高引起的临床综合征，在许多疾病(如糖尿病、冠心病、高血压病、血液病等)的发展过程中都可以出现，导致血液黏滞性增高主要有三方面因素(血浆、血细胞、血小板)，其中血小板活化起到了关键性病理作用。

二、病因及病理

正常血液的黏稠度主要由血细胞比容和血浆蛋白质所构成，血液黏稠度增高见于下列情况：①红细胞数明显增多，如各种红细胞增多症；②红细胞的变形，如镰形红细胞症和球形红细胞症等；③血浆蛋白质浓度异常增加，如巨球蛋白血症等。临床主要是指第一种情况而言，动脉血氧不足可刺激骨髓对红细胞的增生，血红蛋白增多可提高单位血容量的携氧能力，巨球蛋白血症 IgM>5g%、血清黏稠度 >6 即可发生，其原因是 IgM 分子量大，而其黏稠度也大。

三、临床表现

(1)新生儿可表现为呕吐、黄疸、颤抖、心动过速、心力衰竭、呼吸急促、呼吸困难、肝脾大、血小板减少性紫癜、低血糖、低血钙及脑症状等。

(2)出血多见，常突然出现鼻出血及齿龈出血，出血与 M 蛋白抑制凝固因素作用有关，近年来认为血液黏稠综合征为弥散性血管内凝血（DIC）的原因之一，青紫型先天性心脏病患儿的凝血功能障碍可能与此有关。

(3)血栓形成多发生于 2 岁以内缺氧的婴儿，此年龄血细胞比容往往并不很高，而年长儿童血细胞比容较高者发生血栓的反而不是很多。

(4)贫血多见于原发病贫血，也与血清黏稠度增加、血浆量代偿增加而造成血液稀释有关。

(5)眼症状为视野异常、复视及视力障碍，眼底病变是 HVS 的特征，并与黏稠度的变化相平行。如视网膜静脉充盈曲张增加，呈现腊肠样外观，进而出血或渗血等。

(6)神经症状有头晕、听力障碍、运动失调、眼球震颤、耳鸣等末梢神经损害及锥体束症状等。

(7)心血管症状可见血浆黏稠度增加，血容量增高而致心负荷量相应增加所出现的心功能不全症状，以及由血清黏稠度增加和血管内红细胞聚集而致的末梢循环障碍，如雷诺现象、皮肤黏膜溃疡及坏疽现象。

(8)肾功能改变多见于骨髓瘤患者，血清黏稠度增加可引起肾血流量减少，更导致对肾功能的损害。

四、诊断

根据临床表现可提供诊断依据，但确诊须靠实验室检查，测血细胞比容，测血浆黏稠度(正常值为水的 3.5~5 倍)等。

五、治疗及预后

新生儿高黏稠血症宜早期进行换血疗法。预后取决于原发病，通常是不能自行痊愈的。

参考文献

[1]洪庆成,江敬铭.儿科综合征[M].天津:天津科学技术出版社,1996:240-24.

[2]陆紫敏,张启熙,修冰,等.高黏滞综合征与血小板膜糖蛋白表达的关系[J].第二军医大学学报,2004,25:449-451.

第31节 低氯性氮质血症综合征

一、名称

低氯性氮质血症综合征（hypochloremic azotemia syndrome）又名Blum综合征、Blum-Van Caulaerlt综合征、肾缺氧综合征、肾前性功能衰竭综合征、肾前性尿毒症等。

二、流行病学

文献报道，综合医院内外科患者急性肾衰竭（ARF）的发生率为2%~5%。肾前性急性肾衰竭（PARF）是住院患者最常见的肾衰竭类型,30%~80%的ARF为PARF病例。ICU中ARF的发生率为7%~23%,急性肾小管坏死（ATN）的发生率高于普通住院患者,而PARF是ATN最重要的危险因素。柴艳芬等对4年内收治的867例危重症患者进行回顾性研究,有100例患者发生PARF,发生率为11.53%,其中19例患者进展为ATN。

三、病因及病理

低氯性氮质血症综合征系各种原因使肾灌流不足所致。凡继发于下列情况的肾灌流不足均可引致本病:①心搏出量减少;②失血;③低血压;④脱水综合征;⑤手术后期;⑥肿瘤病后期;⑦ADH分泌综合征;⑧用血管收缩药。此时虽然没有肾脏的器质性病变,但非蛋白氮的产生并未减少,而经由肾脏排泄的非蛋白氮受影响所致,形成氮质血症及低氯血症。

四、临床表现

(1)患者易疲劳、厌食、恶心、呕吐、少尿、呼吸困难、心律失常、肺水肿,并从嗜睡发展到严重衰竭、烦渴、惊厥和昏迷。

(2)实验室检查:可见贫血、白细胞增多、血小板减少、高氮质血症、高磷酸盐症、高肌酐和尿酸、低钠血症、凝血酶原消耗减少,尿量少而比重增高,可有白蛋白尿。

(3)EKG有高钾血症改变。

五、治疗及预后

①治疗原发病,或去除致病因素;②纠正低血压、休克和电解质紊乱。

早期治疗可以恢复,一般预后是良好的,如病情严重发展以致肾实质损害、尿毒症、钾中毒、充血性心力衰竭,则可致死亡。

参考文献

[1]洪庆成,江敬铭.儿科综合征[M].天津:天津科学技术出版社,1996:245-246.

[2]柴艳芬,寿松涛,崔书章,等.危重症病人肾前性急性肾衰竭的临床及预后分析[J].中国急救医学,2005,25:79-80.

第32节 低渗综合征

一、名称

低渗综合征（hypoosmolar syndrome）,血浆渗透压<260mosm/L（有说是280mosm/L）,并出现相应的临床症状及体征者。

二、流行病学

常在肺源性心脏病、肾病综合征等情况下发生。

三、病理

本综合征的病理为体内调节障碍或因外因致体

液浸透压低于正常的状态。

四、临床表现

患癌尤其是肺癌时，常伴有此综合征。

当血浆渗透浓度低达 260mmol/L(血钠 125mmol/L)时，患者可感疲惫、周身不适、表情淡漠、恶心、食欲减退，皮下组织肿胀感乃至水肿；血浆渗透浓度降至 240~250mmol/L(血钠 115~120mmol/L)时，出现头痛、嗜睡、神志错乱、谵妄等明显神经精神症状，表明已引起脑细胞水肿，发生低渗性脑病；降至 230mmol/L(血钠 110mmol/L)时可发生抽搐或昏迷；血钠在 48 小时内迅速下降至 108mmol/L 以下，可致神经系统永久性损伤或死亡。体征：常见有肌力减退或肌阵挛，神经反射异常。

五、诊断

相应临床症状和血液电解质检测。

六、治疗及预后

治疗原发病加对症补钠治疗。预后取决原发病和早发现、早治疗。

参考文献

[1]飯田喜俊.広範圍症候群(新订版)hypoosmolar syndrome[J].日本臨牀，1987，春季臨時增刊号，45:964-965.

[2]张丽卿，邢爱花，曹锦秀.肾病综合征合并低渗性脑病(附 11 例)[J].山西医科大学学报，2001，32:336-337.

[3]李金瀚.渗透压测定的临床意义[J].陕西医学杂志，1989，18:40-42.

第 33 节　低磷酸酯酶综合征

一、名称

低磷酸酯酶综合征（hypophosphatasia syndrome）又称为 Rathbun 综合征，为 1948 年 Rathbun 首先记载。表现：①库鲁(Kuru)病样病变(骨钙化障碍)；②血清碱性磷酸酯酶低值；③尿中磷酰乙醇氨(PEA)及脯氨酸增加为特征的遗传病。临床以骨质疏松、生长迟缓、佝偻病样表现而维生素 D_3 治疗无效、血钙升高、血碱性磷酸酯酶活性降低为特征。

二、流行病学

本综合征是一种遗传性碱性磷酸酯酶缺乏的疾病，多为常染色体隐性遗传，少数为显性遗传，重型(围生期型及婴儿型)的发病率约为 1/10 万，轻型发病率尚无明确统计数据，但一般认为较重型更高。

三、病因及病理

本综合征确切病因尚不清，目前倾向于先天性代谢缺陷病，被认为是原发性成骨细胞、软骨细胞无功能，导致形成的骨样组织不能钙化，同时有碱性磷酸酯酶的形成减少，属常染色体隐性遗传病。有人认为因体内缺乏磷酸氨乙醇脱磷酸酶，尿中有大量磷酸氨乙醇排出，血中碱性磷酸酯酶明显减少。病理上主要是骨与肾的异常，骨组织学改变与 X 线所见相符，类似佝偻病，但较严重，肾表现低度间质纤维化伴血浆和白细胞浸润。

四、临床表现

新生儿期合并肺炎可致死。

临床表现有很大的变异性，轻重不一，共同特点是血液、骨骼和其他组织中非特异性碱性磷酸酯酶活性低下或消失。由于该病有典型的口腔表现，有报道统计，90%的低磷酸酯酶症最先被口腔科医生发现。

分型及临床特点：低磷酸酯酶症按照最早出现症状的年龄及临床和放射学检查表现分为围生期型、婴儿型、儿童型、成人型、严重型等几大类。婴儿型其骨骼形成不良也是致命的，严重型稍低于围生期型，多在出生后 6 个月内发病。患儿表现为厌食、生长障碍，亦可出现漏斗胸等佝偻病样表现（肋软骨关节弯曲）及肺炎，还有眼部病变，包括青色巩膜、花斑眼眶和病理性睑退缩等。

五、诊断

一般认为，低磷酸酯酶综合征最可靠的诊断指标是：临床和 X 线发现腿骨异常，未成熟的乳、恒牙早失。实验室检查主要包括以下几项：①血清中钙浓度及碱性磷酸酯酶活性；②磷酰乙醇氨(PEA)是针对该病使用时间最长的一项生化指标，本综合征患者的血浆和尿液中 PEA 水平均很高，尤其是尿中 PEA 是正常值的 10~50 倍；③无机焦磷酸(PPi)，血中 PPi 水平不易被一般实验技术检出，高浓度的 PPi 可抑制钙–磷结晶的生成，从而影响骨骼的正常矿化，但并不影响成骨细胞的功能；④吡哆醛 -5'- 磷酸(PLP)是维生素 B_6 的形式之一，其水平在低磷酸酯酶症患者生长发育的各时期均很稳定，可反映疾病的严重程度。PEA、PPi、PLP 均为 ALP 在人体内的天然底物，其生化指标可用作低磷酸酯酶综合征的诊断依据，也可用于诊断隐性基因的携带者。

儿童型及成人型低磷酸酯酶综合征应与佝偻病、干骺端软骨发育不良症等鉴别，低磷酸酯酶综合征的血清钙、磷水平均正常，而血清碱性磷酸酯酶 ALP 降低，维生素 D 治疗无效。

六、治疗及预后

一般认为本综合征发病越早，病情越重，预后也越差。

参考文献

[1]中村利孝.広範圍症候群(新订版)hypophosphatasia[J].日本臨牀，1987，春季臨時增刊号，45:1121.
[2]王丽，陈玫.低磷酸酯酶症的研究现状及其口腔表现[J].中国医学工程，2011，19:174–176.
[3]洪庆成，江敬铭.儿科综合征[M].天津：天津科学技术出版社，1996:441–442.

第 34 节　左心发育不全综合征

一、名称

左心发育不全综合征(hypoplastic left heart syndrome)又名左室通道发育不良综合征，是一组少见的先天性心血管畸形，包括左心房、二尖瓣、左心室及主动脉严重发育不良。特征是左半心部分严重发育不良，右半心部分则扩张肥大。最早由 Lev 于 1952 年报道，1958 年由 Nonan 及 Nadas 将此综合征进行了如下的分类：①主动脉狭窄（伴有二尖瓣狭窄或二尖瓣关闭不全；②二尖瓣闭锁；③二尖瓣狭窄；④横行主动脉弓的闭锁；⑤主动脉弓发育不全。本综合征常伴有其他畸形，将近一半有心内膜弹力纤维增生症，心外伴发的畸形如憩室、泌尿生殖系畸形及其他系统的畸形。特点为出生数月内即有心力衰竭的表现。

二、流行病学

在生后 1 个月内的先天性心脏病的尸解中，本综合征的发病率占首位。文献报道占先天性心脏病的 1.4%~3.8%。

三、病因及病理

病因至今未明。

本综合征包括左心发育不良、主动脉弓和降主动脉细小。由于左心循环在某部有狭窄或闭锁，而使左心房、肺静脉及肺动脉扩张和压力增高，右心室血流增加。左心的梗阻病变严重者，可使体循环的血流无法维持需要，如伴有动脉导管未闭，血流可由肺动脉导管向降主动脉供血，与胎儿循环相似，如右心房水平有分流，则分流方向由左向右。

四、临床表现

(1)心力衰竭：生后数小时到数日内即发生急剧心力衰竭，呼吸困难，绝大多数患儿均有发绀，但往往不严重，若肺血流量增多者发绀明显。

(2)明显呼吸性酸中毒症状。

(3)心前区常隆起，搏动活跃，大多数患儿的心前区听到收缩期杂音，偶有 2~3 级(Levine 氏分级)喷射性收缩期杂音，P2 单一且较响亮，时有喷射音。

(4)脉搏细弱或缺如，上下肢血压较低。由于低血压，表现为少尿或无尿。

五、诊断

当临床上入院诊断为新生儿肺炎的患儿，经常规治疗不见好转，且出现口唇、四肢末梢发绀时，即使无心脏杂音也应想到先天性心脏病的可能，及早行超声心动图检查确诊，以明确是否合并先天性心脏病。

六、治疗及预后

内科治疗仅能延长数月的寿命，外科手术的疗效亦不理想。近年来随着手术技术的不断改进，特别是将 Fontan 手术分为二期进行，使术后并发症减少，存活率不断提高。

本综合征预后不良。此类畸形重者为死产，轻者可活至青春期，30%左右的患儿死于生后 3 个月之内。据 Nonan 统计，65%于生后 35 个月内死亡，死亡率仅次于大血管错位。Lambert 统计，本综合征的死亡率占新生儿期死于先天性心脏病总数的 22%。

近年来随着手术方法和免疫抑制剂治疗的改进，心脏移植手术成功率明显提高。

参考文献

[1]洪庆成，江敬铭.儿科综合征[M].天津：天津科学技术出版社，1996：241-232.
[2]桂永浩，惠慰，林其珊.左心发育不良综合征的临床及超声心动图特点[J].中国临床医学，2001，8：326-327.
[3]刘锦纷，丁祥.左心发育不良综合征的外科治疗[J].中国胸心血管外科杂志，1997，13：367-368.

第 35 节 右心发育不全综合征

一、名称

右心发育不全综合征（hypoplastic right heart syndrome），特点为肺动脉瓣闭锁、三尖瓣狭窄或闭锁及右心发育不全。

二、流行病学

临床较为罕见，国外资料报道占先天性心血管畸形的 1.2%~3%，国内报道占 1.6%~2.4%，占青紫型先心病的 5%。病因不明，胚胎 3~8 周是胎儿心脏发育阶段，任何影响心脏发育的因素其某一部分发育异常即可造成心脏的先天畸形。

三、病因及病理

在病理解剖学上可将本综合征分为以下几种类型。

(一)肺动脉瓣闭锁

肺动脉瓣闭锁是指右心室和肺动脉之间无直接交通，属青紫型心脏病伴血管减少的一类，由于肺动脉瓣互相融合，形成纤维膜或隔膜而导致肺动脉瓣闭锁。右室流出道亦有闭锁，肺动脉干因发育细小而变窄，尤以近侧端显著。三尖瓣口比正常小且增厚。右室腔变小，室壁增厚伴广泛的心内膜弹力纤维增生，室间隔多数完整，这一畸形常合并动脉导管未闭。若合并三尖瓣闭锁，右心室非常小，而左心室很大。此时，必须伴有动脉导管开放，肺循环才能得到一定量的血液供应。

由于肺动脉瓣闭锁，右心房的血进入右心室后，通过三尖瓣口又返回右心房，因此右心房不但接纳体静脉回心的血液，还接受从右心室返回右心房的血液，而容易使右心房发生过度负荷，使右心房压力升高，右心房高度扩张，最终导致卵圆孔开放，右心房的血液经过卵圆孔进入左心房、左心室、主动脉，使主动脉内血氧饱和度降低，部分主动脉血液通过开放的动脉导管进入肺动脉及肺脏。

(二)三尖瓣闭锁

常与肺动脉口狭窄、肺动脉瓣闭锁、右心发育不全、室间隔缺损（VSD）、房间隔缺损（ASD）、动脉导管未闭（PDA）及大血管转位（TGA）畸形并存。很少单独存在，在先天性心血管畸形中占 1.6%~2.4%。

在胚胎发育第 5 周时，三尖瓣形成过程中发生增殖、吸收障碍，因而三尖瓣不能如期正常地形成，而产生三尖瓣闭锁。Van Park Praagh（1973）认为三尖瓣闭锁是房室管和室间隔之间有一定程度的排列不良所致。

由于下腔静脉回流入右心房的血液，因三尖瓣闭锁而必须经过开放的卵圆孔或房间隔缺损进入左心房，使左心房内的血液成为动静脉混合的血液，而使氧饱和度降低。部分主动脉血液亦可经过 PDA 进入肺动脉、肺脏。右心室及肺循环亦可经过 VSD 从左心室获得部分血液，或由支气管动脉获得部分血液。

在病理解剖学上，根据大血管、室间隔、肺动脉瓣的关系，将本畸形分为如下两大类。

Ⅰ型：三尖瓣闭锁伴正常位置关系的大血管，约占 69%。Ⅰa：三尖瓣闭锁合并肺动脉瓣闭锁、室间隔完整无损，右心室很小呈发育不全状；Ⅰb：三尖瓣闭锁伴肺动脉瓣下狭窄和小型室间隔缺损，因有肺动脉瓣下狭窄的存在，阻碍了左心室的血液经过室间隔缺损口进入右心室、肺动脉内；Ⅰc：三尖瓣闭锁伴大型

VSD,但无肺动脉瓣狭窄。

Ⅱ型:三尖瓣闭锁伴大血管转位,约占27%。Ⅱa:三尖瓣闭锁,大动脉转位,合并大型VSD与肺动脉瓣闭锁;Ⅱb:除三尖瓣闭锁、大动脉转位外,合并大型VSD、肺动脉瓣狭窄;Ⅱc:只与大型VSD并存。

(三)三尖瓣狭窄

本病较少见,分两种类型:①三尖瓣狭窄伴正常的肺动脉口,右心室发育不全,特别是右室流出道发育不充分,右心室变小,三尖瓣口比正常小,瓣膜增厚,部分融合在一起;②三尖瓣狭窄合并肺动脉瓣狭窄,还常伴有房间隔缺损、室间隔缺损、动脉导管未闭等。由于三尖瓣狭窄,右心房内血液进入右心室受阻,右心房压力升高,右心房血可经由房间隔缺损口流入左心房,肺循环血流减少。临床表现与三尖瓣闭锁相似。对于肺血流减少的病例,应予以手术治疗。

四、临床表现

(一)肺动脉瓣闭锁

1.发绀

出生后2~3天即出现两颊、口唇及指端发绀。短时间内迅速恶化,出现呼吸困难或缺氧发作或右心衰竭。

2.X线检查

类似于法洛四联症,右心室和肺动脉干均明显发育不良。

3.心电图

多数无右心室肥厚,故与法洛四联症不同,又因很少有电轴左偏,故又不同于三尖瓣闭锁。

(二)三尖瓣闭锁

1.发绀

是1岁以后仅次于法洛四联症的发绀型损害,出生后即可出现发绀,且逐渐加重,呈中心型发绀,发绀程度主要取决于肺血流量的多少。发绀开始的时间是肺动脉梗阻程度的指标。

2.血液

低氧血症、酸血症及继发性红细胞增多症。

3.蹲踞

呼吸困难、疲乏、无力,合并大血管转位时,可有咳嗽或气喘。

4.缺氧

缺氧发作多见于6个月以内的婴儿,与肺血流量显著减少有关。

5.心力衰竭

由肺血流量显著增加、加重心脏负荷而引起。

6.其他

少数病例可见到脑血管意外、脑脓肿(2岁以上青紫儿多见)及感染性心内膜炎。

7.心脏杂音

杂音取决于所合并心脏畸形的类型,心尖区舒张期杂音(相对性二尖瓣狭窄所致),因三尖瓣闭锁故第一音呈单一音调,当存在肺动脉瓣狭窄时第二音亦呈单一音调。Vald报道49例中,心前区无杂音占18%,有轻微柔和收缩期杂音占30%,响亮粗糙收缩期杂音50%,仅1例于肺动脉瓣区有连续性杂音。

(三)三尖瓣狭窄

临床表现与三尖瓣闭锁相似。对于肺血流减少的病例,应予以手术治疗。

五、治疗及预后

(1)肺动脉瓣闭锁宜在新生儿期即行手术治疗。本病预后不良,大多数病例在生后3~4个月内死亡。

(2)三尖瓣闭锁:尚无根治疗法,手术仅能增加肺血流量,减轻右心房负荷。凡确诊的病例均应进行手术治疗。本病预后较差,初生6个月内死亡率为49.5%,1岁时为60%,10岁时为90%。存活时间的长短与病型及血流动力学改变有关。

(3)三尖瓣狭窄:对于肺血流减少的病例,应予以手术治疗。能否手术治疗取决于肺血管的大小、肺动脉的发育程度和右心室腔的大小而定。本病预后不良,大部分病例死于生后3~4个月以内,所以主张在新生儿期即进行手术治疗。

参考文献

[1]洪庆成,江敬铭.儿科综合征[M].天津:天津科学技术出版社,1996:242-245.

[2]张淑芹,张秀荣,鲁珊,等.右心发育不全综合征一例报告[J].中国新生儿科杂志,1995,10(6):126.

第 36 节 低通气综合征

一、名称

低通气综合征（hypoventilation syndrome，HS），多种疾病如肥胖、中枢性睡眠呼吸暂停综合征（CSAS）、慢性阻塞性肺疾病（COPD）等可导致肺泡低通气，使 $PaCO_2$ 升高，通常大于 45mmHg，并常常伴有低氧血症。原发性肺泡低通气综合征（PAHS）亦为其一类型。

二、流行病学

临床上常见的原发疾病更多见于呼吸肌障碍、限制性胸廓运动及肺活动障碍和肺实质性疾病。由于呼吸中枢异常引起的 $PaCO_2$ 升高、PaO_2 降低的低通气称为中枢性肺泡低通气，多见于中枢血管供血不足、肿瘤、炎症及先天畸形等。无明显原发病的中枢性肺泡低通气综合征也称为原发性肺泡低通气综合征。在患者尸检的神经病理学研究中，未发现脑延髓呼吸神经原有异常和特异性损害。20~50 岁男性最多见。

三、病理

产生肺泡低通气的可能机制有中枢呼吸驱动力降低、胸壁和肺的病变及呼吸肌的功能衰竭。在许多疾病中，通常有一种以上的机制参与低通气的发生。

四、临床表现

除引起低通气综合征的原发疾病的症状和体征外，在疾病早期可完全无症状。随着低通气综合征的进行性发展，逐渐出现劳累后呼吸困难，静息时呼吸困难，夜间睡眠障碍和白天嗜睡、困倦、精神恍惚，甚至智力受损。部分患者可伴有反复的下呼吸道感染、咳嗽、咳痰等。疾病后期的严重低通气可使患者出现严重的高碳酸血症和（或）低氧血症，并表现相应的症状和体征。

五、诊断

HS 诊断主要依靠临床，关键是患者无明显原因致 $PaCO_2$ 升高、PaO_2 降低。典型表现是患者能够自主过度通气，使 $PaCO_2$ 降至正常，甚至低碳酸血症，肺泡动脉氧分压差在正常范围，肺容量正常，对高二氧化碳的通气反应减低。

六、治疗及预后

治疗可用呼吸中枢兴奋剂，如甲羟孕酮、低流量吸氧、正压通气及膈肌起搏等。早诊断，尽早治疗。

参考文献

[1]渡边一功，池本秀雄.広範圍症候群（新订版）肺胞低换気症候群[J].日本臨牀，1987，春季臨時增刊号，45:417.

[2]周燕斌，谢灿茂.低通气综合征的诊治进展[J].国外医学内科学分册，2000，27:9-12.

[3]许树永，曹伟标，黄席珍.原发性肺泡低通气综合征[J].医师进修杂志，1994，27(11):36-38.

I

第 1 节　毛囊鱼鳞病 – 秃发 – 畏光综合征

一、名称

毛囊鱼鳞病 – 秃发 – 畏光综合征 (ichthyosis follicularis, alopecia and photophobia syndrome, IFAP) 是 1885 年 Lesser 报道一个头发和眉毛先天性缺失，泛发钉突状毛囊丘疹的 6 岁男孩时，第一次使用毛囊性鱼鳞病这个名词，但未提及畏光这一症状。1895 年 Coloot 使用毛囊性鱼鳞病来描绘一个泛发钉突状毛囊丘疹的 4 岁女孩，但秃发和畏光都未提及。直到 1909 年，Mcleod MH 报道了 3 例畏光、先天性秃发和泛发钉突状毛囊丘疹的患者，第一次使用 IFAP。

二、流行病学

IFAP 初始被认为是 X 连锁的隐性遗传方式，但近年出现一些女性患者的报道，提示该综合征为常染色体显性遗传或遗传异质性。Tsolia MN 等提出 IFAP 可能是一种桥粒和缝隙连接结构的疾病。

唐粱等对国外报道的 IFAP 病例及自报例家系进行临床和遗传特点分析。结果：①该家系，为汉族人种，成员 5 代共 51 人，健在者 47 人，患者 11 人，符合 X 连锁的遗传方式。男性先证者有多系统受累表现，出生时低体重、临界性智力障碍、全身无毛、流泪减少、畏光、视力差、龋齿、招风耳、出生时隐睾、毛囊性鱼鳞病、角化过度、甲营养不良、反复呼吸道感染、腹泻、生长发育迟缓等，而女性患者仅表现为出生时局部头发稀少或缺失，四肢远端角化过度、皮肤干燥粗糙、甲营养不良，症状随年龄增加而减轻，个别女性患者角化过度似呈线状表现。②两点连锁分析结果显示在 DXS1003 处获得最大 LOD 值 3.25(θ=0.00)。③单体型分析将 IFAP 致病基因定位于 DXS8083(Xp11.3) 和 DXS1222(Xq21.31) 之间，约 11.4cM(sex-ave) 的区间。结论：IFAP 的致病基因首次在一中国家系中定位于 Xp11.3–q21.31，约 11.4cM(sex-ave) 的区间。

三、病因及病理

组织学检查：受累皮肤显示明显的棘层肥厚和毛囊口过度角化，而颗粒层完好。头皮活检显示毛囊萎缩和皮脂腺缺乏。

电镜检查：在银屑病样损害部位及头皮和会阴部取皮损显示相似的表现，为桥粒数量减少，细胞间桥断裂，皮肤棘细胞层水肿性改变。

四、临床表现

①全身性广泛性毛囊鱼鳞病；②先天性瘢痕性秃发；③眼明显畏光，可有角膜混浊、角膜炎；④生长和精神发育迟缓、癫痫发作、反复皮肤及呼吸道感染。部分患者肢端出现银屑病样斑块、甲营养不良。

IFAP 是一种罕见的遗传病，临床上以非瘢痕性无毛发或毛发稀疏、严重畏光及毛囊性角化过度为特征性表现。此外，还可伴角化过度、甲营养不良、慢性口角炎、角膜炎、流泪减少、反复皮肤或呼吸道感染、智力障碍、癫痫、生长发育和精神运动迟滞、骨骼畸形、隐睾、腹股沟疝、先天性无神经节性巨结肠等多系统累及表现，发声和听力往往不受损。这一疾病的标志是呈现钉突状毛囊性角化过度，使得皮肤有肉豆蔻碎粒样的触感，而近年一些报道的患者毛囊性角化过度并不显著，而是表现出泛发性片状脱屑或累及臀沟、臀部或四肢的界限清楚的银屑病样损害。IFAP 的另一个典型特征是先天性无毛发，这种无毛发是非炎症性和瘢痕性的。在大部分病例中，头皮完全性无毛发，睫毛和眉毛也常累及。畏光是该综合征的第三大特征。患儿回避明亮光线的原因不明。眼科发现包括隐斜、水平性眼震、结膜炎、角膜混浊、角膜炎，可能导致斑点状角膜糜烂和进行性角膜血管化，以及角膜和结膜感染的倾向。

五、治疗

本综合征应对症治疗。

参考文献

[1]刘辅仁.实用皮肤科学[M].3 版.北京：人民卫生出版社，2005：1076.

[2]唐粱，键莹，王文章，等.毛囊性鱼鳞病，秃发，畏光综合征致病基因的首次定位[G].十五次全国皮肤性病学术年会.2009，天津：90.

[3]唐黎，姚志荣.毛囊性鱼鳞病、脱发、畏光综合征[J].实用医院临床杂志，2009，6：18–20.

第 2 节　特发性肺含铁血黄素沉着症

一、名称

特发性肺含铁血黄素沉着症（idiopathic pulmonary hemosiderosis，IPH）又称为肺含铁血黄素沉着性溶血性贫血、原发性肺褐色硬变症、特发性肺棕色硬结综合征、Ceelen 综合征、Ceelen-Gellerstedt 综合征等。该病最先于 1864 年由 Virchow 报道，1931 年 Ceelen 对其临床特征进行了总结。多见于小儿时期，由于肺泡反复出血，肺内沉着大量含铁血黄素。有人认为本病可能是 Good-Pasture 综合征的一个变异型。原因不明反复肺泡内出血，表现弥散性肺阴影，血痰及缺铁性贫血为主要特征，是 10 岁以下发病较罕见的肺疾患。

二、流行病学

国外报道 IPH 的年发病率为（0.24~1.23）/100 万，占儿童肺间质性肺疾病的 8%，好发于 10 岁以下儿童，以 6 岁以下儿童居多，患病率男女无差异。多数病例为散发。有同胞兄弟同患此病的报道，提示有常染色体隐性遗传的可能性。文献报道多数患者于 10 岁前被诊断，诊断年龄与发病年龄存在较大差距，提示误诊的时间通常较长。因此，应加强对本病的认识，及早诊断和干预。

三、病理

IPH 的特点是弥散性肺浸润、缺铁性贫血，以及痰、胃液、支气管肺泡灌洗液（BALF）或肺组织内有含铁血黄素巨噬细胞（HLM）。IPH 病因至今未明，一般认为其与遗传、免疫、牛乳过敏、环境因素和铁代谢异常有关，现倾向认为其与免疫相关。

四、临床表现

IPH 的临床表现多样，其特征性表现为缺铁性贫血、反复或慢性呼吸系统症状（如咯血、咳嗽、呼吸困难、喘息和发绀）和胸部影像学表现为弥散性肺实质浸润三联征。国内资料报道具有三联征的患者仅占 57.1%，其他患者表现为仅有咳嗽、呕血或仅有贫血。婴幼儿常表现为严重贫血，需反复输血。约 1/3 的患者可能无咯血表现。部分患者肺部的症状极不明显，无咳嗽、咯血等症状，而以贫血为唯一的临床症状。因此，常易引起误诊和延误诊断。

本病临床症状和病程取决于肺内出血的程度及期限，多数病程长，发作与自动缓解交替出现。依据临床病程将 IPH 分为 4 期：急性肺出血期、肺出血静止期、慢性期急性发作和慢性迁延后遗期。

五、诊断

凡幼儿或儿童有复发性缺铁性贫血伴有呼吸道刺激性症状（如咳嗽、咯血、气促、喘鸣音）者即应提高对本病的警惕。

目前国内尚未制定统一的诊断标准，综合国内外资料，IPH 诊断主要依据应包括：①反复发作性咳嗽、咯血和（或）贫血症状；②X 线胸片或 HRCT 显示弥散性肺浸润和肺间质的改变；③痰、BALF、胃液或肺组织中找到 HLM；④除外其他继发性肺含铁血黄素沉着症，如血管炎、风湿性疾病、免疫缺陷病、血管球性肾炎、肺结核、支气管异物、血管畸形和反复支气管肺炎等。其中具备①②条可作为疑似病例，按 IPH 治疗；具备①~④条则可确诊。

六、治疗及预后

免疫抑制治疗为主要治疗方法，对于肺出血威胁生命的患者采取积极的干预治疗，可降低病死率。

本病预后不良，病程中可呈发作性和自发性缓解，最后肺纤维化影响心肺功能致死，少数患者病情呈急剧进展，数周内死亡，由于肺内大量出血导致急性呼吸衰竭。

参考文献

[1]志村早苗，滝岛任.広範圍症候群(新订版)特発性Idiopathic pulmonary hemosiderosis 肺出血 ceelan 特发性肺褐色硬变综合症[J].日本臨牀，1987，春季臨時增刊号，45:413.

[2]蔡栩栩，尚云晓.特发性肺含铁血黄素沉着症诊断和治疗进展[J].实用儿科临床杂志，2011，26:1231-1234.

[3]洪庆成，江敬铭.儿科综合征[M].天津：天津科学技术出版社，1996:247-248.

第3节 特发性呼吸窘迫综合征

一、名称

特发性呼吸窘迫综合征（idiopathic respiratory distress syndrome，IRDS）又称为肺透明膜病、未成熟肺(lung immaturity)，是新生儿的常见病，以低体重儿的发病率最高。IRDS 虽为自限性疾病，但可引起中枢神经系统的后遗症，也是早产儿常见的死亡原因。

二、流行病学

新生儿肺透明膜病（hyaline membrane disease，HMD）是导致新生儿死亡的重要原因之一，占整个新生儿死亡原因的 30%和早产儿死亡原因的 50%~70%。

三、病因及病理

由于缺乏肺泡表面活性物质引起。在胎儿 20~24 周时肺内已出现这种物质，但量不多，到 35 周以后迅速上升，若胎儿缺乏这种物质或早产，呼吸时肺泡就要萎陷，产生进行性肺萎陷。由于气体交换减少，肺组织缺氧，毛细血管和肺黏膜渗透性增高，液体外漏，其中纤维蛋白沉着，形成肺透明膜，更阻碍了换气。

四、临床表现

多见于早产儿、剖宫产和异常分娩，母患糖尿病者发病也高。主要为生后 6~12 小时内出现呼吸困难和青紫，呈进行性加剧，呼吸频率超过每分 60 次，严重时呼吸可转慢，不哭时出现呼气性呻吟，常有鼻扇、三凹征、面色青灰或苍白、四肢肌张力低下、低血压、低体温、呼吸音减低、吸气时听到细小湿啰音，发病数小时后可有四肢水肿。血气分析有 PaO_2 及 pH 值降低，代谢性酸中毒，而后出现呼吸性酸中毒，$PaCO_2$ 增高。胸部 X 线摄片肺透光度减低，呈颗粒、网状或磨玻璃样阴影，伴有支气管充气征。

五、诊断

根据临床表现特点并结合国外 Fullham 评分法，新生儿肺透明膜病患儿可依据发绀、呼吸频率、呼气性呻吟、吸气凹陷、鼻扇、呼吸暂停、心率、体重、体温、呼吸音、血气分析、胸部 X 线所见的 12 个项目进行评分诊断，出生后 8 小时评分大于 15 分者很可能为原发性呼吸窘迫综合征，评分小于 20 分为良好，在 20~30 分之间者尚可，在 31~41 分者实际上已无救治希望。

六、治疗及预后

赵晓红等探讨肺表面活性物质治疗肺透明膜病的临床疗效。收集肺表面活性物质治疗的患儿 30 例（观察组）和一般方法治疗的患儿 30 例（对照组），比较二者治疗前和用药后 2 小时、6 小时和 12 小时的血气指标变化。结果：两组患儿治疗后 PaO_2 和 pH 值升高、$PaCO_2$ 下降，但观察组患儿改善更明显($P<0.05$)；观察组并发症发生率为 26.67%，明显低于对照组的 43.33%($P<0.05$)。赵晓红等发现，HMD 最主要的危险因素是宫内窘迫(OR=10.459)，其他的危险因素还包括前置胎盘、胎盘早剥、子痫前期、母亲糖尿病和多胎妊娠。

IRDS 应积极抢救。因病死率高，应做好孕妇保健预防早产，对高危儿及未成熟儿要及时预防窒息。

参考文献

[1]洪庆成,江敬铭.儿科综合征[M].天津:天津科学技术出版社,1996:248-250.

[2]赵晓红,华祯,杨娟,等.肺表面活性物质治疗肺透明膜病的临床观察[J].当代医学,2011,23:22-23.

[3]邓睿,唐彬秩,刘华,等.新生儿肺透明膜病发病及预后的高危因素分析术[J].四川大学学报(医学版),2010,41:688-691.

第4节 特发性高钙血症

一、名称

血清钙 > 2.7mmol/L 称为高钙血症。特发性高钙血症多见于婴幼儿,成人极为少见。

特发性高钙血症(idiopathic hypercalcemia),系近几十年才开始被认识的疾病。1952 年由 Light-wod 和 Fanconi 首先报道,我国于 1963 年发现。1953 年 Albright 首先报道一组原因不明的肾结石患者伴血钙正常及尿钙排出增多,并命名为特发性高钙尿症(IH)。

二、流行病学

高钙血症几乎全为继发性,特发性很少。自 20 世纪 80 年代以来,IH 与小儿血尿的关系日益受到重视,认为小儿特发性血尿中约有 1/4 由 IH 引起。

高钙血症是晚期肿瘤的严重并发症,国外发生率为 3%~30%,我国近年来报道的肿瘤相关性高钙血症的发生率较低,为 3.4%~4.7%。此类患者生存时间较短,经积极治疗后中位生存时间仅 30~90 天。肺癌是最常见的恶性肿瘤之一,肺癌相关性高钙血症的发生率为 10%~30%。

三、病理

常见的病因有:原发性甲状旁腺功能亢进、肺癌、多发性骨髓瘤等恶性肿瘤、维生素 D 中毒、失用性骨萎缩、甲状腺功能亢进、结节病等。高钙血症同样可引起高钙尿症,特发性高钙尿症血钙可不增高,各种原因所致的高钙尿症亦可引起肾损害,但程度较高钙血症者为轻。

IH 的发生目前尚无一致意见,曾提出多种假说,主要有以下两类:①肠道吸钙亢进;②尿漏出钙增多。IH 出现血尿的原因一般认为系钙结晶引起尿路损伤所致,尿中红细胞形态呈非肾小球性血尿。亦有人提出可能为肾间质炎症,局灶性微细钙沉积或尚有不同原因引起。

四、临床表现

该病的临床症状主要取决于血清钙的水平或增高的程度,不仅会出现消化道症状及神经系统症状,还会累及多个脏器,重者可导致肾功能不全、心肌病、心功能不全等。

本病多发生于 6~9 个月的婴儿,两性均可患病,最早出现胃肠症状,如厌食、呕吐和便秘,不长胖,肌张力低,性情激惹、机敏和胆怯。有特殊面貌,1 个月即可根据面部特点做出诊断。患者血压高,收缩压可至 170~185mmHg,心脏收缩期杂音,解剖可见主动脉瓣膜上狭窄。严重者体格精神发育障碍,形成侏儒。可有轻度贫血,尿频但量不多,尿检查有少量蛋白和白细胞。如有肾钙化可发生氮质血症和肾功能障碍,肾小球滤过率可减至正常的 20%~25%。严重者软组织如血管、心脏、肌肉可有钙沉着。骨骼 X 线表现早期可正常,病情进行可见骨质密度增加,但多数只有长骨干骺端呈整齐清晰致密横线,即暂时钙化带增厚形成生长障碍线。20%的患者有颅底及眼眶部密度增强,严重者发生颅狭窄。血钙及胆固醇急性期升高,慢性期也可正常,血磷正常或降低,碱性磷酸酶正常或轻度降低,血中枸橼酸浓度低,血尿素氮在肾功能不全者增加,二氧化碳结合量及氯化物正常。尿钙增加或正常。

肿瘤患者出现高钙血症时,症状并无特异性,往往被肿瘤本身的症状及化疗所致的不良反应掩盖,如乏力、恶心呕吐、肾功能不全、心电图异常及精神症状等。

李桂梅等报道 CYP24A1 基因突变致严重特发性婴儿高钙血症 1 例。患儿,女,7 个月,因"呕吐、精神萎靡 3 天"入院,入院前 1 周曾服维生素 D_3 30 万单位。血钙 5.6mmol/L,血磷 1.06mmol/L,PTH 4.53pg/mL。给帕米磷酸钠、降钙素、地塞米松、呋塞米、补液等治疗,后加用磷酸盐合剂治疗。治疗 4 个月血钙降至正常,仍服磷酸盐合剂。对该患儿及父母进行 CYP24A1 基因检测结果:患儿检测到 CYP24A1 基因的两个杂合突变为 c.1310C>A(p.pro437His)、c.1426-1427delCT(p.Cys477LeufsX14)。患者父母进行检测,其父携带 c.1310C>A 杂合突变,其母携带 c.1426- 1427delCT 杂合突变。结论:CYP24A1 基因突变可导致严重婴儿特发性高钙血症,可因服用维生素 D 诱发。

IH 首次发作到肾结石的发生时间是 6 个月至 8 年。

五、诊断

IH 的诊断依据为:①原因不明的血尿不伴明显蛋白尿,常有尿结石家族史;②早餐后 2 小时随意尿标本测尿钙 / 尿肌酐,比值 >0.18 或 0.21;③24 小时尿钙 >0.1mmol/kg(4mg/kg);④除外继发性高钙尿症后可诊断为 IH。

六、治疗及预后

为防止尿路结石的发生,一般主张多饮水,限制高钙及高草酸饮食,但要考虑小儿生长发育,每日供钙不低于基础需要量,噻嗪类利尿剂能促进远端肾小管重吸收钙,使尿钙恢复正常,并可调节甲状旁腺及 1.25$(OH_2)D_3$ 至正常水平,使肠道钙吸收正常,通常选用氢氯噻嗪 1~2mg/kg,口服,约 6 周。治疗以限制钙盐摄入、水化、利尿等,必要时辅以降钙素、皮质激素或血液透析治疗,以尽快降低血钙,维持电解质平衡,保护肾脏。

目前针对肿瘤相关性高钙血症的治疗方法主要是应用双磷酸盐类药物减少破骨细胞对骨的重吸收,水化利尿促进尿钙排泄。肺癌相关性高钙血症的预后较差,经积极治疗患者的中位生存时间仍较短,张素洁等的研究中仅为 92 天。多因素 COX 回归分析结果显示,年龄、确诊肿瘤至出现高钙血症的时间、精神症状及肾转移均对患者的生存时间有影响。

参考文献

[1]松本俊夫.広範圍症候群(新订版)特発性高カルシウム尿症[J].日本臨牀,1987,春季臨時增刊号,45:976.
[2]雷保虎,王蕊.成人特发性高钙血症 1 例[J].现代中西医结合杂志,2009,18:2968.
[3]唐典俊.特发性婴儿高钙血症的病因和防治[J].陕西新医药,1980,9:7-10.
[4]李桂梅,孙妍,商晓红,等.CYP24A1 基因突变致严重特发性婴儿高钙血症 1 例[G].中华医学会第十七次全国儿科学术大会论文汇编.1338.
[5]王淑兰,王立春,王桂兰.特发性高钙血症 4 例报告[J].中国医科大学学报,1993,22:203-204.
[6]张素洁,王海娟,焦顺昌,等.34 例肺癌相关性高钙血症患者的生存预后分析[J].解放军医学杂志,2012,37:638-642.

第 5 节 IgG4 相关硬化性疾病

一、名称

IgG4 相关硬化性疾病(IgG4 related sclerosing disease,IgG4-RSD)又称 IgG4 关连疾患 / 自身免疫性肝胆胰疾患[IgG4- related disease (IgG4-RD)/autoimmune hepato-bilio-pancreatic disease],临床上可见高 IgG4 血症、高 IgG、自身抗体,是同时性或异时性全身脏器肿大及结节、肥厚性病变的原因不明的疾患。

1995 年日本学者首次提出自身免疫性胰腺炎(AIP)的概念,2003 年 Kamisawa 等证明 AIP 是一种系统性疾病的胰腺损害,称之为 IgG4 相关的自身免疫病或 IgG4 相关硬化性疾病。近年来也有学者将此类疾病称之为 IgG4 阳性多器官淋巴增殖综合征(IgG4+MOLPS)。最常见的受累器官为胰腺,其次为胆管、胆囊、唾液腺、腹膜后、肾、肺和前列腺、淋巴结等。临床上可表现为自身免疫性胰腺炎、硬化性胆管炎、硬化性胆囊炎、硬化性涎腺炎、腹膜后纤维化、小管间质性肾炎、间质性肺炎、前列腺炎、炎性假瘤和淋巴结病等。

二、流行病学

国外回顾性研究报道 IgG4-RSD 肺受累发生率为 14%~54%,国内少见报道。

三、病理

IgG4 相关硬化性疾病病理特点为 IgG4 阳性浆细胞浸润、组织纤维化和硬化性改变,伴闭塞性静脉炎。

四、临床表现

IgG4 相关硬化性疾病比较高龄者多见。罹患脏器有中枢神经系统、泪腺、唾液腺、甲状腺、肺、消化系统、肾脏、后腹膜腔、淋巴结、动脉、肝脏、前列腺、皮肤、乳腺、胰脏、胆管等。不同脏器受累症状各不相同。肺病变时有呼吸器官症状，有时有并发症。

IgG4 相关硬化性疾病是一种累及多器官、以血清 IgG4 升高、组织 IgG4 阳性浆细胞浸润为特点的淋巴浆细胞病，主要表现为自身免疫性胰腺炎、硬化性胆管炎、硬化性涎腺炎、腹膜后纤维化和淋巴结病。

IgG4 相关性肺病可分为间质性肺炎和炎性假瘤，其影像学表现并无特异性，Inoue 等将其归结为以下 4 种类型：①肺泡间质型，伴有蜂窝样变、支气管扩张和弥散性磨玻璃影的改变；②支气管血管束和小叶间间隔增厚型；③实性结节或团块样损害型；④以多发的圆形磨玻璃影为特征的圆形磨玻璃影型。除具有 IgG4-RSD 共有的病理特点外，IgG4 相关性肺病病理分型又可分为 3 型：硬结型、支气管血管型和肺泡间质型。IgG4 相关性肺病所致闭塞性动、静脉炎缺乏显著的纤维素样坏死和肉芽肿是其与原发性系统性血管炎的鉴别点。IgG4 相关性肺病可累及胸膜，亦可与肺的恶性肿瘤同时存在。对活检标本行 IgG4 的免疫组织化学染色是确诊的关键步骤，IgG4 阳性细胞＞30/HP 或 IgG4/IgG＞30%可诊断。

清水等报道胸腺原发 IgG4 关连疾患 1 个切除例。患者，77 岁，男性。体检发现前纵隔肿瘤。手术发现肿瘤位于胸腺左叶，与左胸膜和左横膈神经强烈粘连。术后乳糜胸、左横膈神经麻痹、喉返神经麻痹。病理为 IgG4 关联疾患。胸腺原发的报道很少。

五、诊断

此病尚无公认的诊断标准，一般包括如下几点。

1.临床表现

多见于中年男性，常合并糖尿病；本病可只有一个器官受累，也可多个器官同时受累。

2.实验室检查

常见血清 γ-球蛋白、IgG 和(或)IgE 异常增高，部分患者可出现自身抗体包括抗核抗体、类风湿因子、抗平滑肌抗体和抗双链 DNA 抗体阳性；部分患者有炎性指标升高、低补体血症；嗜酸性粒细胞增多，lgG4 异常升高有诊断意义。

3.影像学检查

胰腺表现为胰管弥散性或节段性狭窄，管壁不规则，胰腺弥散或局灶性增大；胆管超声内镜（EUS）或导管内超声检查显示总胆管壁增厚；胆囊内镜逆行胆总管造影显示病变多为胆总管下段狭窄；涎腺 CT 检查显示泪腺、颌下腺或腮腺对称性肿大，超声显示病变不规则，低回声和多结节；肾 CT 增强时表现为外周皮质圆形、楔形边界清楚的低密度影；肺影像学诊断包括非特异性间质性肺炎、结节病和淋巴增生性疾病；淋巴结 B 超提示全身淋巴结肿大。文献报道，组织学诊断加 IgG4 升高是诊断本病的金标准。

贺睁雯等研究血清 IgG4 水平在诊断 IgG4 相关性疾病及与风湿免疫性疾病鉴别诊断中的应用价值。得知，血清 IgG4 升高不是 IgG4-RD 所特异的，不能仅仅依靠血清 IgG4 的升高来诊断 IgG4-RD。以 2.195g/L 作为血清 IgG4 升高的临界值能较好地对 IgG4（即 AIP）进行诊断，并与风湿免疫性疾病进行鉴别诊断，但仍需在临床上进一步验证。

李胜兵等检测糖尿病合并肺炎患者血清中 IgG 亚型水平，了解糖尿病合并肺炎与机体免疫功能的关系。得知，糖尿病合并肺炎患者 IgG2、IgG3 水平显著低于正常对照组（$P<0.05$），提示二者间存在一定关联，而 IgG1、IgG4 水平没有显著改变。

六、治疗及预后

IgG4 相关硬化性疾病对激素治疗敏感，同时也容易复发，首选药物为泼尼松龙。预后较好。

参考文献

[1]岡崎和一，光山俊行，内田一茂. 知っておきたい内科症候群?IgG4 関连疾患/自己免疫性肝胆膵疾患（IgG4-related disease IgG4-RD）/ autoimmune hepato-bilio-pancreatic disease[J].内科，2012，109(6)：1241-1245.

[2]张颖健，赵金霞，刘蕊，等.肺受累的 IgG4 相关硬化性疾病 1 例[J].北京大学学报（医学版），2012，44：311-315.

[3]贺睁雯，唐古生，鲁琼，等.血清 IgG4 水平在诊断 IgG4 相关性疾病及与风湿免疫性疾病鉴别诊断中的应用价值[G].中华医学会第七次全国中青年检验医学学术会议会议论文.105-106.

[4]李胜兵，余雪胶.糖尿病合并肺炎的血清 IgG 亚型分析[J].浙江检验医学，2012，10：17-18.

[5]荣娜，魏日胞，王远大.1 例 IgG4 相关硬化性疾病临床病理分析及文献复习[J].军医进修学院学报，2011，32：1278-1279.

[6]清水奈保子，橋本章太郎，森本真人，ほか.胸腺原発 IgG4 関連疾患の1 切除例[J].日呼外会誌，2016，32：182-187.

第6节 纤毛运动障碍综合征

一、名称

纤毛运动障碍综合征（immotile cilia syndrome，ICS）又称为不动纤毛综合征、原发性纤毛运动障碍综合征、纤毛运动不良、纤毛运动不良综合征等。

1933年，Kartagener首先描述了一种具有内脏转位、支气管扩张和鼻窦炎3种表现的综合征，即Kartagener综合征。本病有家族倾向，有作者调查了104例患者的同胞，发现30%患有三联征的部分或全部症状。于是人们开始研究三联征每个体征之间的内在联系。1960年Arge在研究中发现4例患此综合征的男性患者均不能生育。此后经电镜检查证实，这些患者的精子数量正常，但不能活动，原因为其鞭毛的内部结构存在缺陷。1976年Afzelius H及1977年Eliasson分别提取患者的鞭毛和呼吸道纤毛在电镜下观察，看到它们或缺乏动力蛋白臂或动力蛋白臂的方向错乱。此后，又有人发现有缺乏轮辐的不能运动的纤毛。1977年Eliasson等提议称之为纤毛运动障碍综合征。

二、流行病学

据国外报道，ICS的群体发病率为1/34 000。又有报道内脏转位在Scandinavia的发生率为1/8000，在美国为1/1.1万。粗略估算，每4~5个内脏转位患者中可能有1例患有支气管扩张和慢性鼻窦炎。因此推算ICS的发病率为1/2.5万。

三、病理

目前已经明确，本综合征为一种具有高遗传异质性的疾病。几种不同的基因变异引起了无功能纤毛的发生而出现临床症状。由于纤毛染色体的轴丝上至少有130个不同的多肽片段，所以具体的病因目前尚在研究中。

四、临床表现

ICS的主要临床表现有反复上下呼吸道感染，如同时具备鼻窦炎/鼻息肉、中耳炎、支气管扩张和内脏转位，则称为Kartagener综合征。

牟京辉等报道3例反复呼吸道感染的患儿，2例经支气管黏膜活检证实为ICS，1例因具备上述三联征的表现而确诊为Kartagener综合征。

费前进等回顾性分析6例ICS伴男性不育患者的临床资料。6例患者均存在反复呼吸道感染史。结果：所有患者临床特点均表现为反复上下呼吸道感染和男性不育。6例患者均存在鼻窦炎、支气管炎或支气管扩张，2例存在全内脏反位。6例均为严重弱精子症，5例精液无活动精子，1例精液偶见活动精子。电镜检查发现4例精子尾部鞭毛轴丝内外动力蛋白臂完全缺失，2例部分内动力蛋白臂缺失，1例支气管纤毛内动力臂缺失。

五、诊断

如果具有上述三联征即可诊断Kartagener综合征，广义上可从临床诊断为ICS。对于不具备三联征的患者，确诊ICS需呼吸道黏膜的病理检查。目前主要是通过纤维支气管镜钳取支气管黏膜上皮获得病理组织。但在肺部感染时，局部炎症和过多的分泌物往往影响对结果的正确评价，而延误确诊的时间。

诊断ICS的线索是：①顽固而不一定严重的鼻炎和中耳疾患；②上述肺部表现；③遗传学联系。确诊的依据应是黏液纤毛运输功能消失，它比纤毛超微结构异常更具重要性。

六、治疗及预后

ICS应力求早期诊断。在非感染期应以预防为主，避免使用不必要的药物治疗。在感染期除抗感染外，应积极雾化吸入、祛痰及体位引流，必要时辅以支气管肺泡灌洗。严重支气管扩张者需行手术治疗。如治疗措施得当，预后尚好。

参考文献

[1]滝沢敬夫.広範圍症候群(新订版)immotile cilia syndrome[J].日本臨牀，1987，春季臨時增刊号，45：1326.

[2]牟京辉，陈慧中，曹力.不动纤毛综合征的诊断：附3例分析[J].临床儿科杂志，2002，20：554，557.

[3]费前进，黄学锋，张李雅，等.纤毛不动综合征伴男性不育的诊断和治疗[G].2009中国杭州生殖健康学术论坛暨浙江省计划生育学与生殖医学分会学术年会论文汇编，2009：254-260.

[4]洪庆成，江敬铭.儿科综合征[M].天津：天津科学技术出版社，1996：128-130.

第7节 免疫复合物病

一、名称

免疫复合物病(immune complex)是一组与组织中有免疫复合物沉积的疾病总称。

二、流行病学

肾病理中少免疫复合物沉积是诊断抗嗜中性粒细胞抗体(ANCA)相关性小血管炎(AASV)的重要线索。但越来越多的研究发现,AASV中可伴有免疫复合物沉积,发病率达20%~54%。

三、病理

免疫复合物型变态反应主要特点是有大量免疫复合物(IC)生成,并且IC能在一定条件下沉积于全身或局部血管壁基底膜或组织间隙,通过激活补体、血小板及其他细胞,造成沉积部位的一系列炎症性变化,如不及时治疗甚至可导致组织变性,乃至坏死。

有关免疫复合物沉积的机制,目前一些研究认为,免疫复合物可能参与了AASV的发病。另有人认为,免疫复合物沉积可能为免疫复合物介导的肾炎如膜性肾病或IgA肾病与血管炎的重叠。

四、临床表现

作为局部免疫复合体病有过敏性肺炎、风湿性疾病如慢性类风湿关节炎(RA)等。

毛俐婵等分析伴有免疫复合物沉积的ANCA相关性小血管炎患者临床及肾脏病理。与传统的少免疫复合物型肾炎相比,伴有免疫复合物者的临床及病理特征、发病机制及预后目前仍不完全清楚。研究发现,有免疫复合物沉积组蛋白尿更多,但在补体C3及肾功能方面二者差异无统计学意义。在发病年龄、性别、发热、乏力、体重下降、全身受累、血沉、CRP方面,二者差异无统计学意义。在治疗缓解率及预后方面,提示有免疫复合物组缓解率有更低趋势,预后可能更差,但差异均无统计学意义。

章敏等报道1例特发性弥漫性肺间质纤维化尸检。肺内所见可概括出13项病变。经电镜、荧光抗体法、免疫酶组化法证明,肾、脾、淋巴结等处均有免疫复合物沉积,认为符合免疫复合体病。Drieisin指出,本病肺组织内呈现荧光,而正常为阴性。本例见IgG、IgA、IgM沿肺泡壁的增生细胞,小血管呈颗粒状分布。Crystal查本病急性的活检肺,发现IgG、IgA、IgM及C3沉积。本间指出,可溶性抗原抗体复合物沉积于肺毛细血管床及间质是本病的发病机制。本例又查肾小血管、曲管、脾的小血管,均见IgG、IgA、IgM的沉积,唯C3为阴性(PAP法石蜡切片),免疫复合物的沉积并非局限于肺。

五、诊断及治疗

本病应行免疫学检查,免疫抑制剂治疗。

六、预后

已有一些资料报道,与少免疫复合物组相比,有免疫复合物组蛋白尿更多,低补体血症更多见,肾功能损害更严重,预后更差。

参考文献

[1]横張龍一.広範圍症候群(新订版)免疫復合体病 Immune complex[J].日本臨牀,1987,春季臨時增刊号,45:1114-1115.
[2]毛俐婵,方一卿,程晓霞,等.伴有免疫复合物沉积的ANCA相关性小血管炎患者临床及肾脏病理分析[J].中国中西医结合肾病杂志,2010,11:206-208.
[3]卢学春,李凤芝,迟小华,等.免疫复合物参与冻伤大鼠冻结-融化损伤的研究术[J].中国应用生理学杂志,2006,22:479-451.
[4]章敏,宝勒日,朱平,等.特发性弥漫性肺间质纤维化——附一例报告[J].哈尔滨医科大学学报,1987,20:25-27.

第8节 易感染综合征

一、名称

易感染综合征（immunocompromised host，ICH）又称为免疫妥协宿主。

二、流行病学

呼吸系统是直接对外环境开放的系统，致病源容易通过呼吸道进入体内而造成疾病。在健康人中，大多数微生物的侵袭可被宿主的免疫屏障（如皮肤黏膜屏障）、可溶性分子（如补体）和细胞成分（如吞噬细胞、树突状细胞、NK细胞等）组成的固有免疫系统及数量巨大的淋巴细胞组成的适应性免疫系统所清除。但在诸如人类免疫缺陷病毒（HIV）感染、器官移植受者、癌症、胶原血管病、重症等机体免疫系统受到损害的免疫妥协宿主，尤其容易发生由细菌、真菌、病毒等病原体造成的肺部感染。

三、病理及临床表现

本综合征病理为炎性细胞浸润。

肺部感染是常见部位。

田维铨等分析继发性免疫缺陷者的细菌和真菌感染（附222例）。特征：①大多起病缓慢；②多数体温正常，或仅有低中度发热；③白细胞总数大多正常，但嗜中性粒细胞常增高；④以医院内感染为主；⑤常有诱因存在；⑥以败血症、腔道及创面感染多见；⑦主要致病菌是金黄色葡萄球菌及其L型；⑧多种菌混合感染较常见。

1.继发性ICH（SICH）细菌性感染的菌种分布

革兰阴性杆菌感染130株，占51.8%；其次是革兰阳性球菌70株，占27.9%；真菌39株，占15.5%；革兰阳性杆菌仅12株，占4.8%，革兰阴性杆菌感染明显较革兰阳性球菌多见。

2.SICH细菌感染的部位与诱因

本组患者以全身感染（败血症）最常见，共89例；其次是泌尿道感染47例、呼吸道感染40例、消化道感染34例、局部感染26例、腹腔积液与中枢神经系统感染各11例与4例。

最常见的诱因是广谱抗生素应用71例，肾上腺皮质激素应用65例，细胞毒药物应用36例。其次是医源性检查与治疗（如留置导尿8例、气管切开或插管10例、手术或创伤16例、内镜检查4例、放射治疗与穿刺各8例），癌性阻塞－阻塞性肺炎5例，局部组织坏死4例，血液透析1例，在新生儿中脐带污染（13例）与“挑马牙”10例则是最危险的因素，无明显诱因可寻者59例。

王敬萍等对免疫抑制患者（ICH）继发结核病的105例患者进行回顾性分析。结果：结核病的症状不典型或隐匿占26.7%；临床多以高热就诊的占36.2%，且痰结核菌阳性率低（36.2%）；胸部X线表现病灶以干酪渗出为主的占56.2%，其次为粟粒状改变的占22. 9%；经抗结核治疗有效的81例为77.1%，其中诊断性治疗23例。

四、诊断

本综合征应行病原学检查。

五、治疗及预后

本综合征应及时抗感染治疗。预后差。

参考文献

[1]螺良英郎，山村好弘.広範圍症候群（新订版）易感染症候群Immunocompromised host[J].日本臨牀，1987，春季臨時増刊号，45：993-994.

[2]田维铨，幸志军，应业付，等.继发性免疫缺陷者的细菌和真菌感染（附222例分析）[J].综合临床医学，1990，6：13-14.

[3]李尔然，于娜.免疫妥协宿主的肺脏免疫防御功能[J].中国实用内科杂志，2009，29：687-689.

[4]王敬萍，李宝兰，邓立宏，等.使用免疫抑制剂患者继发结核病的临床分析[J].北京医学，2001，23：353-355.

第 9 节 IgA 缺乏症

一、名称

IgA 缺乏症(immunodeficiency with IgA)是指不明原因的血清 IgA 明显减少,而 IgG、IgM、IgE、IgD 各类含量和免疫球蛋白总量没有持续变化的一类免疫缺陷病。血清 IgA<0.05g/L 称为无 IgA 症，又称完全型 IgA 缺乏症。血清 IgA>0.05g/L,小于正常值的 2 个标准差,称为低 IgA 血症,又称为部分型 IgA 缺乏症。分泌型 IgA(SIgA)缺乏称为选择性 IgA 缺乏症,可进一步区分为呼吸道 SIgA 选择性缺乏症、肠道 SIgA 选择性缺乏症、泌尿道 SIgA 选择性缺乏症、阴道 SIgA 选择性缺乏症等。IgA 缺乏症可和多种免疫缺乏综合征重叠,如 1961 年 Thieffry 报道了共济失调、心血管扩张、IgA 缺乏症。

二、流行病学

选择性 IgA 缺乏症 (selective IgA deficiency, SIgAD)是原发性免疫缺陷病中发病率最高的一种,占原发性免疫缺陷病的 60%以上。SIgAD 的流行病学调查显示,我国汉族人群中患病率为 1：2600。赵洪伟对延边地区选择性 IgA 缺乏症的流行病学调查，SIgAD 患病率为 0.045%(15/33 431)，各年龄段都有出现,以小于 16 岁儿童偏多;朝鲜族与汉族无显著性差异;临床主要表现为呼吸道感染,其中多数处于亚临床状态。

我国进行过详细流行病调查的免疫缺陷病。1984—1990 年，全国分层抽样 33 171 人，患病率 0.24‰。发病年龄 1~92 岁,为成年人最常见的免疫缺陷病,男女患病率无差别。汉族发病率最低。10%的患者处于无症状的亚临床状态。大部分患者在出生后第一个 10 年发病。其中 30%为无 IgA 血症,30%为低 IgA 血症,30%血清 IgA 处于波动状态,可有一段时间恢复正常。

三、病理

SIgAD 与反复呼吸道感染、消化系统疾病、自身免疫性疾病等多种疾病关系密切。SIgAD 患者外周血成熟 B 淋巴细胞数量并不减少,但淋巴组织中特别是扁桃体和胃肠道黏膜下淋巴细胞中分泌 IgA 的成熟 B 细胞和浆细胞缺乏,提示本病缺陷在于成熟 B 细胞向浆细胞分化成熟过程。

遗传学研究表明此病属遗传病，患者大多存在 18 号染色体畸变,确切的发病机制尚不清楚。

四、临床表现

约 10%的患者长期无症状或仅表现为容易上呼吸道感染。大多数患者是出生后 6~12 个月获确诊,大多数患者可带病生存到五六十岁。其中小部分到成年会有所缓解。小部分则为成年发病后获确诊,甚至有五六十岁才发病就诊。Koskinen(1996 年)分析 159 例无症状 IgA 缺乏症和 45 例有症状无 IgA 血症，随访 20 年,80%的患者出现反复感染、自身免疫病或者过敏性疾病多见。成年患者可同时表现为免疫缺陷感染、免疫亢进的自身免疫病或变态反应病。

感染:①呼吸系统感染,反复的上呼吸道感染、慢性支气管炎、细菌性肺炎,常见的病毒有黏液病毒、鼻病毒、合胞病毒,常见的细菌多为革兰阳性菌,如果抗生素不易控制感染，应警惕是否同时存在 IgM 下降;②胆道感染,临床表现为发热、腹胀、厌油、乏力,多见逆行胆管炎、肝胆管炎、胆管炎合并胰腺炎;③肠道感染,临床表现为慢性腹泻、吸收不良综合征,可见柯萨奇病毒、肠球菌、贾第鞭毛虫感染;④泌尿系统感染,多数患者为尿道带菌，部分可表现为尿急、尿频、尿痛,常见大肠杆菌、变形杆菌和肠球菌感染。

变态反应疾病：①过敏性肠炎,IgA 缺乏症患者如果体内产生抗 IgA 抗体，则会对牛奶 IgA 发生过敏,单纯肠道分泌型 IgA 缺乏,则对麦麸过敏,产生过敏性吸收不良综合征；②哮喘,10%的 IgA 缺乏患者同时伴有 IgE 升高，这类哮喘发作无季节性特点,可伴荨麻疹,易继发感染且较难控制。

约一成无症状,其他患反复性气道感染、自己免疫疾患、过敏性疾患、消化器疾患、恶性肿瘤、神经疾患等的多见。与分泌型 IgA 缺失的关系是很明显的。

Ammann 等曾报道 SIgAD 患者中 50%可伴发各种自身免疫病，自身抗体阳性者约占 SIgAD 患者的 40%。但国内以往的报道,SIgAD 患者伴发各种自身免疫病的比例较低。分泌型 IgA(SIgA)是机体黏膜局部抗感染免疫的重要因素，血清 IgA 的缺乏可导致

SIgA 的缺乏，临床表现为反复发生的呼吸道感染，慢性感染后可形成支气管扩张和肺气肿，还可有消化系统症状。

冯雷报道 SIgAD 在儿童组有较高的发病率，成人组则未能查见。从临床表现来看，儿童组有感染、肿瘤、变态反应性疾病等多种临床表现，成人组则以自身免疫病为主。因此，成年人的 SIgAD 仍是不容忽视的问题。文献报道有部分患者无任何临床表现称为无症状性 SIgAD。

五、诊断

本病应行免疫学测定和病原学检查。

六、治疗及预后

治疗：①抗感染；②静脉滴注免疫球蛋白；③分泌型 IgA，人初乳、牛初乳均含分泌型 IgA，可用来补充肠液中分泌型 IgA 缺乏；④免疫调节剂，胸腺素、干扰素、转移因子口服液均可使用，中药人参、海参、黄芪、红景天、虫草均可试用；⑤治疗免疫亢进，在保证疗效的前提下，调节免疫抑制剂用量至最小剂量以免造成药物性 IgA 缺乏。

因反复感染，本病预后较差。

参考文献

[1]城宏辅.広範圍症候群(新订版)選択性 IgA 欠损症[J].日本臨牀，1987，春季臨時増刊号，45：1053.

[2]金静君，薛士杰，何萍，等.选择性 IgA 缺乏症的免疫学和临床表现（附 28 例报告）[J]. 中国免疫学杂志，2002，18：138-139.

[3]赵洪伟.延边地区选择性 IgA 缺乏症的流行病学调查[J].中国西部科技，2013，12(5)：58，71.

[4]张源潮. 免疫病学[M]. 北京：科学出版社，2011：727-730.

第 10 节　IgE 缺乏症

一、名称

IgE 缺乏症(immunodeficiency with IgE)是血清免疫球蛋白中 IgG、IgA、IgM 及 IgD 的水平是正常的，仅 IgE 选择性的异常低值。

二、流行病学

500 例中发生免疫球蛋白缺乏者占 18.6%(93/500)，其中 IgE 缺乏 18 例。

三、临床表现

IgE 与呼吸道感染的关系是很明显的。

IgE 在呼吸道速发型超敏反应中的作用已经了解较多，但其在呼吸道免疫防御中的作用则不十分明确。曾有报道有明显 IgE 缺乏者可伴有慢性肺部病变，但以后 Levy 等报道了一些 IgE 缺乏(<15μg/mL)的无症状者，认为可能是正常变异，至少单独 IgE 缺乏不致引起呼吸道易感性的增高。

Perrin 及 Fayolle M 等对 500 例支气管哮喘患者做血清免疫球蛋白测定、常规肺功能检查，并详询病史。另对 85 例正常人测定血清免疫球蛋白。500 例中发生免疫球蛋白缺乏者占 18.6%(93/500)，其中以 IgG 缺乏者最多，占 4%(41 例)，IgG 平均值为(682 ± 37)mg/100mL；其次为 IgE 缺乏 18 例、IgA 缺乏 11 例、IgM 缺乏 8 例；其余少数病例表现为同时有数种免疫球蛋白缺乏。不同类型的支气管哮喘患者，其测定结果不一样。

慢性复发性鼻窦炎：患低丙种球蛋白血症时患者的抗体反应可能正常，但有可能继续发展成为常见多变型免疫缺陷病(CVID)。Umetsu 认为人类 IgG 亚类缺乏可能由缺乏亚类特异性辅助 / 诱导 T 细胞或亚类特异性抑制 T 细胞所致。Umetsu 同时说明，由于 IgM 重链恒定区基因靠近 14 号染色体重链位点的 5’端，IgD、IgG3、IgG1、IgG2、IgG4、IgE 和 IgA2 顺列其后，因此，14 号染色体免疫球蛋白重链基因的广泛缺失，或下游 IgG2、IgG4、IgE 和 IgA2 恒定区基因转换位点的基因转换规律的异常，可导致 IgG2 缺乏伴发 IgG4、IgE、IgA 缺乏。

四、诊断

Polmar 指出，尽管大多数鼻窦疾病患者无免疫缺乏症，但对出现下列情况的患者应考虑检测免疫功能：①鼻窦炎经常发作(多于 3 次 / 年)；②适当的药物治疗无效，如停药 1 个月内复发；③手术后复发。他强调，免疫功能检测的项目应包括血清 IgG、IgM、IgA、IgE 和 IgG 亚类，补体 C3、C4 和 CH50，对 2 岁以上的患儿还应测定针对肺炎球菌和 B 型流感嗜血杆菌的多糖抗原的抗体水平。

五、治疗及预后

本病应抗感染治疗。因反复感染，本病预后较差。

参考文献

[1]早川浩.広範圍症候群(新订版)選択的 IgE 欠损症[J].日本臨牀,1987,春季臨時增刊号,45:1054.

[2]邓伟吾,胡曾吉.成年支气管哮喘患者的血清免疫球蛋白缺乏[J].国外医学参考文献内科学分册,1977,3:407.

[3]张罗,韩德民.慢性复发性鼻窦炎[J].国外医学耳鼻咽喉科分册,1997,21:70-74.

[4]邓伟吾,黄绍光,胡曾吉.免疫缺陷与肺部疾病[J].国外医学内科学分册,1981,7(5):206-208,205.

第 11 节 IgG 缺乏症

一、名称

IgG 缺乏症(immunodeficiency with IgG)。IgG 的亚分类 1 或 2~3 种类血清中缺乏。单独的 IgG1、IgG2、IgG3、IgG4 有，IgG2 缺乏常伴 IgG4 缺乏。此外，有 IgA-IgE 缺乏症、IgG1-IgG2 的缺乏症、IgG1-IgG2-IgG3 的缺乏症、IgG2-IgA-IgE 缺乏症、IgG1-IgG2-IgG4-IgA 的缺乏症等组合。

二、流行病学

500 例中发生免疫球蛋白缺乏者占 18.6%(93/500)。其中以 IgG 缺乏者最多，占 4%(41 例)。

三、临床表现

IgG 亚类是人类第 14 条染色体控制 IgG 重链合成。IgG1、IgG3、IgA 互相联结成一组，IgG2、IgG4、IgG2、IgE 作为另一组连锁基因单位表达。正常成人血清中 4 个亚类比例是：IgG1 为 70%、IgG2 为 20%、IgG3 为 6%、IgG4 为 4%。IgG 亚类具有不同的生物学功能，IgG1、IgG3 能与吞噬细胞表面 FC 受体结合和结合补体激活经典途径并产生 γ-干扰素。IgG2 通过 C3 旁路激活补体系统。IgG4 与过敏反应有关，它不能激活补体，通过封闭性抗体与 IgE 拮抗。

有报道普通变异型免疫缺陷病、Wiskott-Aldrich 综合征等的原发性免疫不全综合征和 SLE，青年性糖尿病，气管、支气管扩张症病例 IgG2 及 IgG4 缺乏例。Umetsu 等报道反复性鼻旁窦、肺感染 20 例的 IgG2、IgG3 缺乏症。本症感染症菌以流感杆菌、肺炎球菌、金黄色葡萄球菌等为多；IgG2 缺乏例主要是对属于 IgG2 流感杆菌 B 型各糖类抗体的形成不全。

罗树春等探讨肿瘤患者血清 IgG 及其亚类的水平和它们之间的关系。结论：肿瘤患者血清 IgG 无明显变化，但 IgG 亚类中 IgG1 的百分含量降低，IgG2 的绝对量和百分含量均升高；早期和晚期肿瘤患者 IgG、IgG1、IgG2、IgG3、IgG4 变化与期别无关。

PopaVP 等认为，气道阻塞的程度仅与 IgG 总量下降或各亚型均低于正常人水平有关，而与亚型缺乏的种类无关。因此，作者认为，在有呼吸道反复感染和 IgG 缺乏的成人中，慢性支气管炎的形成是气道阻塞产生的主要原因。

四、诊断

本病应行免疫学测定和病原学检查。

五、治疗及预后

本病应抗感染治疗。因反复感染，本病预后较差。

参考文献

[1]早川浩一.広範圍症候群(新订版)IgGサブクラス欠损症[J].日本臨牀,1987,春季臨時增刊号,45:1027.

[2]罗树春,兰海涛,吴琦,等.肿瘤患者血清 IgG 及其亚类的检测[J].临床肿瘤学杂志,2005,10:510-612.

[3]宋革,李唯.成人气道阻塞与呼吸道反复感染及 IgG 缺乏[J].国外医学呼吸系统分册,1994,14:215.

[4]邓伟吾,胡曾吉.成年支气管哮喘患者的血清免疫球蛋白缺乏[J].国外医学参考文献内科学分册,1977,3:407.

第12节 IgM缺乏症

一、名称

IgM缺乏症(immunodeficiency with IgM)是一种原发性免疫缺陷病,仅血清IgM欠损,IgG、IgA、IgD、IgE皆正常,亦无细胞性免疫能力、吞噬细胞功能、补体值等缺欠的状态。血清IgM值0~20mg/dL以下,Hobbs认为超过年龄相当的标准值±92标准差的为本病。

二、流行病学

本病发病率为0.03%~1%,国内尚少见报道。

三、病理

IgM是体内免疫细胞B细胞产生的一种免疫球蛋白,其主要功能:抗病毒及抗细菌作用较强,特别是对革兰阴性菌,抗菌能力较IgG大许多倍,同时能中和细菌外毒素,结合补体,并助于T细胞免疫功能,构成机体生理条件下防御屏障的免疫系统。

四、临床表现

本病有上气道感染报道。

邱守义等报道治愈选择性IgM缺乏引起长期间断性发热1例。长期间断性发热主要由于上呼吸道的反复感染或是其他部位隐藏有不明的感染存在,但后者只是推测。患者血清中IgM较正常值明显降低,符合选择性低IgM血症。特别是经丙种球蛋白治疗后热退未再复发,考虑本例发热,因IgM缺乏所致感染有关。

赵顺英等收治的2例IgM缺乏症。例1根据患儿表现为反复呼吸道感染、脑寄生虫感染、肠道细菌感染、反复自身免疫性贫血、顽固性口腔溃疡。例2表现为反复细菌和病毒感染。2例血清IgM均小于0.2g/L。

五、诊断、治疗及预后

本病应行免疫学测定和病原学检查。

选择性IgM缺乏症因IgM缺乏,可应用免疫球蛋白替代治疗,合并感染时使用抗生素。

因反复感染,本病预后较差。

参考文献

[1]早川浩.広範圍症候群(新订版)選択的IgM欠损症[J].日本臨牀,1987,春季臨時增刊号,45:1055.
[2]邱守义,邹淑群,刘晓辉.治愈选择性IgM缺乏引起长期间断性发热一例报告[J].黑龙江医药,1981,4(3):47-48.
[3]陈岩,阎富华,刘文和.选择性IgM缺乏症[J].中国免疫学杂志,1986,2:221-222.
[4]赵顺英,焦安夏,张桂芳,等.选择性IgM缺乏症二例[J].中华儿科杂志,2007,45:871.

第13节 糖尿病母亲的婴儿综合征

一、名称

糖尿病母亲的婴儿综合征(infant of diabete mother syndrome)又称为新生儿低血糖综合征、新生儿暂时性糖尿病、新生儿糖尿病综合征。

二、流行病学

新生儿低血糖的发生率:正常新生儿低血糖的发生率国内报道不一,低者为1.16%,高者可达14%。有资料显示,糖尿病母亲婴儿的低血糖发生率为30%~50%,其发作通常见于生后最初1~2小时。

三、病因及病理

糖尿病母亲婴儿的低血糖可被认为是几种因素的结果:首先,胎儿高血糖引起的高胰岛素血症,这是直接引起新生儿低血糖的原因;其次,低血糖的延续是由于肝葡萄糖生成与释放减少所致,并因儿茶酚胺及胰高血糖素对低血糖的反应减弱而加重;最后,糖尿病母亲婴儿的早产、围生期胎儿宫内窘迫及胎儿生长障碍(巨大儿及生长迟缓儿)的发生率较高,这些因素均易发生低血糖。

四、临床表现

妊娠期糖尿病(GDM):近年来,妊娠期糖代谢异常的发生率呈逐年增高趋势,其对母婴危害亦相应增加。大量研究表明,GDM 孕妇与正常孕妇相比,其新生儿发生低血糖的比率明显升高。如果新生儿低血糖程度严重或低血糖持续时间较长,可引起严重的中枢神经系统损害。

低糖血症是新生儿疾病中最常见的代谢性疾病,多见于早产儿、低出生体重儿、小于胎龄儿、新生儿窒息、溶血、糖尿病母亲婴儿、喂养不当等。新生儿低血糖主要损害新生儿的中枢神经系统,大部分健康新生儿早期出现暂时性低血糖一般不会引起严重后果,而持续或反复发生低血糖却有可能导致神经细胞死亡,遗留认知障碍、视觉障碍、枕叶癫痫、脑瘫等后遗症。

新生儿低血糖常缺乏临床症状,即使少数有症状者亦为非特异性,轻者表现为吸吮力差、喂养困难、反应低下、多汗、嗜睡、呼吸暂停、肢体抖动、易激惹等;重者表现为表情淡漠、发绀、眼球向上转动、尖叫、心动过速、肌张力低、震颤或抽搐惊厥等。肺表面活性物质成熟延迟,新生儿肺透明膜病(又称为新生儿呼吸窘迫综合征)发生率增加。

五、诊断

血糖测定是早期发现和确诊新生儿低血糖的最重要手段。对有可能发生低血糖的新生儿都应进行血糖监测,每天 3~4 次,直到血糖稳定。

参考文献

[1]廖秦平.妇产科综合征[M].北京:北京大学医学出版社,2004:221-222.

[2]王小杰,方敏,徐先明,等.妊娠期糖代谢异常并发新生儿低血糖的相关研究[J].实用妇产科杂志,2009,25:164-166.

[3]赵苏萍,韦艳萍,李文莲.妊娠期糖代谢异常孕妇血糖水平与新生儿低血糖发生的相关性分析 [J]. 井冈山医专学报,2009,16:50-51.

[4]徐建营,郑至兰.新生儿低血糖症 86 例临床分析[J].医学理论与实践,2013,26:2199-2200.

第 14 节　无力中性白细胞综合征

一、名称

无力中性白细胞综合征(impotent neutrophil syndrome)是免疫功能不全综合征的一个类型,其特征是中性白细胞吞噬功能不全,并由此易引起细菌性感染的一组病症。1967 年 Lonsdale 首先发现了 1 例患有中性白细胞吞噬功能不全的病例,并以家族性颗粒细胞减少伴异常丙种球蛋白血症为题做了报道。本病包括在“免疫不全症”之中,亦有称其为“白细胞功能不全症”和“反复感染综合征”者。

二、流行病学

本综合征常有家族性发病的倾向。

三、病理

本综合征白细胞主要缺陷在于包围捕捉细菌的过程发生缺陷,从而形成吞噬功能不全。但也发现血清中的免疫球蛋白有所异常,即兼有异常丙种球蛋白血症。甚至经用皮片窗(skin window)法研究发现,患者的白细胞游走功能也示减退。由于这些免疫功能不足,患者抗感染能力则减低。因此易招致细菌的感染,并且病情也多较严重。

四、临床表现

先天性中性白细胞功能不全的类型有以下几种。

1.白细胞游走功能不全

①懒惰白细胞综合征(Miller,1971);②白细胞趋向化缺陷症(Miller,1973);③伴有免疫异常的白细胞功能不全(Clark,1973;Hill,1974);④补体 C3 缺陷症(Alper,1970);⑤补体 C6 缺陷症(Miller,1970);⑥白细胞游走阻滞因子增多症(Ward,1970)。

2.白细胞吞噬功能不全

①无力中性白细胞综合征(Lodsdale,1967);②家族性吞噬缺陷症(Constantopoulos,1972)。

3.杀菌,消化功能不全

①慢性肉芽肿病(Berendes,1957;La ding,1957);②NADH 氧化酶缺陷症、谷胱甘肽过氧化酶缺陷症(Holmes,1970);③骨髓过氧化酶缺陷症(Lehrer,1969);④G-6-PD 缺乏症(Cooper,1970);⑤Chediak-Higashi 综合征(Steinbriuch,1948)。

临床表现：①自出生后，易患反复的重症感染症，其中以口内炎、呼吸系统感染最为明显，常发生败血症、中毒性休克等严重并发症；②有家族性发病的倾向，常于一家系中有数例具有上述临床表现的患儿，如 Lonsdale 等最初报道的 3 例即为弟兄 3 人；③血细胞总数偏低，分类显示颗粒细胞数减少，原 Lonsdale 报道的 3 例，其颗粒细胞占白细胞总数的比率分别为 16%、5%、2%，白细胞的形态无异常，也无空泡形成或中毒颗粒；④骨髓象显示有成熟障碍，即原始粒细胞、早幼粒细胞和中幼粒细胞并不减少，晚幼粒细胞及杆状核和多核白细胞却明显减少，红细胞系统和巨核细胞系统并无异常；⑤有发生迟发性超敏感反应者。

五、诊断及鉴别诊断

诊断要点：①注意新生儿出现的严重的反复感染，特别是一家之中有类似的病例，即当引起注意；②白细胞计数和分类，均显示中性白细胞减少，骨髓象显示颗粒细胞成熟障碍；③做细菌吞噬试验，显示本征的中性白细胞对金黄色葡萄球菌的吞噬能力明显减低；④用 Rebuck 的皮片窗法检查中性白细胞的游走功能，也显示减低；⑤血清中的丙种球蛋白偏低，皆在 0.25mg%左右，尤其是 IgG 和 IgA 的减低更加明显。

鉴别诊断：本综合征和其他类型的先天性白细胞功能不全的鉴别，要依靠检查白细胞游走功能、吞噬功能、杀菌、消化功能等一系列免疫学方法来加以解决。本综合征患者的白细胞杀菌、消化功能尚好，据此可与慢性肉芽肿病相鉴别。

六、治疗

本综合征尚无特效疗法。无根治方法，须加强护理，防止感染，如有感染宜选用强力杀菌、抑菌的抗生素。发生败血症、中毒性休克时，应进行积极的抗休克治疗，特别要加用肾上腺皮质激素。

七、预后

本综合征预后不佳，常因反复的重症感染，而死于败血症或中毒性休克。也有成活的患儿，但目前缺少远期随访的资料，对其预后，尚难定论。

参考文献

[1]张永增.内科综合病征[M].沈阳：辽宁科学技术出版社，1985：287-289.
[2]洪庆成，江敬铭.儿科综合征[M].天津：天津科学技术出版社，1996：253.

第 15 节 婴儿肉毒中毒样综合征

一、名称

婴儿肉毒中毒样综合征（infantile botulism syndrome）是指临床过程和电生理学所见酷似肉毒中毒的一组综合征，主要特征是婴儿急性软弱无力。自 1976 年在美国加州 Pickeet 等首先发现 2 名婴儿的急性软弱无力，酷似肉毒中毒而提出婴儿肉毒中毒样综合征之称。

二、流行病学

婴儿肉毒中毒作为一种感染性疾病出现于儿科领域为时不长，但自 1976 年以来，全世界已超过了 300 例。大部分在美国（集中在加利福尼亚州）、英国、加拿大、捷克，澳大利亚、瑞士及阿根廷也有零星病例报道。

婴儿肉毒中毒有严格的年龄限制，多半发生在 3~6 个月的婴儿，反映这些婴儿肠道菌丛的特点，即肠内缺乏肉毒杆菌的抑制菌或抗肉毒杆菌的功能尚不健全，当摄入肉毒杆菌芽孢，即能引起感染。

三、病因及病理

婴儿肉毒中毒是由一种新的发病机制，即婴儿食入绝对厌氧菌肉毒杆菌的芽孢，在肠道内发芽、生长并产生肉毒毒素所致。

正如 Aureli 等已注意到的，由于发现了产生神经毒素的丁酸杆菌菌株使能产生肉毒神经毒素的菌达 6 个群，可能还有其他的尚待发现。然而，即使目前的 6 个群不同的种已给相应的分类学引起了麻烦。Aureli 等曾建议将 6 个群均再重新命名为种，并指定出其不产生毒素的模式株，“据此概念，肉毒中毒可能由

6个或更多种的梭状芽孢杆菌所引起”。

四、临床表现

本病多发生在6个月以内的婴儿，常见临床表现是便秘（可历时数天）、不能吸吮和吞咽困难，全身明显软弱无力、哭声低微，头不能竖直或抬头不能、深部腱反射减弱等。脑神经麻痹症状有眼睑下垂、眼和面部活动减少、瞳孔对光反应迟钝等。自主神经受损时有张口反射减弱、口腔分泌物增多等。少数患儿由于呼吸肌麻痹而出现呼吸骤停甚至突然死亡。

在报道的9例中（7例男婴，2例女婴），3例发生呼吸停止，然而全部病例未用抗毒素治疗，经适当处理后均获痊愈。6例主要为母乳喂养，3例为乳制品喂养，在病前所有病例均有增添辅食史。

五、诊断

本病应与肉毒中毒、Lambert-Eaton综合征、某些抗生素中毒、高镁、高锰及低钙血症或毒蛇咬伤、重症肌无力、脊髓灰质炎、急性婴儿多发性神经炎等鉴别。

六、治疗及预后

文献报道均未使用抗毒素治疗，而经对症处理和呼吸监护后均获痊愈。个别患儿须做机械呼吸性换气，多数患儿需鼻饲。

一般症状轻微者居多，大多预后良好，基本上无后遗症。

参考文献

[1]洪庆成，江敬铭.儿科综合征[M].天津：天津科学技术出版社，1996：259-260.

[2]陈恩临.婴儿肉毒中毒：展望第二个十年[J]. 国外医学微生物学分册，1987，10：258-261.

[3]王荫椿.婴儿肉毒中毒的致病机理.国外医学微生物学分册，1985，8：116-118.

[4]杨锡强，陈季方.婴儿肉毒中毒综合征[J].国外医学儿科学分册，1979，6：53.

第16节　新生儿呼吸窘迫综合征

一、名称

新生儿呼吸窘迫综合征（infantile respiratory distress syndrome，IRDS）。

二、流行病学

国外报道胎龄在28~30周的早产儿IRDS的发生率可高达50%~70%。北京市儿童医院刘红等报道IRDS占同期住院新生儿数的1.7%（1988）。朴梅花等报道1981—1998年收治新生儿IRDS共66例，占同期新生儿住院总人数的1.2%。

三、病理

陈文彬等观察表明，成人型呼吸窘迫综合征（ARDS）以创伤、感染、休克、酸中毒引起者为常见，临床过程较长，肺重量增加明显，肺泡透明度形成较晚，间质水肿和小血管微血栓形成较显著，其发病机制与炎症激活补体和中性粒细胞释放蛋白酶、氧自由基、血栓素、白三烯和前列腺素类物质，使肺血管内皮和肺泡毛细血管膜损伤有关；IRDS以早产儿分娩时宫内窒息缺氧和羊水胎粪吸入为主要诱因，临床过程较短。肺泡出血、塌陷严重，早期即有透明膜形成，其发病机制系早产儿肺泡表面活性物质不足，加之缺氧和误吸进一步损伤肺泡表面活性物质系统，以及肺泡上皮细胞缺陷导致液体通透性增加，引起肺水肿和肺不张。

四、临床表现

IRDS多见于未成熟儿，是由于肺表面活性物质缺乏所致，以呼吸困难为特征的一种情况。过去因观察到死于IRDS者肺泡内衬有嗜伊红透明膜而称为肺透明膜病。IRDS患儿出生时或出生不久即出现气促、呼气呻吟和三凹征等典型症状，低氧血症者可出现青紫。胸部听诊多无阳性发现，仅表现为呼吸音低。

五、诊断

李湘义等探讨IRDS的X线表现及其动态变化。回顾近3年来62例经临床诊断、对症治疗并且有完整X线资料的新生儿呼吸窘迫综合征病例。结果：62例中X线表现与临床相符合55例（88.71%），不典型表现7例（11.29%）；其中合并肺炎12例，先天性心脏病2例（PDA），肺出血3例，气胸5例。根据X线征象分期，轻度37例，中度11例，重度7例。

六、治疗及预后

国内在肺表面活性物质尚未广泛应用于临床情况下，机械通气治疗仍为当前治疗IRDS的主要手段。朴梅花等报道北京大学第三临床医学院机械通气治疗44例，死亡24例，存活16例，病死率仍较高。预后较差。

参考文献

[1]森忠三，堀野信子.広範圍症候群(新订版)新生儿(infantile respiratory distress syndrome:IRDS)呼吸促迫症候群[J]. 日本臨牀，1987，春季臨時增刊号，45:408-409.

[2]陈文彬，姚光莹.成人型与婴儿型呼吸窘迫综合征临床病理对照观察[J].中华内科杂志，1989，28(10):597-600.

[3]李湘义，刘铁峰，张俊萍，等.新生儿呼吸窘迫综合征的临床X线诊断[J].实用医学影像杂志，2003，4:72-75.

[4]朴梅花，罗凤珍.新生儿特发性呼吸窘迫综合征55例临床分析[J].中国优生优育，2000，11:89-91.

第17节 婴儿坏血病综合征

一、名称

婴儿坏血病综合征(infantile scurvy syndrome)又称为婴儿维生素C缺乏症、坏血病、Barlow综合征、Cheadle-Moeller-Barlow综合征、骨膜下血肿综合征等。

本综合征是因缺乏维生素C而引起的，尤其是6个月至2岁人工喂养的婴儿。以骨化障碍及出血倾向为其特征，过度角化性毛囊丘疹周围绕以毛细血管出血颇具特征性。

二、病因及病理

①摄入不足；②需要增加。维生素C缺乏时，胶原和硫酸软骨素形成障碍，结缔组织形成不良，毛细血管通透性增加，致毛细血管出血；骨样组织基质形成障碍；牙质形成障碍，牙齿易脱落；肉芽组织生长不良，伤口不易愈合。此外，维生素C缺乏并可出现贫血和容易感染，这是由于叶酸在体内还原成四氢叶酸及免疫球蛋白的合成都需维生素C的参与。

三、临床表现

1.前驱症状

常有食欲不振、体重不增、消化不良、苍白、多汗、烦躁多哭、精神抑郁、生长、发育迟缓等。

2.下肢疼痛

多数于换尿布时因下肢疼痛啼哭而被注意，患儿厌恶动其两腿，腿常呈外展位，不愿让人抱起或挪动。此乃骨膜下出血形成血肿，长管状骨的骨端部呈纺锤状肿胀致明显疼痛。

3.肋骨串珠

肋骨和软骨交界处凸出呈“串珠”状，于凸起的双内侧面可触及凹陷，此点有别于佝偻病“串珠”，可称为“坏血性念珠”。

4.出血倾向

皮肤、黏膜可见瘀点或瘀斑，多见于下肢，如膝踝等易受压部位，严重者可有血疱。束臂试验70%以上呈阳性。

5.牙龈炎

乳齿周围牙龈呈紫红色肿胀，稍加按压即易出血，并易出现溃疡及继发感染。慢性者可出现牙龈萎缩、牙根浮露，最后牙齿松动而脱落。

6.皮肤损害

常于前臂屈侧、腹和股屈侧见毛囊角质丘疹。角质栓下毛囊内有卷曲的毛发，叫“螺旋钻发”，周围绕以毛细血管出血，此项是本综合征的特征性皮损。

朱家胜报道16例中，男4例，女12例，年龄6~12个月10例，13个月至2岁6例。临床表现：在发病早期均有烦躁不安、面色苍白、食欲减退、倦怠、体重不增等症状。随着病情的发展，16例均有不同程度的双下肢疼痛，活动受限，拒抱，似蛙状。合并佝偻病4例，腰背部疼痛不能坐2例，营养不良Ⅰ~Ⅱ度4例，腹泻6例，低热6例，贫血10例，牙龈、皮下出血各2例。

匡竹梅分析傣族婴儿维生素B_1缺乏症50例。咳嗽8例，气喘、青紫、皮肤花斑、四肢冰凉、哀号及呼吸困难13例，伴呕吐、呛奶、腹胀、腹泻11例，声音嘶哑11例，呆视、昏迷、抽搐及颈软无力12例，肝脏增大22例，皮肤花斑26例，心界扩大7例，心音低钝15例，肺部闻及痰鸣音及少许干湿啰音10例，腹胀18例。

四、诊断

实验室检查亦有助于本综合征的诊断。

若不能确诊时，对可疑此病症者，给予维生素 C 做试验治疗，如有特效即可肯定诊断。

五、治疗及预后

轻症经大剂量维生素 C 治疗后，一周出血症状即可消失，3 周后局部疼痛可缓解。骨骼改变的恢复需较长时间。预后良好，不发生畸形。

参考文献

[1]洪庆成，江敬铭.儿科综合征[M].天津：天津科学技术出版社，1996：262-264.

[2]朱家胜.16 例婴幼儿维生素 C 缺乏症临床分析[J].河北医学，2004，10：937-938.

[3]匡竹梅.傣族婴儿维生素 B1 缺乏症 50 例临床分析[J].医学理论与实践，2009，22：577-578.

第 18 节　整联蛋白 α_3 与肾脏、肺和皮肤综合征

一、名称

整联蛋白 α_3 与肾脏、肺和皮肤综合征（integrin α_3 mutations with kidney，lung，and skin disease）。整联蛋白 α_3 是一种介导细胞和它们的微环境之间信号（转导）的跨膜整联蛋白受体亚基。Cristina Has 等辨别出 3 例有整联蛋白 3 基因纯合突变的患者，这些突变与肾脏、肺和皮肤基底膜结构破坏，以及屏障功能受损相关。这 3 例患者有多器官（功能）障碍，包括先天性肾病综合征、间质性肺病和大疱性表皮松解症。肾脏和呼吸系统特征为主，肺受累是致死性病程的原因。尽管皮肤脆性为轻度，但它为诊断提供了线索。

二、病理

Cristina Has 等报道例的例 1 的肾活检标本显示广泛肾小球萎缩、局部硬化、广泛间质纤维化及肾小管萎缩、减少及发育不全。5.5 个月时在 CT 异常部位右中叶肺活检，标本显示肺过膨胀、轻或中度管腔间隔减少，这意味着肺泡及小叶减少。支气管的轻度改变包括管腔内的黏液栓局部中性粒细胞积聚及局部支气管纤维化。

三、临床表现

Cristina Has 等报道 3 个病例。

例 1：患儿母亲孕 2 产 2。孕期（41 周 + 4 日）健康。家族史（-），既往史（-）。产后第一天患儿胸片表现为严重的网状结节样肺病变。产后第 13 日有肾衰竭表现，次日行腹膜透析。持续呼吸困难，时刻面临反复呕吐吸入和并发呼吸道感染、咳嗽威胁。高分辨率 CT 呈非特异弥漫的肺结构性病变。3 个月时出现皮肤病变。患儿 7.5 月龄时因肺感染死亡。

例 2：出生于近亲婚配的父母，是 9 个同胞中的一个。出生第 2 天即出现呼吸困难和间断发绀。6 周时胸片显示两肺渗出，CT 为两肺弥漫性间质性肺疾患，同时出现肾病性的蛋白尿，进而施行腹膜透析。尽管给予重症监护治疗，还是在 2 个月时死于多器官衰竭。

例 3：足月出生，是近亲婚配父母的第一个孩子。患儿 2 个月时因发热和呼吸窘迫发病，胸片右上叶和中叶肺炎实变，需要吸氧。5 个月时出现严重的蛋白尿，肾活检表现为肾小球硬化症改变。肾功能严重受损，17 个月时只得腹膜透析。反复出现呼吸器官感染，需要吸氧维持氧饱和度达 90% 水平。4 个月皮肤红斑出现，进而水疱生成，表皮松解形成大疱。待 19 个月时因与感染有关的多脏器衰竭而死亡。

参考文献

[1]Has C，Spartà G，Kiritsi D，et al. Integrin α3 mutations with kidney，lung，and skin disease[J].New England Journal of Medicine，2012，366(16)：1508-1514.

第19节 Isaacs综合征

一、名称

Isaacs综合征又称为神经性肌强直、肌纤维颤搐、连续性肌纤维活动或肌纤维颤搐多汗综合征。Isaacs在1961年首次报道本病，该病是一种罕见的周围神经病变引起的自发性、连续性肌肉活动综合征。

二、流行病学

有的Isaacs综合征也可与某些肿瘤相关，最常见的肿瘤如肺癌、胸腺癌。Isaacs综合征也是副肿瘤综合征的表现之一，有些肿瘤出现晚于Isaacs综合征。

三、病理

Isaacs综合征的病因尚不明确，目前研究倾向于本综合征是突触前膜电压门控钾通道抗体介导的自身免疫性疾病。

四、临床表现

Isaacs综合征发病年龄多在15~60岁，主要临床症状发生在40岁前。

根据Isaacs对临床表现的描述，以及国内外的一些报道，Isaacs综合征的临床特征有：①任何年龄均可发病，但多见于20岁左右，少数患者伴有重症肌无力、甲状腺功能亢进等自身免疫性疾病、癌症或有家族遗传史；②持续性的肌肉抽搐和肌僵硬，由四肢远端向近端发展，明显时肌纤维收缩波沿肌纤维纵轴方向呈波浪样前进，可累及颜面和躯干肌，呼吸肌和膈肌亦可受累，严重者为全身性，休息和睡眠中肌肉活动不消失，随意运动后肌松弛缓慢，有的在运动后可出现痛性肌僵硬，或伴有肌肉酸痛、关节痛，无叩击性肌强直；③常伴多汗、心动过速，可能与自主神经受损或持续性肌肉收缩产热有关；④肌张力可因肌肉处于紧张状态而增高，腱反射常减低或消失；⑤可有轻度周围神经受损，如运动神经传导速度减慢，偶有感觉异常；⑥肌电图特征性表现为肌束颤动、肌纤维颤搐、强直性放电，呈二联、三联，放电之后恢复正常，之后再重复放电；⑦肌肉活检及脑脊液检查均无特征性改变或无异常；⑧苯妥英钠或卡马西平治疗可缓解大部分患者的临床症状。

五、诊断

Isaacs综合征的诊断主要依靠临床表现和肌电图。该综合征的电生理检查具有特征性，即自发性持续性运动单位放电活动，不受睡眠及麻醉影响。Isaacs综合征诊断需与肌强直症和僵人综合征鉴别。

Isaacs综合征尚无明确的诊断标准。

六、治疗

目前Isaacs综合征尚不能完全治愈，但可应用药物控制症状，卡马西平或苯妥英钠等抗惊厥药物作为首选治疗，可缓解肌肉痉挛、僵硬和疼痛，大部分病例用药后症状可迅速缓解，部分病例能恢复正常活动，但停药后又出现症状，再用亦有效。血浆置换对于那些获得性的Isaacs综合征患者可能有短期疗效，肉毒素注射也可提供短期疗效，免疫抑制如激素应用也许可提供长期疗效，奎尼丁、地西泮和钙通道阻滞剂等药物对此病无效。

七、预后

对本病的长期预后尚不清楚，最主要的是针对病因进行处置，因近年来对本病机制的了解，使该病的治疗预后较好，多数患者对治疗反应良好，一些病例可自行缓解，如正规治疗。多数病情不会进行性恶化，少部分Isaacs综合征患者可引起中枢神经系统症状，即莫旺综合征，表现为睡眠障碍、意识模糊、记忆力减低、幻觉和错觉。

参考文献

[1]有村公良.知っておきたい内科症候群?アイザックス症候群 lsaacs syndrome[J]. 内科，2012，109：954-956.
[2]张小倩，张朝东.Isaacs综合征1例报道和文献复习[J].中国临床神经科学，2010，18：619-621，630.
[3]俞英欣，刘志国，齐晓坤.神经性肌强直5例报告并文献复习[J].中风与神经疾病杂志，2013，30：154-156.
[4]袁学谦，王惠贞，王焕荣.Isaacs综合征的临床病理研究[J].中风与神经疾病杂志，2008，25：716-717.

J

第1节 Jadassohn-Lewandowsky 综合征

一、名称

Jadassohn -Lewandowsky 综合征又名先天性指(趾)甲肥厚综合征。该综合征是先天性厚甲症(PC)的一种类型。1906 年,Jadassohn 和 Lewandowsky 将家族性的甲异常命名为先天性厚甲症。

二、流行病学

本综合征为外胚叶缺陷病,常染色体显性遗传伴可变性外显率。

三、病因及病理

本综合征的病因和发病机制不明,其角化过度皮肤损害超微结构发现有异常的角蛋白张力细丝,推断其发病与角蛋白结构的异常密切相关,角蛋白的基因突变是导致发病的重要原因。其中 PC-1 的发生与角蛋白 16 或角蛋白 6A 基因突变相关。Ⅱ型为角蛋白 17 的基因突变。

康晓静等研究先天性厚甲症相关致病基因突变。首先在Ⅰ型先天性厚甲症患者中发现 KRT16 基因无义突变 -K15X 和 KRT6A 基因 1462S 杂合错义突变,经文献检索,KRT16 基因 K15X 无义突变是一种在人类基因突变数据库(HGMD)中尚未报道的新的突变方式,两个突变位点也未见报道。

四、临床表现

常见的临床表现是指(趾)甲过度角化增厚、甲营养不良、掌跖过度角化,并常伴发其他外胚叶缺陷的临床症状。分为 4 种类型。

Ⅰ型即 Jadassohn-Lewandowsky 综合征,是最常见的一型。其特征为:出生时或婴儿期所有指(趾)甲对称性发硬、增厚,变为黄白色;肘膝伸侧、臀部和腰部毛囊角化,胸部也可累及。毛发异常,掌跖角化伴多汗,也可有口腔或喉黏膜白斑和声音嘶哑。

Ⅱ型又称为 Jackson-Sertoli 综合征,除Ⅰ型症状外,尚有胎生牙和多发性皮脂囊肿。

Ⅲ型又称为 Schafer- Brunauer 综合征,除Ⅰ型症状外,伴有角膜白斑。

Ⅳ型称为迟发性先天性厚甲症,该型在颈、腰、腋窝、大腿、膝窝、臀部和腹部还有色素沉着。

肖生祥等曾对先天性厚甲Ⅱ型一家系角蛋白 17 基因进行研究发现该家系存在 K17 1A 区 N92S 突变。吕永梅等的研究中就有声音嘶哑的患者。

参考文献

[1]李凤鸣.中华眼科学(上、中、下册)[M].2 版.北京:人民卫生出版社,2005:3428.

[2]康瑞花,高顺强,林元珠.Jadassohn-Lewandowsky 综合征 1 例[J].中国麻风皮肤病杂志,2005,21:901.

[3]康晓静.先天性厚甲症相关致病基因突变研究[D].北京:中国协和医科大学中国医学科学院,2004.

[4]吕永梅.Ⅰ型先天性厚甲症基因新突变的发现[D].合肥:安徽医科大学,2008.

第2节 Joubert综合征

一、名称

Joubert综合征又称为Joubert-Boltshauser综合征，由Joubert等于1969年首次报道，1977年Boltshauser和Isler又报道了3例相似病例，并予命名为JS的一种少见的多基因常染色体隐性遗传病。Joubert综合征是一组以神经病学表现为主，多器官累及的疾病。

二、流行病学

Joubert综合征属于多基因隐性遗传疾病，具有遗传异质性。其突变基因定位于9号染色体(JBTSI，9q34.3)和11号染色体(CORS2，11p12–q13.3)。发病率为1/10万～1/8万之间。Joubert综合征在全球多个国家及地区中均有报道，分布较为广泛，属罕见病，国内文献报道更少。

三、病理

典型神经病理学改变：小脑蚓部缺如，部分脑干核及小脑核团碎裂，中脑脑桥连接部和延髓尾端发育不良，小脑上脚交叉异常。

四、临床表现

Joubert报道有发作性多呼吸和无呼吸、异常眼球运动、运动失调、精神运动发育延迟、小脑蚓部缺损的5例，其中4例为同胞。

男性多见，男女比例约为3∶2。主要临床表现为肌张力减低，共济失调，运动及智力发育落后，呼吸异常(以发作性呼吸急促、间有呼吸暂停为特征)及眼球运动异常（典型表现为部分至完全性眼球不能运动)。常伴有视网缺损或视网膜发育不良、伸舌、多囊肾和多指(趾)畸形。其中肌张力减低和共济失调是最主要的表现。颅外病变有脉络膜或视网膜组织缺损、视网膜营养不良、面部畸形、骶部皮毛窦、多指(趾)畸形、脊柱侧弯、先天性心脏病、先天性肝纤维化及多囊肾等。

临床表现多样，有神经病学表现及多器官累及，神经病学上表现为张力减退、共济失调、发育迟滞、智力障碍、非正常眼部运动、新生儿反常呼吸等，并可侵及视网膜、肾、肝、骨骼肌肉组织等。MRI特征性表现为小脑蚓部部分或完全缺如，脑干发育异常，表现为“中线裂”“蝙蝠翼状”“臼齿征”。

五、诊断

需与Dandy-Walker综合征、唐氏综合征、菱脑联合畸形鉴别。需及时处理相关脏器损害，否则将成为Joubert综合征的主要死因。MRI为Joubert综合征首选的神经影像学检查方法。本病的诊断必须具备小脑蚓部发育不全、肌张力减退、发育迟缓三项；异常呼吸、异常眼运动2项中至少存在1项，其中小脑蚓部发育不全的诊断必须依靠影像学检查。

六、治疗

目前本病无特异性治疗手段，以对症支持治疗为主。

七、预后

新生儿期预后与患儿呼吸严重程度、喂养问题相关，年长儿与肝肾损害程度相关。该病预后各异，智力发育和情绪管理差异很大。

参考文献

[1]小出博義，中里明彦，富里良乃.広範圍症候群(新订版)Joubert症候群[J].日本臨牀，1987，春季臨時増刊号，45:92.

[2]杨坤芳，陆燕芬.以发热伴咳嗽气喘纳呆为主诉的Joubert综合征1例并文献复习[G].中华医学会第十七次全国儿科学术大会论文汇编，433–435.

[3]郑克华，陈学强，刘超，等.Joubert综合征一例[J].放射学实践，2009，24:1218.

K

第1节 Kahler-Bozzolo 综合征

一、名称

Kahler-Bozzolo 综合征又名多发性骨髓瘤(MM)、浆细胞瘤性多发性骨髓瘤、Hupper 综合征、McIntyre 综合征、von Rustitski 综合征。

二、流行病学

MM 是克隆性浆细胞异常增生性疾病，一般多发于中老年人，约占恶性肿瘤总发病率的1%，占血液系统恶性肿瘤的10%。

MM 是以浆细胞恶性增生、分泌单克隆免疫球蛋白并伴有正常免疫球蛋白减少，以及广泛溶骨病变和(或)骨质疏松为特征的肿瘤。在欧美国家发病率为(4~5)/10万人口，有明显的种族差异，美国黑人、新西兰毛利人发病率最高，亚太地区发病率最低。

三、病理

Hauteville 等报道尸检发现为数众多的、不规则的肺结节是由成簇的原浆细胞浸润肺实质所形成。

四、临床表现

临床表现见表9。

王成林等报道多发性骨髓瘤合并肺及心包浸润1例。王伟等报道多发性骨髓瘤合并肺腺癌1例。杨

表9 Kahler-Bozzolo 综合征的几组病例

作者	例数	一般资料	临床情况	胸肺情况
田永芳等(2010)	47	男30例，女17例，年龄30~80岁，平均年龄60.2岁	首发症征：骨痛和(或)腰痛24例，病理性骨折2例，头晕乏力10例，肿块3例，双下肢水肿无力2例，其他为凝血功能异常、皮肤紫癜、心悸气促等表现	首发症状和体征：咳嗽、发热2例
朱正娟等(2010)	98	男68例，女30例，男女比例约为2:1，年龄29~81岁，中位年龄58岁	骨疼痛55例，其中29例以骨疼为首发症状，主要为腰骶部、胸骨、肋骨，其次颅骨、骨盆等。贫血表现43例，其中37例因贫血就诊。高黏滞综合征29例，泌尿系症状19例，消化系症状30例，伴鼻黏膜或牙龈出血者21例。其他首发症状：小便失禁、会阴麻木、听力下降、视力障碍、口干、盗汗、水肿各1~2例	有发热、咳嗽、咳痰等呼吸道感染症状23例(23.5%)
何玲等(2004)	12	男9例，女3例，年龄42~71岁，平均年龄56.5岁	骨痛较为突出，12例患者均出现不同程度骨骼疼痛，以颅骨、胸骨肋骨、胸腰椎、骨盆疼痛明显，2例病理性骨折。贫血6例，Hb 42~86g/L，皮肤黏膜出血4例，肾功能损害1例 骨X线片：全身扁骨片显示骨质有不同程度溶骨性骨质破坏，2例胸、腰椎骨折，3例骨髓ECT显示全身扁骨弥漫性不对称放射线浓聚	反复肺感染，咳嗽、咳痰、胸痛，抗感染治疗可好转，反复发生 胸片：肺门肿块7例，为3.2~5cm，双肺野多发性大小不等密度增高肿块4例，右肺肿块伴胸腔积液1例

静梅等报道慢性阻塞性肺疾病为首发症状的多发性骨髓瘤1例。金栗名等报道多发性骨髓瘤伴两肺广泛间质病变1例。何玲等分析了肺内浆细胞瘤首发表现的多发性骨髓瘤的临床表现及误诊原因。

五、诊断

在临床工作中对于中老年人出现上述非特异性症状时应警惕MM的可能，及时做尿本周蛋白、血清蛋白电泳、骨髓穿刺、骨骼的影像学检查等以减少误诊、漏诊。

六、治疗

邹文蓉等分析2006—2010年间110例MM，对不同方案的疗效进行比较。结论：多发性骨髓瘤患者多为晚期，有基础疾病，化疗后易感染，联合化疗组的有效率较MP方案高，但两组的总生存率无差异，加用新药沙利度胺或硼替佐米可提高有效率。

七、预后

潘铭等2006—2011年采用中西医结合方法治疗MM 126例，有效率占85.71%。随访至2011年，6例死于肺部感染，7例死于肾衰竭，5例死于多脏器功能衰竭，余全部存活，IgG、IgA及IgD均维持在正常或略高水平。6~8个疗程后无事件生存率(PFS)占85.7%。

参考文献

[1]朱正娟，计成阜，李强，等.98例初诊多发性骨髓瘤实验室检查及临床分析[J].检验医学与临床，2010，7(23)：2615-2616.
[2]田永芳，贾海英，田洪燕.47例多发性骨髓瘤综合分析[J].临床血液杂志，2010，23：473-474.
[3]王欣，贾忠贵.浆细胞性骨髓瘤伴多发性叶间裂积液1例报告[J].天津医药，1983，11：585.
[4]王成林，刘辉安，陈健群.多发性骨髓瘤并肺及心包浸润一例报告[J].肿瘤防治杂志，2001，8：104-105.
[5]王伟，滕爱民，毛静琦.多发性骨髓瘤合并肺腺癌1例[J].北京军区医药，1997，9：240.
[6]杨静梅，刘志昂，覃家善，等.慢性阻塞性肺疾病为首发症状的多发性骨髓瘤1例[J].西南国防医药，2011，21：700.
[7]金栗名，姚荣欣，朱宝玲，等.多发性骨髓瘤伴两肺广泛间质病变1例[J].山东医药，2007，47：34.
[8]何玲，潘秀丽，董群荣，等.肺内浆细胞瘤首发表现的多发性骨髓瘤的临床表现及误诊原因分析[J].临床内科杂志，2004，21：162.
[9]邹文蓉，董浩，许芳，等.多发性骨髓瘤的临床特征及疗效分析[J].华西医学，2011，26：1294-1297.
[10]潘铭，李成彪，王志冰，等.中西医结合治疗多发性骨髓瘤126例[J].中医研究，2011，24：52-55.

第2节 Kaposi肉瘤

一、名称

Kaposi肉瘤(KS)又名特发性出血性肉瘤。1872年匈牙利皮肤病学家Moritz Kaposi首次描述。

二、流行病学

目前认为KS有4种流行病学类型，即经典型、非洲型、艾滋病相关型和移植相关型。AIDS-KS在男同性恋中最为流行，是人类免疫缺陷病毒(HIV)感染者最常见的恶性肿瘤。经典型KS较为罕见，有明显的种族和地理差异，多发生于60岁以上男性，好发于中欧犹太人、波兰人、俄罗斯人和意大利人。我国新疆地区维吾尔族、哈萨克族人群中此型常见。

几乎所有KS病灶中均可检测到KSHV（人类疱疹病毒8)，即Kaposi肉瘤相关疱疹病毒。

人感染了HIV后，有1/3~1/2的患者并发胸部并发症。HIV阳性患者发展成KS的总危险率是正常人的2万倍。KS是最常见的与AIDS相关的恶性肿瘤，发病率为26%~37%。

AIDS相关晚期KS累及内脏，肺部受累较常见(37%)，仅次于胃肠道(50%)和淋巴结受累(50%)。Holkova等报道，15.5%的KS累及肺部病例，无皮肤黏膜病灶。

三、病理

KS的组织学为新生血管形成、炎性浸润和细胞增生。晚期斑片状肿瘤灶，梭形细胞更加显著、新血管形成更丰富。由脉管内皮衍生的梭形细胞为最典型征象，存在于胶原束带和炎性浸润中。最常累及皮肤黏膜，常见红细胞溢出血管和含铁血黄素沉积，表观呈紫红色。

经典型KS皮肤活检提示许多血管管腔被非典型的纺锤形细胞线状充填。

四、临床表现

KS 常发生于 50~80 岁的人群，男女比例为（10~15）：1。

临床上 KS 出现皮肤黏膜损害的患者中有近 45%出现肺部损害,后者是导致死亡的首要原因。肺部艾滋病相关 KS 可表现为慢性咳嗽、发热、消瘦、咯血、胸闷、发绀、呼吸困难,血气分析显示氧分压降低。

徐益明等总结新疆 Kaposi 肉瘤 43 例。血清 HIV 抗体检查均阴性,否认有性乱史。男 41 例,女 2 例,35 例维吾尔族,8 例哈萨克族。年龄 16~78 岁。病史长者达 20 年,短的仅数月。皮肤损害主要位于四肢,尤以下肢多见,多数患者为多部位受累。基本损害为斑片、斑块和结节,多数患者同时具有斑块和结节,以结节为主,少数病例 3 种皮损均可见到。30 例有麻木、疼痛感,25 例伴下肢水肿,15 例累及淋巴结,1 例有内脏损害,1 例伴有骨损害。

五、诊断

张碧清回顾性分析 AIDS 并发 KS 胸部侵犯的 24 例胸片。结果:AIDS 并发 KS 的胸部 X 线表现为间质型网织结节影(6/24 例),片块状阴影(5/24 例),肺门增大增浓和纵隔影增宽(10/24 例),胸腔积液和心包积液(6/24 例),机会性感染(6/24 例),特异性感染(2/24 例)。X 线片无明显异常发现(5/24 例)。

肺部 CT 表现具有一定特征性，通常为支气管周和血管周阴影,或小结节影,边缘不清。另外,常见的 CT 表现还有小叶间隔阴影、淋巴结肿大、胸腔积液。需要同肺结核、细菌性肺炎、肺部真菌感染等艾滋病机会性感染相鉴别。尽管有经验的医生可根据皮肤损害特点及 CT 的表现做出初步诊断，但确诊仍然依靠病理活检。

六、治疗及预后

艾滋病相关性 KS 如得不到治疗，半数以上将在 2 年内死亡,而经过抗反转录病毒治疗的艾滋病相关性 KS 的患者中,84%可存活 2 年以上,主要是在抗反转录病毒治疗基础上进行系统性化学疗法。近年来发展了蒽环类抗生素脂质体,即正红霉素脂质体和阿霉素脂质体,因其疗效佳、安全性好而受到人们的重视。系统性化学疗法可以减轻患者呼吸困难及低氧血症,有效率达到 60%，治疗有效的患者平均存活期为 6~10 个月。影响预后的不利因素是存在胸膜炎、呼吸困难、贫血、合并感染及 CD_4^+ 细胞低于 100 /μL。

KS 病程缓慢,长短不一,一般 1~ 20 年不等,平均 4~8 年。AIDS 相关型 KS 预后较差,平均生存时间为 17 个月。

参考文献

[1]张莉,裴园丽,艾力·吐尔逊,等.25 例卡波西肉瘤临床分析[J].现代肿瘤杂志,2009,17:944-945.

[2]顾立怡,周炜.18 例 Kaposi 肉瘤临床病理分析[J].诊断与治疗,2005,12:160.

[3]张碧清.艾滋病并 Kaposi 肉瘤的 X 线胸片表现及其诊断价值[J].中国医学影像学杂志,2008,16:353-354.

[4]张有彬,林琳.肺部卡波济氏肉瘤 50 例影像表现[J].福建医药杂志,2011,33:100-102.

[5]梁飞立,陆新岸,宋开星,等. 肺部艾滋病相关性卡波西肉瘤 1 例并文献复习[J].中国社区医师·医学专业,2011,13:227.

[6]徐益明,普雄明,李锋.新疆 kaposi 肉瘤 43 例临床及病理学分析[J].中国麻风皮肤病杂志,2005,21:685-687.

第 3 节 Kartagener 综合征

一、名称

Kartagener 综合征又名鼻窦炎 – 支气管炎 – 内脏转位综合征、Kartagener 三联征。

Kartagener 综合征由全内脏转位、支气管扩张及鼻旁窦病变组成。

二、流行病学

近亲结婚后代发病概率明显增高,患病率为 1/38 万 ~1/ 万。可能与纤毛或结构中涉及的一种或多种蛋白突变有关,但仍未发现特定的基因突变。杨睿等报道病例中患者父母即为近亲结婚(姨表兄妹)。其发病率极低,文献报道约为 1/6.8 万。至 2004 年全世界共发现本综合征约 13 万例。Kartagener 的 4 例为在同一家庭中发生的。1994 年 Narayan 报道一家庭中连续发生 5 例,也有同胞兄弟均患本综合征的报道。

三、病理

1975 年 Comner 等用吸入标有放射性核素粒子的气溶胶观察患者的呼吸道黏膜，发现呼吸道黏膜纤毛活动几乎完全丧失，认为本征属“纤毛无活动性综合征或纤毛障碍综合征”的一部分，约 30%的纤毛无活动性综合征者可发生支气管扩张症，但仅 1.5%表现为 Kartagener 综合征。本综合征患者的纤毛动力臂部分缺失和辐射臂异常，常造成纤毛运动障碍。对本综合征患者的支气管黏膜电镜检查发现除了纤毛内、外侧动力臂缺失外，尚有中央微管位置异常和外周微管数量异常。因纤毛上皮细胞广泛分布于人体的呼吸道、鼻旁窦、耳咽管和室管腔等处，使各脏器纤毛上皮活动受限，从而引起黏膜纤毛运输动能障碍，分泌物和细菌潴留，导致长期慢性感染，其感染又加重病变的发展，日久演变成支气管扩张、鼻旁窦炎和中耳炎，形成本综合征的病理基础。

已证实与 PCD 相关的基因突变有 3 个：DNA I1、DNAH 5、DNAH 11。

四、临床表现

Kartagener 综合征分为完全型和不完全型两种：具备内脏转位、支气管扩张、鼻旁窦炎 3 项诊断依据的属于完全型；具备内脏转位及支气管扩张则为不全型。还常和其他先天性畸形同时存在，最多见的是先天性心脏病、脑积水、腭裂、双侧颈肋、肛门闭锁、尿道下裂和复肾，其他尚有膜状瞳孔、智力障碍、听力减退、嗅觉缺损等。

有报道支气管扩张的临床症状发生率在小于 9 岁的患者中不到 10%，而在成人可达 75%以上。也有因大咯血而需做肺叶切除的报道。见表 10。

五、治疗

预防和抗感染治疗。可手术者予以手术治疗。

参考文献

[1]孙彦华，王昕，高蓓兰，等.Kartagener's 综合征 15 例回顾分析[J].中国实用医药，2008，3：32-33.

[2]杨睿，张国俊. Kartagener 综合征 1 例报道及文献复习[J].郑州大学学报(医学版)，2009，44：686-688.

[3]顾月清，李延文，李晓宁，等.Kartagener 综合征 3 例报告[J].中国实用内科杂志，2004，24：703-704.

[4]徐保平，申昆玲，申阿东，等.Kartagener 综合征 DNA I1，DNAH 5 基因研究[J].中国实用儿科杂志，2008，23：934-937.

[5]刘进康，夏宇，王维，等.Kartagener 综合征的影像学诊断[J].临床放射学杂志，2005，24：403-405.

表 10　两组病例的临床表现

作者(年份)	例数	临床表现
孙彦华等(2008)	15	1999—2005 年 15 例。男 9 例，女 6 例，年龄 12~57(平均 22.8)岁，首次发病的年龄范围为 4~15(平均 10)岁，并且随着年龄的增加而临床症状逐渐加重。主要症状：15 例有慢性鼻窦炎病史，反复咳嗽、咳痰、流涕、鼻塞、头昏，易患感冒，5 例反复发热，4 例有反复痰血或咯血，15 例中未见家族性表现。体征：15 例肺部均可闻及湿啰音，多位于下叶，部位较固定，6 例有少量干啰音，9 例患者有不同的鼻窦压痛点，6 例有杵状指
刘进康等(2005)	12	男 8 例，女 4 例，年龄 6~33(平均 15.5)岁。父母系近亲结婚者 7 例。2 例在同一家族。病程 6 个月~12 年。全病例均有反复咳嗽、咳痰史，其中反复发热者 5 例，咳脓痰者 7 例，并有咯血者 4 例；伴有气促、发绀者 2 例；8 例经常流脓鼻涕，其中 3 例伴有头昏头痛症状。营养不良 9 例，双上颌窦压痛 10 例，额窦区压痛 3 例，桶状胸 2 例。肺部可闻及干或湿啰音 11 例。12 例心尖冲动均位于右胸，2 例心界稍大，未闻及杂音。肝右肋下触及 3 例，左肋下触及 6 例，3 例肋下未及。杵状指 2 例。2 例(成年男、女各 1 例)伴有不育症。6 例鼻内镜检查见双中鼻道半透明状多发性息肉。1 例伴有左拇指并指畸形，1 例伴有动脉导管未闭及视盘水肿

第4节 Kasabach-Merritt 综合征

一、名称

Kasabach-Merritt 综合征(KMS)即血管瘤血小板减少综合征、伴血小板减少性紫癜的毛细血管瘤综合征、巨型血管瘤病。Kasabach、Merritt 于 1940 年首先报道,为先天性疾病,患者有巨大的海绵状血管瘤、血小板减少及紫癜等特点,多见于新生儿期。

二、流行病学

KMS 好发于 6 个月以下的婴儿或新生儿,发病率占婴幼儿血管瘤的 1%~8%。

三、病因及病理

本病的发病机制是肿瘤内发生血管内凝血,也可能血小板被利用当作血管瘤内皮层。

四、临床表现

血管瘤在体表时于出生后即可发现,但若在内脏或体内组织时则不易发现。血管瘤可呈肥大型、血管内皮型、毛细血管型、海绵窦型等。可随病程进展而不断增大,局部呈青紫色,柔软、囊性、可压缩。血管瘤为单发或多发,位于四肢者最常见,通常多属良性血管瘤。分布在内脏和深部组织的巨大血管瘤可发生邻近器官和组织的压迫症状,血管瘤的增长与血小板的下降呈正比,皮肤紫癜和出血,但脾脏常不肿大。

郭新奎等总结 38 例。血管瘤发生部位:头面部 2 例,胸部 3 例,背部 6 例,腰腹部 6 例,四肢 20 例,皮损泛发并伴有肝脏血管瘤 1 例。32 例患儿临床表现为体表有进行性增大的包块,约 6cm × 4.8cm × 3cm ~ 15cm × 10cm × 6cm 大小,并有皮肤出血性斑点,5 例仅表现为皮肤片状出血性斑点,1 例表现为体表巨大包块,约 12cm × 8cm × 5cm,但皮色正常。3 例合并弥散性血管内凝血(DIC)。

五、诊断

根据出生时或出生不久即有血管瘤的存在,并伴有血小板减小、慢性弥散性血管内凝血的化验改变易于诊断,但有时血管瘤发生在内脏,如胸部、肝、脾、骨骼等而被忽视,如果血中纤维蛋白降解物(FDP)增多更有助于诊断。

六、治疗及预后

沈卫民等通过分期(倾向期、综合征期、晚期)认为,瘤体面积大于 5%者或瘤体隐性面积超过 5%者,有可能患 Kasabach-Merritt 综合征;血小板计数在 80×10^9/L 左右时的血管瘤亦有可能患 Kasabach-Merritt 综合征,因此,遇到上述几种情况都要警惕 Kasabach-Merritt 综合征的倾向期,要抓紧时间治疗,一旦发展到 Kasabach-Merritt 综合征期,治疗就较倾向期困难,而且患儿的死亡率高。

郭新奎等认为长春新碱联合平阳霉素联合治疗 Kasabach-Merritt 综合征值得推广,治疗过程中应注意监测与处理并发症。

本综合征预后取决治疗情况,死亡率在 30%以上,一般由于大量出血、败血症或血管瘤压迫呼吸道窒息而死亡,亦可因脑出血或其他器官出血发生瘫痪或死亡,偶见血管瘤内血管栓塞,肿瘤缩小而自愈。

参考文献

[1]洪庆成,江敬铭.儿科综合征[M].天津:天津科学技术出版社,1996:276-277.
[2]郭新奎,李鹏,郭正团,等.Kasabach-Merritt 综合征 38 例回顾性分析[J].中国皮肤性病学杂志,2011,25:775-777.
[3]沈卫民,王顺荣,崔杰,等.综合治疗重症 Kasabach-merritt 综合征[J].临床小儿外科杂志,2003,2:422-424.

第5节 Kawasaki 病

一、名称

Kawasaki 病(KD)即川崎病,又名婴儿急性热型皮肤黏膜淋巴结综合征、皮肤 - 黏膜 - 淋巴结综合征、皮肤黏膜淋巴结综合征(mucocutaneous lymphnode syndrome,MCLS)。

1967 年日本川崎医生首次报道本病，称为皮肤黏膜淋巴结综合征。

二、流行病学

我国通过对 1983—1986 年及 1987—1991 年两次川崎病住院病历调查，虽然发病数有逐年增多的趋势，但与近邻日本比较发病率却十分低。日本从 1970—1990 年进行了 11 次全国性川崎病调查，约有 10 万例患者，并于 1978—1982 年及 1986 年发生 3 次流行，于流行期间 4 岁以下儿童患病率为(172~194)/10 万。

三、病理

川崎病为一种全身性血管炎，其中肺动脉炎存在于 45%~71%的尸解病例，30%~90%具有间质性肺炎改变。

早期累及全身大中小型血管，肺动脉炎占尸解病例的 45%~71%，间质性改变占 30%~90%。肺部血管床丰富，所致改变主要出现在病程 10 天之内，提示病程早期病变累及肺微细动静脉和毛细血管，引起毛细血管壁坏死，血管通透性增加，大量嗜中性粒细胞浸润和局部水肿、肺血管栓塞和扩张，从而引起肺部间质性改变和肺实质渗透性改变。

肺部的病变也是全身血管炎的肺部表现，早期病变多累及微细动静脉和毛细血管引起的血管壁炎，X 线显示肺纹理增粗紊乱，而斑片状阴影是血管炎和血管周围炎严重程度的表现，肺门影增宽模糊为肺门淋巴结肿大坏死，也是全身淋巴结病变的一部分。肺部 X 线异常的病例中冠状动脉影增宽发生率为 48.9%，说明肺部病变的病例心脏病变的发生率高，可能提示血管炎的广泛及严重，而且肺部改变发生率高(82.1%)。

四、临床表现

病例以肺部表现为主，见表 11。

1.心脏并发症

(1)冠状动脉病变(CAL)：最主要的是冠状动脉瘤的形成。急性期约半数病例可引起冠状动脉的扩张性病变(DL)，急性期过后，遗有冠状动脉瘤者为 10%~20%，经 1~2 年半数残存有冠状动脉瘤，因冠状动壁不规则，进而形成闭塞性病变，最终发展成缺血性心脏病者约 3%。危险因素有巨大冠状动脉瘤（直径>8mm 以上)，冠状动脉瘤的形态呈球状、腊肠状。

(2)心肌梗死：并发心肌炎约 50%，冠状动脉瘤 20%~30%，心包炎 25%，瓣膜病变 1%~2%。遗留缺血性心脏病 5.6%，主要死亡原因为心肌梗死。

(3)心肌病变：有 20%~30%的病例于第一、二周并发心肌炎。

(4)心包炎约占 25%。

(5)瓣膜病变：MCLS 的急性期有时合并二尖瓣关闭不全，很少发生主动脉瓣关闭不全。发生率为 MCLS 患者的 1%左右。

(6)传导系统病变：急性期心电图改变为 56%~100%，国内报道为 74.8%。①心电图改变多样与易变；②严重心律失常少见；③异常 Q 波的出现。

2.肺部并发症

国外报道发生率差异较大。据钟佑泉等分析肺动脉炎存在于 45%~71%的尸解病例，30%~90%具有间质性肺炎改变。川崎病一般无显著咳嗽，肺部湿啰音

表 11　以肺部表现为主的病例

作者(年份)	肺部表现
郑代明等(2004)	1995—2002 年 42 例，男 29 例，女 13 例，男女之比为 2.1:1；发病年龄<1 岁 8 例（19.0%),1~3 岁 16 例(38.1%),>3 岁 18 例(42.9%)。发病无明显季节性。症状：42 例患儿均有发热，轻度咳嗽 32 例(76.2%)，中、重度咳嗽 5 例(11.9%)，伴有咳痰 3 例(7.1%)，无任何呼吸道症状 2 例(4.8%)。其中 1 例患儿以高热、咳嗽、双肺干湿啰音等肺损害为始发表现，抗感染治疗过程中顺序出现其他 KD 的典型症状。体征：42 例均有双肺呼吸音粗糙，有干啰音或痰鸣音 6 例(14.3%)，中细湿啰音 1 例(2.4%)。胸片：仅表现双肺纹理增粗紊乱 11 例(26.2%)，肺野内有斑点状或斑片状阴影 28 例(66.7%)，一侧肺门影增浓 1 例(2.4%)，单侧呈均一实变影 2 例(4.8%)。42 例中有32 例查支原体抗体，其中 6 例(18.7%)支原体抗体 IgM 阳性
张廷熹等(1993)	34 例中，男 22 例，女 12 例。发病年龄 35 天~10 岁，其中小于 2 岁占 55.88%。发病至确诊：7 天 18 例，7~14 天 12例，14~21 天 1 例，29 天 3 例。在出现典型症状与体征同时合并呼吸道症状 17 例(50.0%)，其中咳嗽 14 例，流涕 12 例，啰音 3 例。合并脑膜炎、胆囊炎各 1 例，尿路感染 10 例。X 线表现：①肺门境界模糊 16 例，肺门影增大 20 例，淋巴结增大 19 例，肺门角消失；②肺纹理增强 33 例，模糊网状 21 例，杵状 2 例；③肺实质阴影斑点状 11 例，片状 7 例；④纵隔影模糊 4 例，右上纵隔影增宽 12 例；⑤胸膜有反应 5 例

少见。多为一过性或局限性分布。认为本病肺部病变主要继发于肺部血管炎似乎更为合理。

3.神经系统损害

余百川等收治川崎病 90 例，神经系统损害占 14.4%。表现为脑炎和(或)脑膜炎及急性偏瘫两个类型。日本麻生报道神经系统损害发生率为 53%。

4.消化系统损害

田中宗史对典型川崎患儿 206 例临床研究证实，髂总动脉、肠系膜上动脉分别占 93%、86%。

5.多脏器损害

王兴勇等报道 3 例。例 1 川崎病心肌梗死、肺炎；例 2 川崎病合并心肌炎、肺炎、胸膜腔及胆囊积液；例 3 为川崎病合并心肌炎、多发性冠状动脉瘤、麻痹性肠梗阻及肺炎。

五、治疗

郑代明等报道川崎病并肺部病变 42 例。所有病例肺部症状与体征均随 KD 的其他表现及实验室检查项目的恢复而逐渐消失，23 周复查 X 线胸片均基本恢复正常。

六、预后

刘宏等报道的病例全组经用阿司匹林、大剂量静脉注射免疫球蛋白、肾上腺糖皮质激素等综合性治疗治愈 18 例，好转 21 例，均带药出院并随访至少 6 个月至 1 年。

多数预后良好，死亡率为 1%~2%，死因多为心血管损害。

参考文献

[1]张普忠.川崎病的多系统损害(综述)[J].中国城乡企业卫生，2006(114)：66-67.
[2]钟佑泉，白美兰，周同甫，等.67 例川崎病肺部病变 X 线表现及其临床意义[J].临床儿科杂志，1993，11：317-318.
[3]尚敏，李锦霞，张海梅.川崎病胸部 CR 诊断[J].航空航天医药，2009，20：15.
[4]葛一飞，宁顺华，谢孝榕，等.皮肤粘膜淋巴结综合征 66 例临床分析[J].实用医学杂志，1997，13：97-98.
[5]郑代明，于永慧，庄建新，等.川崎病并肺部病变临床特点分析[J].中国综合临床，2004，20：371-372.
[6]张廷熹，黄廉溪，梁华，等.皮肤粘膜淋巴结综合征时的肺部病变：附 34 例分析[J].临床儿科杂志，1993，11：316-317.
[7]刘宏，穆雪.39 例川崎病临床资料分析[J].当代医学，2009，15：91-92.
[8]姚士龄，王家勤.皮肤粘膜淋巴结综合征 137 例综合报告[J].实用儿科临床杂志，1989，4：345-347.

第 6 节 Kimura 病

一、名称

Kimura 病又名木村病(KD)。是一种以淋巴细胞和嗜酸性细胞增生、浸润为主要病理特点，以淋巴结肿大、软组织肉芽肿形成为主要临床表现。KD 是由我国肿瘤外科医生金显宅于 1937 年报道的，随后 1948 年日本学者木村(Kimura)对该病进行了详细的描述。

二、流行病学

KD 是比较罕见的一种疾病，据统计，自首例报道以来全球发患者数仅为 500 余人，主要见于亚洲。该病病因未明，可能与过敏、免疫、肿瘤、寄生虫感染及昆虫叮咬有关。

三、病理

提示该病可能是 IgE 介导的Ⅰ型变态反应性疾病。

KD 的确诊须依靠病理组织学检查，其特点为：①病变位于皮下深处，侵犯真皮层和肌肉；②炎症细胞增生与浸润，各病变组织中形成广泛的淋巴滤泡样结构，大量的嗜酸性粒细胞、淋巴细胞及肥大细胞充斥于滤泡间，多形成嗜酸性微脓肿；③血管增生反应，表现为内皮细胞呈扁平或低立方状，核椭圆形，胞浆稀疏淡染，无空泡化；④不同程度的纤维化。其中淋巴滤泡及嗜酸性微脓肿是其重要的特征。免疫组织化学研究发现，淋巴滤泡以 B 细胞为主，而滤泡间以 T 细胞为主，生发中心内的嗜伊红色沉积物主要为 IgE。国内文献报道，KD 患者中 73%有淋巴滤泡形成，69%伴血管增生，49%伴嗜酸性微脓肿形成，31%伴不同程度纤维化。

四、临床表现

好发于 20~50 岁中青年人，男性居多，呈慢性病程。

KD病程一般比较长，有的可长达数十年。主要临床症状有：①单发或多发的皮下肿物：以软组织单发或多发的头颈部无痛性肿块为主，部分患者伴发瘙痒感（约40%），常位于腮腺区及颌下腺区，口腔黏膜、四肢端肿物、背部也有少见病例报道；②局部淋巴结肿大：患者可表现为独立的、肿大的、无痛性淋巴结或无明显特点的淋巴结病，可无皮下软组织改变，多数患者除皮下肿物外，常伴有局部淋巴结肿大，还同时侵犯其他部位淋巴结，如口腔、腋窝、躯干、锁骨上窝、腹股沟等；③腮腺及颌下腺受累：腮腺及颌下腺受累是最常见的临床表现，可为单侧或双侧先后发病；④肾脏受累：随着病情发展，部分患者在数年或数月后可并发肾损害，以肾病综合征为主要临床表现，可表现为具有广泛组织学病变的肾病。

胸肺病变包括胸部皮肤病变及皮下肿块、肺门纵隔淋巴结肿大、肺炎样病变、肺结节或肿块、胸腔积液、肺动脉高压、支气管哮喘、支气管炎和过敏性鼻炎等。林沁等报道1例。因反复淋巴结肿大13年，尿检异常2个月。胸部CT平扫：食管中段管壁稍增厚伴纵隔多发淋巴结肿大。胸部CT增强扫描示纵隔多发淋巴结肿大。朱迎伟等报道1例并发肺、心、肾等多脏器损害的木村病。胸部CT提示双下肺块影及少量渗出，右侧大量胸腔积液，胸腔积液检查见大量嗜酸性粒细胞、淋巴细胞。右肩部皮肤组织活检确诊。Tsubouchi等发现1例46岁男性患者右下叶肺段出现包块。张政等报道木村病1例。发现颈部肿物10个月，头痛伴血丝痰4个月。丁峰等报道木村病12例，其中有胸部表现1例。患者，男性，27岁。颈部及右腋下淋巴结肿大，右上肢皮下肿块。双肺炎症，肺动脉高压，双侧胸腔积液；心包积液，心肌梗死。章波等报道木村病26例，其中1例X线胸片见肺门影轻度增大，进一步查胸部增强CT见纵隔多发淋巴结肿大。福井等报道55岁男性有结核性胸膜炎、荨麻疹及过敏性鼻炎病史者，3年前始面颈背部皮下出现"疙瘩"；1年前双眼睑肿胀、眼球突出，MRI认为外眼肌、眼轮肌及视神经肿大，进一步检查颈、腋窝、肺门及纵隔淋巴结肿大。皮肤活检证实此病。

五、诊断

实验室检查可见外周血嗜酸性粒细胞升高，血清IgE升高。

临床上应注意KD病与血管淋巴增生伴嗜酸性粒细胞增多症（ALHE）、淋巴结炎、淋巴结核相鉴别。它们具有相似的症状、病理表现。但其在实验室检查等仍有不同之处。此外，KD病应与高嗜酸性粒细胞综合征相鉴别，该病可呈急性或慢性，亦可良性或恶性。

六、治疗及预后

目前KD的常用治疗方法有手术切除、小剂量放射治疗及加用类固醇药物，其中以放射治疗效果最好。

本病一般无恶性倾向，预后良好。

参考文献

[1]青年学者沙龙.肺部罕见病与少见病集萃[J].中华结核和呼吸病杂志，2014，37：237-240.

[2]刘祖平，付晓霞.木村病临床病理分析[J].现代实用医学，2010，22：471-472.

[3]黄石，吕丹，郑永波，等.头颈部木村病4例临床分析并文献复习[J].实用医院临床杂志，2013，10：138-140.

[4]林沁，庄永泽，陈淑娇.Kimura病1例附文献复习[J].实用医学杂志，2006，22：2284-2286.

[5]朱迎伟，毛毅敏，娄源杰，等.并发肺、心、肾等多脏器损害的木村病一例并文献复习[J].中国全科医学，2012，15：93-94.

[6]章波，袁雁，付斌.木村病26例诊治体会[J].中国全科医学，2012，15：3774-3775.

第7节 Kleine-Levin综合征

一、名称

Kleine-Levin综合征又称为周期性嗜睡－贪食综合征、反复发作性过度睡眠、周期性过度睡眠、饥饿病综合征、周期性睡眠综合征。1925年由Kleine首先报道了5例周期性嗜睡的患者，1936年Levin做了进一步的描述。1942年被命名为Kleine-Levin综合征。国内马少金于1987年曾报道本病1例。国内外均较少见。日本高桥康郎将本病分为3种类型：①以嗜睡为主；②嗜睡伴食欲异常亢进；③嗜睡伴异常言行者。本病以周期性发作性嗜睡合并精神行为异常为主要临床表现。

二、流行病学

此综合征发病率是发作性睡病的 1/20。后者估计发病率为(2~6)/ 万。

三、病理

其发病机制目前尚不清楚,可能与丘脑功能失调有关。

四、临床表现

常见于青少年, 以 10~20 岁男性患者占绝大多数。青春期女性和中年人偶见。

本综合征是一种罕见的神经系统疾病,其主要临床表现包括周期性发作的嗜睡、认知障碍及行为异常,例如食欲亢进、性欲亢进,嗜睡是该疾病最主要的临床表现,也是诊断该疾病所必需的,每次嗜睡发作的时间平均为(12 ± 9)天,发作期间每天睡眠时间平均为(18 ± 2)小时。文献报道睡眠时梦增多,但睡眠麻痹和猝倒症少见;嗜睡发作结束后,部分患者会出现短暂的失眠。几乎所有的患者在发病期间均存在认知功能损害,例如意识模糊、定向障碍、注意力下降、记忆减退等;2/3 的患者存在言语异常, 例如语言不连贯、语速减慢、刻板语言等。许多患者对于发病期间的事情遗忘,部分患者出现失用症,一些患者会出现幻听、幻视、妄想等精神病症状。除此之外,一些患者会体验到一种不真实的感觉, 例如周围的事物扭曲,不真实,像是在梦中一样,这种感知觉改变还包括为眼前的物体看上去离自己很远、耳边的声音听起来也离自己很遥远及人格解体。

本综合征虽然病程较长,但为良性病变,具有周期性、反复发作、可自行缓解的特点。病程为 0.5~41 年,平均为 8 年。

五、诊断

国际疾病分类草案 ICD-10 的诊断标准:①一种发作性睡眠、饮食和行为障碍;②发作期表现为明显的嗜睡和睡眠时间延长、进食量增加;③不固定的人格改变,可表现为易激惹性、幻觉和抑郁等;④发作持续几天到几周,发作间期完全正常,而脑电图、多导睡眠描记法和睡眠潜伏试验有助于诊断。如果嗜睡、贪吃和心理情绪异常均出现称为典型病例,如果其中之一的症状出现相反的情况称之为不典型病例,如果只有其中 2 个主要症状则称为不完全病例。

六、治疗及预后

目前本综合征无特效药物。主要使用中枢兴奋剂,如安非他命、莫达非尼等,以改善嗜睡症状。预防发作可选用碳酸锂,但仅对一部分患者有效。本综合征至完全成人时发作可趋于消失,有自愈倾向。

参考文献

[1]岡田保.広範圍症候群(新订版)Kleine-Levin 症候群[J].日本臨牀,1987,春季臨時增刊号,45:1182.

[2]饶立,李涛,李承晏.Kleine-Levin 综合征[J].卒中与神经疾病,2012,19:43-44.

[3]邢昂.Kleine-Levin 综合征[J].脑与神经疾病杂志,2005,13:71-72.

[4]洪庆成,江敬铭.儿科综合征[M].天津:天津科学技术出版社,1996:279-280.

第 8 节 Klinefelter 综合征

一、名称

Klinefelter 综合征是一种染色体畸变的遗传病。1942 年 Klinefelter 首先对 1 例先天性睾丸发育不全的患者进行了描述。1959 年 Jacobs 等证实了该征大多数患者的染色体核型为 47,XXY。此后又相继发现了 Klinefelter 综合征染色体核型的其他各种变型。

二、流行病学

Klinefelter综合征的男性性腺功能减退的原因是男性性染色体异常。估计其发病率为 0.06%。其发生率占出生男性的 1‰~2‰。常见的染色体核型为 47,XXY 或 XXY/XY 嵌合体,前者占 80%,后者占 10%,其他类型占 10%。

三、临床表现

Klinefelter 综合征体检发现儿童较瘦，阴茎正常大小或轻度增大，但睾丸较小，有无睾症的临床症状，到青春期性腺功能减退的症状更明显，睾丸仍小而硬，阴茎增大，呈女性型乳房。

岩丸等报道 Klinefelter 综合征合并纵隔原发胚细胞瘤 1 例。患者，男性，10 岁。发现纵隔肿瘤。CT 引导下穿刺活检。诊断畸胎瘤。以 CDDP、VP-16、博来霉素 3 个疗程化疗。其后各种指标恢复正常范围。继之手术，诊为胚细胞瘤(联合型)，追加化疗。患者术前染色体检查为 Klinefelter 综合征。土岐善纪等报道 1 例合并纵隔原发混合型胚细胞瘤。患者，男性，13 岁。右胸占据性病变。术后标本 1650g。术前后综合治疗，取得良好效果。

据报道，纵隔胚细胞瘤 20%合并 Klinefelter 综合征，反之是 1.5/1000。

Kalifa G 等报道 4 例纵隔恶性畸胎瘤伴有染色体 47，XXY 的 Klinefelter 综合征。文献曾报道 Klinefelter 综合征男性并发乳腺癌，并偶然并发别的肿瘤如血管肉瘤和中枢神经肿瘤。多种文献报道的 Klinefelter 综合征合并纵隔畸胎瘤，其发生是一种确实的疾病，而不是单纯的偶合。至今报道 15 例。

到目前为止，只有男性乳腺癌才显示与 Klinefelter 综合征有关的恶性征象。文献综述指出，患有 Klinefelter 综合征的患者，有发展为生殖细胞肿瘤的倾向，尤其是那些性腺外部起源的生殖细胞癌。在远处由性腺所发生的生殖细胞癌最常见的是在前纵隔部位，是已被公认的。这些发生在纵隔内的生殖细胞癌在睾丸内无原发病灶，腹膜后淋巴结无转移受累，这样的肿瘤估计占纵隔恶性肿瘤的 5%~13%，极少数睾丸肿瘤是否可转移到纵隔尚有争论。实际上，大多数纵隔生殖细胞癌发生在年轻男性，不过少数也可发生在女性。Recondo 和 Libshitz 综述了性腺外原发性生殖细胞瘤发病的新理论。Fox 和 Woods 报道 5 例累及纵隔、肺、淋巴结的未分化癌。已证明，肿瘤的甲胎蛋白及 HCG 的 B-亚单位为标志对诊断观察治疗效果和早期复发是有帮助的。在 Sogg 等所复习的文献中，有 10 例 Klinefelter 综合征伴有睾丸或性腺外生殖细胞肿瘤，其与原发性睾丸生殖细胞肿瘤不同。文献上所报道的 24 例原发性纵隔绒癌中，其中有 2 例并发 Klinefelter 综合征。

王建国等报道 1 例。患者，男性，24 岁，因婚后一年多不育做细胞遗传学检查。患者小学毕业，智力较差，无特殊疾患。体检：身高 172cm，体重 56kg，反应较迟钝。喉结不明显，皮肤细嫩似女性，无胡须、腋毛，阴毛稀少，睾丸小，阴茎发育基本正常，能勃起，无精子。按 1978 年国际命名体制模式图进行分析，确定其核型为 48，XXYY。属 Klinefelter 综合征，是较为罕见的一种变型。

表现为先天性睾丸生精上皮发育不全或不发育。临床特征包括：表现型为男性，睾丸小而硬，曲细精管呈透明变性，纤维化，以致完全破坏，无精子不育。身材细高，四肢长，男性乳房发育。部分患者有智力发育障碍。青春期后，尿促性腺激素显著增高。性染色质阳性，Barr 小体阳性。这些患者中甲状腺功能减退或糖尿病的发病率比对照组要高。

李文君等报道因骨质疏松就诊的 Klinefelter 综合征1 例。

四、诊断

Mukergce发表了 Klinefelter 细胞的试验，特别是 XXY 成纤维细胞，在 SV-40 病毒影响下，它比 XY 对照组要多 2~10 倍。

五、预后

对有纵隔肿块的儿童，应检查外生殖器；当有异常时，要检查染色体。对所有纵隔畸胎瘤伴性早熟的儿童，也应进一步检查染色体。

参考文献

[1]岩丸有史，小山孝彦，神山育男，ほか.Klinefelter 症候群に合併した縦隔原発 germ cell tumor，combined typeの 1 例[J].日呼外会誌，2001，15：28-32.

[2]江浩.Klinefelter 氏综合征和纵隔畸胎瘤[J].国外医学放射分册，1984，7：102.

[3]陈常召.伴有 Klinefelter 综合症的原发性纵隔胚胎性癌[J].沁水医专学报，1982，237.

[4]王建国，连建华，陈勇夫.一例 48，XXYY Klinefelter 综合征报告[J].河南医科大学学报，1991，26：79-80.

[5]李文君，顾耀，吴国亭.因骨质疏松就诊的 Klinefelter 综合症一例报告[G].中华医学会第 4 次全国骨质疏松和骨矿盐疾病会议论文汇编，2006.

[6]土岐善纪，本間崇浩，津田基晴，ほか.Kleinfelter 症候群患者に合併した縦隔原発混合型胚細胞性腫瘍の一例[J].日呼外会誌，2008，22：164-168.

第9节 Klippel-Feil综合征

一、名称

Klippel-Feil综合征又名短颈综合征、先天性蹼状颈综合征、颈胸椎体先天性骨结合综合征、先天性骨性斜颈综合征、先天性短颈畸形等。首先由Haller于1843年描述,1912年由Klippel-Feil又做了进一步的详细报道。临床以短颈、后发际低、颈部活动受限等三联征为特征。国内1986年项罗以、1987年张沪生各报道1例,之后有一组16例的报道。

本病是以不同平面的颈椎融合及多发半椎体造成颈部短缩及运动功能障碍为特征的临床综合征。

二、流行病学

本综合征系遗传性染色体异常性疾病,是中胚层的发育畸形,可能与胚胎3~7周时中胚层分节缺陷有关。部分病例有家族史。确切发病率不清,在1/4.2万~1/4万之间,男女患病率之比为3∶4。

三、病理

Pizzutillo对111例患者的屈伸位X线片做了动态分析研究后发现,患者融合相邻的上颈段由于过度运动,有神经受损的危险,而相邻的下颈段由于运动改变及不良应力的作用容易导致退行性疾患。7个颈椎有机地组成一个不完全的闭合性动力系统,当2节或多节颈椎发生先天性融合时,整个颈椎将发生不良应力,在其邻近或远节出现多处平衡现象。在融合的上颈节段,由于代偿性的过度运动容易引起椎间不稳或半脱位,临床上应注意与创伤性病变相鉴别。而其相邻的下颈节段由于不良应力的影响可能发生椎间盘突出、韧带钙化及颈椎管狭窄症等继发性病理改变,临床上容易误诊为颈椎病等疾患。

目前人类联机孟德尔遗传表列出至少3个Klippel-Feil综合征相关基因,有显性也有隐性的:Klippel-Feil综合征(148900);Klippel-Feil畸形,导致耳聋与先天阴道缺失(148860);Klippel-Feil综合征畸形,导致耳聋与面部不对称(148870)。Da在一项大宗巴西系谱研究中发现Klippel-Feil畸形为常染色体隐性遗传。

四、临床表现

1912年Klippel和Feil提出:①颈短,似乎躯干直接头颅一样;②颈部运动受限;③后头部发际低。分3型:①颈椎全部愈合;②颈椎部分愈合;③除颈椎愈合外,还有胸椎、腰椎的愈合。3型约占半数,1型极少,2型约为1型的50倍。伴随的神经症状少,智能低下、外眼肌麻痹、先天性重听、锥体系障碍、自主神经障碍、脊柱裂、脊髓空洞症等。肩胛骨上举、后侧弯症,乳头低位、斜颈、腭裂翼状颈、心脏畸形(如颈静脉畸形引流)等。

临床以短颈、枕部发际低、伴有颈部活动障碍三联征为特征。X线以不同平面颈椎椎体或(和)附件完全或不完全融合伴多发半椎体等多种畸形为特点。Feil氏原始的分型为3型:Ⅰ型:所有颈椎和胸椎块状融合;Ⅱ型:1对或2对颈椎融合,是最常见的类型;Ⅲ型:Ⅰ型和Ⅱ型合并有下胸或腰椎融合。以形态学上大致可分为两大类:一类为伴发颅颈部连接畸形、寰椎枕化、枕骨大孔畸形、齿状突缺如、颅底凹陷等;另一类为单纯颈椎融合或伴有胸腰椎融合。Moore报道的39例本综合征患者中,男女之比为1∶1.5。文献报道K-F综合征还可合并先天性心血管畸形,颜面不对称,额裂,畸形手,畸形足,胃肠、神经系统和皮肤先天异常。多经X线检查证实,故对本综合征患者应进行全面检查,以发现其并发症。

本综合征仅少于50%的患者有以上3种表现,大多数患者合并有其他器官系统的异常表现。

Morrison统计本综合征伴心血管畸形者占4%。

本综合征可合并多种发育畸形。心血管系统以室间隔缺损多见;消化系统可见先天性巨结肠、消化道畸形;泌尿生殖系统有隐睾、肾盂积水、单侧肾脏发育不全;运动系统有脊柱侧凸、后凸、半椎体、高肩胛症、颈肋等;神经系统可见各种瘫痪、脑积水及神经性耳聋,其他可见面部不对称、斜视、眼球震颤、唇腭裂等异常。有作者提出这些“隐匿”性异常对患者的危害超过颈部的畸形,故对每位患者均需进行上述各系统检查,以防漏诊。Winter曾对1215例先天性脊柱侧弯和后凸的患者进行回顾性研究,发现Klippel-Feil综合征发病率较高,共298例,占25%。

大约30%的Klippel-Feil综合征患者伴有听力学上的缺陷。

韩东一诊治Klippel-Feil综合征合并双侧脑脊液耳鼻漏1例。内耳畸形引起脑脊液耳漏的报道较多，但伴内耳畸形引起脑脊液耳漏者少见，特别是双侧脑脊液耳漏者尚未见报道。

先天性脊柱侧凸占61%，33%有肾脏疾病。

五、诊断

防止误诊的对策（王振汉组病例误诊率高达74.5%）：①加深对该病的认识，提高诊断水平；②在融合相邻的上颈节段，由于代偿性的过度活动可引起椎间不稳甚至半脱位，此时必须拍摄动态X线片方能发现；③在融合相邻的下颈节段可能继发各种退行性改变，注意与颈椎病等疾患鉴别；④由于各种继发性病理改变，使该病具有潜在的危险因素，有些患者在轻微外力作用下即可发生严重的神经系统症状；⑤CT及MR对于诊断和指导治疗方面有着重要价值；⑥对于没有明显临床症状的患者，应嘱其终生定期复诊；⑦除颈部检查外，还应注意检查有无其他畸形同时存在，这对于全面诊断和指导治疗都是非常重要的。

六、治疗及预后

Bernini等应用动脉造影，以观察枕颈畸形患者的椎动脉，发现25%有明显异常，故在治疗脊柱侧弯中，当有Klippel-Feil综合征患者做颈椎牵引时，应避免牵引过度而发生神经或血管损伤。

本综合征预后尚可。

参考文献

[1]韩东一.诊治Klippel-Feil综合征合并双侧脑脊液耳鼻漏的经验教训[J].首都医药，2006，13(4)：26-27.

[2]刘洋，李明.Klippel-Feil综合征研究进展[J].脊柱外科杂志，2005，3：43-45.

[3]谢新发，段枢.Klippel-Feil综合征5例报告[J].实用放射学杂志，1993，9：622-623.

[4]塩沢全司，松井孝道，大矢昌纪.広範圍症候群（新订版）Klippel-Feil症候群[J].日本臨牀，1987，春季臨時增刊号，45：211-212.

[5]王振汉.Klippel-Feil综合征38例误诊原因分析[J].临床误诊误治，1996，9：122-123.

[6]欧阳甲，程力，沈宁江.Klippel-Feil综合征[J].中华骨科杂志，1995，15：123-124.

[7]蒋源，张晓彤.Klippel-Feil综合征一例[J].听力学及言语疾病杂志，2002，10：240.

[8]常凤珍，庹红莲，只炳元，等.Klippel-Feil综合征伴内耳畸形致自发性脑脊液耳漏1例[J].临床耳鼻咽喉头颈外科杂志，1999，13：522-523.

第10节　Klippel-Trenaunay-Weber综合征

一、名称

Klippel-Trenaunay-Weber综合征（KTWS）即血管瘤骨肥大综合征，又称为骨肥大静脉曲张痣、韦伯（Weber）综合征、Ollier-Klippel综合征、帕克斯－韦伯（Parkes-Weber）综合征。

1900年，两名法国医生Klippel和Trenaunay首次报道以患侧下肢皮肤表面血管痣（瘤）、骨骼及软组织较健侧肢体肥大，同时伴有浅静脉蚓状曲张为特征的病例，并命名为Klippel-Trenaunay综合征（KTS），又名静脉畸形骨肥大综合征或静脉曲张性骨肥大血管痣。1907年Parkes和Weber两名学者也报道了相似病症，但患肢有动静脉瘘改变，称为Klippel-Trenaunay-Weber综合征，作为KTS的Parkes-Weber亚型。

二、病因及病理

病因及病理不明。可能为先天性局限性血管发育异常。

三、临床表现

KTWS的症状及体征主要表现在下肢，四肢及面部受累少见，也可累及内脏。男女发病率基本相同。KTS有3个主要表现，俗称“三联征”。①浅静脉曲张和静脉畸形：浅静脉曲张主要发生在肢体外侧，浅静脉异常增多，曲张呈团或网状，同时有相当部分患者伴有深静脉发育异常，浅静脉曲张和静脉畸形可引起KTS患者肢体静脉回流障碍、肢体肿胀疼痛、足踝部皮肤营养不良、皮肤色素沉着、淤滞性皮炎和瘀血性溃疡，溃疡经久不愈可致活动受限；②多发性皮肤葡萄酒色斑块状血管瘤或血管痣：多数患者患肢皮肤、臀部或其他部位有成片的地图形突起物，呈粉红色或紫红色，压之变色，其病理基础是毛细血管的异常增生，出生时或幼年期即可出现，一些患者的血管痣可向深层发展，侵及肌肉至胸腹腔脏器；③患侧肢体过度生长、肥大，较健侧明显增粗、增长，在青春期前后加重，并可同时存在肢体的动静脉瘘，表现为肢体皮温增高、血管杂音等，肢体肥大还可引起步态异常及继发性脊柱侧凸。

KTWS累及内脏及颅内血管时，还可出现膀胱、脾、结肠、肝等内脏血管畸形，可表现为消化道出血、泌尿道出血、脑出血。部分患者可伴有多趾、巨趾、并趾畸形及淋巴系统异常。有的病例可伴有颈胸段椎管内的血管异常，由于异常血管的压迫或出血的压迫，可出现截瘫，少数病例可伴有眼部血管异常而出现相应的症状。

刘翠杰等报道1例合并右位心并肝胆胰脾镜像移位。王春生等报道1例，患儿，男，3岁，胸骨左侧平乳头下至脐以上区、左足趾均可见散发的或大面积鲜紫红及暗紫红斑片，境界清楚，表面光滑或微有突起，压之退色，皮损中有大量网状毛细血管扩张。

四、诊断及鉴别诊断

临床上符合三联征中两项或两项以上即可确诊。除了特殊的临床表现外，X线、多普勒超声、MRI及MRV、下肢静脉顺行造影和动脉造影是诊断KTWS的常用方法。

五、治疗及预后

KTWS是由畸形的静脉、微静脉和淋巴管组成的混合型脉管畸形。KTWS的治疗非常复杂，涉及遗传学评估、诊断试验、治疗计划的制订、并发症预防、患者及其家属的心理支持和KTWS症状的治疗。其主要的治疗方法为保守加压疗法。激光可用于治疗局限性的葡萄酒色斑。在脉管畸形干预治疗前，对表浅静脉进行影像学检查，有助于更好地了解静脉解剖和深部静脉的引流情况。对表浅静脉和畸形静脉，可采用乙醇或泡沫硬化疗法、选择性静脉内热消融术，以及临床上使用最多的外科剥脱术、静脉切除术和内镜筋膜下交通静脉结扎术，偶尔也可行深部静脉重建术。术中使用止血带可减少出血，选择性使用下腔静脉过滤器可预防肺动脉栓塞的形成，因KTWS累及多个器官，治疗这种复杂的畸形，需要多学科方法的联合。

参考文献

[1]刘辅仁.实用皮肤科学[M].3版.北京：人民卫生出版社，2005：1066.

[2]梁静.Klippel-Trenaunay综合征的诊治研究进展[J].贵州医药，2014，38：89-91.

[3]周琴，郑家伟.Klippel-Trenaunay综合征治疗进展[J].口腔颌面外科杂志，2009，19：296-299.

[4]刘翠杰，刘华昌.骨肥大静脉曲张性痣综合征合并内脏移位[J].中华皮肤科杂志，1994，27：115.

[5]王春生，李梅荣，丁海军，等.双侧骨肥大性静脉曲张性痣一例[J].中国皮肤性病学杂志，1993，7：174-175.

第11节 Kniest病

一、名称

Kniest病又名Kniest发育不良或Kniest综合征，系先天性骨骼发育不良疾患，也有称为Ⅱ型异型侏儒症者。它在很多方面酷似典型的异型侏儒症（隐性遗传）。Kniest发育不良（MM156550）是1952年由德国Kniest医生最先报道的，是一种比先天性脊柱骨骺发育不良（SEDC）更严重的表型。

二、流行病学

Kniest病多数起因于基因新发突变，呈散发性。COL 2Al基因的杂合子突变所导致的一组疾病总称为⑰型胶原病（MM120140）。由于COL 2A1基因是杂合性突变，所以⑰型胶原病大多为常染色体显性遗传病。COL2A1基因突变可表现为多种形式的软骨发育不良，其临床表型包括⑰型软骨成长不全与软骨形成不足、脊柱骨骺发育不良、Kniest发育不良等。

三、病理

鉴于Kniest病为一表现严重畸形的骨骼发育不良，文献报道其骨髓窦、软骨组织病理检查为“瑞士干酪”型，显性遗传子代的再发风险约50%。

Kniest 病的分子机制大多为外显子 - 内含子结合处的突变导致的某一外显子缺失，因此表型较为严重。首例 Kniest 病的分子机制为：内含子 18 起始位置为保守的 TG，因碱基 T 的缺失导致了 mRNA 剪接错误，而使整个外显子 18 全部缺失，而导致了严重的表型，该患者 28 岁时，身高为 115cm。

四、临床表现

邱维勤等报道 1 例。患者，女性，29 岁，患者自幼发现胸背部畸形并伴有腭裂，无家族史，父母非近亲通婚。体检轻度巨头，眼距增宽，前额变平，眼眶变浅，近视，轻度突眼，听力正常，口大，腭裂、悬雍垂裂，不伴唇裂。两侧锁骨不对称，左侧突出，右侧低平，躯干短，胸廓不对称，左胸稍隆起，右胸下陷，脊柱侧突、后突。四肢略短，两侧手掌呈紫罗兰色，双膝隆起，各关节活动无明显受限。心率 108/min，偶有期前收缩，未闻及杂音，两肺呼吸音无异常。腹平软，无脐疝征，肝脾未扪及。X 线片示胸腰椎呈 S 形侧突并后突畸形，肋骨聚拢，未见明显骨质破坏，肺部无异常。心电图示窦性心动过速。鉴于侏儒的标准一般为成人身高低于 130cm 或低于同民族、同年龄者平均高度的 30% 以上，以本病例身高 146cm 来衡量，严格说来若称为Ⅱ异型侏儒症是不恰当的。

Siggers 等（1974）曾报道 8 例。2 例为同卵双生，其他 6 例均系散发性的；其中 5 例有腭裂，6 例有聋症，3 例有视网膜脱离。8 例的平均年龄为 28.5 岁。Maumence 与 Traboulsi（1985）报道的 7 例均有先天性高度近视和玻璃体视网膜变性。因已发现患者父母及子女同患此病，提示为常染色体显性遗传，目前已经肯定。

Kniest 病常见的临床表现包括圆脸伴面中部发育不良、扁平鼻、近视、视网膜脱离、腭裂、耳聋，与先天性脊柱骨骺发育不良（SEDC）相比，有更加严重的关节挛缩和脊柱侧凸。与 SEDC 相比，影像学特点表现为椎体更加扁平、长骨更短，而且有手部的累及。组织学特点表现为“瑞士干酪”型软骨组织。

五、诊断及治疗

本病应行病理学确诊和遗传学测定。可手术者矫正。

参考文献

[1] 邱维勤，王讳. 散发 Kniest 病一例报告[J]. 当代医师杂志，1996，1(3)：12.
[2] 夏欣一，杨滨. COL 2A1 基因突变与⑰型胶原病[J]. 中国优生与遗传杂志，2008，16：3-4.

第 12 节 Kostmann 综合征

一、名称

Kostmann 综合征即 Kostmann型先天性嗜中性粒细胞减少症，为先天性骨髓衰竭的一种类型，又称为遗传性婴儿粒细胞缺乏症，由儿科医生 Kostmann 首先报道。

嗜中性粒细胞减少症按病因、病态分类有几个病型，其中包括遗传性，代表的疾患有 Kostmann 型先天性嗜中性粒细胞减少症、家族性良性嗜中性粒细胞减少（Gönsslen 型）、遗传性嗜中性粒细胞减少症、伴免疫不全的嗜中性粒细胞减少症等。

先天性中性粒细胞减少症是一组异质性疾病，包括重型先天性中性粒细胞减少症（SCN）、周期性中性粒细胞减少症（CN）、网状组织发育不全、家族性良性慢性中性粒细胞减少症、糖原累积病Ⅰb、Chediak-Higashi 综合征等一系列疾病。

中性粒细胞减少症通常定义为由于患者外周血中的中性粒细胞绝对数量减少而引发的一组综合征。对儿童患者而言，中性粒细胞减少症的诊断标准随年龄而异：生后 2 周至 1 岁婴儿的中性粒细胞绝对数量（ANC）$<1\times10^9/L$ 儿童及成人的 ANC$<1.5\times10^9/L$ 时，即可诊断为中性粒细胞减少症。有学者进一步将其分为轻、中、重和极重型：ANC$<1.5\times10^9/L$ 为轻型，ANC$<1.0\times10^9/L$ 为中型，ANC$<0.5\times10^9/L$ 为重型，ANC$<0.2\times10^9/L$ 为极重型。感染的发生率与粒细胞减少程度呈正相关，但同时还与患者的免疫状态有关，免疫功能正常的患者可不发生严重感染。

二、流行病学

由 Kostmann 报道的 SCN 患者为常染色体隐性遗

传，但近年来的研究表明，SCN 是与多个基因突变相关的异质性遗传综合征，可有常染色体隐性遗传、常染色体显性遗传、散发和 X 连锁隐性遗传等多种遗传方式，见表 12。

表 12 重型先天性粒细胞减少分型

受累基因	遗传方式	临床表现
ELA2	常染色体显性遗传	骨质疏松
CFI1	常染色体显性遗传	骨质疏松，单核细胞增加
HAX1	常染色体隐性遗传	骨质疏松，神经系统异常
G6PC3	常染色体隐性遗传	心脏、泌尿生殖系统畸形
WAS	X 连锁隐性遗传	淋巴细胞减少，吞噬活性丧失

三、病理

骨髓检查发现中性粒细胞成熟障碍为其显著的临床特征。

四、临床表现

患者多于生后 2 个月至 1 岁起病，甚至从新生儿期起即反复发生皮肤黏膜、呼吸道、泌尿道等处的化脓性感染，外周血 ANC 明显减少。

先天性中性粒细胞减少症患者易反复发生严重的细菌感染，如中耳炎、肺炎、蜂窝织炎、骨髓炎等，但常常不能形成化脓病灶。长期中性粒细胞减少时还可发生真菌感染。许多患者除中性粒细胞数量减少外，还常常伴有中性粒细胞质方面的异常。值得注意的是，在世界部分地区及种族人群中，某些人的中性粒细胞数量可低于正常却无任何细菌感染的易感性，如某些非洲后裔及中东地区一些民族中存在的“良性种族性中性粒细胞减少症”等。

李晓会等报道 ELA2 突变致严重先天性中性粒细胞减少症 1 例。患儿，男，1 岁 6 个月，生后表现为脐带脱落延迟（1 个月余），既往多次重症细菌感染及真菌感染，表现为脐炎、反复呼吸道、消化道及皮肤感染、颈部淋巴结炎伴脓肿形成、肛周脓肿、肝脏脓肿和真菌性食管炎，于肝脓肿术后 2 个月因败血症死亡。多次查外周血中性粒细胞绝对值低于 1.0×10^9/L，骨髓检查提示粒系增生偏低，中性粒细胞成熟障碍。行 ELA2 基因测序发现，其第 4 外显子发生杂合插入突变，插入 15 个碱基片段（推导氨基酸序列为 5 个氨基酸），该基因突变为新发突变。患儿母亲、父亲、哥哥在该位点为正常基因型。确诊我国首例 ELA2 突变致 SCN 患儿。SCN 是一种少见的原发性免疫缺陷病，归属于吞噬细胞数量缺陷。患儿多于婴儿期出现明显的中性粒细胞减少、反复致命性细菌感染，骨髓检查示中性粒细胞成熟障碍。因编码中性粒细胞弹性蛋白酶（NE）的 ELA2 基因为致 SCN 的最常见突变基因，故疑诊 SCN 的患者推荐首先行该基因筛查。

伴免疫不全症的嗜中性粒细胞减少症自乳儿期反复患口腔及呼吸器系感染。

五、治疗及预后

自 20 世纪 80 年代后期开始，粒细胞集落刺激因子 G-CSF 的临床应用使先天性中性粒细胞减少症及 CN 患者的临床预后有了极大改善，而应用糖皮质激素、雄激素、锂、静脉滴注免疫球蛋白和粒 - 巨噬细胞集落刺激因子的治疗则通常无效。G-CSF 可使 CN 患者外周血的中性粒细胞数值波动幅度增加，从而减少患者中性粒细胞减少的程度，缩短粒细胞缺乏时间，降低患者的感染概率，大大延长了患者的寿命。

本综合征预后较差。

参考文献

[1]赤羽太郎，小宮山淳.広範圍症候群（新订版）遺伝性好中球減少症[J].日本臨牀，1987，春季臨時增刊号，45：1046-1047.
[2]李晓会，刘玮，赵晓东.ELA2 突变致严重先天性中性粒细胞减少症 1 例及文献复习[G].中华医学会第十七次全国儿科学术大会论文汇编，630.
[3]陈森，乔丽津.先天性中性粒细胞减少症的研究进展[J].医学综述，2010，16：3743-3746.

第 13 节 Kounis 综合征

一、名称

Kounis 综合征（KS）又称为过敏性心肌缺血综合征，是指在过敏反应状态下，以肥大细胞为主的多种炎性细胞激活，释放多种炎性介质并作用于心脏及冠状动脉的急性冠状动脉综合征。Kounis 综合征最早于 1991 年由 Kounis 和 Zavras 提出，认为是一种过敏性心绞痛综合征，之后被定义为急性冠状动脉（冠脉）综合征同时伴发一种过敏事件。

二、流行病学

国外研究发现,Kounis 综合征年发病率为(0.79~0.96)/10 000,病死率为 0.0001%,且 0.3%疑似急性冠状动脉综合征患者确诊为 Kounis 综合征。一项 3 年的回顾性研究发现,发生 KS 的 226 例患者共经历了 46 次危及生命的严重过敏反应及心脏事件。研究表明,导致 KS 的原因多种多样,包括药物、虫叮咬(黄蜂蜇)、食物(鱼、贝类、蔬菜、水果、猕猴桃、樱桃和罐头食品、鲭鱼)、环境暴露、医疗因素[降压药(氯沙坦)、激素类药物、止痛药(双氯芬酸、布洛芬、氨水杨酸)、溶栓抗凝药(阿司匹林、肝素等)、抗生素(青霉素、头孢类、莫西沙星、阿莫西林)、抗肿瘤药物、碘对比剂、质子泵抑制剂(奥美拉唑)、麻醉药、鱼精蛋白、蔗糖铁、中药制剂]等。据统计,最常见的 KS 诱发因素是抗生素(27.4%),其次是虫叮咬(23.4%)。非药物治疗手段包括冠状动脉药物支架置入、左室辅助装置、房缺封堵器置入等。

三、病因及病理

Kounis 综合征是过敏反应诱发的急性冠状动脉综合征的特殊类型,发病机制为过敏反应发生时,以肥大细胞为主的多种炎性细胞被激活,产生一系列级联酶促反应,释放组胺、中性蛋白酶(胃促胰酶、类胰蛋白酶)、血小板活化因子、细胞因子、白三烯等多种炎性介质,作用于心脏及冠状动脉,诱发冠状动脉痉挛、冠状动脉粥样硬化斑块破裂,促进血栓形成,进而造成急性心肌缺血。

根据冠状动脉的病理特征,Kounis 综合征分为三型。①Ⅰ型:无冠状动脉粥样硬化病变及相关危险因素,主要由过敏反应引起冠状动脉痉挛导致的急性心肌缺血;②Ⅱ型:存在冠状动脉粥样硬化病变,过敏反应引起冠状动脉痉挛和(或)斑块破裂、血栓形成;③Ⅲ型:由冠状动脉支架过敏导致支架内血栓形成。

Kounis 和 Zavras 认为,严重、致命的药物支架内血栓形成,均有过敏因素的参与,患者本身对支架内涂层的药物产生过敏反应,镍过敏也是可能的诱因之一。环境暴露包括割草、虫叮咬(包括蝇类、黄蜂等)、水母蜇咬、乳胶及毒漆接触、食用贝类和粟类、蛇毒等。患者自身所处的状态也很重要,存在支气管哮喘、干草热、血管神经性水肿、食物过敏、肥大细胞增多症、血清病、荨麻疹等疾病或情况的患者,由于其本身处于高敏状态,更容易发生过敏反应,引起血管痉挛等。

四、临床表现

Kounis 综合征可发生于任何年龄段,但以 40~70 岁人群多见(68%)。Kounis 综合征的临床表现主要包括两方面:一方面是急性冠状动脉综合征相关表现,如胸痛(最常见,占 86.6%)、心悸、气短等;另一方面是急慢性过敏表现,如皮疹、荨麻疹、支气管哮喘、低血压等。

有时急性冠脉综合征可出现急性肺水肿;另外,严重的过敏反应可引起严重的低血压甚至休克。冠心病的治疗在药物基础上支架植入已经比较普遍。但支架可以并发罕见的但非常可怕的支架血栓形成。随机临床试验显示,每年支架血栓事件发生率为 0.2%~0.5%,导致的死亡率达 40%。尽管支架血栓形成可能是多方面原因引起,但是多项临床报告及死亡患者病理学发现与动物试验一致的结论均与过敏炎症有直接关系。所有支架组成部分包括金属钢梁、聚合物涂层及释放的药物均对冠脉内膜有反复的、持续的、慢性的变态反应性刺激。支架及血栓区域可被炎症因子浸润,包括嗜酸细胞、巨噬细胞、T 细胞和肥大细胞,因此 KS 是支架血栓形成的主要原因之一。过敏反应一般会经历 3 个阶段。早期为数分钟出现,晚期为 2 小时到 2 天,慢性期为持续的、连续的、反复的伴随变应原始终存在的变态反应。

李菁等在 pubmed 上以"Kounis syndrome"为关键词,检索了自 1991 年 Kounis 第一篇报道起至 2014 年 7 月止所有有关 Kounis 综合征的文献,共 221 篇,其中病例报道 177 篇,总结性文献 44 篇。在 177 例病例报道中,绝大多数为单个案例。在提出这一概念的早期(1991—2007 年)共 22 例,以后逐渐增多,至 2014 年每年均有 20~30 例报道。近年来,报道的内容逐渐从单纯的药物诱发冠状动脉事件扩展到支架、心脏辅助装置所诱发的过敏性心脏事件。该综合征主要累及的器官是冠状动脉血管、心脏传导系统和心肌,发生的临床情况按照报道的例数依次为:过敏性冠状动脉痉挛所致不稳定型心绞痛和急性心肌梗死(154 例)、药物支架内血栓形成(包括急性、亚急性和晚期血栓形成)(10 例)、心脏骤停(5 例)、心源性休克(4 例)、房缺封堵器植入术后左房血栓形成(2 例)、左室辅助装置置入术后心室内血栓形成(1 例)和心脏传导阻滞(1 例)。

周静等报道 Kounis 综合征 2 例。例 1:患者,女性,44 岁。因胸闷、胸痛 20 分钟急诊入院。1.5 小时前因龋齿于口腔门诊行拔牙术,术中先后 2 次应用阿替卡因肾上腺素注射液于牙周膜行多点注射麻醉，20分钟前注射麻醉后突发胸闷、左胸及剑突下疼痛、头晕、大汗，并呕吐少量胃内容物1次，遂转入急诊科。全身冷汗，口唇无发绀，左侧面颊部、颈部散在粉色丘疹，压之褪色，皮疹高于皮肤；双肺呼吸音粗，未闻及干湿啰音；心率115/min。心电图示：窦性心动过速，Ⅱ、Ⅲ、aVF导联ST段抬高0.2~0.4mV。血肌钙蛋白（cTnI）0.1mg/mL（参考值0~0.3mg/mL），肌酸激酶同工酶（CK-MB）2.1mg/mL（参考值0~5mg/mL），肌红蛋白（Myo）71.3mg/mL（参考值0~58mg/mL）；血白细胞8.2×10^9/L，中性粒细胞百分比83.4%。初步诊断为急性下壁心肌梗死、药物过敏。药物保守治疗15分钟后，患者胸闷、胸痛等症状明显缓解，测血压115/78mmHg，复查心电图示窦性心律，Ⅱ、Ⅲ、aVF导联ST段明显回落>50%。治疗30分钟后，患者胸闷、胸痛等症状基本缓解，面颈部皮疹消退，复查心电图示窦性心律，大致正常心电图。发病后4小时复查血cTnI 1.25mg/mL，CK-MB 6.94mg/mL，Myo226mg/mL；冠状动脉造影（发病第2天）提示管腔未见斑块及狭窄。结合病史及医技检查等结果，修正诊断为Kounis综合征Ⅰ型，继续治疗3天后病情好转出院。随访3个月，患者病情未复发。例2：患者，女性，68岁。因间断胸闷、胸痛、气短3天入院。3天前无明显诱因出现胸闷、气短、心前区疼痛等症状，多于夜间及晨起发作，每次持续5~20分钟，每日发作1~2次，自服硝酸甘油后症状可好转，但仍间断发作。既往冠心病5年余，平素口服阿司匹林、步长脑心通治疗，病情控制尚可；慢性荨麻疹10余年，间断发作，发作时口服西替利嗪治疗，病情控制尚可；过敏体质，对青霉素、头孢类、多种中成药及食物过敏。血嗜酸性粒细胞百分比12.10%，嗜酸性粒细胞计数0.856×10^9/L。心电图示窦性心律，T波改变，Ⅱ、Ⅲ、aVF、V5~6导联低平；心脏彩超示二尖瓣少量反流，左室收缩、舒张功能均正常；冠状动脉CT检查示左前降支管腔轻度狭窄，对角支管腔发育细小，左回旋支狭窄约40%，左室后支、右冠状动脉、后降支管腔轻度狭窄，冠状动脉轻度粥样硬化。初步诊断为冠心病、不稳定型心绞痛。治疗3天患者病情无明显好转，胸闷、胸痛等症状仍反复发作。监测心电图示发作时多导联ST-T抬高0.1~0.3mV，发作后ST段回落至等电位线。查心肌酶谱未见异常。入院第4天，患者诉入院前一周因食用杧果引发荨麻疹发作，躯干及双下肢出现散在皮疹，并于夜间加重，口服西替利嗪后症状明显减轻，但病情仍反复，控制不佳，遂请皮肤科会诊，完善过敏原筛查，结果提示患者对杧果、贝类、腰果、尘螨、狗毛等多种食物和吸入性变应原过敏。遂诊断为荨麻疹。治疗2天，患者胸闷、胸痛等不适症状缓解，荨麻疹未发作。结合临床表现及实验室检查，修正诊断为Kounis综合征Ⅱ型，继续治疗3天后病情平稳。随访3个月，患者胸闷、胸痛等症状及荨麻疹未复发。

周斌等报道Kounis综合征3例。例1：患者，男性，42岁，以“突发胸闷、胸痛1小时”入院，既往体健，1天前受凉后出现咳嗽、咳痰，1小时前于社区诊所静点双黄连时突发胸闷、胸痛并逐渐出现呼吸困难。查体：脉搏126次/min，血压80/40mmHg，意识模糊，半卧位，颜面发绀，喘息貌，颈静脉充盈，双肺可闻及大量湿啰音，心界不大，心率126次/min，律齐；动脉血气Ⅰ型呼吸衰竭；心电图提示多导联ST段抬高；考虑过敏性休克，急性冠脉综合征。经抢救，患者胸闷、呼吸困难逐渐缓解，血压稳定，随后紧急行冠状动脉照影检查，结果正常，住院一周后各项指标正常，心电图多导联ST恢复正常，心肌酶正常。例2：患者，女性，58岁，以“胸痛30余分钟”转至急诊科，患者10余分钟前拔牙给予利多卡因局麻，随后突感胸痛，大汗，心前区憋闷，无呼吸困难，立即转至急诊科。查体：120/65mmHg，双肺呼吸音粗。急诊心电图提示多导ST段下移0.3~0.5mV；诊断为利多卡因过敏，急性冠状动脉综合征。例3：患者，女性，34岁，以“胸痛4小时”入院，既往自幼患有过敏性哮喘病史，1天前接触花粉后出现流涕、气喘、声音嘶哑，自行喷服布地奈德，症状无缓解，4小时前逐渐出现胸痛、胸闷、气短伴恶心、上腹部不适等。查体：喘息貌，双肺可闻及散在哮鸣音及少许湿啰音；心电图示Ⅱ、Ⅲ、aVF导联ST段弓背向上抬高0.3~0.5mV，肌钙蛋白阳性，心肌酶升高，诊断为下壁急性心肌梗死、急性过敏性哮喘。经甲基泼尼松龙琥珀酸抗过敏及平喘后转心内科行PCI治疗，术中未见冠状动脉狭窄及粥样斑块形成。

谢诚等报道碘对比剂致Kounis综合征2例。并以“碘、对比剂、造影剂、Kounis”为检索词检索中文数据库中国知网等数据库，检索碘对比剂致Kounis综合征的病例报道，所有数据库检索时间均从建库至2018年10月，最终获得10篇文献，其中1篇为西班牙语，1篇为法语。结合本文2例报道共涉及12例患者，其中有5例既往使用过碘对比剂，且有2例对碘对比剂过敏；男性9例，女性3例；年龄（66.6 ± 13.7）岁，46~83岁；使用碘普罗胺4例，钆特酸葡胺2例，碘海醇2例，碘克沙1例；静脉给药7例，动脉给药5

例;6例伴有胸痛,6例无胸痛;心电图表现ST段抬高10例,压低1例;CAG9例,其中Kounis综合征Ⅰ型2例,Ⅱ型6例,Ⅲ型1例;除1例最终死于多功能器官衰竭外,其余经治疗后均好转出院。

龚兆会等报道蜂蜇致Kounis综合征1例。患者,男性,68岁,因反复胸闷痛3年,马蜂叮蜇后再发胸闷痛、心悸伴头晕乏力、四肢冷汗2小时入院。该患者3年前曾因反复胸闷痛行PCI治疗。发病当天上午8时患者全身多处被马蜂叮蜇,继而出现胸闷痛、心悸、头晕乏力、四肢冷汗、伴意识模糊。体检:四肢及颈部多处蜇痕,伴少许冷汗。心肌标志物、心电图考虑急性冠状动脉综合征(ACS)。急诊冠状动脉造影示冠脉成右优势型,左主干未见狭窄,左前降支近中远段均可见支架影,支架内见内膜增生,左回旋支开口和近端可见80%~90%偏心性狭窄,考虑血栓自溶,心肌梗死溶栓治疗血流分级标准血流3级,右冠状动脉全程内膜不规整,散在斑块,后降支近端有70%狭窄,考虑双支病变。继续予以ACS治疗方案抗栓及抗过敏等对症治疗后患者好转出院,诉未再发胸闷痛不适。

王心慧等报道鹿瓜多肽致Kounis综合征1例。患者为急性痛风性关节炎合并骨性关节炎、痛风性肾病;高血压2级(极高危)。诊断明确后,给予注射用鹿瓜多肽24mg,氯化钠注射液250mL,1次/d,静脉滴注辅助治疗。输注1分钟后患者胸闷、憋气,口唇发绀,立即停药,同时予吸氧、心电监护、地塞米松5mg入壶,症状无改善,并出现面色苍白、四肢脉搏减弱、血压测不出,过程意识清晰,指尖血氧饱和度波动于0.97~0.98。予葡萄糖氯化钠注射液500mL补液、多巴胺20mg静脉注射升压治疗。停鹿瓜多肽25分钟后患者意识清,四肢发冷,血压仍测不出,再次予地塞米松5mg静脉注射,心电监护示心率降至50~60次/min,予肾上腺素1mg入壶,停药27分钟后心电监护示心律失常,阵发性室速,予利多卡因0.1g静脉注射。停药约1小时后患者意识清,血压59/38mmHg,指尖血氧饱和度0.98。心电图示心率130~140次/min,Ⅱ、Ⅲ、aVF导联ST-T抬高,观察一段时间后上述导联ST-T段回落。急查心肌梗死3项:超敏肌钙蛋白I(hs-TnI,0.792μg/L)、肌酸激酶同工酶(CK-MB,12.1μg/L)升高,N末端脑钠肽前体(NTproBNP,541ng/L)升高,床旁超声心动图未见明显异常,考虑为过敏性心肌缺血综合征(Kounis综合征)。继续予升压、补液等对症支持治疗,停鹿瓜多肽约2小时后,患者意识清,多巴胺7mL/h滴速持续静脉泵入,心电监护示心率波动于90~100次/min,血压波动于98~118/60~80mmHg,指尖血氧饱和度为0.97~0.98。过敏反应发生第2天患者自诉胸闷、憋气明显缓解。查体:神志清楚,精神可,听诊双肺呼吸音减低。复查心梗三项:hs-TnI(1μg/L)、CK-MB(11.2μg/L)升高,NTproBNP(306ng/L)升高。根据急性冠状动脉综合征指南,给予低分子肝素0.4mL皮下注射,1次/d;口服阿司匹林肠溶片100mg,1次/d;硫酸氢氯吡格雷片75mg,1次/d;瑞舒伐他汀钙片10mg,1次/d;尼可地尔片5mg,3次/d。心电图ST段较前下降。患者入院第9天复查心肌酶谱无异常,遂出院。

鹿瓜多肽提取自鹿科动物梅花鹿的骨骼和葫芦科植物甜瓜的干燥成熟种子,其成分复杂,包括骨诱导多肽类生物因子、有机钙、磷离子、多种游离氨基酸等,其中多肽具有较强抗原性,进入人体后容易诱发过敏反应。此外,提取物中的鞣质及生物碱类可加剧肽类物质的聚合,加剧过敏反应发生。鹿瓜多肽制备过程中辅料为右旋糖酐40,低分子右旋糖酐也有导致过敏性休克的可能。

五、诊断

在临床工作中当遇到急性冠状动脉综合征病例时,需注意询问过敏史及过敏现象;当遇到急性过敏病例时需考虑有无心肌缺血表现。

医技检查包括心肌酶谱、心脏彩超、冠状动脉造影、冠状动脉CT、心肌核素扫描等心脏相关性检查及组胺、嗜酸性粒细胞、特异性IgE抗体等过敏性相关检查。若临床遇及急性过敏患者应常规检测心肌酶谱,可及时发现潜在的Kounis综合征。冠状动脉造影可尽快明确冠状动脉的病理状态以协助诊断。心肌核素扫描可发现患者是否存在严重心肌缺血,对于诊断冠状动脉造影正常的Kounis综合征Ⅰ型患者尤为重要。

KS主要的鉴别诊断是心肌气球样变或者叫应激性心肌病,有时这两种临床疾病可以并存。引起心血管炎症性疾病的其他原因还有过敏性心肌炎和冠状动脉搭桥血管病变。

六、治疗及预后

通常KS的预后良好,大部分患者可以完全治愈。这主要是因为KS以Ⅰ型最常见(占72.6%)。严重并发症极少见,心源性休克发生率为2.3%,心脏骤停为6.3%,严重并发症引起的死亡率为2.9%。

KS综合征的治疗需针对急性心肌缺血及急性过敏反应两方面。

参考文献

[1]周静,范利斌,孟浩,等.Kounis 综合征二例误诊临床分析[J].临床误诊误治,2019,32:1-4.

[2]周斌,王和平,万虹. Kounis 综合征 3 例[J].实用医学杂志,2014,30:306.

[3]张光明,崔炜. Kounis 综合征[J].临床心血管病杂志,2017,33:1040-1044.

[4]谢诚,钱云霞,林佳.碘对比剂致 Kounis 综合征 2 例及文献复习[J].中国新药与临床杂志,2019,38:190-192.

[5]龚兆会,李荣,赵新军,等.蜂蜇致 Kounis 综合征 1 例[J].广东医学,2017,38:1628.

[6]李菁,郑金刚,张筠婷,等.过敏性冠状动脉痉挛致急性冠状动脉综合征的初步研究[J].中国医刊,2015,50:248-255.

[7]王心慧,王明媚,卫晋菲,等.鹿瓜多肽致 Kounis 综合征一例[J].天津医药,2018,46:999-1001.

第 14 节 Kugelberg-Welander 病

一、名称

Kugelberg-Welander 病又称为少年型家族性进行性脊肌萎缩症,SMA-Ⅲ型,是运动神经元病的一种类型。主要特征是脊髓前角细胞及延髓运动核发生广泛变性。

脊髓性肌萎缩症(SMA)是一组常见的由于脊髓前角细胞变性导致的进行性肌无力、肌萎缩为特征的常染色体隐性遗传病。根据发病年龄和病情轻重,儿童期的 SMA 分 3 型:Ⅰ型即 Werding-Hoffmann 病,是 SMA 中最严重的一种,通常在出生后 6 个月之内发病,患儿一直不能站坐,2 年之内死亡;Ⅱ型即中间型,是一种中等严重程度的 SMA,通常 6~18 个月之内发病,患儿能坐但不能站立和行走,一般可存活至 10~20 岁;Ⅲ型即 Kugelberg-Welander 病,是一种轻的、慢性形式的 SMA,一般在出生 18 个月以后发病,可存活至成年,最后多因呼吸肌麻痹或全身衰竭死亡。

二、流行病学

发生率在活产婴儿中为 1/1 万,在携带者中的发生率为 1/50,居致死性常染色体隐性遗传病的第 2 位,仅次于囊性纤维变。

2/3 的患者有家族史。郭春杰等报道一家三口患病(母、子、女儿)。杨卫国亦报道一家 3 例。国内李霞锦曾做一大家族报道,大部分呈常染色体隐性遗传,少数为外显不完全的常染色体显性遗传,男女均可发病,以男性较多。

三、临床表现

大多数在儿童期或青春期起病,2~17 岁多见,起病多为下肢近端臀部和股部肌群萎缩、无力,出现行走鸭步,登楼或蹲下站起困难,脊柱前凸,Gower 征阳性,严重者或病程后期可出现上肢近端无力,抬肩、举臂困难,肢体远端肌群受累较轻。感觉系统和智能正常。25%的患者出现腓肠肌假性肥大,四肢腱反射减弱或消失。

这些临床表现与 Duchenne 型肌营养不良(DMD)非常相似,单靠临床难以确诊,且临床上小儿出现进行性双下肢无力以肌营养不良(MD)较常见。

近藤正道等报道 1 例。患者,男性,46 岁。16 岁患本病。因气胸入院。保守治疗不果,遂手术。肺部分切除。因肌肉松弛用药。术后恢复延迟。

四、诊断

本病传统的诊断依据依赖于临床表现及肌电图、肌肉活检等有创检查,误诊率较高。肌电图是目前鉴别肌源性损害与神经源性损害的主要检测方法。前角细胞损害的肌电图表现有特征性的改变,主要为电静息时可见纤颤、束颤电位。轻收缩时,运动单位电位时限延长、波幅增高,可见巨大单位;重用力时,运动单位数目减少,呈单纯相或混合相等典型的神经源性损害改变,但 SCV 正常,MCV 正常或轻度减慢。肌电图在全身 4 个区域(脑、颈、胸、腰骶神经支配区)的肌群中,3 个区域有广泛的神经源性损害(前角细胞损害),可以肯定为进行性脊肌萎缩症。肌电图在 DMD 中主要表现为所检测的肌肉轻收缩时,运动单位电位时限缩短,波幅降低,短棘多相波增多;重用力时,呈低波幅的病理性干扰相等典型的肌源性损害改变。且 DMD 是 X 性隐性遗传,主要累及男性,血清肌酶显著增高,肌活检为肌源性损害,而 Kugelberg-Welander 病男女均可发病,血清肌酶正常或轻度增高,肌活检为神经源性损害。因此,小儿如果出现以上临床表现,除考虑 MD 外,应想到本病的可能,有条件的应做肌电图或肌肉活检确诊。

五、治疗

目前本病尚无有效的治疗方法,因此很有必要建立基因诊断的方法,对依据临床诊断的病例或可疑的病例予以确诊,并为产前基因诊断奠定基础,从而避免患病胎儿的出生,这是目前防治SMA、提高人口素质最有效的方法。

参考文献

[1]近藤正道,南寛行,原信介,ほか.Kugelberg-Welander 病に合併した自然気胸の1手術例［J］.日呼外会誌,2005,19:56-59.

[2]苏常春.Kugelberg-Welander 病[J].中风与神经疾病杂志,2004,21:77.

[3]郭春杰,曲怀谦,梁建华,等.Kugelberg-1 Welander 病一家3例报告(附家系调查)[J].脑与神经疾病杂志,1994,2:133.

[4]杨卫国.Kugelberg-Welander 综合征3例报告[J].医师进修杂志,1997,20:317.

[5]梁国安.儿童脊髓性肌萎缩症的基因诊断[D].杭州:浙江大学,2004.

第15节 Kuru综合征

一、名称

Kuru综合征即笑毙综合征、库鲁病。有自主运动过强、跳动、言语不清、失声、呼吸困难、共济失调、腿发抖等表现。

二、流行病学

Kuru综合征被发现于大洋洲某原始部落。该部落延续着一种宗教性食尸习惯,从而延续了朊病毒病的传递。食尸者中不少人出现了战栗性震颤合并构音障碍、失语直至运动不能,多于1年内死亡。

Collinge J等1996年野外调查小组通过加强对库鲁病的监控以调查所有的疑似患者,获得患者详细的居住和参加食人盛宴的历史。结果:1996—2004年在南弗雷地区的所有存活者中共确诊11例库鲁病患者,所有患者均在20世纪50年代末停止食人行为前出生。可估计的最短潜伏期为34~41年,但男性的可能潜伏期长达39~56年,至少都在7年以上。PRNP分析显示,大多数库鲁病患者的多态性密码子129是杂合的,而该密码子的基因型与长潜伏期和朊病毒病抵抗性有关。结论:人朊病毒感染的潜伏期可能长达50年以上。人类感染海绵体脑病(BSE)朊病毒时,与朊病毒在物种内循环传播相比,以物种间交叉传播为特征的物种屏障效应会进一步增加潜伏期的平均值和极差。

三、病因及病理

朊病毒(Prion或PrP)是一种表达在哺乳动物细胞膜上的蛋白质,是一组不能查到任何核酸、对各种理化作用都有很强的抵抗力、传染性很强的蛋白质颗粒,其正常功能可能与细胞表面的信号识别、淋巴细胞的激活、神经突触功能、生物钟睡眠节律有关。致病的PrP与正常的细胞膜蛋白PrP只是空间结构上有差异,由α螺旋结构转变成β层状折叠,而在氨基酸序列中显示高度同源性。异常PrP蛋白能在人和动物中引起海绵状脑病。它们使神经元凋亡的机制尚不十分清楚。目前已知的人朊病毒病有如下几种:震颤病或库鲁、传染性病毒痴呆病或克-雅病、古斯特曼-斯召斯列综合征(GSS)、致死性家族失眠病(FFI)等。

四、临床表现

本病多以关节疼痛、头痛、乏力、体重下降开始,继之发生行走困难、阔步、手脚颤抖,直至发生不能站立、肌肉抽搐、语言障碍与记忆丧失等症状,多数患者因长期卧床并发褥疮感染或肺炎而死亡。

张红等报道1例朊蛋白病,因呼吸困难而辅助呼吸。

五、预防

我国尚未有传染性海绵体脑病(TSE)的报道,但牲畜、畜产品及其提取物、饲料,甚至化妆品的进口都将成为潜在和随时被感染的可能途径。

参考文献

[1]郑中立.耳鼻咽喉科诊断学[M].2版.北京:人民卫生出版社,2006:779.

[2]编辑部.21世纪的库鲁病:一种潜伏期很长的获得性人朊病

毒病[J].世界核心医学期刊文摘·神经病学,2006,2(10):6-7.
[3]陈小芳,金辉.克雅氏病 1 例报道并文献复习[J].卒中与神经疾病,2009,16:123-125.
[4]孟祥兵,章静波,汪敏,等.朊病毒病研究进展[J].自然杂志,2002,24:145-150.
[5]张红,朱相格,李宁.1 例朊蛋白病患者的护理[J].中国实用神经疾病杂志,2009,12:91.

第 16 节 Kussmaul-Maier 综合征

一、名称

Kussmaul-Maier 综合征又称为结节性多动脉炎综合征、结节性动脉周围炎综合征等。结节性多动脉炎(PAN)病因未明,为全身动脉系统疾病。

PAN 曾经涵盖了多种目前已独立出来的系统性血管炎,但实际上它是一种相当罕见的疾病。

二、流行病学

发病率为(0.2~0.3)/100 000,乙型肝炎高发区如美国明尼苏达州为 7.7/10 万。男女之比为 2∶1;发病年龄 10~80 岁,最常见于 30~50 岁人群。

三、病理

本病为全身免疫性疾病,其主要病变为多器官、多系统广泛的中、小动脉进行性炎症和坏死。男性多于女性。好发于中青年。皮肤病损以沿小动脉分布的结节最常见,内脏病变以肾脏为主。一般认为本病较少累及肺部,但 Patalano 报道 30 例尸检病例中 9 例肺部受累。杨家裕等亦报道了 4 例患者病变累及肺部。此外,任超玲对 5 例患者进行了尸检,结果发现其中 2 例肺血管受损。因此,本病肺部受累并非少见,目前认为约有 1/3 的患者可发生肺部病损。

病因目前尚不十分清楚,多数认为是免疫复合物沉积在易感组织,如血管或肺实质中,激活补体引起炎症性损害。文献报道可能与病毒(乙型肝炎)、链球菌(扁桃体炎、风湿热)感染、药物(磺胺、青霉素、苯妥英钠)、注射血清及变态反应有关。国外报道 20%~50%的患者乙型肝炎病毒表面抗原(HBsAg)阳性,且血管壁可见含 HBsAg 的免疫复合物沉着,但国内并不多见。

杨堤和肖雨报道结节性多动脉炎尸检 1 例。双侧胸腔有淡黄色液体,左侧 800mL,右侧 900mL;双肺重 850g,左右肺尖及左肺门处有灰白色钙化结节,直径 0.8~1.5cm,肺切面未见特殊表现。

四、临床表现

本病可隐匿或急性起病,可仅出现局部轻微症状,也可呈多脏器同时或先后受累,严重者病变进展迅速。

本病非特异性的临床表现包括发热(可为持续性或间歇性高热或低热)、体重下降、乏力、肌肉关节疼痛(真正的关节炎并不多见)。

肺部表现起病缓急不一,除有发热、疲乏、消瘦、虚弱肌肉关节酸痛,以及皮肤、肾脏受累等相关症状外,约 30%的患者出现肺部征象。主要表现有咳嗽,早期呈刺激性干咳,反复发作,持久不愈。约 20%的患者出现喘息,并多呈慢性顽固性哮喘状态,伴周围血嗜酸细胞增多。肺动脉血栓形成者可发生咯血,颇似肺结核的临床表现。当胸膜血管受累时,多发生胸腔积液,此时患者常诉胸痛和气短。如肺部继发感染,可有肺脓肿形成。肺动脉广泛受累的患者,常有肺动脉高压的表现,如心悸、气促,劳累后加重。一旦右心负荷加重,则可发展为亚急性肺心病甚或右心功能衰竭。

陶建瓴等病例表明皮肤、外周神经、肾脏、消化道受累的比例依次为 69%、62%、56%、31%。

五、诊断

本病的临床诊断线索:PAN 常有多系统受累,可累及全身各组织器官的血管,临床表现十分复杂而且缺乏特异性,需要综合临床检查才能做出准确的诊断。

诊断标准:1990 年美国风湿病协会制定了诊断该病的 10 项标准,凡符合其中任意 3 项者,即可诊断为 PAN。这一标准的敏感性为 82.2%,特异性为 86.6%。10 项标准为:①体重下降 4kg;②皮肤网状青斑;③睾丸疼痛或压痛;④肌痛、无力或下肢压痛;⑤单或多发性神经炎;⑥舒张期血压 12kPa;⑦血尿素氮 >40mg/dL 或肌酐 >1.5mg/dL,且增高不是由于脱水或尿路梗阻引起;⑧乙型肝炎病毒抗原或抗体阳性;⑨动脉造影异常，内脏动脉瘤或梗阻不是由于动脉硬化引起；⑩病理检查中、小型动脉有中性粒细胞浸润。

胸部X线检查：可见双肺下野呈片状和多数小结节影，或两肺广泛的非肺段性分布的肺实变影，并有空洞形成。多数小结节影沿间质血管纹理分布，伴肺间质炎症。结节阴影吸收后，晚期可出现间质纤维化，中下肺野内可见纹理增多紊乱或呈网状结构并且肺容积缩小的征象。如连续系列胸片观察，可发现不同时期的新旧病灶，如浸润、实变、空洞和囊性纤维化瘢痕等改变同时存在。部分患者还可见小至中等量胸腔积液的影像。晚期患者可见肺动脉高压症，如肺动脉段突出、右下肺动脉干增宽或右心增大等肺心病表现。本病的X线征象均属非特异性，与其他结缔组织疾病类似，必须结合临床表现、实验室检查及活体组织检查才能确诊。

张伟民等报道结节性多动脉炎误诊为肺结核1例。患者有明显的呼吸道症状，但皮肤损害不明显，因而忽略了下肢皮肤红斑的出现；X线片所见阴影实为肺出血性坏死灶，因对本病缺乏经验，常满足于肺炎、肺结核等常见病的诊断，未及时病理活检，以致误诊，应引以为戒。

六、治疗

皮质激素为治疗的首选药物。对于重症多系统器官损害的患者，可采用皮质激素与免疫抑制剂如环磷酰胺、甲氨蝶呤、硫唑嘌呤等联合治疗，其5年生存率可提高至60%~80%以上，甚或可长期缓解。一般以泼尼松1mg/（kg·d），2个月后减量，或环磷酰胺2mg/（kg·d），缓解后减量维持，二者用药至少1年。

七、预后

PAN的预后取决于发病年龄和病变损害内脏的范围。未经治疗的患者预后差，5年生存率<15%，单用糖皮质激素治疗的患者5年生存率为48%~57%，若能合理积极治疗，10年生存率可达83%。多数死亡发生于疾病的第1年，主要原因是延误诊断与治疗或免疫抑制引起重症感染。

参考文献

[1]顾越英，叶霜.结节性多动脉炎的诊断和治疗进展[J].临床内科杂志，2002，19：171-174.

[2]杨堤，肖雨.结节性多动脉炎尸检1例并文献复习[J].诊断病理学杂志，2004，11：179-181.

[3]陈文彬.结节性多动脉炎的肺部表现及其处理[J].新医学，1994，25：567-568.

[4]张伟民，陈艺坛.结节性多动脉炎误诊为肺结核1例[J].临床军医杂志，2000，28：125.

L

第 1 节 Lambert-Eaton 综合征

一、名称

Lambert-Eaton综合征（LEMS）肌无力综合征又称为 Eaton-Lambert 综合征、类重症肌无力。1957 年，由 Lambert 和 Eaton 发现。

神经系统副肿瘤综合征又称为非转移性癌性脑病、脊髓病和神经病，并不是由于肿瘤的直接浸润或转移，而是由于体内原发肿瘤的远隔影响造成脑和神经组织损伤的一组疾病，病变局部并不见肿瘤细胞。

二、流行病学

LEMS 常与恶性肿瘤相伴随，伴癌率为 37%~87%，而小细胞肺癌（SCLC）是与 LEMS 最常相关的肿瘤，在所有伴癌性 LEMS 中占 68%~86%，但也有 13%~50%的 LEMS 病例不伴有恶性肿瘤，常与其他自身免疫性疾病相伴随。

几乎所有类型的肿瘤都有可能发生副肿瘤综合征。但绝大多数副肿瘤综合征都会有一种或几种代表性的特殊肿瘤。神经母细胞瘤和小细胞肺癌是使儿童和成人都容易发生副肿瘤综合征的典型代表。副肿瘤性斜视眼阵挛、肌阵挛在儿童神经母细胞瘤患者中发病率为 2%~3%。在小细胞肺癌患者中，1%~3%的患者会出现肌无力综合征或其他副肿瘤综合征。

国内报道平均发病年龄是 48 岁，男性占 69.2%，女性占 30.8%。副肿瘤综合征出现明显的临床症状可发生在肿瘤被发现之前、之后或与之同时发生。3.8%的患者在发现肿瘤后才出现神经症状，96.2%在出现副肿瘤症状后才发现肿瘤。诊断副肿瘤综合征时，26.9%的肿瘤已出现转移。肿瘤患者的发病率为 1%~6%，以肺癌最常见（16%），其他依次为卵巢癌（11%）、乳腺癌（4%）、胃癌、前列腺癌、结肠癌、食管癌、血液系统肿瘤等。

副肿瘤性边缘叶脑炎（PLE）在神经系统副肿瘤综合征（在约 0.01%的肿瘤患者中发生）中所占比例为 8%。

三、病理

副肿瘤综合征目前被认为是一种自身免疫性疾病，其准确的免疫病理方面的遗传机制还不清楚。自身免疫论的核心就是肿瘤细胞表达肿瘤性神经抗原，这种抗原与由神经元正常表达的分子具有同源性及抗原相关性，并且在少数病例中一开始正是自身免疫反应促使肿瘤浸润并攻击神经元，使之表达相同和相关的抗原。

关于 LEMS 的发病机制，近年来的研究发现，在所有 LEMS 患者中 69%~95%的病例可检测到抗电压门控的 Ca^{2+} 通道（VGCC）抗体。

四、临床表现

典型的临床表现是以下肢近端为主的肌无力，无感觉异常，多有膝腱反射低下或消失，消瘦易疲劳，肌无力呈进行性，可伴有肌痛，进一步扩展至躯干、下肢近端肌肉，眼睑或眼肌可受累或不受累。晚期全身肌肉萎缩，最后影响呼吸肌、吞咽肌及肢体远端肌肉。患者常诉严重头胀，头沉重感；口干、阳痿、股痛及肢体感觉异常。口腔较多黏稠分泌物。少数患者有明显低血糖发作，空腹血糖最低为 1mmol/L（18mg%）。检查时可出现无力的肌肉开始收缩，数秒钟后肌力可暂时增加，但时间稍久后即出现病态疲劳。

高宗恩等对 23 例 LEMS 患者的临床资料做了回

顾性分析。全组23例，伴癌者19例（83%），其中SCLC 15例。首发症状以双下肢无力最常见(52%)。随访期间有脑神经受累(61%)、上肢无力(70%)、下肢无力（100%）、自主神经症状（30%）、腱反射减低(87%)。高频（20~50Hz）重复神经电刺激波幅递增100%~718%,平均增282%。15例(79%)肌无力症状早于肺部症状平均4.5个月。抗肿瘤治疗12例,有8例LEMS症状显著改善或消失。

LEMS的症状多早于癌症状出现,平均早4.2~10个月,甚至一些病例在LEMS提示下的肺癌确诊时仍无肺部症状。O'Neill观察的25例伴癌性LEMS患者,71%的病例LEMS症状早于肿瘤症状。Tim的观察发现,在LEMS诊断时无癌表现的65例患者中,经过2年以上的随访,23例(35%)被诊断为肺癌,在长期吸烟的LEMS患者中54%发生了肺癌。在5例SCLC中,纤支镜检查未发现癌,其中2例在1年后出现脑转移才被诊断。另有1例LEMS在8年后才发生肺癌。因此，认为LEMS对肺癌尤其对SCLC有预示作用,当出现LEMS时,特别在40岁以上男性,应高度警惕其有隐源性肿瘤的可能。该组4例非伴癌性LEMS患者虽经6~36个月随访未发现肿瘤，但仍应密切观察。另一方面,该组仅4例LEMS确诊(21%)早于肺癌诊断。

苏成林报道16例,男性15例,女性1例,年龄在44~67岁。伴发肺癌14例,胃癌1例,甲状旁腺功能亢进症1例。病程半个月至1年。临床表现:所有患者均以四肢无力、酸沉就诊。伴复视或睑下垂者7例,伴口干、出汗异常等自主神经症状者4例。伴发肺癌者仅3例,病前有明显的咳嗽、咳痰、痰中带血丝等肺部症状,肌无力症状活动后减轻者10例。

日本文献记载发病年龄7~70岁,以50多岁男性多见,男女比为5∶1。70%以上病例伴恶性肿瘤,大部为小细胞肺癌，有时癌症发病前2~3年表现为本病。约1/3的病例伴自身免疫性疾病。

四方裕夫等报道1例患者,表现为肌无力和纵隔淋巴结肿大。手术切除胸腺及纵隔淋巴结,结果为纵隔淋巴结小细胞癌,但原发灶不明。一直在随访中。阿部二郎等报道1例因四肢无力逐渐进展,检查结果为纵隔淋巴结肿大。术前经气管纵隔淋巴结活检为小细胞癌。不知原发何处。开胸手术中右上叶7mm胸膜下结节,切除为小细胞肺癌。术后放化疗。6年生存中。抗电控钙通道(VGCC)值虽较术前有所下降,但为正常值的8倍。肌无力症状明显好转。

五、诊断

确诊副肿瘤综合征:①典型的综合征表现,有已经确诊的肿瘤，并且5年内神经系统症状不断进展;②综合征不典型,但在肿瘤治疗后症状痊愈或有明显改善;③有已经确诊的肿瘤,综合征不典型,但5年内神经系统症状不断进展,同时存在抗神经元抗体;④不伴有肿瘤的神经系统综合征(典型或不典型),并具有高度特异性的抗体。

疑似副肿瘤综合征:①典型的综合征,有肿瘤的高危因素,不具有抗神经元抗体;②不伴肿瘤的神经系统综合征(典型或不典型),具有相对特异性的抗神经元抗体;③有已经确诊的肿瘤,综合征不典型,但2年内神经系统症状不断进展,没有抗神经元抗体。

六、治疗及预后

多数报道认为肿瘤被切除或治疗后LEMS症状缓解,应积极治疗原发肿瘤,但部分患者发病于原发肿瘤之前。

副肿瘤性多发性神经病总的预后不佳。预后不同的原因可能与原发肿瘤的性质有关。神经系统副肿瘤综合征通常比较严重，甚至比肿瘤本身更易致残,即使很小的未发现的肿瘤导致的神经系统症状也完全可以致残,有时可以致死。若肿瘤能得到有效治疗,除纯感觉型神经病外,其他类型周围神经病的症状可停止发展或获得一定程度的缓解,但大多数患者在1年内死于原发肿瘤。

参考文献

[1]高宗恩,尉建华,王灵芝.Lambert-Eaton肌无力综合征与癌[J].中国神经免疫学和神经病学杂志,2002,9:227-229.

[2]王水平,陶沂.副肿瘤综合征的研究进展[J].医学综述,2007,13:1412-1413.

[3]朱红强,周茜,陈敬银,等.神经系统副肿瘤综合征[J].中国实用神经疾病杂志,2013,16(16):87-89,78.

[4]张世勤,王思进,崔成芳,等. Lambert-Eaton肌无力综合征的诊治[J].医学综述,1997,3(2):85-86.

[5]苏成林.Lambert-Eaton综合征16例分析[J].菏泽医专学报,1999,11(4):10-11.

[6]佐橋功.広範圍症候群(新订版)Lambert-Eaton(Eaton-Lambert)症候群[J].日本臨牀,1987,春季臨時増刊号,45:217.

[7]四方裕夫,酒井宏一郎,上田善道,ほか.Lambert-Eaton筋無力症候群を呈した原発巣不明の縦隔リンパ小细胞癌の1例[J]. 日呼外会誌,2003,17:500-503.

[8]阿部二郎,高桥徹,松田安史,ほか.肺小细胞癌に対する集

学的治療により長期寛解の得られたLambert-Eaton 筋無力症候群[J].日呼外会誌,2005,20:735-739.
[9]李波,闫佳兰,朱艳霞,等.副肿瘤性边缘叶脑炎临床特征分析[J].临床误诊误治,2016,29:55-58.

第2节 Larsen综合征

一、名称

Larsen 综合征。1950 年,Larsen、Schottstaedt 和 Bost 描述过 6 个散发病例。

二、流行病学

既有常染色体显性遗传,又有隐性遗传。基因位点在 3 对染色体短臂上,靠近Ⅶ型胶原基因位点。但是生化缺陷尚不清楚。Laville 等报道 38 例 Larsen 综合征,男女发病率大致相等。Rochelson 等认为是遗传性的。Vujic 等认为是骨软骨发育不良。他们对大量瑞士血统人和先天遗传的 Larsen 综合征病例进行基因方面的研究,发现显性遗传病例的基因(LAR1)位置与染色体 BP 标志物密切相连。发病率极低。

三、病因

本病确切病因至今仍不明确。

四、临床表现

特征为多发性大关节脱位(髋、膝、肘关节),面部增宽,头颅增大,韧带松弛。先天性马蹄内翻足常见。气管软化、腭裂和心脏瓣膜缺陷发生率逐渐增加,从而使婴儿期的治疗受限。

Larsen 综合征包括下列一组异常:①多发性大关节的脱位和半脱位,胫骨向前脱位;②特殊面容,如扁平面容、前额突出、眼距增大、鼻梁低;③其他关节异常,如畸形指(趾)、额外腕骨、脊椎侧凸、颈椎分节异常、跟骨双重骨化中心等,其中胫骨的前脱位是本病的特征性表现。

由于该病可合并心血管方面畸形,对于此类病例应进行心血管系统检查,特别是对需要矫形手术治疗的患儿,要提高警惕,加强监护,避免因此引起心力衰竭、肺部感染等危及生命的并发症。

五、鉴别诊断

应与 Ehlers-Danlos 综合征和关节弯曲症相鉴别。

六、治疗

膝关节脱位通常需切开复位,随后髋关节和足可能需要手术治疗。全身麻醉前应检查是否有颈椎后凸和不稳,如存在应行融合术,以预防发生脊髓病。

参考文献

[1]James H. Beaty.现代骨科学[M].戴尅戎,译.北京:科学技术文献出版社,2003:197.
[2]夏瑞明,童荣璋,郑建民.Larsen 综合征 1 例报告[J].实用放射学杂志,1998,14:569.
[3]王汉林,焦振清,王清和,等.Larsen 综合征的诊断与治疗[J]. 中华小儿外科杂志,1998,19:105-106.
[4]孙静华,潘力,干金华,等.Larsen 综合征一家系[J].中华医学遗传学杂志,1994,11(2):15.

第3节 幼虫移行症

一、名称

幼虫移行症(larva migrans,LM)是指动物寄生虫的幼虫入侵人体器官并在组织中长期移行、寄生而引发的一组疾病。人是转续宿主(paratenic host)。由于幼虫与人体互不适应,在人体内移行不易定居,寿命夭折,症状轻重不一,病程长短不同。

1979 年,WHO 确立了此综合征研究的重要性,把它列为人畜共患寄生虫病(parasitic zoonosis)中的一大类。临床上 LM 分为皮肤幼虫移行症(CLM)和内脏幼虫移行症 (VLM)。颅腔或脊髓腔内发生 LM 则称为神经幼虫移行症(NLM),是严重的幼虫移行症之一。

幼虫移行症由 Bcaver 等于 1952 年首先报道。可由食入狗或猫蛔虫的感染性虫卵致病。幼虫在小肠卵出，经血循环到达肝、肺、脑等全身器官，引起损害并形成嗜酸性肉芽肿。

二、流行病学

推测幼虫移行症应是一种常见病。

三、病理

狭义上是指蛔虫，广义上是指肺吸虫、广东血线虫、丝虫颚口虫、钩虫等，在肺内移动。

四、临床表现

本病经口感染，多见于有异食癖的幼儿，或有食人未煮熟的肉及牛肝病史者，部分患者有养猫狗宠物史。

VLM 的临床表现取决于感染幼虫的数量、分布、重复感染的频度及宿主的免疫反应。轻者常没有症状，或仅有嗜酸性粒细胞增多。大多数患者表现为发热、肝大、白细胞增多，嗜酸性粒细胞可占白细胞总数的 30%~90%，持续数月乃至数年之久。由于幼虫的移行，常有轻度的肺部受累症状，可表现为急性支气管炎、哮喘或间质性肺炎。半数患者可见胸片异常。少数患者因心肌、中枢神经系统广泛受幼虫侵犯或机体免疫反应异常，可能危及生命。神经系统的表现包括局部或全身的卒中或行为异常。脑脊液内嗜酸性粒细胞增多。眼部受累（通常是单侧）并不罕见。患者主诉视力下降、斜视，偶有眼痛，眼底检查可能发现周边性肉芽肿，甚至眼内炎及视网膜剥离。值得注意的是，眼部受累常发生在全身症状不明显的 VLM 患者，可能因误诊为视网膜母细胞瘤而行眼球摘除。

郑荣远总结神经幼虫移行症的临床表现。①神经绦虫蚴感染：脑多头蚴病、脑囊虫病、脑棘球蚴病、脑裂头蚴病；②神经线虫蚴感染：神经血管圆线虫病、神经棘颚口线虫病、神经旋毛虫病；③神经吸虫蚴感染：神经卫氏并殖吸虫病、神经血吸虫病；④神经幼虫移行症的临床类型：据国外文献报道，归纳为八型。

五、诊断

神经幼虫移行症的临床诊断与处理策略：神经幼虫移行症临床表现多相性，缺乏特异性。临床上遇到以下情况时，需排除神经幼虫移行症的可能，表现为急慢性神经病损的各种临床综合征，神经影像学出现难以确定原因的病灶，或全部临床征象用已知疾病还不能满意解释者，要进一步深入检查：①周围血、CSF 嗜酸性粒细胞是否增多？神经寄生虫抗体检测是否为阳性？②体腔排泄物中有或无寄生虫虫卵？CSF 多次细心观察有无幼虫晃动？

六、治疗及预后

抗寄生虫治疗。部分患者误诊而导致严重后果。

参考文献

[1]小林昭夫.広範圍症候群（新订版）幼虫内臟移行症 Larva migrans[J].日本臨牀，1987，春季臨時增刊号，45：1004.

[2]郑荣远.神经幼虫移行症的临床与影像表现[G].2006 年浙江省神经病学学术年会论文汇编，2006：27-31.

[3]吴瑛，张励恒.内脏幼虫移行症的临床与超声诊断[J].中国医学影像技术，1993，9：59.

[4]李永国.内脏幼虫移行症[J].实用医学杂志，1991，7(2)：78-79.

第 4 节 Launois-Bensaude 综合征

一、名称

Launois-Bensaude 综合征又称为洛 - 本综合征、Madelung 综合征（病）、马德隆综合征、多发性对称性脂肪增生症、肥颈综合征或肥颈病、对称性脂肪过多症、颈部弥漫性脂肪瘤病、Buschke Ⅱ 型综合征、对称性腺脂瘤病综合征等，目前尚无统一名称。

本病是一种罕见的脂肪代谢障碍性疾病，表现为颈部、躯干和上肢多发脂肪性肿块。脂肪堆积被认为是良性疾病，但病变长期存在可出现气道和消化道受压。本病多见于中年男性，多有酗酒史。常见于高加索地中海地区和欧洲人后裔，但世界各地都有散发病例。Loke 等报道 4 例中国患者，认为此病在中国并不罕见，可能与酗酒日益增多有关。大多数患者没有遗传性，但有的学者认为本病在能扰乱脂质代谢的线粒体功能异常的类型中有潜在的遗传因素。Nisoli 认为本病是一种遗传病。

1888 年，Madelung 将该病临床表现定义为“发生于头、颈及上躯干的多发性、对称性脂肪样组织沉积”。

二、流行病学

本病病因尚不明确，可能与先天性外胚叶发育缺陷有关。本病在地中海地区发病率最高。几乎所有患者都有长期酗酒史，部分患者同时伴有肝脏疾病、高胆固醇血症。

三、病理

目前一般认为，脂肪异常堆积是由于儿茶酚胺作用下的脂肪分解代谢存在缺陷所致。由于本病的发病部位正好是棕色脂肪的主要分布区，所以常认为此病是一种起源于棕色脂肪的类肿瘤样病变。棕色脂肪细胞内含有丰富的线粒体、长期滥用乙醇等可使线粒体中某些与脂肪分解代谢有关的大分子发生基因突变，造成脂肪细胞分解代谢障碍，脂肪细胞呈瘤样增生。

四、临床表现

颈部脂肪组织长期堆积造成颈部变形，上消化道、上气道和大血管可受压，晚期可造成吞咽困难、呼吸困难和静脉淤滞。喉内脂肪堆积还可从喉内直接压迫喉内结构，造成喉腔各个部位狭窄。

该病多发生于男性患者，男女比例约为(15~30)：1，年龄在 30~60 岁。常伴有糖尿病、慢性酒精性肝炎、神经内分泌系统疾病等全身系统性疾病史。Madelurng 病瘤体组织对称性地分布在皮下的多个部位。通常可分 2 型：Ⅰ型是瘤体分布于颈部和项部，以及锁骨上及三角肌区，呈环形，即“马颈”或“驼峰”体征；Ⅱ型是瘤体沉积于躯干上部及四肢上部，如上肢大腿内侧，呈肥胖体征。也有少部分患者的肿块分布呈非对称性。此外，瘤体组织还可弥散性地分布于舌体、咽旁、脑组织及内脏器官等。其临床分期可分为初始期、快速生长期及静止期或缓慢生长期，无明显时间界限。

陈兴明等报道 7 例患者均以颈项部大量皮下脂肪堆积为主要表现。1 例伴有中枢和外周神经系统异常，1 例伴有糖耐量异常，1 例伴有慢性肝病和高尿酸血症，此 3 例同时合并睡眠呼吸暂停低通气综合征。另有 1 例合并自主神经系统功能异常。6 例男性患者有长期酗酒史。5 例行增生脂肪彻底切除手术并戒酒，随访 6 个月至 5 年，无复发。1 例行 2 次增生脂肪部分切除术，术后均复发。所有术后病理为无包膜脂肪组织。1 例拒绝治疗。

本病另一显著特点是常合并诸多内科疾病。合并神经系统异常也较常见，外周神经系统障碍多表现为神经脱髓鞘病变引起的肢体末端痛温觉和触觉呈袜套样减退或感觉异常。中枢神经系统受累可出现幻觉及谵妄。自主神经系统异常多表现为血压和心率波动大，面部潮红、多汗，尤其是进食后。患者还常伴有慢性酒精中毒性肝病、糖耐量下降或糖尿病、高尿酸血症、大细胞性贫血、甲状腺功能减退、内分泌肿瘤、上呼吸道恶性肿瘤等疾病。

五、诊断

张忻宇等以 CT 和 MR 诊断 Madelung 病累及喉和喉周围结构。喉内和喉周围结构脂肪增多的影像表现显示，23 例中 13 例喉内及其周围结构有脂肪组织浸润，喉内脂肪增多包括声门上区、声门区和声门下区受累(声门上区受累是指会厌前间隙、构状会厌襞和假声带水平喉旁间隙脂肪增多；声门区受累是指声带水平喉旁间隙脂肪增多；声门下区受累是指声门下深层脂肪增多)。喉内脂肪增多可造成喉腔狭窄，主要发生于声门上区和声门区(平静呼吸下)。喉周围结构脂肪增多可累及舌骨下肌群深面和前方、环状软骨后方、咽后间隙，也可造成甲状腺与喉或气管分离。

六、治疗

陈鑫莹等报道因 Madelung 综合征压迫气道行肿瘤切除术 1 例。患者入院后在全麻下行颈部巨大肿物切除术：游离腮腺和双侧下颌下腺，游离出大量脂肪组织，避开血管及神经纤维，清除下颌下腺及腮腺的脂肪组织约 1000g 左右。复查 DR 及 CT，气道受压明显缓解。

顾玲等报道多发性对称性脂肪瘤病治疗，45 例患者中有 2 例行吸脂术，35 例在全麻下行手术切除，其余患者因无功能障碍或先行治疗其他疾病出院。手术患者中 31 例报道术中所见肿瘤沿组织间隙生长，无包膜。术后颈部、躯干畸形得到改善，颈部活动障碍均得到不同程度缓解。30 例手术患者获 7 个月至 15 年随访，平均 6 年，5 例复发，4 例为嗜酒者，2 期手术后无复发，均戒酒。1 例未行手术治疗者，经戒酒、对症药物治疗，15 个月后颈部功能障碍亦明显改善。

李文等报道5例患者中3例伴阻塞性睡眠呼吸暂停低通气综合征,2例有睡眠打鼾但无明显呼吸暂停。术后劝其戒酒,随访3个月至2年,1例术后1年复发。因患者拒绝手术未行再次治疗,其余4例未见明显复发。患者对颈部外形改变满意,颈部压迫感消失,睡眠时打鼾等症状明显减轻。

七、预后

本病术后很少复发,但可在术区以外的部位出现新的瘤体。其极少恶变,仅1例病史6年的患者颈部病灶恶变成黏液脂肪肉瘤。Char等报道2例7年病史患者吸脂术后1年,经内镜活检发现下咽部鳞状细胞癌。尽管没有证据表明颈部和项部病灶组织压迫是导致肿瘤恶性的直接原因,但作者认为伴随Madelung病的患者长期嗜酒及吸烟可能会增加咽部恶性肿瘤的危险,因此尽早手术切除病灶组织,术后定期随访及详细的影像学检查是十分必要的。

参考文献

[1]张忻宇,刘平,薛杰,等.CT和MR诊断Madelung病累及喉和喉周围结构[J].中国医学影像技术,2008,24:1733-1735.

[2]陈兴明,李五一,倪道凤,等.Madelung病的诊断和治疗[J].中华耳鼻咽喉头颈外科杂志,2006,41:524-525.

[3]顾玲,步荣发,梁立民,等.多发性对称性脂肪瘤病的诊断与治疗[J].口腔医学研究,2007,23:76-78.

[4]莫立根,许坚,杨荣宁,等.良性对称性脂肪瘤病28例报告[J].临床耳鼻咽喉科杂志,2002,16:537-538.

[5]陈鑫莹,何彩云.Madelung综合征压迫气道肿物切除术1例[J].中国实用医药,2009,4:182.

[6]李文,陈尽欢,辜德英,等.颈部对称性脂肪瘤的诊治[J].华西医学,2011,26:368-369.

[7]陈勇,徐明耀,唐恩溢,等.Madelung病:病例报告与文献复习[J].实用口腔医学杂志,2010,26:270-271.

第5节 Lazarus综合征

一、名称

Lazarus综合征(LS)又名拉撒路综合征,是指在心肺复苏失败停止所有抢救措施后(包括停止胸外按压、停止呼吸机辅助透气、停止输液及抢救药物应用等),无原因自主循环恢复(ROSC),所以又被称为迟发的自主循环恢复(迟发型ROSC)。

二、流行病学

拉撒路·伯大尼(Lazarus of Bethany),耶稣的信徒,亦被称为圣拉撒路,《约翰福音》第11章中曾提到,在其死后的第4天,耶稣成功将其复活,因此西方多将死而复生或者重生的概念与拉撒路联系起来。自1982年首例报道以来,目前已经有53例个案报道。

三、病因及病理

病理生理及其发生机制目前医学界并没有一个确切的定论。呼气末正压释放假说、高血钾堆积、碱中毒、肾上腺素等药物堆积效应等假说纷纷被提出。

四、临床表现

笔者找到43个IS的病例报道,还有10个并没有找到原文。

原发病:在43例报道中,13例患者患有心肌梗死,9例患者有气道梗阻类疾病,其他的诊断还包括腹主动脉瘤破裂、肺动脉破裂、消化道出血、肾衰竭继发的高钾血症、地高辛中毒、败血症、过量应用阿片类和可卡因类药等。

CPR的具体时间:6~75分钟,平均28.2分钟。还有8个病例报道并没有记录。当CPR停止时,28例患者仍然没有心跳,12例为无脉性电活动,1例为心室颤动,还有2例没有记录。

停止CPR后LS的发生时间:LS发生在CPR停止后的10分钟内占82%(27/33),平均7~8分钟,有10例患者没有记录。在这10个病例中,放弃治疗后只有3例(其中1例还是在太平间)被发现是存活的,其余7例并没有记录。但是时间间隔只是一个大概的时间,因为在CPR停止后,除了一些病例以外,其他的患者并没有进行实时监护。

五、诊断

我国2009年心肺复苏指南(初稿)中指出终止或不进行心肺复苏的指征。原则上对所有呼吸心搏停止的患者均应尽最大努力复苏,但存在下列情况时可考虑终止或不进行 CPR：①患者具备有效的"放弃复苏"的遗嘱，或出现不可逆性死亡征象如断头、尸僵、尸腐等，可不进行 CPR；②如果 CPR 持续 30 分钟，患者仍深度昏迷，无自主呼吸，心电图成直线，脑干反射全部消失，可终止 CPR。但是指南还指出如果院内患者行 CPR 时停止 CPR，则需要综合多种因素来考虑。随着研究的深入，对 CPR 过程中实时质量监测、反馈控制及预后影响因素的关注越来越多，例如冠状动脉灌注压、$PETCO_2$、混合静脉血氧饱和度、脉搏血氧饱和度波形等；而 Utstain 模式的建立，使不同研究机构在收集资料和报道结果的方法上得以统一，促进了近年来国际临床复苏效果评估方面的发展，但目前仍没有一个公认的标准来帮助进行判断。

六、治疗及预后

在自主循环恢复后，有 20 例患者（46.5%）神经功能恢复良好，但其中 6 例在医院内死于随后的败血症和肺栓塞，14 例（35%）最终出院且并没有明显的神经系统后遗症。在自主循环恢复后，有 18 例患者（41.9%）神经功能恢复较差，而且很快去世。还有 5 例患者（11.6%）并没有记录。在结果和 CPR 的持续时间，自主循环恢复的时间间隔和诊断等未发现显著的相关性。

在大多数的病例报道中，Lazarus 综合征发生在心肺复苏停止 10 分钟之内，所以大多数文献中建议在心肺复苏停止后，对患者的积极监护至少应该持续 10 分钟，以此来确定患者是否真的死亡。如果患者没有恢复的迹象，仍然心脏停止跳动、呼吸停止、大动脉搏动消失、血压为 0、瞳孔散大、反射消失，可停止一切抢救措施，宣布患者临床死亡。

参考文献

[1] 付阳阳，徐军，于学忠. 拉撒路综合征[J]. 中华急诊医学杂志，2016，25：241-243.

第 6 节　懒惰白细胞综合征

一、名称

懒惰白细胞综合征（lazy leukocyte syndrome）又称为嗜中性白细胞游走不全综合征、中性白细胞游走抑制综合征（neutrophil migrate inhibit syndrome）。1969 年由 Ward 首先报道。也有人认为是 1971 年由 Miller 首先报道。本病是由于中性粒细胞的趋化性运动降低，导致粒细胞功能异常的一组疾病。

二、流行病学

这是一种罕见的遗传病，遗传方式尚未确定，估计可能为常染色体隐性遗传，以白细胞功能异常为特征。

三、病理

白细胞功能缺陷在于白细胞（颗粒白细胞）对趋化因子的趋化性运动（chemotaxis）和散乱运动（random motility）均显示明显的减退，但其吞噬能力和杀菌能力却无异常。通常白细胞的趋化性运动低下见于三种情况：①白细胞本身具有异常；②血清中的趋化因子产生不足；③血清中趋化因子抑制物的存在。经研究发现，取自正常人甚至是周期性白细胞减少症患者的白细胞，其趋化性并不被患者的血清所抑制；而患者的白细胞对自身或其他健康人的趋化因子并不起反应。这些事实表明，白细胞趋化性运动能力降低是源于白细胞本身的内在性缺陷，与体液性因子无关。该病患者除白细胞功能异常外，白细胞计数也减少。Miller 等报道 2 例（4 岁 11 个月的女孩和 2 岁 1 个月的男孩）和 Constantopoulos 等报道1 例（5 个月的男孩），周围血的嗜中性白细胞计数分别是 170 /mm^3、135/mm^3、220/mm^3。其他血液学所见、骨髓象、周围血细胞形态计数均在正常范围内。白细胞本身也无形态异常和其他组织化学、染色、酶学的异常。此外，免疫球蛋白和淋巴细胞的幼稚化现象也在正常限度。总之，本病并无体液性或细胞性免疫异常。

值得指出的是，虽然本病的嗜中性白细胞功能检查未发现吞噬功能和杀菌能力异常，但对肾上腺素刺激或氢化可的松刺激反应不佳，这也可能是因骨髓释放功能不佳所致周围血白细胞减少的原因。

四、临床表现

①乳幼儿期发病，表现为长期低热；②以顽固性和难治性感染为特征，反复发生口腔炎、齿龈炎、肺炎及皮肤化脓性感染；③中性粒细胞减少；④骨髓象正常，粒系细胞形态无异常；⑤中性粒细胞趋化不全而

吞噬功能和杀菌功能正常，中性粒细胞的向化性能力为正常的60%~80%；⑥淋巴细胞功能无明显异常。

患者感染的病原菌多为大肠杆菌及克雷伯杆菌，中性粒细胞内对金黄色葡萄球菌杀灭能力正常，而对克雷伯杆菌、大肠杆菌杀灭力减弱。

五、诊断

目前尚无统一的诊断标准，根据临床特征和实验室检查可见白细胞减少，中性粒细胞绝对数显著减少，骨髓象大致正常，粒细胞系统数量和质量均正常，中性粒细胞吞噬功能及细胞内杀菌功能正常，体液免疫和细胞免疫均正常，但对肾上腺素试验和细菌致热原注射后不能使外周中性粒细胞数增加。

六、治疗及预后

一旦发病，联合应用抗生素疗法和免疫治疗，并输血、输血浆、投免疫球蛋白等。

患者多因细菌和真菌感染致败血症而死亡。如能预防及正确进行抗感染治疗，一般预后良好。

参考文献

[1]张永增.内科综合病征[M].沈阳：辽宁科学技术出版社，1985：291-292.

[2]洪庆成，江敬铭.儿科综合征[M].天津：天津科学技术出版社，1996：291-292，385.

第7节 左侧位综合征

一、名称

左侧位综合征（left-sided syndrome）又称为左侧无力血压变异视神经萎缩综合征。

二、病因及病理

可能为一种特殊的动脉硬化分布或为一种不明确的脑功能紊乱（Weatherby，Wiley）。长期饮酒可能是一种危害因素。

三、临床表现

该病主要出现在左侧。

眼症状与体征：①左侧视神经萎缩；②视野缩小（管状视力）。

全身性表现：①左侧肢体无力，以左上臂与左腿最明显，右侧面部肌肉与舌的左侧轻度无力，均在活动以后加重；②左侧肢动脉血压消失（听不出）；③蹒跚步态，活动后易向左侧倾倒，深反射较对侧敏感或相同；④全身性动脉硬化，肾功能不良（肾衰竭），胸腔内肿瘤，动脉瘤，主动脉狭窄血压变异。

参考文献

[1]李凤鸣.中华眼科学（上、中、下册）[M].2版.北京：人民卫生出版社，2005：3440.

第8节 Leigh 综合征

一、名称

Leigh 综合征即亚急性坏死性脑脊髓病变（SNE）综合征、婴儿性亚急性坏死性脑病变综合征。表现为明显的神经、精神体征，眼神经病变也显而易见。男女均可罹患，常在婴儿期发病，在幼婴期为急性型；较大婴儿发病者为亚急性型；若在青少年期发病，则呈慢性病程。

1951年，Leigh 报道1例男婴在患病后6周死亡。临床表现为嗜睡、失明、耳聋及四肢痉挛。神经病理显示从丘脑到脑桥、下橄榄体及脊髓后柱呈双侧对称性、局限性亚急性坏死病变。病理特点与 Wernicke 脑病相似，不同之处是乳头体极少受损。

二、病因及病理

本病病因不明，可能为常染色体隐性遗传。与先天性不明原因的代谢障碍有关。脑干被盖部对称性受累，可见脱髓鞘、坏死与毛细血管增殖，灰白质均受损。现认为 SNE 是一种线粒体脑肌病（mitochondrial encephalomyopathies），它是一组线粒体功能异常引起氧化代谢紊乱的疾病，其临床特点是骨骼肌及脑组织受损显著。

三、临床表现

眼症状与体征：①眼球震颤，分离性眼球运动，眼球摆动或跳动，眼肌麻痹，眼球内斜或外斜；②视力障碍，可无光感（皮质盲），中心暗点，半视野，下行性视神经萎缩；③上睑下垂，瞳孔散大或缩小，麻痹性角膜炎。

全身性表现：①进行性智力减退，精神运动性痴呆，嗜睡，全身无力，呼吸与吞咽困难，高热，反复感染，肺炎，耳聋；②四肢轻度痉挛，运动失调，肌张力低或无反射，偏瘫，共济失调；③血清乳酸盐与（或）血清焦葡萄酸盐增加，血中 α－酮戊二酸盐及氨基酸尿含量增加，脑脊液蛋白增加，血白细胞增加。

SNE 的临床表现复杂多样，1 岁以内患儿常丧失已获得的运动功能（如不能控制头的运动）、肌张力减退、吸吮力弱、厌食和呕吐、易激惹、持续哭闹、癫痫发作及肌阵挛。2 岁以内患儿常有走路困难、共济失调、发音及吞咽障碍、智力倒退、强直性痉挛、肢体运动异常如舞蹈样动作、眼外肌麻痹、眼震及注视障碍。按临床症状可将患者分两组：一组以新生儿为主，表现为酸中毒、严重的发育迟滞，其存活时间较短；另一组以共济失调脑病为特征，表现为肌张力减退、共济运动失调、眼球活动障碍，常伴有周围神经病，其发育缓慢。

四、治疗及预后

约 3/4 的患者常有特征性的发作性过度换气及发作性窒息等呼吸运动障碍，尤其多见于疾病后期。周围神经受损也有报道。大多数患者死于发病后半年或稍长时期，少数患者可有自发性缓解。死因多为呼吸衰竭。

参考文献

[1]李凤鸣.中华眼科学(上、中、下册)[M].2 版.北京：人民卫生出版社，2005：3441.

[2]王国瑾，胡振序.亚急性坏死性脑脊髓病[J].国外医学神经病学神经外科学分册，1992，19：147-149.

第 9 节　Lemierre 综合征

一、名称

Lemierre 综合征（LS）也称为咽峡后脓毒症或坏死性杆菌病，是急性咽喉炎的一种并不常见但有潜在致命危险的并发症。1936 年由 Lemierre 命名并称之为“极有可能误诊的疾病”。作者报道 4 例继发于咽扁桃体炎的厌氧菌性肺脓毒症，同时有颈内静脉栓塞。

二、流行病学

LS 多见于平素身体健康的青年，常继发于急性口咽（病毒）感染，少数发生于拔牙及颌面部急性感染、外伤后，发病率为（0.8~2.3）人 /100 万，男女比为 2：1。LS 最常见致病菌为苛养菌属的坏死梭菌（81.7%），严格厌氧发病 2~7 天内血培养可呈阳性，但阳性率仅 33%。

三、病理

Lemierre 综合征的发症机制：①口内感染（主要是咽炎）；②向咽旁间隙进展；③颈内静脉血栓性静脉炎；④转移灶形成。原因微生物是 *F. necrophorom* 最多见，它是革兰阴性嫌气性菌，是口腔及肠腔常在菌，具备血小板凝集和产生 Leukotoxin 能力，常成为重症感染症的原因。

坏死性厌氧杆菌仍然是 Lemierre 综合征最常见的病因之一，占 81%；梭形杆菌约占 11%；其他类型的革兰阴性菌占 8%。坏死性厌氧杆菌属是口咽部的正常菌丛，可以在无严重基础疾病的情况下引起感染。口咽腔隙的感染或继发于咽部感染的直接播散或通过淋巴、扁桃体静脉播散，是发生 Lemierre 综合征的中心环节。

四、临床表现

临床特征性表现为：咽部感染，局部感染 4~5 天后，出现寒战等败血症表现；颈部外侧肿胀、压痛；转移性脓肿，尤其是转移至肺，可出现剧烈、突发性胸痛，呼吸困难和咯血；化脓性关节炎；黄疸；蛋白尿，伴尿素氮升高；血培养和转移感染灶可分离出坏疽梭菌；白细胞增高与贫血。

文献报道该综合征中 97%的患者有肺或胸膜脓性栓塞，15%发生化脓性关节炎、肝及脾脓肿、骨髓炎、脑膜炎、皮下脓肿及弥漫性脑病等。典型的患者在发热（>38.5℃）后的 3~10 天出现急性咽炎。多数患者出现非特异性症状及临床表现。颈内静脉栓塞时引起疼痛、不适、吞咽痛；病变涉及脑神经时可有声嘶及吞咽困难。

1989 年，Sinave 等回顾了 38 例 Lemierre 综合征，患者平均年龄为 20 岁，97%的患者病变累及胸膜－肺，引起脓毒性关节炎者 6 例，软组织脓肿 4 例，肝功能试验异常 15 例，黄疸 4 例，因严重败血症经抗生素治疗无效而死亡者 2 例。

青山崇等报道 1 例 26 岁男性患者，因牙龈痛数月后发热，咽痛就医，诊断为扁桃腺炎并给药。此后，皮肤脓痂疹，呼吸困难，出现背部痛，急诊治疗。血液培养阴性，两肺末梢出现多发结节状浸润影。左颈内静脉发现血栓。自脓痂疹检出不解糖卟啉单胞菌。合并脓痂疹的 Lemierre 综合征是少见的。

渡边等报道本病青年继发难治性气胸 1 例。两次开胸手术行肺部分切除、胸膜瘘闭锁、纤维素大量注入、背阔肌充填和补充营养等，手术最终成功。

吉富修等报道合并两侧脓胸的 Lemierre 综合征 1 例。患者，男性，38 岁，14 天前发热、咽喉痛，未予处理，后用抗菌药未改善。5 天前出现呼吸困难和胸部疼痛。就诊发现两肺多发空洞及胸腔积液。服用抗生素后仍持续高热。2 天前出现颈部疼痛。颈部造影 CT 诊断右颈内静脉血栓，从而诊为此综合征。抗凝治疗后，呼吸状态恶化，入 ICU。行一系列治疗好转。血及胸水中多次检查未查出致病菌。

五、诊断

放射学检查对疾病的诊断是必要的。放射学医生重视这一疾病可引导临床医生做进一步的 CT 或颈静脉超声（US）检查，以确定有无颈内静脉栓塞及肺部栓塞。该综合征的重要特征是出现脓性肺栓塞，呈现典型的胸部放射学改变，即肺周围有多发性、圆形、楔形致密影并迅速形成气腔。US 检查方便价廉，可减少离子辐射，能发现大多数栓塞，包括非压陷性栓塞、静脉扩张与血流信号消失等。心搏与呼吸时相完全或部分消失支持静脉栓塞。

六、治疗及预后

本病的处理原则，包括外科切开引流，长程静脉应用抗生素和抗凝疗法等。一般来说，坏疽梭菌对青霉素、克林霉素、甲硝唑和氯霉素等均敏感。大多数患者经选用恰当的抗生素治疗，预后良好，但延误治疗可导致不良后果。Leuger 等报道，延误治疗 4 天以上的患者 8 例中 2 例死亡（25%），而立即治疗的患者 29 例中仅 1 例死亡（3.5%）。

治疗需要大剂量、长疗程静脉注射抗生素；治疗开始即应加用有较好抗厌氧菌作用的抗生素。抗凝治疗、促进脓栓溶解可能有益。

若不治疗，本病自发病起 7~15 天死亡。病死率为 6%~20%。

参考文献

[1]笠原敬.知っておきたい内科症候群?レミエール症候群 Lemierre syndrome[J].内科，2012，109(6)：1441-1442.
[2]龙宝光.Lenderre 氏综合征 1 例[J].国外医学流行病学传染病学分册，1998，25：94.
[3]赵施竹，段摄霞.Lemierre 综合征：一种容易忽视但未绝迹的疾病[J].国外医学护理学分册，2000，19：583-584.
[4]何慕芝，蔡闯，池丽庄，等.Lemierre 综合征 1 例及文献复习[J].解放军医学杂志，2008，33：910-911.
[5]青山崇，田中誠，唐田 贵子，ほか.両肺の多発性陰影と膿痂疹を呈したLemierreの1 例[J].日呼吸誌，2014，3：260-264.
[6]渡辺有為，野田雅史，星川康，ほか.Lemierre 症候群に續発した若年者難治性気胸の1 例[J].日呼吸外科杂志，2010，678-680.
[7]吉富修，矢野倫太郎，井上陽春，ほか.両側膿胸を合併したLemierre 症候群の1 例[J].長崎医学会雜誌，2017，91：363-368.

第 10 节　Lennart-Juhlin 综合征

一、名称

Lennart-Juhlin 综合征即嗜酸性粒细胞－嗜碱性粒细胞缺乏－反复感染综合征。该病是 Lennart 和 Juhlin 于 1977 年报道的一种新的综合征。

二、病理

病因与发病机制可能与下列因素有关。

1. IgA 缺乏

在 Lennart 与 Juhlin 报道的病例中，IgA 为 0.03~0.05g/L，IgE<1U/mL，均低于正常。其他免疫球蛋白虽然低，但尚在正常范围之内。由于 IgA 呈缺乏状态，患者可出现反复感染等症状。

2. 荧光免疫抗体测定阳性

提示该病属于自身免疫性疾病。除可导致哮喘、溶血性贫血等症状外，还可致中性粒细胞减少。Mohmoud 证实，用特殊的抗血清作用于对这种抗血清具有凝集作用的细胞毒活性的嗜酸性粒细胞，可导致其脱颗粒。Lennart 和 Juhlin 用试管法亦证实可选择性脱出嗜酸和嗜碱性粒细胞的颗粒。因此该病嗜酸与嗜碱性粒细胞缺乏的原因在于免疫学的破坏作用。

三、临床表现

这是以骨髓、血、痰和皮肤炎症渗出液中长期缺少嗜酸和嗜碱性粒细胞，并以反复感染、哮喘、溶血性贫血、血管运动性鼻炎、脱发、泛发性疥癣和疣为特征的一组疾病。

四、诊断

除以典型临床症状与体征作为诊断依据外，还需要依靠实验室检查提供关键佐证。主要检查项目包括：①免疫球蛋白测定，主要测定 IgA、IgE 和其他免疫球蛋白，降低时有诊断意义；②荧光免疫抗体测定呈阳性反应；③患者经四唑氮蓝试验测定中性白细胞吞噬功能可为正常；④结核菌素试验，与致敏后对二硝基氯苯反应均为阳性反应；⑤血浆中嗜酸和嗜碱性粒细胞破坏因子检查，与正常人对照，患者 1 小时嗜酸细胞有脱颗粒现象，4 小时所有嗜酸性粒细胞都遭破坏。此项在确定诊断上意义较大。

五、治疗及预后

本病行抗感染治疗。预后较差。

参考文献

[1]张永增.内科综合病征[M].沈阳：辽宁科学技术出版社，1985：298-299.

第 11 节　黑子综合征

一、名称

黑子综合征（lentiginosis profuse syndrome，Leopard）又称为多发性黑子综合征、Moynahan 综合征、豹斑综合征、多发性黑痣综合征、弥漫性黑痣综合征、心脏皮肤综合征、神经心肌病性黑痣病等。1936 年，由 Zeisler 和 Becker 以泛发性斑痣首先报道。1969 年，Gorlin 将其命名为豹斑综合征。

本病以多发性黑痣、心电图传导异常、先天性心血管畸形（以肺动脉狭窄为特征）、发育障碍眼、生殖系统及骨骼异常、耳聋和中枢神经系统功能紊乱为特征。

二、流行病学

黑子综合征是一种常染色体显性遗传性皮肤病，基因定位于 12q24.1。

三、病理

推测多种发育异常同时出现的原因可能是胚胎发育过程中神经嵴干细胞的突变或损伤所致。皮损组织病理学检查显示，表皮突轻度延长，黑素细胞和基底细胞中色素含量增加，真皮上部出现噬色素细胞。

四、临床表现

本病主要临床特征为全身泛发黑斑伴一系列发育异常。该病诊断除有多发性黑斑外，患者还应具备以下 11 项中的 2 项：①其他皮肤异常；②心脏结构异常；③心电图异常；④心脏病症状；⑤泌尿、生殖系统异常；⑥内分泌异常；⑦神经系统异常；⑧头面部异常；⑨身材矮小；⑩骨骼异常，鸡胸、漏斗胸；⑪有家族史。研究显示，仅部分患者具有该综合征的全部表现。本病患者有可能死于心脏病变，但大多数生活正常，可有肺动脉狭窄、肺动脉瓣异常等。

李丽等报道 1 例患者全身散在棕黑色斑点 19 年。胸骨左侧第 3 至第 4 肋间可闻及Ⅳ级收缩期杂音。腹部检查正常。右眼巩膜有一直径约 0.3cm 的淡黑色斑。皮肤科检查：面部密集棕黑色斑点，口腔颊黏膜有类似皮损，见多枚龋齿，口唇黏膜增厚。躯干、四肢散在棕黑色斑疹、斑片，左小腿屈侧见一直径约 6cm 的棕色斑片，表面散在深棕色及黑色斑点及丘疹。胸部X线片示：右肺有小斑片阴影，肺动脉段突出。心脏超声心动图示：先天性心脏病（膜部缺损），室间隔缺损（左向右分流）。二尖瓣、三尖瓣、肺动脉瓣轻度关闭不全。染色体核型分析：46，XX。皮损组织病理学检查（取黑色斑疹及左小腿屈侧棕色斑片表面丘疹）：表皮轻度角化过度，棘层不规则肥厚，皮突延长，基底层色素增加，真皮浅层可见较多噬色素细胞。

田宇等报道1例11岁女性患者，全身皮肤泛发性黑斑11年。患儿出生时全身皮肤较黑，并伴有广泛的雀斑样黑点及黑色斑片，随年龄增长黑斑逐渐增多、扩大，光照后色泽加深。智力较同龄儿童明显低下。其母面部有多数雀斑样痣。体检：发育迟缓，营养欠佳，面容消瘦，体重20kg（正常28kg左右），身高120cm（正常140cm左右），反应迟钝，体检欠合作，眼距增宽达3.5cm，左眼巩膜见数个1~3mm褐色斑点。双耳听力轻度下降（B级）。心肺腹正常，阴部发育迟缓。皮肤科检查：全身皮肤较黑，头、面、口唇及口腔黏膜、躯干、四肢、外阴泛发大量褐色至黑色斑点，直径1~3mm，间有10~20mm褐色斑。面、胸腹、外阴两侧皮肤有边界清楚的色素减退斑，面及外阴处白斑较小，不规则，胸腹部白斑沿左第5~7胸椎、右第5~12胸椎脊神经节段规则分布，白斑处黑斑消失，变白，表面见毛细血管扩张，外周皮肤色素增加。心电图窦性心律、不完全右束支传导阻滞。胸片及腹部B超无异常。组织病理：角化过度，皮突延长，表皮各层色素增加，尤其基底层更甚，黑素细胞增多，但不成巢。病理符合"雀斑样痣"。诊断：①多发性黑子综合征；②白癜风。

五、治疗及预后

脉冲激光可有效治疗这些良性色素性皮损。本病预后较差。

参考文献

[1]田代正昭.広範圍症候群（新订版）Leopard（LEOP-ARD）黑子症候群[J].日本臨牀，1987，春季臨時增刊号，45：98.
[2]李丽，刘跃华，方凯.多发性黑子综合征[J].临床皮肤科杂志，2006，35：274–275.
[3]田宇，李冠群，季素珍，等.多发性黑子综合征一例[J].中华皮肤科杂志，1999，32：39.
[4]洪庆成，江敬铭.儿科综合征[M].天津：天津科学技术出版社，1996：296–297.

第12节 Lepoutre综合征

一、名称

Lepoutre综合征即原发性高草酸尿症（primary huperoxaluria，PH）。患者肝脏的乙醛酸盐和草酸盐代谢异常，内源性草酸盐产生过多并从肾脏排泄，导致显著的高草酸尿、早期而反复发生的泌尿系统结石（草酸钙结石）、持续进展的肾钙质沉着症。

二、流行病学

本病有家族史者，是一种常染色体隐性遗传病。

原发性高草酸尿症是一非常罕见的遗传病。截至2005年国内仅有3例报道，而仅1例接受肾移植术的报道。国外报道相对较多，对该病的研究和认识也比较全面。

三、病理

由于乙醛酸的代谢异常的遗传病，内因性草酸增加，引起肾钙化和多脏器钙化，比较早期小儿发病（65%，5岁前），多发性尿路结石反复发生，进行性肾功能损害。

PH一般分三型：1型（PH1）为肝脏特异的过氧化物酶中丙氨酸乙醛酸转氨酶（AGT）缺陷；2型为D-甘油酸脱氧酶和糖基还原酶缺乏；3型为非1型、2型的未定酶缺陷的原发性高草酸尿症。其中PH1占大多数，临床表现最为严重。据国外文献报道，PH1的人群患病率为1.05/100万，年发病率为0.12/100万。PH1是一常染色体隐性遗传性疾病，以尿草酸钙排泄增加、反复尿石形成、肾钙质沉着和全身不溶性草酸盐的沉积为特征。此病由于肝内丙氨酸乙醛酸转氨酶缺乏、乙醛酸转氨生成甘氨酸减少而氧化生成草酸增加所引起。由于血浆草酸浓度升高，易在钙浓度高的区域如肾脏、骨骼、心脏、血管、神经等全身器官中沉积，造成相应的器官损害。由于大量肾结石导致梗阻，大多数患者在短期内发展为终末期肾衰竭。

四、临床表现

PH主要表现为反复发作的尿石症和进行性肾功能恶化，最后导致慢性肾衰竭。双侧尿路多发结石，X线片见结石不透光（阳性结石），成分测定为草酸钙结石。可有均一型血尿、夜尿、低比重尿，常有肾结石家族史，但一般无大量蛋白尿。由于原尿中草酸浓度过高，肾髓质草酸盐蓄积并和钙结合，导致髓质草酸钙结晶形成结石，损伤肾功能。肾功能受损后，排泄草酸的能力进一步下降，体内草酸蓄积更为明显，进而沉积于肾脏以外的组织器官发生相应损害，即草酸沉积症，可累及骨骼（导致骨痛、骨钙化、骨关节畸形、病理性骨折，累及骨髓时导致贫血，促红素治疗无效）、心脏（心肌病、传导阻滞、低血压）、血管（播散性、闭塞性血管病灶，肢体坏疽，内瘘栓塞）、神经系统（周围神经病变、单神经炎、多神经炎）、皮肤（溃烂、网状青斑）、视网膜病变、肝脾增大、睾丸增大、淋巴结增大等。病理特征是草酸结晶在组织内（如骨骼、肾小管管腔内）广泛沉积，周围见反应性肉芽肿围绕。偏光显微镜见折光的晶状物质。肺可有草酸钙结晶沉着。

程震等报道原发性高草酸尿症误诊2例。1例19岁男性，有肾结石家族史，3岁时发现双肾多发结石，诊断为髓质海绵肾。16岁时诊为终末期肾病，先后出现动静脉瘘血栓、腰椎压缩性骨折、低血压、肝脾淋巴结增大。骨髓活检示较多结晶沉积，诊断为PH。另1例为47岁女性，因双肾多发结石、尿毒症行肾移植术，8个月后移植肾活检见多发结晶沉积于肾小管间质。血草酸明显升高，诊断为PH。提示对有肾结石家族史或幼年起病、肾功能逐步受的损者，应需考虑PH的可能，血及尿草酸测定、组织活检有助于明确诊断。

五、诊断

由于临床PH相对少见，其诊断常被延误。诊断依赖24小时尿草酸测定和尿草酸/肌酐比值，以及组织活检明确有无草酸沉积，有条件时可行肝活检测定丙氨酸乙醛酸氨基转移酶活性及基因分析。PH患者诊断的临床线索是双肾多发阳性结石伴肾功能减退，常伴家族史。对可疑患者，应行尿结石成分分析、血及尿草酸测定、病理活检并询问有无其他系统受累。如有骨骼病变、肝脾淋巴结增大、心血管受累等情况需考虑草酸沉积症可能。当然，PH有原发和继发之分，原发PH由基因缺陷、酶活力下降所致；继发者可见于以下情况：如长期摄入增多（大量进食维生素C等）、短肠综合征导致肠道吸收钙减少、吸收草酸过多、乙二醇中毒等。双肾多发结石患者还应与甲状旁腺功能亢进、特发性高钙尿症、高钙血症、肾小管酸中毒和髓质海绵肾等疾病相鉴别。

六、治疗及预后

对于轻症患者，避免摄入富含草酸食物（菠菜、草莓、浓茶、咖啡等），多饮水、适当补充枸橼酸、口服维生素 B_6 10~20mg/(kg·d)以促进草酸的代谢，可以延缓肾结石的发生和肾衰竭的进展。但对于肾功能受损的患者，最佳治疗方法为早期肝肾联合移植。国内报道的数例起病时均已达尿毒症期或已行肾移植术，内科治疗均无效，张雅敏等报道1例PH患者，经肝肾联合移植取得成功，随访15个月肾功能持续正常。

参考文献

[1]小川由英.広範圍症候群（新订版）原発性過シュウ酸尿症(Lepoutre 症候群，primary hyperoxaluria)[J].日本臨牀，1987，春季臨時増刊号，45：816.

[2]程震，唐政，陈惠萍，等.原发性高草酸尿症误诊二例及文献复习[J].临床误诊误治，2013，26(2)：18-19.

[3]朱晓峰，张金元，许龙根，等.原发性高草酸尿症导致的移植肾早期肾功能丧失（附1例报告）[J].东南国防医药，2005，7：246-248.

第13节 Leser-Trelat 征

一、名称

Leser-Trelat征即累－特征，是一种肿瘤性皮肤病，内脏存在恶性肿瘤的皮肤表现型。这种现象在1890年由德国外科医Leser，E与法国外科医Trelat，U描述。老年性疣赘（脂漏性角化症，seborrhoeic keratosis）突然出现，短期内数目及大小迅速增加，同时伴有皮肤瘙痒时即应怀疑本病。应检查内脏。内脏恶性肿瘤没有特异性。

二、流行病学

Lynch 等报道了母女均患乳腺癌伴 Leser-Trelat

征，认为其征是可以遗传的。Leser-Trelat 征和乳腺癌的易感性也许是由相近的连锁基因或单个的多效基因决定。近年来，有关多发性脂溢性角化病的分子遗传学物质已获得，这种物质提示多发性脂溢性角化病是有遗传倾向的。分子遗传学显示细胞质中成纤维细胞生长因子受体 3(FGFR3)和磷脂酰肌醇激酶 3 催化亚单位 a(PIK3CA)的变异是脂溢性角化病的发病机制，尽管精确的发病机制和信号应答途径目前尚不清楚，但有一点是明确的，不同于散发性脂溢性角化病，具有 Leser-Trelat 征的脂溢性角化病不伴有 FGFR3 或 PIK3CA 变异，因为激活有关信号途径是由肿瘤细胞分泌的过量配位子；另一种可能的发病机制与人类乳头状病毒感染有关，特别是在人类免疫缺陷病毒感染的患者中。

三、病理

普遍认为恶性肿瘤分泌的激素或类激素物质在脂溢性角化病的蔓延中起重要作用。这些因子可导致表皮增殖并使脂溢性角化迅速发展，对内源性递质如表皮生长因子受体蛋白免疫组化分析非常重要，因为该种蛋白的出现提示患内脏肿瘤的风险增加。

四、临床表现

Leser-Trelat征的临床表现为老年人在短时间内发生较多脂溢性角化症皮损，或者原来有的脂溢性角化症，在短时间内皮损迅速增多、增大伴有痒感，同时伴内脏肿瘤。故学者们将此种皮肤损害称为内脏肿瘤的标志。此综合征多伴发腺癌，主要发生在食管或胃，也有合并白血病或蕈样肉芽肿的报道。癌中腺癌占 60%。胃癌最多，也有肺癌。

陈楠等报道 1 例 72 岁女性患者，因皮肤泛发性褐色扁平丘疹增多伴瘙痒 1 个月就诊。肺癌病史 12 年。皮肤科情况：颜面、颈部、躯干、四肢散在分布数目较多、大小不等的淡褐色至褐黑色斑丘疹、斑块、结节，表面粗糙呈疣状，部分伴有油腻性鳞屑。另一部分皮疹渗出较多，破溃、结痂。皮肤组织病理显示表皮：轻度疣状增生，角化过度，角化不全，角层内浆液渗出，表皮内假性角囊肿形成。真皮：浅层可见较多炎细胞浸润。诊断为 Leser-Trelat 征。

李顺凡等报道 1 例 76 岁男性患者，因皮肤色素沉着 2 年余并进行性吞咽困难半年入院。体检：呈恶病质状，左锁骨上淋巴结蚕豆大小，不活动，左肺上部呼吸音较弱，剑突下扪及包块，质硬，触痛明显；肝肋下 6cm，质地中等，触痛，表面有结节，前列腺稍肥大。皮肤科情况：面部、颈部、双肘关节伸侧、腋窝、乳晕、腹股沟、外生殖器、会阴等处皮肤粗糙、色素沉着、皮纹加深。腋窝和会阴部有多数乳头样增生，平行排列如天鹅绒样，双手背、前胸、面部有数十个散在淡褐色扁平丘疹，绿豆至黄豆大，上覆薄层鳞屑。手背面见数个寻常疣样损害。实验室检查：Hb 50g/L，大便潜血(++++)。皮肤活检：发现腋窝部黑棘皮病损害；手背部脂溢性角化样损害；胃肠吞钡透视诊断，胃底贲门癌。胸片示右上肺及纵隔淋巴结转移性癌伴阻塞性肺炎，肺气肿。腹腔 B 超声波检查，右肝叶占位性病灶(转移癌)。EKG 低电压，心肌损害。本例在短期内出现脂溢性角化症皮损，伴有瘙痒，符合 Leser -Trelat 征的诊断。

Doll DC 等报道 1 例肺部鳞状细胞癌合并突然出现的皮脂溢性角化病和后天性鱼鳞病患者。患者男性，67 岁。因出现红斑鱼鳞病样疹 2 个月而就诊。皮疹有剧痒，累及躯干、双肩和双臂。皮肤活检示慢性炎症。尽管外用和注射皮质类固醇、维生素 A，外用盐酸氮芥剂及止痒剂，鱼鳞病和瘙痒无改善。后考虑为内脏恶性肿瘤而入院。X 线片示左肺致密阴影。此时躯干出现符合皮脂溢性角化病的丘疹疣状损害。未见肿瘤转移。行肺切除术，为分化良好的鳞状细胞癌。在随访中，皮脂溢性角化病已消退，鱼鳞病也根本改善，无任何黑棘皮症的临床症状。作者指出，患者突然在躯干出现皮脂溢性角化病，予切除肺癌后，皮疹消失，说明本病为 Leser-Trelat 征。在所有文献报道的这类病例中，皮脂溢性角化病迅速发展似乎为一个恒久不变的特征。肩部为皮疹出现的常见部位，但是躯干也可累及。在 Leser-Trelat 征的患者中，以腺癌最常见，发生部位以胃肠道最多，本病例的不同之点是在肺部出现鳞状细胞癌，皮脂溢性角化病可在肿瘤发生前出现或二者同时出现。它可因治疗而消失或因肿瘤消退而消失，也可因肿瘤复发而再次出现。

恶性黑棘皮病并非指皮损恶变，而是指 100%伴发内脏恶性肿瘤，文献报道所伴发的恶性肿瘤至少有 26 种，常见的组织学类型是腺癌，尤以胃癌最为多见。Leser-Trelat 征亦是内脏恶性肿瘤的皮肤标志性损害。与恶性黑棘皮病同时出现极为少见。恶性黑棘皮病伴发的肿瘤恶性程度往往较高，病情进展较快。

五、诊断

方红等认为，对于中老年患者，突然发生广泛的黑棘皮病皮损伴明显瘙痒，应警惕恶性黑棘皮病可能。若同时伴发“牛肚掌”或 Leser-Trelat 征，应高度怀疑伴发内脏恶性肿瘤,尽早进行各项检查,特别是纤维胃镜或肠镜检查,以便及时发现肿瘤,尽早治疗。

六、治疗及预后

Leser-Trelat征无特效治疗,能手术者尽早手术。

恶性黑棘皮病伴发的肿瘤恶性程度往往较高,病情进展较快。

参考文献

[1]松尾聿朗. 広範圍症候群(新订版)Leser-Trelat sign[J].日本臨牀,1987,春季臨時増刊号,45:1239.

[2]陈楠,高兴华.Leser-Trelat 征及家族发病[G].2008 全国中西医结合皮肤性病学术会议论文汇编.101.

[3]李顺凡,吴志华.伴有 Leser-Trelat 征的恶性黑棘皮病 1 例[J].湛江医学院学报,1990,8(4):273,261.

[4]王世达,孙益之.累-特二氏征(Leser-Trelat Sign)[J].国外医学皮肤性病学分册,1979,5(8):238.

[5]方红,洪钢,陈丽荣,等.恶性黑棘皮病伴Leser-Tre1at 征三例[J].中华皮肤科杂志,2005,38:650-651.

第 14 节 Letterer-Siwe 综合征

一、名称

Letterer-Siwe 综合征又称为 Siwe 综合征、Letterer-Siwe 病、急性组织细胞病、网状内皮细胞增殖病、非脂质性组织细胞病综合征、非脂质性网状内皮细胞增殖病综合征、儿童型系统性网状内皮细胞增殖病综合征、ABT-Letterer 综合征、特发性网状细胞增多症、婴幼儿网状内皮细胞增生症、组织细胞增生症等。1924 年,Letterer 首先报道了第一例 6 个月的婴儿病例。1933 年,Siwe 描述了 1 例 16 个月的幼儿有类似的表现。1936 年,该病被命名为 Letterer-Siwe 病。

二、流行病学

本病病因不明,与家族遗传有关。病理检查肝、脾、肺、骨髓、皮肤与眼部,均显示组织细胞和嗜伊红细胞浸润。

三、临床表现

本病多发生于 2 岁以下婴幼儿,病变范围广泛,以肝、脾、淋巴结、骨髓、皮肤、肺、骨骼最易受累,受累器官被大量的组织细胞浸润。起病急骤,病情发展迅速,病死率高。常有以下各种表现。

(1)发热:儿乎所有病例在病程中均有不同程度的反复发热,早期多为微热,至晚期常为持续性高热或间歇性不规则热型。

(2)皮疹:皮肤病损有特征性的组织学表现,皮疹常伴随发热而反复隐现,多为真皮表层组织细胞浸润的表现,呈棕黄色或暗红色的斑丘疹,继而呈出血性、湿疹样或皮脂溢出性各种形式的皮疹,以后结痂、脱屑,痂脱落后留有色素沉着或白斑。

(3)肝脾及淋巴结肿大:脾大较肝大尤为明显,脾重量可为正常的 3~15 倍,切面可见有出血及坏死。

(4)贫血呈进行性加重。

(5)肺部浸润多见。常有咳嗽、气急和发绀,中耳道有肉芽肿病变,常引起中耳流脓,可能为组织细胞浸润的结果。

(6)腹泻为常见症状,反复出现消化不良样稀便。

(7)骨骼缺损发生率为 15%~50%,主要侵犯颅骨、肋骨、四肢管状骨,可单个或多个受累,X 线检查可见骨质缺损,呈圆形或不规则形,大小不一,边缘锐利,呈"地图样"。

常见于婴儿,多在 9 个月内发病。临床以发热、肝脾大、出血性皮疹及致死性内脏损害为特征。典型皮疹具有诊断价值。早期即可出现肺脏损害,X 线片示两肺网状或网点状阴影,有的在网状阴影基础上散在小颗粒状阴影,酷似粟粒性肺结核的改变,可并发间质性肺气肿、纵隔气肿及自发性气胸,从而出现呼吸衰竭。

四、诊断

临床上出现不明原因的反复长期发热伴苍白、进行性贫血、肝脾淋巴结肿大时应考虑本病。X 线片检查(骨质缺损、肺部浸润性网点状阴影的发现)对诊断有重要价值。活体组织检查、淋巴结活检、皮疹印片、颅骨组织等发现分化的网状细胞浸润可作为确诊的依据。

韩林总结误诊教训：①对婴儿难以确定的皮疹，应注意排除本病；②对发热、咳嗽和（或）贫血等症状临床无法解释时应想到本病；③对于胸片肺野透亮度降低、有网状、网点状影而肺部体征不明显者，应常规除外本病；④体格检查应全面；⑤诊断时应尽量用一种疾病解释所有临床症状。

五、治疗及预后

本病尚无特效治疗措施，可采用一般支持疗法，抗生素适用于伴有感染性病灶者，皮质激素可改善症状，延缓死亡。

本病预后较差，患儿大多夭折，常死于继发感染和出血。

参考文献

[1]洪庆成，江敬铭.儿科综合征[M].天津：天津科学技术出版社，1996：299-300.

[2]金玲，刘明月，毕文术.勒-雪氏病2例[J].黑龙江医学，1998(8)：63.

[3]韩林.勒-雪氏病5例误诊分析[J].临床医学，1999，19：57-58.

[4]李凤鸣.中华眼科学(上、中、下册)[M].2版.北京：人民卫生出版社，2005：3442.

第15节　闭锁肺综合征

一、名称

闭锁肺综合征（locked lung syndrome，LLS）是新近发现的一种疾病，特征是由于持续吸入异丙肾上腺素气雾剂引起哮喘持续状态（status asthmatics），而且肾上腺素、氨茶碱或间歇性正压呼吸（IPPB）难以缓解或改善。1966年，Keghley首先发现3例支气管哮喘患者，经长时间吸入异丙肾上腺素并用大量肾上腺皮质激素治疗，不但未产生效果，且于治疗开始后3~21小时发现症状加剧，后停用异丙肾上腺素，症状得到缓解。以后，Van Metre等也报道了类似的病例，并将此命名为闭锁肺综合征。

二、流行病学

江开勇所在医院1980—1990年共收治支气管哮喘和喘息性支气管炎1003例，其中6例发生闭锁肺综合征，占住院病例的0.59%。国外有报道，在使用异丙肾上腺素的重症哮喘患者中，闭锁肺综合征发生率可达15%。通过文献共总结出引起LLS的21种药物，诱发例次较多的是沙丁胺醇（28例）、异丙肾上腺素（20例）和氢化可的松（11例）。以上3种药物共诱发59例，占全部回顾病例数的51.3%。

三、病理

发病机制如下：①在持续吸入异丙肾上腺素气雾剂时，支气管黏膜的毛细血管发生扩张、黏膜肿胀，引起了气管内狭窄，这一点和用肾上腺素点鼻时使鼻塞加重的机制相似；②反复吸入本剂，可使支气管上皮细胞的基底膜发生变化；③长期、反复、大量吸入异丙肾上腺素气雾剂，由于其代谢产物（3-甲氧异丙肾上腺素）在血中增多，抑制了β-受体，继而引起呼吸道狭窄；④哮喘患者的支气管β-受体本身即有功能减退，在平素吸入异丙肾上腺素时产生了耐药性，发生了与β-受体阻滞相似的效果，从而导致支气管平滑肌收缩。

四、临床表现

闭锁肺综合征的临床表现与重症哮喘相似，但更加严重。患者极度呼吸困难，不能说话，强迫体位，大汗淋漓，三凹征，焦虑不安，甚至出现意识障碍。

应特别注意以下现象。

1.肺部哮鸣音的变化

若呼吸困难及发绀无缓解，肺部哮鸣音反而减弱，甚至消失（称为“沉默胸”），是病情加重的危险征象，必须考虑其内在病因：①严重支气管痉挛或伴有广泛黏液栓形成，导致肺闭锁；②呼吸肌衰竭；③张力性气胸或纵隔气肿。需及时查明原因并处理。

2.肺性奇脉

即吸气与呼气期肱动脉收缩压差＞10mmHg，肺闭锁时常＞25mmHg，是气道严重阻塞的征象之一。但应注意，在呼吸肌衰竭时，可无奇脉。

3.胸腹矛盾呼吸运动

提示呼吸肌衰竭存在。

4.$PaCO_2$变化

若症状无缓解，而$PaCO_2$由降低转为正常，是呼吸衰竭的先兆。如 $PaCO_2$>6.7kPa 时，需进行机械辅助通气。

5.呼气流速峰值 PEF

PEF<100L/min，提示气道严重阻塞；若 <60L/min，则可能发生窒息。肺闭锁时，患者往往检测不出 PEF 值。当 PEF 昼夜变异率 >40%时，易发生哮喘猝死。

6.肌酸磷酸激酶

此酶增高是呼吸肌剧烈运动持续处于高负荷状态的代谢标志。

王倩对国内报道的 115 例 LLS 病例整理和分析。男 58 例，女 54 例，3 例不详。年龄 9~78 岁。吸入给药 75 例，静脉给药 20 例，口服给药 12 例，肌内给药 2 例，5 例不详。出现症状的时间分布在用药后几分钟至 1 周，1~3 天为高发阶段。115 例患者中 22 例死亡，其余患者经停药并对症治疗后逐渐恢复正常。药物引起的 LLS 可发生在任何年龄组，以 >31 岁偏多，占总数的 87.8%。老年人群发生比例更高，提示对老年人用药应持谨慎态度。调查病例中，男女比为 1.071，表明男性发生率略高于女性。在 115 例患者中，使用气雾剂吸入给药所占比例最大(68.2%)，其次是静脉输注和口服，这主要与导致 LLS 的药物给药方式有关，因为所报道病例多为咳喘患者，所用 β－受体阻滞剂、糖皮质激素等均为气雾剂吸入给药。

五、诊断

哮喘严重发作并有上述表现的患者，均要注意闭锁肺综合征的可能，应认真询问病史及用药情况，查阅有关病历记录，及时做出诊断。对 β_2－受体阻滞剂、β－受体阻滞剂或药物过敏诱发的患者，一般较易识别。AIA 由于诱因复杂，NSAID 的中西药复方制剂甚多，需待病情缓解后采用特异方法才能进行病因鉴定。具体方法：①激发试验，口服阿司匹林激发具有相当危险性，目前多采用赖氨酸乙酰水杨酸盐气道吸入进行激发，相对较为安全；②血清学诊断。

六、治疗及预后

合理用药预防为主。在哮喘和喘息性支气管炎的防治中，必须警惕药源性 LLS 的发生。按需使用异丙肾上腺素等 β－受体阻滞剂，不可频繁吸入，每日间隔使用最多不超过 4~6 次，成人每周不超过一瓶，最好与激素(如丙酸倍氯米松)联合应用。凡有阿司匹林哮喘病史的患者，要尽量避免使用解热镇痛药，防止引发阿司匹林哮喘发作。在应用异丙肾上腺素气雾剂期间，最好禁用解热镇痛药和其他消炎药；不与 β－受体阻滞剂合用，必要时可选择小剂量的艾司洛尔口服。一旦在吸入异丙肾上腺素气雾剂后出现哮喘症状加重或无缓解迹象，必须停止继续使用该药，并加强对症处理。

发生 LLS 的患者如果不及时抢救，极易发生“哮喘猝死”，且死亡率较高(约 22%)。

参考文献

[1]李文朴.药源性肺闭锁综合征[J].医师进修杂志，2005，28：4-6.

[2]江开勇.闭锁肺综合征——附 6 例报告[J].医学研究通讯，1992，21(5)：30-31.

[3]陈铮.哮喘治疗药物引发的闭锁肺综合征值得警惕[N].中国医药报，2010-05-18(B04).

[4]张永增.内科综合病征[M].沈阳：辽宁科学技术出版社，1985：7-8.

第 16 节　闭锁综合征

一、名称

闭锁综合征(locked-in syndrome，LS)又称为去传出状态。1875 年，Drollera 首次报道 1 例由基底动脉梗死所致闭锁综合征的病例。1966 年，Plum 和 Posner 首先命名为闭锁综合征。

二、流行病学

闭锁综合征多见脑血管病，以基底动脉脑桥段闭塞最常见。

三、病因及病理

文献报道其病因中脑血管病约占 75%，尤以双侧脑桥基底部梗死最常见(60%)。引起闭锁综合征的其他原因有脑桥出血、肿瘤、脱髓鞘疾病、脑干脑炎及脑桥中央髓鞘溶解等。另一重要原因为头部外伤。本病是由于基底动脉脑桥段及脑桥穿支闭塞而造成血流中断，导致双侧脑桥基底部梗死。

病理改变为双侧脑桥基底部软化，严重者出现水肿。压迫延髓，可导致延髓麻痹而死亡。

四、临床表现

闭锁综合征具有一定的定位诊断价值。需要强调的是，本病并非一成不变的，而是随着病变范围的变化而变化，有时仅是一过性表现。

起病时常常伴有眩晕、恶心、呕吐和步态不稳等常见症状。LS的典型临床表现为缄默、脑桥以下脑神经麻痹、四肢瘫痪，患者仅借瞬目及眼球上下活动表达思想并与外界交流。病变导致双侧皮质脊髓束损害，引起四肢瘫；双侧皮质脑干束损害引起失语、不能张口、双侧面瘫；缄默是由于假性延髓性麻痹及面、舌瘫致构音不能；因脑桥被盖部及中脑上行性网状结构未受损，所以患者神志仍保持清醒状态；又因脑桥侧视中枢纤维的损害，故眼球水平运动障碍，而垂直运动存在，仅能以眼球上下活动和睁闭眼与外界保持联系。此外，听觉传导束正常，支配眼球运动的中脑神经多不受影响，因此，患者可以听到声音及用眼球垂直活动和睁闭眼来回答"是"与"否"。

五、诊断及鉴别诊断

闭锁综合征临床上应当与以下几种症状相鉴别。①持续性植物状态，是去大脑皮层综合征之一，其病变范围广泛，累及皮层、皮层下结构或脑干。因此患者意识是不清醒的。脑电图检查证明患者无正常的节律，与闭锁综合征易于区分。②无动性缄默，在临床上和本病极其相似，难以鉴别。但患者不能和外界交流，双侧肌张力下降，病理呈阴性。在病理上，主要是大脑边缘系统和脑干网状结构部分损害引起皮层功能广泛抑制。③精神抑制状态又称为不反应状态，见于癔症性昏睡或剧烈精神创伤之后，患者突然对外界刺激毫无反应，呼吸急促或屏气，双目紧闭，眼睑急速轻眨，常有情感反应（如眼闭、噙泪等）及主动抵抗，神经系统检查无异常，提示治疗可恢复。

闭锁综合征的CT特点是脑桥腹侧部的改变，如为脑桥出血，则可明确看出脑桥基底部有密度增高阴影，高密度区可扩展到部分脑桥被盖部或波及大脑脚底，而基底动脉闭塞致脑桥梗死者CT常因后颅凹伪影多而难以确定，可行MRI确诊。总之，闭锁综合征的诊断主要依靠临床特征。CT及MRI扫描可为辅助的诊断措施，尤其在明确病变范围、确定病变性质方面具有重要价值。

一般认为脑干病变MR检出率为100%，头颅MR对明确闭锁综合征的病因、病变性质及范围、部位及评价预后有重要价值，应作为首选检查方法。考虑到闭锁综合征主要原因是基底动脉及其分支闭塞，相关血管检查（头颅MR、颅颈CTA及DSA）异常重要。

闭锁综合征的临床分型主要依据肌力情况。一般认为0级为完全闭锁，Ⅰ~Ⅱ级为不全闭锁，Ⅲ级为闭锁解除。

近年来提出了"闭锁状态"的概念，以期与LS区别。闭锁状态（locked-in state）是指临床上多种原因导致的类似LS的临床表现。双侧大脑脚外侧2/3病变、双侧内囊处的病变、周围神经根的广泛受累均可出现闭锁状态。

六、治疗及预后

治疗以对症支持为主，早期试用冬眠及大剂量激素疗法，后期采用针灸、按摩、理疗辅以声乐刺激等疗法。

发病3小时内无溶栓禁忌证者采用重组组织型纤溶酶原激活物（r-tPA）或尿激酶静脉溶栓治疗是安全、有效的。由于LS患者预后差，可以适当放宽静脉溶栓时间窗至12小时。动脉溶栓治疗时间窗可适当放宽至12小时，部分病例可延长至24小时。近年来随着介入技术的发展，早期可行溶栓及基底动脉支架成形术。

闭锁综合征是脑梗死中的严重类型，很多患者往往死于并发症，尤其是肺部感染。因此，积极治疗和预防肺部感染是治疗并发症的关键。出现呼吸衰竭时，宜尽早行气管切开，同时对消化道出血、中枢性高热等并发症进行积极的治疗，加强护理及营养支持治疗，以降低病死率，提高生存率。

参考文献

[1]顾承志，黄志东，赵晓晖，等.闭锁综合征3例[J].疑难病杂志，2003，2：44.
[2]李明超，程谦涛，等.闭锁综合征8例临床分析[J].疑难病杂志，2014，13;90-91.
[3]钟高贤，姜亚平，殷小平，等.闭锁综合征的临床和影像学表现（附10例分析）[J].中国综合临床，2004，20：694-696.
[4]孙瑞兴.脑桥基底部梗死所致的闭锁综合征[J].医学综述，2009，15：3673-3674.

第17节 Löeffler综合征

一、名称

Löeffler 综合征又称为嗜酸性粒细胞增多性肝大（儿科型）、单纯性嗜酸性粒细胞增多性肺浸润、肺部浸润伴嗜酸性粒细胞增多综合征（PIE）的单纯型、嗜酸性粒细胞性肺炎、游走性肺炎、过敏性肺炎。1932年，由 Löeffler 最先报道。

PIE 是一组不同病因引起的肺部嗜酸性粒细胞浸润，伴有或不伴有周围血和痰嗜酸性粒细胞增多。发病与变态反应有关。临床常见类型包括单纯性肺嗜酸性粒细胞增多症（Löeffler 综合征）、慢性嗜酸性粒细胞肺炎（CEP）、热带型肺嗜酸性粒细胞增多症（TPE）、变应性支气管肺曲菌病（ABPA）和过敏反应性肉芽肿性血管炎（CSS）。

二、流行病学

嗜酸性粒细胞增多症是指由外周血嗜酸性粒细胞（eosinocyte，EC）增多引起的一组疾病，临床上少见，Brigden 等报道其总发生率占门诊患者的 0.1%（225/19 300）。

三、病理

Löeffler 综合征多有家族或个人过敏史，或者粉尘接触史等，均与发病有关。但发病机制尚不十分明确，多考虑与Ⅰ型和Ⅲ型变态反应有关，病理表现为肺部变态反应炎症浸润。

四、临床表现及诊断

临床表现较轻，多数患者仅表现为低热、乏力、食欲缺乏、咳嗽、咳痰，很少并发哮喘发作，有些患者可伴发荨麻疹。有些患者可没有任何临床症状，体征亦无明显阳性体征，偶有干啰音或少量捻发音。实验室检查：外周血中嗜酸性粒细胞比例与绝对值均增高，比例增高可达 10%~70%。血清 IgE 和 IgM 水平升高，影像学可见一过性或游走性的片状阴影，但非游走性病变不能作为否认单纯性 PIE 的证据。可在同一部位反复发生，CT 可见双肺高密度影，病灶之间常相互分离，以肺门周围为主，一般病程在 1~2 周，最多不超过1个月。

有学者报道 40%~50%的 HES 患者可发生心血管系统并发症。HES 心血管并发症主要包括症状性心力衰竭、血栓和栓塞、心肌梗死、心律失常和心包炎等。通过对 65 例 HES 累及心脏的病例进行分析，发现最常见的临床症状是呼吸困难，发生率高达 60%，其中 75.39%（49 例）的患者有充血性心力衰竭的症状和体征，4%的患者有心包炎的症状和体征。一项由美国国立卫生研究院（NIH）主持的研究发现，在 HES 累及心脏的 26 例中，42%的患者有不同程度的呼吸困难，27%的患者有胸痛症状，12%的患者出现咳嗽，8%的患者出现心悸，4%的患者发生血栓事件；42%的患者诊断为二尖瓣关闭不全，28%的患者诊断为充血性心力衰竭，4%的患者诊断为主动脉瓣关闭不全，4%的患者诊断为主动脉狭窄。HES 累及心脏时发生心肌梗死相对少见，多为心内膜纤维化和左心室流出道血栓形成继发心肌梗死。见表 13。

临床加病原学检查。

五、治疗及预后

在治疗上，大多数学者主张可不予干预或激素治疗，仅对症支持治疗，病情可缓解。然而，也有人认为，可适当给予糖皮质激素，疗效肯定，病情缓解明显。此病预后良好，能自愈。

参考文献

[1]李敦臣，姜荣燕.40 例儿童嗜酸性粒细胞增多症临床分析及远期随访[J].中国小儿血液与肿瘤杂志，2009，14：141-142.
[2]马建中.儿童嗜酸性粒细胞增多症 27 例[J].实用医学杂志，2001，22：1291-1292.
[3]高举，袁粒星，陈婷婷.嗜酸细胞增多 20 例临床分析[J].中国实用儿科杂志，2005，20：90.
[4]覃肇源，刘美娜，柯志勇，等.儿童嗜酸性粒细胞增多症病因和临床表现(附 46 例分析)[J].中国小儿血液，2002，7：256-257，251.
[5]孙桂莲，姜红堃，李萍，等.小儿嗜酸性粒细胞增多症 33 例临床分析[J].中国医科大学学报，2006，35：101-102.
[6]吴秋萍，谢敏，熊盛道，等.嗜酸性粒细胞肺炎 1 例并文献复习[J].临床肺科杂志，2011，16：329-330.
[7]梅枝爱郎，中沢次夫.広範圍症候群（新订版）PIE 症候群[J].日本臨牀，1987，春季臨時增刊号，45：1070-1071.

表 13 有关小儿嗜酸性粒细胞增多的病例组报道

作者(年代)	例数	一般资料	临床表现	胸肺表现
李敦臣等(2009)	40	男 19例，女 21 例，平均年龄 7~8 岁。病因:19 例感染性疾病(寄生虫 13 例，其中 9 例肠道蛔虫、3 例蛲虫、1 例钩虫;EB 病毒 4 例;肺炎支原体 2 例); 变态反应性疾病 12 例，其中 7 例哮喘、5 例荨麻疹;药物反应 4 例;恶性肿瘤 3 例;原因不明 2 例	发热 38 例，乏力 29 例，关节疼痛 22 例，皮疹 21 例，腹痛 19 例，浅表淋巴结、肝脾大 17 例，头痛 12 例，肌肉酸痛 11 例、恶心呕吐 10 例，皮肤瘙痒 9 例，皮肤划痕症阳性 9 例	咳嗽 20 例，胸痛 18 例，喘憋、呼吸困难 15 例，胸腔积液 3 例
覃肇源等(2002)	46	男 31 例，女 15 例。寄生虫感染 17 例(蛔虫 10 例，蛔虫合并钩虫 2 例，蛔虫合并鞭虫 3 例，丝虫 2 例)。原因不明 16 例，变态反应性疾病 8 例，肺感染 1 例，白血病 1 例，肉芽肿 3 例。肠道蠕虫病 12 例，嗜酸性粒细胞增多症 14 例，嗜酸性淋巴肉芽肿 3 例，嗜酸性粒细胞白血病 1例	症状:长期发热 19 例，皮疹 3 例，倦怠乏力 12 例，腹痛 8 例，面色苍白 8 例 体征: 浅淋巴结肿大 15 例，轻至中度肝大 9 例，轻至中度脾大 4 例，局部包块 3 例，反复心力衰竭 1 例，肾病综合征 1 例，偏瘫 1 例	慢性咳嗽 14 例，喘息 4 例，肺浸润性嗜酸性粒细胞增多症 16 例(热带型 5 例，慢性型 7 例，过敏性肺炎 4 例)

注:此表中病例不都是 Löffler 综合征。

[8]洪庆成，江敬铭.儿科综合征[M].天津:天津科学技术出版社，1996:305-306.

[9]高荣，徐伟豪，兰凯，等.嗜酸粒细胞增多综合征心血管并发症的诊断和治疗进展[J].临床误诊误治，2016，29:108-110.

第 18 节 Löfgren 综合征

一、名称

Löfgren 综合征包括两侧肺门淋巴结肿大、关节炎或关节痛和结节性红斑。为结节病的急性型。

二、流行病学

在欧美以女性为多，占结节病的几乎半数(西班牙报道)。

三、临床表现

结节病可以出现急性发作的结节红斑和双肺门淋巴结肿大。常伴发热、多关节炎和葡萄膜炎，即所谓 Löfgren 综合征。结节红斑表现为有触疼的红色结节，直径几厘米，常见于下肢。多关节炎常常较重而且有功能障碍。典型者见于踝、足、膝关节，偶见于腕和肘关节。10%的患者胸片正常。起病常突然，但预后极好，症状常在几周到几个月内消失。

野田一成等报道 1 例 49 岁女性患者，因下肢水肿和活动性呼吸困难就诊。轻度低氧血症。双侧肺门淋巴结肿大，多发关节痛及下肢结节性红斑。胸腔镜下肺活检为类上皮细胞性肉芽肿。仅给氧气吸入即缓解。观察 1 年，症状及表现消失。

Mana 等分析 186 例患者的临床症状。作为初发症状，93%的患者有结节性红斑或足关节周围炎症，或二者兼之。其中，结节性红斑 49%，足关节周围炎症 19%，二者兼具 25%。作为呼吸症状，咳嗽和呼吸困难者 13%。胸片Ⅰ期 81%，Ⅱ期 16%，Ⅲ和Ⅳ期无 1 例。肺野较少有阴影。肺泡内有渗出，间隔内有肉芽肿是低氧血症的病理基础。下肢或上肢水肿可能是淋巴循环淤滞的结果。

四、预后

在结节病中为预后良好的一类。

参考文献

[1]野田一成,村瀬享子,大滝美浩,ほか.呼吸困難を伴ったL?fgren 症候群の1例[J].日呼吸誌,2013,2:578-583.

[2]朱元珏,陈文彬.呼吸病学[M].北京:人民卫生出版社,2004:1112-1124.

第19节 Louis-Bar综合征

一、名称

Louis-Bar综合征又称为共济失调毛细血管扩张Ⅰ型综合征、Boder-Sedgwick综合征、脑-眼-皮肤毛细血管扩张症、鼻旁窦-肺感染综合征、共济失调毛细血管扩张免疫缺损症、运动失调毛细血管扩张症、毛细血管扩张运动失调、婴儿进行性小脑共济失调综合征、毛细血管扩张性共济失调症(AT)、共济失调毛细血管扩张症。

本病是一种原发性球蛋白缺乏所致的先天性遗传病。最早于1926年首先由Syllaba记载。1941年,Denise-Lowis报道1例,命名为“先天斑痣性晶状体病”。1957年,Bar等根据神经皮肤检查结果,命名为“毛细血管扩张”性共济失调症,或Louis-Bar综合征。1958年,Centerwall等指出本病易频发上呼吸道感染,有胸腺形成低下和选择性缺乏。1963年,Good等进一步发现本病免疫功能不全和胸腺形成低下、血清IgA缺乏及各种细胞免疫功能低下。

二、流行病学

国外统计发病率为1/100 000~1/40 000。马君牧于1964年报道首例病例,以后报道不断增加。AT在以色列犹太族多见,家族性发病率很高,为常染色体隐性遗传。

据报道,一般儿童中发病率为(2~3)/10万,在原发性免疫缺陷中占8.5%(30/352)。

三、病理

Louis-Bar综合征由DNA修复缺陷、第14对染色体易位所引起。属常染色体隐性遗传,全部患者均有严重的体液和细胞免疫缺陷。

目前认为有明显的家族倾向(40%~47%),致原发性免疫球蛋白缺乏。由于诱导信号异常,导致中胚层缺陷,从而引起血管和多器官的异常;胚胎发育不平衡,导致对胸腺和神经细胞表面的抗原产生抗体而致自身免疫反应。

病理:①胸腺缺如、小或发育不良。皮质和髓质分界不清,个别无胸腺(Hassall)小体;②神经系统显然是原发的慢性小脑皮质萎缩,主要累及浦金野细胞和颗粒细胞,篮状细胞(basket cell)影响较轻;③血管小脑有静脉怒张,脊髓中有与眼和皮肤毛细血管扩张相似的血管病。

四、临床表现

张五昌等报道8例。①生长发育落后及营养不良3例。②共济失调8例,发病年龄为10个月至7岁,其中6例系1岁半内起病。表现为平衡障碍,蹒跚步态,不能走直线,肌张力减低,Romberg征阳性,水平相眼震、指算、轮替、跟膝胫试验及意向性震颤均阳性。4例病情呈慢性进行性进展。另4例于3~6岁间相对平稳,其后渐加重。③毛细血管扩张8例,出现年龄为3~10岁。扩张部位为球结膜、面颊、耳廓、手鱼际及颊黏膜。其特点为扩张性毛细血管呈对称性逐渐增多。④其他合并头小畸形、弓形足各2例,动脉导管未闭1例。1例9岁时1型糖尿病合并酮症酸中毒,病后3年白内障。皮肤牛奶咖啡斑、色素脱失斑者各1例。胸肺表现反复感染史4例,自幼有反复感染,分别患有扁桃体炎、中耳炎、气管炎及肺炎,1例合并液气胸。另4例仅有时患上呼吸道感染。胸片显示1例双肺广泛间质网状影,右侧液气胸,右侧受压50%。

江泓等报道4个家系共7例患儿。胸肺显示7例均有反复上呼吸道、肺部感染史。

患者易反复发生呼吸道的细菌和病毒性感染,多于20~40岁死于慢性呼吸道感染。反复感染是这些病儿最早出现的异常表现。免疫缺陷是本病征重要特征,血清IgA减少、IgM正常。60%~80%的患儿有感染倾向,呼吸道感染常为致死因素,约75%的病例有静脉窦-肺部感染,伴支气管扩张,最后发生肺炎。

郭凤云等报道一对孪生姐妹同患共济失调毛细血管扩张症。双胞胎同时患有本病尚未见报道。2 例均有反复呼吸道感染及免疫球蛋白(IgA)降低,故确诊本病无疑。

焦建平等报道家族中同患 Louis-Bar 综合征 3 例,均有呼吸器官受累。

五、诊断

诊断要点:婴幼儿逐渐出现进行性小脑性共济失调时,毛细血管扩张、易感染、抵抗力差为主要症状。实验室检查:末梢血淋巴细胞减少。70%~80%的患者血清 IgA、IgE 缺乏,IgM、IgG、IgD 正常。15%的患者有球蛋白血症。荧光抗体检查:末梢血阳性细胞正常,骨髓中 IgA 缺乏,IgM 增加。细胞免疫功能检查:淋巴细胞转化率降低等。

应与 Paine-Efron 综合征相鉴别。

六、治疗及预后

增进机体抵抗力,如采用转移因子、胸腺素等。尽量预防感染,如有感染,应积极彻底地控制,特别是肺内感染。患者常因反复肺内感染死亡。

主要死亡原因是感染和淋巴网状系统恶性病,包括小细胞性淋巴肉瘤、网织细胞肉瘤或组织细胞肉瘤、霍奇金病。其他恶性肿瘤有小脑髓母细胞瘤、胃黏液腺癌、甲状腺滤泡腺瘤、垂体囊肿、颅内血管瘤、淋巴细胞性白血病、伴有弥漫性浆细胞增生的单克隆免疫球蛋白病。其他如皮肤癌、皮肤基底细胞癌、卵巢和胆道恶性肿瘤的发生率也较高。个别报道有不典型的淋巴细胞性白血病,表现为肝和淋巴结不大,可能是淋巴组织增生低下所致。

参考文献

[1]咨询门诊. 伴糖尿病的遗传综合征(续)——共济失调毛细血管扩张 I 型综合征(Louis-Bar 综合征)[J].辽宁实用糖尿病杂志,2001,9:62.

[2]江泓,唐北沙,严新翔,等.共济失调毛细血管扩张症的临床特征和诊断[J].中华神经科杂志,2000,33:98–99.

[3]许贤豪,冯应琨,吴安然.毛细血管扩张性共济失调[J].国外医学儿科学分册,1980,7(3):1–3.

[4]陈永茂,章金梅,付爱娜. Louis-Bar 综合征一家系 2 例报告[J].皮肤病与性病,1998,20:36–37.

[5]张五昌,吴沪生,宋淑媛,等.共济失调毛细血管扩张症八例分析[J].中华儿科杂志,1998,36:436–437.

[6]郭凤云,杨宁文.一对孪生姐妹同患共济失调毛细血管扩张症[J].中华儿科杂志,1995,33:74.

[7]焦建平,曹嵘,袁朝芝.一家族同患 Louis-Bar 综合征 3 例[J].中国实用儿科杂志,2000,15:116.

[8]鳥居新平.広範圍症候群(新订版)Louis-Bar 症候群(ataxia telangiectasia)[J].日本臨牀,1987,春季臨時增刊号,45:1031.

第 20 节 低热综合征

一、名称

低热综合征(low fever syndrome)又称为慢性非特异性淋巴细胞增多症 (chronic idiopathic lymphocytosis)、慢性非特异性感染淋巴细胞增多症。

二、流行病学

临床常见部分患儿在某些急性感染病治愈后或某些手术后病例刀口虽已愈合,仍遗留以低热为主要表现的一组症状。

三、临床表现

本病以长期低热和淋巴细胞增多为主要特征,发热年龄以 5~6 岁为最多,低热多发生在上呼吸道感染之后,体温波动在 37.5℃左右,极少超过 38.5℃。婴儿可间断出现高热,除发热外,还有厌食、苍白、烦躁、倦怠无力等自主神经功能紊乱症状。亦有主诉腹痛,多位于脐周围,体检主要发现是咽部充血,有扁桃体肥大,鼻咽部常有分泌物,颈部淋巴结轻度肿大,婴幼儿脾脏亦可增大。白细胞总数多在$(8\sim18)\times10^9/L$,淋巴细胞占 0.6~0.8,涂片以成熟小淋巴细胞为主,偶见具有胞浆嗜碱性较深、核偏一侧的较大的淋巴细胞,红细胞与血小板形态及计数均正常。此种血象变化可持续半年或 1 年以上。

四、诊断

本病应与传染性淋巴细胞增多症、传染性单核细胞增多症、淋巴细胞性白血病等相鉴别。

五、治疗及预后

中医治疗概要：本病可归属于湿热、湿温病范畴，多与患儿体质及气候季节有关。患儿多属脾肺两虚，脾虚湿困，食滞不化，肺虚卫外不固，易感外邪，邪热与湿、食蕴结不解则低热缠绵不已，故而从外感夹湿蕴食滞辨治常能获效，可选桑菊饮、蒿芩清胆汤、藿朴夏苓汤、三仁汤等方加减，不宜重剂解表而伤卫阳，亦勿苦寒清里而伤脾阳，宜选清灵活泼之品使三焦气机宣畅，湿热之邪从上中下分消，中洲斡旋则低热自净。

治疗主要针对呼吸道感染，应用抗生素并不能使低热消退。若有扁桃体肥大，切除后不少患儿体温可下降。肾上腺皮质激素也有一定的疗效。除非体温过高，一般不用解热剂。本病预后较好，多数患儿能自然痊愈。

参考文献

[1]洪庆成，江敬铭.儿科综合征[M].天津：天津科学技术出版社，1996：309.

[2]盛丽先.儿科综合征的诊断及中医治疗概要[J].中医药导报，1995(5)：5-6.

[3]桑孝诚，许家和，迟玉芬.小儿感染后低热综合征 107 例分析[J].山东中医杂志，1995，14：347-348.

第 21 节　囊胞肺

一、名称

囊胞肺(lung cyst)是指引起肺内囊泡样表现的一类疾病。

1.先天性囊泡

①支气管肺畸形：支气管原性囊泡（末梢性囊泡）；肺隔离症（支气管肺前肠畸形）；先天性囊泡性腺瘤样畸形（多肺泡叶）；②先天性大叶性气肿；③淋巴管样囊泡 / 淋巴管症；④其他囊泡，如肠管原性囊泡。

2.后天性囊泡

以下原因可引起幼儿张力性囊泡：感染症、支气管形成不全、肺动脉扩张致支气管受压、异物。

3.气肿性囊泡和巨大大泡（成人）

4.肿瘤（治愈期）

5.寄生虫性

包虫、肺吸虫。

二、流行病学

本病是一种常见的肺部疾病的肺影像学表现。

三、病理

肺实质局部破坏产生大小不同的异常空间，称为肺囊泡。由支气管产生的囊泡称为支气管性囊泡（bronchogenic cyst），肺泡产生的囊泡因部位而异称 Bulla 和 Bleb。Bulla 是断裂的肺泡壁向囊泡的内面突出的状态，Bleb 则是位于胸膜下的囊泡。蜂窝肺（honeycomb lung）是肺实质内直径为数毫米的大小整齐的多数囊泡均匀分布的状态。

四、临床表现

贺太平等收集 29 例囊泡状肺癌行多层螺旋 CT 胸部扫描，发现肺内单囊、多囊泡状肿瘤的病例，进行密切随访观察，并将病理类型与 CT 图像对比，总结分析囊腔形成的病理基础。包括中 - 低分化腺癌 11 例，单纯细支气管肺泡癌 8 例，腺癌与支气管肺泡癌混合型 9 例，小细胞癌 1 例。光镜下可见肿瘤内部坏死形成囊腔，或为肿瘤沿肺泡壁生长，肺泡壁结构破坏融合形成囊腔。2 例含囊腔的肺内结节经 6 个月随访，囊腔消失，结节实变。结论：含囊泡状腔的肺内肿瘤，大部分为肺癌，CT 图像上多具有周围型肺癌的典型征象。囊泡形成的病理机制大致分为两类：一类为肿瘤沿肺泡壁生长，肺泡壁破坏融合形成含气囊腔；另一类为肿瘤内部坏死，经细支气管排出而形成薄壁空洞。含囊腔的肺肿瘤，特别是周围型肺癌，囊泡通常为肿瘤生长的某一种早期阶段征象，病变继续发展会形成肺内实性结节或肿块。大部分囊泡是在 GGO（包括 pure-GGO、mixed-GGO、fnGGO）的生长演变中形成的，囊泡也可能在肿瘤生长过程中慢慢消失、闭塞，从而成为实性软组织影。

汪松等回顾性分析 17 例经手术病理证实为肺部先天性囊性病变（先天性肺囊肿 9 例；先天性大叶性肺气肿 2 例；先天性囊性腺瘤样畸形 3 例，其中 1 例合并漏斗胸：先天性肺隔离症 3 例，均合并有肺囊肿）的 CT 表现。结果：肺囊肿多位于两下肺，单发多见。单发者形态规则，密度均匀，边缘清晰。多发囊肿形态不规则。先天性大叶性肺气肿（CLE）多位于两上肺叶，内含气体和肺纹理，边缘清晰。先天性囊性腺瘤样畸形（CCAM）形态不规则，内含气体及多索条状结构。肺隔离症多位于纵隔旁，可含有气体、液体和软组织多种成分。

张林川等报道肺棘球蚴病16例，单发单房12例，多发单房3例，多发含子囊型1例。右肺9例，上叶1例，中叶2例，下叶5例，同时累及上下叶者1例；左肺6例，上叶2例，下叶4例，两肺上叶均受累者1例，共28个病灶，包囊直径3~15cm。

杨茂洪等对14例肺撕裂伤患者进行回顾性分析，包括多发囊肿4例，单发10例，均位于肺野边缘。CT分型包括含气囊肿、液气囊肿、含液囊肿。短期周围出现多发卫星小囊肿8例，部分伴有节段性肺不张，囊内密度易变、愈合期有纤维化。结论：创伤性肺囊肿影像表现典型，多层螺旋CT扫描重建对病变诊断有重要价值。

马永红等观察肺淋巴管平滑肌瘤的HRCT表现。典型囊壁为均匀薄壁，多数厚度<1mm，典型的囊腔直径<10mm，但也可出现大的囊腔，最大直径达7.0cm。本组中初诊及随访中最大囊腔直径约2.5cm。根据囊腔直径大小，Kirchner等将PLAM的HRCT征象分为三大类：第一类以直径<2.0cm的中小囊肿为主；第二类以直径>2.0cm的大囊肿为主，通常合并纵隔淋巴结肿大；第三种类型最少见，是HRCT像上广泛增厚的小叶间隔，以肺部纤维化为主，系因异常增殖的平滑肌细胞累及肺泡间隔，肺泡周围见胶原纤维形成，弹性纤维降解，最终正常肺组织可完全消失，进而出现肺纤维化。

五、诊断及治疗

本病应行影像学检查。针对病因治疗。

参考文献

[1]井田士朗，滝岛任.広範圍症候群（新订版）囊胞肺（Lung cyst，囊胞性肺疾患），蜂窝肺[J]. 日本臨牀，1987，春季臨時増刊号，45：414.

[2]汪松，尹传高，胡俊，等.肺部先天性囊性病变的CT诊断[J].医学影像学杂志，2011，21：548-550.

[3]张林川，王艳，穆合塔尔.胸部包虫病的CT诊断[J].中华放射学杂志，1998，32：751-753.

[4]贺太平，杨创勃.囊泡状肺癌的螺旋CT诊断[J].现代医用影像学，2012，21：303.

[5]杨茂洪，古婕，谭永良，等.创伤性肺囊肿的影像学特征与临床分析[J].中国实用医药，2008，3：36-37.

[6]马永红，叶剑定，陈群慧，等.肺淋巴管平滑肌瘤病的HRCT随访研究[J].临床放射学杂志，2012，31：816-817.

第22节 Lutembacher综合征

一、名称

Lutembacher综合征（LS）即二尖瓣狭窄伴房缺综合征、房间隔缺损伴二尖瓣狭窄等。心房间隔缺损症（ASD）合并二尖瓣狭窄（MS）于1814年由Corvisart首先报道。1916年，Lutembacher首先提出把先天性房间隔缺损合并获得性二尖瓣狭窄作为综合征。同样血行状态的MS合并部分肺静脉回流异常也包括在这一综合征内。

二、流行病学

LS综合征为少见的心血管疾病，其发生率占二尖瓣狭窄的0.6%~0.7%，占继发孔型房间隔缺损的4%，女性多见。也有统计其发生率占房间隔缺损的0.67%~4.0%，占二尖瓣狭窄的0.6%~0.9%。

三、病理

LS的基本生理表现与单纯的继发孔房间隔缺损（ASD）相似，但由于合并二尖瓣狭窄（MS），左心房血液进入左心室受阻，左房压升高，可促使左向右分流，增加肺循环的血流量。右心房、右心室的负荷将进一步加重，促使右心腔扩大和肥厚，加快出现肺动脉高压。但同时由于ASD的分流，减轻了MS造成的肺静脉和肺毛细血管瘀血、压力升高，发生肺水肿的机会减少。晚期，肺动脉高压发展到一定程度，右心房压力超过左心房时出现右向左分流、发绀，甚至右心衰竭。

四、临床表现

LS患者的临床表现和病程变化取决于4个因素：继发孔型房间隔缺损的大小、二尖瓣狭窄的程度、右室心顺应性、肺血管阻力。病史和心脏听诊可提示LS的存在，但房间隔缺损患者心脏舒张期杂音易被认为是右心系统血液过多过快地冲击三尖瓣所致，要注意鉴别。心脏超声检查可以确定LS的诊断，尤其是采用经食管超声多普勒方法。由于房间隔缺损的存在有效地降低了左心房压力，不能根据跨瓣膜的压力差判断LS二尖瓣狭窄的程度。

①女性多见；②心悸、气短、乏力；③15%~40%有风湿病史，60%有充血性心力衰竭史；④心尖部舒张期滚筒样杂音及开瓣音，伴有舒张期震颤。胸骨左缘旁第2~3肋间可听到3级左右收缩期杂音，伴以震颤。肺动脉第二音高亢和分裂。有时可听到哈气样舒张期杂音（Graham-Steel杂音），是由功能性肺动脉瓣关闭不全所致。心尖部可闻及明显的第一音亢进，有时在心尖部出现收缩期杂音，可能由于二尖瓣增厚、左向右分流量过大、大量血流经三尖瓣口而产生。

赵元等报道21例患者均经手术确诊，男性5例，女性16例，年龄28~47岁。所有患者均有劳累后心悸气促，心功能为Ⅱ~Ⅲ级，伴双下肢水肿7例。4例自幼发现心脏杂音，9例有风湿病史，5例曾出现心力衰竭。体格检查：14例可闻及胸骨左缘2~3肋间收缩期吹风样杂音和P2亢进，21例患者均可闻及心尖区舒张期隆隆样杂音。术前心脏超声证实房缺均为继发孔中央型，二尖瓣病变均为不同程度的瓣叶增厚、瓣缘卷曲、交界融合致瓣口狭窄（轻到重度），多数患者合并腱索融合、缩短等瓣下结构改变。测算平均肺动脉压力（mPAP）高于4.7kPa（35mmHg），左心室均不大或偏小。心电图显示并发慢性心房颤动11例，右束支不完全性传导阻滞9例，右室肥大劳损11例。根据术前胸片计算心胸比率为（0.64±0.12）。

五、诊断

超声心动图在M型超声、二维超声心动图（2DE）、彩色多普勒血流显像（CDFI）、脉冲多普勒（PW）、连续多普勒（CW）综合检查诊断中均有特征性的表现，具有较高的诊断价值。

六、治疗及预后

LS确诊后，传统上进行外科开胸手术治疗。随着心内科介入治疗的兴起，近年来采用ASD封堵术和MS球囊扩张术联合介入治疗既减轻患者痛苦，也可降低风险。若能及时手术且无并发症，LS则预后良好。

郭惠明等收集和分析外科治疗的经典性（15例）和获得性（7例）Lutembacher综合征共22例的临床资料。结果：前者无手术死亡，后者合并很高的右心衰竭和重度肺高压，病死率为42.8%。

参考文献

［1］青柳成明，古贺道弘.広範囲症候群（新订版）Lutembacher症候群［J］.日本臨牀，1987，春季臨時増刊号，45：330-331.

［2］姜胜利，朱朗标，余翼飞，等.鲁登巴赫氏综合征的诊断和治疗［J］.中国循环杂志，1995，10：690.

［3］郭惠明，张镜芳，吴若彬，等.鲁登巴赫综合征［J］.中华外科杂志，1999，37：747-748.

［4］赵元，周新民，刘立明，等.鲁登巴赫综合征的外科手术抉择（附21例临床报告）［J］. 中国现代手术学杂志，2008，12：447-450.

［5］洪庆成，江敬铭.儿科综合征［M］.天津：天津科学技术出版社，1996：312-313.

［6］郭华.中老年Lutembacher综合征超声心动图诊断分析［J］.中西医结合心脑血管病杂志，2013，11：757-758.

第23节 淋巴管扩张综合征

一、名称

在淋巴管扩张综合征（lymphangiectasia syndrome）中，小肠淋巴管扩张症（intestinal lymphangiectasia，IL）是一种罕见的蛋白丢失性肠病，由Waldmann等于1961年首次报道。1961年，Waldmann等首先采用^{51}Cr标记白蛋白的方法研究蛋白质渗出部位，进而提出本病，以小肠淋巴管回流受阻、肠淋巴管和（或）乳糜管扩张、破裂、淋巴液漏出为特征。该病主要累及空肠和回肠。1989年由Hennekam报道，所以也称为Hennekam综合征、Hennekam淋巴管扩张、淋巴水肿综合征。国内则在1990年才有首例报道。

IL分为原发性和继发性，原发性小肠淋巴管扩张症（PIL）又称为Waldmann病。其病因不明，至今全球报道不足200例，常由巨淋巴管症和先天淋巴管发育不良所致。继发性IL病因较多，如肿瘤、感染、肝硬化、门静脉高压、自身免疫性疾病、腹外伤或手术损伤等。

二、流行病学

本病是一种先天性疾病和常染色体隐性遗传病。无遗传性。

三、病理

本病以淋巴管内腔扩张、全壁萎缩为特征，不同于单纯扩张。弹性纤维显著消失及瓣膜不全的特征明显，瓣膜最大限度地扩张或部分剥离。四肢尤其是下肢单侧淋巴水肿，消化器官、呼吸器官、泌尿性器、其他脏器均可受侵。

IL 以小肠淋巴液回流受阻、乳糜管扩张及绒毛结构扭曲为特征，淋巴管阻塞及小肠淋巴管压力升高导致淋巴液漏出至小肠管腔，最终导致吸收不良和蛋白丢失。

四、临床表现

临床以低蛋白血症、水肿、腹泻和腹腔积液等为特点，也可伴有感染和牙釉质发育异常等，也有原发性小肠淋巴管扩张症并发隐球菌脑膜炎的报道。

PIL 多见于儿童及青少年，无性别差异，多散发。病程隐匿，表现多样、慢性持续性或间歇性发作；可无任何症状。该病特征性表现：低蛋白血症、低 γ－球蛋白血症、低脂血症、水肿 / 淋巴水肿、浆膜腔积液和淋巴细胞绝对计数减少。95%的患者有低蛋白性外周水肿，多为下肢水肿，重者可出现面部和外阴水肿，中等程度的浆膜腔积液（胸腔积液、心包炎和乳糜性腹水），常见甚至有危及生命的全身水肿。儿童患者可出现生长发育迟缓。吸收不良可导致脂溶性维生素缺乏，低钙性抽搐。

多数文献报道病例合并有程度不等、部位不一的先天性畸形。包括先天性心脏和血管异常（肺静脉异位、下腔静脉离断）、先天性泌尿系统畸形（交叉异位肾、异位肾、膀胱输尿管反流）、消化系统畸形（幽门肥厚、直肠脱垂、肝脏多发海绵状血管瘤、多脾）及耳发育异常（小耳、外耳道闭锁、中耳发育不良、外耳发育不良、听力丧失），其他并发症包括甲状腺功能减退。

周瑜等报道 1 例原发性小肠淋巴管扩张症合并乳糜胸。患者，男性，49 岁。因双下肢和腰骶部水肿 8 年，右侧胸腔积液 3 个月，胸闷、气促半个月入院。CT：双侧中等量胸腔积液，右下叶炎性改变。积液为乳糜。

五、诊断

原发性小肠淋巴管扩张症诊断标准为：①典型的临床表现；②外周血淋巴细胞绝对数减少；③血浆白蛋白和 IgG 同时降低；④病理证实有小肠淋巴管扩张；⑤肠道丢失蛋白质增多证据。具备前 3 条为疑诊，具备后 2 条即可确诊。除外继发性因素后，即可诊断为 PIL。诊断有赖于小肠镜和胶囊内镜。

与 PIL 相关的综合征有黄甲综合征、Von-Recklinghausen 病、Turner 综合征、Noonan-Klippel-Trenaunay 综合征。黄甲综合征非常罕见，临床主要表现黄甲、淋巴水肿、胸腔积液三联征。该综合征是由淋巴管发育障碍或阻塞引起体液循环障碍造成指甲处淋巴淤积而变黄，也使淋巴淤积在皮下结缔组织形成水肿和胸腔积液。继发性小肠淋巴管扩张症的临床表现随原发病各异。

六、治疗及预后

目前尚无特效的治疗 PIL 的方法。可营养支持并给予三酰甘油（MCT）饮食替代治疗。预后较差。

参考文献

[1]廣田彰男，関清.広範圍症候群（新订版）Lymphangiectasia syndrome[J].日本臨牀，1987，春季臨時增刊号，45：1327.

[2]王丽妍，张东亮，王拥军，等.原发性小肠淋巴管扩张症并 IgA 肾病 1 例[J].中国实用内科杂志，2012，32：386–387.

[3]康文全，付剑云，吴炎.小肠淋巴管扩张症的研究进展[J].医学综述，2010，16：3114–3115.

[4]朱鸣，毛高平，贺咏梅，等.小肠淋巴管扩张症一例及其文献复习[J].空军总医院学报，2010，26：63–69.

[5]王玉环，黄瑛，梁英杰，等.原发性小肠淋巴管扩张症 2 例并文献复习[J].中国循环儿科杂志，2007，2：434–436.

[6]周瑜，田东，施贵东，等.原发性小肠淋巴管扩张症并乳糜胸一例报告并文献复习[J].临床误诊误治，2016，29：13–15.

[7]唐本玉，朱顺叶，余婧，等.Hennekam 综合征一例并文献复习[J].新医学，2014，45：628–631.

M

第 1 节　MacMahon

一、名称

MacMahon 又称为肝内胆管缺失症、进行性肝内胆管消失症、胆管消失综合征。1949 年，MacMahon 认为本病的成因是肝内胆管缺损，现已知是某种原因使已经形成的胆管进行性破坏。由于这种缺损，造成肝进行性破坏，但肝外胆管是正常的。临床上自新生儿期发病的肝内胆汁淤滞，形成高胆红素血症，逐渐变为胆汁性肝硬化。

二、流行病学

在欧美，本病约占先天性胆道闭锁的 5%。胆道闭锁亚洲地区的发病率 1/10 000，较白种人国家(1/20 000)更高，男女比约为 1∶2。

三、病理及病因

特发性成人肝内胆管缺失症(iIAD)是一种病因不明、以肝内小叶间胆管缺乏为病理学特征的慢性胆汁淤积性肝病。自 1988 年 Ludwig 最先命名这一疾病并加以描述以来，国外已陆续报道一些病例，而国内尚未见本病的报道。目前人们对这一疾病的认识程度还比较有限，但其病情演变及病理学特点有必要引起临床医生的重视。IAD 只占肝内胆管缺失症的 1.2%。

病因：引起肝内胆管缺失的原因有很多，如先天性胆管闭锁、原发性胆汁性肝硬化(PBC)、原发性硬化性胆管炎(PSC)、移植物抗宿主病、血管病变感染、结节病、淋巴瘤、化学损伤和药物诱导(氯丙嗪、丙氯拉嗪、甲苯磺丁脲、有机砷)等。几乎所有能导致慢性不可逆性胆管损伤的已知疾病状态，最终都会造成肝内胆管减少。而在成人，只有系统地排除了上述病因后，方可考虑 IAD 的诊断。

表现为新生儿郁胆综合征的肝内胆管闭锁等先天性异常，已被认为是在胚胎期的胆管被某些因子进行性破坏的结果，大量胆管累及时就出现肝内胆管缺乏(家族性 PIBD)，常伴其他先天性畸形，慢性郁胆不伴发肝硬化或继发性门脉高压症。非家族性 PIBD 有时见于下列不同情况：巨细胞病毒、风疹、呼吸和肠道病毒 3(reovirus 3)，α_1- 抗胰蛋白酶缺乏症、三羟基别胆甾烷酸值增高。

原发性硬化性胆管炎的病因不明，70%的患者伴有溃疡性结肠炎史，与自身免疫性慢性活动性肝炎一样均见 HLA-88 和 HLA-DRw 3 增多。巨细胞病毒感染可引起艾滋病患者的黏膜进行性不规则和胆管破坏。动脉内注射氟脱氢尿核苷(FUDR)及治疗肝包囊虫病时，甲醛和氯化钠渗入胆管也可引起原发性硬化性胆管炎。氯丙嗪和氟氯西林可导致郁胆性黄疸，持续半年以上，当时 VBDS 可能很严重。引起 VBDS 的病变可累及肝内、外胆管，外科可纠正的病因多不引起 VBDS，其中肝外胆管是正常的。鉴于 VBDS 是进行性病变，潜在死亡后果，应及时预防和早期诊断，去除病因，并给予相应的处理。

肝脏呈胆汁性肝硬化，肝内胆小管增生，管内严重胆栓。有时小胆管胀破，胆汁泛滥成片。肝细胞及毛细胆管内亦严重淤胆，肝细胞可有巨细胞变、门脉区纤维化。

四、临床表现

黄疸出现在生后不久或 1 个月内，并呈进行性加重，极期呈黄绿色或灰绿色，同时巩膜发黄，泪液变黄，皮肤瘙痒而烦躁；粪色变浅、呈淡黄色，甚至持续性白陶土色粪便，尿色深黄，如红茶样。超过3个月的患儿，黄疸呈深黄色，巩膜可表现深黄绿色，白陶土色粪便又转为淡黄色，或粪便表面黄、内部白。这是由于血液中胆红素水平过高，通过肠壁渗入肠腔而使粪便着色，尿却呈浓豆油色。到5~6个月时，患儿全身状态迅速恶化，因胆道完全梗阻、胆汁性肝硬化、脂肪吸收障碍，出现脂溶性维生素缺乏及出血倾向，易感染，低血浆蛋白性水肿。

早期肝内胆道闭锁患儿腹部无明显膨隆，肝大仅在右季肋下触及，表面光滑，界限清楚，边缘较钝。随病情进展，肝脏体积渐大，可平脐甚至超越中线，触之表面不平坦，边缘钝，病例几乎均有不同程度脾大，腹壁静脉显露；晚期表现腹部膨隆，腹壁静脉曲张，亦可出现腹水。未经治疗的婴儿，1周岁前可因食管静脉曲张大出血、肝性脑病或脓毒血症死亡。

徐桂娟等报道1例特发性成人肝内胆管缺失症致死。患者，男性，40岁。尿黄5年，巩膜黄染1年，加重15天入院。总胆红素189.7μmol/L，直接胆红素80.2μmol/L，胆固醇16.54mmol/L。行肝活检，标本送北京中日友好医院会诊后，病理诊断为特发性成人肝内胆管缺失症（IAD）。查体和CT均提示肝脾体积进行性增大，并造成右侧膈肌明显抬高。病程末期出现呼吸窘迫，无法进食和平卧，合并腹腔高压综合征（ACS）、肺内感染和Ⅱ型呼吸衰竭。痰细菌培养提示铜绿假单胞菌生长。死亡，病程7年。

五、诊断

彭炳蔚等报道28例先天性胆管闭锁的诊断：①粪便进行性变浅，甚至为白陶土色；②临床上经过正规的内科治疗无效；③B超显示小胆囊，胆总管<1mm或胆囊无显示；④具备以下1项：MRCP或胆管CT重建提示胆管及肝内胆管未显影（共3例）、24小时胆汁监测提示完全性胆管梗阻（共21例，其中10例经外科手术证实，另外11例放弃治疗）、外科手术探查明确（共14例）；⑤除外胆总管囊肿及其他胆管发育异常。根据上述标准诊断为胆道闭锁的患儿28例，年龄1~3个月，平均（1.93 ± 0.89）个月。

六、治疗及预后

本病可行肝移植。多在幼儿期因肝硬化死亡。最年长病例为20岁。

参考文献

[1]岡庭真理子.広範圍症候群（新订版）非症候性肝内胆管闭锁MacMahon[J].日本臨牀，1987，春季臨時增刊号，45:610.
[2]许今，王祥瑞.胆道闭锁的流行病学与病因学研究进展[J].上海医学，2012，35:163-164.
[3]张延令.胆管消失综合征[J].国外医学外科学分册，1992，19(12):355.
[4]邵肖梅，叶鸿瑁，丘小汕.实用新生儿学[M].4版.北京：人民卫生出版社，2011:284-286.
[5]张文胜，王宝恩，贾继东.特发性成人肝内胆管缺失症[J].肝脏，2004，9:264-265.
[6]徐桂娟，吴云海.特发性成人肝内胆管缺失症致死1例[J].肝脏，2010，15:83.
[7]彭炳蔚，徐翼，叶家卫，等.生化指标用于诊断胆管闭锁和新生儿肝内胆汁淤积综合征临床价值研究[J].中国实用儿科杂志，2009，24:940-942.

第2节 Maffucci综合征

一、名称

Maffucci综合征（MS）即内软骨瘤症伴血管瘤，1881年由Angelo Maria Maffucci首先记载，又称为软骨发育异常血管瘤综合征、软骨营养不良血管瘤综合征、多发性内生软骨瘤病综合征、卡斯特综合征、血管错构瘤－软骨发育异常综合征，是一种比较少见的先天性、非遗传性疾病，主要表现为多发性内生软骨瘤合并多发软组织血管瘤。1942年，Caleton将该病命名为Maffucci综合征。2002年，软组织及骨WHO病理及遗传学分类将该病定义为具有Ollier病及软组织血管瘤（罕见内脏血管瘤）特征的疾病。2006年，国际脉管性疾病研究学会将其列为静脉畸形Ⅱ类。

二、流行病学

至2008年全世界仅报道190例，我国近10年仅报道6例。

三、病因及病理

关于Maffucci综合征的病因，目前推测可能是中胚层发育异常,可能与母体在早期妊娠时受到不良影响有关,有学者认为和神经外胚层也有关系。日本学者 Matsumoto 等研究发现,患者 1 号染色体短臂 p 的 1 区 1 带和长臂 q 的 2 区 1 带倒置。病理检查镜下可见分叶状的透明软骨,软骨细胞成堆,细胞核染色不深。血管瘤病理检查时多为海绵状血管瘤,少见梭形细胞型,其他有毛细血管瘤、淋巴血管瘤及血管错构瘤,还可能伴有静脉曲张、静脉栓塞、静脉石等。有学者行免疫组化病理检查,可见 CD34、CD31、FVⅢ、S100 蛋白、波形蛋白等表达。

四、临床表现

25%发生于出生时或 1 岁,45%发生于 6 岁前,78%发生于青春期前。四肢的骨和血管病变通常呈不对称分布,有单侧肢体发病趋向,一般多累及双侧,以一侧为主。文献报道 50%的患者累及单侧。而陈璎等治疗的病例则表现为双侧累及,主要偏于右侧,以累及长管状骨为主,且包括肩胛骨和肋骨病变,比较少见。

回顾性研究分析了 44 篇文献共 52 例患者,大多为个例报道。男性 25 例,女性 27 例,性别比例无差异。发病年龄在新生儿至 53 岁,平均 14 岁。所有病例均无家族史,为非遗传性疾病。病程 1 天至 58 年,平均 13 年。首发症状多为多发性皮下结节(33 例),其次为关节肿胀、畸形(11 例),患病侧肢体变短 4 例,并发外伤 2 例,头痛、呕吐和月经过多各 1 例。皮下结节为多发性血管瘤,多见于四肢,累及上肢 44 例、下肢 32 例、躯干部 12 例、舌部 4 例、头颈部 2 例、肠系膜 1 例、脾脏 1 例;累及多个部位为主(43 例),较少发生在单个部位(9 例)。骨软骨瘤好发于四肢长骨的干骺端及足趾、手指等短骨,肋骨、肩胛骨、骨盆、脊椎等较少累及;以膝关节、踝关节、肘关节、腕关节等大关节组成骨的干骺端为主,累及上肢 26 例,下肢 28 例。同时累及上下肢 22 例、手掌指骨 32 例、足跖趾骨 17 例、肋骨 8 例、肩胛骨 7 例、脊椎 4 例、锁骨 1 例、骨盆 2 例、鞍区 1 例,无单侧肢体发病的差异性;肿瘤常累及多个部位(47 例),较少仅累及单个部位(5 例);伴随症状大多为软组织肿胀、疼痛,其次为关节畸形、肿胀、活动受限、肢体变短、跛行、组织钙化,少数有关节间隙狭窄、关节脱位、骨折(4 例)和肌肉萎缩 2 例等;良性为主,少数恶变为软骨肉瘤(4 例),恶变部位在腓骨、肱骨、跟骨、肘部等长骨;其他伴随症状为伴卵巢粒细胞瘤(2 例)、先天性胆总管扩张症(1 例)、静脉石(17 例)、皮肤色素沉着(2 例)、多汗(1 例)。

Maffucci 综合征恶变:骨和血管病变可发生恶变,但文献报道恶变率不一致。恶变率为 23%~100%。其中 25%~30%可发生继发性软骨肉瘤的风险,甚至比例更高。目前已报道的恶变见于颅骨、蝶骨、肩胛骨、肋骨、肱骨、手指骨、坐骨、股骨、腓骨和跟骨等处,也有多骨者,其中以颅骨的软骨肉瘤最多见。恶性者有肺转移记载。Lewis 和 Ketcham(1973)报道软骨肉瘤的恶变率是 15.2%,局部肿大可导致死亡和肺转移。

Maffucci 综合征的合并病变:MS 可以合并不同系统的病变,如鼻咽未分化、黏液表皮样癌、梭形细胞血管内皮瘤、卡波西肉瘤、星形胶质细胞瘤、嗅神经母细胞瘤、垂体腺瘤、恶性脊索瘤、多发性神经节细胞瘤、颈内动脉的动脉瘤、纵隔肿瘤、粒层细胞瘤、脂肪肉瘤、急性淋巴细胞白血病、疣状痣及肾上腺皮质肿瘤、甲状腺及甲状旁腺的腺瘤等。

五、诊断

特征:①发生于儿童期或青春期;②无家族史;③多发性内生软骨瘤可导致患者四肢骨骼缩短及畸形;④多发性内生软骨瘤及血管瘤发生恶变。

本病容易误诊为 Ollier 病,两者共同点是都可以表现为软骨瘤,不同点是 MS 发病率较低,发病年龄一般要小,骨软骨瘤恶变年龄一般在 40 岁以后。最大的不同是 MS 存在软组织血管瘤,但有学者认为 Ollier 病与该病其实是一体的。当患者出现手足或其他部位的血管瘤,则容易和 Ollier 病相鉴别。本病还与 Klippel-Trenaunay 综合征、Gorhan 综合征、Kast 综合征等疾病相鉴别。

六、治疗

治疗目的为缓解疼痛和早期发现恶变。骨病变主要手术治疗,切除或刮除并填充。血管病变可以手术、硬化或放射治疗。骨或软组织病变出现增大或疼痛,应考虑恶变可能。

七、预后

患者一旦确诊该病,需要长期监测,及早发现恶变,尤其是病史较长的患者。建议有条件行重要脏器的 MRI 检查,早期发现这些部位的病变,避免骨骼骨折,也可做矫正畸形手术,甚至截肢。血管瘤的治疗可行栓塞术、激光治疗,甚至切除等。

参考文献
[1]古屋光太郎.広範圍症候群(新订版)Maffucci 症候群[J].日本臨牀,1987,春季臨時増刊号,45:1125.
[2]李进芹,张鑫,袁伟,等.Maffucci 综合征 1 例[J].中国皮肤性病杂志,2013,27:499-451.
[3]陈曌,郭友,郑晓林,等.Maffucci 综合征的影像诊断(文献复习并 1 例报告)[J].罕少疾病杂志,2008,15:44-46.
[4]阮正英,吴发乔,陈豪,等.Maffucci's 综合征临床及病理分析[J].现代实用医学,2013,25:969-971.
[5]石卫东,何春年,王朝夫,等.Maffucci 综合征伴右腓骨内生性软骨瘤恶变 1 例报道并文献复习[J].临床与实验病理学杂志,2011,27:198-200.

第 3 节　恶性类风湿关节炎

一、名称

慢性类风湿关节炎(RA)除关节病态之外,尚有肺、心等关节外病变,治疗不当则预后差,故称为恶性类风湿关节炎(malignant RA,MRA)。

二、流行病学

RA 是常见的风湿性疾病。

三、病理

组织学表现为中小血管的血管炎病变。MRA 也是较常见的病变。

四、临床表现

MRA 分类:①血管炎型:a.全身性动脉炎,可见系统性内脏损害,临床表现力胸膜炎、心包炎、肺炎、心肌炎等,预后不良;b.末梢动脉炎型,四肢末梢动脉及皮肤损害,临床表现以多发性神经炎、皮肤溃疡、指趾坏疽、巩膜外层炎、皮下结节、皮肤出血,预后良好;②非血管炎型:a.肺炎,以肺脏病变为主,无血管炎改变,临床表现为肺炎、肺纤维化症;b.全身性感染症及其他,病理呈化脓性炎症改变,两组均预后不良。

RA 的肺部表现有肺间质病变、类风湿结节、细支气管炎、支气管扩张、滤泡性支气管炎、胸腔积液、胸膜病变等,类风湿关节炎合并肺间质病变(RA-ILD)是近年来学者关注的焦点。RA-ILD 占所有 RA 患者的 11%。RA-ILD 的早期症状不明显,往往被漏诊,等到症状明显时已经进展到了晚期,肺间质纤维化的发展往往难以逆转,从而出现呼吸衰竭,导致患者死亡。①胸膜炎:MRA 常并发此症,表现由无明显症状到严重呼吸困难。胸腔渗出液细胞数 <1×10⁹/L,分类中以单核与多形核细胞多见。糖 <1.4mmol/L。血清总补体、C3、C4 值较其他胸膜炎低,胸腔积液 RF 多呈阳性。组织所见为非特异性炎症,偶有类风湿结节。②弥漫性肺纤维化症:X 线片示上肺基底部呈显著的网状结节性阴影,终末期为蜂窝状肺。③类风湿尘肺症(Caplan 综合征):MPA 肺可呈煤肺状、胸部 X 线片示整个肺呈多发性结节性阴影,组织学可见类风湿结节。

五、诊断

MRA 诊断标准。

1.小、中血管炎临床表现

①多发性神经炎;②皮肤梗死性溃疡;③指(趾)坏疽;④巩膜外层炎;⑤胸膜炎;⑥心包炎;⑦心肌炎;⑧肺炎;⑨皮下结节、出血、紫斑;⑩肠梗死、心肌梗死与内脏缺血。

2.伴随症状

①关节肿胀与疼痛;②38℃以上高热及全身极度疲惫;③小剂量皮质激素不能减轻症状。

3.组织所见

小、中血管血管炎。

4.检查所见

①红细胞沉降率 >60mm/h;②RF 呈高值;③补体值低;④白细胞增加 10×10⁹/L 以上及核左移;⑤高丙种球蛋白血症;⑥抗核抗体,狼疮细胞及狼疮试验阳性;⑦X 线示骨质显著破坏。

凡具备 1 与 3 及 2~4 之中 2 项以上,即可诊断为 MRA。

恶性类风湿病的诊断指征:暴发性血管炎的恶性类风湿病,急性发热,类风湿性骨关节病变且合并多内脏血管病损,死亡率很高。

六、治疗及预后

类风湿病治疗。

一组 300 多例死亡者,常见死因依次为心血管疾病、感染病、恶性肿瘤、肾脏疾患、类风湿性损害消化器官与呼吸器官疾患及其他。

日本2002年报道,缓解21%,不变26%,恶化31%,死亡14%,不明及其他8%。主要死亡原因为呼吸衰竭,其次为心肾衰竭。

参考文献

[1]吉澤久嘉.広範圍症候群(新订版)恶性関節リウマチ[J].日本臨牀,1987,春季臨時增刊号,45:1099.

[2]王立功,王守诚.恶性类风湿病的诊断指征[J].内蒙古医学杂志,1986,6(4):16.

[3]邓义宏.恶性类风湿关节炎[J].中国民族民间医药,2010,21:118-119.

[4]刘秋瑾.类风湿关节炎合并肺间质病变临床观察[D].郑州:郑州大学,2011.

[5]天野宏一木. Rheumatoid Vasculitis[J].最新医学,2013,68:236-238.

第4节 Mallory-Weiss 综合征

一、名称

Mallory-Weiss 综合征即胃食管撕裂综合征、食管贲门黏膜撕裂症,又称为马-魏综合征、呕吐源性食管黏膜破裂综合征、贲门裂伤、食管贲门黏膜裂伤出血等。于1929年由Mallory-Weiss首先描述,由于剧烈恶心、呕吐和其他腹内压力骤增而引起胃贲门及食管远端黏膜和黏膜下层撕裂,并发出血,称为食管贲门黏膜撕裂综合征。1979年,北京袁承文曾报道1例8岁女孩有广泛结核感染,由于频繁剧烈呕吐,导致食管交界处黏膜撕裂出血,从而引发生本病。

二、流行病学

国外文献报道,其在上消化道出血原因中占2.7%~14.7%。男性多于女性,发病年龄高峰在30~50岁。

三、病因及病理

10%~25%的病例是由于剧烈咳嗽、打喷嚏、呃逆、哮喘、癫痫发作、胸外按压及分娩引起的。此外,用力解便、举重、胃镜检查及洗胃过程中也可发生。原有食管裂孔疝或贲门部黏膜萎缩性病变、食管炎、肝硬化腹水、妊娠毒血症则更易发病。

正常情况下,食管下段括约肌的静息压为1.33~3.47kPa,胃内压比其低0.67~1.33kPa。当剧烈咳嗽、分娩、呕吐、举重等腹内压或胃内压骤升使胃内压达13.3~20kPa时可造成食管贲门黏膜和黏膜下层纵行撕裂。此处有丰富的血管丛,其撕裂的血管多为黏膜下横行动脉,容易造成大出血。腹压或胃内压力骤增,横膈及腹肌剧烈收缩,压挤扩张的胃,使食管内压增加,将食管下端与胃交界处黏膜撕裂呈不规则的线状纵行裂隙。如裂隙位于交界的食管侧,则出血量少;如在胃贲门一侧,则由于黏膜下层血运丰富,出血较多,不易控制。本病多发生在食管裂孔疝的患者,当呕吐等原因引起腹压骤增时,胃食管交界处的压力大大增加,就更容易造成该部黏膜撕裂。

四、临床表现

本病好发于中年人,亦可发生在儿童,男性多于女性。因黏膜撕裂出血部位在消化道的上端,故首发症状呕血比黑便多见。无痛性出血是本病特点,常因大量出血而引起休克甚至死亡。也有少数病例出血量较小,甚至仅在呕吐物中含有血丝或仅有黑便而无呕血。

五、诊断

既往无溃疡病史,可突然出现呕血或(和)黑便,直接发生上述引起腹压或胃内压骤增的诸因素之后。因撕裂灶在24~48小时内可自然愈合,故在发病1~2天内做急诊内镜检查阳性率较高。

六、治疗及预后

本病经内科治疗和(或)紧急外科手术治疗后常能康复。

参考文献

[1]洪庆成,江敬铭.儿科综合征[M].天津:天津科学技术出版社,1996:326-327.

[2]夏曙祥,朱良志,周素萍.食管-贲门黏膜撕裂综合征(附26例报告)[J].齐齐哈尔医学,2003,24:1372.

[3]刘学进,贾新明,梁祖兰.食管贲门黏膜撕裂综合征32例诊治体会[J].中国现代医生,2009,47:49-50.

第5节 Marfan 样关节过度活动综合征

一、名称

Marfan 样关节过度活动综合征（Marfanoi hypermobility syndrome）又称为良性关节过度活动综合征（BJHS）。1969 年由 Walker 等首先报道。27 岁男性具有马方综合征样症状，没有大动脉症状及眼球症状，有显著的关节过度可动性和皮肤过伸展性的 Ehlers-Danlos 综合征样症状，同时伴有漏斗胸眼球前房角中胚叶性异常及两小指的屈指症的蜘蛛样指（arachnodactyly）。

有关关节过度活动综合征的文献最初是由 Kirk 等于 1967 年发表的，当时关节过度活动综合征（hypermobility syndrome）被认为是 Elllers-Danlos 综合征的一个表型。Beighton 等在国际遗传性结缔组织病疾病分型将该综合征表述为：遗传性关节过度综合征，同时将一些涉及关节过度活动度的遗传性结缔组织病疾病排除往外，如 Ehlers-Danlos 综合征（EDS）、马方综合征（MF）和成骨不全（OI）等。

二、流行病学

有研究显示，无全身性疾病发生的 BJHS 患者在总人口中占 4%~13%。而且随着年龄的增加，BJHS 的发病率也逐渐降低。种族和性别对 BJHS 的发病率也有一定影响。一项关于非洲人群 BJHS 发病率的调查显示，女性 BJHS 的发病率约为 5%，男性仅为 0.6%。亚洲、中东及非洲地区 BJHS 的发病率高于欧洲。

三、病理

BJHS 是常染色体显性遗传。BJHS 的病因被认为是由于一个突变的原纤维蛋白基因导致胶原产生异常或胶原蛋白比例下降。

四、临床表现

大多数 BJHS 患者除关节过度活动外，无其他不适症状。

BJHS 的主要症状表现为全身关节的广泛松弛、慢性疼痛、伴有皮肤菲薄、具有比正常人明显高的延伸性、静脉曲张等症状。在婴儿期表现为肢体异常活动，学步迟，容易摔跤，而且患者在成长过程中多有扭伤和关节脱位的病史，并常常伴有马蹄足内翻、平足、脊柱侧弯、鸡胸等畸形。BJHS 患者常有一些结缔组织疾病的症状，包括脊柱侧弯、膝外翻、前凸、髌骨半脱位或脱位、直肠或子宫脱垂，而且伴有皮肤菲薄。

BJHS 患者就诊的主要原因是关节疼痛，体力活动或重复动作往往加重关节疼痛。疼痛通常发生在每天的晚些时候，晨僵很少见。关节僵硬、肌肉酸痛、肌肉痉挛等症状较少见。BJHS 患者常说他们是“双节关节”，或者可以把自己的身体扭曲成奇怪的形状（即 volitionary 半脱位）或劈叉。BJHS 患者也可能有肩关节或髌骨脱位的相关病史。BJHS 患者可能有家族病史的“双节关节”。其他病史包括容易擦伤、韧带或肌腱断裂、先天性髋关节发育不良，以及颞下颌关节功能障碍等。

五、诊断

伴有弥漫性非特异性慢性疼痛症状的 BJHS 患者，常常因为病情的描述不准确或症状与病理检查不相符合，因而无法得到准确诊断或者导致误诊。

Beighton 评分仍然是主要的诊断标准。医生可通过 5 个简单动作计算评分在 1 分钟内做出诊断。当患者的 Beighton 评分 >4 分时，可诊断为 BJHS。通过这一诊断标准可以排除很多其他的结缔组织疾病。

BJHS 的确诊还必须排除一些症状相似的疾病，如关节疼痛或肿胀，重要的是要排除炎症、感染和自身免疫的原因。Ehlers-Danlos 综合征、马方综合征和成骨不全症等疾病也存在关节过度活动症状，由于这些疾病都有着各自的显著特征，使这些疾病可以与 BJHS 相鉴别。

马方综合征患者往往有家族病史，而且大多数伴有心脏功能异常和高度近视等症状。马方综合征是一种常染色体显性遗传病，常见症状包括身高较高、体形纤细、多个关节过度活动、手指细长（蜘蛛样指）、近视和晶状体脱位等。

Ehlers-Danlos 综合征是一种包括关节过度活动、紫色纸草状瘢痕、皮肤异常弹性、皮肤脆弱等症状的结缔组织疾病。与 BJHS 一样，EDS 是常染色体显性遗传，可导致结缔组织胶原缺损及功能异常。EDS 有许多不同的分型，其中以Ⅰ、Ⅱ和Ⅲ型最为常见。BJHS 与其中的Ⅲ型（关节过度活动型）最为相似。其中包括关节疼痛、标志性的关节过度活动、轻度关节外的症状及轻度皮肤改变和瘢痕。也有人认为，BJHS可能是连续在 EDS 一个良性的分型，因为它们有相似的遗传方式及相似的临床症状。

六、治疗及预后

本病可适当手术治疗。关于过度活动综合征不存在致命的并发症。

参考文献

[1]阿部重人.広範圍症候群(新订版)Marfanoi hypermobility syndrome[J].日本臨牀，1987，春季臨時増刊号，45：1088.

[2]王睿铸.CompuKT 在良性关节过度活动综合征诊断中的应用[D]. 太原：山西医科大学，2009.

第6节 马方综合征

一、名称

马方综合征（Marfan syndrome）即蜘蛛样指（趾）综合征，又称为 Marfan-Achard 综合征、指趾过长综合征、长指晶状体半脱位综合征、蜘蛛样指（趾）、肢体细长症（dolichostenomelia）、先天性中胚层营养不良等。

1896 年，Marfan 首先报道 1 名 5 岁女孩具有特殊的蛛状指。1902 年，Achard 将此病命名为蜘蛛指。1912 年，Salle 解剖了 1 例患有本病的患儿，发现其心室扩大及卵圆孔未闭。1914 年，Boerger 报道患儿合并有晶状体脱位。1876 年，Williams 曾报道了患本病的兄妹，患儿身高细长、关节过度伸展。1951 年，张晓楼首先详细报道。本病特点是指（趾）细长和全身管状骨过长，常伴有肌肉营养不良、韧带松弛及脊柱侧弯。约 80%的病例有视力障碍或晶状体移位，约 30%的病例并发先天性心脏病。本病如合并下颌颜面骨发育不全，则称为 Achard 综合征。

二、流行病学

这是一种常色体显性遗传病，估计发病率为 1.5%，我国十一省市调查为 0.11%。国内报道在 455 例患者中，有家族史者占 74.6%，散发者占 25.4%。

三、病理

1986 年，发现了一种被称为原纤蛋白的糖蛋白，广泛分布在弹性与非弹性组织中，具有高度重复结构，是体内细胞外基质中大量存在的 10~12nm 微纤维的重要成分。并且发现马方综合征有原纤蛋白 -1 异常。1991 年，又发现 FBN1 的突变能引起 MFS，在所有的检测家系中，基因内和相邻两端标记的等位基因与典型的 MFS 表型共分离。FBN-1（110kb）定位在 15 号染色体（15q21.1），是一个巨大的复合的多区域结构，编码多个重复性的 EGF、TGF 样区域及杂合区域。其编码的原纤蛋白也相应地由两个部分重复出现而组成。

四、临床表现

尚随阳等报道在一家系中有 10 例患者，症状典型，较为罕见。汤松涛等研究发现本病的主要症状是气促和胸痛。气促主要是由主动脉瓣流引起的充血性心力衰竭所致；胸痛主要与主动脉夹层形成有关，少数因主动脉瓣反流引起的心肌缺血所致。

胸部畸形表现为双侧肋骨细长、向下倾斜度加大，部分病例由于两侧肋骨对称性下垂而呈“垂柳样”征象。侧位片可见胸廓前后径较小或明显上窄下宽。

四肢征：①拇指征，拇指尽量内收，其余四指握拳，如果拇指尖端可以伸出手掌尺侧缘之外为阳性；②腕征，拇指置于另一手的桡骨茎突上，如果拇指与第 5 指能绕腕部一圈而接触，即为阳性；③掌骨指数，系第 2、3、4、5 掌骨平均长度与掌骨中心测量的平均宽度的比值，正常人在 5.4~7.9，>8.0 即有诊断意义。

汤松涛等报道男性 34 例，女性 8 例，年龄 10~67 岁，平均（35.5 ± 8.5）岁。有家族遗传史者 7 例（16.9%）。主诉：气促 23 例（54.8%），胸痛 13 例（31.0%），心悸 10 例（24.0%），头晕 8 例（19.0%），晕厥 2 例（4.8%），咯血、视力下降各 1 例（2.4%）。体征：骨骼、心血管系统及眼部改变分别为 35 例（83.3%）、42 例（100%）、8 例（19%）。体形瘦长（50%）、蜘蛛样指（趾）（83.3%）、眼征（19.0%）及有家族史（16.7%）。胸片：42 例胸片，其中 34 例左心室扩大，19 例主动脉弓，突出22例(50.2%)有不同程度的肺瘀血改变。

李家增等报道28例患者，男性20例，女性8例。年龄2.5~50岁，平均22岁。临床表现：①骨骼异常27例，肢体细长，皮下脂肪薄，双手双足指(趾)细长，形似蜘蛛样指(趾)。②心血管症状21例，心慌、气短、乏力，1例因心力衰竭和心肌梗死死亡。4例伴有胸背痛，其中1例突发剧烈疼痛。证实并发主动脉夹层动脉瘤。③眼部异常19例，均有不同程度视力障碍。高度近视、斜视、虹膜水平震颤，其中晶状体半脱位16例，视网膜脱离3例，继发青光眼2例，继发白内障1例。15例有家族遗传史，其中1例家庭二代12人中有4人同患此病，兄妹3人曾因晶状体半脱位而行摘除手术。病程：7个月至21年。胸肺表现：胸廓畸形14例，其中鸡胸8例，漏斗胸6例，两侧肋骨细长而下垂呈“垂柳样”表现。脊椎曲度改变：脊柱后突或(和)侧弯16例；此外，肩胛骨外翻呈翼状4例。

文献报道骨骼改变占50%~80%、眼部病变占50%~70%，心血管异常占30%~95%。

本病引起的肺实质损害主要表现为：①巨大左房压迫左支气管，与左肺不张及右肺代偿性肺气肿；②弥漫性肺气肿；③肺尖部肺大泡形成，或合并自发气胸(单侧或双侧，川村等报道)；④肺气肿合并支气管扩张、支气管炎、细支气管炎、肺泡炎；⑤不明原因的肺上叶纤维化及肺曲霉病。肺损害好发于年轻男性。

本病可导致诸多骨骼畸形，如胸骨畸形(漏斗胸或鸡胸)、脊柱等。研究认为，骨骼发育成熟前，出现胸骨和椎骨畸形是导致脊柱畸形的主要原因。同时由于结缔组织的异常，使得马方综合征患者背部的韧带、肌腱和筋膜等相对于正常人过于薄弱，这也是脊柱侧凸发生及发展的重要原因。

包佐珍等报道马方综合征合并双侧肺大泡手术1例。术中所见：右胸腔中上部被多个大小不等的囊气泡占据，囊壁由纤维性组织构成，呈灰白色半透明状，相互融合，界限不清，部分囊壁与后胸壁及胸膜顶有粘连。囊壁较坚韧，不易破裂。右上叶位置除大泡外无正常肺组织，也无右上叶支气管及相应的肺动静脉(右肺上叶缺如)。

据统计，该病自发性气胸的发病率为5%~10%，而普通人群仅为(5~35)/10万。Wood等分析了100例患者，其中11例有自发性气胸，10例为复发性，6例为双侧性。

五、诊断及治疗

胸片：①肺充血、心脏明显增大，心影呈靴形，上纵隔阴影增宽，应考虑该病的可能；②肺血少者类似重型法洛四联症，心脏中重度增大，也应考虑本病。确诊有赖于心血管造影。

Wilner于1964年提出，家族史、眼（晶状体移位）、心血管和骨骼系统病变4项中至少有2项阳性即可诊断。因此，本病的诊断不困难，关键在于预防和婚育指导。

马方综合征可适当行手术治疗。

六、预防及预后

家系中正常人无致病基因，可正常婚育；而患者带有致病基因，所生子女的再发风险为50%，男女机会均等。因此，家系中的患者只能结婚不能生育，可考虑用辅助生育技术，如供精者人工授精或试管婴儿等技术。

男性患病平均生存期为43岁，女性为46岁，无种族或人种倾向。死亡原因为心血管疾病，主动脉夹层动脉瘤破裂多见。

参考文献

[1]尚随阳，牛振荣，王爱英，等.1例马凡氏综合征家系的调查分析[J].泰山卫生，2002，26:55-56.

[2]汤松涛，陈旦红，尹瑞兴.马凡氏综合征的42例临床研究[J].岭南心血管病杂志，2000，6:206-207.

[3]卫中华.马凡氏综合征一家系11例[J].临床医学，2002，22:40.

[4]田军，王德杰，高鸿举，等.马凡氏综合征的X线诊断(附15例分析)[J].中国医学影像技术，1988，4:48-50.

[5]洪庆成，江敬铭.儿科综合征[M].天津：天津科学技术出版社，1996:329-330.

[6]李家增，刘玉启，王世芳.马凡氏综合征的临床与X线诊断[J].河北医学，2003，9:222-223.

[7]包佐珍，李向前，武秀珍.马凡氏综合征合并双侧肺大疱手术一例[J].内蒙古医学杂志，1988，8:243-244.

[8]高峰，曲建昌.马凡氏综合征罕见并发症1例[J].临床肺科杂志，2005，10:424.

[9]邝继文，王蕊，吴多汪.马凡氏综合征合并脊柱侧凸二例报告及文献复习[J].海南医学，2010，21:58-60.

[10]川村光夫，坂田勇司.Marfan症候群に伴った家族性自然気胸の1家系例[J].日呼外会誌，1993，7:661-663.

第7节 Marie-Bamberger综合征

一、名称

Marie-Bamherger 综合征又称为马－斑综合征、肥大性骨关节病，由 Marie 和 Bambenger 首先描述。可分为特发性和继发性两种。

二、流行病学

特发性肥大性骨关节病有家族史，病因不明，与遗传有关。原发性肥大性骨关节病（PHOA）临床上罕见，仅占全部肥大性骨关节病的3%~5%。继发性者以肥大性肺性骨关节病（HPO）最常见，常见于肺部肿瘤、慢性肺部、胸廓疾病。90.7%的HPO继发于肺癌。HPO往往先于肺部症状数月或数年出现，容易误诊为单纯骨关节病变，而忽略肺癌的诊断。有杵状指、四肢长管骨骨化性骨膜炎（骨端部软组织有痛性肿胀）、关节液潴留及关节痛四大体征。

三、病理

特征性表现是骨膜下新骨形成和对称性多关节炎。新骨形成的病理发生过程初始为骨膜轻度炎症性反应和血管结缔组织增生，之后新骨质呈簇状增生伴溶骨过程引起骨质重构，最终长骨皮质外骨质积聚形成新骨；关节病变为滑膜水肿、充血及血管周围轻－中度淋巴细胞和浆细胞浸润，常有少至中等量滑液渗出。肺癌患者中，骨显像HPO发生率为7.5%。肿瘤组织产生的一些内分泌物质如雌激素、肾上腺皮质激素、生长激素等与其有密切关系。

四、临床表现

PHO多发生于中老年人，男性多于女性，四肢关节疼痛、关节积液、肿大为其常见症状，以前臂和小腿处最为显著，疼痛变化不一，呈持续性或游走性。有时可伴有发热，早期可误诊为风湿性或类风湿关节炎。杵状指（趾）为其常见体征，少数病例杵状指（趾）较关节症状出现更早。除颜面皮肤症状外，还可伴有咳嗽、咯血和胸痛等呼吸系统症状。

美国Mayo诊所报道，1879例肺癌患者表现PHO达10%。其他如肺脓肿、慢性支气管炎、肺结核、肺炎、支气管扩张、胸膜炎等疾病也可引起。肿瘤切除或放化疗术后，37%的患者疼痛症状立即减轻或消失，84%的患者术后1个月疼痛消失，但杵状指（趾）消失缓慢，肿瘤复发时症状又可出现。从肺部疾病的发生到PHO的出现，时间长短不一，短者数周，长者可达数年或数十年。值得注意的是，有些肺部疾病在PHO出现数月乃至更长时间后才出现肺部症状。

四肢骨关节疼痛和杵状指（趾）为典型表现。骨关节肿痛以踝、腕关节多见并且严重，其次为膝、肘关节，均为双侧对称性。疼痛为固定性，可为关节轻度酸痛也可剧烈疼痛，且不易被解热镇痛药物所缓解。长骨骨膜新骨形成，可致前臂或小腿日益增粗，腕及踝关节亦相应粗大。四肢骨关节疼痛和杵状指（趾）的出现早于肺癌引起的呼吸道症状，文献报道可早2~3个月。

荒井宏雅报道1例68岁男性患者，4个月前出现干咳、双下肢水肿、关节痛、杵状指（趾）和胸部异常阴影。因健康体检发现肺部肿瘤影入院，确诊肺腺癌。骨扫描见双下肢骨皮质异常。手术后关节痛消失，下肢水肿减轻。

五、诊断

X线片主要表现为双侧管状骨对称性骨膜增生，以肌腱和韧带附着处增生更为明显。增生骨膜与骨干皮质间有时存在X线透亮间隙，有时则与皮质融合在一起，无透亮间隙。骨膜增生的形态多样，可为线状、花边状或葱皮状。X线片表现可随原发灶的清除而停止或吸收；反之，原发灶复发时，骨膜增生又可重新出现。这也是与一般骨关节病的主要区别。

对于对称性、固定性四肢骨关节疼痛，应考虑HPO，如伴杵状指（趾）则高度怀疑，应行胸部X线及CT检查。肺部疾病需行四肢X线片或（和）核素骨显像。对于对称性、固定性四肢骨关节疼痛伴杵状指（趾），肺部疾病和典型的四肢X线片或（和）核素骨显像可考虑HPO；四肢骨关节疼痛如随原发性肺疾病治疗好转、减轻或消失可确诊。

六、治疗

本病应行原发病治疗。

参考文献

[1]北村諭,小林淳.広範圍症候群(新订版)Marie-Bamberger症候群(pulmonary osteoarthropathy)[J].日本臨牀,1987,春季臨時增刊号,45:389.

[2]吴彩兰.肺癌伴肥大性骨关节病的临床及影像学表现[J].中国肿瘤临床,2009,36:1107-1109.

[3]鞠政军,初仁珠,姜连忠,等.肺性肥大性骨关节病的临床及X线诊断[J].中医正骨,2008,20:257-258.

[4]陈欣,齐乃新,刘贵生,等.原发性肥大性骨关节病)附4例报告及文献复习)[J].实用放射学杂志,2005,21:54-55.

[5]荒井宏雅,中山治彦,伊藤宏之,ほか. Marie-Bamberger症候群を呈した肺癌の1切除例[J].日呼外会誌,2005,19:661-664.

第8节 Maroteaux-Lamy综合征

一、名称

Maroteaux-Lamy综合征(黏多糖病MPSⅥ型)又名马-拉综合征,是由于溶酶体内N-乙酰半乳糖胺-4-硫酸酯酶(又称芳香基硫酸酯酶B,ASB)缺乏而引起的一种遗传性代谢病。

二、病因及病理

黏多糖是一组蛋白多糖,参与MPSⅥ型的主要成分是硫酸皮肤素(DS),其分解代谢过程需多种酶参与,其中任何一种酶发生遗传性缺陷均可导致代谢中断。MPSⅥ型是由于溶酶体内缺乏N-乙酰半乳糖胺-4-硫酸酯酶,导致DS在细胞和组织中堆积。

三、临床表现

MPSⅥ型分为A、B亚型。在Mckusick将本病分为Ⅵ大类型的基础上,发展为Ⅶ型及若干亚型。

根据患者发病年龄及临床症状的不同可分为轻、中、重3个亚型。重型患者可出现面容粗陋、角膜混浊、肝脾大、骨骼畸形、关节活动受限及心肺并发症等。若未经及时治疗,可逐渐发展为心力衰竭、呼吸衰竭,多于20岁前死亡。

王德芬和陈红报道1例Maroteaux-Lamy综合征。患者,女,8岁。脊柱后凸,鸡胸明显。患儿自幼易患呼吸道感染,多涕、张口呼吸。胸片肋骨呈飘带状。胸腰椎椎体部分呈鸟嘴状。

四、诊断

MPSⅥ型的诊断依据:①似MPS1H(Hurler综合征)的骨骼改变,角膜混浊与肝脾大;②智力发育正常或近正常;③存活到大童甚或成年期;④常染色体隐性遗传;⑤尿中氨基多糖GAG主要为硫酸皮肤素DS;⑥白细胞内有Reilly小体。

五、治疗及预后

目前对该病的治疗只能缓解患者的临床症状,无安全有效的根治方法。但在患者及动物模型的治疗研究过程中,骨髓移植(BMT)、酶替代疗法(ERT)及基因治疗(CT)都有一定的疗效。轻者存活期长,可同正常人,生长障碍为唯一特征。

参考文献

[1]李凤鸣.中华眼科学(上、中、下册)[M].2版.北京:人民卫生出版社,2005:3449.

[2]郭奕斌,邹世恩.Maroteaux-Lamy综合征基因治疗的研究与应用[J].国外医学遗传学分册,2001,24:257-260.

[3]王德芬,陈红.Maroteaux-Larny综合征一例[J].遗传与疾病,1989,6:177-178.

第9节 Martin-Albright综合征

一、名称

Martin-Albright综合征又称为假性甲状旁腺功能亢进症、AlbrightⅣ型综合征。

Albright于1941年报道了假性甲状旁腺功能亢进。非甲状旁腺肿瘤患者无骨骼转移而有高钙血症和低磷血症者,称为假性甲状旁腺功能亢进症或异位甲状旁腺激素综合征。

原发性甲状旁腺功能亢进症是由于甲状旁腺腺瘤、增生、肥大等引起的甲状旁腺激素分泌过多。

二、流行病学

假性甲状旁腺功能亢进症多见于支气管肺癌和肾腺癌，其次为女性生殖器肿瘤，主要是卵巢癌，也见于口咽部鳞状细胞癌、头颈部和食管类癌，以及胃癌、原发性肝癌、胰腺癌、乳腺癌、腮腺癌、霍奇金病、黑色素瘤、网状细胞肉瘤、膀胱癌及阴茎癌。

Lafferty 的一组病例表明，肾腺癌和支气管肺癌在发生本病的恶性肿瘤中占 60%。Locks 回顾了 119 例肺癌，13%伴有高钙血症，其中 9 例在尸检时未发现骨骼转移。

三、病理

Solimando 回顾文献认为，恶性肿瘤患者的高钙血症主要是由于破骨细胞对骨的吸收增加，其次是肾小管对钙的重吸收增加。甲状旁腺激素相关蛋白(PTHrP)刺激了破骨细胞，使骨吸收增多，同时也激活了转化生长因子 β(TGF-β)，而 TGF-β 刺激肿瘤细胞生长，如此循环。Kinugawa 等报道恶性淋巴瘤伴多部位骨损害者，血清钙增高，并认为 PTHrP 增高是恶性淋巴瘤细胞分泌造成的。目前研究已证明 PTHrP 是由肿瘤细胞分泌。细胞因子与 PTHrP 的释放加上破骨细胞致广泛溶骨性损害，是骨源性淋巴瘤引起高钙血症的原因。

常见的高钙血症的原因有恶性肿瘤、甲状旁腺功能亢进症、克尿塞药物、骨髓瘤、结节病、维生素 D 中毒及乳 - 碱综合征；较不常见的原因有白血病、甲状腺功能亢进症、慢性肾上腺皮质功能低下危象、长期卧床、肾小管损害、多尿、婴儿特发性高钙血症、肢端肥大症。

四、临床表现

临床表现和生化改变类似原发性甲状旁腺功能亢进症。故对短期内体重明显下降、无肾结石史而血钙增高(超过 3.5mmol/L)者，应仔细询问病史，查体并行 X 线、超声等检查，以寻找有无恶性肿瘤，以免误诊。本病时血清免疫活性甲状旁腺素并不增高，有别于原发性甲状旁腺功能亢进症。

主要有多尿、口渴、尿路结石、骨骼疼痛、顽固性溃疡等临床表现。患者全身情况骤然恶化，体重明显减轻，易被解释为恶性肿瘤晚期。高钙血症常累及多个系统。消化系统有食欲不振、腹胀、恶心、呕吐、腹痛、便秘、口渴及脱水；泌尿系统有多尿、蛋白尿及肾衰竭；心脏有心动过速(偶为心动过缓)、心律失常、心力衰竭及心电图改变(Q-T 间期缩短)；神经系统有头痛、肌无力、反射减弱及脑脊液中蛋白增加、疲乏、嗜睡、记忆障碍、木僵和昏迷。从多尿到无尿，迅速出现嗜睡或昏迷，同时血钙超过 16mg/100mL，则为高血钙危象，如不及时抢救会很快死亡。3/4 以上的患者血清钙超过 14mg/100mL。尿钙增高。血磷降低(氮质血症时血磷增高)。碱性磷酸酶在骨骼或肝脏转移时增高。血氯大多数在正常范围。免疫反应性甲状旁腺激素增高。

李守霞报道假性高钙血症误诊 8 例。均为健康体检人群，年龄在 28~45 岁。生化全项结果血清钙均在 4.2~4.8mmol/L(偶氮砷Ⅲ法)，总蛋白均在 90g/L 以上，其中 1 例高达 120g/L，疑为高钙血症。由于蛋白偏高，遂做蛋白电泳，其中有 8 例均有 M 带存在。经检查及临床表现，其中 4 例有巨球蛋白血症，1 例多发性骨髓瘤，1 例重链病。

五、诊断

伴有高钙血症的恶性肿瘤患者符合下列 3 种情况之一，应诊断为假性甲状旁腺功能亢进症：①X 线片和尸检均无骨骼转移的依据，手术探查或尸检亦无甲状旁腺病变的依据；②肿瘤切除后血钙恢复；③用免疫鉴定法从肿瘤浸出液中检查到甲状旁腺激素。

六、治疗及预后

本病主要应做病因治疗，用手术切除或放疗及化疗去除恶性肿瘤。手术前应使用内科方法降低高血钙的危险性，并补充血容量使患者有适当的尿量。对于高钙血症尤其是高血钙危象，应迅速治疗以便抢救生命和改善症状，从而为病因诊断和治疗赢得时间。

本病预后取决于原发病的控制。

参考文献

[1]刘文钦，王明明，党政华，等.假性病不假[J].医学综述，1997，3：208-209.

[2]李守霞.假性高钙血症误诊 8 例分析[J].中国误诊学杂志，2002，2：449.

[3]徐才刚，吴俣，黄杰，等.骨源性淋巴瘤伴继发性甲状旁腺机能亢进症 1 例报告并文献复习[J].临床血液病杂志，2004，17：98-100.

[4]任昌明.假性甲状旁腺机能亢进征(文献综述)[J].国外医学参考文献肿瘤学分册，1976，3：171-174.

第10节 Meadow综合征

一、名称

Meadow综合征又称为产后心脏病、特发性产褥期心肌病、产褥期特发性心肌衰竭等。早在19世纪末人们就认识到，某些无器质性心脏病的健康女性可于妊娠期发生原因不明的心力衰竭。近半个世纪以来，一些有类似病史和临床特征的病例被冠以不同病名陆续报道，如产后中毒性心力衰竭、妊娠（如产褥期）相关性特发性心肌变性、妊娠后期和产褥期特发性心肌衰竭、产褥期心肌炎、产褥期心肌病及产后心脏病等。鉴于本病并非限于产褥期发病，因此，原本无心脏病的女性于妊娠期最后3个月至产后5个月（有说6个月）内发生扩张型心肌病，统称为围生期心肌病（PPCM）或产前－产后心肌病。

本病占孕期心血管并发症的1%。多见于年长、多胎且营养不良的孕产妇。若再次妊娠，常有复发倾向。

二、流行病学

王恒润等报道PPCM占所有产妇的0.023%，占妊娠期各种心脏病的4.25%。世界各地的大多数PPCM病例均在30岁以上，且经产妇、双胎妊娠PPCM的发生率高于单胎妊娠。

妊高征与多胎妊娠的产妇容易患此病。据估计，其发病率为1/15 000~1/3000，病死率为18%~56%。

三、病理

PPCM的病因学仍不清楚，可能是多因素所致。诸因素中有些是环境因素，有些则与妊娠时的血流动力学、代谢和激素改变有关：①营养；②妊娠中毒症；③感染；④药物过敏；⑤内分泌失衡；⑥免疫；⑦遗传；⑧产后暂时性高血压；⑨饮食习惯等。

已证实的危险因素包括营养不良、双胎妊娠（7倍于正常孕妇）、妊娠年龄>30岁、妊娠高血压综合征（发病率22%）、围生期心肌病家族史与妊娠分娩有直接关系（孕前无心脏病，再次妊娠复发）。

四、临床表现

PPCM在心肌损害的严重程度和病程方面具有很大差别。产褥期临床表现较妊娠晚期常见。约80%的病例于分娩后3个月内心功能不全的体征变得显著。而在妊娠末3个月发生心功能不全的症状和体征的患者仅占约10%。

症状：劳力性呼吸困难、阵发性夜间呼吸困难明显、咳嗽、胸痛、偶有咯血。胸痛一般为胸前不适，与用力无关，有时可类似心绞痛。典型的用力心绞痛是肥厚型心肌病而不是扩张型心肌病的特征。发生咯血的患者约占25%，主要由于肺栓塞所致。

体征：多数病例呈现左心室衰竭的症状和体征，也可表现全心衰竭的体征，如肺充血、颈静脉压增高、肝大和外周水肿。腹腔积液并不少见。心脏肥大程度不一。可闻及第三心音奔马律，偶可闻及第三和第四心音叠加所致的重叠型奔马律，第二心音的肺动脉瓣成分增强。第一心音减弱，由于乳头肌伸长和二尖瓣环扩张所致的二尖瓣反流，引起心尖部收缩期杂音。功能性三尖瓣反流也可能存在。由于收缩压低，脉压常降低，脉细、肢体冷而苍白。据报道，PPCM伴心力衰竭患者的临床特征的发生率为：阵发性呼吸困难占68%~100%，胸痛占24%~55%，咯血占21%~47%，心脏肥大占100%，三音律占56%~100%，收缩期杂音占15%~60%，血栓栓塞占20%~40%，心律失常占3.8%~33%。

栓塞的表现：肺循环和体循环栓塞常使临床过程复杂化。发生栓塞者占35%~40%，栓塞可能是临床上第一个表现。肺循环栓塞较体循环栓塞常见。PPCM发生血栓栓塞者较与妊娠无关的任何其他心肌病常见。这种血栓栓塞的倾向增加可能是由于妊娠期纤溶活性大为降低所致。

岳晓辉等荟萃的文献共有68篇，累积病例1097例。诱因及病因：纳入分析的689例PPCM患者，初产妇367例，占53.3%；经产妇322例，占46.7%。进一步分析发现，多胎患者占13.6%（48/353，报道有关多胎的文献中患者数之和），农村患者占81.5%（303/372，报道有关农村及城镇居民的文献中的患者数之和），城镇患者占18.5%（69/372）。临床表现如下。①发病时间：333例患者纳入分析资料，产后3个月内发生者比例最高，占67.3%（224例），其次是妊娠最后1个月内，占20.4%（68例）；②并发症：基线资料合并后显示，PPCM患者合并贫血比例较高，构成比为53.5%（257/480）；其次是合并高血压，构成比为

48.5%(233/480),多表现为血压暂时性升高,若终止妊娠或积极控制心力衰竭,血压均可恢复正常;③并发症:纳入分析的资料显示,并发妊娠高血压者比例为32.5%(98/302),并发血栓性栓塞症者比例为8.6%(27/314)。

五、诊断

具有以下3条标准:①妊娠最后3个月或产后6个月内出现心脏症状和体征,临床特点符合扩张型心肌病改变;②既往无心血管系统疾病史;③可除外其他心血管疾病。

本病诊断需排除高血压、妊娠毒血症、营养不良性心脏病、心包和血栓性疾病、心脏肿瘤、隐匿性二尖瓣狭窄、冠心病早期及闭塞性肺动脉高压等。

六、治疗及预后

早诊早治是本病治疗的关键。应行综合治疗。

岳晓辉等荟萃的文献有转归资料可纳入分析的PPCM患者823例,31.2%治愈,59.7%好转,未愈/死亡患者占9.1%。

参考文献

[1]杨夫权,江智文.围产期心肌病[J].心血管病学进展,1987,8(3):51-57.

[2]崔玉萍.围生期心肌病9例分析[J].中国医药指南,2011,9:327-328.

[3]张华东,陈怀生,潘楚云.围产期心肌病伴急性心力衰竭16例的诊治分析[J].中华临床医师杂志(电子版),2011,5:1800-1801.

[4]岳晓辉,刘楠,薛晓艳.我国围产期心肌病流行病学特点及转归荟萃分析[J].中国妇产科临床杂志,2011,12:359-363.

第11节 胎粪吸入综合征

一、名称

胎粪吸入综合征(meconium aspiration syndrome,MAS)是新生儿出生时吸入被胎粪污染的羊水,致娩出的新生儿出现窒息或出生后因肺部气体交换障碍而出现一系列的症状。如果羊水内有较多的胎粪,可发生胎粪性肺炎;如伴细菌感染,则产生炎症反应,引起羊水吸入性肺炎,造成呼吸窘迫。又称为大量羊水吸入综合征、新生儿肺大量吸入综合征。

二、流行病学

据国内报道,MAS的发生率为8.2%~20%。陈华虹回顾性分析136例新生儿重度窒息临床相关资料。136例重度窒息患儿,并发缺氧缺血性脑病46例(33.8%),颅内出血21例(15.4%),吸入性肺炎43例(31.68%),胎粪吸入综合征(MAS)19例(13.9%),新生儿肺出血14例(10.3%),新生儿呼吸窘迫综合征17例(12.5%),消化道出血15例(11.0%)。其中治愈91例(66.9%),好转21例(15.4%),未愈15例(11.0%),死亡9例(6.6%)。

三、病理

因胎粪内的脂肪酸和胆汁酸,以及胰蛋白酶和肠酶等均可损伤新生儿呼吸道黏膜,发生化学性肺炎;同时胎粪本身可促进细菌增长因子;如果产程延长,有宫内感染更易诱发新生儿细菌性肺炎;胎粪的弥漫性播散,还可导致下呼吸道完全性或不完全性阻塞。由于以上变化而产生低氧血症和酸中毒,尚可诱发新生儿缺血缺氧性脑病及颅内出血,以致新生儿死亡率明显升高。因此,在分娩过程中,无论是剖宫产,还是阴道产,都要处理好第一口呼吸。

四、临床表现

(1)胎内窒息的表现:胎儿先表现缺氧窘迫的症状。如胎心率加快、胎动增加;缺氧程度严重或持续者,则心率减慢、停止胎动。进一步发展,则肛门括约肌松弛,流出胎粪。

(2)胎儿娩出后的呼吸道症状:胎内已吸入大量含胎粪的羊水,故娩出后即呈青紫、气急;肺部听诊可闻及湿啰音,尤以背部下方最为明显。

(3)若吸入的羊水中无胎粪,亦无细菌污染,新生儿无其他并发症(如产伤、颅内出血等),则肺内的羊水很快被吸收,症状多在24小时内明显好转,3天内消失。

(4)如第2~3天后症状未见好转,甚至加剧,则提示吸入较多胎粪或已有继发性感染。此时应诊断为羊水吸入性肺炎,部分患儿可伴有肺不张。

胸部改变,可分为以下三类。①轻度:表现为急性肺膨胀,第一前肋上可见到肺尖,肋骨呈水平位,肺野充气显著,两肋之间可有肺膨出的表现;②中度:羊水吸入量较多者,除上述表现外,肺野内有斑块状阴影,以肺底部较多,右侧常多于左侧;③重度:羊水吸入过多或有胎粪吸入者,胸部X线表现肺野内密布板块样阴影,并出现节段性肺不张。胸片变化常在1周左右消失,伴有肺不张及继发性感染者吸收延迟。

表现为呻吟、呼吸加快、发绀、化学性或细菌性肺炎、抽搐、昏睡、肌张力低下、酸中毒、肾功能不全等。MAS所致的呼吸障碍是成熟儿呼吸障碍中发病最高的疾病,且围产儿死亡率高。

五、诊断

对羊水粪染并出现胎儿宫内窘迫者,应考虑到MAS的可能。

六、治疗

在胎儿未娩出前,应做好清理新生儿呼吸道的准备工作。即新生儿第一口呼吸之前,以手挤压新生婴儿的口鼻,排出口腔和鼻孔内的粪染羊水和黏液。新生儿娩出后要揩干身上的羊水和黏液,并保持体温,同时要以8~13.3kPa负压通过16号橡皮导尿管吸尽咽喉部、食管及胃内的黏液。对于苍白窒息的新生儿,应在气管插管直视下清除粪染羊水及黏液。可以弹拍患儿足底,拍打脊背;可给正压吸氧,人工呼吸或气管插管接复苏气囊进行加压给纯氧。若仍无自主呼吸或心率在60~100次/min,则应立即进行胸外按压心脏。应用药物协同治疗:1∶10 000肾上腺素或地塞米松、5%的碳酸氢酸钠,以期分别维持血循环量和纠正酸中毒,羊水粪染Ⅱ度时,可用氨苄西林。对复苏好转的患儿必须严密观察其呼吸、心率、血压及皮肤变化情况,继续保暖、注意大小便,并用抗生素预防感染。

七、预后

围产儿死亡率为7.0~15.2%。据报道,MAS病胎儿死亡率达20%~29.4%。

参考文献

[1]洪庆成,江敬铭.儿科综合征[M].天津:天津科学技术出版社,1996:372–373.
[2]孙秀兰,胡海德.新生儿肺大量吸入综合征的护理体会[J].中国乡村医药杂志,2003,10:51.
[3]陈华虹.新生儿重度窒息136例临床分析[J].海南医学,2012,23:76–77.
[4]竹内正七,吉沢浩志.広範圍症候群(新订版)胎便吸引症候群(meconium aspiration syndrome:MAS)[J].日本臨牀,1987,春季臨時増刊号,45:1307.
[5]王雅莉.胎便吸入综合征的预防和治疗[J].河南职工医学院学报,1999,11:31–32.
[6]李雪荣.胎粪吸入综合症的防治[J].菏泽师专学报,1995,2:86–87.

第12节 纵隔压迫综合征

一、名称

纵隔压迫综合征(mediastinum stressed syndrome)。纵隔内任何组织或器官的病变均可对呼吸道、心血管和食管等产生压迫症状。

二、流行病学

文献报道2.4%~4.2%的肺癌可并发上腔静脉压迫综合征(SVCS)。原发灶多位于右肺上叶,以小细胞未分化癌最多见。

三、病因及病理

其病因可为先天性组织异常或原发性或转移性肿瘤,也有病例由淋巴结炎和脓肿引起。因受压部位和性质不同,其表现并不一致。

1.前纵隔病变

有胸腺病变、畸胎瘤类、恶性淋巴瘤和腺管性肿瘤等。①胸腺病变:婴幼儿期常能见到胸腺肥大或增生。前者无症状,随年龄增长而逐渐缩小,常在1岁内消失;亦有退化缓慢呈不对称增大,或位于纵隔底部。在X线片上胸腺增生与肿瘤不易鉴别。②恶性淋巴瘤。

2.中纵隔病变

多见于淋巴结病变和支气管囊肿引起的压迫。①支气管源性囊肿;②淋巴结肿大;③后纵隔病变:神经源性肿瘤和消化道重复是儿童期较为常见的后纵隔病变,急性纵隔炎与纵隔脓肿是由前后纵隔感染所致。

四、临床表现

症状与肿瘤的大小、部位、生长速度，以及是否压迫、侵犯邻近组织器官有关。良性肿瘤虽已增长很大，但在临床上可无任何症状，仅在透视检查时发现。在无症状的纵隔肿瘤中，神经源性纵隔肿瘤所占比率最大。

严重的呼吸道压迫症状多见于高度恶性的纵隔肿瘤。可有胸闷、胸痛，但并不严重。由于纵隔内各器官排列紧密，并无空隙，因此不论肿物的大小，皆可挤压邻近组织及胸膜，从而产生不同程度的压迫症状。

当星状神经节或颈交感神经、肋间神经及臂丛受压时，可引起 Horner 综合征。膈神经受压时，在透视下可见到横膈运动异常。正常情况下，吸气时横膈下降，呼气时横膈上升。若在膈神经麻痹时，吸气时横膈上升，呼气时下降，此即所谓的“横膈矛盾运动”。

由于主动脉及其分支受压，可发生颈动脉和桡动脉的搏动不相称。如心脏、下腔静脉或肺动脉受压，可致心脏功能不全或充血征。食管受压可引起吞咽困难和咽部疼痛。胸导管受压，可引起乳糜性胸腔或腹腔积液。若畸胎类瘤穿入支气管，则咳出毛发或皮脂样物。胸腺肿块有时发生重症肌无力症状，小儿出现深部腱反射增强与腿部无力。若胸片同时有纵隔包块，则提示该肿块已延伸至脊髓管。如有 Horner 综合征，说明交感神经受累。胸腺囊肿有时可在锁骨上摸到囊状包块。

Ardito JM 等介绍 78 例临床资料。患儿年龄从 14 天至 2 岁。多数在 2～9 个月内进行了内镜检查。30% 的病例有反射性呼吸暂停的发作史，表现为自动呼吸停止、软弱无力、假死状态，并呈角弓反张体位，最多持续 3 分钟。此期间多需要复苏器辅助呼吸。其他症状有喘鸣(25 例)、复发性肺炎(11 例)、咳嗽(11 例)、气哽、发绀及气息声等。手术效果良好。

陆凤娟等分析伴有纵隔淋巴结巨大病变的霍奇金病(HD)。将 43 例 HD 分为伴纵隔淋巴结巨块病变组（巨块组）、伴纵隔淋巴结非巨块病变组（非巨块组)、无纵隔淋巴结病变组(无块组)。结果：巨块组Ⅲ～Ⅳ期占 85.7%，与非巨块组、无块组比较 $P<0.05$；B 组(有全身症状者)占 64.3%，较非巨块组高($P<0.05$)，与无块组比 $P<0.01$；诊断时，巨块组(64.3%)出现 SVCS 或上纵隔压迫综合征（SMCS）高于非巨块组(9.1%)，$P<0.01$。CT 检查：巨块组两侧上纵隔边缘呈结节或分叶状征象，以右侧为主。气管受压 5 例，肺部节段实变、不张、胸腔积液各 1 例；非巨块组气管旁、气管支气管、前纵隔或隆突下淋巴结肿大，胸腔积液 1 例，3 组均有肺间质改变。

五、诊断

主要依靠 X 线检查及纵隔淋巴结活检，体征可作为参考。

六、治疗及预后

纵隔压迫可由各种不同原因引起，确诊后应行病因治疗。张红星等总结 320 例肺癌合并上腔静脉压迫综合征。经治疗 286 例(89.4%)症状有缓解，205 例(64.1%）症状完全缓解。先行放疗者的完全缓解率(71.6%)高于先行化疗者(26.4%)，$P<0.01$。

本病的预后取决于病因。结核和支气管原性囊肿为良性疾病，可通过抗结核及手术治疗，效果良好。恶性淋巴瘤等癌性病变所致纵隔压迫预后不良。

参考文献

[1]洪庆成，江敬铭.儿科综合征[M].天津：天津科学技术出版社，1996：332-335.
[2]徐怀诚，石义生.婴儿无名动脉压迫气管和反射性呼吸暂停[J].国外医学耳咽鼻喉科学分册，1982(5)：103-104.
[3]陆凤娟，马伴吟.伴有纵隔淋巴结巨大病变的霍奇金病诊治分析[J].临床儿科杂志，2004，22：72-73.
[4]张红星，汪楣，殷蔚伯，等.320 例肺癌合并上腔静脉压迫综合征的治疗分析[J].中华放射肿瘤学杂志，1994，3：27-29.

第 13 节　Meigs 综合征

一、名称

Meigs 综合征又名卵巢－腹水－胸水综合征、Demons-Meigs 综合征、麦格氏综合征。

1937 年，Meigs 和 Cass 首先描述了卵巢纤维瘤伴腹腔及胸腔积液的综合征，后命名为 Meigs 综合征。

但此后发现该病并非仅限于卵巢纤维瘤，其他卵巢实性肿瘤，如粒层细胞瘤、卵泡膜细胞瘤、勃利奈瘤等也常伴有胸腹腔积液。国内综合研究 1942—1978 年报道的 Meigs 综合征共 41 例，其中 14 例为假黏液性囊腺瘤(部分含有乳头)，个别曾报道子宫纤维瘤伴有胸腹腔积液者。因此，国内文献比较一致的意见认为，一切良性盆腔肿瘤(绝大多数为卵巢瘤)伴发胸腹腔积液者均称为 Meigs 综合征，显然较原来定义的范围要广泛得多。

二、流行病学

Meigs综合征 60%~70%发生于更年期后女性，比较常见。

三、病理

Meigs 综合征胸腔积液一般少到中量，以右侧多见。引起胸腹腔积液的原因不明，有几种推论：①肿瘤刺激腹膜引起腹腔积液；②肿瘤扭转阻塞了卵巢的淋巴引流，使液体自肿瘤漏向腹腔，腹腔积液可经横膈孔或淋巴管到胸腔，引起胸腔积液；③肿瘤引起内分泌功能紊乱，使循环功能失调所致。卵巢肿瘤手术切除后，腹胸腔积液均可消失。

有学者将 Meigs 综合征分为真性和假性两种。真性 Meigs 综合征是指卵巢实性肿瘤伴发胸腹腔积液，经手术切除肿瘤能彻底治愈。而卵巢良恶性囊肿、畸胎瘤或盆腔其他良性肿瘤伴有胸腹腔积液，虽经手术切除肿瘤不一定能治愈者均称为假性 Meigs 综合征。

四、临床表现

Meigs综合征临床主要表现为卵巢肿瘤、胸腔积液和腹腔积液。胸腔积液以右侧多见，约为左侧的 5 倍，双侧占 25%。肿瘤切除后，胸腹腔积液吸收。

邓志国等报道 8 例 Meigs 综合征，入院时右侧胸腔积液 2 例，左侧胸腔积液 1 例，腹腔积液 2 例，胸腹腔积液 3 例，后又有 1 例胸腔积液转化为胸腹腔积液。

刘奇效报道腹部肿块、腹水病例的特征包括：①年轻女性；②起病缓慢，病史已 1 年余；③肿块无痛，增长速度不快；④咖啡色腹腔积液，为渗出液，未见细菌或瘤细胞；⑤全身情况较好。硬膜外麻醉下行剖腹探查术。取下腹正中切口，切口下可见一巨大良性肿物，几乎占据整个腹腔，约 30cm × 20cm × 15cm。表面呈灰白色，囊壁厚约 0.5cm，切一小口吸尽液体，见囊内部分为实质性，肿物与周围无粘连。将其挤出切口外，发现与右输卵管、阔韧带相连，证实肿物来自右卵巢。子宫和对侧附件均正常。病理报告显示右卵巢假黏液性囊腺瘤。除掉囊液，重 1200g，若加囊液共重 4200g。

五、诊断

邓志国等报道的 8 例 Meigs 综合征中，或因胸 / 腹腔积液而误诊为结核性胸 / 腹膜炎；或因血性胸腔积液误诊为肺癌(1 例)；因血性腹腔积液误诊为腹膜癌(2 例)；或因腹水误诊为肝硬化。误诊时间最短为 1 个月，最长达 1 年或直至手术后康复出院。

对于经过详细问诊和认真体检，特别是存在卵巢癌三联征，即年龄 40~60 岁、卵巢功能障碍、胃肠道症状等卵巢警戒指标的患者，必须行 B 超检查。对于有胸 / 腹腔积液的女性患者，虽然妇科检查阴性，也不能排除巨大卵巢囊肿的可能。常规 B 超检查盆腔脏器应该是可行的措施，以便早期诊断。

一般情况下，X 线检查可以发现胸腔积液，但由于卵巢肿瘤及腹腔积液可致膈面抬高，容易忽视肺底积液的存在。因此，对于卵巢肿瘤的患者，当胸片发现有膈面隆升抬高时，不要轻易认为是腹部肿瘤和腹所致，而应特别注意是否存在肺底积液的可能。必要时可改变体位透视检查，一般不会遗漏胸腔积液的发现。胸腔积液是 Meigs 综合征不可缺少的条件。

六、治疗及预后

真性 Meigs 综合征预后良好，可适当手术治疗。为使手术顺利进行，如胸腹腔积液较多者，术前宜反复多次胸腹腔穿刺放水。除麻醉选择外，开腹时放水宜慢，以防腹压骤降而致虚脱，做好各项抢救准备。结合年龄、生育情况，手术应行全子宫加两侧附件或大网膜切除。术后需长期随访。

参考文献

[1]盛天明，汪秀娟.麦格氏(Meigs)综合征三例报告[J]. 皖南医学院学报，1983，2：26-27.

[2]李俊成. 麦格氏(Meigs)综合征 1 例报告[J].陕西新医药，1984，13：41-42.

[3]张柳春，邵红.以多发性浆膜腔积液为首发表现的 Meigs 综合征四例分析[J].河南肿瘤学杂志，2000，13：69.

[4]邓志国，赵长江.Meigs 综合征对卵巢肿瘤误诊的影响及对策[J].中国误诊学杂志，2001，1：345-346.

[5]刘奇效.第 67 例(下)——腹部肿块、腹水[J].人民军医，1985(1)：68-69.

[6]朱维廉.麦格氏综合征的临床与 X 线诊断[J].福建医药杂志，1995，17：190-191.

第 14 节 Mendelson 综合征

一、名称

吸入性肺炎(aspiration pneumonitis，AP)是一个古老而又有新进展的课题，这里所讨论的 AP 是指胃酸吸入性肺炎，又称为 Mendelson 综合征、酸吸入性临床肺炎。

Mendelson 综合征即误吸综合征，是指在临床及手术产过程中，由于呕吐误将胃内容物吸入肺内，引起呼吸道梗阻或吸入性肺炎。又称为麻醉后吸入性肺炎、胃食管反流性支气管肺炎、吸入性临床肺炎、急性吸入性肺炎、急性吸入性肺水肿、呕吐误吸。

二、流行病学

急性脑血管病多见于老年患者。老年患者免疫功能低下，支气管纤毛运动减弱、意识障碍、呕吐等极易发生堕积性肺炎和吸入性肺炎。

刘灿辉等报道气管内全麻下手术患者 1845 例(男性 1032 例，女性 813 例)。吗啡类药物呕吐反流发生率较高，全麻中 4%~26%有胃内容物反流，而不显性反流可高达 76%。本组呕吐、反流 76 例，占 4.12%，可能与急诊患者曾用甲氧氯普胺或恩丹西酮有关。

危重症患者胃食管反流(GER)的发生率目前尚未见详细的文献统计，但在不同病理状态下的反流率已有较多文献报道。Abdel-Gawad 等指出，使用机械通气的患者发生 GER 的比例高达 91.6%。Metheny 等在实验中获得的数据表明，320 例进行机械通气及鼻饲的患者发生 GER 的比例为 88.9%。危重症患者由于存在气管插管 / 机械通气、鼻饲 / 肠内营养等诊疗操作，加之存在程度不等的意识障碍、长期卧床、腹内压升高等高危因素，使得胃食管反流十分常见。其危害性不但引起胃食管反流病，更重要的引起吸入性肺炎、急性肺损伤、医源性呼吸窘迫等呼吸系危象，甚至导致非心源性胸痛、新生儿猝死。其诸多不良反应和同原发病一起影响患者预后。

由于吸入物的性质、吸入量和机体的反应不同，肺吸入可引起 4 种情况：轻微肺损伤、亚临床肺炎、严重肺炎及进行性急性呼吸窘迫综合征(ARDS)。后两者常伴低氧血症，病死率高达 30%。

三、病理

本病病理为化学性肺损伤。

四、临床表现

与 GERD 相关的肺表现有哮喘、慢性咳嗽、气管支气管炎、吸入性肺炎、肺间质纤维化、慢性阻塞性肺疾病、支气管扩张症等。

田锋等报道急性脑血管病并发肺炎 68 例。急性脑血管病 603 例，并发肺炎 68 例。其中脑出血(207 例)并发肺炎 48 例(23.1%)，脑梗死(396 例)并发肺炎 20 例(5%)。肺炎组 68 例，有不同程度意识障碍 54 例(79. 4%)，535 例中未并发肺炎 80 例(14.9%)，肺炎组发热 65 例(95.5%)，咳嗽 10 例(14.7%)。痰鸣音 48 例(70.1%)，肺部干湿啰音 45 例(66.1%)，白细胞升高 60 例(88.2%)，8 例 X 线片示斑点状、小片状阴影(11.8%)。6 例痰培养检出变形杆菌 2 例，大肠杆菌 2 例，金黄色葡萄球菌、白色念珠菌各 1 例。603 例中死亡 36 例(6%)，其中并发肺炎者脑出血 30 例中 24 例(80%)，脑梗死 6 例中 2 例。肺炎组死亡率明显高于对照组。

钱何布等报道吸入性肺炎致急性呼吸窘迫综合征 22 例。所有患者均有明确呕吐及误吸史，其中 8 例因急诊手术 + 全麻插管和拔管时发生反流误吸。临床表现及诊断标准：患者在呕吐、误吸后 1~3 小时出现急性呼吸困难，呼吸频率明显加快，达 30~60 次 /min，发绀、烦躁不安、心动过速，HR 120~180 次 /min，血压升高或降低，可伴发热；肺部听诊呼吸音粗糙，可闻及哮鸣音和湿啰音；脉搏氧饱和度持续低于 90%，高流量吸氧不能改善；动脉血气分析可见 PaO_2 和 $PaCO_2$ 降低，呈呼吸性碱中毒；X 线片显示双肺或单侧中下叶边缘模糊的片状阴影。

五、诊断

周超等回顾性分析具有完整病例资料的 16 例误吸性肺损伤(AILI)患者。螺旋 CT 发现，肺部病变呈多种形态：以混合性病变多见(14 例)；渗出 / 实变 10 例、网格样及蜂窝肺 10 例、单侧或双侧少量胸腔积液 8 例，为 AILI 的常见螺旋 CT 特征。病变部位以下肺为重，并累及多个肺叶(累及 2 个肺叶以上者 10 例)。

接受激素治疗的 8 例患者，肺部病变完全吸收 6 例，局部遗留纤维条索样改变 2 例；未接受激素治疗的 8 例患者，肺部病变完全吸收 1 例，病变进展 5 例，病变无变化 2 例。

六、治疗及预后

吸入性肺炎严重者常演变成急性呼吸窘迫综合征(ARDS)。刘鸿芹等报道 1995—2005 年食管癌手术 2937 例，术后发生吸入性肺炎 29 例，并发急性呼吸窘迫症 20 例。治愈 14 例，于起病后 5~20 天成功脱离呼吸机；死亡 6 例。死亡原因：ARDS 严重缺氧 2 例，并发吻合口瘘严重感染及 MODS 4 例。

参考文献

[1]杨国栋，康定鑫，姚新民.关于吸入性肺炎的治疗研究现状[J].中国危重病急救医学，2003，15：519-520.
[2]刘灿辉，魏忠友，蔡铁良，等.全麻下反流呕吐与吸入性肺炎的处理[J].第四军医大学学报，2003，24：872.
[3]张敏洁，陈维顺.危重症患者胃食管反流相关问题的研究进展[J].世界华人消化杂志，2011，19：1045-1050.
[4]田锋，王雪梅，孟磊，等.急性脑血管病并发肺炎 68例临床分析[J].吉林医学院学报，1994，14：10-11.
[5]钱何布，郑志群，陆骏灏，等.吸入性肺炎致急性呼吸窘迫综合征 22 例临床分析[J].中国医师杂志，2006，8：389-390.
[6]周超，彭卫东，胡斌，等.误吸性肺损伤的螺旋 CT 特征及治疗对策初探[J].安徽医药，2006，10：350-352.
[7]刘鸿芹，杨方英，汪和美.食管癌术后并发吸入性肺炎致 ARDS 的护理[J].护士进修杂志，2009，24：448-449.
[8]廖秦平.妇产科综合征[M].北京：北京大学医学出版社，2004：5.

第 15 节 Meyenburg 综合征

一、名称

Meyenburg 综合征又名软骨软化症、慢性萎缩性软骨周围炎、播散性软骨周围炎、复合性软骨病、Von-Meyenburg 综合征、Meyenburg-Altherr-Uehlinger 综合征、复发性多软骨炎(RP)。

1923 年 RP 首次见于文献报道，称为“多软骨病”。1960 年，Pearson 曾报道 2 例，并回顾 27 篇文献后正式提出了“复发性多软骨炎”的名称。RP 是一种较少见的炎性破坏性疾病，其特点是软骨组织复发性退化性炎症，表现为耳、鼻、喉、气管、支气管、眼、关节、心脏瓣膜及血管等结缔组织受累。

二、流行病学

截至 2001 年，国外报道 600 多例；截至 2003 年我国大约报道 240 例。有资料报道，自新生儿至 90 岁任何年龄均可发病。好发于 30~60 岁人群，平均发病年龄 47 岁，且无性别差异及家族倾向。白种人多见，平均发病率 3.5/100 000。

高金明等回顾性分析 2004—2007 年在北京协和医院确诊为上气道阻塞的 76 例患者的病因谱。其中呼吸道淀粉样变 19 例，复发性多软管炎 23 例，肿瘤 25 例，结核 8 例，甲状腺多发实性结节 1 例。

三、病理

Buckner 等报道，一种称为 Matrilin-1 的抗原可能参与了 RP 的发病机制。Matrilin-1 为一种软骨基质蛋白，为成人气管、耳、鼻软骨所特有，RP 患者针对 Matrilin-1 抗原产生抗体，导致自身免疫反应。本病约有 1/3 的患者与其他自身免疫性疾病共存。

RP 以软骨组织和结缔组织的反复炎症和进行性破坏为特点，可累及耳廓和鼻梁的弹性软骨、外周关节的透明软骨、中轴关节的纤维软骨、气管支气管软骨，以及眼、心脏、血管、内耳等富含蛋白多糖的器官组织。

四、临床表现

RP 引起关节损害、呼吸道病变、耳软骨炎、鼻软骨炎、眼部病变、心血管病变、听力障碍及肾脏病变等。25%的患者以呼吸道受累为首发表现，而病程中呼吸道受累可达 50%。国外总结了 337 例 RP，发现 55%的患者累及呼吸道。

RP 临床表现多样，耳、关节、鼻、喉和气管受累分别为 90%、75%、60%、50%。Eng 等分析了 RP 呼吸道受累的临床特点，认为发病男女比为 1 ∶ 2.6。病变主要侵犯大气管，喉和颈段气管受累占 67.7%，全部气管受累占 29%，累及支气管者 6.5%。

胡先纬等总结30例呼吸道受累的复发性多软骨炎。30例呼吸道受累患者的症状有咳嗽23例、咳痰17例、声嘶19例、呼吸困难22例、胸痛13例、咯血3例和发热18例等。16例行肺功能测定,其中阻塞性通气功能障碍9例,混合性通气功能障碍5例;流速容量环显示呼气峰流速下降,呼气相平台形成。28例行胸部CT检查,气道狭窄23例、气管壁增厚18例。22例行支气管镜检查,正气道狭窄18例,左(右)主支气管狭窄14(13)例,软骨环消失10例,气道塌陷6例,气道内结节样新生物2例。

RP合并中枢神经系统(CNS)较为罕见,RP-CNS临床表现包括脑膜炎、边缘系统脑炎、小脑炎、脑神经病变及大脑动脉瘤等。有助于识别RP-CNS相对特异的表现是边缘系统脑炎。边缘系统病脑炎表现为精神异常、认知障碍及情感障碍。其他临床症状可有头痛、意识障碍、癫痫发作、偏瘫、共济失调及受累脑神经所支配区域的麻痹等。其脑脊液检查提示非特异性炎症性病变;MRI影像学异常主要集中于边缘系统;脑电图通常表现为受损部位的慢波,不具诊断特异性。脑组织病理检查提示以淋巴细胞为主的炎性细胞浸润的小血管炎病变。

五、诊断

凡具有以下特征者应怀疑本病:①原因不明的外耳软骨炎、畸形;②原因不明的鞍鼻,排除Wegener肉芽肿(血清抗体中粒细胞抗体阳性);③反复发作的巩膜炎症;④原因不明的渐进性呼吸困难,断层扫描示气管、支气管狭窄,纤支镜示软骨显示不清,气道萎缩;⑤不明原因的发热、贫血、心肌炎、主动脉瓣闭锁不全;⑥发作性尿酸性黏多糖增高,Ⅱ型胶原抗体(+),软骨抗体(+)、血沉明显增快;⑦实验性激素、氨苯砜治疗有效;⑧排除其他软骨病、肉芽肿性疾病,应高度怀疑本病,有病理结果可确诊。

呼吸道受侵McAdam标准:①双耳复发性软骨炎;②非侵蚀性多关节炎;③鼻软骨炎;④眼炎症;⑤喉和(或)气管软骨炎;⑥耳蜗和(或)前庭受损。满足上述标准的3条或3条以上者诊断RP。RP患者呼吸道受累定义为:①符合McAdam标准;②在本病发病或病程中出现呼吸道症状;③无吸烟史;④除外呼吸道感染、慢性阻塞性肺疾病、支气管哮喘、淀粉样变、Wegener肉芽肿、支气管内膜结核等疾病。

六、治疗及预后

迄今尚无根治方法,治疗反应和病程的早晚、受累脏器的部位及多寡等因素有关。

复发性多软骨炎如早期诊断、早期治疗,预后较好,5年生存率为74%,10年生存率为55%。呼吸道受累是该病重要死亡原因,死亡率为10%~50%。呼吸道软骨支撑结构坍塌导致的呼吸困难和肺部继发感染是呼吸道受累导致死亡的主要原因。

参考文献

[1]胡先纬,高金明.30例呼吸道受累的复发性多软骨炎临床观察[J].安徽医科大学学报,2009,44:127-129.

[2]赵卫国,保鸥涛,朱贵荣,等.复发性多软骨炎10例诊治体会[J].人民军医,2010,53:369-370.

[3]高金明,胡先纬,赵阳.上气道阻塞76例临床分析[J].中国医学科学院学报,2008,30:326-329.

[4]张洪,彭海鹰,邵宝生,等.复发性多软骨炎的临床及胸部CT表现[J].天津医药,2008,36:541-542.

[5]张辉,工国春.复发性多软骨炎呼吸道受累的临床诊治进展[J].中日友好医院学报,2011,25:51-53.

[6]吴茱萸,唐思源,刘亚,等.以哮喘为首发表现的复发性多软骨炎1例并文献复习[J].中华实用诊断与治疗杂志,2010,24:1141-1142.

[7]王婷玉,莫红楠,李梦涛,等.复发性多软骨炎合并中枢神经系统病变两例[J].中国医学科学院学报,2011,33:589-590.

[8]张秀伟.复发性多软骨炎2例[J].现代诊断与治疗,1998.9:179.

第16节 Mikulicz综合征

一、名称

Mikulicz综合征(Von Mikulicz综合征)于1888年由Mikulicz发现并命名,又称为慢性良性淋巴上皮病变、自身免疫性涎腺病、肌上皮性涎腺炎等,其基本病变是淋巴细胞增生和浸润外分泌腺,导致腺体损害,是一种发生在双侧或单侧腮腺(最常见)或泪腺、颌下腺、舌下腺的慢性无痛性肿块,以腺实质萎缩伴淋巴反应增生为特征的自身免疫性疾病。

二、流行病学

吴洋等报道14例Mikulicz综合征，是秦都口腔医院颌面外科自1974—1988年收集的。可见不是罕见病。

三、病理

发病原因尚未阐明，究竟是炎性还是肿瘤性病变，尚无定论。一种观点认为此病属于免疫性炎性反应性病变，也有学者主张此病属于瘤性病变。文献认为，Mikulicz综合征有原发病的基础，如白血病、淋巴病、结节病、梅毒等。推测炎性假瘤亦可能是Mikulicz综合征的原发病基础或特殊类型。

Mikulicz综合征镜下特征是淋巴样组织增生和腺实质逐渐萎缩消失。免疫组织化学S-100(+)确诊。

四、临床表现

Mikulicz综合征好发于30岁以上人群，临床误诊率高，以往文献常把口、眼、咽干燥症状作为诊断依据。然而，临床上患者大多无此症状，仅表现为局部缓慢增大的无痛性包块。但当病变累及多个腺体时，可出现口眼干燥症状。肿瘤型多发于腮腺，常为单侧，很少表现为口腔干燥、干燥性角膜结膜炎和结缔组织病同时出现的Sjögren综合征表现。多数仅表现为一个边界清楚、表面光滑或结节状、质中的包块，常伴有周围及颈部淋巴结肿大，这种类型常见，与混合瘤、淋巴结核区别较困难。弥漫型表现为涎腺弥漫性肿大，易与炎症混淆，这种类型很少见。

刘晓艳等报道4例Mikulicz综合征。

例1：男性，3.5岁，发热、面色苍白2个月，双腮部肿大。体温38.7℃，全身皮肤可见散在出血点，全身浅表淋巴结肿大约1cm×2cm，双腮腺肿大；肝在剑突下7.8cm处触及，脾在左肋下6cm处扣及。骨髓检查：骨髓增生极度活跃，原始淋巴细胞占99%，成熟淋巴细胞占0.66%。诊断：急性淋巴性白血病L2型伴Mikulicz综合征。

例2：男性，2.5个月，发热、面色苍白17天，皮肤出现出血点7天。重度贫血貌，皮肤黏膜苍白，全身散在出血点。肝在右肋下3.5cm处触及，脾在左肋下5cm处。多次骨髓检查呈“再生障碍性贫血”表现。抗感染及输血治疗效果不佳，肝增大至肋下6cm，脾至5.5cm。第20天，患儿双腮腺肿大，腮腺管口未见红肿。骨髓复查：原始淋巴细胞与幼稚淋巴细胞共占50.4%。诊断：急性淋巴性白血病L2型伴Mikulicz综合征。

例3：男性，5岁，反复发热3年，右侧腮腺肿大1年，下行性水肿15天。外院胸片示两侧少量胸腔积液；双肾B超示弥漫性病变。37.9℃，颜面轻度水肿；颈部外侧可扪及4个约蚕豆大小的淋巴结，右腮腺肿大约3.5cm×4cm。肝在右肋下3cm处扪及。腹部有移动性浊音，阴囊肿胀，双下肢轻度凹陷性水肿。颈右部淋巴结活检为“霍奇金病(淋巴细胞为主型)”。肾脏活检为毛细血管内增生性肾炎改变。诊断为霍奇金病腮腺浸润伴肾病综合征。化疗后第11天，右腮腺肿块消失，右耳后仍有一个2cm×2cm淋巴结。

例4：男性，2岁，面色苍白，伴双侧腮腺及全身淋巴结肿大2个月余。重度贫血貌，皮肤黏膜无出血点，全身浅表淋巴结呈蚕豆样大小，两侧腮腺肿大约5cm×5cm；肝在右肋下扪及，脾在左肋下0.5cm触及。骨髓象：增生极度活跃，原始淋巴细胞占65.2%，幼稚淋巴细胞占30%。诊断为急性淋巴细胞性白血病L2型伴Mikulicz综合征。采用VDP方案诱导缓解治疗。治疗后第5天，两侧腮腺肿块消失，第8天肿大的脾及淋巴结均未扪及。第13天肝脏肋下未扪及。4周后复查骨髓结果显示完全缓解。

周仪报道累及泪腺的Mikulicz综合征2例。他认为，本病80%以上见于女性，且发生在更年期后。受累典型部位在泪腺或(和)唾液腺，泪腺肿块特点。质软、无痛、可活动。对称且逐渐增大，CT特点为泪腺肿块密度均匀，边界光滑，不累及眼环、眼肌及球后间隙。

宣亚萍等报道1例眼睛红、肿、热、痛，先右后左的炎症。抗感染治疗，于炎症控制后做右泪腺活检，报道为泪腺间质中淋巴细胞增生，腺体轻度萎缩，无末梢管扩张或小囊腔形成，脉管排列整齐，肌上皮细胞岛未形成。本病以腮腺为好发部位，以泪腺肿大起病者极少见，伴有感染者尚未见报道。

五、诊断

Mikulicz综合征与Sjögren综合征的关系存在两种截然不同的看法。一种认为二者属于两种不同的疾病，后者是合并体内其他疾病如白血病、淋巴瘤、结核和结节病等浸润泪腺和涎腺，从而引起该腺体肿大的综合征。二者临床症状虽有相似之处，但病理表现明显不同。病理上表现为Mikulicz综合征的患者应首先进行口干症、眼干症及全身结缔组织病检查。但有报道Mikulicz综合征可发展为Sjögren综合征。另一种观点则认为二者是同一疾病的两个过程，二者临床表现相互重叠，前者是后者的一种变异或不完全型。二者均为涎腺内淋巴组织增生性病变，本质上病理变化是一致的。

六、治疗及预后

本病通常用激素治疗，局部肿块切除。

一般认为本病预后良好，但近来有 Mikulicz 综合征恶性转化的报道，恶变后具有肿瘤的特性，上皮成分恶变为"癌"，淋巴成分恶变为恶性淋巴瘤。可有转移，如转移到脑和肺。

参考文献

[1]徐玉琴，陈建国. Mikulicz 病 MRI 误诊 1 例[J].中国医学影像学杂志，2011，19：614-615.

[2]刘晓艳，王秀英.Mikulicz 氏综合征 4 例[J].湖南医科大学学报，1994，19：375-376.

[3]周仪.Mikulicz 综合征 2 例报告[J].实用放射学杂志，1994，10：680-681.

[4]宣亚萍，袁正君.罕见的 Mikulicz 综合征伴感染 1例[J].新医学，1994，25：478-479.

[5]吴洋，王永海. Mikulicz 病 14 例[J].第四军医大学学报，1989，10(2)：118.

第 17 节　二尖瓣脱垂综合征

一、名称

二尖瓣脱垂综合征（mitral valve prolapse syndrome，MVPS）又称为收缩期喀喇音－杂音综合征、收缩中期喀喇音－收缩晚期杂音综合征等。1963 年，由 Barlow 首先提出。随着超声心动图的临床应用，本病诊断率大大提高。周苳怡等于 1993 年报道过小儿二尖瓣脱垂综合征，有资料统计占同期住院二尖瓣病变患儿的 50%。

本病以心脏听诊时闻及收缩中期喀喇音、收缩晚期杂音伴心电图 T 波改变，临床症状可有可无，并且常不典型。多数患者有胸痛、头晕、乏力、气急活动受限等。

二、流行病学

文献报道该病已成为最常见的瓣膜性心脏病之一，Jeresaty 统计发病率约为总人口的 4%。二尖瓣脱垂综合征与遗传因素密切相关。

崔广根等讨论多囊肾和二尖瓣脱垂的关系。同时发生于一个家族中的许多成员可能由于：①偶然巧合；②遗传学上的连锁现象。文献报道二尖瓣脱垂在健康女性中的发病率可高达 6%~17%，但在男性中仅占 1%。调查的家族其男性发病率(16%)远远超过文献所报道的。另外，本组 9 例多囊肾中，5 例伴有二尖瓣脱垂。因此，似乎不能以二者的偶然巧合来解释，而可能是由于在同一条染色体的邻近位点内存在两种异常基因发生遗传学的连锁现象所致。在这个家族中，多囊肾和二尖瓣脱垂均可由患者直接传给后代，而且男女的患病率相当。

三、病理

Saloman J 认为属于常染色体显性遗传，该基因不仅引起二尖瓣叶、瓣环、腱索等支架结构的黏液样变性，还导致胸廓畸形、直背综合征。Saloman 报道直背综合征伴 MVPS 者为 54%~67%，并与胚胎发育有关。当胚胎发育第 35~42 天时，二尖瓣原基开始分化，而脊柱、胸廓的骨化也在这一时期，如发生缺陷则同时累及二尖瓣、脊柱和胸廓。国内也曾报道 MVPS 伴胸廓畸形达 61%~78%，合并直背综合征达 17%~ 23%。MVPS 患者发生感染性心内膜炎(IE)的绝对可能性约为 1/7000。

四、临床表现

有胸痛、心悸、呼吸困难者。

症状多不典型，大多数患儿有不同程度的气促、乏力、活动受限，少数可有心前区锐痛，持续时间不定，与劳累无关。有些患儿早期出现反复肺炎和心力衰竭，有的出现心律失常。部分患儿临床可无症状。

典型病例心脏听诊可闻及特征性收缩期杂音伴收缩中期喀喇音，合并有舒张期二尖瓣反流性杂音或心尖区闻及响亮的爆破震颤性或雁叫样杂音。心动过速时，杂音增强，喀喇音提前。心动过缓时，杂音减轻，喀喇音延迟。

临床上二尖瓣脱垂患者女性多于男性，可能与女性的心肌组织欠发达有关。年龄呈正态分布，即幼儿和老年发病率较低，中青年发病率较高，可能与中青年体力活动量较大有关。患者常伴有贫血、低血糖、低血压、高血压、高血脂等慢性疾病。二尖瓣脱垂的临床分类有多种方式。根据能否寻找病因，可分为无明显原因的原发性二尖瓣脱垂和继发性二尖瓣脱垂，后者常继发于高血压、冠心病、心脏病等；根据年龄分类，可分为幼少儿型和成人型；根据临床上有无杂音，可分为有杂音二尖瓣脱垂和哑性二尖瓣脱垂。

冯愉态和邓必臣报道163例患者，男性72例，女性91例。年龄16~80岁，伴冠心病20例，慢性支气管炎、肺气肿26例，高血压病17例，2型糖尿病11例，消化性溃疡7例。按NYHA心功能分级Ⅰ级136例，Ⅱ级11例，Ⅲ级12例，Ⅳ级4例。无症状者98例(60.1%)，有症状者65例(39.9%)，其中胸痛26例(16.0%)，心悸、呼吸困难22例(13.5%)，头晕、乏力9例(5.5%)，焦虑、失眠、记忆力减退8例(4.9%)，心尖区闻及≥2/6级收缩期杂音88例(54.0%)，闻及喀喇音11例(6.7%)，二者并存9例(5.5%)。

五、诊断

超声心动图是二尖瓣脱垂首选的诊断方法。常规心电图检查可以正常，但常在下壁，有时在侧壁导联可见非特异性ST-T改变及T波倒置。室性期前收缩、室上性心动过速、窦房结功能不全、心房颤动等心律失常颇为常见，有时可表现左房肥大。X线片示肺瘀血、肺充血、左房左室增大等。

六、治疗及预后

逐步发展的伴有较大反流或心室扩大的二尖瓣脱垂，应予手术治疗。二尖瓣脱垂患者瓣膜重建手术效果不理想，首选瓣膜置换。

本病预后取决于病变程度、有无并发症及轻重。常见并发症有胸痛、进行性二尖瓣关闭不全、感染性心内膜炎、血栓栓塞形成、严重心律失常、心力衰竭及猝死。

单纯二尖瓣轻度脱垂者预后良好，而合并有心内畸形、二尖瓣中重度脱垂伴有明显反流者，往往合并有心力衰竭，须及时诊断和治疗。

参考文献

[1]古田昭一.広範圍症候群(新订版)僧帽弁逸脱症候群(mitral valve prolapse syndrome:MVPS)[J].日本臨牀，1987，春季臨時增刊号，45:359-360.
[2]于鑫坤，张关蓉.二尖瓣脱垂102例分析[J].中国煤炭工业医学杂志，2002，5:907.
[3]冯愉态，邓必臣.二尖瓣脱垂综合征163例分析[J].医师进修杂志，2004，27:21-22.
[4]崔广根，黄伟民，闻恽.家族性二尖瓣脱垂与多囊肾[J].遗传学报，1979，6:150.
[5]唐慧娟，王建春，王爱红.二尖瓣脱垂综合症的超声及临床特征[J].医学影像学杂志，1999，9:27-29.
[6]洪庆成，江敬铭.儿科综合征[M].天津：天津科学技术出版社，1996:350-352.

第18节 混合性结缔组织病

一、名称

混合性结缔组织病（mixed connective tissue disease，MCTD)是Sharp于1972年提出的一种新的结缔组织疾病。该病的特点是临床有类似系统性红斑狼疮、系统性硬化症、多发性肌炎和类风湿关节炎的混合表现，并有血清学上高滴度的抗核糖核蛋白(RNP)抗体。MCTD常伴有肺部病变。

二、流行病学

30%~85%的MCTD出现肺部病变，可在肺内无明显变化情况下发生肺动脉高压。82%的MCTD患者可有肺功能障碍，主要为限制性通气功能障碍和弥散功能障碍。

三、病理

MCTD的肺部损害主要有肺间质变及肺动脉高压。本病最突出的组织学表现是广泛的增生性血管病损(包括大、中、小动脉内膜的增生及中层肥厚)，但血管的炎症性浸润并不明显。MCTD引起肺间质病变及肺动脉高压的确切机制尚不明确，可能是多种因素造成的，如反复的肺血管痉挛造成肺组织缺氧损伤，肺小动脉管壁内膜及中层纤维化增厚导致管腔狭窄。

四、临床表现

可有胸膜炎、肺纤维化、肺动脉高压。肺功能检查：限制性通气障碍、弥散功能障碍。

刘琳等选择26例混合性结缔组织病患者进行临

床、放射学及肺功能的观察。结果 26 例患者中 7 例有呼吸系统症状。X 线检查有肺间质病变 10 例伴肺动脉高压 2 例,X 线显示肺动脉高压 1 例;16 例行 CT 检查,14 例有肺间质病变,其中 8 例 X 线检查无异常者 CT 检查发现 6 例有肺间质炎症;肺功能检查 21 例有限制性通气功能障碍,血气分析示 11 例有低氧血症,9 例肺泡 - 动脉氧分压差增大。

呼吸系统的症状及体征:26 例 MCTD 中,7 例有呼吸系统的症状,表现为干咳、活动后气促,无胸痛及咯血,其中 1 例合并肺部感染、有咳痰、伴胸片示肺动脉、呼吸困难,最后死于呼吸衰竭。9 例患者两肺底可闻及细湿啰音或捻发音,未闻及干啰音,其中 2 例患者肺动脉瓣区第二心音亢进。1 例患者肺动脉瓣区第二心音亢进但肺部未闻及啰音。

五、诊断

混合性结缔组织病的诊断标准即美国 Gordon Sharp 的 MCTD 诊断标准(1987 年)。

1.主要指标

①肌炎(严重)。②肺部病变:a.肺一氧化碳弥散功能 <70%;b.肺动脉高压;c.肺活检增生性血管损害。③Raynand 现象。④手肿胀或手指硬化。⑤抗 ENA 抗体滴度 >1∶10 000。抗 U1-RNP(+),抗 Sm 抗体(-)。

2.次要指标

①脱发;②白细胞减少(4×10^9/L);③贫血,女性 <100g/L,男性 <120g/L;④胸膜炎;⑤心包炎;⑥关节炎;⑦三叉神经病变;⑧颊部红斑;⑨血小板减少(100×10^9/L);⑩肌炎;⑪手肿胀。

(1)确定诊断:4 项主要指标及抗 U1-RNP(+)和抗 ENA>1∶4000,除外抗 Sm 抗体(+)

(2)可能诊断:3 项主要指标或两项主要指标(1~3 项指标中的一项或一项以上)和 2 项次要指标及抗 U1-RNP(+)和抗 ENA>1∶1000

(3)可疑诊断:3 项主要指标,可不要求抗 U1-RNP(+)及抗 ENA 滴度;2 项主要指标及抗 U1-RNP(+)和抗 ENA>1∶100;或一项主要指标和三项次要指标及抗 U1-RNP(+)和抗 ENA>1∶100。

六、治疗及预后

MCTD 的肺部损害发生率高,早期可无症状。早期应对 MCTD 患者进行 X 线、CT 及肺功能检查并动态观察,以判断肺损害,了解疾病进展,及时有效地治疗,改善预后。

参考文献

[1]吉田浩. 広範圍症候群(新订版)混合性结合组织病 mixed connective tissue disease (MCTD)[J].日本臨牀,1987,春季臨時増刊号,45:1107.
[2]编辑部.混合性结缔组织病(MCTD)诊断标准[J].临床荟萃,1991,6(4):174.
[3]刘琳,许玲华.混合性结缔组织病的肺部损害[J].安徽医药,2004,8:421-422.

第 19 节 Möbius 综合征

一、名称

Möbius 综合征又称为 Von Graefe 综合征、先天性双侧面瘫、眼肌面肌麻痹、第 6 及第 7 对脑神经先天性麻痹、第 6 及第 7 对脑神经核发育不良、痛性运动不能综合征。首先由 Von Graefe 等于 1880 年报道,而 Möbius 于 1888、1892 年报道了伴有双侧展神经麻痹的先天性双侧面瘫,并提出是由于脑神经发育不全所致。

二、流行病学

Möbius 综合征是一种罕见的先天性疾病,呈常染色体显性或隐性遗传。在肛胎第 4~5 周,由于某种因素引起脑神经、中央纵行束、橄榄体和锥体束发育不良、萎缩,偶尔可影响Ⅲ、Ⅳ、Ⅵ、Ⅸ、Ⅹ、Ⅻ等脑神经。

一个多世纪以来,国际上已发现 300 余例患者;国内有关文献报道至今已有 14 例,均为眼科和神经科首诊。李鸿志于 1981 年首先报道 3 例。

三、病因及病理

本病病因不明。Shepard 报道应用米索前列醇可能会引起 Möbius 综合征。病理解剖发现多支持脑神经核发育障碍所致,即外胚层发育缺陷学说。也有人提出中胚层发育缺陷学说。Verziji 等对两个 Möbius 综合征家系进行染色体分析,发现一个家系病变基因位点在常染色体 q21-22,另一个家系的位点在常染色体 10q 上。这说明存在遗传异质性。

四、临床表现

本病常于早年发病,男性稍多于女性。表现为双外直肌麻痹和面神经麻痹,呈假面具样面孔,即口闭不拢、睑裂不能闭合、眼外转受限、过度流泪、耳聋、胸颈舌肌萎缩及足畸形。常同时伴有各种先天性异常,如肌病,文献报道有强直性肌营养不良症、面肩肱型肌营养不良症、肌小管肌病和进行性肌营养不良性眼肌麻痹等。某些病例有肌肉缺如(如胸锁乳突肌、胸肌等)、弓形足、并指、耳聋、癫痫、智力障碍及脑电图异常等。

约 20%可有指(趾)细长呈蜘蛛状,或多指(趾)、并指(趾)、指(趾)缺少、指(趾)间粘连等;30%可有胸、颈、臂、唇和舌肌萎缩或发育不全;10%~15%智力迟钝。

新认识:本综合征的症状与生俱来,终身无进展,国内的教科书上也一直这样描述。临床上却发现有些病例是进展性的、肌病性的。Hanson 报道 3 例患者,10 岁后渐出现腰椎前凸,翼状肩胛,胸背肌、前臂肌及盆膈肌无力。他综述 11 篇报道后指出,肌无力的发病年龄可早到儿童早期、晚到成人(7~60 岁),发展缓慢,但几乎所有以面瘫为特征的肌原性疾病,均在新生儿期就表现出面瘫的症状。

五、诊断

主要是和其他神经肌肉疾病相鉴别,如面肩胛臂肌肉萎缩、婴儿期肌张力低下、Charcot-Marie-Teeth 病等,但后者一般无肢体缺陷;可根据病史、体征等,与获得性面瘫相鉴别。

六、治疗及预后

目前所报道的治疗方法基本为后天畸形的矫正治疗,如局部肌肉转移、牙颌畸形的矫治术、斜视矫正术、股电生物反馈治疗等,其治疗目的和效果亦多为改善局部症状,根本问题——神经肌肉恢复尚无法解决。

参考文献

[1]于洋,冯国平,韩思源,等.Möbius 综合征一例[J].中华整形外科杂志,2006,22:236-237.

[2]梁小琼,孔令缓. Möbius 综合征一例[J].中国斜视与小儿眼科杂志,1996,4:139-140.

[3]陈丽萍,吴卫平.Möbius 综合征一例[J].中华医学杂志,2003,83:122.

[4]庄铭忠,蔡幼妹.治疗 Möbius 综合征 2 例[J].实用眼科杂志,1994,12:445.

[5]陆曙民,吴文彦.先天性面肌双瘫综合征 3 例报告[J].上海医学,1984,7:57-58.

[6]邵良,黄怀宇,王晓雷,等.Möbius 综合征 1 例报告[J].中风与神经疾病杂志,2004,21:132.

第 20 节 Mondor 病

一、名称

Mondor 病又称为蒙道尔病、胸腹壁血栓性浅静脉炎,是一种以病变部位(常为胸腹壁)突发性疼痛和扪及条索状肿物为主要特征的临床罕见疾病。

二、流行病学

自 1854年 Addison 首先报道该病以来,国内外学者对 Mondor 病进行了系统的研究。1939 年,法国医生 Henri-Mondor 对此病做了详细报道,故此得名。1963 年,国内张致敏首先报道该病。Mondor 病多发生于中年人,平均发病年龄 35 岁(21~49 岁),常见于肥胖及缺乏锻炼的女性,男女发病比率约为 1∶3。不少患者无明显症状而未就诊,因此无法确切统计它的发病率。

三、病因及病理

尽管Mondor 病发病原因至今不明,但局部损伤、外科操作及手术(如乳房肿块穿刺活检、乳房切除、乳房整形等)、感染、风湿性关节炎、绷带包扎、穿紧身衣等被认为与该病密切相关。Calania 等认为,Mondor 病可继发于乳腺癌,他们收集了 63 例 Mondor 病患者,其中 31 例未发现明确的发病原因,在另外 32 例有较明确发病原因的患者中,8 例与乳腺癌有关,占全部患者的 12.7%。

病理结果证实,Mondor 病是一种局部非感染性硬化性血栓闭塞性静脉炎及静脉周围炎,病变累及的静脉内膜受到损害,有血栓形成。静脉壁和周围结缔组织呈急性纤维素样变性和坏死,可有渗出,继之被胶原纤维所替代。血栓与静脉壁粘连紧密,不易脱落。

待病程演变停止、炎症消退、血栓机化后可能再通。静脉壁呈透明样变性。组织学检查可见病变区有较多的嗜酸性粒细胞浸润,同时可见淋巴细胞和组织细胞。

四、临床表现

Mondor病多急性起病，患者多以胸腹壁疼痛为主要临床表现，疼痛程度轻重不一，于抬高上肢、咳嗽、深呼吸及过度挺胸伸腰后加重,可伴胸壁紧张,无发热不适等全身症状。查体发现胸腹壁疼痛部位有一个与纵轴平行的呈蚯蚓样的条索状物，有时呈串珠样,突出于皮肤表面。条索状物可双侧出现,少部分有分支,压痛阳性。病变早期尚柔软,超过2周以上者硬如绳索,大部分与皮肤粘连,但可左右推动,牵拉局部皮肤或抬高上肢时,可见病变部位皮肤凹陷,呈一浅沟,局部皮肤可有水肿,色素沉着,区域淋巴结无肿大。随病情好转,疼痛消失,且条索状物可完全消退。

邱恩昌等报道胸腹壁血栓性静脉炎43例。男性20例,女性23例,年龄22~52岁(平均37岁)。自发病至就诊时间最短3天,最长2个月。发现胸腹壁条索状物伴疼痛就诊者25例，以疼痛就诊者14例,以条索状物就诊者4例。病变位于前胸壁或腋下并延至腹壁者22例,单纯位于前胸或腋下者13例,单纯位于下腹壁及延至同侧腹股沟者8例。左侧发病多于右侧。条索状物最长33cm，最短10cm，直径为0.2~0.4cm。部分患者检查血象和血沉均正常。

该病主要累及下列部位:①胸上腹壁静脉,由乳头向下方,经过乳房下皱襞延达肋缘;②侧胸静脉,循乳头向外上方,伸展到腋窝;③腹壁上静脉,由乳头向内下方,延达剑突下,至上腹部。乳房内上方的静脉分支极少累及。Mondor病也可发生于非典型部位,如上肢、腹股沟、阴茎等。阴茎Mondor病累及阴茎背静脉,可能与性生活过度有关。

五、诊断

乳腺摄影及超声检查越来越多地应用于Mondor病的诊断。乳腺摄影可见病变区域有一个线性密度聚集区。超声检查可于病变区的皮下脂肪内探及一个不可压缩的、低回声或无回声管状结构。结合乳腺影像和超声检查可以明确Mondor病的诊断。常规进行乳腺影像检查以排除乳腺癌显得尤为重要。

诊断要点为:①多见于30~40岁女性;②前胸腹壁疼痛,活动时加重,伸腰举臂尤为明显;③前胸壁浅静脉呈索条状或串珠状,质硬,与皮肤有粘连,有压痛,用手指将索条两端拉紧,则皮肤上出现浅沟,用光线照射时索条显示更清楚;④条索局部皮肤多无红肿表现,而条索周围皮肤轻度肿胀。

六、治疗及预后

Mondor病是一种良性的自限性疾病，自然病程为3周至6个月。多数患者可自行好转,疼痛消失,条索状物也逐渐消退,彩超检查可见静脉再通后的血流信号。因此,Mondor病一般不需特殊治疗,应以对症治疗为主,疼痛程度较重的患者应行止痛治疗。应用激素类药物及非甾体抗炎药(如吲哚美辛)效果较好。也有人尝试使用局部热敷、超短波理疗及中药治疗Mondor病,取得了一定的疗效。

参考文献

[1]邸恩昌,吴健,窦剑,等.胸腹壁血栓性静脉炎43例诊治体会[J].河北医学院学报,1994,15:224-225.

[2]孟宪志,刘连新.Mondor病的诊治进展[J].中国普外基础与临床杂志,2006,13:244-245.

[3]高峰,唐瑜,顾树南.Mondor病的诊断与治疗[J].医师进修杂志,2003,26:45.

第21节 Monge综合征

一、名称

Monge综合征又称为Seroche综合征、Monge病、蒙赫病、慢性高山病(CMS)。最早由Monge于1928年提出,指原来能够适应和居住在高山的人,失去了对缺氧环境的适应能力而表现出的一系列临床综合征。其临床主要特点是显著的低氧血症、严重的红细胞增多症、重度的肺动脉高压症,以及神经和精神症状等。当到平原或低海拔地区时,上述表现即可消失。

二、流行病学

要了解医学上的高原与地理上的高原是不一致的。医学上的高原是从高原环境对人类生存所产生的影响来考虑的。目前公认3000m以上地区对多数人来说可能会出现高原适应不全的症状和体征。长期定居 3000m 以上地区的居民，其解剖结构、生理、生物化学等方面的适应性改变已非常明显。然而，被许多人忽视的一个事实是那些在 3000m 以上才明确表现出来的生物学效应，实际上在较低的海拔上就出来了。但从发病情况和高原环境对人数的影响上考虑，仍将海拔 3000m 以上定为医学上的高原。

据国内外报道，高原肺水肿发病率一般为 0.5%~1.0%。国外成人最高发生率为 15.5%，最低为 0.57%。发病率相差如此悬殊，可能与进入高原的速度、劳动强度、到达地区的海拔高度及环境气候因素等有关。

三、病理

孙新甫等对 14 例 CMS 患者的低氧肺泡通气不足的发病机制和肺功能做了研究。与对照组比较，CMS 组的终末潮气中的二氧化碳分压($P_{ET}CO_2$)高，潮气量 VT 低，低氧通气反应(HVR)A 值低；吸入高浓度氧后，CMS 组的每分通气量 VE 显著增加。提示 CMS 组存在 HVR 降低和中枢性低氧通气抑制。静脉注射纳洛酮不能逆转已降低的 HVR。CMS 的 FEV_1/FVC 比值降低并加重动脉低氧血症。结果表明，周围性 HVR 降低和中枢性低氧通气抑制是引起高原低氧肺泡通气不足的因素。而肺泡通气不足与阻塞性肺疾病是导致 CMS 发生的主要原因。

四、临床表现

根据发病情况，可分为急性和慢性两大类。急性高原病分为急性轻症高原病、高原肺水肿和高原脑水肿。慢性高原病分为高原衰退病、高原红细胞增多症、高原心脏病和慢性高山病(或 Monge 病)。由于所处环境和个体差异的影响，高原病主要症状有胸闷、气促、失眠、呼吸困难等。急性和慢性高原病的症状和体征各有其特点。

Arias-Stetla 等认为 CMS 是由不同病因引起的临床综合征，并将其分为 3 个临床病理类型。

Ⅰ型：称为慢性赛罗切(chronic soroche)，soroche 为秘鲁印加语，即高山病。发生于平原人移居高原后而从未获适应者，其症类似于牛发生的胸水病(Brisket disease)，即某些平原牛迁饲于高原后发生的右心衰竭。

Ⅱ型：称为蒙赫综合征(Monge's syndrome)，发生于平原人移居高原后曾获适应并一度生活良好者；或为高原世居者，后因某些器质性疾病而加重了低氧血症，如肥胖、脊柱后侧突、胸廓神经肌肉疾病，或罹患某些影响肺功能的疾病，如肺气肿、肺结核和尘肺。此型相当于继发性 CMS。

Ⅲ型：称为蒙赫病(Monge's disease)。发生于高原世居者或曾经成功适应高原的人，并无引起加重低氧血症的器质性疾病，但随后却发生了 CMS 的症状，相当于原发性 CMS。

张西洲报道 Monge 病 25 例。均为汉族男性，生于平原，年龄 19~38 岁(平均 22.9 岁)。23 例发生在海拔 5000~5400m，连续居住发病地区 9~21 个月，平均 13.8 个月；2 例发生在海拔 4500m，连续居住发病地区 2~3 年。进入高原初期均有不同程度的低氧反应，经过 5~15 天已达到逐步适应。临床：起病缓慢，均在居住高原半年以后症状逐渐出现。外观明显发绀，面颊部常见异常扩张的毛细血管网，口唇和结膜呈特殊的红葡萄酒色。神经系统主要表现为头痛、头昏、疲乏、失眠。部分病例记忆力减退、注意力不集中、易激动、视物模糊、肢体麻木和嗜睡。4 例反复昏厥，2 例发生蛛网膜下隙出血。循环和呼吸系统主要表现劳力性呼吸困难、心悸、胸闷、胸痛、水肿、心尖冲动弥散、心前区Ⅱ~Ⅲ级收缩期杂音和肝大等。4 例咯血，12 例发生心力衰竭，15 例舒张期血压 >12.7kPa(95mmHg)。消化系统主要表现为食纳减少、腹胀、恶心呕吐和消瘦等。3 例反复鼻出血，4 例有杵状指。检验：血 Hb 230~270g/L，平均 239g/L。红细胞(8.0~9.2)$\times 10^{12}$/L，平均 8.22$\times 10^{12}$/L。尿蛋白“++”以上 5 例，血尿 1 例。心肺 X 线检查，右室增大 13 例，双室增大 12 例，肺动脉段均突出并伴有肺门血管充盈。心电图检查 6 例，主要表现右心室肥厚、心肌劳损和不完全右束支传导阻滞。

五、治疗及预后

李素芝等报道西藏军区总医院 1995 年以来急性高原病的治愈率已达 99.5%。自 1995 年以来，医院从未发生因急性高原病致死的患者。

参考文献

[1]张西洲.蒙赫氏病 25 例分析[J].高原医学杂志，1993，3：29-30.

[2]李素芝，杨永勤，孙泽平.高原病防治概况[J].西藏科技，2002(1)：6-7.

[3]孙新甫，庄建国，扎西卓玛，等.慢性高山病低氧通气反应降低与肺功能缺损[J].中国应用生理学杂志，1991，11：150-151.

[4]吴天一.建立我国高原病命名及分型的综合评论[J].高原医学杂志，1994，4：1-8.

第22节 Morquio综合征

一、名称

Morquio综合征又称为摩固欧综合征、黏多糖病第Ⅳ型、Brailsford综合征、Brailsford-Morquio综合征、离心性软骨发育不良、畸形性软骨－骨营养不良、Morquio病、Brailsford-Morquio营养障碍综合征、MPS Ⅳ(mucopoly saccharidosis Ⅳ)综合征、硫酸角质素尿(keratosulfaturia)综合征、软骨发育不全综合征、软骨发育异常综合征、离心性骨软骨发育不良综合征、非典型软骨营养障碍综合征、家族性骨营养障碍综合征等。由乌拉圭Morquio与Brailsford于1929年首先报道。其临床特点为全身骨骼除头面骨外，有广泛的骨性病变。

Morquio综合征是由于N－乙酰半乳糖胺－6－硫酸酯酶(GALNS)缺乏引起的一种致残、致死性的遗传性溶酶体病。编码此酶的GALNS基因外显子13和部分内含子12、13区域内含有Stul多态位点。本病具有广泛的遗传异质性，不同种族、不同民族或不同地域的人群均可能存在差异。

二、流行病学

遗传学上黏多糖有两种遗传类型：一种为常染色体隐性遗传(包括黏多糖病Ⅰ～Ⅵ型)，另一种类型为伴性隐性遗传。文献报道1/3的病例为家族中一人以上得病，多为同胞兄弟姐妹，而无明显遗传影响。国内报道最多一家族中同胞5兄弟发病。夏瑞淦等报道有2例为同胞兄弟。吴仁智报道2例，亦为同胞兄弟。总结国内文献男性发病率大于女性。

此病较少见，回顾国内文献报道约20例（截至1994年）。

三、病理

本病代谢异常为黏多糖中的硫酸角素由于溶酶体中水解酶－乙酰胺基乳糖－6－硫酸酯糖酶缺陷出现分解代谢障碍，使其大量蓄积于体内器官、组织中，如骨骼、韧带和角膜等处，造成骨骼畸形、发育障碍和角膜混浊等病理变化。正常硫酸角素尿中含量为0.1mg/L，而患者尿中含量可高达45mg/L。这种代谢障碍使本型不发生关节强直，相反表现为关节松弛，这在黏多糖病各型中是唯一的。

四、临床表现

临床特点是男女均可患病，1岁后临床症状明显。具有严重的体格发育障碍，多在4~5岁时出现病态，发育停止或减慢，逐渐出现骨骼畸形和侏儒。典型表现为头大颈短。头下降于两肩之间、鸡胸、下胸段脊柱后突、四肢屈曲畸形、膝外翻、扁平足。膝肘等关节呈结节状肿大，关节松弛，角膜混浊，智力多正常。

多器官受累。气道障碍：胸廓变形致限制性呼吸障碍，黏多糖蓄积造成阻塞性障碍，气管软化，巨舌，腺样体及扁桃体肥大，声带肥厚等。引起睡眠时无呼吸、打鼾、日间睡眠倾向、呼吸音增强、肺泡低通气及发音障碍。

五、诊断

实验室检查常用尿黏多糖(AMPS)测定。

X线表现为四肢相对长的侏儒。干骺端喇叭口变形，骨盆方形化，髋臼变浅，股骨头扁平分节，边缘不规整，髋、膝外翻。脊柱椎体普遍性扁平，胸椎比腰椎明显，椎间隙相对增宽，椎体表现不规整，前部上下角常有缺损，以致椎体呈楔形，中部呈舌状前突。胸廓：鸡胸，前后径加大，上下径短，底部增宽。胸骨角增大，柄、体及剑突间未融合。所有肋骨前端增宽，呈“飘带肋”或“船桨肋”(Oarshaped rib)。锁骨多无明显变化。

X线改变与Hurler综合征(IH型)大致相同，二者区别是本型脊柱骨发育不良，椎体普遍变扁，前缘呈楔形，椎体上下缘不规则，间隙变宽，个别椎体发育小向后移位，引起脊椎后突成角畸形，多见于胸腰椎交界处。

六、治疗及预后

渡边等为1例6岁患儿做胸骨反转术成功。术后胸部X线片表现改善。

目前尚无有效办法。有报道采用定时输血浆可使尿中黏多糖排泄减少和临床症状改善。骨科治疗只能对症矫正畸形。

本病患者劳动力呈进行性丧失，最终不能行走，存活年龄一般仅20岁左右。

参考文献

[1]铃木康之.知っておきたい内科症候群?モルキオ症候群 Morquio syndrome[J].内科,2012,109(6):1361-1362.

[2]郭奕斌,杜传书,林群娣.广东少数民族 Morquio 综合征 Stul 位点的 RFLP 分析[J].遗传,2003,25:388-390.

[3]尹芸生,高富贵,张来虎,等.同胞两姐妹 Morquio 综合征长期随访[J].实用骨科杂志,1994(创刊号):21.

[4]李玉梅,薛雁山.黏多糖病Ⅳ型的 X 线诊断一附 2 例报告并文献复习[J].山西医学院学报,1990,21:137-139.

[5]洪庆成,江敬铭.儿科综合征[M].天津:天津科学技术出版社,1996:355-356.

[6]渡辺俊一,小田　誠,太田安彦,ほか.漏斗胸を合併した Morquio 症候群患者に対し胸骨翻転術を施行した1例 [J].日呼外会誌,1994,8:599.

第 23 节　莫旺综合征

一、名称

莫旺综合征(Morvan syndrome,MOS)是一种罕见的抗电压门控钾离子通道复合体(VGKC-complex)抗体介导的自身免疫性疾病，临床表现为广泛肉跳、多汗及严重失眠等神经系统兴奋症状，常伴发肿瘤,以胸腺肿瘤多见。MOS 患者典型肌电图表现为自发二联或多联运动单位放电活动，多为颤搐电位或束颤、纤颤电位;多导睡眠监测显示睡眠缺失或睡眠结构紊乱;血清抗 VGKC-complex 抗体阳性,主要为 CASPR2 抗体阳性，可伴随低滴度 LGI1 抗体，部分同时存在 AchR 抗体。最早由法国人 Augustin-Marie Morvan (1890)首次描述了该病。

二、流行病学

MOS 是一种罕见的自身免疫性疾病。

三、病理

MOS 易发生在中老年男性中。MOS 特征性表现为可见的肌肉不自主、持续、缓慢、蠕动样的颤搐或肌肉不自主颤动。异常多汗为自主神经兴奋的表现,约 86.2% 的 MOS 患者会出现。严重失眠且苯巴比妥、苯二氮䓬类药物及抗焦虑药物治疗无效是 MOS 颇具特色的临床表现。

MOS 周围神经系统症状通常是其早期的临床表现,主要以肌颤搐和肌束颤动为主,表现为一群或一块肌肉在休止状态下发生短暂而不自主的收缩或是缓慢、持续、不规则的波动性颤动,大多肉眼可见。

自主神经系统症状在 MOS 患者病程的早期和中期出现,且症状十分突出。所有的 MOS 患者均有躯干和四肢多汗表现。约半数以上的患者会出现心律失常,以心动过速多见。有的患者出现血压异常。其他自主神经症状还包括体质量下降、膀胱功能紊乱及肠功能紊乱等。

MOS 的中枢神经系统症状包括睡眠障碍、意识模糊和精神障碍,其中失眠和快动眼相睡眠行为障碍是 MOS 最具特色的临床表现。约 92%的 MOS 患者会出现不同程度的失眠,且对巴比妥类、阿片类、苯二氮䓬类和三环类抗抑郁药耐受。33%的 MOS 患者会出现快动眼相睡眠行为障碍，表现为睡眠中出现咀嚼、咋舌、尖叫、喃喃和梦呓等刻板动作,还会出现抬头、伸手和行走等无目的动作,甚至会发生打人或自己跌下床的情况。约 83%的 MOS 患者有丰富的视幻觉和听幻觉症状。约 75%的 MOS 患者存在时间、地点定向力障碍。

约 92%的 MOS 患者的电生理检查结果表现为肌肉放松状态下出现自发、持续、快速的二联、三联或多联的运动单位放电活动,肌颤电位和纤颤电位也很常见。脑电图则基本正常,个别患者可出现非特异性的弥漫性慢波。多导睡眠图提示快速眼动睡眠抑制。

应用免疫学检查可在 MOS 患者血清中检测出 VGKC 抗体。轴突电压门控钾通道异常是肌肉颤搐放电和神经肌强直放电的基础。若伴有胸腺瘤或重症肌无力时，血清抗乙酰胆碱受体抗体的滴度会明显增加，而与疾病相关的其他自身抗体的滴度也会增加。大部分患者的脑脊液检查结果正常,但部分患者脑脊液中蛋白含量增加,脑脊液寡克隆带阳性。

尽管 MOS 患者存在中枢神经系统症状，但几乎所有患者的头颅 MRI 检查结果均正常。

典型的 MOS 至少包括以下 4 个方面的临床症状:①肌纤维抽搐或神经性肌强直;②自主神经症状;③睡眠异常;④有生动幻觉且症状波动的脑病。

在 IRANI 等进行的研究中,29 例 MOS 病例中,只有 2 例女性,发病中位年龄为 59 岁,90%的患者存在 VGKC 复合物抗体,而周围神经系统症状通常是其早期且较为特征性的临床表现,以肌颤搐和肌束颤动为主,表现为一群或一块肌肉在休止状态下发生短暂而不自主的收缩或是缓慢、持续、不规则的波动性颤动,大多肉眼可见。需特别注意的是,在抗 CASPR2 并抗 LGI1 抗体阳性的患者中，最常见的临床表现是疼痛。然而,这种症状容易被误诊和忽视,因此应重视疼痛与 MOS 之间的相关性，尤其是对于疼痛长期持续且疗效差的患者。中枢神经系统症状包括精神症状和睡眠障碍,前者可表现为视幻觉、听幻觉、焦虑和躁动等,而睡眠障碍中失眠为最常见,且对认知能力没有影响。据文献报道,睡眠觉醒系统通路的任何部位受损(包括外侧下丘脑食欲素神经元、蓝斑、中缝核和丘脑等)都可能导致失眠,这可能与血清中的抗体可以选择性地破坏这些区域有关,尚需进一步研究以明确其机制。自主神经系统症状在 MOS 患者病程的早期和中期出现,且症状十分突出,以多汗最为常见。

以 VGKC 复合物相关的 MOS为表现的 CASPR2 抗体阳性脑炎报道相对较少。该病主要患病人群为中老年男性,中位数 60 岁,85%为男性。

何妮等报道以 MOS为表现的 CASPR2 抗体阳性自身免疫性脑炎 1 例。患者，男性,62 岁，以发热 1 周、胸闷气紧 4 小时入院。患者于入院前 1 周多无明显诱因出现发热、头痛,体温在 38~39℃。随后出现双下肢水肿,腘窝及下肢肌肉疼痛难忍,随后出现胡言乱语、谵妄等精神症状。胸部 CT 提示炎症改变,双肺上叶多发小结节影考虑结核待排。入院后患者精神症状重,表现为持续性的大声呻吟、喊叫,对外界刺激敏感。患者上述精神症状持续存在,几乎无睡眠周期。视频脑电图示全导联见低、中波幅 5~7Hz 慢波节律,阵发性波幅增高。头部 MRI 显示双侧海马及颞叶内侧 Flaire 信号稍高。自身免疫性脑炎抗体回报显示:抗接触蛋白关联蛋白 2(CASPR2)抗体 IgG(+)1 : 10。最终诊断:自身免疫性脑炎 VGKC CASPR2 抗体阳性。

魏燕燕等报道 CASPR2 及 LGI1 抗体阳性的年轻女性非典型 MOS1 例。胸部 CT 平扫:前纵隔少许软组织密度影,多为胸腺退化不全,胸腺增生待排。

胡杰杰等报道 1 例 MOS。患者,男性,39 岁,伴残留胸腺,临床表现为广泛肌肉颤搐、严重失眠、多汗、双小腿疼痛,血清抗接触蛋白相关性蛋白 2 抗体和抗富亮氨酸胶质瘤失活蛋白 1 抗体阳性。经免疫治疗后症状改善。

吴恒趋等报道了 MOS1 例。患者,男性,75 岁,主要临床表现为肢体肌肉颤搐和无力、多汗、睡眠障碍、幻视等;辅助检查提示胸腺恶性病变可能。外周血抗电压门控钾通道(VGKC)抗体等免疫学指标异常。胸 CT 检查发现左上肺结节状致密影，纵隔和肺门多发肿大淋巴结。PET-CT 检查发现右前纵隔恶性病变伴纵隔淋巴结转移可能,考虑胸腺来源。头颅 MRI 平扫 + 增强扫描显示双侧半卵圆中心和顶叶皮层下多发腔梗。

四、临床表现

VGKC 抗体包括抗接触蛋白关联蛋白样蛋白 2(CASPR2）抗体、抗富亮氨酸胶质瘤失活蛋白 1(LGI-1）抗体及未知的抗体。特征性地是，大部分 MOS 患者仅在血清中具有 VGKC 抗体而脑脊液中为阴性,并且以抗 CASPR2 抗体更多见,且对于合并抗 CASPR2 抗体及抗 LGI1 抗体的患者，抗 CASPR2 抗体滴度比抗 LGI1 抗体滴度更高。

LGI1 抗体是一种可溶性突触糖蛋白，主要在海马区和颞叶皮层表达,而 CASPR2 抗体是参与神经系统细胞 - 细胞相互作用的神经毒素家族成员,并在中枢神经系统和周围神经系统中表达。抗 LGI1 抗体阳性患者常表现为面臂肌张力障碍(FBDS)和边缘性脑炎(LE),而抗 CASPR2 抗体阳性患者可能与脑炎、外周神经过度兴奋,或二者的结合(MOS)有关,并且通常伴有胸腺瘤。因此,抗体的类型会影响临床表型,且血清滴度较高的抗体可以决定其主要临床表现。大部分患者的脑脊液检查结果正常,但部分患者可出现蛋白含量增加及寡克隆带阳性。

诊断时应与 Isaacs 综合征和边缘叶脑炎相鉴别。Isaacs 综合征无中枢神经系统受累表现。边缘叶脑炎是指在大脑边缘系统发生的炎性反应或脑病。患者通常为亚急性起病，头颅 MRI 检查可见边缘系统病变表现,这是与 MOS 进行鉴别的要点。

五、治疗及预后

多数不伴肿瘤的 MOS 患者对免疫球蛋白、血浆置换和激素治疗反应良好,合并肿瘤者,肿瘤切除后症状可缓解。

早期的诊断与免疫治疗有利于预后。最常用的一线免疫疗法是激素、免疫球蛋白和血浆交换或上述的联合治疗。在魏燕燕等的案例中,血浆置换对该患者有效,这可能是由于血清中的抗体被清除所致。已有报道证明,对于此病,血浆置换优于其他免疫治疗,对 MOS 患者给予抗癫痫药物治疗可缓解神经性肌强直症状，而卡马西平是被文献报道的使用最多的药物。

其他辅助治疗如普瑞巴林、加巴喷丁亦有相关报道。

参考文献

[1]胡杰杰,葛朝明,刘沛.莫旺综合征一例[J].中华医学杂志,2019,99:707-708.
[2]魏燕燕,申向民,卢伟,等. Caspr2 及 LGI1 抗体阳性的非典型莫旺综合征 1 例报告[J].中国神经精神疾病杂志,2019,45:107-108.
[3]何妮,田婧,张萍,等.以 Morvan 综合征为表现的 Caspr2 抗体阳性自免脑炎 1 例报告[J].中风与神经疾病杂志,2017,34:648-649.
[4]吴恒趋,李建萍,张瑛.莫旺综合征:1 例报道及文献复习[J].神经病学与神经康复学杂志,2016,12:168-172.

第 24 节 Mounier-Kuhn 综合征

一、名称

Mounier-Kuhn 综合征是伴气管及支气管扩张的慢性呼吸器感染症，是一种胸部 X 线片诊断的综合征。1932 年,Mounier-Kuhn 描述了“幼少期呈重度呼吸器症状，气管及支气管扩张和左肺叶囊状支扩的 42 岁男性病例”。给本综合征比较明确定义的 Katz 称之为气管支气管巨大症(tracheobronchiomegaly)。Johnston 和 Green 总结了包括基于 Katz 定义的自验例 5 例的 30 例以后，把本综合征冠为 tracheobronchiomegaly 的名称。曾出现很多种命名，如气管憩室病、气管支气管扩张症等。

二、流行病学

本病较为罕见,发病率为 1%~4.5%。

三、病理

发病原因尚不明确,目前存在两种假说。多数学者认为该病属于先天性起源，因该病可见于儿童,且有研究显示部分病例具有常染色体隐性遗传的家族史,并伴有肺、肋骨及支气管树的解剖学变异。早期尸检也发现气管及主支气管平滑肌组织的先天性缺如。另一种意见认为该病属于获得性疾病,因为至少 50% 的病例在 30 岁以前无症状，认为本病是由于呼吸系统反复感染损伤气管及支气管壁所致。组织学上,该病显示为气管及主支气管弹性纤维及平滑肌的萎缩或发育不良,结缔组织松弛引起气道扩张。

四、临床表现

临床表现各不相同,从无症状者到呼吸不全者皆有。慢性咳嗽,大量脓性痰;幼时发病,反复呼吸道炎症发作,有时会伴有咳嗽、咳痰、进行性加重的憋气,偶有咯血,大量咯血极为少见,少数可见患者自发性气胸及杵状指。很多患者反复感染病史可追溯到多年以前甚至儿童时代。肺功能测定可显示气道阻塞、肺总量及肺残气量的增加,血气分析可呈低氧血症。

男性多见（仅有 5%为女性患者），发病年龄多为 25~50 岁,有报道该病发病年龄最小 18 个月,最大 79 岁。

另有报道该病在成人可合并 Ehlers-Danlos 综合征,在儿童可合并皮肤松弛症及其他结缔组织疾病。

五、诊断

诊断依据胸部 X 线片。支气管造影最有用。Katz 支气管造影测定气管径,50 例正常人的平均直径为气管(20.2 ± 3.4)mm,右主支气管(16.0 ± 2.6)mm,左主支气管(14.5 ± 2.8)mm。本综合征的扩张是标准偏差的 3 倍以上。Himalstein 和 Gallaghers 主张气管径 25mm,右主支气管径 23mm,左主支气管径 20mm 以上方可怀疑本综合征。

郭春朴回顾性分析 12 例 CT 影像学资料,分别测量气管及两侧主支气管直径并与正常对照组比较,同时观察其他胸部异常表现。结果所有患者气管及两侧主支气管均有不规则或弥漫性的扩张,其测量值与对照组比较差异均有统计学意义(P=0.000)。其他 CT 主要征象有:波浪征及憩室样改变(6/12),合并支气管扩张(7/12),合并肺炎(3/12)。

六、治疗及预后

可因反复感染引起进行性肺损害、支气管扩张甚至呼吸系统衰竭。也有患者表现为相对温和的非进行性改变。

参考文献

[1]中村哲郎,岡田正.広範圍症候群(新订版)Mounier-Kuhn 症候群[J].日本臨牀,1987,春季臨時增刊号,45:391.
[2]郭春朴.CT 在 Mounier-Kuhn 综合征诊断中的价值[J].中国医学影像学杂志,2011,19:700,706.

第25节 烟雾病

一、名称

烟雾病(moyamoya disease，MMD)又称为脑底异常血管网综合征、双侧颈内动脉形成不全症、特发性脑底动脉环闭塞症、脑底毛细血管扩张、Willis环发育不全、多发性进行性颅内动脉闭塞、颈内动脉发育不全伴大脑假性动脉瘤、脑动脉血栓性闭塞伴有异网循环。它是一种双侧颈内动脉(ICA)、大脑前动脉(ACA)及大脑中动脉(MCA)起始部进行性狭窄或闭塞，颅底代偿形成异常血管网为特征的脑血管疾病。1969年，日本学者Suzuki和Takaku首先报道该病，因脑血管造影中异常血管网模糊不清，形似烟雾，故将其命名为烟雾病，又称为Willis环自发性阻塞性疾病。

二、流行病学

MMD有两个发病年龄高峰：一是儿童<10岁(平均3岁)，二是成年人40岁左右，女性患者多于男性，男女发病率之比约为1∶1.8。Kleinlog等回顾分析了自1969—2011年日本、中国和美国三个地区报道MMD的相关文献，结果显示日本年发病率最高，为(0.35~0.94)/10万人，中国年发病率为0.41/10万人，美国年发病率为(0.05~0.17)/10万人。另有部分文献报道欧洲MMD年发病率为(0.03~0.1)/10万人。提示该病的发病率和临床表现存在地区差异性。

MMD有一定的家族遗传倾向，一些亚洲家系的发病率高达7%，近年来通过对家族性烟雾病患者进行基因定位分析发现，已报道的烟雾病相关基因位点有17q25、8q23、6q25、12p12和3p24等。

三、病理

MMD病因至今不明，多数学者认为免疫机制介导的炎性损伤是导致MMD的可能原因之一。约20%的MMD患者发病前有明确的感染史，如钩端螺旋体、结核、风湿、病毒性感冒(EB病毒)等。人类免疫缺陷病毒(HIV)感染可引起MMD样血管病变。此外，MMD患者中扁桃体炎、中耳炎及面部疖肿发病率较高。其机制可能是感染引起免疫功能紊乱，产生自身免疫反应，使免疫复合物沉积于血管内膜下。另一方面，炎性抗原还可能刺激颈上神经节，使神经分布密集的脑血管发生持续收缩及血管内膜通透性增高，较易发生血栓形成。

MMD的病理基础是各种原因引起的动脉内皮细胞的破坏。其病理改变主要包括两个阶段。①ICA、ACA及MCA的狭窄或闭塞：内皮细胞受到破坏后，直接导致内弹力层迂曲、分层、断裂，中膜的平滑肌细胞从内弹力层断裂处向内膜增生，使血管壁增厚，导致动脉狭窄或闭塞，此期代偿不完全，可出现脑缺血性改变。②颅底异常血管网的形成：动脉狭窄或闭塞后，脑组织发生缺血性改变，颅底代偿形成异常血管网，此期易发生脑出血性改变。

四、临床表现

青少年和成人均可见发病。约80%的儿童MMD表现为脑缺血性症状和体征，这可能与儿童脑氧耗量较高有关，过度换气产生低碳酸血症引起反应性血管收缩，导致脑血流减少诱发或加重症状。临床主要表现为短暂性缺血发作(TIA)、可逆性缺血性神经功能缺失、脑梗死等。Cho等对66例(成人34例，儿童32例)MMD引起急性脑梗死的患者分析结果提示，儿童组较成人组急性脑梗死的发生率高(分别为75.0%和41.2%)，儿童脑梗死好发于皮层，成人多表现为基底节多发腔隙性脑梗死。Khan等进行了一项MMD大规模病例对照研究，发现TIA作为烟雾病的症状之一，女性患者发生TIA是男性患者的2倍，但对于更严重的卒中而言，没有性别差异。患者往往出现反复发作的头昏、头痛、语言障碍、交替性肢体运动感觉功能减退等表现，也可呈进行性认知功能减退、精神障碍、癫痫发作等。

在成人MMD患者中，约60%为脑出血。目前认为引起脑出血的原因一种是烟雾血管破裂所致。Nah等对93例MMD引起脑出血的患者分析，认为出血可能主要与脉络膜前动脉破裂有关，出血部位主要位于脑室系统，并且再次破裂出血和脑梗死的可能性较原发性脑出血大。另一种是MMD伴发的动脉瘤破裂出血所致。MMD伴发的动脉瘤发病率为3%~14%，Olawara等将其分为周围性动脉瘤和主要动脉动脉瘤。前者多为假性动脉瘤，破裂主要引起基底节、丘脑和脑室等部位出血；后者主要位于Willis环的前循环部分，多呈囊状动脉瘤，破裂导致蛛网膜下隙出血。

疾病发生前有上呼吸道感染史，患病时可伴有支气管肺感染。

五、诊断

MMD的诊断主要依据临床表现和影像学检查。临床常用的有创检查方法主要有数字减影血管造影（DSA），无创检查手段有 CTS 及 CT 血管成像（CTA）、MRI 及磁共振血管成像（MRA）、多普勒超声等。

1997 年，日本厚生省修订的 MMD 诊断指南中已将 MRI+MRA 作为独立的诊断标准。即：①颈内动脉远端、大脑前动脉和大脑中动脉起始段严重狭窄或闭塞；②脑基底部异常血管网，如果在 MRI 上看到 2 个以上明显的血管流空影，也可认为有异常血管网；③上述改变为双侧。MRA 和 MRI 合用诊断 MMD 的敏感性和特异性可达 92%和 100%。

六、治疗及预后

目前多数学者认为 MMD 的治疗方法主要为药物治疗和手术治疗，药物治疗是用血小板抑制剂、抗凝剂、钙离子通道阻滞剂、糖皮质激素等，但治疗效果往往不确切。MMD 治疗的最新研究主要是血管重建术方法的改进、术中脑血流的监测和术后脑过度灌注的保护等方面。

参考文献

[1]叶玉勤，边寰，贺晓生.烟雾病的诊断和治疗进展[J].中华神经外科疾病研究杂志，2013，12：271-274.

[2]史雪，邵延坤，王捷，等.成人烟雾病 2 例[J].中国老年学杂志，2014，34：2262-2264.

[3]麦名裕，吴致勋.脑底异常血管网症（Moya-Moya 病）[J].昆明医学院学报，1980，3(2)：83-87.

[4]孙健，孙斌.烟雾病病因与发病机制研究进展[J].中国医学前沿杂志（电子版），2012，4(6)：77-79.

[5]肖彬辉.烟雾病的诊治及预后的相关因素分析[D].长沙：中南大学湘雅医院，2013.

第 26 节　捂热综合征

一、名称

捂热综合征（Muggy syndrome，MS）又名蒙被综合征（Mongolia syndrome，MS）、蒙被缺氧综合征、闷热综合征。婴儿捂热综合征是新生儿和较小婴儿因保暖过度、捂闷造成高热、缺氧、大汗、脱水、抽搐、脑水肿，继而发生呼吸循环衰竭、休克、弥散性血管内凝血（DIC）等表现的综合征。严重者或治疗不及时均可导致死亡或遗留神经系统后遗症。

二、流行病学

婴儿捂热综合征多发生于 6 个月以下的小儿，乡村和寒冷季节患病率高。发病急、进展快、病死率高。

三、病因及病理

小儿神经系统发育不完善，中枢调节能力差，通过排汗散热功能差，当保暖过度时，即会造成高热，甚至超高热，致使体内汗腺分泌汗液散发热量，以维持内环境的稳定。

四、临床表现

程淑兰报道婴儿捂热综合征 14 例。均有衣被捂闷、蒙被窒息或保暖过度的既往史。男 8 例，女 6 例，年龄 <28 天 7 例，28 天至 3 个月 5 例，3~6 个月 2 例。11 月至次年 4 月发病 10 例，5~10 月发病 4 例。城镇患儿 2 例，乡村患儿 12 例。6 例患儿起病前有上感、腹泻等症状。无围生期窒息和产伤史。有惊厥和意识障碍表现，但可排除其他引起惊厥和意识障碍的疾病。临床表现：14 例均急骤起病，高热或超高热 11 例，大汗淋漓 12 例，抽搐 8 例，发绀 8 例，呼吸不规则 7 例，意识障碍 6 例，凝视或呆滞 6 例，少尿、无尿 3 例，皮肤有花斑、厥冷 3 例，黑粪症 2 例。实验室检查：白细胞 $>12\times10^9/L$ 7 例，血红蛋白 >120g/L 6 例，尿常规正常，粪隐血试验阳性 2 例。血钠 > 145mmol/L 6 例，二氧化碳结合力 <18mmol/L 8 例。腰穿 1 例，脑脊液未见异常。做脑电图 14 例，轻度异常 1 例。胸片 10 例，示肺炎改变 2 例。头颅 CT 检查 6 例，表现为缺血缺氧性脑损伤 3 例，蛛网膜下隙出血 1 例。本组患儿入院时高热或超高热 11 例，达 78.6%（11/14），大汗淋

滴 12 例，达 85.7%(12/14)，而高热、大汗可导致细胞外液大量丢失，造成血容量不足，重要脏器缺血缺氧改变，引起高血钠、酸中毒、脑水肿及呼吸循环衰竭等一系列变化。本组患儿 6 例做颅脑 CT 检查，表现为缺血缺氧性脑损伤 3 例（50%），蛛网膜下隙出血 1 例(16.7%)，提示捂热后对患儿中枢神经系统的损伤较为严重。

五、诊断

MS 是多系统多器官损伤综合征，影像学检查具有不可替代的优势，当出现呼吸系统症状时床边 DR 可监测心脏大小与肺部水肿情况，并对效果评估，简便易行。彩超仍是患儿颅脑损伤的监测方法之一，但存在个人因素的影响。CT 速度快，对急危重患儿快速了解脑部情况帮助较大，但没有 MRI 敏感。然而 MRI 独立的脉冲序列不一定能反映日常病变，有学者认为，T1WI 和 DWI 序列在评价缺血缺氧性脑病具有更高优势，尤其 DWI 在早期(生后 4 天以内)；MRI SWI 对缺氧缺血性脑病颅内出血灶有较高的敏感度，尤其是微小动、静脉出血；MRS 是目前唯一无创性观察活体组织代谢及生化变化的技术，N- 乙酰天门冬氨酸(NAA）峰是反映神经元活性的特异性指标，NAA 峰降低常提示神经元受损，胆碱(Cho)峰与细胞膜转换率和细胞的密度密切相关，肌酸(Cr)峰反映脑组织的能量代谢，当 NAA/Cr 显著降低时，提示脑神经元活性明显受损。由此可见，MRI 不仅能早期、准确地显示脑损伤范围及严重程度，还能监测预后。另外，MRI 无辐射，可重复性强，可作为 IMS 脑损伤的诊断与评估的常规方法。

患儿病前多健康，病后很快累及多脏器，因认识不足或询问病史不详常误诊误治。临床上根据有捂闷史、伴有面色苍白、高热、大汗、发绀、抽搐、脱水、反应低下、呼吸循环衰竭、昏迷等表现，一般无须特殊检查，即应考虑本病。加强育儿教育和婴幼儿包裹适当是预防本病的有效措施，及早诊断迅速解除捂热因素可阻止病情发展。

六、治疗及预后

程淑兰报道婴儿捂热综合征 14 例。治疗与结果：全部采用综合措施，包括解除包裹衣物、通风、物理降温、吸氧、镇静、止惊、输液、纠正酸中毒、改善微循环、防治脑水肿、预防继发感染及积极治疗并发症等。给予苯巴比妥钠 10~20mg/kg 肌内注射以控制惊厥；给予东莨菪碱 0.02~0.03mg/(kg·次)静推以兴奋呼吸、改善微循环；给予 20%甘露醇 0.25~0.5g/(kg·次)静滴以减轻脑水肿；补液纠正酸中毒时，速度不宜过快，张力不宜过高，以免加重脑水肿和心力衰竭，但对于较严重的酸中毒应给予 5%碳酸氢钠 3~5mL/kg 稀释静滴；给予能量合剂、脑活素等促进脑功能恢复。治愈 11 例，好转或留有神经系统后遗症 1 例，死亡 2 例。

参考文献

[1]孙多成，肖忠，王冰洁，等.多种影像学监测在捂热综合征转归中的应用价值[J].实用放射学杂志，2019，35：1299-1302.

[2]程淑兰.婴儿捂热症 14 例报告[J].中国煤炭工业医学杂志，2002，5：433-434.

第 27 节　多羧化酶缺乏症

一、名称

多羧化酶缺乏症(multiple carboxylase deficiency，MCD)是一种与生物素相关的常染色体隐性遗传代谢性疾病，表现为依赖生物素的多种羧化酶活性缺失，致血中有机酸聚积，从而导致包括皮肤、神经、免疫、呼吸及消化等多系统损害。

二、流行病学

多羧化酶缺乏症分为生物素酶缺乏(biotinidase deficiency，BTD)和全羧化酶合成酶缺乏(holocarboxylase synthetase deficiency，HLCSD)两类。根据 20 世纪 80 年代 12 个国家约 5 年的新生儿筛查工作，发现 BTD 的发病率约为 1/61 067(也有说大约为 1/20 000)。HLCSD 的发病率尚未见报道。

三、病理

生物素(维生素 H、辅酶 R)是一种水溶性 B 族维生素。生物素分布于全身各个组织中。人体内有 5 种依赖生物素的羧化酶：丙酰辅酶 A 羧化酶、3- 甲基巴豆酰辅酶 A 羧化酶、丙酮酸羧化酶及两种形式的乙酰辅酶 A 羧化酶。这些酶参与糖原异生、脂肪酸合成及支链氨基酸分解代谢反应的关键步骤。在正常生理条件下,生物素在全羧化酶合成酶催化下与这些羧化酶的脱辅基蛋白相结合生成有活性的羧化酶,而生物素基酶则将生物素从降解的羧化酶上裂解下来,使生物素被循环利用。

生物素相关的多羧化酶缺乏症可以由遗传缺陷或者外源性生物素缺乏引起,其中遗传因素是最主要的,呈常染色体隐性遗传方式,由于全羧化酶合成酶和(或)生物素基酶缺陷而导致羧化酶的辅酶生物素代谢异常,羧化酶蛋白本身并无缺陷。全羧化酶合成酶缺乏者不能催化生物素与羧化酶合成有功能的羧化酶,常于婴儿期发病,且对补充生物素反应不佳;生物素基酶缺乏导致生物素循环利用障碍,造成内源性生物素缺乏,羧化酶因缺少辅基而活性受限。以上各种病因均影响体内羧化酶的活性,干扰其参与的代谢途径,从而导致有机酸在血液内异常聚积,并随尿液排出,使线粒体能量合成障碍,肉碱消耗增加,引发代谢紊乱和各种临床症状和体征,严重者可导致死亡。

四、临床表现

MCD临床表现复杂多样，可累及皮肤、神经、免疫、呼吸和消化等多个系统。临床上可分为两种类型。

1.全羧化酶合成酶缺乏型

该型又称为早发型,主要发生于婴儿期,发病基因定位于Xp22.1。多数患儿出生后数天内即发病,但亦可于生后数小时或出生后15个月才发病。发病初期皮肤表现为头部脂溢性皮炎,还可伴有多种难治性皮损。患儿常伴有呼吸急促或暂停,出现代谢性酸中毒时症状更明显。严重者可出现酮症酸中毒性昏迷。此型患儿用生物素治疗效果不佳。

2.生物素酶缺乏型

该型又称为迟发型,多于青少年期发病。皮损类似于全羧化酶合成酶缺乏型。患儿常继发感染,以白念珠菌感染最常见。其他表现有肌痉挛、肌张力减退、共济失调、痉挛性瘫痪、神经性耳聋、视神经萎缩等,这些表现可间歇性发生或逐步加重，也可延迟发生,应激时常引起急性发病。部分患者尚有脊髓、脑白质、锥体外系受累。少数患者并发结膜炎、角膜炎、角膜溃疡、口角炎、会阴炎等。25%~50%的患者有呼吸困难,表现为喘鸣、通气过度及窒息,给予氧气疗法及支气管扩张剂无效。患者多伴有酮症酸中毒、高血氨血症和有机酸尿，通常3-羟基异戊酸、3-甲基巴豆酰甘氨酸、3-羟基丙酸、甲基柠檬酸及乳酸显著升高。此型患者及时补充生物素预后良好。

五、诊断

要点如下:①临床表现多样,常伴有多系统受累,不能用一种系统性疾病来解释；②有难治性皮肤损害,如腔口周围皮炎、湿疹及脱发等;③明显的神经系统症状,如惊厥、肌痉挛等,应激常引起急性发病;④急性发作期生化检查发现酮症酸中毒、乳酸血症、高血氨、低血糖等代谢紊乱;⑤尿标本的气相色谱,质谱(GC/MS)检查提示乳酸、甲基柠檬酸、3-羟基丙酸、3-羟基异戊酸和3-甲基巴豆酰甘氨酸等有机酸水平异常增高;⑥培养的成纤维细胞及血清酶学检测提示全羧化酶合成酶或者生物素基酶活性缺失,这是确诊的依据。

六、治疗及预后

治疗MCD的关键是早发现、早诊断、早治疗。口服生物素疗效显著,常规剂量为10~40mg/d。有报道生物素与维生素A、B_2、B_6及烟酸联合应用效果更佳。

如果早期采用生物素治疗,该病预后良好,否则将引起中枢神经系统不可逆的损害,在患病早期即可死于代谢性酸中毒。

参考文献

[1]成澤邦明.広範圍症候群(新订版)ビオチン依存性(multiple carboxylase:MCD)欠损症[J].日本臨牀,1987,春季臨時增刊号,45:859.

[2]石超,常建民.多羧化酶缺乏症[J].临床皮肤科杂志,2007,36:737-739.

[3]包新华,杨艳玲,吴晔,等.多羧酶缺乏患儿的临床与生化特点研究[J].实用儿科临床杂志,2003,18:423-425.

第28节 多发性内分泌肿瘤Ⅰ型

一、名称

多发性内分泌肿瘤（multiple endocrine neoplasia，MEN)是一组多个不同的内分泌腺体在同一个体先后或同时发生、以功能亢进为主要表现的显性遗传病。以甲状旁腺功能亢进症、脑垂体腺瘤、胰消化管内分泌肿瘤为主要病变，可并发内分泌肿瘤及皮肤肿瘤。胰腺肿瘤的恶性化病例有时会远处转移。

MEN属于少见病,内分泌腺的发病往往不同步,并且有的受累腺体在临床上是静止的。多发性内分泌肿瘤Ⅰ型(MEN Ⅰ)由MEN Ⅰ抑癌基因突变所致,胰腺内分泌肿瘤是其主要病变之一，具有病理类型多样、发病早、多发等特点。MEN中,MEN Ⅰ主要累及甲状旁腺、垂体和胰腺内分泌。

二、流行病学

国外文献报道MEN Ⅰ的发病率为1/50 000~1/20 000,国内数家单位报道了数例至几十例MEN Ⅰ病例,总数近百例。

三、病理

MEN Ⅰ主要由胚系的MEN Ⅰ基因发生突变所致，外显率很高。到60岁时,95%~100%的患者发病。MEN Ⅰ基因为一抑癌基因，位于染色体11q13。MEN Ⅰ基因突变类型众多，均造成menin表达缺失,而menin掌控细胞增殖的终止,其功能异常导致细胞过度增殖,发生肿瘤。患者出生时已在生殖细胞水平携带一个异常突变的等位基因,即杂合缺失(LOH),这是第一次打击,但由于另一个等位基因正常,所以并未发生具体病变。一旦在体细胞水平发生另一个正常等位基因丢失的第二次打击,则出现病症。如第二次打击发生在胰岛细胞内,患者则发生胰岛细胞肿瘤。

MEN Ⅰ基因突变分布广泛，尚未发现突变集中的热点。而第二次打击发生的时间和部位均存在很大不确定性,造成MEN Ⅰ的临床表现更加复杂,目前发现有20余种不同的内分泌或非内分泌肿瘤组合。直至今天,仍无一个简单定义能完全涵盖目前所发现病例和家系的临床表现，而且也未观察到MEN Ⅰ基因表型与MEN Ⅰ临床表型之间的相关性。

四、临床表现

胸腺神经内分泌肿瘤发生频度低,但多数情况下诊断时已发生远处转移,预后显著不佳。

MEN Ⅰ相关胰腺内分泌肿瘤的特点:35%~75%的MEN Ⅰ基因突变携带者可发生有临床表现的胰十二指肠的神经内分泌肿瘤(PNET),通过尸检几乎所有MEN Ⅰ患者均可发现PNET。一般而言,MEN Ⅰ相关的PNET发病较早。大多数MEN Ⅰ病例在青少年晚期或成人早期出现第一个肿瘤的临床症状,多与甲状旁腺相关。而PNET的症状多在40岁以后产生,部分患者30多岁时接受生化检测或影像学检查也可发现PNET。50岁时,大约80%的患者出现了临床症状,90%~95%的患者已有生物化学指标的改变。最小的胰岛素瘤患者是5岁,也有至晚年才发病的个例。在胰岛素瘤、胰高糖素瘤、肠血管活性肽瘤中,约有5%为MEN Ⅰ的一部分，胰多肽瘤可有15%合并MEN Ⅰ,在胃泌素瘤中,这个比例更高达25%。MEN Ⅰ相关胰岛细胞病变是多中心性的,可表现为微腺瘤、大腺瘤或浸润性转移性癌,胰岛细胞增生非常罕见。肿瘤可散布于胰腺任何部位,或发生于十二指肠黏膜下。

国外文献报道,40%的MEN Ⅰ相关PNET是胃泌素瘤,20%是胰岛素瘤，其他还包括无功能性肿瘤(包括胰多肽瘤)、胰高糖素瘤、肠血管活性肽瘤和生长抑素瘤等。但国内的资料显示绝大多数是胰岛素瘤,其次为无功能性肿瘤,而胃泌素瘤等均较少见。另外，同一个体可先后或同时出现多个不同类型的PNET,包括功能性和无功能性肿瘤。

较之散发病例,MEN Ⅰ相关PNET具有更强的恶变倾向。但30岁之前恶性PNET很少见。在中年以上的患者中,一半可能已隐匿存在恶变病灶。一般认为肿瘤大小与恶变可能有一定相关性，但有报道4%的直径1cm或更小的肿瘤已发生恶性播散。至少目前并没有指标可以预示某个肿瘤易发展为恶性病变。恶性PNET与胸腺类癌或支气管类癌一起,使MEN Ⅰ患者预期寿命缩短。50岁以前死亡可能性达50%。虽然多数恶性PNET的恶性程度及侵袭性不及胸腔内的类癌,但其发生率远远高于后者(仅2%~7%),所以成为MEN Ⅰ基因突变者主要的死亡原因。另外,MEN Ⅰ患者也可因功能性PNET过度分泌激素产生严重并发症而死亡。文献报道64例MEN Ⅰ死亡患者中，43例直接死于恶性肿瘤，其中25例是因为恶性PNET。

90%的MEN Ⅰ患者可出现原发性甲状旁腺功能亢进症（PHPT）。王鸥等报道，MEN Ⅰ中PHPT发生率为78.9%，症状较隐匿，生物化学指标改变较轻，多腺体病变常见。一般报道40%的患者可发生胃泌素瘤，20%可发生胰岛素瘤。其他可能发生的胰肠内分泌肿瘤还有无功能性胰腺内分泌肿瘤（包括胰多肽瘤）、胰高糖素瘤、肠血管活性肽瘤和生长抑素瘤等。垂体肿瘤发生率为20%~25%，也可为无功能性垂体瘤。胸腺类癌和支气管类癌发生率均为2%，肾上腺皮质瘤约25%，1%的患者可发生嗜铬细胞瘤。非内分泌肿瘤表现包括30%的MEN Ⅰ型患者可出现皮下脂肪瘤、80%的患者可出现面部血管瘤等。

MEN Ⅰ型的临床特点：甲状旁腺是MEN Ⅰ型中最主要的受累腺体。甲状旁腺功能亢进发病年龄轻。文献报道约70%的甲状旁腺病变无临床症状，仅血清学有高血钙或甲状旁腺素升高。MEN Ⅰ型甲状旁腺的典型病理改变是主细胞增生，而且为多发性病变。通常4个甲状旁腺均等性增大，也可见4个腺体增大程度不一，一个腺体明显大于其余3个腺体。胰腺是MEN Ⅰ型的次常见受累腺体。由于肿瘤分泌大量胃泌素，刺激胃酸分泌增加，可反复出现消化性溃疡，称为Zollinger-Ellison综合征。Majewski认为，MEN Ⅰ型一旦发生，垂体、甲状旁腺和胰腺3个器官均会被累及，他将这种"三联征"称为"全或无"现象。MEN Ⅰ型中垂体肿瘤最少见。病理上多为腺瘤。

五、诊断

MEN Ⅰ是一种家族遗传性肿瘤综合征，呈常染色体显性遗传。MEN Ⅰ基因的发现为更好地认识该病的发生机制及早期诊断都提供了极大的帮助。基因检查不仅有助于可疑病例的确诊，更能在高危人群中及早发现患者，使其得到合理治疗、避免耽误病情。

虽然MEN Ⅰ临床表型多种多样，但其中好发的PHPT、胰肠内分泌肿瘤等腺体病变在国内并不属常见疾病，所以对此类患者可在详细询问病史和家族史的前提下完善相关检查，以提高MEN Ⅰ的诊断率。

六、治疗及预后

一些学者认为，MEN Ⅰ的治疗目的在于预防癌症，只要生物化学指标有提示，即使影像学检查阴性，也可以手术。如等到出现激素过度分泌的临床症状时，约50%的患者已有转移。直径>3cm的肿瘤，有很高的恶变率。在直径<1cm的肿瘤中，4%可发生转移，且肿瘤越大，转移概率越高（15%~52%）。有些患者甚至在没出现影像学证据时就接受了手术，而此时已有转移。对MEN Ⅰ患者进行筛查的目的是希望能早期诊断并在转移发生前进行手术，以期改善预后，而避免丧失根治手术的机会。现在大多数学者认为在影像学上发现直径>1cm的肿瘤，即应手术探查切除。

参考文献

[1]櫻井晃洋.知っておきたい内科症候群?多発性内分泌腫瘍症1型 multiple endocrine neoplasia type 1（MEN1）[J]. 内科，2012，109(6)：1335-1336.
[2]陈曦.多发性内分泌肿瘤Ⅰ型相关的胰腺内分泌肿瘤[J].中国实用外科杂志，2010，30：759-762.
[3]陈曦，蔡伟耀，宁光，等.多发性内分泌肿瘤1型的诊断和外科处理[J].中华普通外科杂志，2006，21：514-516.
[4]朱庆莉，姜玉新，储开昀，等.多发性内分泌肿瘤的临床特点与影像学诊断[J].中国超声医学杂志，2002，18：818-820.

第29节　多发性内分泌肿瘤Ⅱ型

一、名称

多发性内分泌肿瘤Ⅱ型（multiple endocrine neoplasia type Ⅱ，MEN Ⅱ）是一种以甲状腺C细胞发生的恶性肿瘤（甲状腺髓样癌，MTC）、肾上腺髓质发生的褐色细胞瘤和甲状旁腺内神经内分泌细胞发生增生或肿瘤为主要特征的常染色体显性遗传病。又称为Sipple综合征，由Sipple于1961年首先描述。

二、流行病学

为常染色体显性遗传，外显率高，某些人种其后代约50%可有MEN Ⅱ的临床表现。

构成MEN Ⅱ型的神经内分泌细胞增生、神经和骨骼异常的组合，提示致病基因对于神经嵴的正常分化和神经骨骼发育具有重要作用，其致病基因已经于1993年明确。由原癌基因RET突变引起，RET位于

10号染色体的中心粒附近，其编码蛋白为与细胞膜结合的酪氨酸激酶，称为RET，转导一些组织发育中(包括由神经嵴发育而来组织)的生长和分化信号。最近发现其配体为神经节细胞神经细胞生长因子(GDNF)和neurturin，该受体系统还有第2个细胞外成分，为GDNF的共同受体，称为GFR-1和GFR-2。在形成复合物之前先与GDNF或neurturin结合，然后激活RET。GDNF或RET对小鼠中枢神经系统、周围神经系统神经元分化和生存，以及肾脏和输尿管的发生具有重要作用，RET基因的一些突变激活RET激酶活性，引起肿瘤发生或转化特性。

与其他肿瘤由肿瘤抑制基因失活引起不同，MENⅡ各个亚型均由原癌基因RET激活突变引起。明确MENⅡ型的遗传基础，不仅能了解内分泌肿瘤的发病机制，还有助于早期发现和筛查致病基因携带者，早期干预可以明显改变MENⅡ的临床预后。

MENⅡB患者第16号外显子上918密码子基因95%以上存在点突变，突变类型多为ATG(蛋氨酸)→ACG(苏氨酸)。

三、病理

甲状腺髓样癌或甲状腺C细胞增生是MENⅡ的主要病理组成部分，并决定其死亡率。MTC的发生犹如C细胞增生，几乎总是双侧性和多中心性的，并可能伴有局部淀粉样蛋白形成，肿瘤内常有纤维变性与钙化。

四、临床表现

根据不同的临床表现，可分为3种亚型：MENⅡA、MENⅡB及家族性甲状腺髓样癌(FMTC)。

约90%的MENⅡA患者患有MTC。40%~50%的MENⅡA患者还同时患有嗜铬细胞瘤(PHEO)。另外10%~20%的患者出现甲状旁腺功能亢进(HPT)。大多数MENⅡA型患者因为发现颈部肿物就诊，发病年龄为30岁左右。MEN的MTC往往是多中心且双侧，而散发病例多为单侧。转移首先侵及颈部和纵隔淋巴结，远处转移常发生于肝、肺、骨。MENⅡA型患者的PHEO多为双侧，很少为恶性或发生在肾上腺外。谢燚等报道几例诊断明确的患者均为双侧PHEO，而且伴有典型的临床症状。主要表现为持续性或阵发性高血压，伴有面色苍白或潮红、剧烈头痛、心悸、四肢冰冷、大汗淋漓。近年来，在一些MENⅡA家族中发现的皮肤苔藓样淀粉样变性，认为与该综合征有关。

MENⅡB患者很少伴有甲状旁腺疾病，但常伴有其他异常，如马方身材、黏膜神经瘤，少数患者还伴有胃肠道神经节母细胞瘤、骨骼发育异常及发育延缓等。MENⅡB是MENⅡ中侵犯性最强的一种亚型，平均发病年龄较MENⅡA早10年。

FMTC以家族中至少存在4名患者具有甲状腺C细胞病变而无甲状旁腺或肾上腺髓质病变为特征。

甲状腺髓样癌患者的肿瘤细胞可分泌降钙素、降钙素相关肽、ACTH、5-羟色胺、前列腺素及癌胚抗原等物质，肿瘤通过淋巴途径及血流扩散，多数患者一旦确诊已有淋巴结转移。黏膜神经瘤主要发生于口腔，通常在最初10年甚至出生时即存在，但也可位于眼睑、结膜、角膜和胃肠道。后者往往引起间歇性肠梗阻、肠胀气、腹泻等。

甲状腺髓样癌不管原发灶大小，早期即可颈部淋巴结转移。还有纵隔内淋巴结、肺、肝、气管、肾上腺、食管及骨等远处转移。

五、诊断

MENⅡ中与MTC相关的临床表现与散发的MTC相似，典型的发病年龄为30岁左右，可出现颈部肿物或淋巴结肿大。由于C细胞能够分泌降钙素，所以C细胞增生和甲状腺髓样痛患者血中降钙素的水平均会升高。血中降钙素超过1000pg/mL，如合并癌胚抗原升高，即可确诊。分子生物学方面的进展为早期诊治提供了依据，使MENⅡ的诊治发生了革命性的变化。MENⅡ非常适合进行基因检测，因为它的突变基因位点位置相近而且发生频率高。检测时只需要测定一定区域内的基因。直接的RET基因检测只需要少量的血样，并且具有更高的准确性和特异性。基因检测阳性患者需要进行预防性甲状腺切除手术。所有可疑C细胞增生(CCH)、MTC或MENⅡ的患者均应进行RET基因测定。

六、治疗及预后

MENⅡA治疗首选手术切除。由于很少发现恶性病例，多数学者认为只需行肿瘤切除术，尽量保留肾上腺组织，以避免术后发生原发性慢性肾上腺皮质功能减退症。

MENⅡB的治疗以及早进行甲状腺全切为原则，但在此之前需要筛查有无肾上腺髓质病变。如果存在嗜铬细胞瘤，则应先切除双侧肾上腺。

MTC 是影响患者预后的关键，10 年生存率为 61%~76%。

参考文献

[1]橋爪潔志，山田隆司.広範囲症候群(新订版)多発性内分泌腺腫症Ⅱ型(MENⅡ)[J].日本臨牀，1987，春季臨時増刊号，45:724.

[2]洪洁，宁光，陈钦达，等.多发性内分泌腺瘤病 2B 型一例报告[J].中华内分泌代谢杂志，2002，18:493-495.

[3]宁志伟.多发性内分泌腺瘤和甲状旁腺功能亢进症与癌基因突变的家系研究[J].北京：中国协和医科大学，2003.

[4]谢燚，李汉忠，张学斌，等.两个多发性内分泌腺瘤病 2A 型家系 RET 基因突变研究[J].北京医学，2014，36:8-11.

第 30 节 多发性内分泌肿瘤ⅡB 型

一、名称

多发性内分泌肿瘤(MEN)分为 4 种类型。MENⅡA 又称为 Sipple 综合征，MENⅡB 即多发性内分泌肿瘤症ⅡB 型(multiple endocrine neoplasia typeⅡB)。

二、流行病学

MENⅡB 是一种家族遗传病，由高度外显的染色体异常所致。研究认为 MENⅡ由位于 10 号染色体(10q11.2)的 RET 原癌基因突变引起。该基因编码细胞跨膜糖蛋白 Ret，Ret 是受体酪氨酸激酶(TK)家族成员。基因突变导致 Ret 空间构象改变，影响 Ret 的 TK 活性和其介导的信号传导：或使 Ret 在无配体结合下直接二聚体化，引起 TK 活化导致细胞增殖、癌变。MENⅡ的发生与 RET 不同位点突变有关。对多个国家的 447 例 MEN Ⅱ家族成员的研究发现，79 例 MENⅡB 患者中有 75 例(95%)发生特异性第 16 外显子的 918 密码子突变，编码的氨基酸由蛋氨酸变为苏氨酸，导致 TK 催化区改变。

三、病理

一般认为 MENⅡ来源于 APUD 系统，垂体、甲状腺、甲状旁腺、胰腺、肾上腺、嗜铬体的肿瘤均可来源于 APUD 细胞。APUD 细胞形成的肿瘤也称为 APUD 瘤，可单独发生一种肿瘤，也可伴发或间发其他肿瘤，与胚胎发育期神经嵴异常有关。Ret 蛋白可能在神经嵴、外周神经和肾脏的发育中起作用。但甲状旁腺并无 APUD 的特征，也不来自神经嵴，有人认为是由于 MTC 分泌降钙素增多，导致低钙刺激甲状旁腺增生或腺瘤形成。

四、临床表现

MENⅡ型的临床特点：甲状腺髓样癌是 MENⅡ的主要病变。文献报道占 80%~90%。甲状腺髓样癌一般出现在嗜铬细胞瘤之前，常为双侧和多中心病变。发病年龄低于散发型甲状腺髓样癌，平均 35 岁。有时，甲状腺髓样癌临床症状不突出，容易被忽略。肾上腺嗜铬细胞瘤大多数为双侧病变。文献报道占 70%。而散发型嗜铬细胞瘤仅有 10%呈多发性。

MENⅡB 中肾上腺嗜铬细胞瘤的发生常迟于 MTC，病变从髓质增生开始，常累及双侧或多发，几乎均属良性，极少合并肾上腺外嗜铬细胞瘤。MENⅡB 中 MTC 发病几达 100%，发病年龄轻且恶性程度高。文献报道可早至 1.5 岁，但很少伴有甲状旁腺病变，常有特殊的面形、体形。Marfan 样体型表现为瘦高身长、四肢长、漏斗胸、脊柱侧弯等骨骼异常。MENⅡB 中的 MTC 常表现为甲状腺结节，可呈多发性并出现颈部淋巴结转移。应注意其有两个特征：①此种恶性肿瘤的原发灶和转移病灶都有钙化倾向，表现为特殊的致密和不规则的钙化，均匀分布于肿瘤内；②MTC 可转移至纵隔，出现胸骨后肿物或显示纵隔增宽。MENⅡB 中的巨结肠病变与散发 HD 不同，虽然都可以有 RET 基因突变、巨结肠表现，但二者基因突变位点不同：病理上 MENⅡB 是神经节神经瘤，后者则缺乏肠肌层神经节细胞，也不应与 Von Recklinghausen 病的神经纤维瘤混淆。

五、诊断

至 2001年国内仅有 13 例 MENⅡB 报道，诊断需注意以下几点：①多种内分泌激素增高应考虑 MEN，MENⅡ可测血钙、降钙素、血及尿儿茶酚胺、VMA 并进行五肽胃泌素试验等，针对各内分泌腺体行影像学等检查；②甲状腺肿块针刺细胞学检查，降钙素检测对 MTC 有特异价值；③发现 MENⅡ症状之一者应进一步追踪检查排除；④对患者直系近亲进行检查；⑤分子生物学方法检测致病基因，有助于携带者的检出及症状前诊断。

六、治疗

MENⅡB 主要以外科手术治疗为主。如已诊断为嗜铬细胞瘤，则行手术切除。虽然 MENⅡB 中肾上腺以外病变罕见，但对交感神经链以及主动脉旁应进行检查，以肯定这些部位没有嗜铬细胞瘤存在。MCT 应行甲状腺全切除，不遗瘤任何甲状腺组织，以免 MCT 复发，同时行颈部淋巴结廓清术。对于合并有明显嗜铬细胞瘤临床症状的病例，应先行嗜铬细胞瘤切除，待病情稳定后再行 MCT 根治术。

七、预后

MENⅡB 患者的预后取决于同时发生的各种肿瘤中生物学行为最差者，即主要依赖于 MTC 的进展情况和嗜铬细胞瘤的生物学行为，MTC 转移前未行手术治疗的 MENⅡB 患者很少活过 40 岁。MENⅡB 10 年的生存率约为 50%，术后 MCT 的多发和转移是导致死亡的主要原因。

参考文献

[1]棚橋祐典.知っておきたい内科症候群?多発性内分泌腫瘍症 2B 型 multiple endocrine neoplasia type 2B (MEN2B)[J].内科，2012，109(6)：1339-1340.

[2]朱庆莉，姜玉新，储开昀，等.多发性内分泌肿瘤的临床特点与影像学诊断[J].中国超声医学杂志，2002，18：818-820.

[3]燕东亮，许纯孝，张东青，等.多发性内分泌肿瘤 2b 型（附一例报告并文献复习）[J].中华泌尿外科杂志，2001，22：688-690.

[4]王立明，赵永福，汤洪波，等.多发性内分泌肿瘤Ⅱb 型——附 1 例报告并文献复习 [J]. 中国现代普通外科进展，2004，7：55-58.

N

第1节　线虫性眼炎综合征

一、名称

线虫性眼炎综合征（nematode ophthalmia syndrome），又称为游走性内脏幼虫综合征、内脏幼虫移行症（visceral larva migrans，VLM）。

内脏幼虫移行症是一些动物寄生蠕虫的幼虫进入人体或其他非适宜宿主体内后，虫体本身不发育或仅部分发育，而在各组织器官内长期移行和存在，使被寄生宿主机体受损害后产生的一系列综合征。VLM的主要特点是肝大、慢性持续性嗜酸性粒细胞血症、高球蛋白血症，以及组织病理学上的多器官嗜酸性肉芽肿损害。世界卫生组织已把VLM列为人兽共患寄生虫病中的一类。能引起VLM的病原以蛔虫类较多，可占大半。

二、流行病学

感染途径：人或动物患VLM主要是经口食入被感染性虫卵污染了的食物或水，如弓首科、蛔科、禽蛔科的蛔虫均是经口感染虫卵。兔唇蛔线虫病的感染方式目前尚未明确。异尖线虫病是因食用了含活幼虫的海鱼肉和海产软体动物（属异尖科线虫的第二中间宿主）所致。

三、病因及病理

VLM病原幼虫在人或动物体内的移行途径：人或动物吞食了感染性虫卵后，幼虫在小肠内孵出，钻入肠壁，经门静脉系统到肝，再经肝静脉、下腔静脉、右心到肺。在肺内，部分幼虫穿过肺泡由小支气管、支气管、咽部重新返回小肠，幼虫在肠内不能正常发育而被宿主排出体外。另一部分幼虫经肺内小血管的动静脉吻合支进入左心，随动脉系统而分布到全身各器官组织。弓首科和贝蛔科的蛔虫幼虫具有较强的亲中枢神经系统的特点。一些蛔虫幼虫可经胎盘、乳腺传染给胎儿。部分蛔虫幼虫具有较强的亲肝性。异尖线虫幼虫多数在胃肠壁定居，少数病例也可发生胃肠外的游移。

VLM感染晚期特征性的病理变化是多器官的嗜酸性肉芽肿形成，受累组织器官包括肠、肝、肺、大脑、小脑、间脑、脊髓、眼、肌肉、肠系膜、皮下组织等，视不同虫种而有所侧重。胃肠异尖线虫病的晚期病理特点是以黏膜下层为中心的、伴有大量嗜酸性粒细胞浸润的脓肿和瘤样肿物的形成。肿物内可见虫体断片、角皮或肠管等。

四、临床表现

在人食入感染性弓蛔虫虫卵后，幼虫可移行至肝、肺、肌肉及大脑，即可患弓蛔虫病。

尽管弓蛔虫病临床症状复杂多样，但有3种综合症状是可以辨认的，即弓蛔虫内脏幼虫移行症、眼幼虫移行症及隐匿的弓蛔虫病。由于幼虫的移行，常有轻度的肺部受累症状，可表现为急性支气管炎、哮喘或间质性肺炎。半数患者可见胸片异常。

弓蛔虫内脏幼虫移行症的症状有发热、麻疹、咳嗽和支气管痉挛、腰痛及偶尔的生长停滞，严重感染可引起心肌炎和呼吸衰竭。内脏幼虫移行症通常与高IgE球蛋白血症、嗜酸性粒细胞病变及A型、B型血的同种凝集素浓度升高有关。最新研究表明，弓蛔虫病临床症状不同可能与幼虫数量、不同移行途径、弓蛔虫排泄物的量及宿主的免疫应答有关。

参考文献

[1]王洁,王根法.弓蛔虫与人类健康[J].国外医学寄生虫病分册,1995,22:233.

[2]李建华.蛔虫引起的内脏幼虫移行症[J].中国人兽共患病杂志,1990,12:56-59.

[3]李永国.内脏幼虫移行症[J].实用医学杂志,1991,7:78-79.

第2节　新生儿寒冷损伤综合征

一、名称

新生儿寒冷损伤综合征（neonatal cold damage syndrome),简称"冷伤",又称为新生儿寒冷损害综合征、新生儿皮脂硬化症等,是指新生儿单纯由于寒冷引起的新生儿皮脂硬化、表情淡漠、血糖降低、体温降低、出血、弥散性血管内凝血等一组综合征。本病与新生儿硬肿症的不同点在于仅指单纯由寒冷所致的症状,而后者常并发感染,或由感染引起,既可发生在寒冷季节,亦可见于炎热的夏季。有时二者之间难以区分,有学者主张将新生儿寒冷损伤综合征作为新生儿硬肿症的一个类型,仅指单纯由寒冷所致者。

二、流行病学

本病发病率为6.8%。病死率高。林爱宝等回顾性分析甲组(1998—2000年)新生儿4453例,发生寒冷损伤综合征76例,分析其相关原因,制定了相应的预防措施;乙组(2001—2003年)新生儿4082例,积极采取预防措施后,发生新生儿寒冷损伤综合征32例。

三、病因及病理

新生儿在寒冷作用下体内的棕色脂肪是生产热量的主要来源,对维持体温平衡起着一定的作用。当超过新生儿体温调节反应限度时,其体温逐步下降至35℃以下甚至低至25℃左右，这时可出现皮肤变化和表情淡漠。在大量消耗热储备量后,即可发生低血糖、酸中毒。遇寒冷时,黏稠度较高的血流进一步减慢,血液淤滞,组织缺氧、毛细血管损害、微循环障碍,进而可出现弥散性血管内凝血、肺出血等严重损害。

发病的高危因素:据流行病学调查,胎龄小、体重低、产房温度低,产时新生儿保暖措施不当或合并窒息等均为新生儿寒冷损伤综合征发病的高危因素,其中早产儿及低出生体重与发病关联性最强，而胎龄体与体重呈明显相关。有报道窒息、缺氧亦与本病的发生有关。缺氧时易发生酸中毒,导致微循环障碍、组织器官温度降低。低于脂溶点时,局部脂肪凝固,发生硬肿。

四、临床表现

1.一般临床表现

本病大多发生在日龄1~3天的新生儿,生活力薄弱或体重较轻者。约80%在1周内发病。最初易被发现的临床表现为食欲差、哭声低、手脚凉,进而出现不吃、不哭、活动减少、表情淡漠、嗜睡等,以及体温不升(常低于35℃,最低可低至25℃左右)、心率减慢、呼吸不规则等。

2.皮肤变化

早期出现面部和手足皮肤红,有冰凉之感,有颜面水肿,皮肤转暗紫红色并出现硬肿,皮下组织弹性消失,甚者硬似橡皮伴肢体活动障碍。

3.继发病变

严重病例可有低血糖、肺出血、胃肠道出血、弥散性血管内凝血等。

4.有关检查

①肢体血流图示肢体血流量减少;②红细胞表面电荷测定显示低值;③血糖降低,尿素氮及游离胆红素增加;④血小板计数下降;⑤血细胞比容上升等。

五、诊断

根据新生儿尤其是早产或低体重儿出生于寒冷季节,生后缺乏相应保暖措施并曾有直接暴露于严寒低温不利环境中的病史,结合上述临床症状、体征和有关检查可做出诊断。

六、治疗及预后

我国冷伤的发生率约为6.7‰，死亡率高达34%。在农村尤其应重视预防本病的发生。宜采取以下措施(建议):①预防早产;②产房应有取暖设备,室温24℃为低限,不得低于20℃;③及早诊断宫内发育迟缓,改善胎儿发育;④婴儿娩出尽快擦干羊水,尤其是占体表面积1/3的头部,以免蒸发散热,并尽快将新生儿包裹；⑤将孩子放在母亲身边，利用母体热源；⑥娩出半小时左右就开始母乳喂养。

林爱宝等比较两组新生儿寒冷损伤综合征的发生率，甲组发生率为1.7%，乙组为0.8%，μ=4.5，$P<0.01$。寒冷、早产、窒息、感染是引起新生儿寒冷损伤综合征的常见原因。做好围生期保健、冬季加强新生儿保暖、积极早期治疗新生儿感染性疾病是预防新生儿寒冷损伤综合征的重要措施。

体温低于30℃、心率少于100次、体重轻于2500g、硬肿面积超过50%者，预后较差。本病死亡率可高达40%~60%。

新生儿寒冷损伤的主要死因之一是肺出血，Cole曾认为新生儿肺出血的发生机制是左心衰竭。血流动力学研究的资料表明，寒冷损伤新生儿在低温时和复温后的状态，可能是部分患儿出现左心衰竭及肺出血的原因之一。因此，有理由在复温过程中适当限制液体、给利尿剂及应用正性肌力药物以改善心功能，可望进一步改善预后。

参考文献

[1]洪庆成，江敬铭.儿科综合征[M].天津：天津科学技术出版社，1996：369-371.

[2]林爱宝，王明娥.新生儿寒冷损伤综合征的原因分析及预防[J].护理与康复，2005，4：171-172.

[3]周静，王正运.新生儿寒冷损伤综合征护理现状与展望[J].山东医药，2004，44：64-65.

第3节 新生儿窒息后综合征

一、名称

新生儿窒息后综合征（neonatal asphyxia sydrome）又称为新生儿缺氧缺血性脑病。

二、病因及病理

围生期窒息作为新生儿急危症，是新生儿死亡、脑性瘫痪和智力障碍的主要原因之一。研究显示，窒息后可造成全身炎症反应综合征（SIRS）和多器官功能障碍综合征（MODS）的发生。

三、临床表现

新生儿窒息后综合征泛指新生儿窒息后造成的多系统缺血缺氧性损害导致的多种并发症，包括心、肺、脑、肾、胃肠道等全身各器官的损害，是造成新生儿死亡和后遗症的重要原因。

陈文清总结新生儿科1994—1995年108例窒息后综合征。窒息后器官损害以吸入性肺炎及脑损害最多见，分别为76例（70.4%）和44例（40.7%）。44例脑损害中，包括35例缺血缺氧性脑病（其中18例合并颅内出血）及9例颅内出血，其他依次为硬肿症10例（9.2%），消化道出血8例（7.4%），肺出血4例（3.7%），低血钠4例（3.7%），低血钙3例（2.8%），呼吸衰竭2例（1.8%），肺透明膜病1例（0.9%），败血症1例（0.9%）。转归：痊愈86例，好转13例，自动出院6例，死亡3例。死亡原因：肺炎并肺出血2例，极低体重儿并肺透明膜病1例。另对18例缺血缺氧性脑病并颅内出血患儿进行随访，随访时间6个月至3年，3例有轻度脑瘫表现，1例有脑积水。

参考文献

[1]廖秦平.妇产科综合征[M].北京：北京大学医学出版社，2004.

[2]陈文清.新生儿窒息后综合征108例临床分析[J].广州医学院学报，1998，16：362-363.

[3]张本金，董文斌，雷小平，等.新生儿窒息后多器官功能障碍综合征的临床研究[J].四川医学，2009，30：453-454.

第4节 新生儿弓形虫综合征

一、名称

新生儿弓形虫综合征（neonatal toxoplasmosis syndrome）是指先天性弓形虫感染。其主要表现为贫血、黄疸、肝脾大、中枢神经系统及眼部病变等。

早在1908年Nicolle和Marceaux发现了一种细胞内寄生的弓形原虫，次年被命名为“Texoplasma”，曾用的中文译名有毒浆虫、弓形体和弓浆虫等。1981

年，薛纯良撰文建议改名为弓形虫。

二、流行病学

据文献报道，全世界有5亿~10亿人有弓形虫感染。本病在我国分布广泛。不同国家和地区的感染率（0.6%~94%）差异很大，平均为25%~50%。法国报道为90%。我国正常人群平均感染率为4%~9%。

三、病因及病理

本病病原体是一种原虫弓形虫，猫为其终末宿主，人及其他恒温动物为其中间宿主，人类可因摄食含有活包囊的肉类或孢子的食物而感染。传播途径除经食物感染、猫粪传播、动物唾液、痰液、组织液直接接触感染外，输血和脏器移植也能传播。还可以从喂乳及损伤的皮肤、黏膜等方式传播，昆虫、飞沫等也有可能作为传播媒介。有报道母亲的肾脏移植给儿子，使儿子发生急性播散性弓形虫病而致死的病例。母亲受弓形虫感染后，不论有无临床症状，病原体均可经胎盘传给胎儿而致先天性感染。

四、临床表现

先天性弓形虫感染较为严重，主要表现为全身感染、中毒症状和神经系统及眼部等多器官病变或先天性畸形。约80%的先天性弓形虫病为隐匿型，出生时可无症状。但中枢神经系统或脉络膜、视网膜有弓形虫包囊寄生，数月或数年后，在失代偿时才暴发出神经系统症状或脉络膜视网膜炎。

先天性弓形虫感染的主要表现如下。

1.全身表现

发热、贫血、呕吐、发绀、水肿、皮肤斑丘疹、体腔积液、肝脾大、黄疸、心肌炎、淋巴结肿大等。

2.中枢神经系统表现

较为多见，表现为脑膜脑炎、脑膜炎和脑炎。

3.眼部病变

较为多见，首先发生在视网膜，偶尔整个眼球被侵犯，可致眼球变小、畸形及失明，一般均为双侧性。

4.其他病变

弓形虫可侵犯几乎全身各个脏器细胞，受感染婴儿的临床表现常因弓形体侵袭的部位而不同，可表现程度不一的心肌炎、全心炎、肝脓肿、肺炎、肠炎、肾炎等不同的临床类型。

5.机会性感染

先天性弓形虫病还可导致患者免疫防御功能的损失，从而引起结核杆菌、耶氏肺孢子菌、巨细胞病毒及念珠菌等机会性感染的临床表现。

五、诊断

如有上述临床特征疑似本病者，可应用以下实验室检查在患儿体液或病变组织中找到原虫，从而明确诊断。

六、治疗及预后

乙胺嘧啶与磺胺嘧啶对新生儿弓形虫病有肯定疗效。欧阳玲等采用磺胺嘧啶佐以γ-干扰素，取得满意疗效。本病预后主要取决于肾脏病理类型、有无严重并发症及是否发展为终末期肾功能不全。缓解达3年以上者即为基本痊愈。但病程中如出现并发症，尤其是严重感染，也可威胁生命。约8%的单纯性肾病与绝大多数肾炎型肾病对肾上腺皮质激素或免疫抑制剂仅有部分效应，或完全无效应。病程迁延反复，往往疗程长，用药杂，易出现药物副作用及各种并发症，最终可发展为慢性肾功能不全。在10~15年内约半数患者因严重并发症或尿毒症死亡。

参考文献

[1]洪庆成，江敬铭.儿科综合征[M].天津：天津科学技术出版社，1996：373-377.

[2]欧阳玲，丁贞英，何玲，等.急性先天性新生儿弓形虫病2例报告[J].新生儿科杂志，1995，10：224.

[3]韦翊，赵仕勇，王益明，等.新生儿弓形虫感染的调查[J].中国人兽共患病杂志，1995，11：54，46.

第5节 肾病综合征

一、名称

1932年，Christian用肾病综合征（nephrotic syndrome，NS）一词来描述由多种肾脏病理损害所导致的严重蛋白尿及其相应的一组临床表现。包括大量蛋白尿、低白蛋白血症（血浆白蛋白 <30g/L）、高脂血症、水肿等，其中大量蛋白尿和低蛋白血症是诊断的必备条件。

二、流行病学

大量蛋白尿以肾小球疾病最常见，肾小管间质疾病很少会出现大量蛋白尿。肾病综合征的发病机制较为复杂。多数学者认为肾病综合征的发生与细胞免疫、体液免疫及其他炎症介导（白细胞介素紊乱）、非免疫非炎症（自由基毒性损害及内分泌功能紊乱）等因素有关。

肾病综合征可分为两大类：原发性肾病综合征和继发性肾病综合征。原发性肾病综合征（PNS）是最常见的原发性肾小球疾病的病理类型，可进一步分为微小病变性肾病（MCD）、膜性肾病（MN）、IgA 肾病（I-GAN）、系膜增生性肾小球肾炎（MsPGN）、增生硬化性肾小球肾炎、局灶节段性肾小球硬化（FSGS）。继发性肾病综合征（SNS）指肾病综合征继发于其他脏器系统疾病，作为全身疾病的一部分，肾病综合征可以是原发疾病的一个重要或主要的临床表现。根据发病机制，继发性肾病综合征可分为免疫介导性、代谢性、家族性、感染和药物性疾病。

三、病理

肿瘤相伴性肾病综合征的发生可能与肿瘤抗原刺激发生的免疫复合物沉积在肾小球有关。肿瘤与 NS 的关系尚在研究中。

四、临床表现

杨勇等回顾性分析 120 例老年 NS 患者的临床表现和肾活检病理诊断类型及其之间的关系。120 例 NS 患者中，56 例合并肾炎综合征（46.7%），合并其他主要疾病包括高血压（50 例）、慢性肾病（34 例）、2 型糖尿病（23 例）、冠心病（19 例）、急性肾损伤（10 例）。肾活检病理诊断中膜性肾病 62 例（51.7%），其余分别为局灶节段性肾小球硬化症（11 例）、系膜增殖性肾炎（9 例）、IgA 肾病（8 例）、微小病变（7 例）、糖尿病肾病（5 例）、糖尿病肾病合并膜性肾病（2 例）、淀粉样变肾病（3 例）、紫癜性肾炎（3 例）、肾小球轻微病变（2 例）、ANCA 相关性肾炎（2 例），多发性骨髓瘤肾损害、慢性间质性肾炎、狼疮性肾炎各 1 例。没有肿瘤的记载。

植田等报道 1 例。患者，男性，74 岁。患肺鳞癌，半年来手足及面部水肿，低蛋白血症（1.2g/dL）和蛋白尿（17.2g/d），诊为肾病综合征。考虑可能为肺癌所致。行左下叶肺癌切除。肾活检为膜性肾病，术后低蛋白血症和蛋白尿改善。

在中高年的膜性肾病所致肾病综合征中，1/4 与肿瘤有关。其中肺癌比例高。肿瘤相伴性肾病综合征可在肿瘤发生后出现，也可在之前出现。

五、诊断

我国的定义是尿蛋白 >3.5g/24h，国外大部分定义为 3.5g/（$1.73m^2$·24h）。

参考文献

[1]植田信策，岛田和佳，磯上腾彦，ほか.肺扁平上皮癌摘出術によりネフローゼ症候群の改善を得た一例[J].日呼外会誌，2009，23：149-156.

[2]隋婧.142 例肾病综合征临床与病理分析[D].长春：吉林大学，2014.

[3]杨勇，杨悦，敖强国，等.老年肾病综合征 120 例临床和病理特点[J].中华保健医学杂志，2013，15：99-101.

第 6 节 Netherton 综合征

一、名称

Netherton 综合征（NS）又称为内瑟顿综合征，由 Netherton 在 1958 年首先命名。

二、流行病学

Netherton 综合征是一种少见的常染色体隐性遗传病。

三、病理

NS 的致病基因已被定位到 5q32。后又证实与 SPINK5 基因的突变有关。SPINK5 基因编码一种多区段的丝氨酸肽酶抑制物（LEKTI），LEKTI 分布于分层上皮组织中，表皮中主要在颗粒层。

四、临床表现

临床上可有鱼鳞病皮损、特征性的毛发病变和特应性素质三大特征。患者常有广泛的剥脱性红皮病，大多数常持续终身或者逐渐发展为较轻的回旋形线状鱼鳞病。80%的患者也可以有过敏性表现，包括哮喘、荨麻疹、过敏性鼻炎、异位性皮炎、干草热和高血 IgE 水平和嗜酸性细胞增多症。

1985 年，Greene 等回顾分析了 43 例病例后发现，其中 30 例有迂回线性鱼鳞病表现，其他 13 例有先天性鱼鳞病样红皮病表现。所有病例均有套叠性脆发，14 例伴有其他毛干损害。43 例患者中 2/3 有特应性素质，1/4 有氨基酸尿症，少部分患者有发育迟滞或智力障碍。

五、诊断

三大临床特征加基因检测。

六、治疗及预后

在免疫缺陷、营养发育等方面，新生儿期可发生高渗性脱水、败血症和营养不良而危及生命。肺部和系统感染、持续性慢性腹泻、发育迟缓、身材矮小是常见的并发症。

参考文献

[1]原田敬之.広範圍症候群(新订版)Netherton 症候群[J].日本臨牀，1987，春季臨時增刊号，45：1242.

[2]袁肖海，王学民. Netherton 综合征 1 例[J].临床皮肤科杂志，2004，33：162-163.

[3]赵邑，马志红，杨勇，等.两个 Netherton 综合征家系 SPINK5 基因突变及产物活性的检测[J].中国皮肤性病学杂志，2006，20：341-342.

[4]唐旭华，周晖，陈闻纳，等.表现为先天性红皮病的 Netherton 综合征 2 例报道[J].中山大学学报(医学科学版)，2014，35(2)：315-320.

第 7 节 Nettleship 综合征

一、名称

Nettleship 综合征又称为色素性荨麻疹综合征、肥大细胞(MC)增多综合征。Nettleship 于 1869 年首先描述了肥大细胞增生症的临床特征。1877 年，Ehrlich 发现其皮损里有丰富的肥大细胞，大多数儿童病例无系统累及，仅极少数儿童或具有广泛皮肤损害的成人患者可累及骨髓、淋巴结、肝脏、脾脏，表现为骨髓肥大细胞增生淋巴结及肝脾大。

二、流行病学

肥大细胞增生症多为散发，男女比例为 1.5：1。也有家族发病，表现为常染色体显性遗传。55%的肥大细胞增生症发生在 2 岁以前，另有 10%发生在 15 岁之前。这两种为儿童肥大细胞增生症，其余 35%为成人期发病的肥大细胞增生症。

色素性荨麻疹(UP)属于皮肤肥大细胞增生症的一种，病因不明，其发病率为 1：8000~1：1000，男女发病率相当。大多数患者为儿童，成人发病不常见。

三、病理

肥大细胞(MC)或称组织嗜碱细胞，与血中嗜碱性粒细胞同起源于骨髓造血干细胞。MC 主要分布于表皮下、呼吸道、胃肠道和泌尿生殖系黏膜下、血管、淋巴管附近及外周神经等处。MC 有两种表型：一种表达类胰蛋白酶（trypase）和食糜酶（chymase）为 MCTC，主要分布于皮肤和黏膜下层；另一种表达类胰蛋白酶和微量食糜酶为 MCT，主要分布于肺和黏膜。均可分泌多种生物活性介质。

正常 MC 与肿瘤性 MC 的表型鉴别：正常 MC 不表达的 CD2、CD25、CD35、CD41a、CD41b 在肿瘤性 MC 均为阳性。MC 异常增生和聚集所致疾病为 MC 增生症，常有 c-kit 突变，临床表现异质性强，从皮肤病变可自发消散至高度侵袭性多脏器受累，从无介质相关性症状至急性介质释放综合征而危及生命。

随着干细胞因子(SCF)和干细胞因子受体(c-kit)的发现及其对肥大细胞影响研究的日益深入，肥大细胞增生症发病机制的研究有了较大的进展。肥大细胞表面有突变的 c-kit 的表达，可能与肥大细胞增生症的发病有关。

四、临床表现

WHO 分类。①皮肤 MC 增生症(CM)：a.色素性荨麻疹(UP)/斑丘疹 CM(MPCM)[典型 UP、斑点型、结节型、持久毛细血管扩张斑点型(TMEP)]；b.弥漫性 CM；c.孤立性皮肤 MC 瘤。②惰性系统性 MC 增生症(LSM)。③系统性 MC 增生症伴克隆性非 MC 系的血液病（SM-AHNMD)。④侵袭性系统性 MC 增生症(ASM)。⑤肥大细胞白血病(MCL)。⑥肥大细胞肉瘤(MCS)。⑦皮外肥大细胞瘤(ECM)。

几种较常见的 MC 增生症如下。

1.色素性荨麻疹(UP)/斑丘疹皮肤 MC 增生症(MPCM)

为最常见的皮肤 MC 增生症(CM),全身皮肤除掌跖外均可累及,主要分布于面、头皮、躯干,为棕、棕红或橘黄色边缘清晰的丘疹。轻擦皮肤引发荨麻疹(Darier 征)。少见皮损有红皮病样、结节肿瘤样和毛细血管扩张痣样。可自发成疱疹或摩擦后起疱。多见于儿童,50%小于 2 岁,发病越早自愈快。80%可在青春期消失,20%可迁延至成年。婴儿可为无色素斑,成人则深色斑点。一种只发生在成人的 UP 为持久毛细血管扩张斑点型 TMEP。也有将 TMEP 定为少许较大(>1cm)色素淡的毛细血管扩张斑,而 MC 数不增或稍增。成人型多无自愈趋势,且很少限于皮肤,常有器官受累或系统性介质相关性症状。

2.系统性 MC 增生症(SM)

有 ISM、SM-AHNMD 和 ASM,三者间相互关系尚不清。

一般成人 SM 本质上都是慢性 MC 肿瘤性病,因为:①常伴 MDS MPD;②可向急性白血病转化;③克隆性细胞遗传学和分子遗传学异常。临床表现:骨痛65%,肝大 50%,脾大 50%,淋巴结肿大 30%,可有病理性骨折。多有 MC 释放组胺和前列腺素 PG 等引起的系统症状,如皮肤潮红、瘙痒、恶心、呕吐、腹痛、腹泻、心动过速、哮喘、头痛、低血压甚至休克。常由热、冷、运动、情绪激动、饮酒诱发,某些药物如非甾体消炎药、青霉胺、抗胆碱能药、阿片类药、对比剂也可诱发。肝素释放过多则有凝血障碍而出血。如 MC 在短时间内大量释放介质引起荨麻疹、支气管痉挛、喉痉挛等急重症,则为急性介质释放综合征。

肺表现:支气管痉挛、哮喘,其有关介质是组胺、PGD2、CysLT、PAF、内皮素;分泌黏液,有关介质是组胺、蛋白酶、PGD2、LTC4;肺水肿有关介质是组胺、CysLT、PAF。

谢炳寿等对 10 例 ASM 病例汇总分析。其中 1 例胸腔积液;4 例骨骼有异常改变,表现为颅骨、肋骨、脊椎骨骨质疏松或斑块状致密阴影。

五、诊断

患者需做的检查:①血常规;②肝功能检查;③血浆组胺水平的测定;④骨穿;⑤消化道造影和内镜检查有无消化性溃疡及黏膜形态异常;⑥骨骼检查和骨扫描。对于儿童患者,后 3 项检查非必需,只有出现系统受累表现的患者才有必要。

六、治疗

治疗MC 增生症的目的在于:①消除 MC 释放介质引起的症状;②控制 MC 增生。主要是对症治疗。

七、预后

肥大细胞增生症预后主要取决于发病年龄及类型,儿童型发病者预后良好,大部分皮肤型患者的临床表现为一过性。发病年龄小于 10 岁者,至少 75%皮损可改善。在一项地中海地区 180 例皮肤肥大细胞增生症患儿的回顾性研究中,随访 1~15 年,完全缓解及显著改善率可达到 92.5%。完全缓解一般发生在发病后 10.2 年左右,部分缓解通常发生在 7.1 年之后,其中肥大细胞瘤亚型预后优于色素性荨麻疹亚型,但伴有肝脾肿大者预后较差。

参考文献

[1]吴艳,涂平,陈喜雪,等.儿童肥大细胞增生症 2 例[J].中国麻风皮肤病杂志,2001,17:209-210.

[2]姚尔固.肥大细胞增生症[J].白血病淋巴瘤,2003,12:49-52.

[3]吴贤杰,郑敏.肥大细胞增生症与干细胞因子受体(c-kit)突变的关系[J].国外医学·生理、病理科学与临床分册,2005,25:87-89.

[4]谢炳寿,王文权,黄瑛,等.侵袭性系统性肥大细胞增生症 1 例报道及文献分析[J]. 重庆医学,2008,37:782-783.

[5]李玉梅,李楠,徐巍,等.新生儿系统性肥大细胞增生症 1 例[J].中国当代儿科杂志,2011,13:848-849.

[6]郑艳红,马东来.大疱性色素性荨麻疹 1 例[J].中国皮肤性病学杂志,2002,16:408-409.

第 8 节 神经阻滞剂恶性综合征

一、名称

神经阻滞剂恶性综合征(neuroleptic malignant syndrome,NMS)是一种由使用神经阻滞剂引起的危及生命的严重并发症,是一种罕见可致命的不良反应。抗精神病药治疗中(或抗帕金森病药中断时)出现高体温、显著锥体外系症状和自律神经症状,作为特征的精神症状是罕见的,其原因是严重的副作用。

二、流行病学

NMS 最早于 1960 年报道，通常认为是抗精神病药物最严重的副作用之一，其中以服用氟哌啶醇、氯丙嗪最多见。随着研究的深入，发现某些具有神经安定作用的药物，如镇定药异丙嗪、麻醉剂氟哌利多、三环类抗抑郁药、锂盐、甲氧氯普胺也可引发 NMS。近年国内外陆续报道帕金森病治疗过程中也可出现 NMS，经研究认为主要与帕金森病治疗过程中左旋多巴减量或撤药有关，其他抗帕金森病药物如溴隐亭、苯海索、金刚烷胺和左旋多巴的减量和停药也能引起 NMS。几乎所有抗精神病药物都可引起该病，发病率为 0.02%~3.23%。

三、临床表现

NMS 起病急，可在一次大量服药后发生，典型者多在 1~3 天内发生。从服药到发病时间来看，可分为 3 型：突发型（24~48 小时）、早发型（5~15 天）、迟发型（长期服药）。早发型典型患者多，表现为激动不安、不同程度意识障碍、缄默、幻觉、木僵，甚至昏迷。下丘脑功能以自主神经功能紊乱为特点，如中枢性高热、心动过速、呼吸急促、深浅不一、血压不稳、面色苍白、大汗、二便潴留或失禁、上消化道出血、流涎、皮疹、水肿、肠麻痹等，尚可伴锥体外系的肌强直、咽喉痉挛、张口困难。不典型者可无发热、无肌强直、夏季无汗等。迟发型多不典型，诊断困难。

NMS 最主要的症状为锥体外系症状，约 94%的病例有肌肉紧张，一些患者也可表现为震颤、运动不能。几乎所有 NMS 患者均有发热，可能与药物直接或间接作用于下丘脑体温调节中枢有关。发热与肌肉强直是诊断 NMS 的两项重要指标。肌酸激酶 CK 值与白细胞计数在 NMS 临床表现最为严重时最高，且随病情好转而逐渐降至正常，因此，血清 CK 值与白细胞计数的动态变化可作为 NMS 病情观察的良好指标。84%的 NMS 病例有不同程度的意识障碍，表现为意识模糊、昏迷、瞠目昏迷、瞳孔不等大。典型病例可有意识障碍，但貌似清醒。此外，NMS 患者多有自主神经功能紊乱，多表现为心动过速、血压不稳、尿便障碍、流涎及呼吸加速，偶有上消化道出血及 DIC。NMS 患者较一般卧床者出现压疮早，有研究将此看作 NMS 自主神经功能失调表现之一。

四、诊断

《美国精神疾病诊断手册》第 5 版提出 NMS 诊断标准为：①使用抗精神病药物后出现严重的肌肉强直和体温增高；②患者伴有 2 项或 2 项以上下述症状：大汗、吞咽困难、震颤、大小便失禁、意识改变（从较轻的意识模糊到严重的昏迷）、缄默不语、心动过速、血压升高或血压不稳；白细胞增高；肌肉损伤的实验室证据（如磷酸肌酸激酶 CPK 增高）；③上述症状不是由使用其他药物、神经科疾病或者躯体疾病引起，亦不能由某种精神疾病来解释。

五、治疗

NMS 预防为主。一经诊断，应立即停用所有抗精神病药物。服用先前抗帕金森药物，重点给予支持、抗感染、物理降温和对症等治疗。

参考文献

[1]三浦贞则.広範圍症候群（新订版）恶性症候群 Neuroleptic malignant syndrome[J].日本臨牀，1987，春季臨時增刊号，45：1190.

[2]赵庆杰，孟珊珊，曹旭政，等.恶性综合征的临床分析与预后探讨[J].中国急救医学，2007，27：1013-1015.

[3]郭艳娥，贾建军，谭纪萍，等.非典型恶性综合征 1 例报告暨文献复习[J].现代生物医学进展，2012，12；925-926.

第 9 节 Ⅰ型神经纤维瘤病

一、名称

Ⅰ型神经纤维瘤病（neurofibromatosis type Ⅰ，NF-Ⅰ）是一种常染色体显性遗传病，源于胚胎发育时期神经嵴细胞发育异常，主要累及皮肤和神经系统，可对肺血管造成损害，引起肺动脉高压。虽然其并发肺动脉高压的发病率低，但患者一旦合并肺动脉高压，预后极差。

二、流行病学

目前病例多为个案报道。发病率为 1/30 000~1/2500。NF-Ⅰ继发性肺动脉高压病例少见，国内仅有

1例报道,国外报道29例。

NF-Ⅰ是常染色体显性遗传,且没有性别优势。

三、病理

女性患者明显多于男性，推测可能与雌激素有关,文献报道雌激素羟化酶活性下降导致雌激素代谢异常可能增加BMPR2基因突变者发生肺动脉高压的风险。NF-Ⅰ导致的肺血管损害机制尚不明确,文献报道可能与NF-Ⅰ造成肺血管狭窄闭塞或血栓形成有关。患者可出现肺弥散功能显著下降,伴或不伴肺间质受累的影像表现。肺毛细血管楔压均<15mmHg,推测NF-Ⅰ可能主要致肺小动脉受累。NF-Ⅰ继发性肺动脉高压的患者肺动脉病理显示动脉内膜增厚,纤维组织增生及血管重塑,支持上述推断。NF-Ⅰ基因编码神经纤维瘤蛋白,神经纤维瘤蛋白是初级血管平滑肌细胞RAS信号通路的负调节因子。有研究认为,NF-Ⅰ基因突变后神经纤维瘤蛋白对RAS通路的抑制作用减弱,血管平滑肌生成异常,导致血管病变。对杂合型(NF+/-)小鼠的模型研究发现,异常激活的RAS信号通路可导致新生血管内膜增厚并导致管腔狭窄。

四、临床表现

神经纤维瘤病分为神经纤维瘤病Ⅰ型（NF-Ⅰ）和神经纤维瘤病Ⅱ型(NF-Ⅱ),NF-Ⅰ更为常见。

NF-Ⅰ导致的肺动脉高压发病隐匿,患者多因出现逐渐加重的右心衰竭就诊,无其他特征性症状或体征,导致确诊时间长,确诊时2/3的患者为重度肺动脉高压。NF-Ⅰ继发性肺动脉高压的发病率低,临床可出现呼吸困难、晕厥、乏力等症状。

林芳报道2例NF-Ⅰ继发肺动脉高压。

例1:患者,女性,42岁,因“活动后气短1.5年”入院。7个月前出现双下肢水肿,气短逐渐加重。自幼发现“先天肺囊肿”。30余年前诊断“多发神经纤维瘤”。体检:全身皮肤多发皮下结节,质软,可见皮肤色素沉着。口唇发绀,颈静脉充盈,P2>A2,三尖瓣听诊区可闻及Ⅲ/6级收缩期吹风样杂音。肝肋下3指,双下肢轻度对称性可凹性水肿。D-二聚体为0.42mg/L。血气分析:PO_2为68.2mmHg。胸部CT示双肺磨玻璃影及马赛克征;肺动脉高压,右心房及心室增大,腔静脉增粗,心包积液;右侧少量胸腔积液;双肺多发小囊肿。超声心动图示右心房室扩大,室间隔及右心室壁运动减低,三尖瓣重度关闭不全,肺动脉瓣轻度关闭不全,右肺动脉增宽,重度肺动脉高压[三尖瓣反流长度法(TI法)估测肺动脉收缩压为122mmHg],右心功能减低(右心室射血分数为31%)。肺功能检查示通气功能正常,FEV_1/FVC为83%,FEV_1占预计值%为85%,校正后一口气弥散量占预计值%为61%。行右心漂浮导管检查,可见肺主动脉扩张,左右肺动脉主干扩张,外周纤细,各段动脉未见明显狭窄、闭塞改变。血气分析示上腔静脉、下腔静脉及肺动脉血氧无明显差异，无左向左分流。肺动脉收缩压为100mmHg,舒张压为42mmHg,平均压为60mmHg。吸入伊洛前列素20μg后肺动脉收缩压降至91mmHg;舒张压为30mmHg,平均压为54mmHg;药物实验反应阴性。肺血管阻力(PVR)由1773 dyn/(S·cm^5)降至1640 dyn/(S·cm^5)。患者住院治疗16天后出院。3个月后患者因“喘憋加重并发热2周”再次入住。给予治疗,患者病情仍无逆转并逐渐恶化,心功能衰竭死亡。

例2:患者,女性,55岁,因“活动时喘憋6个月”入住。CT肺血管造影(CTPA)示肺动脉增宽,未见肺动脉栓塞;双肺间质性炎症,多发肺大疱,右肺中叶内外侧段、双肺下叶外基底段多发小结节;心包少量积液,双侧胸腔少量积液。既往史:40余年前诊为“神经纤维瘤病”。育有一女,患有“神经纤维瘤病”。体检:面部、躯干及双上肢散在绿豆大小皮下结节,质软,无触痛,局部皮色正常或有色素沉着,腋下可见色素沉着。颈静脉充盈。心脏各瓣膜听诊区未闻及杂音。P2>A2。双下肢轻度对称性可凹性水肿。实验室检查:N端前脑钠肽为4.3mg/L。D-二聚体为242mg/L。血气分析示Ⅰ型呼吸衰竭。肺功能检查肺通气功能大致正常,FEV_1占预计值%为103%,FEV_1/FVC为82%,校正后一口气弥散量占预计值%为35.2%,校正后弥散率占预计值%为39.1%。心电图示窦性心律,顺钟向转位,右心室负荷重,ST-T改变。超声心动图示肺动脉高压:(TI法估测肺动脉收缩压为79mmHg)右心功能减低（三尖瓣环收缩期位移12.6mm，心肌做功指数为0.98),右心房及心室扩大,右心室肥厚,三尖瓣反流(中度),肺动脉增宽,心包积液(微少量),肺动脉造影未见血栓。胸HRCT双肺多发薄壁及无壁透亮影,双肺弥漫磨玻璃影,双肺多发小结节。6分钟步行距离为240m。心脏核磁示右心房及右心室增大,肺主动脉干及左右肺动脉增宽,右心功能减低(右室射血分数为18%,右心室舒张末期容积为200mL,心排血量为3.3L/min)。肺动脉造影未见血栓征象。右心漂浮导管检查未提示心内分流，肺动脉收缩压为88mmHg,舒张压为34mmHg,平均压为52mmHg,肺动脉楔压为

10mmHg;吸入伊洛前列素 20μg 后,平均肺动脉压由 52mmHg 降至 43mmHg,肺血管阻力由 933 dyn/(S·cm^5)降至 581 dyn /(S·cm^5),心排血量由 3.6L/min 升至 4.5L/min,急性血管反应试验阴性。经吸氧、利尿及法舒地尔 60mg,2 次 /d 静脉滴注,患者喘憋症状明显改善,出院后继续口服利尿剂及他达拉非 10mg,1 次 /d 治疗。出院 4 个月后患者就诊于外院,加用波生坦 125 mg,2 次 /d 口服治疗。出院 7 个月后患者因活动后喘憋加重再次入住,加强利尿改善心功能治疗。因肺血管扩张药物治疗效果差,拟待肺移植,但 1 个月后因心功能不全加重死亡。

毛细血管前肺高血压(PH)是 NF-Ⅰ的严重并发症之一,最初是在晚期肺实质疾病患者中发现,PH 可能使 NF-Ⅰ病情加重。Montani D 等诊治了 8 例携带 NF-Ⅰ突变基因的 NF-Ⅰ相关性 PH 新患者。在这些患者中,没发现存在骨形态发生蛋白受体 2(BMPR2)基因的点突变或者大面积重组。其中 7 例女性和 1 例男性,提示该病可能以女性为多。PH 发生在疾病晚期,年龄范围:53~68(中位 62)岁。呼吸困难和出现右心衰竭征象是诊断 PH 的主要症状。往往诊断 PH 时,患者已有严重的血流动力学紊乱,心脏指数低,肺血管阻力指数升高。所有患者都有严重的运动受限(纽约心脏协会功能分级为Ⅲ级;6 分钟步行距离的中位数是 180m;范围 60~375m)。大多数患者有相关的肺实质疾病,但是有些患者没有或者仅有轻微的肺损害,伴有不成比例的肺血管疾病。

五、诊断

NF-Ⅰ患者一经确诊,应尽早行超声心动图检查,肺动脉高压筛查和超声心动图检查应定期随诊,必要时完善右心漂浮导管等检查,以期尽早明确是否为继发性肺动脉高压,从而做到早诊断、早治疗。

六、治疗及预后

NF-Ⅰ继发肺动脉高压患者的治疗目前主要是对症支持治疗,根据患者实际情况可给予氧疗、抗凝、降低肺动脉压的药物治疗,心功能不全者给予强心利尿。NF-Ⅰ继发性肺动脉高压的预后较差。总的来说,PH 治疗的作用有限,患者的预后较差。有适应证的患者需要尽早安排肺移植手术。

参考文献

[1]刘芳,邝士光,杨媛华.Ⅰ型神经纤维瘤病继发肺动脉高压二例[J].中华结核和呼吸杂志,2019,42:302-304.
[2]张玲玉(译),叶鹏(摘、审校).Ⅰ型多发性神经纤维瘤患者的肺高血压[J].中华高血压杂志,2011,19:821.

第 10 节 Nezelof 综合征

一、名称

Nezelof 综合征又称为免疫球蛋白正常的细胞免疫缺陷综合征,即免疫球蛋白正常的淋巴细胞减少症,胸腺发育不良、伴正常免疫球蛋白的胸腺发育不全免疫缺陷病,伴免疫球蛋白的联合免疫缺陷等。本病由法国 Nezelof 于 1964 年首先报道,以后 Herkin、Hitzig、Buckley 等也报道了类似病例。本病主要特点是患儿免疫球蛋白总量正常或增高、淋巴细胞减少、反复感染等。

二、流行病学

本病为常染色体隐性遗传病。

三、病理

Nezelof 综合征并非由一种病因所致。在临床表现、实验室检查和病理学所见等方面,和 SCID 难以鉴别,二者均有反复严重感染,细胞和体液免疫同时受累,淋巴细胞总数正常或减少。与 SCID 不同,Nezelof 综合征以细胞免疫缺陷为主,一种或一种以上的血清 Ig 正常,甚至增高(多为 IgM)。对其曾有各种描述。曾有不少学者将其归类于细胞免疫缺陷病,现有人认为其属于联合免疫缺陷病。

病理特征为胸腺发育不良、淋巴结和脾脏的淋巴细胞不足,可有浆细胞。其发病机制尚不清楚。新疆石河子病例尸检:胸腺片状,重 2.5g,双肺可见点灶状暗红色病灶。镜检胸腺由疏松结缔组织隔成分叶状,皮质区缺知,缺乏皮髓分化,无胸腺小体,淋巴细胞稀少,可见散在浆细胞。

四、临床表现

章敏报道 11 例原发性免疫缺陷症,按 Borzy 分类,4 例属于严重联合免疫缺陷症(SCID),胸腺及各免疫器官淋巴细胞甚少,其中仅 1 例生前因坏疽痘做过多项免疫学检查及治疗;3 例属于不全型胸腺发育不良(PDP)(1 例 Bloom 综合征,1 例 Leiner 综合征,1 例组织细胞增生症),均为联合免疫缺陷;3 例属于晚期胎儿型胸腺;1 例属于完全型胸腺发育不良。呼吸系统表现:5 例出血坏死性融合性小叶肺炎,2 例支气管肺炎,3 例间质性肺炎,1 例肺出血、肺水肿。

Nezelof 综合征多在婴儿期发病, 也可在 3~4 岁以后开始发病。男女均可发病,以淋巴细胞减少和胸腺发育不全的细胞免疫缺陷为主,Ig 水平可正常,易发生革兰阴性细菌和白色念珠菌感染,对特异治疗无反应。部分患儿发病较晚,病情较轻,进展较慢。

常见临床表现为反复上呼吸道感染、肺炎、中耳炎、鼻旁窦炎、革兰阴性杆菌败血症;白色念珠菌病;重症水痘、麻疹等。感染常迁延化、慢性化伴生长发育迟滞。

体格检查时常无扁桃体,但淋巴结尚存在。X 线检查无胸腺阴影, 末梢血淋巴细胞明显减少, 低于 1.2×10^9/L,中性粒细胞大致正常。OT、PHA 等细胞免疫检查阴性或明显减低。

冯雷等报道 3 例患者,反复患肺炎、消化不良,细胞免疫功能显著低于正常,血清 IgG 减低。病理检查胸腺小于正常,缺乏淋巴细胞和哈氏小体,全身淋巴组织发育不良,淋巴细胞稀疏,皮质无滤泡结构。虽然其细胞和体液免疫功能均受累,但是患儿血清 IgA 正常,IgM 明显高于正常,显然以细胞免疫缺陷为主,故诊为 Nezelof 综合征。

五、诊断

根据婴儿后期开始出现的反复感染,结合细胞免疫功能减低、免疫球蛋白含量正常或增高、末梢淋巴细胞减少、X 线检查无胸腺影、淋巴结活检胸腺依赖细胞区发育缺陷等可做出诊断。

六、治疗及预后

转移因子、骨髓移植对本病治疗有效,也可做胎肝输注治疗。选用有效抗感染药物积极控制感染。一般病例预后不良,常于幼儿期死于重症感染,有条件做骨髓移植者有治愈的可能。

参考文献

[1]岩田力.広範圍症候群(新订版)Nezelof 症候群[J].日本臨牀,1987,春季臨時增刊号,45:1032.

[2]章敏.原发性免疫缺陷症 11 例[J].临床与实验病理学杂志,1991,7:177-179.

[3]冯雷,滕庆,李佩娟,等.联合免疫缺陷病 3 例报告[J].中级医刊,1980(11):37-38,22.

[4]新疆石河子医学院第三附属医院儿科.临床病例讨论——反复感染、胸腺发育不全[J].临床儿科杂志,2001,19:117.

[5]郭履赒,段恕诚.免疫缺陷病与感染(综述)[J].国外医学儿科学分册,1979,6:80-85.

[6]洪庆成,江敬铭.儿科综合征[M].天津:天津科学技术出版社,1996:385-386.

第 11 节 Niemann-Pick 病

一、名称

1914 年,Niemann 报道肝脾大、呈退行性变而死亡的病例。Pick 认为是与 Gaucher 病有组织学差别的疾病。1934 年,Klenk 在患者脑、肝中发现蓄积神经鞘磷脂。

Niemann-Pick 病(尼曼 – 匹克综合征,NPD)即神经鞘磷脂网状内皮组织增生综合征,又称为神经鞘磷脂沉积病、神经鞘磷脂代谢缺陷、类脂质代谢障碍性网状内皮细胞增多症等。本病是由于神经鞘磷脂酶缺乏致神经鞘磷脂代谢障碍,导致后者蓄积在单核巨噬细胞系统内,出现肝脾大、中枢神经系统退行性变。此病患者的肝脾等组织中酶的活力降至 50%以下。

二、流行病学

NPD 是一种少见的常染色体劣性遗传病。在近亲结婚和犹太人中较多见,在我国为散发病例。

三、病理

肺上皮细胞、血管内皮细胞可见 Niemann-Pick 蓄积。患者全身网状内皮系统中可见富含脂类的直径为 20~90μm 的大型泡沫细胞,以脾、骨髓、肝、肺和淋巴结等部位为主。这种泡沫细胞又称为 Niemann-Pick 细胞。

四、临床表现

多数文献将 NPD 分为 5 种类型。

A 型(婴儿型):占 NPD 的 85%以上,体内多数细胞缺乏神经磷脂酶,临床出现肝、脾、淋巴结肿大,半数患者眼底黄斑周围出现樱桃红色斑点,并出现神经受损症状。病情发展迅速,多数在 3 年内死于严重的消耗和感染。

B 型(内脏型):发生于婴幼儿,多累及内脏器官,神经系统不受损,预后较 A 型稍好。

C 型(慢性神经型):发生于 3~4 岁儿童,病情发展同样迅速,在青少年期死亡,这类患者的神经磷脂酶活性正常。

D 型(Nova Scotia 型):与 C 型类似,但此型仅限发生在加拿大 Nova Scotia 的一个家族中,此型患者神经磷脂酶活性正常。

E 型(成人型):非常少见,是发生在成人的轻型 NPD,此型无神经系统症状,神经磷脂在网状内皮系统积聚,但程度及危害相对较轻。病程长,预后较好,体内神经磷脂酶活性正常。

病情进展缓慢,肺部有弥漫性 Niemann-Pick 细胞浸润,腹部膨隆突出,但肝功能损害多不严重,可因肺部继发感染而死亡。亦有报道长期存活至成年期。

陆海英等报道 12 例腹部膨隆伴肝脾大。其中肝大轻度 5 例,中度 4 例,重度 3 例;脾大中度 5 例,重度 7 例。伴腹泻 7 例,皮肤紫癜 3 例(1 例伴黏膜出血症),皮肤黄染 1 例,色素沉着 1 例,消化道出血 1 例,淋巴结肿大 3 例,营养不良 5 例,智力减退 2 例,肌无力 2 例,体格发育不良 5 例。其他症状:发热 6 例,咳嗽 3 例,手足搐搦 1 例。12 例行胸部 X 线检查,3 例异常,其中双肺粟粒影 1 例,网格影 2 例。

五、诊断

无论何种类型,贫血、肝脾大及骨髓中见大量 Niemann-Pick 细胞为其共同特征,也是诊断该病的主要依据。鞘磷脂酶的检查对诊断、临床分型及判断预后有重要的特征性意义。

六、治疗及预后

主要采用基因疗法或骨髓移植,伴有脾功能亢进者可行脾切除术,但它不能缓解疾病的进展,有条件的患者可行 β- 葡萄糖脑苷脂酶或神经鞘磷脂酶替代疗法,亦可使症状得到改善。基质减少疗法。国内也有作者认为细胞周期依赖性蛋白激酶特异性抑制剂 Roscovitine 对 NPD 的神经系统变性有一定保护作用。但不管何种疗法,该类疾病的总体疗效不佳,预后差,患者多在儿童期内死亡。

参考文献

[1]山中龍宏.広範圍症候群(新订版)Niemann-Pick病[J].日本臨牀,1987,春季臨時增刊号,45:770.
[2]刘媛媛,段万里,任牡丹,等.成人型 Nimann-Pick病 1 例[J].陕西医学杂志,2012,41(4):封 3.
[3]陆海英,陆谨,毛志红.尼曼-匹克病 12 例临床分析[J].南京铁道医学院学报,1999,18:44-46.
[4]洪庆成,江敬铭.儿科综合征[M].天津:天津科学技术出版社,天津,1996:386-387.

第 12 节 Noonan 综合征

一、名称

Noonan 综合征又名 Turner 男性表型、男性 Turner 综合征、翼状颈综合征、假性 Turner 综合征、先天性侏儒痴呆综合征。临床表现除身材矮小、蹼颈、眼距增宽外,还包括有胸廓畸形,以鸡胸、脊柱畸形为多见。性腺发育异常表现为小睾丸或隐睾症,以及心血管畸形的多发性先天畸形。1883 年,Kobilinsky 首先报道。

二、流行病学

据估计,活产新生儿发病率为 1/2500~1/1000,该病具有明显的遗传异质性。其遗传方式有常染色体显性遗传、常染色体隐性遗传及由基因突变导致的散发病例。

三、病理

目前已将 Noonan 综合征的致病基因定位于

12q24.1，其候选基因为核糖体蛋白 L6（RPL6）基因。位于该区域的另一个候选基因是人 Deltex（DTX1）基因，编码一个细胞质蛋白，该蛋白是 Notch 信号途径的负调控因子。这些基因异常导致 Noonan 综合征的分子机制尚不清楚。

四、临床表现

Noonan 综合征有 28.2%的患者合并心血管系统以外的其他系统畸形。37.2%~66.7%的患者合并心血管系统疾病，以肺动脉狭窄、动脉导管未闭、心房间隔缺损、心室间隔缺损、房室管畸形及心肌病等多见。

临床表现可具有女性 Turner 综合征的特点，如身材矮小、肘外翻、颈蹼外，还具有特殊面容，两眼距宽、内眦赘皮、两眼角向下斜（反先天愚型样）、低耳位、漏斗胸或扁平胸、心脏畸形，约半数为肺动脉狭窄或动脉导管未闭、房间隔缺损等。性腺发育差异大，可以表面正常，亦可为隐睾或小睾丸，伴有不同程度的智力障碍。

刘晓红等报道 Noonan 综合征伴心脏畸形 5 例。5 例均呈鸡胸，脊柱侧凸。胸片示肺血轻 - 中度减少 4 例，正常 1 例，肺动脉段平直 2 例，凸出 3 例。

陆红等报道 Noonan 综合征 2 例。例 1，胸片双肺血少，右心房、右心室增大，肺动脉段凸出，心胸比率 0. 57。诊断：Noonan 综合征合并法洛三联症。例 2，胸片双肺血多，右心房、右心室增大，肺动脉段凸出，心胸比率 0.55。诊断：Noonan 综合征合并心房间隔缺损，肺动脉高压。

赵晓等分析 Turner 综合征患者的核型及主要体征。对 44 例年龄在 3~40 岁具有异常体征或第二性征发育异常的女性患者，采用静脉血淋巴细胞培养，用 G 带技术分析患者的核型。结果在 44 例患者中，有 3 例患者年龄在 14 岁以下，具有生长迟缓、肘外翻、盾状胸等异常体征。14 岁以上的个体 41 例，其中原发性闭经患者 36 例，继发性闭经患者 4 例，1 例月经周期正常但多次流产，生育畸形儿，并具有多种异常体征，10 例原发性闭经患者的血清激素检验结果 FSH 均值严重升高。结论：异常核型的种类较多，而单纯的 45X 核型所占比例远低于各种嵌合体的比例。临床体征主要为原发性闭经、子宫小或无子宫、外阴幼稚型、乳房不发育或发育差、肘外翻、盾状胸。

五、诊断

见表14。

表 14 Noonan 综合征与 Turner 综合征临床表现比较

	Noonan 综合征	Turner 综合征
性别	两性	女性
身材矮小	不一定	必发
智力发育迟缓	多见	少见
眼改变		
眼距宽	多见	少见
上睑下垂	多见	少见
内眦赘皮	多见	少见
眼球突出	多见	少见
反先天愚型貌	多见	少见
低耳位	多见	少见
多毛症	有时有	少
胸廓畸形（扁平胸或漏斗胸）	多见	少见
先天性心脏病	多为肺动脉狭窄	多为主动脉狭窄
肾畸形	少见	多见
生殖腺发育障碍	有较大范围的差异变化	明显
家族集积性	往往见	几乎没有
染色体核型	正常（46XX，46XY）	异常（45XO，45XO/46XX）

六、治疗及预后

刘晓红等报道5例患者中2例行肺动脉瓣球囊扩张术，选择双球囊扩张。术后跨瓣压差分别从4.67kPa、6.39kPa降至1.07kPa、2.66kPa。3例行肺动脉瓣切开术(1例同时行房间隔修补术)，术后杂音明显减轻。

Noonan综合征若合并有心血管系统畸形，其预后多不良，多因继发性感染或心力衰竭死亡。因此，确诊后应及时手术矫治心血管畸形，以改善预后。

参考文献

[1]彭亮，霍正浩，陈银涛. Noonan综合征1例并文献复习[J].宁夏医学院学报，2002，24:143-144.

[2]陆红，徐向明.翼状颈综合征(Noonan综合征)二例[J].中国循环杂志，1998，13:339.

[3]吴韵明，汤福广，刘豫阳，等.Noonan综合征七例综合报告[J].实用儿科临床杂志，1990，5:305-306.

[4]刘晓红，朱会英. Noonan综合征伴心脏畸形5例[J].实用儿科临床杂志，1998，13:185-186.

[5]赵晓，沈国民，骆延.Turner综合征患者的核型及主要体征分析[J].河南科技大学学报(医学版)，2008，26:111-112.

O

第1节 Obrinsky综合征

一、名称

Obrinsky综合征又称为皱梅腹综合征(Prune-Belly syndrome,PBS)、先天性腹肌缺如综合征、梨状腹综合征、Froelich综合征、梅干腹综合征、腹发红综合征、Triad综合征、Eagle-Barrett综合征、腹肌缺陷综合征、杏梅腹综合征及三联综合征、"右侧"综合征(仅限于右侧腹肌和内脏)、"左侧"综合征(仅限于左侧腹肌和内脏)等。是指患者部分或全部腹部肌肉严重发育不全甚至完全缺如,其腹壁由皮肤浅表筋膜和腹膜构成,无腹股沟管和韧带,可伴有巨大肾囊肿、巨输尿管、肾发育不全、隐睾等。因本病以腹肌缺乏、尿路畸形及隐睾为常见的三大体征,故又称为三体征。李述庭等曾有报道。

梅干腹综合征是由Froelich于1839年首先报道的。1895年,Parker首先描述三联表现腹肌缺陷、两侧隐睾和泌尿系多发畸形(巨膀胱及输尿管、肾发育不全等)。1901年,Osler使用Prune-Belly综合征的名称。

二、流行病学

Welchdler的统计资料显示,男性病例占95%,大约40 000例新生儿中就有1例。活产儿发病率为1/(30 000~50 000),也有报道为1∶2923,男女比为(18~20)∶1。也有报道女性比例为2.3%~9.0%,日本为15.8%。

三、病因及病理

PBS的病因未明,可能是伴性隐性遗传。引起腹肌缺失的原因到底是肌肉发育障碍或胚胎在宫内的某种病变而影响了肌肉或其神经供应,目前尚无定论。

四、临床表现

①出生时即表现腹部膨大而松弛,部分或全部腹肌严重发育不良,通常缺少的腹肌自中腹至下腹部,可双侧或单侧,甚至完全缺如,由于腹壁菲薄,很容易摸清患儿的内脏器官;②腹部皮肤干皱,以梅干样皱纹而得名;③绝大多数患儿为男性并伴有隐睾;④特征性的表现为无双臂协助支撑则不能从卧位转为坐位;⑤多有不同程度的泌尿系异常,如巨输尿管、巨膀胱、肾囊肿、肾发育不全或发育异常、尿路梗阻等,临床常表现为排尿障碍和反复尿路感染并出现进展快慢不一的肾功能不全;⑥咳嗽无力,因不能有效咳嗽而常有呼吸道感染;⑦可能伴有其他先天性缺陷,如先天性胃肠道畸形及心脏、中枢神经系统、四肢骨骼畸形。

胸肺部:肋缘外翻,赫氏沟,胸廓凹陷或隆凸,胸大肌、肺发育不全,气胸,合并肺部感染。肺囊腺瘤样畸形。Walbaun报道肺下叶多囊性畸形,病理检查囊腔内衬有成层的柱状纤毛上皮,下方为胶原,少量肌纤维等。

新生儿型常死于肺发育不全、呼吸窘迫或尿路完全梗阻。

五、诊断

根据上述临床特点,可以做出诊断。B超及肾脏、输尿管、膀胱及消化道X线造影检查也有助于确诊。还应注意肾功能检查。

六、治疗及预后

20%的患儿死产或死于新生儿期,50%的患儿生后2年内死亡，双侧肾严重发育不全的患儿预后差。少数可活至成年。

参考文献

[1]洪庆成,江敬铭.儿科综合征[M].天津:天津科学技术出版社,1996:391-392.

[2]吴升华,金浩祥.Prune-Belly综合征[J].国外医学泌尿系统分册,1985,5:118-120.

[3]刘西茹,丘彦,桂文武,等.IVF-ET术后梅干腹综合征早期产前诊断1例[J].第三军医大学学报,2010,32:2611-2612.

[4]陈骊珠,蔡爱露,王晓光,等.三维超声产前诊断胎儿梅干腹综合征[J].中国医学影像技术,2009,25:2081-2083.

[5]林美琴.先天性腹肌缺如综合征二例[J].中华医学遗传学杂志,1996,13:61.

第2节 羊水过少综合征

一、名称

某种原因造成羊水过少状态，因此呈特殊颜貌(Potter颜貌)、四肢异常、胎儿肺低形成及子宫内胎儿发育延迟,称为羊水过少综合征(oligohydramnios syndrome)。

二、流行病学

有关羊水过少的发生率,国内报道为0.4%~4%,国外报道为0.5%~5.5%。

据报道羊水过少时胎儿畸形率约为20%,其中最常见的畸形是泌尿生殖系统畸形。早期出现羊水过少或长时间羊水过少可导致胎儿面部（如Potter面容、低位耳等)、肢体畸形以及肺发育不良、肺纤维化(因羊水少限制了胎儿胸廓发育及呼吸运动)。

三、病理

染色体异常，常见的有21三体、18三体、13三体、45X综合征等。

羊水过少病因：孕周不同羊水产生的机制不同。孕中期以后羊水主要来源于胎儿尿液(孕末期90%的羊水来源于胎儿尿液)，少部分来源于胎儿肺脏和羊膜腔内循环;吸收主要通过胎儿吞咽排泄、胃肠道吸收及胎肺的循环。羊水的去路还有胎盘循环、羊膜吸收、脐带循环、皮肤挥发(22周前)等。羊水产生受阻或去路加速都是羊水过少的病因。

四、临床表现

羊水过少对围生儿的影响:羊水过少可看作胎儿在宫内慢性缺氧的表现。董春娥等资料显示,羊水过少病例中胎儿窘迫(36.8%)、羊水粪染(31.1%)、新生儿青紫窒息(5.7%)的发生率均较羊水量正常组高。可见羊水过少时胎儿存在明显的宫内缺氧。由于羊水过少,羊水的缓冲作用减弱,子宫壁紧裹胎体,宫缩时脐带受压的机会增大,导致胎儿宫内缺氧引起胎儿窘迫及新生儿窒息,羊水粪染率亦增高。羊水过少使围生儿的发病率及死亡率显著增高,妊娠结局远较羊水量正常妊娠差。

羊水过少伴有妊娠并发症对围生儿的影响:单纯羊水过少或妊娠并发症的存在都将给围生儿造成严重的负面影响,二者同时存在则加大了围生儿的发病危险系数,比如过期妊娠时,由于胎盘功能减退胎儿慢性缺氧,导致胎心率异常、胎儿窘迫、羊水胎粪污染、新生儿窒息、新生儿吸入性肺炎的发生;胎儿宫内生长迟缓(IUGR)时,围生儿死亡率则较同期正常围生儿高4~6倍，胎儿窘迫的发生率常为正常的3~4倍,新生儿窒息、胎粪吸入综合征、酸中毒等发生率升高;妊娠高血压综合征(PIH)则易引起早产、死胎、死产、新生儿窒息。如果孕妇羊水过少并伴有一种或以上妊娠并发症,则增加了围生儿不良结局的风险。

丁依玲等报道106例羊水过少孕妇中胎儿畸形的发生率为7.5%。与羊水过少密切相关,其中又以胎儿泌尿系统畸形为甚,如先天性肾缺如、尿道狭窄与闭锁等,使胎儿尿量形成减少,致羊水过少。董春娥等资料显示胎儿畸形的发生率为7.5%。万九菊总结228例羊水过少产妇。本组中合并胎儿畸形3例,1例为心脏畸形,2例为多指。

胎儿畸形:15%~25%的羊水过少合并胎儿畸形。胎儿畸形可继发羊水过少,同时羊水过少也可致胎儿受压,影响胎儿发育导致胎儿畸形。胎儿畸形以泌尿系统发育异常为主,而肺发育不全、染色体异常也并非罕见。先天性肾缺如、多囊肾、肾小管发育不全等导致肾功能损害,羊水过少;尿路梗阻、尿道后瓣膜形成、尿道闭锁、输尿管狭窄梗阻使排尿少,致羊水过少。肺发育不全致肺液产生过少,造成羊水减少。此外，尿直肠膈畸形序列征、无甲状腺性甲状腺功能减退序列征、Murcs 联合征、Mckusick-Kaufman 综合征、隐眼畸形综合征常因合并泌尿系统发育异常而致羊水过少。胎儿生长受限：羊水过少是胎儿生长受限的特征。有文献报道，在胎儿生长受限中，羊水过少占96%。这是由于慢性缺氧引起胎儿血循环重新分配，肾血流量减少、尿液生成减少所致。胎儿发育过度：胎儿发育过度，其肾小管抗利尿激素的敏感性增高。

对围生儿的影响：妊娠早期羊水过少使胎膜与肢体粘连，致胎儿畸形甚至肢体短缺。妊娠中晚期羊水过少可致胎儿骨骼肌肉发育畸形，或影响胎肺发育，出生后肺扩张受限致新生儿窒息。羊水过少使脐带受压、胎儿胎盘循环障碍致胎儿窘迫。

五、诊断

羊水过少判断标准：羊水深度即最大羊水暗区垂直径（AFD）≤2cm 或羊水指数（AFI）≤8cm，诊断为羊水过少；AFD≤1cm 且 AFI≤5cm 为羊水过少的绝对值；AFD 2~3cm 或 AFI 5~8cm 为羊水偏少或羊水临界减少。另一种方法估算羊水量 <300mL 作为羊水过少的临床诊断标准。

张弘等探索羊水过少胎儿结构和相关畸形的 MRI 诊断价值。34 例羊水过少胎儿，20 例存在泌尿系统畸形（其中 12 例合并双肺发育不良），3 例仅合并双肺发育不良，特发性羊水过少 11 例。20 例泌尿系统畸形包括肾不发育 6 例（人体鱼序列征 1 例、双肾不发育 3 例、右肾不发育合并左侧多囊性发育不良肾 1 例、左肾不发育 1 例）、双侧婴儿型多囊肾 3 例、多囊性发育不良肾 8 例（双侧多囊性发育不良肾 6 例，右侧多囊性发育不良肾伴左侧输尿管近段闭锁及远段扩张 1 例，左侧多囊性发育不良肾 1 例）、双肾偏小 1 例、单脐动脉伴右肾萎缩型发育不良 1 例、膀胱输尿管连接处梗阻 1 例。他们认为，磁共振成像（MRI）是评价羊水过少胎儿结构及相关畸形的最佳诊断方法，尤其对于胎儿肾脏畸形和肺发育不良，但超声（US）仍然是首选检查方法。当 US 显示不清时可考虑行 MRI 检查，二者结合能为羊水过少胎儿的临床处理提供科学的产前依据。

六、治疗及预后

饮水疗法可增加羊水量，是一种简单、安全而无创伤性的治疗方法。经腹或经阴道向羊膜腔内输液治疗，疗效肯定。剖宫产可避免分娩发动后子宫收缩对胎儿的影响，快速解除胎儿宫内缺氧。对轻重度羊水过少合并其他高危因素时是必要的，但手术率高且会伴随手术并发症。因此，综合处理方案是可行的。

参考文献

[1]竹内正七，吉沢浩志.広範圍症候群（新订版）羊水過少症候群 oligohydramnios syndrome[J].日本臨牀，1987，春季臨時增刊号，45：1308.

[2]董春娥，李小明.羊水过少与妊娠并发症的关系及对围生儿的影响[J].河北医学，2008，14：172-175.

[3]万九菊.羊水过少对围生儿影响的探讨[G].全国妇产科新技术、新理论进展研讨会论文汇编，2012：359-361.

[4]丁依玲，何爱桦.羊水过少与妊娠并发症的关系及对围生儿的影响[J].实用妇产科杂志，2004，20：368-370.

[5]徐丽明.羊水过少的病因及临床处理（综述）[J].中国城乡企业卫生，2011（146）：31-33.

[6]张弘，朱龙，董素贞，等.羊水过少胎儿结构和相关畸形的 MRI 诊断价值［J］. 中国医学计算机成像杂志，2011，17：361-364.

第 3 节　Ollier 病

一、名称

Ollier 病又称为软骨发育异常、多发性内生软骨瘤。为软骨内骨化障碍，即软骨不能经软骨内骨化转化为骨组织，呈错构性软骨增生，长骨纵行生长延迟，骨端生长圆形或柱形无钙化的软骨团，即内生软骨瘤，使患肢短缩或畸形。病变与骨干性续连症相似，为双侧对称性，遗传性不明显，仅肿块性质、部位及外形有所不同。

二、流行病学

自 1899 年Ollier 首先描述此病以来，文献相继以 Ollier 病或多发性内生软骨瘤病报道，但例数不多。

三、病因及病理

与其他发育障碍相似，病因不明，遗传因素不显。也有认为是肿瘤或神经源性充血所致。骨在发育过程中，部分干骺端软骨不能经历正常的软骨化骨，而停滞于软骨阶段，并沉积在干骺端或逐渐转移至骨干继续发育成畸形，因此多见于长短状骨中。该病有生物学恶变倾向，恶变率为5%~50%。

病变可为中心性或偏心性，患骨骨干增粗，骨皮质明显膨胀变薄，骨内有密度减低区，其中可见大量砂粒状钙化点。其发病原因不明，多数学者认为胚胎时期原为软骨骨骼，后经软骨内骨化形成骨性骨骼的过程中发生障碍所致。

四、临床表现

此病类型多，依据 Schinr Bicnsch 和 Friedl 意见分为五型：①常见类型主要侵及手足短骨，如伴发血管瘤及静脉石即为 Maffucci 综合征，畸形多明显；②长骨的系统性内生软骨瘤，多侵及长骨关节端（骺），延及骨干；③前两型的混合型；④仅侵及某一关节周围的骨骼；⑤侵及部分长骨，即一般所谓的 Ollier 病。

多见于儿童早期，男性多，亦有发生于30岁左右者，多侵及软骨内化骨的骨骼即手足短骨，形成卵圆形肿大。如侵及长骨，多在骨端，偶可见长骨短缩、畸形及弯曲。肋骨、胸骨、脊柱亦可受累。与骨干性续连症不同，本病在成人后仍可继续生长，肿块特别增大，多呈分叶。由正常软骨组成，可引起局部不适，且可恶变或囊性变并引致骨折。

五、诊断

由于病变的多发及其分布特点，较易诊断。多发性内生软骨瘤与 Ollier 病是同一种病，但是严格来说，前者是一种良性骨肿瘤，而后者伴有软骨发育障碍合并肢体畸形。如仅有多个软骨瘤，则为多发性内生软骨瘤病而非 Ollier 病。如合并有皮肤血管瘤、静脉石，则为 Maffucci 综合征。

六、治疗及预后

本病无特殊的内科治疗，为求美观或保存功能，纠正畸形或去除恶性变，可考虑手术切除并重建。Ollier 病一般骨骼发育成熟后具有自限性，恶变性质与瘤体大小及年龄无明显关系。幼时发病治疗以矫正影响功能的畸形为主。

参考文献

[1]唐农轩，范清宇.实用骨病学[M].北京：人民军医出版社，2006:347-348.

[2]王洪申，叶文，王守金.Ollier 病 1 例[J].临床骨科杂志，2001，4:150-151.

[3]张达夫，许俊岭，单淑兰，等.Ollier 病 1 例[J].临床骨科杂志，2013，16:117.

[4]郭士方，郭万民，许昌玲，等.奥来(Ollier)病 1 例报告[J].中国矫形外科杂志，1997，4:103.

第4节　Omenn 综合征

一、名称

重症联合免疫缺陷（severe combined immunodeficiency，SCID）是原发性免疫缺陷病中最严重的表型。Omenn 综合征是一种特殊类型的 SCID，1965 年由 Omenn 首先发现并报道。

二、流行病学

本病为常染色体劣性遗传。重症联合免疫缺陷发病率约为 1/80 000 活产儿。

三、病理

Omenn 综合征主要是由重组活化基因 RAG1 和（或）RAG2 基因突变所致。

四、临床表现

常见肺炎，有时呈肺孢子菌肺炎。胸腺有低形成。

典型的临床特征包括出生后早期严重感染、红皮病、肝脾大、淋巴结肿大、嗜酸性粒细胞和 IgE 升高。与常见的 SCID 不同的是，Omenn 综合征患儿外周血存在数量不等的活化的寡克隆 T 淋巴细胞，并可浸润皮肤、胃肠道、肝脏和脾脏等器官，导致移植物抗宿主样反应。如果不进行造血干细胞移植，绝大多数患儿在 1 岁内死亡。

五、诊断

Omenn 综合征患儿的诊断主要通过详细的病史询问和体格检查，结合血常规、免疫球蛋白测定、淋巴细胞分类等实验室检查可初步诊断，最后通过RAG1/RAG2基因序列分析及TCR Vβ亚家族克隆多态性分析综合确诊。

六、治疗及预后

Omenn综合征患儿若不及时行免疫重建，多于1岁以内死亡，目前治疗Omenn综合征有效的方式是T细胞移植（骨髓移植或脐带血干细胞移植），然而T细胞移植后死亡率仍为40%左右。如果能早期明确诊断，并且迅速开始骨髓移植或脐带血干细胞移植，可降低死亡率。X连锁SCID基因治疗已经成功用于临床，基因治疗可能在将来代替T细胞移植成为治疗Omenn综合征的最佳选择。

参考文献

[1]崎山幸雄.広範圍症候群（新订版）Omenn病[J].日本臨牀，1987，春季臨時增刊号，45：1033.
[2]张志勇.原发性免疫缺陷病的临床特征和分子特点分析[D].重庆：重庆医科大学，2010.
[3]王媛，吴俊峰，戴荣欣，等.2例Omenn综合症患儿临床、免疫学特征及基因突变分析[J].免疫学杂志，2013，29：668-671，676.

第5节 Ondine's curse综合征

一、名称

Ondine's curse综合征即翁丁咒语综合征。Ondine是德语的水仙神，该命名来源于德国的一个古老传说，女神Ondine的惩罚会在夜间降临到那些犯了错误的人身上。

1955年，Ratto首先报道了成人病例。Mellius于1970年最早报道乳幼儿病例，该患儿出生时就发现睡眠时有换气不良，对高碳酸血症没有反应，给予辅助换气，进而给予膈起搏器治疗数月，出生后14个月因肺心病死亡。1962年，Severinghans和Mitchell记载上部颈髓和脑干手术时呼吸中枢失去自律性，而清醒时能有意识呼吸的病例，称为Ondine's curse（Ondine）综合征，以纪念法国剧作家Giraudoux的戏曲*Ondine*。

睡眠呼吸暂停综合征（sleep apnea syndrome）临床上分为中枢型、阻塞型及混合型。Ondine's curse（也称Ondine's）属于中枢型的一种，是极特殊的呼吸中枢调节机制紊乱。由于呼吸中枢化学感受器对CO_2的敏感性低下，造成肺泡气体交换障碍，导致睡眠期间高碳酸血症和低氧血症，出现一系列相应的临床症状。临床特点是睡眠期间呼吸衰竭，但没有肺、心、神经肌肉或胸壁的原发疾病。

Ondine's curse分为原发性和继发性。原发性Ondine's curse又称先天性中枢性肺换气不足（CCHS）、原发性肺泡低通气综合征（PAHS）、原发性肺泡换气低下综合征或中枢性肺泡换气低下症，病因尚不完全清楚；继发性Ondine's curse多继发于感染、外伤、中枢神经手术、脑干肿瘤、脑干梗死等疾病。

二、流行病学

本病发病率低。

三、病理

原发性Ondine's curse可合并先天性巨结肠、神经母细胞瘤及勒伯尔遗传性视神经病变的其他遗传相关的疾病，提示其发病可能与遗传因素有关。目前有研究者认为其发病与PHOX28基因突变有关。

四、临床表现

表现为呼吸困难，面部、口唇、指甲发绀，可有大汗及神经精神障碍。临床特点是慢性呼吸衰竭，但没有肺、心、神经肌肉或胸壁的原发疾病。

原发性Ondine's curse多见于婴儿，无性别差异，在婴儿早期便出现症状。典型表现为处于新生儿期的婴儿，缺少对高碳酸和低氧血症或二者的觉醒反应，睡眠期间出现进行性高碳酸血症和低氧血症。通气情况在快速眼球运动期较非快速眼球运动期（NREM）好。部分患儿出生后前几个月可不显示出明显的睡眠低通气，异常的通气现象会随着婴儿月龄增长而出现。该病如不处理，可因肺性高血压、肺源性心脏病而死亡。有些患儿可死于呼吸暂停或严重低通气的并发症。多数患儿经治疗后症状可在出生后的6~12个月得到改善；少数则有恶化。原发性Ondine's curse患儿由于间歇性缺氧可出现中枢神经损害，如智力受损

(IQ 评分为 70~80 分)、癫痫、脑萎缩,某些患儿还可出现发育迟缓、生长缓慢、肺源性心脏病、学习能力下降等。

原发性 Ondine's curse 也可发生于成人,Bullerner 等报道了 10 例成人原发性 Ondine's curse。其临床症状与婴儿相似,但程度较轻,患者体形正常,常有失眠,睡眠时鼾声不明显,呼吸暂停时观察不到胸腹部的呼吸运动。并发症也较少,常见有继发性红细胞增多症、肺动脉高压、右心室肥厚、肺源性心脏病等。部分患者可继发中枢神经损害,如皮质下动脉硬化性脑病(Binswanger disease);也可出现急性弥漫性中枢神经缺氧性损害,此类患者易被误诊为脑梗死。

中枢神经损害如脑干周围的感染、外伤、肿瘤、梗死及手术等,均可引起继发性 Ondine's curse。

Ondine's curse 的特点是仅在睡眠期间发生,尤其是夜间。继发性 Ondine's curse 应与延髓的呼吸中枢受损所致的中枢型睡眠呼吸暂停综合征相鉴别,后者的呼吸中枢化学感受器对 CO_2 的敏感性正常,因此常表现为失眠易醒,一入睡即被憋醒。当患者有意识障碍时,因无明确的睡眠觉醒周期,此时二者不易鉴别。意识障碍时大脑皮质呼吸中枢的代偿作用丧失,呼吸衰竭发生率更高,出现呼吸衰竭时死亡率很高。因此,对各种原因脑干损害的患者应高度警惕,同时应做好随时抢救呼吸衰竭的准备。

五、诊断

诊断需要结合临床表现及辅助检查来确定。依据此例患者清醒时呼吸正常,入睡后出现中枢性低通气和呼吸暂停,多导睡眠图提示呼吸暂停主要出现在 NREMⅡ期,且无心、肺及胸壁原发疾病所导致的呼吸衰竭,无严重阻塞性睡眠呼吸暂停或中枢神经系统其他病史导致的呼吸衰竭。结合患者遗传背景,可认为其符合原发性综合征的诊断。

诊断 PAHS 需具备以下三点:①无论成人或儿童自主呼吸的情况下,非快速眼动睡眠(NREM)期持续低通气,$PaCO_2$>6kPa,通常在 6.67~9.33kPa,醒觉时 $PaCO_2$ 明显低于夜间睡眠时或正常;②没有原发性肺疾病或神经肌肉疾病,也没有心脏疾病;③没有导致继发性中枢低通气综合征的病因,如感染、外伤、中枢神经手术、脑干肿瘤、脑干梗死等病史。

六、治疗及预后

Ondine's curse 可进行夜间正压通气治疗,也可通过创伤性即气管切开进行机械通气,应用非创伤性通气便于长期家庭管理。此患者的膈神经及膈肌是正常的,有学者认为应用夜间膈肌起搏可以使严重低通气的患者存活。夜间持续低流量氧疗亦可。

本病预后不良。

参考文献

[1]安藤一也.広範圍症候群(新订版)Ondine's curse 症候群[J].日本臨牀,1987,春季臨時增刊号,45:240.

[2]解龙昌,黄如训.Ondine's curse 与中枢神经损害[J].中国临床神经科学,2003,11:419-421.

[3]郭芮兵,田利丽,张仁良,等.翁丁咒语综合征 1 例并文献回顾[J].东南国防医药,2011,13:342-343.

[4]洪庆成,江敬铭.儿科综合征[M].天津:天津科学技术出版社,1996:394-395.

[5]杨德明,杨媛.原发性肺泡低通气综合征病案[J].中医杂志,2006,47:289-290.

[6]许树永,曹伟标,黄席珍.原发性肺泡低通气综合征[J].医师进修杂志,1994(11):36-38.

第 6 节 斜视性眼阵挛 - 多发性肌阵挛综合征

一、名称

斜视性眼阵挛 - 多发性肌阵挛综合征(opsoclonus-polymyoclonia syndrome,OPS)又称为急性眼振动及躯干肌阵挛综合征、急性眼振动及躯干共济失调、眼肌阵挛躯体颤抖性良性脑炎等。临床上以斜视性眼阵挛、多发性肌阵挛或躯体震颤为特征,常伴发良性脑炎,是一种罕见的神经眼科综合征。1931 年,Orzechowski 首先报道并命名为眼肌阵挛(opsoclonus),也称为 Orzechowski 综合征。而后 Smith、Cogan 相继报道并较全面地描述了本病。

二、病理

有并发于肿瘤、癌症或脑积水者,半数以上原因不明。剖检证明病变主要在小脑齿状核,浦肯野细胞变性消失,胶质细胞广泛增生。

多数人认为与非特异性感染有关，因为患者发病前 1~2 周常有上呼吸道、胃肠道感染及非瘫痪型脊髓灰质炎、脑炎等病史。该病还可见于机磷中毒、药物中毒、高渗性昏迷、神经母细胞瘤及癌肿的患者。

关于病变部位目前尚有争论。归纳有三种：①认为病损位于小脑，依据为部分病例已证实小脑浦肯野细胞脱失，轻度神经胶质增生；②病损位于延髓背外侧或上脑干；③脑部神经病理无任何异常。据目前推测可能为病毒感染后免疫介导引起脑干或小脑变态反应性脑炎；病毒直接侵犯中枢神经系统。有人认为斜视性眼阵挛的产生是脑桥全面停止神经元（omnipause neurons）对暴发神经元（burst neurons）的抑制障碍所致。

三、临床表现

临床表现为：①好发于青壮年，Cogan 报道女性居多；②斜视性眼阵挛的表现为持续性或间歇性眼球呈不规则、多方向、波幅不一、共轭的双眼快速摆动，如跳舞样（dancing eyes），并伴同步的眼睑运动，症状在凝视时加重；③多发性肌阵挛，即头、躯干及四肢呈静止性、意向性或混合性的大幅度、不规则的剧烈肌肉收缩，站立及行走时尤为显著，以致患者被迫取卧位，但快复、轮替及跟膝胫试验阴性，这种肌阵挛曾被解释为躯体震颤；④良性脑炎，表现为发热、头痛、恶心、呕吐，脑脊液中细胞数正常或稍增高。上述特征在单一病例中的呈现率及严重程度不一，患者往往因主要症状不同而分别就诊于眼科或神经科。

成人患者大多数有感染后变态反应性脑炎表现，预后良好。此外，有合并肺癌、乳癌、子宫癌的情况。

四、治疗

临床给予 PGE2 等 5-HT 能神经元功能兴奋性药物有效。感染者使用类固醇、肾上腺皮质激素治疗有效。另外，也可以使用 B 族维生素。有些患者未经治疗也能恢复。

五、预后

一般预后较好，并发癌症者预后不良。

Cogan 报道 10 例中 8 例有自愈倾向。2 例重症者应用 ACTH 后症状缓解。潘以正等报道 8 例均表现为完全型，全部用地塞米松治疗，随访 1.5~6 年，平均（34 ± 0.5）个月，结果 5 例痊愈。3 例残存轻度躯体肌阵挛，其中 2 例合并轻度眼震。由此可见，绝大多数病例预后良好。

参考文献

[1]濱口勝彦.広範圍症候群（新订版）opsoclonus-polymyoclonia syndrome[J].日本臨牀，1987，春季臨時增刊号，45：242.
[2]潘以正，周富友，潘以方，等.斜视性眼阵挛多发性肌阵挛综合征.（附 8 例报告）[J].临床神经病学杂志，1994，7：147-148.
[3]孙世骥，王希福.眼肌阵挛-多发性肌挛综合征一例报告[J].中国医科大学学报，1982，4(8)：56.

第 7 节 口 - 面 - 指综合征

一、名称

口 - 面 - 指综合征（oral-facial-digital syndrome，OFDS）是一类主要表现为口腔颌面部畸形、骨骼畸形或伴有肾脏、神经系统等多系统畸形的先天性综合征。可有呼吸障碍。目前依据临床表现分为 13 种类型。口 - 面 - 指综合征由 Mohr 于 1941 年首次报道。1954 年，Papillon-Leage 和 Psaum 首次报道 8 例以系带增生、舌分叶、鼻翼软骨发育不足、腭裂和各种指畸形等为特征的综合征，继而 Gorlin 和 Psaum 指出其为一种 X 连锁显性遗传疾病，故 OFDS 又称为 Papillon-Leage-Psaum 综合征。

1964 年，Doeg 首次报道一对患有 OFDS 和多囊肾（polycystic kidney disease，PKD）的母女。

二、流行病学

OFDS 临床罕见，国内报道仅 10 余例，其中Ⅰ型 9 例，Ⅱ型 1 例。国际上报道也多为散发病例，家族性病例少见。

OFDS 新生儿发病率约为 1/250 000，大部分为偶发病例（75%），另有部分呈现 X 连锁染色体显性遗传。目前认为该病致病基因位于 XP22。Ferrante 研究证实 XP22 上的 Cxorf5 基因突变会导致 OFDS 发生，这个基因也被命名为 OFDS，由于在哺乳动物和其他低等生物中并不存在同源序列,其功能尚不清楚。携带有 Cxorf5 突变基因的男性胎儿均会在出生前死亡,意味着出生后的男性均不带有该突变基因,不表现 OFDS 临床症状。女性胎儿有 50%的概率从其母亲处获得该基因。患有 OFDS 的妊娠女性,可在孕 16~18 周进行羊水染色体检测或孕 9~11 周进行绒毛膜标本检测确定胎儿性别。若为男性,则存在患病胎儿的流产风险;若为女性,应进行分子基因检测。

OFDS Ⅰ型为 X 性染色体显性遗传,女性发病;其他各型(除Ⅷ型外)为常染色体隐性遗传,男女均可罹病。分子遗传学研究发现,OFDS 的致病基因为 OFDS,该基因存在 26 种突变,编码蛋白 OFDS。亚分子定位实验显示,OFDS 蛋白定位于不动纤毛。因此,功能学研究将 OFDS 定位为不动纤毛功能障碍引起的遗传性疾病。

三、临床表现

目前依据临床表现,将 OFDS 分为 13 型。每型均有各自的临床特征。

OFDS Ⅰ型(Papillon-Leage-Psaume 综合征):发病率为 1/250 000~1/50 000,X 染色体显性遗传,女性发病,男性胎儿致死。Ⅰ型的口 – 面 – 指畸形变异较大,这可能是由于 X 染色体随机失活率不同所致。口腔畸形包括上唇正中裂、腭裂、舌错构瘤、分叶舌、口腔系带增生、牙槽嵴增厚及牙列异常、唇缘异常。头面部形态异常包括面部不对称、眶距宽、小下颌、鼻梁过宽、颧骨和鼻翼发育不全、额凸、面部粟粒疹(出生后 3 年消失),以及干燥质脆头发或秃发。约 65%的患者存在指(趾)畸形,指畸形较趾畸形多发,包括并指(趾)、指(趾)过短、指(趾)弯曲及多指(趾),多指较少见。中枢神经系统畸形相对统一,包括胼胝体发育不全,脑内单发或多发上皮性或蛛网膜囊肿、空洞脑、脑灰质错位、小脑畸形、回旋障碍、小头畸形;50%的患者存在轻度精神发育迟缓(智商 50~70)。多囊肾多见,为Ⅰ型的特征表现,胰腺、卵巢、肝脏囊肿也可发生。

面部的主要特征有额结节(30%)、眶距过宽、鼻翼软骨发育不良和面部粟粒疹等。口腔方面的主要表现有上唇假裂、腭裂、舌裂和牙齿发育异常,几乎所有患者均表现有增生宽厚的系带。指(趾)畸形的主要表现有并指、短指和第 2~5 指手指弯曲,25%的病例存在趾畸形。除此之外,约有 40%的病例患有轻度精神迟钝,65%的病例有干脆的头发或秃顶。

OFDS Ⅱ型(Mohr 综合征):与 OFDS Ⅰ型有许多相似表现,但存在细微差异。Ⅱ型无牙槽嵴,头发和皮肤异常,双侧拇指多指常见,易发生传导性听力障碍。可发生孔洞脑及脑积水、房室管和心内膜垫缺损;常染色体隐性遗传。

OFDS Ⅲ型(Sugerman 综合征):除口 – 面 – 指畸形外,还存在瞬目及肌痉挛,常染色体隐性遗传。

OFDS Ⅳ型(Baraitser-Burn 综合征):除口 – 面 – 指畸形外,还存在严重的胫骨发育不良、枕部劈裂、脑畸形、视觉缺损,以及肝囊肿、肾囊肿、肛门闭锁和关节错位,常染色体隐性遗传。

OFDS Ⅴ型(Thurston 综合征):是 OFDS 中最轻的一型,表现为上唇正中裂、轴后多指、系带增生、釉质发育不全及牙发育不全,被认为是印度种族特发,常染色体隐性遗传。

OFDS Ⅵ型(Varadi-Papp 综合征):小脑蚓部发育不良及 Y 形中央掌骨为特征表现,后续报道存在阴茎发育不全、锁骨异常、脑垂体缺失、下丘脑错构瘤致青春期早熟,常染色体隐性遗传。

OFDS Ⅶ型(Whelan 综合征):母女均存在口 – 面 – 指畸形、肾积水、多囊肾及面部不对称,OFDS Ⅰ基因突变分析显示与Ⅰ型不同。

OFDS Ⅷ型(Edward 综合征):临床表现与Ⅱ型有相似点,但为 X 连锁染色体隐性异常。

OFDS Ⅸ型(Gurrieri 综合征):视网膜缺损,拇指重叠,常染色体隐性遗传。

OFDS Ⅹ型(Figuera 综合征):四肢中部短小,特别是桡骨及腓骨发育不良,并发口 – 面 – 指畸形。

OFDS Ⅺ型 (Gabrielli 综合征):颅椎骨异常,第 1~3 椎弓融合,男性散发椎体裂,并发口面指畸形,面中裂包括上唇正中裂、腭裂、梨骨裂、筛骨裂及鸡冠。

OFDS Ⅻ型(Möran-Barroso 综合征):男性发病,脊髓脊膜突出,心脏畸形,中脑导水管狭窄。

OFDS ⅩⅢ型(Degner 综合征):特征表现是严重抑郁、癫痫、脑白质缺血症,伴发口 – 面 – 指畸形。

四、诊断

确诊口 – 面 – 指综合征后,应明确有无家族史及遗传特征。如患者存在 X 染色体遗传,应检测 OFDS 基因是否存在突变以明确分型。还应进行脑部 MRI、腹部 B 超检查,并做骨骼检查、眼科检查和听力测试。为了研究的需要,还可做染色体分析及基因位点分析。另一个重要的问题是如何区分 OFDS 与伴有口 – 面 – 指畸形表现的其他疾病,如 Ellis-van Creveld 综合征等 14 种综合征。

五、治疗及预后

OFDS治疗除外科手术纠正畸形外，无特殊治疗方法，外科手术一般进行唇腭裂、舌裂修复、系带修整、指畸形矫正。发生肾衰竭的患者可考虑肾移植。

参考文献

[1]胡永，刘滢，赵大勇，等.口-面-指综合征Ⅴ型1例报告及文献复习[J].中国口腔颌面外科杂志，2013，11：174-176.

[2] 新川诏夫. 広範圍症候群（新订版）口颜指症候群（orofaciodigital syndrome）[J].日本臨牀，1987，春季臨時增刊号，45：137.

[3]陈书军，韩小宪，计宁，等.口-面-指综合征Ⅰ型2例报道[J].中国美容医学，2009，18：1275-1276.

第8节　骨软化症

一、名称

骨软化症（osteomalacia）是以钙磷代谢紊乱及新形成的骨基质不能正常完成骨矿化为特点，并影响神经肌肉及免疫功能的一种全身性疾病，发生在成人骨骺生长板闭合以后。

二、流行病学

慢性肾衰竭患者当肾小球滤过率（GFR）下降到大约20mL/min时可发生营养不良，发生率在非透析患者中为10%~40%，在透析患者中为10%~70%。营养不良会导致患者的免疫功能和体力活动能力下降，并发感染及心脑血管疾病。

三、病理

骨软化症的发病与遗传因素、维生素D缺乏、各种肾脏疾病继发肾功能损害、使用抗癫痫药物及锂盐治疗精神病药物、铝镉重金属中毒及来源于间叶组织的肿瘤有关。

骨软化症按有无维生素D缺乏分为维生素D缺乏性骨软化症和非维生素D缺乏性骨软化症，前者多为营养性骨软化，后者多由于代谢性疾病或内分泌疾病所致。

随着长期透析病例的增加，透析病例出现了骨并发症的问题。活性型维生素D的开发解决了部分肾性骨营养不良的问题，但也存在对维生素D的抵抗性病例。肾性骨营养不良发生机制尚未明确。

营养失调（蛋白质、氨基酸及维生素的缺失）：国外研究表明，轻度营养不良占33%，重度营养不良占8%。营养不良的诱因及病理生理主要有胃肠功能紊乱、厌食、血糖不稳定、营养物质丢失、透析方式不当、反复感染、透析充分性与残余肾功能等。有报道称持续性腹膜透析每日在透析液中大约丢失蛋白质10~40g，氨基酸2~4g，如果有腹膜炎的发生，则蛋白质丢失100g以上。

慢性肾衰竭患者常合并高磷、低钙血症，会引起肾性骨病、软组织钙化、继发性甲状旁腺功能亢进及皮肤瘙痒等。

摄入的铝只有很少部分被吸收，并通过肾脏分泌排出，故不增加人体铝的负荷。慢性肾脏病（CKD）患者肾功能减退甚至完全丧失时，铝的分泌减少或消失常导致铝在体内的蓄积。此外，如果透析液中含有铝，可通过透析膜直接进入人体，造成透析患者体内铝的蓄积。根据铝蓄积发生的速度和程度，可表现为铝中毒的各种综合征。当CKD患者肾小球滤过率<30mL/(min·1.73m^2)时，肾脏不能分泌经肠道吸收及透析液等肠道外途径进入人体内的铝，导致铝在体内积蓄，从而发生铝中毒。由于体内90%的铝与血浆蛋白（主要是转铁蛋白）结合，一旦出现铝蓄积则很难通过透析清除。进入体内的铝会在多个组织内积聚，包括骨、脑、甲状旁腺和其他脏器。铝蓄积产生的毒性依其发生的速度和程度不同而表现为特异的综合征，包括透析性脑病（或透析性痴呆）、骨折性透析骨软化（铝相关骨病）、非缺铁性小细胞性贫血。如果血铝急剧升高，可造成急性透析脑病，称为急性铝神经毒性，常常导致死亡。

在陈兵等的研究中，肾功能正常受试者血清铝平均水平低于2μg/L。铝在血液透析患者中的总平均浓度为(23.7±21.5)μg/L（P<0.01与肾功能正常相比）。

四、临床表现

陈兵等的研究显示，血液透析患者中有87例患者铝水平高于普遍能够接受的临界水平（30μg/L）。随着肾功能下降，患者血清锶和铝水平显著增高。

铝骨症:首先是神经系统的异常(构语障碍 - 失用症、扑翼性震颤、痴呆、肌阵挛、灶性癫痫发作、脑波异常等),伴有贫血肌力低下和骨折。呈典型的铝中毒像。铁沉着症有明显的胸骨变形及龟背。

40 例透析失衡综合征(DS)患者均为住院患者,伴有并发症发生者 21 例,分别为尿毒症脑病 10 例,急性肺水肿 4 例,心包积液 2 例,胸腔积液 5 例。

叶进报道 9 例骨软化症,其中瘤源性骨软化症 2 例,均为下肢皮下软组织肿瘤,病理诊断为血管脂肪瘤、纤维瘤;散发性低磷性骨软化症 2 例;Fanconi 综合征导致骨软化症 2 例;干燥综合征继发肾小管酸中毒导致骨软化症 2 例;慢性肾功能不全继发骨软化症 1 例。

骨软化症主要表现为骨痛、肌无力,疼痛早期出现在负重部位,如下肢和腰骶部。患者常主诉腰腿痛和双下肢无力;近端肌无力为骨软化的重要临床症状,常见于小腿,表现为摇摆步态、上楼困难、蹲坐时难以起立。病情逐渐发展加重,出现脊柱、骨盆、肋骨疼痛,活动受限,行走困难,卧床不起,甚至不能翻身。实验室检查:尿钙、血磷降低,尿磷、血清碱性磷酸酶及骨碱性磷酸酶增高,血钙基本正常,血清甲状旁腺激素正常或轻度升高。X 线片显示骨小梁影像模糊,呈毛样。骨骼弯曲呈各种畸形,尤以长骨和骨盆改变明显,骨盆呈“三叶草形”,脊椎椎体上下缘凹陷呈“鱼椎状”假性骨折线是骨软化症特征性的 X 线表现。叶进报道 9 例患者,影像学检查均有假骨折线,常在耻骨支、坐骨支、肋骨和肩胛骨外侧缘、髂骨翼、股骨干上 1/3 和腓骨近 1/3 等部位。

五、诊断

特别强调本病易与原发性骨质疏松症等以骨痛、骨折为临床表现的疾病相混淆。注意骨软化与骨质疏松的鉴别诊断,二者是性质完全不同的两种疾病,均可引起骨密度降低。由于骨密度(BVD)不能反映骨质的变化及其矿化情况,因此不能鉴别骨质疏松症和骨软化症。骨密度只能作为一种参考的检查手段,而不能仅根据骨密度的高低来诊断原发性骨质疏松。在诊断原发性骨质疏松症之前,一定要排除其他影响骨代谢的疾病,以免发生漏诊或误诊。对已诊断和临床怀疑骨质疏松症的患者至少应做以下基本检查:骨骼 X 线片、血尿常规、肝肾功能、血钙、血磷、碱性磷酸酶、血清蛋白电泳等。

六、治疗及预后

叶进报道 9 例骨软化症治疗结果。2 例瘤源性骨软化症,皮下肿瘤切除后 2~5 天,血磷恢复正常,1 个月后骨痛逐渐缓解消失。2 例散发性低磷性骨软化症,经钙剂、活性维生素 D、中性磷补充治疗 2 个月,骨痛明显缓解,活动逐渐恢复正常。5 例因肾脏疾病所致骨软化症经积极控制原发疾病、纠正电解质紊乱及酸中毒、补充钙剂、活性维生素 D 及中性磷治疗 3~4 个月后,骨痛、活动困难、肌无力等症状明显改善。

慢性肾衰竭患者应采取低磷饮食。每日磷的摄入量为 800~1000mg。

参考文献

[1]白木正孝. 広範圍症候群(新订版)金属類(Fe,Al)による骨软化症[J].日本臨牀,1987,春季臨時増刊号,45:1142-1143.
[2]贾月琴.慢性肾衰患者腹膜透析并发症的病因分析与防治[J].中国误诊学杂志,2010,10:3624-3625.
[3]梁玉梅,莫伯善.透析失衡综合征 40 例的治疗与预防[J].医学临床研究,2002,19:56.
[4]陈兵.中国肾功能衰竭患者铅、镉、硒、锶、铝的水平研究[D].济南:山东大学,2009.
[5]叶进.9 例骨软化症临床误诊分析[J].中国骨质疏松杂志,2013,19:816-817.

第 9 节 骨斑点症

一、名称

骨斑点症(osteopoikilosis,OPK)又称为全身脆弱性骨硬化、弥漫性浓缩性骨病、弥漫性骨质硬化症、家族性弥漫性骨硬化症、点状致密骨病、周身性致密性骨炎、周身性脆性骨硬化症、播散性致密性骨病等,伴有皮肤纤维组织增生时又称为 Buschke-Ollendorff 综合征。1915 年,Albers-Schönberg 首次报道。1916 年,Ledoux 正式命名为骨斑点症。

通常无临床症状,实验室检查无阳性,偶尔在放射线检查时发现。由于骨内具有弥漫性斑点状致密骨质而得名。

二、流行病学

OPK是一种罕见的常染色体显性遗传病，家族性发病更少见。至今国内共有200多例报道，其中家族性发病者25组（共81例）。发生率为1/50 000，属于一种良性骨质硬化性发育不良性疾病。

资料统计家族性发病占40%。OPK家族性发病的特点，表明该病是一种遗传病，但其病因及发病机制至今仍不明确。OPK发生骨质硬化发育不良，可能是由于次级骨松质重吸收失败造成的；OPK在基因水平研究有一些新的研究发现。Hellemans等最先研究发现，LEMD3基因突变引起的功能缺失会导致骨斑点症。

三、病理

病变主要位于海绵骨内，与皮质及关节软骨无关，表现为局限性骨硬化区。镜下可见此硬化区由排列紧密的骨小板组成，边缘不整，形状似骨瘤。多个硬化区可融合成一较大的致密块，其大小由数毫米至数厘米。在硬化区未发现软骨组织。本病不发生炎症、坏死、病理骨折或恶变。

四、临床表现

骨斑点症具有以下特点。①无临床症状，均为检查其他病时发现。②与年龄、性别无关，邱伟江报道病例年龄为10~60岁，文献报道年龄从4个月至90岁均有发病。③可以是全身性或表现为单侧受累，病灶呈弥漫性多发的圆形或类圆形致密阴影，大小不等，较多聚集于邻近皮质的部位。好发于骨盆、腕骨、跗骨、指（趾）骨和长管状骨的骨骺及干骺端。脊椎、肋骨、胸骨、锁骨、肩胛骨及长骨骨干极少发病。越靠近关节病灶越密集，且密度越浓。病灶可相互融合成片状遮盖正常骨组织。④病变大多位于松质骨区，并与骨小梁分布一致。骨膜及关节软骨不受侵犯，故关节面光滑，间隙匀称，周围软组织未见异常。⑤特征性放射学表现为骨骼不同部位卵圆形或圆形、边界清晰的骨硬化灶。

约20%的患者出现异常情况，主要表现为关节痛及关节积液。国外文献报道尚有其他症状，包括椎管狭窄、泪囊炎、颜面部异常等。Mindell等认为OPK与骨肉瘤有一定相关性，无症状OPK患者仍需要随访。

皮肤症状：股骨、臀部后面、上肢及躯干有时出现卵圆形、黄白色、小豆大丘疹，沿皮肤皱褶排列，称为播散性豆状皮肤纤维瘤病，累及10%病例。

五、诊断

圆形，椭圆形，直径2~10mm，均一浓度点状阴影，多数散在。长管骨的骨端及相接的骨干端部、手根骨、足根骨、骨盆的股关节周围、肩胛骨等左右对称出现。短管骨的骨端也可见病变。

OPK主要需与以下几种疾病进行鉴别：①条纹状骨病；②成骨性转移瘤；③蜡泪样骨病。

六、治疗及预后

一般无须处理。预后相对良好。

参考文献

[1]吉川靖三. 広範圍症候群（新订版）Osteopoikilosis[J].日本臨牀，1987，春季臨時增刊号，45：108.

[2]蒯新平，王胜裕，陆建国，等.骨斑点症X线诊断（附家族三代3例报道及文献复习）[J].现代生物医学进展，2012，12：94-96.

[3]邱伟江，侯文忠.骨斑点症的X线分析（附5例报告及文献复习）[J].实用医学影像杂志，2008，9：312-313，27.

[4]吉金钟，王勇，翟跃杰，等.骨斑点症的影像学诊断（附4例报告及文献复习）[J].中国医学影像技术，2001，17：1118-1120.

第10节 卵巢过度刺激综合征

一、名称

卵巢过度刺激综合征（ovarian hyperstimulation syndrome，OHSS）是一种外源性或内源性促性腺激素所致的临床综合征。常见于施行辅助生殖技术（ART）进行的控制性超排卵（COH）过程中。病理特征表现为卵巢显著增大、血管通透性增加、血液浓缩、富含蛋白的液体停留在血管外间隙、“第三间隙”水肿。严重者可见腹腔积液、胸腔积液及心包积液，血栓栓塞及多器官功能衰竭。

二、流行病学

OHSS的发生率很大程度上与患者所用的促排卵药物种类、剂量、治疗方案、患者内分泌状况及是否妊娠密切相关。妊娠周期 OHSS 发病率约为非妊娠周期的 4 倍。在接受促排卵治疗的患者中，OHSS 的发生率约为 23%，其中中度 OHSS 的发病率为 3%~6%，重度为 0.1%~2%。报道 OHSS 的发生率呈增加趋势，总体发生率约为 20%，其中重度发生率为 1%~10%，0.1%~0.2%的严重者可危及生命。

三、病理

从 20世纪 60 年代开始，短效促性腺激素释放激素类似物 GnRH-a 用于促排卵，近 20 年来临床应用日益广泛。由于在 Gn 促排卵周期内源性 LH 峰的调控常被破坏，故通常使用外源性人绒毛膜促性腺激素(HCG)代替内源性 LH，促使卵母细胞最后成熟、诱发排卵及黄体形成。但 HCG 的半衰期大于 24 小时，明显长于 LH 的(60 分钟)。在排卵前一次使用 HCG 后 10 天，血液中仍可测到 HCG，因而产生持续的促黄体作用，使多个黄体发育，分泌超生理水平的 E、P 激素。此外，HCG 可促进卵巢分泌血管活性物质，因而可引起 OHSS 的发生。

OHSS 的发生与血管内皮生长因子(VEGF)、肾素 - 血管紧张素 - 醛固酮系统(RAAS)、其他细胞因子的关系是当前的研究热点。

四、临床表现

典型临床表现为不同程度的腹胀、恶心、呕吐、腹泻，体重快速增加、少尿或无尿、血液浓缩、血容量不足、电解质紊乱、胸腔积液、心包积液、腹腔积液、呼吸窘迫综合征，伴血栓形成倾向的高凝状态及多器官功能衰竭。

临床类型分为两种：早发型 OHSS 主要由外源性 HCG 导致，在注射 HCG 后 3~7 天发生，与卵巢对刺激的超强反应有关；晚发型 OHSS 在注射 HCG 后 12~17 天发生，主要由植入产生的内源性 HCG 所致，迟发型 OHSS 的临床表现往往更为严重。

马涛等分析 90 例中重度 OHSS 患者的资料。所有患者均有腹胀、尿量减少及体质量增加。其中 44 例(48.9%)有呼吸困难，40 例(44.4%)有恶心、呕吐等消化道症状，14 例(15.6%)伴下腹痛，10 例(11.1%)双下肢水肿，6 例(6.7%)咳嗽，4 例(4.4%)发热。40 例症状出现在取卵术后 1 天，14 例出现在取卵术后 3~6 天；6 例出现在体外授精 - 胚胎移植术(IVF)后 1~3 天，10 例出现在胚胎移植术后 5~6 天，12 例出现在胚胎移植术后 8~13 天；8 例患者为仅使用促排卵药物后出现症状。

OHSS 的高危因素包括：①年龄小于 35 岁；②多囊卵巢综合征(PCOS)；③卵泡数目；④妊娠。

五、诊断

依据 Golan 分类系统分期，该系统包含临床表现、症状、超声和实验室检查，分为 3 度和 5 级。轻度：1 级为腹胀和(或)腹部不适；2 级为 1 级加恶心、呕吐和(或)腹泻，卵巢直径增大至 5~12cm。中度：3 级为轻度 OHSS 加超声表现腹腔积液证据。重度：4 级为中度 OHSS 加临床腹腔积液表现证据和（或)胸腔积液、呼吸困难；5 级为血容量改变，血液浓缩导致血液黏度增加、凝血功能异常、肾灌注量减少和功能减退。

六、治疗及预后

在未使用短效 GnRH-a 行垂体降调节的超促排卵周期。单次足量使用短效 GnRH-a 代替 HCG 可有效诱导内源性 LH、FSH 峰，促使卵母细胞最后成熟及排卵；同时可有效预防 OHSS 的发生，并获得了与注射 HCG 相似的排卵率及妊娠率。对有 OHSS 高危因素者安全有效，可避免取消治疗周期。

预防 OHSS 的发生是非常重要的。在促发排卵日，当 E2>3ng/L、卵泡 >20 个时，有发生严重 OHSS 的危险。

李玲等报道 9 例患者未见药物性肝损害及其他并发症，经治疗后均好转出院，无 1 例终止妊娠。住院 7~22 天，平均 14.5 天。

参考文献

[1]佐藤和雄，高木耕一郎.広範圍症候群(新订版)ovarian hyperstimulation syndrome[J].日本臨牀，1987，春季臨時增刊号，45:654-655.
[2]陈晓燕，黎平，郭江华，等.短效 GnRH-a 用于诱发排卵预防卵巢过度刺激综合征的临床效果[J].中国临床药理学及治疗学，2004，9:820-823.
[3]李玲，吴治敏.卵巢过度刺激综合征的护理[G]. 全国妇产科新技术、新理论进展研讨会、全国助产专业护士培训班论文汇编，2011:123-125.
[4]张西风.重度卵巢过刺激综合征合并异位妊娠 1 例报告[J].吉林医学，2010，31:419-420.
[5]姜李乐，曹国昌.卵巢过度刺激综合征的研究现状[J].国际生殖健康/计划生育杂志，2013，32:391-393.
[6]马涛，何海蓉，陈廉，等.中重度卵巢过度刺激综合征 90 例临床分析[J].检验医学与临床，2013，10:803-805.
[7]张彦丽，孙静.中重度卵巢过度刺激综合征危险因素分析及预测[D].苏州：苏州大学，2015.

第11节　重叠综合征

一、名称

重叠综合征（overlap syndrome，DS）即阻塞性睡眠呼吸暂停低通气综合征（OSAHS）合并慢性阻塞性肺病（COPD）。注意勿与结缔组织病的重叠综合征相混淆。

二、流行病学

COPD 和 OSAHS 都是临床常见病、多发病，二者并存。OS 的发病率很高，有学者报道 30%~40%的 COPD 患者合并 OSAHS。

三、病理

COPD 和 OSAHS 都是存在上气道狭窄，以及睡眠时上气道软组织松弛和舌根的后置等因素引起上气道压力增加，小气道慢性炎症造成外周气道阻力增加，呼气流速受限，上下气道的双重阻塞使潮气量减少、肺泡通气严重不足反复出现呼吸暂停和低通气。肥胖者胸壁顺应性下降，肺过度扩张及辅助呼吸肌的肌张力减退，从而产生限制性通气功能障碍。长期气道高阻力，生理无效腔增大，呼吸肌容易疲劳；通气 / 血流比值严重异常，功能残气量减少；中枢对 OS 高碳酸通气应答功能明显降低，以及氧储备降低，从而导致比单一疾病更严重的低氧血症和高碳酸血症，引起儿茶酚胺释放增多，肺动脉高压、心、脑、循环、神经、内分泌异常和严重的并发症等。

四、临床表现

研究显示，OSAHS 与 COPD 关系密切，相互影响，互为因果。OSAHS 合并 COPD 后，参与 COPD 的发生发展，从而加重肺功能损害；另一方面，COPD 也能加重 OSAHS 的发展。

王筠综述重叠综合征及相关疾病。

1. OS 与心脑血管病

越来越多的证据表明，OSAS 是高血压、心律失常、冠状动脉粥样硬化性心脏病等心脑血管疾病的发病因素之一。OS 患者血压升高、血压昼夜节律消失，夜间低氧明显，对心血管影响大，是高血压发生和发展的重要危险因子。研究发现，在急性脑卒中和短暂性脑缺血发作的患者中，发生 OSAS 的比例达 69%~95%。

2. OS 与呼吸系统疾病

研究表明，OS 患者肺动脉高压的发生与肺血管对低氧反应性增强有关。因此，OS 患者较单纯 COPD 患者更易出现心肺并发症，常有严重的呼吸衰竭和肺动脉高压。而且低氧血症可致红细胞增多，使血液处于高凝状态，患者也容易合并肺栓塞和肺动脉血栓形成。

3. OS 与 2 型糖尿病

研究表明，睡眠呼吸暂停造成睡眠低氧可使胰岛素对受体的亲和力下降，从而对胰岛素产生抵抗，出现高胰岛素血症，并且与呼吸暂停次数和持续时间呈正相关，与血氧饱和度呈负相关。而 OS 患者也存在相同病因。

4.OS 与肿瘤

据文献报道，缺氧是刺激产生肿瘤坏死因子 2α（TNF-2α）的重要原因；OSAS 组、OS 征组患者血清 TNF-2α 水平明显高于健康对照组。

五、诊断

本病应用睡眠监测仪。

六、治疗及预后

许玲华等对 32 例重叠综合征患者使用 BiPAP 呼吸机和 CPAP 呼吸机序贯治疗，是慢性阻塞性肺疾病合并阻塞性睡眠呼吸暂停低通气综合征的有效治疗手段。

参考文献

[1]许玲华，李萍，拾景海，等.BiPAP 和 CPAP 呼吸机序贯治疗重叠综合征[J].医药论坛杂志，2004，25：38-39.

[2]王廷焱，杨永国，余嗣崇，等.双水平气道正压通气治疗重叠综合征并Ⅱ型呼吸衰竭的临床分析[J].临床肺科杂志，2008，13：1037-1038.

[3]王筠，黄相增.重叠综合征及相关疾病分析[J].医学综述，2010，16：3769-3771.

P

第1节 Page综合征

一、名称

Page综合征又名高血压间脑综合征或间脑性高血压综合征。

二、流行病学

本病为间脑的交感与副交感神经中枢出现受刺激反应性的表现，也可为特发性，皮内注射0.2mg组织胺即可诱发。一次发作可持续数分钟，一天可发作数次。多见于18~30岁的女性，也有男性发病。

Page综合征是一种原因不明、由下丘脑或间脑功能紊乱引起的一组综合征，主要特征为短暂发作性高血压伴有内脏皮肤血管自主神经功能紊乱。本病少见，多呈良性。

三、病因及病理

本病病因不明；视丘与下视丘功能紊乱，或该区受肿瘤压迫，间脑自主神经中枢受刺激所致。

四、临床表现

眼症状：①过度流泪；②视网膜高血压、动脉硬化病。

全身性表现：①血压不稳或轻度升高，发作时可增高20~30mmHg(2.67~4kPa)，偶尔表现低热；②心动过速，心悸，脉频；③面部、颈部、躯干皮肤充血潮红，过后相继出汗；④头痛，流涎，耳鸣、肠鸣音增加，性欲减退(女性性感缺失)；⑤四肢发冷，苍白，双手发麻震颤，头皮发紧，对冷敏感，甲状腺轻度肿大，呼吸减弱或困难。

五、诊断

依据典型的临床表现，组胺试验阳性、单纯降压药治疗效果差，镇静，抗组胺治疗有效可明确诊断。但应注意与以下疾病相鉴别。①组胺性头痛：常为单侧剧烈的头痛，局限于一侧头面部，伴同侧面部烧灼感、眼流泪，结合膜充血，眼睑下垂，鼻塞等。②更年期综合征：表现类似，但热感、面红轻，持续时间长，以下午为重，组胺试验阴性。③间脑性癫痫：发作性血压升高，颜面部苍白、出汗、再发红等一系列自主神经功能紊乱的表现呈周期性发作，突发突停为特点，脑电图有癫痫样放电，组胺试验阴性。④嗜铬细胞瘤：常表现为发作性高血压伴出汗、皮肤苍白等自主神经紊乱的表现，但其基础代谢率高，血尿中儿茶酚胺浓度升高，而立其丁试验阳性、组胺试验阴性即可确诊。

六、治疗及预后

治疗：①镇静剂；②降血压药物；③重症患者可施交感神经节切除术。

预后：一般发作可控制。

参考文献

[1]李凤鸣.中华眼科学(上、中、下册)[M].2版.北京：人民卫生出版社，2005:3464.

[2]王怀新，窦丽娟.Page综合征一例[J].中华老年医学杂志，2003，22:8.

第2节 Paget-Schroetter 综合征

一、名称

Paget-Schroetter 综合征即上肢深静脉血栓形成(UEDVT),是指腋静脉和锁骨下静脉发生血栓形成。临床上发病较下肢深静脉血栓形成(DVT)少见。1949 年 Hughes 首先描述本病症状为上肢肿胀、疼痛、皮肤青紫和功能障碍。有说 100 年前 Paget 和 Von Schroetter 首先报道这种疾病。

二、流行病学

Paget-Schroetter 综合征临床上少见,发病率占下肢深静脉血栓形成的 1%~2%。36%的肺栓塞患者并发 UEDVT。

Paget-Schroetter 综合征占全部深静脉血栓形成的 2%~3%。过去认为本病是一种特发性和自限性疾病,是由于上肢和肩部侧支循环丰富,血栓形成后易再通,因此在治疗上不必过分重视。这种错误的观点使许多患者治疗不积极而造成血栓形成后遗症,综合文献报道,后遗症的发生率占所有患者的 25%~74%。病因通常分为原发性和继发性两大类,原发性的致病原因在血管外,一般因上肢的体位改变或强力活动可伴有或无解剖异常所致的胸廓出口综合征,或者因某些职业的习惯动作造成等,均可使锁骨下静脉遭受反复损伤而使内膜增厚,最终导致血栓形成。然而有一项研究显示,有 25%原发性 UEDVT 患者在 1 年内被查出恶性肿瘤,以肺癌和淋巴瘤多见。继发性原因主要有中心静脉置管、心脏起搏器置入和恶性肿瘤,其他危险因素包括既往有下肢 DVT 病史、妊娠、胸廓出口综合征和解剖异常等。

三、病理

本病是以腋静脉 – 锁骨下静脉血栓为病理基础。腋静脉 – 锁骨下静脉血栓形成仅占所有深静脉栓塞的 2%~3%。本病多为原发,少数病例可继发于充血性心力衰竭、腋窝部转移肿瘤、静脉内插管损伤等。静脉受压的常见部位是锁骨与第 1 肋之间的肋锁间隙。原发性上肢深静脉血栓形成年轻男性患者较多,与上肢过度外展或艰苦锻炼有关,多见于举重运动员、棒球投球手。有些病例无法找到病因,Painter 报道 17 例中有 7 例原发性 UEDVT,占 41%,有 2 例无法明确诱发血栓形成的因素。

继发性 UEDVT 常常有多种疾病,Demeter 认为,任何部位的血栓形成的三大因素都是血流停滞、凝血功能异常和静脉损伤。其中血流停滞如下。①外伤:血管损伤、肌肉损伤或骨折合并软组织压迫血管。②末梢静脉压升高:上腔静脉阻塞、肺心病、充血性左心衰竭。③解剖上的阻塞:颈肋或胸廓出口综合征,前斜方肌综合征,包括肿瘤的软组织肿块。凝血功能异常包括红细胞增多症、血小板增多症、凝血因子异常。血管疾病包括静脉炎、化学损伤、异物(如锁骨下静脉穿刺管,经静脉插入起搏器的导线)、静脉穿刺补液。Painter 报道 17 例中有 10 例继发 UEDVT,占 59%。有时单纯静脉穿刺可导致发生 UEDVT。Featherstone 报道一个献血员在第 11 次献血时得了 UEDVT,全面检查未发现其他异常,随访几个月仍然健在。

四、临床表现

UEDVT通常完全没有症状。典型的临床表现主要有上肢肿胀、疼痛、皮肤青紫和浅静脉曲张。最早出现上肢肿胀,从手指到上臂延及整个上肢,而以近侧端较为严重。阻塞上腔静脉会造成面部水肿、视力模糊、眩晕或呼吸困难。

王吉玉等报道 1 例 Paget -Schroetter 综合征。患者,男性,69 岁。因左上肢肿胀、皮肤青紫伴左腋下疼痛 8 天入院。患者于入院前 10 天因患左肩周炎做按摩治疗。按摩过程中曾将左上肢用力向后上伸展,当时感到剧痛。2 天后左上肢开始肿胀,伴左腋下疼痛,左上肢及左胸壁皮肤出现大片瘀斑,左上肢麻木。体检:左上肢明显肿胀,呈弥漫性,压之无凹陷,手背及前臂浅静脉怒张,患肢前内侧及胸壁左侧、上腹部皮肤可见大片状青紫斑。左腋下可触及索状物,质硬,有压痛。左上肢静脉造影,经肘静脉注入未加稀释的泛影葡胺 20mL,腋静脉未见显影。临床诊断为医源性 Paget-Schroetter 综合征。

张培强等报道从 1970—1998 年收治的 13 例 UEDVT。13 例 UEDVT 患者,男 8 例,女 5 例,平均年龄 51 岁。原发疾病:13 例中 7 例在静脉穿刺补液后半小时至 2 天后出现上肢肿胀,分别是急性化脓性胆管炎、自身免疫性溶血性贫血、脑栓塞后左上肢瘫痪、产后大出血、左下肢 DVT 各 1 例及肾病综合征尿毒症期2例。不明原因出现上肢肿胀4例，仅有1例查明曾有下肢DVT，其余3例分别是贵要静脉瘤、右上肢不完全断离、晚期肺癌。临床表现：发病至入院时间从12小时至1个月不等，中位时间是6天，全部病例出现上肢肿胀，2例疼痛，3例上臂功能障碍，3例皮肤颜色改变，包括皮肤潮红、变黑、发绀，2例肩胛带侧支静脉扩张。

五、诊断

张培强等组中11例经超声彩色多普勒CDU检查确诊，并确定血栓部位；颈内静脉及锁骨下静脉和腋静脉1例；腋静脉和肱静脉6例；肱静脉和桡静脉2例；贵要静脉海绵状血管瘤内血栓1例（手术切除，病理证实）；锁骨下静脉1例。2例急诊手术治疗，术中确定为肱动脉栓塞及肱静脉血栓形成和尺静脉血栓形成。

目前认为加压超声是诊断UEDVT的首选方法，敏感性和特异性分别为81%和97%，当临床高度怀疑UEDVT且有严重肺栓塞的患者，需要寻找隐蔽的栓塞源而超声检查阴性时，静脉造影可能是最好的备选方法。CDU检查是无创的，它具有高度敏感性和特异性，还可以进行动态观察。张培强等特别提出的是，急性静脉血栓形成是严重疾病的先兆。有1例因右颈部右上肢进行性肿胀4天而入院，CDU检查发现右锁骨下静脉血栓形成，右颈内静脉直径狭窄百分度为95%，右腋静脉为63%。胸部CT检查提示右无名静脉血栓形成，右肺门淋巴结广泛肿大，右颈部上淋巴结活检为燕麦细胞癌转移。头颅CT提示脑有多发性转移瘤，因此，UEDVT的患者必须进行全面的检查。

六、治疗及预后

有关本病的治疗包括保守疗法和手术疗法两大类。大部分病例可通过保守治愈，手术治疗包括将栓子取出，前斜角肌和胸小肌腱切断以缓解静脉压迫等。

张培强等组10例药物治疗，临床治愈7例，2例好转（1例胸部CT检查为右无名静脉血栓，左肺门广泛淋巴结肿大，头颅CT示脑转移瘤，颈淋巴结活检为燕麦细胞癌转移；1例脑栓塞后左上肢瘫痪），1例死亡（自身免疫性溶血性贫血）。本组3例手术治疗均治愈。

并发症：深静脉血栓形成后遗症（PTS）是由于高静脉压流出道梗阻和静脉瓣损伤造成的。症状轻重不等，如水肿、慢性疼痛和肢体皮肤溃疡等。有超过半数的患者会发生PTS，有的患者甚至在10年后出现此症。初期使用弹力袜可能减少此症的发生。再发通常发生在继发性UEDVT患者，相对于下肢DVT患者，它的短期死亡率非常高。其他的并发症包括感染、上腔静脉阻塞、胸导管阻塞等。

原发性UEDVT很难预测，筛查胸廓出口阻塞或凝血异常很难开展，对高风险患者长期预防性抗凝来防止继发性UEDVT发生的做法也是有保留的。

有报道发现对有深静脉置管的癌症患者，置管前2小时给予首剂低分子肝素皮下注射，以后每天1次能大幅度降低UEDVT发生，并且很少有出血的并发症。

参考文献

[1]王吉玉，孙华堂，于太斌.Paget-Schroetter病一例[J].实用外科杂志，1988，8：134.

[2]张培强，刘仁斌，王深明.上肢深静脉血栓形成（附13例临床分析）[J].现代临床普通外科，1999，4：131-133.

[3]张晔青，陈力.左上肢深静脉血栓形成2例[J].实用医学杂志，2007，23：2619-2620.

第3节 肺上沟癌

一、名称

肺上沟癌（Pancoast tumor）又称为肺尖癌或潘科瘤，它是肺癌的一种特殊类型。1924年美国放射科医师Pancoast首先描述，其是位于肺尖浸润周围组织的肿瘤性病变。肺上沟瘤是指发生在肺上沟区的支气管源性肿瘤，是非小细胞癌（NSCLC）中一个独特的临床亚型。

二、流行病学

肺上沟癌占肺癌病例的3%~5%。

三、病理

肺上沟癌因其区域狭小而易浸及壁层胸膜、臂丛神经、肋间神经、交感神经、星状神经节及邻近的肋骨和椎体，从而产生一组特殊的临床表现。其中包括肩背剧痛、上肢麻痹和Horner综合征等，95%左右的患者首发症状为肩部、肩胛骨和脊椎边缘的局限性疼痛。随着肿瘤的进一步扩展，可出现疼痛加剧，手部肌肉无力萎缩，并在同侧面部及上肢出现Horner综合征。大多数病例胸部X线片检查可见明显的肺尖部肿块，少数病例因肿瘤呈斑块状生长，在腔顶表现为胸膜增厚而易误诊。

以非小细胞肺癌为居多（占90%，其中一半是腺癌）；Pancoast肿瘤占非小细胞肺癌的5%左右。

四、临床表现

临床上该肿瘤除位于肺尖部外，还可能伴有胸壁侵犯，多表现为疼痛和（或）神经功能紊乱的症状。此外，还可能侵犯胸壁肌、肋骨、胸椎椎体、锁骨下血管、臂丛神经下端以及交感神经，包括星状神经节等。其中侵犯臂丛神经可造成Pancoast综合征，临床表现为肩、手疼痛并沿手臂放射，同时伴上肢无力以及肌肉萎缩等。肿瘤累及星状神经节可引起Horner综合征。

肿瘤可侵袭臂丛下干、椎体或椎间神经孔而产生类似于神经根型颈椎病的肩部、上臂、前臂和手部放射性疼痛及肌力下降、肌肉萎缩和沿神经根分布的感觉异常。因肺上沟瘤多为恶性，早期转移，生存期短，如果误诊为退变性颈椎疾病会延误治疗，带来灾难性的后果。

五、诊断

胸部CT检查能显示肿瘤的位置、侵及肋骨、脊柱旁区域或椎体的范围及肺门纵隔淋巴结是否有转移等。骨扫描能明确了解肋骨及相应的椎体是否有浸润或破坏。对于有手术禁忌证或诊断有怀疑的病例可考虑斜角肌淋巴结病理检查。临床上患者有胸1、2或颈8支配的上肢尺神经区的疼痛，胸片见胸腔顶部有肿块阴影，无论是否有Horner综合征，诊断肺上沟癌的正确率可达95%，结合其他辅助检查，有助于明确病理诊断及肺上沟癌的侵及范围。

六、治疗及预后

程可洛等报道28例均经手术或活检病理证实，其中鳞癌15例，腺癌8例，未分化癌5例。术后并发症3例，其中尺神经受损2例，脑脊液漏1例。随访率100%。术前放疗联合广泛切除1、3、5年的生存率分别为95%（20/21）、57%（12/21）、28%（6/21）。单纯放射治疗组生存超过1年3例，2年1例。放弃治疗组无1例存活超过1年。

参考文献

[1]北村和広，弦间昭彦.知っておきたい内科症候群?パンコースト腫瘍 Pancoast tumor[J].内科，2012，109(6)：1180-1182.

[2]康明阳.神经根型颈椎病与上肺沟肿瘤的鉴别诊断（附10例临床分析）[D].长春：吉林大学，2011.

[3]程可洛，何悦概，张光休，等.肺上沟癌的诊断和治疗（附28例分析）[J].肿瘤防治研究，2004，31：293-294.

第4节 Papillon-Lefevre综合征

一、名称

Papillon-Lefevre综合征又称为掌跖角化牙周病综合征、掌跖角化过度－牙周过早破坏综合征（hyperkeratosis of palms and soles premature periodental destruction of teeth syndrome）。1924年由Papillon-Lefevre在法国首先报道一对孪生患儿，目前文献报道逾百例。本病特征是以儿童长乳牙后发病，表现掌跖对称性角化过度、牙周过早破坏、牙龈红肿、牙齿脱落，在恒牙生长时，又同样复发如前述特征。有些作者同时观察到本病脉络膜丛和小脑幕中可能有无症状性异位钙化。

二、流行病学

本病发病率为（1~4）/100万，两性发病率相等，近亲发病率尤高。

三、病因及病理

属常染色体隐性遗传，父母多为近亲婚配。Parreek等报道一个家庭内多达6例患者，国内刘兆俊等报道同胞三姐妹，同胞同病更属罕见。Nazzaro 等对 4 例同胞本病患者进行了研究，测定近亲结婚的父母对患者一代在同一遗传位点有两个相同基因的概率为 1/8(血族交配系数)。

四、临床表现

典型临床特征一般在 3 岁前开始出现，无性别和种族差异。

1.皮肤改变

皮肤病变往往先于口腔病变，对称性弥漫性掌跖角化过度边界清楚常伴有红斑、脱屑、皲裂和出血、掌跖角化常呈进行性向心性扩展延及手、足背、腕部、跟腱、前臂和小腿。冬重夏轻，个别只发生在受压和摩擦部位，或掌跖角化部位有许多点状凹陷，一些患者可有指(趾)甲横沟、甲板增厚、点状凹陷和游离缘纵裂。出汗和毛发无一致的异常表现，个别病例有手上多汗及臭汗症，亦有头发和指甲生长过快。可有膝肘银屑病样皮损。

2.口腔牙齿改变

乳牙发育正常，但第一个乳牙萌出不久即发生牙周炎，表现为牙龈红肿、出血、化脓、深牙周袋形成使牙周组织严重破坏，放射学上显示上、下颌骨骨质疏松导致牙齿松动和最终乳牙过早脱落，乳牙脱落后牙周炎症消退，组织恢复正常，待恒牙萌出后又开始发生牙周炎，最后使恒牙松动和早脱，以致尚未成年就要装义齿，个别口腔黏膜有菌斑或假膜形成舌乳头炎症，颊黏膜和舌有白斑，牙周炎表现常与皮肤表现加剧或改善相一致。

3.其他改变

①颅内异位性钙沉着(硬脑膜、脉络丛、小脑幕、大脑镰)；②各种感染性高，表现为反复发生疖、脓肿、脓皮病、内脏感染(肺炎、肝脓肿)等；③精神发育迟缓。

五、诊断

本病兼有掌跖角化与牙周病变为其特征，以资与其他伴牙齿异常的综合征鉴别。许多作者指出对幼年早期掌跖角化过度的患者注意口腔病变将会增加对本病的发现。

六、治疗及预后

本病对常规牙周治疗的疗效差。对幼儿可将全部乳牙拔除。当恒牙萌出时，口服 10~14 天抗生素可防止恒牙发病，若患儿就诊时已有恒牙萌出或受累，可将严重患牙拔除，重复多疗程口服抗生素，在此情况下，有些患者新萌出的恒牙可免于此病。严重掌跖角化会影响生活，并最终过早安装义齿。以往一直认为是不治之症，皮肤损害可能终生存在，有些皮损可能由于除去牙患而缓解，也有自愈的报告，维 A 酸应用临床后，预后有所改观。

参考文献

[1]洪庆成，江敬铭.儿科综合征[M].天津：天津科学技术出版社，1996:402-404.
[2]郝淑青，刘学聪，张军桥.掌跖角化-牙周病综合征1 例[J].现代口腔医学杂志，2005，19:276.
[3]杨勤萍，方丽.掌跖角化牙周病综合征 2 例[J].临床皮肤科杂志，1998，27:331.

第 5 节　嗜铬细胞瘤

一、名称

嗜铬细胞瘤(paraganglioma)又名副神经节瘤、褐色细胞瘤。

二、流行病学

嗜铬细胞瘤是临床少见的神经内分泌肿瘤，其人群发病率为(2~8 人)/100 万。

三、病理

肾上腺外嗜铬细胞瘤又称为异位嗜铬细胞瘤或副神经节瘤，可为单发或多发，也可多中心生长，病灶可同时累及肾上腺和肾上腺外。近年来文献报道肾上腺外嗜铬细胞瘤发生率远超过 10%。29%~40%的肾上腺外嗜铬细胞瘤为恶性，与肾上腺嗜铬细胞瘤相比，异位者具有较高的恶性趋势，且肿瘤位置多变，故其诊断与治疗难于肾上腺嗜铬细胞瘤。

细胞来自胚胎发育时的神经嵴。嗜铬细胞瘤来源于肾上腺髓质，副神经节瘤则来自肾上腺外的嗜铬组织。同时副神经节瘤又可分为来自交感神经系统和副交感神经系统的肿瘤；交感神经组织主要位于脊柱前方、脊柱旁、胸腹部和盆腔的副神经节，生殖器官前列腺,膀胱和肝脏也都含有交感神经组织;副交感神经组织则位于大血管及神经旁,如颈动脉体旁、颈静脉旁、迷走神经旁、肺门部等。

四、临床表现

嗜铬细胞瘤的临床表现多种多样,主要取决于肿瘤分泌的激素、肿瘤的大小及肿瘤的位置。典型临床表现为“高血压、头痛、心悸、出汗”四联征。但此四联征均具备的病例少见。高血压表现的有51%,头痛表现的有24%,心悸表现的有24%。其余症状有焦虑、震颤、恶心、呕吐、胸痛、腹痛、疲乏、便秘、视力障碍等。还有一种特殊类型,称为“静息型”,即患者可完全无任何症状,但静息型的嗜铬细胞瘤仍有潜在恶性的可能。

锁骨上窝,上纵隔及颈部皆可产生褐色细胞瘤。

潘东亮等总结嗜铬细胞瘤诊治50年362例。男196例,女166例。年龄7~75岁,平均38岁。病程20天至20年,平均3.9年。术前无典型儿茶酚胺增多症状,体检时影像学检查或者因其他疾病检查时偶尔发现有37例(10.2%)。嗜铬细胞瘤位于肾上腺306例(84.5%),位于肾上腺外56例(15.5%),其中腹主动脉旁45例(12.4%),盆腔6例(1.7%),纵隔2例(0.6%),心脏3例(0.8%)。嗜铬细胞瘤为多发性内分泌腺瘤(MEN)的组成部分有31例(8.6%),其中Ⅱa型21例,Ⅱb型6例,混合型4例。

五、诊断

对于疑诊为肾上腺外嗜铬细胞瘤的患者应进行生化检查。常用的检查指标包括24小时尿液苄肾上腺素[甲苄肾上腺素(NMN)和苄肾上腺素(MN)]、24小时尿液儿茶酚胺CA(NE和E)、血浆CA(NE和E)。尿液总MN和香草扁桃酸(VMA)也一直在临床中被广泛应用。

肾上腺外嗜铬细胞瘤的定位诊断主要依靠CT、MRI解剖学定位,再辅以碘间位碘代苄胍(^{131}I-MBG)、PET及生长抑素受体显像进行功能性定位。2006年的一项前瞻性研究发现,分别用CT、MRI及MBG对肾上腺外嗜铬细胞瘤进行定位,三者的特异性依次为93%、93%、100%;敏感性依次为90%、93%、91%。

嗜铬细胞瘤通常是良性的,其中10%~16%的嗜铬细胞瘤有潜在的恶性特征。由于对恶性的嗜铬细胞瘤发生发展的根本分子机制的不清,因此现阶段缺少可靠的预测恶性的指标,目前对于恶性的嗜铬细胞瘤的诊断仅是在非嗜铬组织出现肿瘤才能确定,而非传统肿瘤的病理学证据。有相当多的患者在首次手术切除嗜铬细胞瘤的若干年后,才再次发现肿瘤组织的复发或转移。

六、治疗及预后

手术是能治愈该疾病的唯一方法。新近的研究提示,恶性的嗜铬细胞瘤加用环磷酰胺、氮烯唑胺、长春新碱、阿霉素等化疗药物进行治疗,不仅可使患者的临床症状得到缓解,同时还可延长33%患者的生存年龄。相关临床资料显示,恶性嗜铬细胞瘤的5年生存率为44%。

当恶性确定时,患者已处于肿瘤的晚期,治疗的意义仅仅是缓解症状,无法对因治疗,其预后往往较差。

参考文献

[1]兼子俊男.広範圍症候群(新订版)paraganglioma[J].日本臨牀,1987,春季臨時増刊号,45:658.

[2]张建.肾上腺外嗜铬细胞瘤的诊断与治疗[J].中国实用医药,2009,4:66-67.

[3]潘东亮,李汉忠,罗爱伦,等.嗜铬细胞瘤诊治50年回顾总结[J].中华泌尿外科杂志,2005,26:725-727.

[4] 欧俊杰. 鉴别嗜铬细胞瘤/副神经节瘤良恶性的研究进展[D].沈阳:中国医科大学,2012.

第6节 副神经内分泌肿瘤

一、名称

副神经内分泌肿瘤(paraneuroma)又称为副神经内分泌肿瘤综合征(paraneuroma syndrome,PS)、神经系统副肿瘤综合征(parane-oplastic neurological syndrome)、副肿瘤综合征(paraneo-plastic syndrome)、副肿瘤性神经系统综合征(paraneo-plastic syndromes of the nervous system,PNSNS)。

二、流行病学

PS 发病率并不高，其发病率为全部癌症患者的5%~6%。副神经内分泌肿瘤年龄调整发病率在每年为(1.31~4.48)/10 万人。最近的 30 年中，随着检查方法的进步，疾病认识的加深，副神经内分泌肿瘤的总体发病率逐渐升高，其中发生于胃和直肠的病例数增加最为明显(20 世纪 90 年代发病率较七八十年代升高的 2~3 倍)，而发生于阑尾的则有所下降(90 年代发病率仅为七八十年代的 33%~60%)。副神经内分泌肿瘤可发生于全身各处，发生率最高的部位依次为消化道系统(67.5%)、支气管肺系统(25.3%)。在消化道系统中，最好发的部位依次为小肠（41.8%）、直肠(27.4%)和胃(8.7%)。5 年生存率最好的依次为直肠(88.3%)、支气管肺系统(73.5%)和阑尾(71.0%)。

三、病理

副神经内分泌肿瘤是起源于 APUD 系统细胞的一类肿瘤。APUD 系统是指来源于神经、神经嵴的一系列内分泌细胞，主要分布于内分泌器官及腺体内，能够从细胞外摄取胺和胺前体并在细胞内脱羧形成多肽激素和(或)胺类激素(如多巴胺、5- 羟色胺等)。根据人体内的分布不同，神经内分泌组织可分为中枢部分和外周部分两类。中枢部分包括下丘脑、垂体轴的细胞和松果体细胞。外周部分包括分布在胃肠、胰腺、呼吸道、泌尿生殖管道内的内分泌细胞，以及甲状腺滤泡旁细胞、甲状旁腺细胞、肾上腺髓质细胞、部分心肌组织和平滑肌细胞等。神经内分泌组织可产生多种胺类及多肽类激素物质，如 5- 羟色胺、儿茶酚胺、多巴胺等，可参与调节人体正常生理活动，但异常分泌条件下，可能由于激素过度分泌造成相关的病理反应，如副神经内分泌肿瘤常常伴发类癌综合征等。

四、临床表现

肿瘤性神经肌肉病的症状可在发现肿瘤前、发现时或发现后发生。其病程及肿瘤的大小及生长速度并不一定平行。临床表现因病变部位不同而异（见表 15)。神经系统的各个部位可以同时或先后受累，精确的分类比较困难。根据其主要临床症状分类如下。

(一)中枢神经系统的临床表现

1.脑部病变

①亚急性小脑变性，表现为亚急性发病的双侧对称的小脑功能障碍，患者上下肢均共济失调，且有严重的构音障碍，眼球震颤并不常见。许多患者常伴有眩晕和复视，可同时伴有锥体束征、肌肉萎缩、面瘫、延髓麻痹，精神症状和智能减退，甚至痴呆。有半数以上病例，在原发癌被发现前数周至 3 年内即已出现症状，并在其后数周至数月内继续发展。②脑干脑炎。肿瘤(主要是肺癌)偶可并发脑干脑炎，起病隐袭或星亚急性，患者出现复视、眩晕、眼球震颤、构音障碍和吞咽困难。脑桥和延髓有神经元丧失或血管周围细胞浸润。③边缘系统脑炎。症状：早期为记忆力障碍，常出现激动、抑郁、幻觉、精神错乱，偶可有癫痫发作，随着病情进展，智力日益衰退，可发展成痴呆综合征。

2.脊髓病变

①亚急性坏死性脊髓病变。临床表现为亚急性起病的横贯性脊髓损害，病变可迅速上升，累及颈髓时则四肢瘫痪，有传导束型感觉障碍和括约肌功能障碍。大多数患者病情严重，常在数天或数周内死亡。以肺癌伴发为多见。②癌性肌萎缩性侧索硬化症。见于各种癌症，特别是肺癌。神经症状可为首发症状。临床有四肢肌肉萎缩、肌力减退、肌束颤动及 Babinski 征阳性等，若延髓受累则舌肌萎缩，吞咽困难，腱反射可

表 15 副肿瘤综合征的临床表现

所致疾病综合征	临床表现	原发肿瘤
脑脊髓炎	记忆障碍，意识障碍，锥体路症候，不能随意运动，肌力低下，感觉障碍	SCLC、睾丸癌、胸腺瘤、乳癌
小脑变性	小脑失调	卵巢癌、乳癌、SCLC、子宫癌
副肿瘤性边缘系脑炎	记忆障碍，意识障碍，精神症状，痉挛	SCLC、睾丸癌、畸胎瘤、胸腺瘤
感觉性运动失调型神经障碍	异常感觉，深部感觉障碍	SCLC
Lambert-Eaton 肌无力综合征	易疲劳性，肌力低下，自律神经症状	SCLC
肿瘤性强直综合征	体干四肢近位肌硬直	乳癌、胸腺瘤、SCLC

增高或减退，有些病例伴有轻度感觉障碍，有助于鉴别诊断。

3.特别类型

斜视性眼阵挛综合征（opsoclonus myoclonus syndrome，OMS）。在动物和人的脑桥旁中正状结构内有两种运动神经元与扫视有关，当全息神经元（omnipause neurons）对爆发神经元（burst neurons）抑制时可出现斜视眼阵挛。激素治疗有效。

（二）周围神经系统的临床表现

1.周围神经病变

①亚急性感觉神经元病（SSN）。SSN 症状通常先于肿瘤诊断 3~18 个月，且在少数患者中做出肿瘤诊断处在 SSN 发病后 4~5 年。临床表现为初期不对称分布与手臂的疼痛和感觉异常，症状进展后疼痛可减退，被麻木和因感觉失传而产生的共济失调所代替。脑神经受累常见，为感觉神经元性听力减退，味觉缺失及面部麻木。在临床发病中，自主神经、小脑或大脑受累症状也不少见。②自主神经病（automic neuropathies，AN）可单独或作为广泛的副肿瘤神经病的一个组成部分出现。AN 可能是 PS 的最初表现或在疾病过程中出现。临床症状为直立性低血压、瞳孔异常、尿潴留、便秘、口干、出汗异常、阳痿及快速性心律失常。另一类型为副肿瘤假性肠梗阻，患者出现便秘、恶心、体重下降、腹部疼痛及腹部膨隆；病程为进展性，多数患者在诊断后 1 年死亡。③感觉运动神经病（sensorimotor neuropathies，SMN）被认为是一种发生于恶性肿瘤或淋巴瘤晚期的神经病。SMN 包括：a.急性综合征类、吉兰－巴雷综合征、轴索性神经病；b.慢性或复发性综合征类、轴索性神经病、脱髓鞘性神经病、伴副蛋白血症的神经病、伴血管炎的多神经炎。一些前列腺、肾脏、腺癌和淋巴瘤患者，SMN 可由血管炎所致，临床表现为进展性，有时以不对称的痛性神经病为特征，患者可诉近端肌无力，很可能是肌内血管炎所致。

2.肌肉病变

①多发性肌炎与皮肌炎。临床表现与一般的皮肌炎、多发性肌炎大致相同。大多见于 40 岁以上男性患者，病变多在肿瘤显现之前数月至数年出现，主要有面颊、前胸、四肢呈淡紫色肿胀，腓肠肌压痛，之后肌肉萎缩和纤维性变，甚至发硬。②癌性肌无力综合征（Lambert-Eaton's syndrome）为神经肌肉接头功能障碍的慢性疾病。多数在 50 岁以后起病，临床表现为肢体近端和躯干肌肉无力、消瘦和易于疲劳，眼外肌和延髓支配肌肉等偶尔受累，部分患者有唾液减少、口干、阳痿、肢体感觉异常和疼痛等症状。

气管、支气管、肺系统原发的神经内分泌肿瘤的发病率仅次于消化系统，列全身所有系统的第二位。根据细胞分化程度的不同，可区分为典型类癌、不典型类癌、小细胞肺癌、大细胞神经内分泌癌四类，涵盖了从偏于良性到典型恶性生物学行为的多种不同亚型，体现出极强的异质性。最常引起 PS 的是小细胞肺癌，通常为燕麦细胞型肺癌。其治疗方式也包含了保留肺实质的局部手术到以药物治疗为主的全身化疗等多种手段，患者个体之间的预后状况有显著差异。杜丰报道的患者中，首发症状为咳嗽 41.3%（19/46）、呼吸困难 8.7%（4/46）、胸痛 8.7%（4/46），无症状 28.3%（13/46），其他 10.8%（5/46），类癌综合征伴发者 1 例，表现为腹泻。

深川寛子等报道 1 例肺小细胞癌化疗中出现副神经内分泌肿瘤综合征的表现。患者，男性，66 岁，SLCL 四期。一次化疗后部分奏效。其后纵隔淋巴结增大。又行 2 次化疗。一个周期后淋巴结缩小，但出现副神经内分泌肿瘤综合征（嗳气、眼球不自主震颤、四肢不自主收缩、体干失调、构音障碍）的表现。化疗加皮质激素治疗神经症状未见效，合并肺炎死亡。作者统计 24 例。其中时间明确的 22 例。SLCL 治疗开始前合并副神经内分泌肿瘤综合征的多（17/22）。此次是在治疗中出现是少见的（5/22）。

五、诊断

各种副肿瘤综合征并不局限于神经系统，但往往都累及神经系统。大约 1/2 的 PS 患者在出现症状时，原发肿瘤尚未发现或处于早期可根治阶段，因而，临床早期诊断 PS 对于及时发现和根治宿主体内的肿瘤至关重要，使一些肿瘤如小细胞肺癌、肠癌、乳腺癌、卵巢癌、霍奇金淋巴瘤得到早期诊断，为根治提供了条件，若特异性神经元抗体阳性，表示机体对该肿瘤已产生抗体，能限制肿瘤的扩散和转移，但该肿瘤抗原和自体的神经系统组织抗原相似，故产生神经系统的相关症状，出现相应的临床表现。王玉华等研究以特异性亲和免疫细胞组织化学技术检测可疑患者，确诊 96 例。

六、治疗

不同部位肿瘤间具有较大异质性，这种异质性还体现在对治疗的敏感性上，链佐星是治疗分化好的转移性神经内分泌肿瘤的有效药物，其有效率在胰腺神经内分泌肿瘤中可达到 30%~60%，但对于原发其他部位的肿瘤，有效率仅 20%~30%。

原发于直肠和支气管、肺的局限期神经内分泌肿瘤治疗以手术为主，局限期患者手术治疗效果好，应根据是否存在预后不良因素选择具体术式。有预后不良因素的患者，术后辅助治疗的意义值得进一步探索。

七、预后

副神经内分泌肿瘤总体 5 年生存率为 67.2%。不同的发生部位之间略有差异，消化系统神经内分泌肿瘤 5 年生存率为 67.5%，呼吸系统为 73.5%，女性生殖系统为 78.5%。根据不同的病期，5 年生存率分别为局限期患者 78.2%，局部进展期患者 71.7%，发生远处转移后 38.5%，约 12.9%的患者初诊时即出现远处转移。这些发现都颠覆了既往对于类癌近似良性肿瘤的认识。

原发于直肠和支气管、肺的神经内分泌肿瘤具有独特的临床病理特征，总体预后良好，5 年生存率分别为 88.6%和 81.1%。病理类型对原发于直肠和支气管、肺的神经内分泌肿瘤患者的预后影响显著，不典型类癌或神经内分泌肿瘤患者预后较典型类癌患者差。肿瘤直径对直肠神经内分泌肿瘤预后密切相关。

参考文献

[1]大久保正士，兼子俊男.広範圍症候群(新订版)paraneuroma[J].日本臨牀，1987，春季臨時増刊号，45:659.

[2]杜丰.直肠和肺神经内分泌肿瘤的临床病理特征及预后因素分析[D].北京：北京协和医学院中国医学科学院，2013.

[3]田中惠子.知っておきたい内科症候群?傍腫瘍性神经症候群 paraneoplastic neurological syndrome (PNS)[J].内科，2012，109(6):934-937.

[4]王玉华，宗碧云.副肿瘤性神经系统疾病的研究[J].菏泽医学专科学校学报，2009，21:29-30.

[5]孙卫亚，吴晓燕，孙克华.副肿瘤性神经系统综合征[J].医学综述，1999，5:310-311.

[6]深川寛子，前川晃一，池上裕美子. 肺小細胞癌の治療中に発症した傍腫瘤性オプソクロ-ヌス. ミオクロ-ヌス症候群の1 例[J].日呼吸誌，2013，2(1):29-32.

第 7 节 Passow 综合征

一、名称

Passow 综合征又名 Bremer 神经管闭合不全综合征、神经闭合不全状态综合征。是先天性神经管发育过程发生的有关组织异常，主要为脊柱裂及畸形。

二、病因

Passow 综合征的病因为先天性神经管闭合不良，为家族性遗传，有散发。

三、临床表现

眼症状与病征：①Horner 综合征表现(上睑下垂，眼球内陷，瞳孔缩小)；②眼球震颤，展神经麻痹；③角膜知觉消失，麻痹性角膜炎；④虹膜异色，前葡萄膜炎；⑤视盘水肿，继发性视神经萎缩。

全身表现：①三叉神经第一支分布区知觉消失；②面神经麻痹，半侧面萎缩；③肌营养障碍症状，肌无力；④脊柱裂，脊柱后侧弯，颈肋，漏斗胸，四肢畸形。

参考文献

[1]李凤鸣.中华眼科学(上、中、下册)[M].2 版.北京：人民卫生出版社，2005:3466.

第8节 Pena-Shokeir 综合征

一、名称

Pena-Shokeir 综合征 1974 年首次被 Pena 及 Shokeir 两位学者报道，故得名为 Pena-Shokeir 综合征。特点是具有神经源性的关节弯曲、面部异常、肺发育不全等。

二、流行病学

Pena-Shokeir 综合征是常染色体隐性遗传病。

三、病因及病理

Pena-Shokeir 综合征的胎儿由于神经肌肉的功能异常导致胎动的减少和消失，也引起关节僵硬；又因胎儿吞咽活动减少、膈和肋间肌的神经肌肉的功能异常导致羊水过多、胃不显示和胎儿肺发育不全。

脊髓前角细胞减少，而致肢体运动障碍使关节弯曲不可伸直。

四、临床表现

可分为Ⅰ型及Ⅱ型。帕提曼报道 1 例病例属于Ⅱ型，是脑和脊髓明显的退变而致脑神经发育异常、外貌怪异、颜面畸形、肢体活动障碍、关节弯曲等一系列的变化，这些变化常在宫内可以发现。因为经常患有肺炎并反复感染，从而出现营养障碍而死亡。一般通常足月出生，出生时体重正常。在出生时大多数表型是正常的，部分病例的临床表现数月后才表现出来，全部病例的患病过程是呈逐渐衰退的。Ⅰ型大多早产，约 30%流产，多数于出生后的前几周内死于肺发育不全，不会活过 5 个月。

五、诊断

Arthur 等提出，当胎儿有肢体位置异常导致胎动减少或缺如、发育迟缓、羊水过多、肺发育不全等即可诊断为 Pena-Shokeir 综合征。

卢婷婷等报道 1 例产前超声声像图有胸廓畸形、屈曲指等。

六、预后

Pena-Shokeir 综合征是一种致死性疾病，常导致胎儿早产，足月生产约 30%为死胎，存活者大多数也会于数周内死亡，肺部的并发症是死亡的主要原因。因此，当产前超声检查出现胎儿四肢位置异常、活动受限、听觉刺激反应减少或缺失、发育迟缓、羊水过多、胃不显示，肺发育不全等胎儿异常时，即可考虑为 Pena-Shokeir 综合征，应及时终止妊娠。

参考文献

[1]廖秦平.妇产科综合征[M].北京：北京大学医学出版社，2004：172-173.

[2]帕提曼.Pena-Shokeir 氏综合征Ⅱ型一例报告[J].中国优生与遗传杂志，2007，15：81.

[3]卢婷婷，马燕，韦业平.产前超声诊断 Pena-Shokeir 综合征 1 例[J].中国超声医学杂志，2006，22：793-794.

第9节 Penfield 综合征

一、名称

Penfield综合征又名间脑性癫痫综合征、自主性癫痫综合征、前间脑性自主性癫痫综合征、抽搐替代综合征、自主神经性癫痫、内脏性癫痫等，是丘脑下部受刺激所出现的以自主神经功能紊乱为主的一种综合征。特征为不定时的癫痫发作，常伴有不能自控的阵发性自主神经症状表现，呈面红耳赤，流涎、流泪，烦躁不安。多见于 6~7 岁男性，发作时间不定，每次发作为 4~12 分钟。

自 1925 年 Heko 首次报道间脑癫痫以来，国内外陆续有发现。1929 年 Penfield 首先提出间脑性癫痫的概念。

二、流行病学

脑外伤后癫痫的发生率为 2%~5%，重症闭合性颅脑损伤伴有颅内血肿可达 25%~30%。在国际癫痫分类中属单纯部分性发作。其发病率甚少，有报道间脑性癫痫发病率约占癫痫患者的3.6%。

三、病因

丘脑下功能紊乱与丘脑背核区有癫痫灶刺激，第三脑室底部受到损害。

四、临床表现

眼症状与病征：①流泪；②眼球突出；③瞳孔异常。

全身性表现：①颈交感神经刺激征，颜面潮红，唾液增多；②激动不安、多语，头痛，腹痛，脉搏快，血压高，寒战，潮式呼吸；③癫痫发作。

一般很少有先驱症状。有人将发作时的症状分为交感神经性发作与副交感神经性发作两种：①交感神经性发作时有剧烈头痛、头胀、头晕、心悸、颤抖、寒战等症状，常伴有恐怖感与皮肤潮红或苍白，多无意识障碍，血压可增高或正常，发作之后大量排尿，所以也称“心血管运动性发作”；②副交感神经性发作时出现突然眩晕、胸闷、胸部压迫感、心跳剧烈、胃部烧灼感、恶心、呕吐、流涎、大汗淋漓、脉搏缓慢及呼吸节律不整等症状。

参考文献

[1]李凤鸣.中华眼科学(上、中、下册)[M].2版.北京：人民卫生出版社，2005:3467.

[2]徐洪章，陈继娟.间脑性癫痫32例临床误诊分析[J].临床误诊误治，1998，11:234-235.

[3]熊飞龙，李强，沈斌，等.重型颅脑损伤术后间脑性癫痫[J].江西医药，2009，44:1083-1084.

第10节 Perheentupa综合征

一、名称

Perheentupa综合征又称为Mulibrey侏儒综合征。特征为胎儿期进行性发育障碍，青春期发育迟缓，颅面畸形，脉络膜毛细血管发育不良，身材矮小，心血管异常。

二、病因及病理

本病为常染色体隐性遗传。

三、临床表现

眼症状与病征：①斜视(交替性内或外斜视)，弱视；②视网膜散在黄色小点及色素，色素簇集多在眼后极区，脉络膜毛细血管异常，Bruch膜玻璃疣；③视网膜电图ERG正常。荧光血管造影示脉络膜视网膜异常。

全身性表现：①侏儒，三角面容，前额突出，宽鼻架，X线片显示蝶鞍变浅扩大，脑室扩大；②心血管异常，出生婴儿即可见发绀或发生窒息，心脏扩大(可伴心力衰竭)，颈静脉怒张，肺充血，心包狭窄，皮肤火焰样痣，X线片示心包钙质沉着；③青春期发育迟缓或来迟，女性月经少，低音细嗓；④四肢纤细，纤维性胫骨发育不良，肌张力低；⑤肝大，腹水，肺充血。

胎儿软骨发育与先天性甲状腺功能不全，其胎儿体貌均为侏儒，声像图表现十分相似，故周浙南将两者称为胎儿侏儒综合征，其声像图特征：①胎体过大、头大、颈短、鼻梁低平；②全身皮下组织明显增厚，呈双层改变，四肢肌肉松弛，皮肤褶皱沟加深；③四肢与躯干比例不对称，四肢明显短小，其骨干骨钙化不足，回声强度减弱或不匀均，其软骨发育不全、骨骺钙化不足，明显重于甲状腺功能不全，常有骨干变形，失去管状结构或部分缺损，甚至没有骨骺组织回声；④腹部膨大常伴有体腔积液（周浙南报道1例即有胸腹水）和脐疝；⑤胸腰椎后凸畸形；⑥软骨发育不全常伴有肺发育不全(周浙南报道例即存在)。周浙南认为凡具备前3条者应该疑患有此病。

四、诊断

胎儿侏儒综合征根据其声像图特征做出诊断并不难，但需与胎儿水肿症状相鉴别。后者全身皮下组织水肿增厚，胎体大，合并胸腹水，但躯干和四肢比例对称，四肢骨干回声正常，常伴有肝脾大。而其他类型的侏儒症鉴别如黏多糖病和垂体性侏儒症，由于多在出生后1岁发病，故没有临床意义。

参考文献

[1]李凤鸣.中华眼科学(上、中、下册)[M].2版.北京：人民卫生出版社，2005:3467.

[2]周浙南.胎儿侏儒综合征的超声诊断[J].江苏临床医学杂志，1999，3:496.

第 11 节 持续性胎儿循环综合征

一、名称

持续性胎儿循环综合征(persistence of fetal circulation syndrome)又称为新生儿持续性肺动脉高压(PPHN)、持续性胎儿循环(persistent fetal circulation, PFC)。本病是由于宫内或出生后缺氧、寒冷、肺炎、感染等,造成肺小动脉收缩而致肺动脉高压,引起右向左(通过卵圆孔及动脉导管)分流所致的系列综合征。

1969 年 Gersomy 等首先报道 2 例青紫患儿有肺动脉压和肺血管阻力升高,并存在动脉导管及卵圆孔的右向左分流,称为持续性胎儿循环。以后国外陆续报道。1984 年我国梁承玮专题介绍,1986 年孙眉月等报道 3 例。

二、流行病学

①少数新生儿出生前肺小动脉肌层即已过度发育,而呈原发性松弛;②继发于宫内或出生后其他病因所致低氧血症和酸中毒,可致肺小动脉痉挛,造成出生后肺动脉高压和肺血管高阻力持续存在。

三、临床表现

主要特点:①多为足月儿或过期产儿,常有窒息、新生儿肺透明膜病(又称为呼吸窘迫综合征,RDS)、胎粪吸入、红细胞增多症或先天性心脏病等;②出生后 24 小时内出现症状,发绀,不安,呼吸窘迫而与低氧血症不平行;③用 100%氧吸入试验 10~15 分钟后发绀不能改善;④心脏听诊帮助不大,杂音可有可无,缺乏特异性。

四、预后

本病预后不良,死亡率为 20%~50%。

参考文献

[1]廖秦平.妇产科综合征[M].北京:北京大学医学出版社,2004:189-190.

[2]杨振东.新生儿持续性肺动脉高压的临床进展(综述)[J].临床儿科杂志,1990,8:405-407.

第 12 节 百日咳综合征

一、名称

百日咳综合征(Pertussis syndrome)是近几十年提出的病名,是一种新的病症。有人把一组临床百日咳症状统称为"百日咳综合征",也有些学者把百日咳杆菌和副百日咳杆菌引起的一组百日咳症状称为"百日咳综合征",还有人则将经病原学诊断明确的百日咳除外后,其他各种因子所引起的和百日咳症状几乎完全相同的一组综合征称为百日咳综合征。

二、流行病学

表现与百日咳类似的呼吸道感染在小婴儿极为常见,临床上在得不到确切的病原学证据之前往往诊断为"肺炎""支气管炎"并予以抗感染治疗。

三、病因及病理

百日咳综合征可以是由百日咳杆菌和副百日咳杆菌所引起。腺病毒也可引起百日咳综合征,在有些百日咳综合征病例中曾检出衣原体、巨细胞病毒、呼吸道合胞体病毒等,或恢复期血清中检测出特异性病毒抗体的升高,所以这些也可能是百日咳的病原,尚须进一步证实。

四、临床表现

1.病程

典型病例病程可分为卡他期、痉咳期(典型发作期)和恢复期。卡他期常为 1~2 周,痉咳期为 2~4 周或更长,恢复期为 4~12 周或更长。本病平均病程有报道为(50.9 ± 32.1)天。

2.咳嗽

患儿常以 1~2 周的上呼吸道感染开始并伴有数日的低热,继而咳嗽不断加重,出现阵发性痉挛性咳嗽,任何小小的刺激均可引起痉咳,一阵咳嗽后常可闻及一种啼鸣声样、高音调的吸入性杂音,有人称之为犬吠声或鸡鸣样回声。这是由于当阻塞最终通畅时,气流快速地进入胸腔而产生的声音。患者在用力咳嗽以清理喉咙和呼吸道的过程中,因所有空气排出,而胸腔内有更明显的负压造成的。

3.呕吐

患儿在咳嗽和啼鸣之后,常发生呕吐,呕吐物多为黏液样和痰性物质。

4.血常规

发病初期甚至持续在全病程中,有显著的淋巴细胞增多,白细胞总数每立方毫米可达数万甚至10万以上。

5.主要并发症

百日咳所引起的主要并发症有呼吸暂停、缺氧、肺炎、肺不张、眼结膜出血、颅内出血、咯血等。还可有低血糖和智力迟钝、语言障碍、听力异常等神经学异常。

6.其他

有人测试百日咳患儿的肺功能,发现静态肺容量有轻微下降,但尚无统计学意义。

五、诊断

早期诊断及与百日咳感染的鉴别诊断十分重要。WHO认为,对百日咳杆菌进行培养是确诊的金标准,其优点是特异性高,缺点是敏感性低、需要选择性培养基,近年因百日咳发病已经少见,因此临床目前多不开展百日咳杆菌的培养检验。血清学诊断是以感染者的初期及1个月后双份血清中特异性抗体水平的显著增加为基础,对早期诊断意义不大。PCR方法较灵敏,可采用与细菌培养相同的生物标本,但所需仪器较昂贵,并且主要在专门实验室进行,目前多用于科研。因此目前国内尚缺乏高特异性和高敏感性的有效检测百日咳杆菌的实验方法。

六、治疗及预后

本病虽然病程长,临床症状较重,除并发脑病外,预后尚可,绝大多数能够治愈。

参考文献

[1]洪庆成,江敬铭.儿科综合征[M].天津:天津科学技术出版社,1996:409-411.
[2]闫莉,黄英.百日咳综合征79例临床特征分析[J].中国实用儿科杂志,2013,28:864-865.
[3]施学文,陈娟,王飞.婴儿百日咳综合征71例诊治体会[J].临床肺科杂志,2009,14:1075-1076.

第13节 Peutz-Jeghers综合征

一、名称

Peutz-Jeghers综合征(PJS)又称为Peutz-Touraine综合征、Peutz综合征、Jeghers综合征、Hutchinson-Weber-Peutz综合征、皮肤色素沉着黏膜黑斑肠息肉综合征、肠息肉综合征、着色斑息肉消化道综合征、着色斑小肠息肉病、黑斑息肉病。它是一种以特定部位皮肤黏膜黑色素斑点沉着及消化道多发息肉为主要特点的临床疾病。

1921年Peutz首先描述此病。1949年Jeghers等对本病进行系统总结,以后本病即被称为Peutz-Jeghers综合征。

二、流行病学

该病由单基因突变即可致病。Smith等发现LKB1为其致病基因,定位于19p13.3,编码丝苏氨酸激酶,LKB1为一丝氨酸/苏氨酸激酶,属未知的信息传导系统,可能影响黏膜上皮细胞的分化。PJS为常染色体显性遗传,有较高的外显率,文献报道63%的患者有明确家族史。

三、病因及病理

基因变异导致了PJS的发生。PJS息肉为错构瘤性息肉,为黏膜肌层异常过度增生所致。镜下可发现肌层伸展到各分叶中构成其轴心,肌层的中心为血管,外周为黏膜上皮组成的腺管或乳头。PJS息肉是否会发生恶性病变存在争议。

四、临床表现

PJS的临床特点可归纳为以下3个方面。①皮肤黏膜色素沉着:几乎所有病例的口唇及口周均有黑褐色素沉着,这是较为特征性的表现,色斑还可见于颜面、手掌、足底,但并非所有PJS患者均有黑斑表现;②消化道多发息肉,息肉可累及胃至直肠的任何部位,以空肠和回肠最为多处,占60%~96%,其余好发部位依次为胃(62%)、结肠(58.6%)、十二指肠(48.3%);③家族遗传性,杵状指,支气管腺病,卵巢囊肿。

PJS患者常出现肠套叠、肠梗阻、消化道出血等并发症,主要是消化道内息肉大、数目多所致。肠套叠尤易见于小儿,且常反复发作,有时需多次手术治疗。

吴绍新等分析Peutz-Jeghers综合征合并肿瘤26例。资料显示出该患者的恶性肿瘤发生早,分化差。发生恶性病变的息肉直径均大于2cm,表明息肉越大,发生恶性病变的概率也越高。

杨浩等对2010—2014年诊治的11例PJS行回顾性分析。结果9例患者(已死亡5例)有明确家族史,2例为散发。11例患者均有色素沉着斑及消化道息肉,3例先证者及2例散发病例消化道息肉均为腺瘤样息肉。3家系中发生胃癌和结肠癌各2例,直肠癌、肺癌和宫颈癌各1例。我国文献显示,PJS发生恶性病变率为9.2%。消化道肿瘤占全部恶性肿瘤的87.77%,其余包括胰腺癌、肝癌、肺癌、骨肉瘤、宫颈癌、乳腺癌、卵巢癌、胆囊癌等。

五、诊断

PJS诊断满足条件之一即可:①胃肠道内有2个以上PJS息肉;②胃肠道内有1个PJS息肉,伴有典型的黑斑或PJS家族史;③皮肤黏膜黑斑合并PJS家族史;④STK11基因突变合并任何数目的PJS息肉或典型黑斑。

六、治疗及预后

PJS患者必须坚持常年随访,推荐如下方案:①10~20岁患者,每2~3年行上消化道内镜检查(包括胃镜、小肠镜),男性患者每年行睾丸检查1次,如有异常,行B超检查;②20岁后女性患者每年行乳腺检查、宫颈巴氏涂片、子宫内膜活检及盆腔B超,每2年行乳腺钼靶照相;③25岁后所有患者每2年行结肠镜检查。

参考文献

[1]杜潇,赵玉沛,何小东,等.Peutz-Jeghers综合征29例诊治分析[J].中国实用外科杂志,2009,29:665-666.

[2]吴绍新,林军.Peutz-Jeghers综合征合并肿瘤分析26例[J].世界华人消化杂志,2008,16(3):332-334.

[3]李凤鸣.中华眼科学(上、中、下册)[M].2版.北京:人民卫生出版社,2005:3468.

[4]杨浩,张正中,牟韵竹,等.Peutz-Jeghers综合征11例临床表现与遗传特征分析[J].中国皮肤性病学杂志,2015,29(2):47.

第14节 Pfeiffer综合征

一、名称

1964年Pfeiffer等首先报道了1个家系病例,该家系3代人中8人发病。临床的主要表现有扁头(单侧或双侧颅骨冠状缝过早闭合),拇指及脚趾粗,以及轻度并指(趾)。此后病例报道逐年增多,许多病例表现为新的突变,而且临床表现变化较大,有的患者上述症状均有,且很严重;而有的患者受累较轻,只有其中一部分症状。

二、流行病学

Pfeiffer综合征是一种常染色体显性遗传病。目前连锁分析结果提示该病有遗传异质性,并将部分家系的基因定位于8p11.2-p12,证实与成纤维细胞生长因子受体1(fibroblast growth factor receptor 1,FGFR1)基因突变有关。目前已经报道FGFR1、FGFR2、FGFR3基因突变均可导致Pfeiffer综合征。

麻宏伟等对4个Pfeiffer综合征家系的外周血DNA进行了分析。结果2个家系是由FGFR2基因突变所致;1例发生在FGFR2基因第8内含子3’剪切位点部位A→G突变;1例为FGFR2因第9外显子Asp321Ala突变。另外1个家系是由FGFR1基因第5外显子Pro 252Arg突变所致。证实了该综合征的遗传异质性。

Pfeiffer综合征的发病率为1/10万。

三、临床表现

根据临床表现的严重程度不同而分为3型。Ⅰ型:轻度的短头、尖头畸形,面中部发育不良,手指、脚趾的畸形。患者智力正常,预后良好。Ⅱ型:头型可表现为分叶状颅,眼球严重突出,手指、脚趾畸形,肘关节强直,发育迟缓,伴有神经系统的并发症。Ⅲ型:与

Ⅱ型相似但没有分叶状颅。临床上三型可有重叠和交叉。到目前为止该综合征报道约28例,其中Ⅰ型17例,Ⅱ型7例,Ⅲ型4例。Ⅱ型、Ⅲ型有较高的致死率,因此分子遗传学检测对明确诊断非常重要。

Ⅰ型:颅缝早闭,拇指宽大,并指(趾)但智力正常。此型可适应生活。Ⅱ型:分叶颅骨,凸眼,拇指宽大,各种内脏异常、肘关节强硬及严重的中枢神经系统损伤。通常导致早年死亡。Ⅲ型:颅缝早闭,严重的伴有凸眼而无尖颅,肘关节强硬及各种内脏异常,受累胎儿有严重的神经系统异常,早期死亡。

相关异常:后鼻孔闭锁,气管支气管软化,苜蓿叶性颅骨,脊椎融合,Arnold-Chiari畸形,脑水肿,肛门闭锁。癫痫发作和智力发育迟缓可能会有所发展。

孙艺研究的患者表现为颅缝早闭、尖头畸形、斜形头、眼球突出、面中部发育不良、肘关节强直、传导性耳聋。根据临床表型诊断为Pfeiffer综合征Ⅰ型。

参考文献

[1]廖秦平.妇产科综合征[M].北京:北京大学医学出版社,2004:173.

[2]麻宏伟,王阳,宓真,等.Pfeiffer综合征的遗传异质性研究[J].中华医学遗传学杂志,1998,15:81-84.

[3]孙艺.常染色体显性遗传非综合征型耳聋及Pfeiffer综合征分子机制研究[D].北京:中国人民解放军军医进修学院,2010.

第15节 PHACES综合征

一、名称

PHACES综合征是一种罕见的血管瘤合并其他脏器畸形的综合征。该病是由Frieden于1996年首次命名。Frieden和Cohen用首字缩略词PHACES来命名此综合征。P、H、A、C、E、S分别代表颅后窝畸形(posterior fossa malformations)、血管瘤(hemangioma)、动脉异常(arteria anomalies)、主动脉狭窄和(或)心脏缺损(coarctation of the aorta and/or cardiac defects)、眼部异常(eye abnormalities)和胸骨裂隙(sternal defects)。

二、流行病学

该病十分罕见。目前关于PHACES综合征的文献报道较少,其病因及发病机制和人群中具体发病率仍不清楚,既往文献多为个案报道;陈涛等报道的病例是国内首例PHACES综合征,也是全世界第1例试管婴儿的PHACES综合征。

三、病理

本病的发病机制目前尚不清楚。

四、临床表现

本病颜面部血管瘤通常与其他疾病同时伴发,如主动脉狭窄、中枢神经系统病变。PHACES综合征囊括了所有由血管瘤导致的畸形病变。其中70%的患者可同时出现皮损。且此综合征90%为女婴,男女比例为1:(3~5)。

面部小血管瘤及脐上裂——PHACES综合征的顿挫型?Chan Y. C等报道2例先天性中线脐上裂女患儿,在出生后前2个月内发生下唇及牙龈部血管瘤。其中1例经喉镜检查有声门下血管瘤。2例患儿其他状况良好,胸部X线片、超声心动、颅部超声、MRI/血管造影(头、颈、胸)及眼科检查均正常。给予口服泼尼松每日1~2mg/kg及4个阶段的闪光灯脉冲染料激光治疗唇部皮损,患儿病情显著改善。2例患儿初期表现为脐上裂,不伴有其他系统异常及皮疹,提示孤立性先天性胸骨畸形的诊断。然而,患儿4~6周后发生了下唇及齿龈部血管瘤,符合PHACES综合征的诊断。伴有胸骨畸形及血管瘤的患儿有可能也发生颅内和(或)心血管异常。所有以往报道的病例均为女性,有颅面部和(或)多发性血管瘤。作者提出了评价及处理新生儿胸骨融合缺陷的指导原则。

陈涛等报道1例PHACES综合征。复习了既往文献报道中资料完整的20例并结合本例资料,发现患者中:①女性多见,女性18例(86%)、男性3例(14%),女:男为6:1;②所有患者均有血管瘤表现,多为单侧面部节段性分布的巨大血管瘤,共12例(57%),另9例(43%)为双侧或多发血管瘤;③9例(43%)患者存在颅后窝畸形,其中7例(33%)为Dandy-Walker畸形;④动脉异常10例(48%),其中颈内动脉异常6例(29%);⑤主动脉缩窄7例(33%),动脉导管未闭3例(14%),室间隔缺损3例(14%);⑥眼部异常5例(24%),其中眼睑下垂2例(10%);⑦胸骨裂隙2例(10%)。这些病例中有2例患者在血管瘤的基础上合并有3项系统畸形，13例合并2项，6例合并1项。

五、诊断

陈涛等认为，作为皮肤科医生应该加强对该病的认识。对于婴儿面部单侧节段性分布的巨大血管瘤应考虑到PHACES综合征的可能，详细的体格检查（包括眼科检查）、进一步颈部血管和心脏彩超检查，以及头颅CT或MRI有助于明确诊断。

六、治疗及预后

治疗上主要是介入或手术方法治疗各器官畸形。对血管瘤生长快速者，使用糖皮质激素治疗取得一定效果。刘琼等报道2例。经过1年的治疗和观察，在2个疗程及口服普萘洛尔后，病例1患儿临床治愈，大部分滋养血管收缩闭合，快速消退，瘤体持续萎缩，现已停药，近期复查未见反弹。病例2明显好转，患儿因就诊年龄小，仅给予1个疗程的地塞米松治疗，现口服普萘洛尔片，瘤体消退明显。

虽然PHACES综合征罕见，但易导致后遗症。对于颜面部位泛发性血管瘤应引起重视，应该仔细询问脑神经和周围神经系统可能出现的症状。如出现幻觉更应提高警惕，可借助脑电图和头颅MRI明确颅内血管和神经病变。阿司匹林能否预防PHACES导致的血管闭塞性病变目前仍无临床经验。合并PHACES综合征的患儿，若同时表现下颌部和颈部皮肤血管瘤有可能导致气管受累，所以应注意这类患者呼吸时有无哮鸣音；通过检测四肢动脉的血压可明确有无主动脉狭窄的存在；合并眼部病变时应及时到眼科就诊。

参考文献

[1]刘琼，余丹丹.2例PHACES综合征患儿的护理[J].护理研究，2014，28(总第161期)：1535-1536.

[2]陈涛，郭在培，焦晓燕，等.PHACES综合征一例国内首报并文献复习[G].中华医学会第16次全国皮肤性病学术年会，180-181.

[3]刘盛秀.皮肤血管瘤临床治疗研究[D].合肥：安徽医科大学，2006.

第16节 Pick(F)综合征

一、名称

Pick(F)综合征又称为心包缩窄综合征（Hutinel-Pick syndrome）、缩窄性心包炎综合征（constrictive pericarditis syndrome）、Pick病、Pick综合征、Hutinel-Pick综合征、Friedel-Pick综合征、Friedel-Pick假性肝硬化、Concato病、Bemberger病、Hutinel病、Curschmann冻糖肝、糖衣肝、假性肝硬化、结霜样肝、纵隔心包炎、心包炎-假性肝硬化综合征、多发性浆膜炎、慢性腹膜炎、广泛性慢性肝周围炎、进行性多发性浆膜炎等。

本病最早于1881年由Concato在意大利以纵隔心包炎的名称做了报道。1884年由另一位学者以冻糖肝（sugericed liver）为名，1886年Pick又以心包炎-假性肝硬变为名，1903年Kelly以多发性浆膜炎为名分别做过报道。Hannesson则认为Concato和Pick的报道都是多发性浆膜炎的严重临床类型。我国1951年开始有报道，临床并不少见，而以“糖衣肝”为题的病例报道在1965年和1985年各有1例。

本病是指心包缩窄患儿出现的心悸、气短、颈静脉怒张、肝大、下肢水肿、腹水、胸腔积液等一组综合征。因此以心包缩窄并非都由心包炎所致，因此以心包缩窄综合征的命名比缩窄性心包炎综合征更妥。

二、流行病学

杨成悌等统计国内2999例心包炎病因（见表16）。

表16 1986—2000年间2999例心包炎病因的总体情况

病因	例数	百分比(%)
结核性	1024	34.14
肿瘤性	463	15.44
非特异性	309	10.33
尿毒症	266	8.86
化脓性	218	7.27
原因不明性	200	6.67
结缔组织病	130	4.33
风湿性	105	3.50
甲状腺功能减退	75	2.50
心肌梗死	61	2.03
其他	148	4.93

缩窄性心包炎是各种心包疾病的最终结果，一般继发于急性心包炎，但多数病例急性阶段症状不明显，待症状明显并就诊时心包已经缩窄，因此很多患者的病因常不能肯定。

三、病理

缩窄性心包炎是由于心脏被致密厚实的纤维化心包所包围，使之在心脏舒张时不能充分扩张，致使心室舒张期充盈受限而产生一系列循环障碍，其病因在我国仍以结核最为常见。

四、临床表现

黄萍等报道缩窄性心包炎48例。病程最短3天，最长18年，平均为28个月，65%（31/48）患者病程≤2年。

48例中12例有明确急性期病史，余36例起病隐匿。临床表现在本组患者中最常见的症状是腹胀占89.6%(43/48)、呼吸困难占77%(37/48)、下肢水肿占68.8%(33/48)，而最常见的体征是颈静脉怒张占93.8%(45/48)、肝肋下>2cm者占85.4%、腹水占75%(36/48)、下肢水肿占62.5%(30/48)。另89.6%的患者肘静脉压>20cmH$_2$O，最高达38cmH$_2$O，全组脉差为1.5~6.7kPa，平均为(3.95±0.32) kPa。

X线片检查结果显示较特异的X线片征象，如心缘僵直、心包钙化等仅在少数病例中出现，分别占16.7%(8/48)、27.1%(13/48)。结论：缩窄性心包炎占31.3%(15/48)。超声心动图检查：完成了此项检查的41例患者检查结果中可见心包增厚、室壁活动受限等征象，有近半数病例存在。结论：缩窄性心包炎占51.2%(21/41)。

CT和(或)MRI检查本组病例中有21例做此项检查，其中20例获得明确的诊断。心包均匀或不均匀增厚征象相当常见(95.2%，20/21)。

手术与病理结果显示所有病例皆有心包膜明显增厚，其中22例(45.8%)有不同程度的心包钙化。心包膜病理检查显示：①结核增殖性肉芽组织形成及(或)干酪样变15例(31.3%)；②慢性化脓性纤维素性2例(4.2%)；③弥漫型恶性间皮瘤(上皮型)1例(2.1%)；④非特异性改变30例(62.5%)，其主要表现为慢性炎症的改变，纤维组织增生、玻璃样变、钙化等。

五、诊断

误诊原因分析：①对缩窄性心包炎的病因、病理变化与临床症状之间的关系及发展过程缺乏深刻的了解。临床诊断思维局限，往往已经有体验性诊断，先入为主，拘泥于现象，而不去探究其本质，只考虑常见病。②病史采集不全面，体格检查不仔细，认症不准或遗漏某些重要体征，也是造成误诊的重要原因。缩窄性心包炎系由急性心包炎演变而来，可靠详细的病史能为诊断提供线索。③对症状、体征缺乏科学分析，如往往将心悸、气喘、呼吸困难、肝大、腹水、水肿归结为肝硬化腹水所致。对缩窄性心包炎所致的肝瘀血、肝功异常或心源性肝硬化而出现的肝大、腹水不加分析地与肝病联系在一起。④没有及时完善或进一步作有诊断价值的检查，如静脉压测定、超声心动图检查及心脏CT、MRI等协助诊断。

六、治疗及预后

本病手术治疗效果好。

李艳芳等183例中治愈27例（14.75%），好转115例（62.84%），无效18例（9.84%），死亡23例（12.57%）。死亡情况：化脓性炎症死亡7例，肿瘤6例，原因不明4例，结核3例，尿毒症2例，SLE 1例。

参考文献

[1]杨成悌，郭伟.国内2999例心包炎病因分析[J].临床荟萃，2002，17:450-451.
[2]黄萍，付华，潘戈英.缩窄性心包炎48例病因分析[J].西部医学，2003，18:230.
[3]张凤英，曲士杰.缩窄性心包炎误诊为肝硬化2例分析[J].中国社区医师·医学专业，2011，13:241.
[4]李艳芳，王兴文，陈宏.183例心包炎的病因及转归分析[J].白求恩医科大学学报，1993，19:73-74.
[5]洪庆成，江敬铭.儿科综合征[M].天津：天津科学技术出版社，1996:231-232.

第17节 Pick-Wickian综合征

一、名称

Pick-Wickian 综合征又称为肥胖通气不良综合征、肥胖－肺换气低下综合征(obesity-pulmonary hypoventilation syndrome)、肥胖症伴心肺功能衰竭、特发性肺泡低换气综合征、心肺－肥胖性综合征、肥胖－呼吸困难－嗜睡综合征、发作性睡病伴发糖尿病性高胰岛素综合征等。本病与过度肥胖通气功能低下有关,属肺泡换气低下综合征的一个分型。常见于体形极度肥胖的儿童。自 1955 年开始有本病的报道。1956 年由 Burwell 命名为 Pick-Wickian 综合征，以后陆续有报道。本病是指极度肥胖患者在没有原发性心脏或肺脏疾病的情况下,发生肺泡换气不良,所产生的一系列症状,若能将体重减轻,则临床症状可明显好转。

二、流行病学

有 5%~10%的肥胖者发生通气不足,因此肥胖通气不良综合征并不少见。儿童型 Pick-Wickian 综合征少见。

三、病理

重度肥胖造成胸、腹腔内大量脂肪堆积,使膈肌上升、运动受限,导致肺通气不足,二氧化碳潴留,可使呼吸中枢对二氧化碳刺激的敏感性下降;加之夜间迷走神经张力增高，患者表现夜间短暂呼吸暂停,有时可长达 1~2 分钟。缺氧及二氧化碳潴留使肺动脉收缩、肺动脉高压;缺氧又可使血液中的红细胞增多、血黏度增高,加重循环阻力,最后导致右心肥厚、心肌劳损、心力衰竭。此外,极度肥胖还可引起机体内分泌失调、血胰岛素水平上升,常引起糖尿病。

四、临床表现

Pick-Wickian 综合征有显著的脂肪性肥胖、嗜睡症状、周期性呼吸(睡眠时无呼吸)、发绀、肌挛缩、继发性红细胞增加、右心室肥大、右心不全等症状。

张向群等报道儿童型 Pick-Wickian 综合征 1 例。患儿,男,11 岁。主因发热伴咳嗽及呼吸困难 4 天收入院。患儿出生后即为巨大儿,体重 5kg,食欲好,体重增长迅速,于 4 年前体重达 82kg;近 4 年中常有多饮,夜间遗尿,睡眠不能平卧,睡时有鼾声及呼吸暂停，体重迅速增长，活动困难;4 天前患儿着凉后咳嗽,为顿咳,咳黄痰,有明显的呼吸困难,嗜睡伴发热,于当地静脉输入青霉素治疗 3 天，效果不佳转入本院。患儿于 2 年前在本院皮肤科门诊诊断为真菌性皮炎，迁延不愈；有肥胖家族史。体温 38.9℃，呼吸 60/min,脉搏 140/min,血压 15.0/8.5kPa,身高 148cm,体重 113kg;神志清,呼吸困难,强迫半卧位,面部及口唇发绀,烦躁,颈短粗,皮肤无紫纹;双肺呼吸音粗,右肺底可闻及细小水泡音及少许哮鸣音;心律齐,心音低钝,未闻杂音;腹部膨隆,皮下脂肪丰满,肝脾触诊不满意，双下肢中度指凹性水肿且见片状破损样皮损。辅助检查:血红蛋白 170g/L,红细胞 6.25×10^{12}/L,白细胞 42.5×10^9/L,空腹血糖 20.2mmol/L,尿糖(+)。血生化:谷草转氨酶 159IU/L,谷丙转氨酶 122IU/L,肌酸激酶 1609IU/L,乳酸脱氢酶 181IU/L,磷酸肌酸激酶同工酶 44.71U/L，尿素 11.58mmol/L，血胰岛素水平 31.6mIU/L[正常值(14.0~18.7)mIU/L]。血气分析:pH 值为 7.233、PCO_2 10.7kPa、PO_2 5.1kPa。心电图示电轴右偏,ST-T 段抬高。因患儿病情危重未行胸部 X 线片检查。临床诊断:①Pick-Wickian 综合征;②糖尿病;③肺炎合并败血症;④泛发性体癣。经治疗无效死亡。

主要临床表现为:极度肥胖,嗜睡,呼吸暂停,发绀,右心室肥厚及右心衰竭;实验室指标包括血 PCO_2 升高,PO_2 下降,红细胞增多,肺泡通气、换气功能下降,血胰岛素水平上升等。

五、诊断

本病应行临床与呼吸监测。

六、治疗及预后

本病目前以改善肺通气及减肥为主,必要时辅以药物及外科手术治疗。预后不佳。蔡映云等报道 5 例中例 1 和例 4 在睡眠中猝死,例 2 和例 3 因肺部感染导致呼吸衰竭加重而死亡,例 5 仍存活。

参考文献

[1]张向群,景文莉.儿童型 Pick-Wickian 综合征 1 例[J].中国实用儿科杂志,2003,18:477.

[2]稻见康司,菱川泰夫.広範圍症候群(新订版)pick-wickian 症候群[J].日本臨牀,1987,春季臨時增刊号,45:1187.

[3]蔡映云,董鹤嘉,翁曼蓉,等.肥胖通气不足综合征五例[J].

中华内科杂志,1996,35:41-43.
[4]胡亚美,江载芳.诸福棠实用儿科学[M].北京:人民卫生出版社,2002:2682.
[5]洪庆成,江敬铭.儿科综合征[M].天津:天津科学技术出版社,1996:389-390.

第18节 Pierre-Robin综合征

一、名称

Pierre-Robin综合征又称为小颌腭裂综合征、先天性下颌短小畸形、舌下垂综合征、小颌畸形综合征、小下颌－舌下垂综合征、小颌大舌畸形综合征、吸气性气道阻塞综合征、下颌退缩症(retrognathia)、Robin综合征、第一腮弓综合征、Pierre-Robin序列征等。1923年由Pierre和Robin首先描述本病而命名。本病以新生儿、婴儿时期的先天性小颌畸形、舌下垂、腭裂及吸气性呼吸道阻塞为特征。

二、流行病学

本病是一种胚胎发育障碍引起的常染色体显性遗传病。发生率为新生儿的1/50 000~1/3000,病因尚不清楚。目前国外学者通过基因和细胞遗传学的方法对染色体进行分析研究发现,染色体的平衡易位和断裂与本病密切相关。

在倪锦文总结61例多发畸形(congenital multiple anomalies,CMA)患儿中,共发现12例患儿携带拷贝数变异(copy number variations,CNV)累及常见染色体微缺失/重复综合征关键区段,通过拷贝数变异分析进行诊断,包括3例15q11-q13缺失致Prader-Willi综合征、3例7q36微缺失/重复综合征、1例18三体、3例5p部分缺失致猫叫综合征及3例13q重复综合征,占总病例的19.7%。这些病例中的3例(25%)由核型分析检出,2例(16.7%)由临床症状进行诊断,分别占总病例数的0.05%及0.03%。在3例猫叫综合征患儿中发现5p15.33-15.31与哭声异常有关,5p15.1-15.2与猫叫综合征的特殊面容有关。

在6例具有Pierre-Robin序列征(PRS)的表型,即小下颌畸形、腭裂及舌下垂3种表型的患儿中,发现7个罕见潜在临床意义的CNV,分别为位于1p36.23- p26.22、14q11.1-q11.2和20p13的重复,4q23、1q43-q44和14q32.31的缺失,其中1q43-q44、14q32.31区段可能与PRS表型有关。

三、病理

有说本病系因巨细胞病毒(CMV)的宫内感染所致。一般认为本病是胚胎在6~12周时发生异常,在此期间,因某种因素干扰或抑制下颌骨发生中心,使下颌骨不能继续发育,颏后退,舌下垂,并充塞鼻咽腔,影响软腭生长,形成腭裂。巨细胞病毒感染与本病有关。感染发生越早,胎儿受累越重。出生后因呼吸道阻塞病死率可高达30%~65%。本病可合并其他畸形,如先天性青光眼、舌系带短缩、耳畸形、先天性心血管畸形(15%~20%)等。约20%患儿有智力发育障碍,可能继发于呼吸困难引起长时间脑缺氧,或为先天愚型。

四、临床表现

新生儿,乳儿:①小颌症(micrognathia)或下颌后缩症(retrognathia);②舌下垂(glossoptosis);③哺乳困难造成营养失调的症候。这两种会造成吸乳时气道狭窄或闭锁、呼吸困难、三凹现象及发绀。舌下垂是导致患儿气促、吸气性呼吸困难的根本原因,故俯卧位后症状可有所改善。

发生小颌后移畸形时,舌根失去支持即发生下垂,口咽峡缩小被堵引起气道阻塞。由于气道阻塞、有哺乳障碍,患儿可出现代偿性加强吸气动作和吸吮力,这样使下咽部、胸食管内负压增高,迫使舌根更向下垂。同时有大量空气入胃,可引起反胃。呕吐物容易被吸入下呼吸道,导致吸入性肺炎或肺不张。本病的呼吸道受阻程度可有很大差异,轻症仅在仰卧位时有吸气性喘鸣,而在清醒或哭泣时气道基本通畅。呼吸受阻多无声嘶,其喘鸣声与喉源性不同。

患儿呈以小下颌为主要特征的鸟形面容,有腭裂及高腭弓。同时存在的舌下垂可致喂养及呼吸困难,常发生青紫、胸骨凹陷及营养不良。尚可伴有先天性青光眼、视网膜剥离及内斜视,骨骼、心脏畸形及智力低下等。患儿应经常置于俯卧位,避免舌下垂。随年龄增长,症状可逐渐减轻。

6例Pierre-Robin序列征患儿,1例为女性，其余均为男性。6例患儿均具有小下颌畸形、腭裂及舌下垂3种Pierre-Robin序列征表型。此外,患儿1有眼距宽、鼻梁低平和耳位低等特殊面容,合并脊柱肋骨多发畸形及脚趾长畸形;患儿2有前额窄、眼距宽等特殊面容,合并先天性心脏病(室间隔缺损、动脉导管未闭和肺动脉高压),左侧枕叶脑出血;患儿3有脉络膜多发囊性占位;患儿4有房间隔缺损,脑实质部分密度减低;患儿5有先天性喉软骨发育不良;患儿6除PRS表型外,未发现其他畸形。

在检测到位于1p36.23-p36.22大小为739kb的重复的PRS患儿1即具有下颌小、腭裂、舌下垂、眼距宽、鼻梁低平、耳位低、脚趾长、胸椎蝴蝶椎畸形、部分肋骨可见骨性融合的临床表现,与该区段染色体异常所致的小下颌及腭弓异常的临床表现相符。

五、诊断

诊断依据为下颌畸形、舌下垂、腭裂或高腭弓、吸气性呼吸困难、俯卧位和侧卧位缓解。

六、治疗

本病新生儿期尚无特殊治疗方法,主要采取对症及支持治疗:①采取俯卧,避免舌下垂;②若舌根阻塞呼吸困难时,宜用纱布将舌牵出,可使用开口器、腭咽通气管等;③新生儿期可用鼻饲管喂养,防止喂养困难而导致营养不良；④有吸入性肺炎等并发症时,应及时行抗感染治疗;⑤手术,包括腭裂修补术、下颌骨正颌手术等。

七、预后

预后取决于并发症及其畸形的严重程度,一般随年龄增长气促、喂养困难的症状可逐步减轻,尽早做整形手术。对有明显腭裂者,应在全身症状减轻后修复,可在出生后18~24个月进行手术。本病随年龄增长症状可逐渐减轻，由于该患儿常因误吸引发肺炎;因喂养困难导致营养不良，就诊时并非因该病就诊,多由于反复发绀、肺炎、喂养困难等,故在临床诊治中应注意详细追问病史和查体,做相关检查,以防误诊、漏诊。由于本病引起的呼吸道阻塞，死亡率可高达30%~65%。

参考文献

[1]山本美朗. 広範圍症候群(新订版)Pierre-Robin 症候群[J].日本臨牀,1987,春季臨時增刊号,45:1317.
[2]卫雅蓉,梅英姿,王敏,等. Pierre-Robin综合征一例报告及分析[J].中国优生与遗传杂志,2009,17:123-124.
[3]胡亚美,江载芳.诸福棠实用儿科学[M].北京:人民卫生出版社,2002:2683.
[4]洪庆成,江敬铭.儿科综合征[M].天津:天津科学技术出版社,1996:413-414.
[5]倪锦文.几种新生儿遗传性罕见病分子诊断的初步研究[D].上海:复旦大学,2011.

第19节 Platypnea-Orthodeoxia综合征

一、名称

Platypnea-Orthodeoxia综合征是一种与卵圆孔未闭(PFO)相关临床综合征,又名斜卧呼吸-直立性低氧血症。斜卧呼吸-直立性低氧血症是一种罕见的疾病,患者在直立位时出现呼吸困难和低氧血症。有人认为,随着年龄增长,解剖学特点发生改变,例如主动脉伸展、膈肌麻痹、房间隔拉伸,当患者直立或弯腰时通过PFO的分流量增加,加重了动脉低氧血症。

二、病理

正常情况下，卵圆孔未闭不引起任何临床症状，但当右心房压力一过性或持续性增高时，可引起心房间右向左分流，身体其他部位的栓子或原位血栓就有可能脱落,造成反常栓塞(paradoxical embolism,PDE)。PDE可引起一系列临床综合征,包括不明原因的脑卒中(cryptogenic stroke,CS)、偏头痛、斜卧呼吸-直立性低氧血症、睡眠呼吸暂停综合征、冠脉正常的心肌梗死、脑白质病变及神经减压病所造成的动脉气体栓塞等。但由于主动脉弓的特殊解剖及大脑较其他器官对缺血更敏感，故临床上大部分PDE都表现为短暂性脑缺血发作（transient ischemic attack,TIA)或CS。

三、临床表现

石黑卓等报道1例合并于慢性过敏性肺炎的Platypnea-Orthodeoxia综合征。患者，男性，76岁。早患与接触鸟相关的慢性过敏性肺炎。原血氧饱和度SpO_2 91%(吸氧1L/min，鼻管)，曾做胸部心脏彩超和CT未明原因。现$SpO_2$73%(吸氧4L/min)伴呼吸困难。卧位改善，坐位恶化。经食管心脏超声确诊房间隔缺损。存有右至左分流。作者认为，当呼吸困难、低氧血症以肺内疾病不能解释其分流时，应想到心脏病所致分流。本例是因肺容积减少使心脏病分流症状显现化。

吉村克洋等报道合并于间质性肺炎的Platypnea-Orthodeoxia综合征1例。患者，女性，73岁。患间质性肺炎，病情稳定，但出现直立性低氧血症。卧位无症状。坐位呼吸困难并出现低氧血症。经查卵圆孔可动性开放，是Platypnea-Orthodeoxia综合征。经导管封闭卵圆孔，症状消失。可能与患者圆背和主动脉根部延长有关。

四、诊断及治疗

对于不明原因的偏头痛，特别是先兆性偏头痛、斜卧呼吸－直立性低氧血症及难以解释的动脉栓塞等都应常规检测经胸超声心动图(TTE)/经食管超声心动图(TEE)，排除有无PFO。发现PFO，可进一步行TEE检查。

建议本病行封堵术治疗。

参考文献

[1]石黑卓，高柳井，山本学，ほか.房中隔欠损によるPlatypnea-orthodeoxia症候群の1例[J].日呼吸誌，2014，3:287-289.

[2]卵圆孔未闭处理策略中国专家建议[J].中国医师协会心血管内科医师分会.心脏杂志，2015，27:373-375.

[3]张玉顺，何璐.反常栓塞与不明原因脑卒中研究的当前问题[J].心脏杂志，2013，25(1):1-3.

[4]吉村克洋，横村光司，大前美奈子，ほか.間質性肺炎に合併したplatypnea-orthodeoxia syndromeの1例[J].日呼吸誌，2013，2:593-595.

第20节 流行性胸痛综合征

一、名称

流行性胸痛综合征(pleurodynia syndrome)又称为流行性胸痛(pleurodynia)、Bornholm病，主要临床特点为突发性肌痛，以胸腹壁及膈肌附着点最为显著。

二、病因及病理

柯萨奇病毒B组为主要病源。本病在世界上曾多次暴发流行，亦见散发病例。

三、临床表现

本病流行于夏季及早秋季节，人与人相互接触传染，以儿童及年轻人多见，潜伏期2~5天。常突起发热，阵发性肌痛，以胸腹部最多见，尤以膈肌最易受累，常以反复发作突然性剧痛，以活动及呼吸时为甚。肌痛轻重不一，重者甚至休克。患儿常诉咽痛、恶寒、食欲缺乏、头痛，疾病早期可有呕吐，于婴儿发作时可有惊厥。全身淋巴结和肝脾可肿大。发作缓和时受感区域有轻微痛感，肌肉轻微肿胀，感觉过敏，有时可听到胸膜摩擦音，肌痛大多在3~4天后逐渐消失，温度也下降。血常规无特异，偶见不典型淋巴细胞。

肌痛限于腹部时可伴发腹肌强直及压痛，需要与阑尾炎鉴别，肌痛累及肋间肌、膈肌时呼吸浅表而加速，状态与肺炎患者相似，但胸部X线片检查一般无异常，并发症常见有睾丸炎、纤维蛋白性胸膜炎，无菌性脑膜炎较罕见，成人可见心包炎，新生儿可有心肌炎。

李玲玲等报道流行性胸痛合并胸腔积液1例。因胸闷发热10天加重伴左侧胸痛3天入院。胸透示：左胸腔积液(中等量)。胸腔积液培养无细菌生长。胸膜活检：少许结缔组织，未见肿瘤组织。胸部CT：左侧胸膜肥厚及包裹性胸腔积液，肺不张及膨胀不全，右侧少量胸腔积液。入院后给予抽胸水及抗结核治疗4天，病情无明显改善，后改用抗病毒及中医中药治疗后，胸痛逐渐减轻，体温逐渐降至正常，胸腔积液慢慢吸收，住院54天痊愈出院。

四、诊断

用柯萨B组病毒1~6型抗体ELLSA测定法可以确诊。阮连贵报道32例中有21例经血清间接ELISA

测定柯萨奇 B 组病毒 IgG 抗体 1：3200~1：800 阳性，并明确诊断。

五、治疗及预后

本病多能自愈。主要以休息、避免劳累为主。肌痛剧烈者可用镇静剂或局部封闭。本病有自限性，预后良好。

参考文献

[1]洪庆成，江敬铭.儿科综合征[M].天津：天津科学技术出版社，1996：415.

[2]李玲玲，梁少春.流行性胸痛并胸腔积液 1 例[J].山东医药，1993，33：66.

[3]阮连贵.流行性胸痛 32 例分析[J].沈阳部队医药，1996，9：77.

第 21 节 Poland 综合征

一、名称

Poland 综合征（Poland syndrome）即胸大肌缺损、短指并指综合征（pectoralis muscle deficiency-syndactyly syndrome），又称为 Poland 并指症、Poland 畸形（Poland deformity）等。系指病因未明确的先天畸形，即缺乏胸大肌及有并指畸形。1841 年英国 Poland 首次于尸解中发现 1 例胸、肩、臀复合畸形疾病而命名。由 Poland 在 Guy Hospital Report 首次报道。直到 1862 年 Clarkson 为一具有相似解剖学症状的患者手术后，才给这一症状定义为 Poland 综合征。曾立胜等于 1986 年亦曾报道 1 例 6 个月男孩有本病的表现。

二、流行病学

Poland 综合征是一典型的单侧疾病；但也有报道双侧发病的病例。该综合征男、女发病比例为 3：1，且多见于右侧（75%）。各地报道本病发病比例从 1/50 000 到 1/20 000 的初生婴儿。在 Poland 综合征里最常见的乳房畸形是乳房发育不全。

Poland 综合征的病因不明，本病多为散发病例，遗传性不明，少数家族有不同的常染色体显性或隐性遗传。病例均是散发的，没有明显的遗传学证据。同卵双生的双胞胎中一个被报道患 Poland 综合征，但另一个孩子没有。一假说认为在怀孕第 6 周时，子宫中的胎儿分布到躯干和同侧上肢的血管受到扰乱，局部缺血继发锁骨下动脉、脊椎动脉或其他动脉分支畸形，从而导致相应的发育不全。另外，母亲在怀孕期间吸烟会增加初生婴儿患 Poland 综合征的风险。

三、病理

发病机制以胚胎 7~8 周时的发育障碍为基础，出现发育障碍的原因为胎儿暂时缺氧，这时手指发育和指间皱纹形成，胸部胸大肌和胸小肌有分离。或由于胚胎早期锁骨下动脉供血不足，引起一系列组织器官发育缺陷，产生各种畸形。

四、临床表现

胸大肌胸肋部缺损，合并同侧短合指症（symbrachydactyly）的片侧性，散在性畸形，又称 Poland 畸形或 Poland 并指。

胸大肌病变占全例，胸小肌病变仅占 1/3 例，背阔肌、前锯肌、肋间肌、腹外斜肌等缺损也可见。此外，罕有合并胸骨锁骨畸形，肋骨、肋软骨缺损，乳头、乳房的缺损。

在 Poland 综合征的患者中发生恶性肿瘤的报道也不少见，其中包括白血病、淋巴瘤、乳腺癌、肺癌、胃癌和头颈部肿瘤。其中有关乳腺癌的个案报道在国外有 6 篇，在国内有 1 篇。其中 4 例为左侧乳房发育不良左乳癌，2 例为右侧乳房发育不良右乳癌，而 1 例为右乳发育不良左乳癌。在这几例右乳发育不良的患者中，除乳腺发育不良均并发骨骼畸形或胸大、小肌的缺如。文献中报道的 Poland 综合征多发生于右侧，约占 75%。

主要症状为单侧并指、短指或短指各种畸形，同侧胸部胸大肌发育不良，或有同侧乳房和乳头发育不良及同侧腋窝胸廓部分缺陷，个别可有胸廓畸形伴肋骨缺损，前腋窝皱褶缺乏和生殖器异常。

五、诊断

Poland 综合征的诊断通常是通过临床查体，其下方的骨骼和软组织畸形能通过 X 线片、计算机体层 X 线成像（CT）或磁共振成像（MRI）证实。

六、治疗及预后

柳成等治疗 24 例中的 14 例行胸部凹陷矫正或(和)乳房再造,4 例男性患者术后胸部两侧对称或基本对称,外形满意。10 例女性患者术后胸部凹陷畸形基本得到矫正,乳房的位置、大小及形态与对侧基本对称,但有一定的差别;有 3 例无乳头乳晕者,需行乳头乳晕再造。1 例腹直肌肌皮瓣及 1 例 DIEP 皮瓣有部分坏死,对最终效果有一定的影响。所有患者对胸部畸形的矫正效果满意或基本满意。

有人认为本病征患儿易罹恶性肿瘤或白血病的倾向。

参考文献

[1]泉類博明.広範圍症候群(新订版)Poland 症候群[J].日本臨牀,1987,春季臨時增刊号,45:110.

[2]王欣,宁连胜.Poland 综合征合并乳腺癌 1 例报道及文献回顾[J].中国肿瘤临床,2008,35:78-79.

[3]章庆国,万伟东,宁官森,等.柔软同体硅橡胶假体修复 Poland 综合征胸壁畸形[J].中华整形外科杂志,2003,19:195-196.

[4]柳成,乔群.Poland 综合征 24 例临床分析[J]. 中华整形外科杂志,2002,18:74-75.

[5]洪庆成,江敬铭.儿科综合征[M].天津:天津科学技术出版社,1996:415-416.

第 22 节　花粉症

一、名称

花粉症(pollinosis)又称为枯草热(hayfever),是一种全球性疾病。

二、流行病学

据粗略估计,我国的过敏性花粉症患者,目前约有 1000 万人。在人群中的发病率为 10%~25%,在以牧草为主的地区,更是夏秋季的常见病、多发病。

三、病因及病理

花粉是植物的雄性生殖细胞,在风或虫的作用下,在空气中传播。花粉分为风媒和虫媒花粉,引起花粉症的多数为风媒花粉。有些人是特异性体质,他们吸入空气中某些植物的花粉引起夏秋季发生的急性上呼吸道卡他性炎症。花粉之所以会引起人体过敏,是由于花粉内含有丰富的蛋白质,其中某些蛋白质成分是产生过敏的主要致敏原。美国科学家研究发现,花粉能结合人体的特定免疫细胞并激发其产生组胺分子,最终刺激到眼、鼻、皮肤等器官,引起过敏反应。

四、临床表现

花粉过敏症的发病率虽然较高,但真正能引起过敏的花粉只是极少数。花粉过敏症患者的临床表现因人而异,发作具有明显的季节性、地区性、自限性,表现为全身症状,特别是呼吸道症状。主要表现为流鼻涕、流眼泪、打喷嚏、鼻痒、眼及外耳道奇痒等,会让人误认为患了感冒, 严重者会诱发喘息型支气管炎、哮喘、肺心病等。有一部分患者表现为皮肤瘙痒、红肿等皮肤表现,且多发生于夏秋季花粉较多时。

尹佳等研究中国北方人群夏秋季花粉诱发的变应性鼻炎发展至哮喘的进程,证实在夏秋季花粉症患者中 37%在 5 年内,47%在 9 年内发展为季节性哮喘。由于多数患者鼻炎发展至哮喘集中在 25~54 岁的青壮年阶段,且其进程需经历 5~10 年,因此在 34 岁以前, 夏秋季花粉症患者中单纯鼻炎的比例较高;35 岁以后哮喘的比例增高,但也有 18%的患者鼻炎和哮喘在同一年首次发作。

五、诊断

目前常用的诊断方法有皮肤试验、激发试验、血清 IgE 的检测、RAST 抑制试验、特异性 IgG4 检测等。

六、治疗

避免与花粉接触。本病可经抗过敏治疗。

参考文献

[1]斎藤洋三.広範圍症候群(新订版)花粉症 pollinosis[J].日本臨牀,1987,春季臨時增刊号,45:1075.

[2]赵晓玲,宋岚.花粉症的原因与诊断及预防[J].内蒙古医学杂志,2009,41(8 下):51-53.

[3]尹佳,岳凤敏,王良录,等.夏秋季花粉症患者变应性鼻炎发展至变应性哮喘进程的临床研究[J].中华医学杂志,2006,86:1628-1632.

第 23 节 多囊肾病

一、名称

多囊肾病(polycystic kidney disease,PKD)。成人型多发性囊胞肾是一种常染色体隐性遗传病。因为囊胞从儿童期开始慢慢变大，所以叫成人型不太恰当，多称为常染色体显性多囊肾病（autosomal dominant polycystic kidney disease,ADPKD)。

多囊肾病主要分为两种类型:ADPKD 和 ARPKD。以前通常认为 ADPKD 为成人型 PKD,ARPKD 为婴儿型或幼儿型。但后来发现,虽然 ADPKD 患者主要为成年人,ARPKD 患者以新生儿和婴儿多见,但二者均可在任何年龄阶段发病。ADPKD 的发病率较高，大概为 1：1000，而 ARPKD 的发病率只有 1：(20 000~40 000),较为罕见。

二、流行病学

有报道每 200~1000 人中有 1 人为本病，而日本虽然没有做正式调查,有人从 838 人健康的检查中发现一个家族的 ADPKD。作者还调查了社会保险检查中心短期住院健康检查中约 3000 人中有 2 人被诊断为 ADPKD。但这些只是来自超声检查诊断,和 CT 相比其诊断率要低,据 1990 年透析疗法学会统计,约有 3%的透析患者是 ADPKD,因透析患者与人口之比为 8.36/100 万，从而推测透析中的 ADPKD 患者数是 100 万人口中有 25.1 人。

ADPKD 的遗传基因存在于第 16 号染色体短臂上,叫 PKD-1 基因。ARPKD 是由多囊肾、多囊肝病变 1 基因(polycystic kidney and hepatic disease 1,PKHDI)突变导致,该基因是目前所知的唯一的致病基因。

三、病理

美国肾脏学会 1991 年提出发现了刺激囊液分泌的物质。Grantham 等指出囊胞液中的物质可刺激培养细胞 MDCK 的囊胞形成。这些物质正在分析当中,并证明与 EGF、PDGF、PGE、AVP 和 cAMP 有所不同。对此,Du 等解释是 ADPKD 上皮细胞对 EGF 的受体数增多,所以感受性增高。PKD 的主要发病机制为纤毛结构或功能异常。

四、临床表现

多囊肾是两侧性、进行性肾实质内大小无数囊胞的遗传病,同时常合并肝(约 30%)、胰、脾、肺、精囊腺等处囊胞形成。分幼儿型和成人型,两型有显著不同,前者极罕见,是劣性遗传形式,几乎是死产或婴儿期死亡多;一般说的多囊肾多指成人型,常染色体优性遗传形式,有家族性,发病多在 40 岁后的多。

蒙丹华等报道新生儿多囊肾 1 例并复习文献。包括本例在内共 10 例围生期婴儿型多囊肾患儿，胎龄 33~37 周,其中有明确家族史 1 例,4 例患儿母亲有不良孕产史(原因不明),出现呼吸困难需机械通气治疗 7 例(70%),需联合氧化亚氮(NO)治疗 3 例(30.0%),宫内诊断 6 例(60.0%),10 例患儿肾脏 B 超均提示双肾增大、回声增强。1 例患儿行肾移植后存活,死亡 9 例(90.0%),基因检测确诊 1 例。结论:围生期婴儿型 ARPKD 患儿表现为肾脏增大、多发性囊肿、肝囊肿及肝纤维化。本病进展快、预后差、病死率高,出生后早期死于肺发育不良或肾功能不全,应早期诊断、治疗。

五、诊断

根据日本进行性肾损伤调查研究班制定的诊断标准:①确认有家族病史者,超声波断层(或 CT)可见双肾各有 3 个以上囊胞；②无家族病史者:a.15 岁以下者,CT 可见双肾各有 3 个以上实质性囊胞;b.16 岁以上者,CT 可见双肾各有 6 个以上实质性囊胞,这两种都必须排除下列疾病:多发性单纯肾囊肿、肾小管性酸中毒、肾的囊性发育不全、多囊肾、多泡性肾囊肿、髓样囊肿肾、后天性囊性肾病。

六、预后

东原等认为 ADPKD 预后比迄今为止知道的要好,日本的 ADPKD 的预后比欧美好,这可能是遗传基因不同的原因。

ARPKD 患儿在新生儿期的病死率为 30%左右,主要由严重的肺发育不良引起。新生儿期后患儿的 10 年生存率约为 80%，其中一部分发展为进行性肾功能不全,10 岁以前进展为终末期肾病的 >30%,另有 20%~30%在青春期进入终末期肾病。总体来说,在成人期前，肾脏的存活率只有42%左右。

参考文献

[1]川村寿一.広範圍症候群(新订版)polycystic kidney disease[J].日本臨牀，1987，春季臨時增刊号，45:916.

[2]飯野靖彦.成人型多发性囊(胞)肾[J].日本医学介绍，1993，14:162.

[3]孙丽娜，张琳，梁庆红.常染色体隐性遗传性多囊肾病的研究进展[J].临床儿科杂志，2015，33:295-297.

[4]蒙丹华，李燕，韦秋芬，等.新生儿多囊肾一例报道暨文献复习[J].中国新生儿科杂志，2016，31:343-345.

第24节　多脾综合征

一、名称

多脾综合征（polysplenia syndrome）。由Hickman（1869年）首次报道，为多个脾脏伴多发性内脏畸形。Moller（1967年）报道14例，指出该病为脾脏数目增多并伴有左侧脏器结构重复，右侧脏器缺如的先天性畸形，故称多脾综合征。

二、流行病学

该病罕见，发病率不详。1980—1998年国内文献报道多脾综合征5例。5例多脾综合征中男性2例、女性3例。除2例为3岁半和14岁儿童外，另外3例均为1个月内婴儿。脾脏数目最少2个，最多9个。5例均有内脏反位或易位，心血管畸形包括右位心3例，两腔心、三腔心各1例，房、室间隔缺损2例，大血管易位或静脉引流畸形3例。

三、病理

在胚胎发育5~7周，内脏器官转位时出现异常，且出现多个副脾，据报道可达3~4个，属于一种先天畸形。该病常有心血管系统的先天性畸形，如房间隔缺损、室间隔缺损和肺动脉狭窄等。

四、临床表现

成年患者一般无临床表现，常因其他疾病体检时意外发现，或在尸检时发现。脾功能不全导致肺炎球菌肺炎、败血症等。本病主要是伴有各种心血管畸形的临床症状，可有下腔静脉缺如，奇静脉和上腔静脉在右心房处相连，肺静脉异位引流到右心房，房间隔和室间隔缺损等。临床上可有相应的症状和体征。尚可有腹部脏器易位、胆囊缺如、低位支气管分叉等。

多脾综合征：①脾脏增多至2个以上，增多的脾脏大小相近，总重量等于正常脾重（此与副脾不同，副脾指除有一个正常大小的脾脏外还有一或多个小脾脏）；②双侧肺均分为两叶（体现左侧器官结构重复）；③肝左右叶反位或对称等大，胆囊居中或缺如；④静脉回流异常，先心病等心血管畸形；⑤消化道转位，其他内脏异位或畸形。

五、诊断

影像学表现为：①有1个或多个副脾，为结节状或球状，其密度与增强特性和正常脾脏相同；②脾脏异位，可位于右侧腹部；③常同时有多脏器的异位，如右位心、左位肝等，即内脏异位症；④个别病例可同时发生胆囊先天性缺如、心脏与大血管发育不全、畸形等。

六、预后

本病的预后取决于各种畸形的严重程度与矫治效果。患者大多在婴幼儿期因严重的先天性心脏病而死亡。

参考文献

[1]康井制洋.知っておきたい内科症候群？多脾症候群 polysplenia syndrome[J].内科，2012，109(6):1065-1066.

[2]刘庆荣. 无脾综合征与多脾综合征尸检及文献复习[J].临床与实验病理学杂志，1998，14:567-569.

[3]王淑芳，杨云生.多脾综合征合并黄疸一例并文献复习[J].中华消化杂志，2005，25:184-185.

[4]洪庆成，江敬铭.儿科综合征[M].天津：天津科学技术出版社，1996:417.

第25节 Pompe病

一、名称

Pompe 病属于糖原累积病（glycogen storage disease，GSD）中的一型。后者是一组由于糖代谢异常引起组织细胞能量产生障碍，造成以反复肌肉无力、运动不耐受为主要临床表现的肌肉疾病。根据所缺乏酶的不同，目前将 GSD 分为 12 型。糖原累积病Ⅱ型（glycogen storage disease type Ⅱ，GSD Ⅱ）又称为 Pompe 病，是因为先天性酸性 α-1,4- 葡萄糖苷酶（acid alpha1，4-glucosidase，GAA）缺陷所导致的常染色体隐性遗传的代谢性疾病，GAA 也称为酸性麦芽糖酶。

1932 年，荷兰病理学家 Pompe 首次在 1 例因为心脏而猝死的 7 个月女婴尸检中发现全身组织包括心脏中有大量含有糖原的囊胞沉积。20 多年后，把婴儿期起病、心脏大、舌大、肝脾大、松软无力、心脏组织中有糖原沉积这样表现的综合征称为 Pompe 病，但是直到 1963 年，Hers 等发现在溶酶体中存在一种葡萄糖苷酶，pH 值为酸性时能够水解糖原，而 Pompe 病的患者体内缺乏此酶，该病的本质才得以阐明。

二、流行病学

本病是一种罕见的代谢性疾病，患病率约为 1/40 000，呈常染色体隐性遗传。

三、病理

GAA 的缺失导致糖原在组织中累积，主要侵及心脏、骨骼肌及平滑肌。本病的病因及发病机制：GAA 基因编码溶酶体酶 GAA，在溶酶体内降解糖原。GAA 基因突变导致 GAA 不同程度缺失，一般婴幼儿型 GAA 完全缺失或残余 <1%，而晚发型残余可达 1%~40%。一般来说酶残余越少，发病越早，病情越严重。酶的缺失，导致糖原在溶酶体内进行性累积，导致溶酶体膜的破坏，糖原及破坏的水解物质进入细胞质，替代肌肉的收缩物质，加之自噬作用的失衡，导致肌纤维的破坏。

四、临床表现

根据发病年龄的不同，分为婴幼儿型及晚发型（儿童、青少年和成年发病）；前者是最严重的类型，表现为心脏大、全身骨骼肌无力、肌张力低下、肝大，多于 1 岁前死亡；后者主要累及骨骼肌，引起全身无力及呼吸功能受损。

1.乳儿型

早发型（经典型），起病早，婴儿期发病，常因“哺喂困难，呼吸问题”就诊，特点为显著的心脏增大，胸部 X 线片、心脏超声、尸检病理均提示心脏明显增大，左右心室的室间隔增厚、心腔变小，心电图可有 PR 间期缩短，QRS 综合波改变。患儿肌张力低下，松软无力，但肌肉表面坚实饱满，甚至肥大。病理显示：糖原可在心脏、骨骼肌、平滑肌、肾小管上皮，中枢神经系统（包括前角细胞、脑干核、神经元）广泛沉积，易合并肺部感染，病情进展快，2 年以内因心不全和肺炎导致死亡。

2.小儿型

因呼吸肌受侵，呼吸器反复感染，呼吸不全，20 岁死亡；晚发型幼年起病，主要表现进行性近端肌肉无力，可有大运动发育延迟，心脏、肝大、舌大少见，进展相对较慢，呼吸肌常受累，感染可诱发急性呼吸功能不全。有患者合并脊柱前凸，后凸和侧凸。可有假性肌肉肥大。容易误诊为肌营养不良，一般 30 岁仍死于呼吸衰竭。

3.成人型

即晚发型，成年起病；可在 20~60 岁间起病，为缓慢进展的近端肌肉病，可表现无力，上楼困难，也有以呼吸衰竭起病的报道。躯干四肢肌肉均可受累，肌肉萎缩可呈非对称分布，容易误诊为多发性肌炎甚或用激素治疗。1/3 患者有呼吸肌无力，膈肌受累。一项对 54 例晚发型荷兰裔患者自然病程的调查显示，患者的平均年龄为（48.6 ± 15.6）岁。出现症状的平均年龄为（28.1 ± 14.3）岁，主要表现为运动障碍、肢带肌无力。58%的患者在儿童期即存在轻度的肌肉症状。48%的患者使用轮椅，37%的患者需要使用人工呼吸器。2/3 的患者有站立、上楼或蹲起困难等表现。起病的年龄，疾病的进展速度，相应的呼吸肌、骨骼肌受累在不同的患者因人而异。76%的患者有无力症状，46%的患者有肌肉疼痛的症状。28%的患者获得确诊的时间超过 5 年。主要的症状为肌肉无力，合并呼吸问题的占 11%，2%合并呼吸衰竭。最常见的死亡原因为呼吸衰竭，脑动脉瘤破裂为第二原因。实验室检查，91%的患者 CK 升高，96%LDH 升高，94%ALT 升高，

95%AST 升高。肌肉活检中 97%发现溶酶体病变，20%肌活检中糖原的沉积是正常的。

五、诊断

根据典型的临床表现，结合辅助检查的结果，有助于诊断。怀疑患有本病时，肌肉活检及 GAA 活性检测非常重要。本病主要与进行性肌营养不良、炎性肌病、先天性肌病、其他代谢性肌病、运动神经元病及神经肌肉接头肌病等相鉴别。

六、治疗及预后

低糖高蛋白饮食，可改善患者的呼吸功能，而使用重组的人的 GAA，可以减小心脏的体积，维持心脏正常功能，也能改善骨骼肌肌张力及力量，这在婴幼儿型的患者中，效果更好。目前基因治疗还处于试验阶段。

参考文献

[1]西本潤史，岡田伸太郎.広範囲症候群（新订版）糖原病Ⅱ型 Pompe 病[J].日本臨牀，1987，春季臨時增刊号，45：842.

[2]张浩，陈卉娇，林贞仿，等.糖原累积病Ⅱ型 2 例并文献综述[J].医学信息，2011，24：599-601.

[3]仇佳晶.慢性肌酸磷酸激酶升高患儿的临床分析暨幼年起病的晚发型 Pompe 病临床和基因分析[D].北京：中国协和医科大学中国医学科学院，2003.

第 26 节 膝窝部赘皮综合征

一、名称

膝窝部赘皮综合征（popliteal pterygium syndrome，PPS）又称为腘翼综合征。

临床表现与 Van der Woude 综合征（VWS）极为相似，二者都有下唇窦道、腭裂或唇腭裂、缺牙等症状。PPS 还有腘翼状赘皮、并趾（指）等特征性表现。由于 VWS 与 PPS 临床表现极为相似，早在 1973 年 Bixler 等就提出 PPS 与 VWS 可能是同一种疾病的不同临床表型。最近 Kondo 等在 VWS 和 PPS 家系位于 1q32-q41 区域的 IRF6 基因找到了与表型一致的基因突变，证实 PPS 与 VWS 是同一疾病的两个表型的等位突变。

二、流行病学

先天性唇腭裂（cleft lip，cleft palate，or the combination of the two，CL/P）总体患病率为 16.63/10 000。先天性唇腭裂常分为综合征型唇腭裂（syndromic cleft lip with or without palate，SCL/P）和非综合征型唇腭裂（NSCL/P）两种。SCL/P 包括 Van der Woude 综合征。

PPS 是一种常染色体显性遗传病。VWS 表型分布频率为：腭裂或隐腭裂 82%，唇瘘 52%，缺牙 22%；表型基因频率约为 1/50 000。

VWS 是一种常染色体显性遗传病，发病率为（1~3）/30 000，遗传外显率为 80%~94%。其特征是家族性下唇瘘复合唇裂或腭裂，25%的患者伴有缺牙。

三、临床表现

PPS：多余的皮肤（赘皮）把下肢弯成弓状，还有口唇的口盖裂，下口唇瘘孔，生殖器畸形。脊椎披裂，脊椎侧弯，胸廓变形。

四、诊断

PPS 应行基因检测。

五、治疗及预后

PPS 应行手术治疗。预后尚可。

参考文献

[1]熊谷公明，皃岛忠雄.広範囲症候群（新订版）popliteal pterygium syndrome[J].日本臨牀，1987，春季臨時增刊号，45：111.

[2]王晓方，刘嘉利，张海滨，等.一个腘翼综合征（PPS）家系 IRF6 基因的突变检测[J].牙体牙髓牙周病学杂志，2003，1，3：304-306.

[3]王晓方，刘嘉利，肖明振，等.Van der Woude 综合征的遗传学分析[J].中国临床康复，2003，7：2068-2069.

[4]邬文莉.广东地区健康人及唇腭裂患者 IRF6 基因测序研究[D].广州：广州医学院，2011.

第 27 节 灌注肺后综合征

一、名称

Nahas等(1965)对用人工心肺体外循环开心手术后,不伴心不全的呼吸不全称为灌注肺后综合征(post perfusion lung syndrome)。现被包含在 ARDS 中。

开心手术后 3~6 周 3%~11%的病例有发热、肝功能异常、脾大、异型淋巴细胞的病态,1960 年 IKreel 等命名为 PPS, 实际是伴大量输血的巨细胞病毒(CMV)感染症。不仅 CMV,还有 EB 病毒。使用泵式氧合器后出现感染样反应(特别是长时间体外循环后),这也称为 PPS 或泵后综合征(post-pump syndrome)。

灌注肺是由于体外循环及术中、术后各种原因致急性肺损伤(acute lung injury, ALI)而发生的急性呼吸窘迫综合征(acute respiratory distress syndrome, ARDS)。

二、流行病学

灌注肺是体外循环心内直视手术后的严重并发症,发生率为 1%~2%,尤其在发绀型复杂先天性心脏病有较高的发生率,约为 10%。

三、病因及病理

病理改变为肺泡毛细血管上皮受有害因素损伤后的通透性增高,大量血浆渗出而致肺间质和肺泡水肿,成为充血性肺不张。

四、临床表现

临床表现为顽固性的低氧血症。体外循环开始 1 小时后出现血管水肿、支气管痉挛、血压低下及心肺功能不全情况即应怀疑患有此病。50 例的 PPS 症状(频度):支气管痉挛 72%、呼吸困难 42%、胸痛 53%、荨麻疹 36%、颜面水肿 17%、低血压 47%、心跳停止 20%。

五、诊断

本病应行病史及肺功能检测。

六、预后

本病预后差,其死亡率高达 20%~80%,是发绀型复杂先天性心脏病术后的主要死亡原因。

参考文献

[1]石橋賢一,中川成之辅.広範圍症候群(新订版)post perfusion syndrome[J].日本臨牀,1987,春季臨時増刊号,45:1034.
[2]李一粟,马建珍,张立莉,等.体外循环术后并发灌注肺的机械通气治疗[J].空军总医院学报,2001,17:89-91.

第 28 节 心包切开术后综合征

一、名称

心包切开术后综合征(postpericardiotomy syndrome, PPS)又名心脏切开后综合征、交界分离术后综合征。发生在心脏直视手术后,表现为发热、胸痛、心包炎和胸膜炎,一般在心包切开 1 周后发病。PPS 与心肌梗死后综合征一起被统称为心脏损伤后综合征(postcardiac injury syndrome, PCIS)。

二、流行病学

武猛等总结自 2003—2006 年共行心脏直视手术 400 余例,术后出现心包切开术后综合征 36 例。发生率各家报道差异较大,在 2%~50%之间。患者多为儿童和成人,2 岁以下婴幼儿少见,发生率仅 3.5%,目前国内报道的病例最小年龄为 5 个月。

三、病因及病理

本病的病因尚不明确,有人认为是病毒感染。近年来不少人认为系心包或心肌受到创伤后的自身免疫反应所致。

四、临床表现

心脏直视手术后数周至数月(一般术后 3 周)患者可有全身不适感、胸痛,疼痛有时尖锐,放射至上腹部、肩背部,体位改变及呼吸时加重。少数患儿可有发热,偶有咳嗽及肌肉关节疼痛。体检可听到心包摩擦音,一侧或双侧胸膜渗液和心包渗液而使心脏扩大。可有心力衰竭症状,形成肺梗死或肺动脉栓塞,而周围静脉则无此现象。

心电图示心包损害的图形,血沉往往增快,白细胞计数增高,以中性为主,有时嗜酸性细胞较多,可有贫血存在。

五、诊断

武猛等认为,凡术后 1 周出现发热和胸痛,并包括呼吸困难、疲乏不适和干咳等症状者应高度怀疑患有此病,早期行胸透或心脏超声检查,必要时取胸腔或心包穿刺液检查以便早期诊断。

六、治疗及预后

轻症呈良性,经过卧床休息数日至数周,症状即自行消退。此外,吲哚美辛每日 1.5~2.5mg/kg,或肾上腺皮质激素有助于本病的治疗,水杨酸盐类治疗本病无效。对于重症有心包填塞时,可行心包穿刺抽液。

本病轻症者一般呈良性经过,偶有心包填塞等危及生命的征象出现。

参考文献

[1]洪庆成,江敬铭.儿科综合征[M].天津:天津科学技术出版社,1996:420.

[2]武猛,杨慧,王芝杰.心包切开术后综合征 36 例临床分析[J].使用全科医学,2006,4:449.

[3]杨志勇,韦丹.婴儿期心包切开术后综合征 2 例报告[J].广西医科大学学报,2009,26:163-164.

第 29 节　慢性移植物抗宿主病

一、名称

慢性移植物抗宿主病(post-transplant graft-versus-host disease,chronic graft-versus-host disease,cGVHD)是含大量免疫活性细胞的移植物对宿主组织产生排斥,导致宿主组织损伤的疾病。

二、流行病学

多发生于移植骨髓细胞、小肠、胸腺后,有 25%~45%的患者在移植后会发生。骨髓移植的 cGVHD 发生在移植 100 天以后,一般为第 4 个月后至一年。

三、病因及病理

急性移植物抗宿主病的发生与转录因子(FOXP3)的表达降低有关,动态检测 FOXP3 mRNA 表达水平的变化,有可能为临床早期诊断急性移植物抗宿主病或预测其发生提供参考。实验数据未发现慢性移植物抗宿主病的发生与 FOXP3 表达有关。

四、临床表现

临床表现主要集中于皮肤、肝脏和胃肠道,其中皮肤损害是最常见的。cGVHD 的皮肤损害多种多样,包括扁平苔藓样皮疹、苔藓样红皮病、干燥综合征、硬皮病样皮损及硬化件苔藓等,其中以苔藓样皮疹最为多见,症状较轻,可消退,仅很小一部分的患者出现硬皮病样的皮肤改变,称为硬皮病样慢性移植物抗宿主病(sclerodermatous cGVHD,scGVHD)。皮疹呈红斑或斑状丘疹。部位在手掌、足底、颜面、前胸部和背部多见。

谭翠容报道慢性移植物抗宿主病致急性肺损伤 1 例。患者,男性,28 岁,因发热、白细胞减少确诊为“急性非淋巴细胞性白血病 (M4)”,并先后予 DAE、MA 方案化疗后达到缓解。6 个月后予以同种异基因外周血干细胞移植术(供体为同胞妹妹,HLA 配型 6 个位点相同)。术后 40 天曾出现移植物抗宿主病,予环孢素 A 联合激素治疗症状好转出院。本次住院前 3 天(移植后 150 天)感觉气促,并进行性加重,活动后明显,伴干咳,无发热,遂再次入院。查体:全身皮肤色素沉着、脱皮,颈面部、锁骨上皮肤可触及捻发感,双肺呼吸音粗,可闻及湿啰音。CMV 抗原(-),痰培养未见真菌。X 线片检查:双侧颈肩、锁骨上软组织皮下气肿;CT 检查:纵隔及双侧颈部、胸壁皮下气肿,双肺渗出性病变(以双上中肺为主)并右肺叶支气管扩张。诊断:①ANLL-M4,同种异基因造血干细胞移植术后;②cGVHD 导致肺损伤。

肺的损伤主要包括特发性肺炎综合征、弥漫性肺出血、呼吸窘迫综合征、窦状闭塞综合征、非心源性毛细血管渗漏综合征和梗阻性细支气管炎并机化性肺炎。其主要表现为咳嗽、咳痰、胸闷、气促、血氧分压降低,严重时出现呼吸困难、呼吸衰竭而导致死亡。

邱大发等报道移植物抗宿主病18例。选取行异基因造血干细胞移植的18例患者,亲缘供者HLA全相合8例,亲缘供者HLA 1个A/B/DR位点不合9例,无关供者HLA全相合1例。18例患者均获得造血重建且移植成功,其中12例患者出现急性移植物抗宿主病(66.7%)。6例未出现移植物抗宿主病:HLA-A、B、DR位点全相合者发生Ⅱ~Ⅳ急性移植物抗宿主病为11.1%,而HLA上述位点不全相合发生Ⅱ~Ⅳ急性移植物抗宿主病为55.6%,7例患者出现慢性移植物抗宿主病(38.9%),12例发生急性移植物抗宿主病的患者,治疗后10例临床缓解,2例未缓解并死亡;7例发生慢性移植物抗宿主病的患者,治疗后6例临床缓解,1例无效死亡。所有患者均未出现疾病复发。

慢性GVHD症状:皮肤、皮下结缔组织、泪腺、唾液腺、口腔黏膜、肺、食管、关节、消化道、肝脏等被波及。见表17。

表17　肺病变计分

症状	无症状	上下楼气短	步行时气短	安静时气短
FEV_1	>80%	60%~79%	40%~59%	<39%
LFS	2	3~5	6~9	10~12

五、诊断

本病行病史及病理检查。

六、治疗及预后

本病行抗排斥反应治疗。预后较差。

邱大发等报道移植物抗宿主病18例的治疗结果:12例发生急性移植物抗宿主病的患者,10例治疗后临床缓解(完全缓解7例,部分缓解3例),未缓解2例,其中1例因Ⅳ度急性移植物抗宿主病病情进展并发败血症、肺部感染死亡,1例死于严重肺部感染及血性胸腔积液。7例发生慢性移植物抗宿主病患者,治疗后6例临床缓解(完全缓解4例,均为局限型;进步2例,均为广泛型),1例无效并死于肺部感染并发症。疾病复发及目前结局:18例患者目前最长随访30个月,最短2个月,平均20个月。目前为止,无论是否发生移植物抗宿主病,经定期复查骨髓,部分患者行微小残留病灶(MRD)检测,均尚未出现疾病复发。死亡5例,2例为急性移植物抗宿主病合并肺部感染,1例为慢性移植物抗宿主病并发肺部感染,1例为CMV间质性肺炎,1例死于院外,死因不详。

参考文献

[1]名和由一郎.知っておきたい内科症候群?移植後移植片対宿主病 post-transplant graft-versus-host disease[J].内科,2012,109(6):1136-1139.

[2]郭一峰,王耀祖,郑捷.表现为硬皮病样的慢性移植物抗宿主病——附3例报道[J]. 2003中国中西医结合皮肤性病学术会议论文汇编,2003:574.

[3]杜欣,耿素霞,翁建宇,等.异基因造血干细胞移植患者FOXP3 mRNA表达与移植物抗宿主病发生的关系[J].中国组织工程研究与临床康复,2009,13:2631-2634.

[4]谭翠容.慢性移植物抗宿主病致急性肺损伤患者的护理[J].当代护士,2011,8:33-34.

[5]邱大发,许晓军,郭子文,等.移植物抗宿主病18例防治及效果分析[J].中国组织工程研究与临床康复,2008,12:9355-9358.

第30节　Potter综合征

一、名称

Potter综合征即肾发育不全综合征,又名双侧肾发育不全综合征(bilateral renal agenesis),以两侧肾缺如与面部异常为特征。本病胎儿在子宫内发育迟缓,约40%是死胎。Potter在5000例胎儿及新生儿的连续尸解中见到20例双肾缺如,即1000例中有4例。

1946年Potter报道两侧性肾缺失有特征面貌的病例。此外,又报道合并下部尿路及生殖器官异常,四肢畸形及位置异常,肺形成不全,以及羊膜结节和羊水过少症等,形成一综合征。

单侧肾发育不良约占全部肾脏畸形的30%,女性多于男性,左侧多于右侧。如肾脏的体积小于正常50%以下者为肾发育不良,有的肾脏极小,仅拇指大小,常有位置的异常,如盆腔、膀胱后等。

二、流行病学

我国肾发育不良的发病率为0.29/10 000。60.31%

的肾发育不良患儿为低体重儿。肾发育不良常伴发1~3种其他畸形,131例肾发育不良以伴发直肠肛门畸形的患者最常见,占26%(69/131);其次为神经管畸形、外阴性别不明,分别占17.6%(45/131)、14.5%(19/131);脊柱异常、肺发育不良各占8.4%(11/131)。结论:肾发育不良常伴多种畸形,其围生儿的素质较差;我国肾发育不良的发生率呈下降趋势。

王旭等总结先天性肾脏畸形202例,其中肾发育不全34例。

三、病因及病理

张琰琴等分析寡而大肾发育不良患儿HNF-1β基因及PAX2基因的突变。结果患儿及其父母的HNF-1β基因及POX2基因均未发现致病性突变。

病因尚不十分清楚,可能是由于肾在胚胎发育过程中出现停滞,或由于输尿管梗阻使肾脏的体积缩小所致。病理表现为肾组织发育不良,镜下为大量初生未成熟的扩张导管,肾小球及肾小管数量少,排列异常,发育不良,肾组织间质可见软骨岛,有大量淋巴细胞呈灶性浸润,并有淋巴滤泡形成。

四、临床表现

①婴儿出生时无羊水或羊水甚少时,应怀疑患有本病,因为胎儿尿液与羊水的形成有关;②婴儿可为死胎、早产、低体重(体重小于2500g)的新生儿,多见于男性;③特殊面容,老人面容,眼睑裂间距大,软垂、低位畸形的外耳,明显的内眦赘皮,鸟喙样鼻平而尖,鼻根宽广,下颌小,偶见明显下肢畸形如人鱼肢畸形;④常合并肺发育不全而有呼吸困难。

孙劲松等(2010)报道先天性肾发育不良76例。男28例,女48例,年龄4个月至14.7岁。左侧肾39例,右侧肾37例。22例表现为正常排尿间隙持续滴尿,与体位无关,均为女孩。10例表现为间歇性腰腹痛,4例为腹部包块,4例反复尿路感染,2例因高血压出现头痛、头昏,其余34例无特异性表现,均为产前或出生后B超检查发现。合并肾位置异常18例,输尿管开口异位22例,输尿管扩张积水12例,输尿管末端囊肿10例。合并对侧病变9例,其中肾盂输尿管梗阻致肾积水4例、膀胱输尿管反流致肾积水1例、输尿管末端狭窄致肾积水2例、重复肾2例。B超:肾发育不良伴积水36例,囊泡状发育不良肾22例,18例未探及肾脏(8例于盆腔膀胱后囊性肿物)。静脉尿路造影(IVP)3例患侧显影较淡、肾盏影明显缩小,靠近中线,失去正常轮廓;其余均未显影,对侧肾脏均有不同程度的代偿性增大,其中对侧肾积水7例。39例CT均见发育不良小肾,2例肾动脉明显纤细狭窄,对侧重复肾2例,肾积水7例,其中3例合并输尿管扩张。19例膀胱镜,16例未发现正常输尿管开口,患侧输尿管嵴平坦,2例见输尿管开口,输尿管导管插入1~2cm后受阻,1例见输尿管末端囊肿。6例排泄性膀胱尿道造影(VCU),发现2例患侧膀胱输尿管反流,对侧膀胱输尿管反流1例。10例^{99m}Tc-二巯基丁二酸(DMSA)肾皮质显像(ECT)均显示患肾功能性丧失。

五、诊断

^{99m}Tc-DTPA肾动态显像是一种能有效诊断肾发育不良并同时评价肾功能的无创性影像手段。

六、治疗及预后

腹腔镜可用以治疗小儿单侧肾发育不良。预后较差。患婴存活仅数小时,且并非死于无尿及肾病,而是死于并存的肾发育不良与呼吸窘迫综合征,偶见出生后几天即死于肾衰竭。

参考文献

[1]梁娟,王艳萍,朱军,等.中国人肾发育不良流行病学分析[J].现代预防医学,2000,27:79-80.
[2]王旭,郭毅,陈寿康,等.先天性肾脏畸形202例回顾分析[J].实用儿科临床杂志,2008,23:364-365.
[3]张琰琴,丁洁,赵丹,等.寡而大肾发育不良患儿HNF-1β基因及PAX2基因的突变分析[J].临床儿科杂志,2011,29:441-442.
[4]孙劲松,林涛,李旭良,等.先天性肾发育不良76例临床分析[J].山东医药,2010,50:39-41.
[5]洪庆成,江敬铭.儿科综合征[M].天津:天津科学技术出版社,1996:421.

第 31 节 原发性免疫缺陷病

一、名称

原发性免疫缺陷病（primary immunodeficiency disease，PID）是指免疫系统的器官、免疫活性细胞（淋巴细胞、吞噬细胞）、免疫活性分子（免疫球蛋白、淋巴因子、补体分子和细胞膜表面分子）发生缺陷引起的某种免疫反应缺失或降低，导致机体防御能力普遍或部分降低的一组临床综合征，可分为原发性和继发性免疫缺陷，因基因突变、缺失等遗传因素称为原发性免疫缺陷病，其是一组遗传性的、种类繁多的病症，涉及固有免疫系统和获得性免疫系统各组分，目前已证实的基因缺陷超过 120 种，导致 150 余种 PID 的表现形式。本病是由于机体免疫系统发育缺陷造成免疫功能不足和抗感染的抵抗能力下降，临床以反复感染为特征的一组先天性遗传病。

二、流行病学

总体而言，PID 不是少见病。原发性免疫缺陷病有百种之多，分别影响到免疫系统或免疫反应过程的各个环节。免疫系统的各个部分都可能发生缺陷，某一部分的缺陷往往会引起另外一些部分的功能低下。

三、临床表现

WHO 将原发性免疫缺陷病分成以下三组：①抗体缺陷为主的免疫缺陷综合征；②联合免疫缺陷综合征；③其他明确定义的免疫缺陷综合征。

一般按免疫系统受损的主要影响环节，将原发性免疫缺陷病分为五类：①联合 B、T 细胞免疫缺陷；②B 细胞免疫缺陷；③T 细胞免疫缺陷；④中性粒细胞缺陷；⑤补体缺陷。

具体分类：①Bruton 病；②血丙球蛋白缺乏症；③婴儿暂时性低丙球蛋白血症；④常见变异型免疫缺陷病：a.伴 B 细胞缺陷，b.伴调节 T 细胞异常；⑤异常免疫球蛋白血症：a.IgM 增加型，b.选择性 IgA 缺乏症，c.IgG 或 IgM 缺乏症；⑥Di George 综合征；⑦Nezelof 综合征；⑧重症联合免疫缺陷病；⑨PNP 缺乏症；⑩Wiskott-Aldrich 综合征；⑪共济失调毛细血管扩张症。

在此特别介绍的是，高 IgE 综合征：患者常反复发生皮肤、肺部、关节和其他部位的葡萄球菌性脓肿。血清 IgE 浓度升高，IgD 水平也增加，而 IgG 和 IgM 往往正常。血、痰、淋巴结、脾和肺有较多嗜酸性粒细胞。粒细胞趋化功能障碍可能由 IgE 介导的严重超敏反应引起。另外，患者回忆性抗体反应和对新抗原的抗体反应都很微弱。因缺乏起调理作用的抗体而进一步削弱了粒细胞的功能。

感染是原发性免疫缺陷病的常见临床表现，可反复发生且严重，但因缺乏炎症反应，起病时常表现为食欲缺乏、体重减轻等非特异性症状。根据白细胞计数、分类和血沉常不能了解这类患者是否有感染，而 CRP 测定则可正确反映炎症反应的强弱。大多数病原体为致病力较弱的条件病原体，就其来源说，多数是内源性的，即来自机体黏膜和皮肤的常在菌丛。有化脓性细菌，病毒深部有真菌感染、寄生虫等。

四、诊断

PID 应行临床表现加免疫学检查。

五、治疗及预后

本病应行抗感染、补充和替代、免疫矫正与重建等治疗。预后不佳。

参考文献

[1]斯崇文，贾辅忠，李家泰，等.感染病学[M].北京：人民卫生出版社，2004：1361-1365.

[2]杨毅，蒋敏.原发性免疫缺陷病的命名、分类及其进展[J].实用儿科临床杂志，2008，23：1704-1708.

第 32 节 Prinzmetal 综合征

一、名称

Prinzmetal 综合征又名 Messumi 综合征、前胸壁综合征。Prinzmetal 综合征其含义记载尚不一致。

前胸壁综合征是急性心肌梗死后 1～2 个月出现的前胸壁疼痛，与心肌本身病变无关，发病机制尚不十分清楚,可能为急性心肌梗死后引起的反射性血管运动障碍,加之被迫保持过度安静引起局部缺血所致,也有人提出与变态反应有关。

前胸壁综合征是一组以前胸壁特定部位的肋软骨肿胀疼痛为特征的一类综合征。祖国医学中无此病名,归属于“胸痛”“胸痹”“胁痛”的范畴。它既不是心绞痛、心肌梗死后综合征、前胸壁综合征、心肌炎,也不是肺梗死、肺炎、胸膜炎或胸膜肿瘤所引起的胸痛。

1955 年由 Prinzmetal 最早提出,并将此综合征根据发病的不同部位分为五型:Ⅰ.疼痛发生于前胸壁第 2、3 肋骨区者称为胸大肌综合征;Ⅱ.疼痛发生于第 2、3、4 肋软骨部者称为肋软骨交界部综合征(即 Tietze 综合征)或肋软骨炎;Ⅲ.疼痛发生于第 6、7、8 肋间与锁骨中线交点区者称为乳房下综合征;Ⅳ.临床表现在双侧 8、9、10 肋骨相连接的肋缘处疼痛者,称为肋缘综合征;Ⅴ.临床表现为前胸壁局限性疼痛而位于剑突部者,称为剑突疼痛综合征。

二、流行病学

一般认为肌肉骨骼胸壁综合征是许多主诉患者胸痛的原因。现在的研究认为,在主诉胸痛的患者中,胸壁压痛是常见的症状,但压痛诱发典型胸痛更具诊断意义。在非心性胸痛的患者中,有胸壁压痛并能使胸痛再出现者仅占一小部分,这一情况提示,胸壁疼痛综合征是这些病疼痛的原因。

三、病因及病理

肋缘综合征疼痛部位组织病理检查无特异性改变,仅见结缔组织中淋巴细胞的浸润和肌肉变性。

从前胸壁肋骨和肋软骨的解剖特点来看,在肋骨与肋软骨连接处,形成一个薄弱的应力点,在超常的提举劳作、外力撞击、剧烈咳嗽等冲击力的作用下,极容易形成应力集中,对肋软骨与肋骨交界处造成损伤,导致微循环障碍,形成无菌性的炎症改变而出现肿胀性疼痛。如受损肋软骨处有肌腱附着或通过该处,可引起该部软组织的疼痛,如胸大肌综合征、乳房下综合征、剑突疼痛综合征。疼痛都与该部位肋软骨的肿胀隆突改变有关。

四、临床表现

前胸壁综合征有以下特点:①疼痛出现在前胸部位,可为隐痛或较剧烈的痛,与过去发作的心绞痛或心肌梗死不一样,似乎较之表浅,无放射性,无压榨感;②疼痛持续,痛感长时可达数小时;③疼痛不为活动所诱发,但有时可因体位变化而引起;④疼痛不为硝酸甘油所缓解;⑤局部有压痛;⑥疼痛时做心电图无特殊改变,血清酶学也无异常。具有以上几点可以和再发心肌梗死或心绞痛相区别。

五、诊断

诊断依据:①前胸壁肋软骨部位及周边软组织自觉不明原因的轻重不等、时间长短不同的疼痛或压痛,可反复发作;②该疼痛部位的肋软骨及肋骨交界处隆突肿胀疼痛;③除外胸膜炎、胸膜结核、骨结核、胸骨肿瘤、心绞痛、心肌梗死后综合征、食管炎等实质脏器病变引起的胸痛;④X 线片、CT 等影像学检查无阳性发现。

六、治疗及预后

中医认为,前胸壁综合征的病因是因过劳和不协调的提举重物或外力的撞击、跌扑损伤及剧烈咳嗽造成对肋骨与肋软骨交界处薄弱点的损伤,引起局部的气滞血瘀、郁久化热、痰瘀阻络、脉络不通,最终发生肋软骨的肿胀疼痛。治疗宜活血化瘀、涤痰通络、清热消肿、理气止痛。故用当归尾、生地、赤芍、丹参、田七活血化瘀通络;柴胡、瓜蒌皮疏肝理气化痰;忍冬藤、丝瓜络、重楼清热消炎,消肿止痛,故名为“活血消肿汤”。经结合病情辨证施治加减用药,可取得较好的治疗效果。

参考文献

[1]史月英,魏凤萍.前胸壁综合征(附 2 例)[J].锦州医学院学报,1993,14(10):94.

[2]陈克雄.前胸壁疼痛综合征 86 例中医治疗探讨[J].中级医刊,1997,32:58-59.

[3]王小虹,陈泗才,孙炳照.100 例非心性胸痛患者肌肉骨骼胸壁综合征的研究[J].国外医学物理医学与康复学分册,1992,12:189-190.

[4]冉开宇.消炎痛治疗肋缘综合征 55 例临床观察[J].临床荟萃,1994,9:663-664.

第33节 Proteus综合征

一、名称

Proteus 综合征(Proteus syndrome,PS)又称为变形综合征,是以偏侧肥大、巨指(趾)、皮下团块、掌跖团块、外生骨疣、脊柱侧突和表皮痣等表现为主的先天性疾病。PS 还可有变幻无常的皮肤损害、骨骼和头面部畸形。

1979 年,美国遗传学家 Cohen 和 Hayden 首先提出和描述了这种综合征,1983 年德国儿科医生 Wiedemann 用善于变化自己来逃避敌人攻击的古希腊海神 Proteus(普罗蒂斯)的名字为其命名。

PS 是一种罕见、散发而复杂的疾病,以多发性、过度生长的错构瘤、结缔组织痣、皮肤痣和骨质肥厚,以及巨头、多指症及血管畸形为特征。这些表现通常在出生时即有,之后持续存在或进一步发展。

二、流行病学

PS 是一种少见的临床综合征,检索国外文献至今报道近 100 例。国内自 1992 年起有少数病例报道,至 2011 年报道约 10 余例。研究表明,PS 属于 PTEN (phosphatase and tensin homology deleted on chromosome 10)基因种系突变。已报道有 150 多种独立的突变,其中近 40%发生于第 5 外显子。

三、病因及病理

PS 的病因不明。Cosra 等认为 PS 可能是常染色体显性遗传病。但理论上很难以此解释,因为 PS 很少见,至今仅报道约 50 例,均无家族发病的报道。Samlaska 报道的 1 例是双胞胎中的一个女孩,而男孩却是正常的。这些现象并不支持遗传学说。

四、临床表现

这种发育异常综合征的特征为包括结缔组织、脂肪组织、骨组织、内皮和外皮等多种组织过度生长,临床 X 线片表现错综复杂,诊断需要临床表现和影像学表现综合分析,同时要排除其他病变。PS 临床表现复杂多变,约有 150 种。

1989 年 Samlaska 等总结了包括他们自己报道的 1 个病例在内的 34 个病例的临床表现,统计的异常变化多达 56 种。其中主要表现有偏侧肥大 31 例、巨指(趾)30 例、皮下团块 26 例、掌跖团块 22 例、外生骨疣 17 例、表皮痣 17 例和脊柱侧凸 17 例。具有以上全部 7 项主要表现的病例只是少数,其中 29 例具有这 7 项表现中的 4 项及 4 项以上,因此,Samlaska 等认为只要符合以上 7 项表现中的 4 或 5 项,同时能排除骨肥大性静脉曲张性痣综合征及多发性神经纤维瘤病的患者就可诊断为 PS。掌跖团块的组织学主要是结缔组织痣或脂肪瘤,前者对本病的诊断有重要的价值。17 例表皮痣中 16 例为线状表皮痣。在提到的次要表现中有皮肤变薄、皮下组织减少、神经纤维瘤、巨头、胸廓凹陷、胸腺异常、指(趾)偏离、张开、错位咬合等。这些次要表现也有助于诊断。

临床表现:①生长方面,主要表现为出生后不规则、扭曲的过度生长,可累及许多组织。②生长速度快,大多数患者出生时无显著的不对称,6~18 月龄开始出现不对称的过度生长。其次是血管方面,PS 中皮肤毛细血管畸形常见。③脂肪组织不规则生长。PS 既存在脂肪过度生长,又存在脂肪萎缩,许多患者存在腹部和肢端的脂肪过度生长,脂肪萎缩最常见于胸部。④皮肤的特异性表现为脑形结缔组织痣(CCTN),存在于 72.2%的 PS 患者,1 例患者 CCTN 位于胸壁。混合模型分析显示,CCTN 在 20 岁以下的青少年患者每年以 1.24%的速度扩展,显著高于成年人(0.05%)。⑤少数患者有面部表现,多数合并认知功能障碍,表现有睑裂下斜、颧骨扁平、面部变长和持续张口状。⑥肺部表现,我国台湾地区学者于 2010 年报道 1 例 25 岁的患者因合并肺气肿行左肺切除术,术后一般状况良好,术中可见多发肺大疱并有散在钙化。9%~13%的病例有肺大疱改变,可分布于单侧或双侧。患者可表现为肺功能下降,肺不张或肺部感染,甚至导致死亡。治疗的目标是减小肺部病变范围,预防感染。对于病变局限者可考虑手术切除,对于病变广泛者可考虑肺移植。其他的胸部病变还有肋骨过度生长、支气管错构瘤、胸壁肿块、脊柱侧弯等,均可使呼吸受阻,应进行手术治疗。⑦骨骼的表现,骨过度生长指单骨或部分骨生长快于身体的其他部位的骨骼,也指骨性生长侵犯了关节间隙,有锯齿状的骨边缘,通常有不规则和紊乱的骨组织,包括高度骨化、类骨质过度增殖伴有不同程度的钙化,结缔组织钙化,长骨变细、变长,可有手足不对称增大,巨指(趾)畸形,头骨肥厚和异常钙化的结缔组织，通常过度生长的骨表面缺乏软组织覆盖，过度生长导致外貌变丑。⑧泌尿生殖系统的异常，阴茎肥大，外生殖器难于辨认，淡紫色膀胱内静脉和损害。男性生殖系统肿瘤占 PS 的 11.1%。⑨PS 与许多肿瘤的发生相关。两种最常见的肿瘤是腮腺腺瘤和双侧卵巢囊腺瘤。

许建萍等报道 1 例。患者，男性，35 岁，因"进行性骨骼、皮肤畸形 32 年"入院。胸腹 CT：胸廓畸形，双肺气肿，双肺胸膜下间质改变，主动脉旁淋巴结肿大，肝脾多发囊肿，双肾结石。脊柱畸形，颈胸椎椎体多发形态异常，椎管不同程度狭窄。肺功能：混合型通气功能障碍。

五、诊断

20 多年来，有关 PS 的诊断国外学者先后推出了 3 个诊断标准。1983 年 Wiedemann 提出第一个临床诊断标准后，1989 年美国儿科医生 Samlaska 又提出了一个评分标准，进一步明确了 PS 的主要病变特点，并给出了量化的判断指标，便于临床医生掌握和运用。至 1999 年，由美、加、德、南非遗传学家与临床医生提出了 PS 诊断的详细标准，并于 2004 年由 3 位美国、加拿大的遗传学家修订。

早期标准：由 Wiedamann 于 1983 年提出。他归纳了 PS 的 7 种临床表现：①巨手和（或）巨足；②疣状痣（表皮痣，皮脂腺痣）；③偏侧肥大；④皮下肿瘤；⑤颅骨畸形；⑥生长发育过快；⑦内脏异常。认为只要具备上述中的 4 种表现，即可诊断为 PS。

鉴别诊断：①骨肥大性静脉曲张性痣综合征；②多发性神经纤维瘤病；③Albright 遗传性骨营养不良症；④表皮痣 / 皮脂腺痣综合征；⑤Bannayan Rileycaba 综合征；⑥Maffuci 综合征；⑦皮肤骨膜增厚症（肥大性骨关节病）。

六、治疗及预后

PS 患者的偏侧畸形和肿瘤生长如影响到了机体功能或威胁到生命，可采取整形手术治疗，如修复畸形、切除肿瘤或截除肢（趾、指）等，基因治疗正在初步探讨中。但手术治疗只能暂时或部分地改善患者的肢体功能及生活状况，以后还可能继续生长或复发。

确诊 PS 的患者未成年死亡率为 20%。PS 患者最常见的死因是深静脉血栓和肺栓塞，甚至在儿童患者中亦是如此。

参考文献

[1]陈仁贵，姜媛芳，张定国，等.变形综合征 1 例[J].临床皮肤科杂志，1995(4)：242-243.

[2]吴政光，张锡宝，温炬，等.Proteus 综合征的临床影像学表现（附 2 例报告和文献复习）[J]. 中国 CT 和 MRI杂志，2011，9：66-68.

[3]陆江阳，王晓虹，刘茜，等.Proteus 综合征临床病理观察[J].诊断病理杂志，2007，14：339-343.

[4]许建萍，平凡，李梅，等.罕见的 Proteus 综合征一例报道并文献复习[J].中华临床医师杂志（电子版），2012，6：3636-3640.

第 34 节 Pseudo-Meigs 综合征

一、名称

美国麻省综合医院妇科首席教授 Meigs 认为恶性肿瘤合并胸腹水不能称为麦格综合征，他建议确切的定义：①原发肿瘤必须是卵巢良性实性纤维瘤或纤维样瘤；②肿瘤必须伴有胸腹水；③切除肿瘤后胸腹水消失且不再复发。凡符合上述条件者才能称为麦格综合征。其他称为假麦格综合征（Pseudo-Meigs 综合征）。

二、流行病学

李汉萍等报道江西省妇幼保健院 1983—1993 年收治卵巢恶性肿瘤 676 例，假麦格综合征 12 例，其中交界性黏液性囊腺瘤 1 例，腹水量 7000mL，左侧胸水量中等。黏液性腺癌 2 例，中等量腹水，均为右侧胸水，且找见腺癌细胞。

三、临床表现

假麦格综合征系指非卵巢纤维瘤或纤维瘤样肿瘤，而为卵巢其他类型的恶性肿瘤、胰腺疾病或其他部位的肿瘤，虽经手术摘除肿瘤，其伴发的胸腹水未必能消退，或消退后短期内再复发。

真假麦格综合征的鉴别诊断要点如下。

1.肿瘤类型

根据真假麦格综合征的定义，在盆腔内必须有肿瘤存在，真麦格综合征的肿瘤必须是卵巢纤维瘤或纤维瘤样肿瘤，如卵泡膜细胞瘤、良性勃勒纳瘤、甲状腺肿瘤等。而假麦格综合征可能无肿瘤存在或为卵巢其他类型的良恶性肿瘤，如浆、黏液性囊腺瘤或癌症，生殖细胞类肿瘤等，以及输卵管、子宫、圆韧带的肿瘤。

2.临床表现

真麦格综合征的临床表现为慢性良性过程，即使有压迫症状如腹胀、气促等，但一般情况较好；而假麦格综合征如系恶性肿瘤引起者，除有压迫症状外，患者一般情况较差，病情进展快，可有贫血、消瘦、衰竭等恶病质的表现。

3.内诊检查

根据妇科双合诊或三合诊查真麦格综合征肿瘤为单侧多见，肿瘤呈实体性，坚硬表面光滑，可呈圆形或不规则形，轮廓清楚活动性极好，腹膜柔软无结节增厚感，与周围脏器无粘连；而假麦格综合征如卵巢恶性肿瘤，则双侧较常见，肿瘤囊实不定，活动度差，与周围脏器有粘连，边界不清，如有种植转移，子宫直肠窝腹膜增厚有结节感，但少数乳头状浆液性囊腺瘤可穿破包膜在盆腔、腹腔种植，可触及较多小结节状肿瘤，酷似卵巢癌，病理可鉴别。

4.B 超检查

真麦格综合征 B 超检查见虽有腹水，但肿瘤边界清晰、形态规整，质地均匀，内部回声均匀，效应增强，后方可有增强回声；而假麦格综合征如为恶性肿瘤引起，则除有腹水外，肿瘤外形不规整，边界不清晰，可见部分液性暗区，部分有成堆不规则的光团及弧形与环形细光带，后方回声减弱或消失，较易区别。

5.胸腹水性质

真麦格综合征的胸腹水多数为漏出液，清亮、淡黄色、黄绿色、比重较低，其中胶体、细胞和细胞碎屑成分少，找不到癌细胞；而假麦格综合征的胸腹水大部分为棕红色，血性，有时混有黏液或瘤内容物，腹水黏稠、混浊，可见癌细胞或脱落的肿瘤细胞，多数为渗出液，比重较高，腹水染色体核型分析，可有亚 C 倍体，多倍体，间期核异型及染色体畸变等；而真麦格综合征则无此现象。

6.实验室检查

由恶性肿瘤引起的假麦格综合征可测血清铁蛋白、血清紫色反应、癌胚抗原及 CA125 均有升高，生殖细胞肿瘤尚有 AFP、HCG 等标志物检查呈阳性；而真麦格综合征无特殊发现。

7.术中诊断

一般应行术中冰冻切片以便明确肿瘤性质，无此条件可借助于肉眼检查以辨其性质：纤维瘤，呈圆形、椭圆形或结节状，质实而硬，有包膜，切面呈灰白色漩涡状结构，勃勒纳瘤与纤维瘤巨检很相似；但卵泡膜细胞瘤，切面可有小囊，内有大小不等的黄色类脂质区，或伴有出血坏死。而其他肿瘤如浆液性囊腺瘤为单房，内液为无色或淡黄色，清亮液体，内壁光滑。黏液性囊腺瘤为多房，内液为黏液，无乳头。而恶性肿瘤，囊实不均，多房，部分出血坏死，实性区可见菜花样组织，极脆可穿透包膜，表面有乳头状菜花样增殖，并在盆腹腔内广泛种植、转移，较易区别。

8.预后

真麦格综合征切除肿瘤后，胸腹水在 2 周内消退并无复发，预后好；而假麦格综合征如为恶性肿瘤引起的胸腹水则不能消退，或暂时消退后短期内可有复发，预后差，需补充化、放疗。

9.术后病理诊断

手术后肿瘤标本或腹腔镜取活检，经病理组织学检查是确诊的理想方法。

参考文献

[1]张侠，林霏申，陈晓红，等.以胸腔积液为首发症状的麦格氏综合征临床分析[J]. 江苏医药杂志，2002，28：312-313.
[2]李汉萍，李诚信.麦格综合征与假麦格综合征的鉴别诊断[J].中国实用妇科与产科杂志，1995，11：11-13.

第 35 节　肺泡微石症

一、名称

肺泡微石症(pulmonary alveolar microlithiasis，PAM)。1856 年 Fridrich 首次描述此病，1918 年 Harbitz 首先报道本病，于 1933 年 Puhr 命名为“肺泡微石症”。

二、流行病学

PAM 为一种原因不明的双肺肺泡内广泛钙化为特点的肺部疾病，其病因及病机都不清楚，一般认为与遗传有关，文献报道有家族遗传倾向，也有学者认为与胎儿时期的代谢障碍有关。

三、病因及病理

PAM 主要侵犯肺脏，主要病理改变为：病变肺组织内因有大量细小的钙化结节，肺组织变硬，重量增加，触之有沙砾感，按之凹陷，无弹性，切面呈"细沙纸"状纹理，布满结节状小突起。镜下见大量直径1~3mm 或更小的微细沙砾，填充于肺泡腔、肺泡壁或肺间质内，部分结石周围可见纤维组织，有时可见巨噬细胞，但无明显炎性反应。微结石呈同心圆样排列，有不定型的核，化学成分主要为钙、磷。

四、临床表现

PAM 可发生于任何年龄，多发生于 30~50 岁。多数患者早期临床症状轻微或无症状，最常见的症状是肺功能不全，如气短、呼吸困难、发绀，病程一般呈慢性渐进性发展。因此，病变初期，胸片上病变表现明显，而患者症状却轻微。随着病变进展，晚期可发生肺气肿和肺大疱，并因肺循环高压而导致肺心病。

五、诊断

CT 尤其是 HRCT 能更好地显示微小结石的钙化密度、大小及形态、病灶的分布及范围，对其诊断起决定性作用。

六、治疗及预后

PAM 尚无特效治疗手段。PAM 是一种肺部良性疾病，进展缓慢，王大伟等报道中的 3 例患者在随诊期间病情一直没有明显改变。而疾病发展到后期会逐渐出现呼吸衰竭、肺动脉高压、肺心病。部分患者后期死于肺部感染。

参考文献

[1]王大伟，甘新莲.肺泡微石症 4 例并文献复习[J].临床肺科杂志，2010，15：1723-1725.

第 36 节　肺泡蛋白沉积症

一、名称

肺泡蛋白沉积症（pulmonary alveolar proteinosis，PAP）又名 Rosen-Costleman-Libow 综合征、肺泡蛋白沉积症综合征，是一种少见的病因未明的肺部疾病。该病 Rose 于 1958 年进行首例报道。

二、流行病学

迄今文献报道为 400~500 例，国内于 1965 首例报道，我国目前文献报道的病例将近 250 例。文献报道，肺泡蛋白沉积症的发病率为 0.36/100 万，患病率为 3.7/100 万，为罕见肺部病例。

三、病因及病理

PAP 的特征是肺泡和细末支气管内大量过碘酸希夫（PAS）染色阳性的磷脂蛋白样表面活性物质沉积。

PAP 发病机制尚不明确，目前国内多数学者认为主要有以下 3 个方面：①肺泡表面活性物质的过多分泌或清除障碍所致；②肺泡巨噬细胞功能异常，使肺泡表面活性物质利用障碍；③粒巨噬细胞集落刺激因子（GM-CSF）基因缺陷或机体产生 GM-CSF 抗体。

四、临床表现

PAP 起病隐匿，男女比为（2~3）：1，可发生于任何年龄，多数在 20~50 岁之间。

肺泡蛋白沉积症可分为先天型（占 2%）、继发型（占 5%~10%）和特发型（90%）。先天型的发病机制与编码表明活性蛋白 B、C 或巨噬细胞粒细胞集落刺激因子（GM-CSF）受体的基因突变有关，继发型的患者通常都有一些基础疾病，其肺泡巨噬细胞的数量或功能受损，特发型的患者比例最高，而近年来的一些试验研究表明，此型患者实际上是肺泡巨噬细胞对 GM-CSF 的自身免疫性疾病，即患者体内存在 GM-CSF 自身抗体，肺泡巨噬细胞不能受 GM-CSF 正常调控，并出现功能缺陷。

临床表现上，肺泡蛋白沉积症最具特征性的表现为进行性呼吸困难，胸痛、咯血比较少见，可发热，持续性发热少见，但常有乏力、不适、体力下降。肺功能改变主要为限制性通气功能障碍、弥散功能障碍。血气分析显示低氧血症。

五、诊断

肺泡蛋白沉积症的胸部影像学有其特点，典型的胸部X线片表现为双肺弥漫性细小羽毛状或结节状浸润影，边界模糊，并可见支气管充气征，酷似心源性肺水肿。胸部HRCT呈磨玻璃和(或)网格状及斑片状阴影，可对称或不对称，有时可见支气管充气征。病变与周围肺组织间形成较特征性的“地图样”改变，或见磨玻璃影及肺泡实变影与小叶间隔增厚交织形成“铺路石样”改变。但影像学变化与临床表现并不平行。

肺泡蛋白沉积症的诊断主要依靠支气管肺泡灌洗或经纤支镜肺活检，通常不需开胸肺活检。肺泡灌洗液可见在弥漫的嗜酸颗粒背景中有大的无细胞结构的嗜酸性小体。PAS染色呈阳性。肺组织活检仍是确诊PAP的重要手段之一。

六、治疗及预后

目前认为全肺灌洗是治疗PAP最有效的方法，约半数以上的患者经全肺灌洗治疗后，病情改善。GM-CSF的替代治疗：GM-CSF缺乏小鼠模型提示GM-CSF与PAP的发病相关，GM-CSF的替代治疗有可能代替传统的全肺灌洗治疗。国外曾有报道PAP患者在全肺灌洗治疗失败后，接受了重组GM-CSF的治疗，病情得到明显改善，呼吸困难症状明显缓解，动脉血氧分压提高，肺部X线显示病灶吸收。有文献报道，GM-CSF治疗总的有效率为43%。目前GM-CSF治疗以皮下注射为主，需每天给药，且费用也比较昂贵。

徐凯峰等15例中有完整随访资料的11例。中位随访时间2年(范围2天至9年)。死亡2例。例9在出院后2个月死于睡眠中，原因不详。

参考文献

[1]谢敏，熊维宁，熊盛道，等.全肺灌洗术治疗肺泡蛋白沉积症1例并文献复习[J].临床肺科杂志，2010，15：1276-1278.

[2]陈淑靖，卢韶华，白春学，等.肺泡蛋白沉积症18例临床分析并文献复习[J].中华临床医师杂志(电子版)，2013，7：3612-3614.

[3]徐凯峰，王京岚，陈东宁，等.肺泡蛋白沉积症15例报告[J].中国航天工业医药，2000，2：1-4.

第37节 肺水肿

一、名称

肺水肿(pulmonary edema)。

二、流行病学

肺水肿为临床常见症状。

三、病理

肺水肿可分为两大类：心源性和非心源性。心源性肺水肿主要由急性左心衰竭、过量和快速的输液或输血、二尖瓣狭窄等导致肺毛细血管压增高所致。非心源性肺水肿原因复杂，按发病机制可分为：①肺毛细血管渗透性增高，如感染、吸入有毒气体、溺水、血循环毒素、弥散性血管内凝血、急性呼吸窘迫综合征、尿毒症等；②血浆胶体渗透压减低，如肝肾疾病、严重营养不良引起低蛋白血症；③肺淋巴循环障碍，如肺淋巴管阻塞、淋巴管功能降低、不能将肺间质内过剩液体转运；④肺组织间隙负压增高，如大量胸腔积液或气胸、抽液或抽气过多、过快，胸腔负压增高，萎陷的肺突然复张；⑤综合因素，如高原性肺水肿、肺栓塞、有机磷农药中毒。

正常情况下毛细血管的静水压约1.07kPa(8mmHg)，肺间质的静水压较小，为0~0.267 kPa(0~2mmHg)。毛细血管的胶体渗透压约为2.53kPa(19mmHg)，毛细血管内为3.33 kPa(25mmHg)。当肺毛细血管的静水压升高，压力大于1.60 kPa(12mmHg)时，进入间质内的液体增多，当间质内的液体量超过淋巴系统的回收能力时，则发生肺水肿。一般认为肺水量的增加超过30%，才能可靠地确定肺水增多。

四、临床表现

从略(请参考呼吸专业书)。

五、诊断

由于发生肺水肿的病理生理机制不同，因此胸部X线片表现也不尽相同，判读胸部X线片的影像学资料时，应结合临床病史和产生肺水肿的相应病理及生理基础知识。

参考文献

[1]横山哲朗. 広範園症候群(新订版)肺水腫 pulmonary edema [J].日本臨牀，1987，春季臨時增刊号，45：415.

[2]张爱妹.肺水肿——肺水肿由什么原因引起的[J].家庭医生报,2008-04-21(002).
[3]李铁一.现代胸部影像学[M].北京:科学出版社,1998:203-213.
[4]王丽节译,金丽娟校.肺水肿的病理生理、临床意义和测定方法的近代概念[J].国外医学呼吸系统分册,1988,8:140.

第38节 肺源性心脏病

肺源性心脏病(pulmonary heart disease,cor pulmonale)简称肺心病。

急性肺心病最常见的原因为严重的肺动脉栓塞。大多数血栓可破碎、脱落并在蛋白溶解酶的作用下被清除,或在原位机化收缩后血流动力学得到改善,于2~8周可恢复正常。但10%左右的患者在栓塞发生后的1~48小时内死亡。少数患者因反复肺栓塞可发展为慢性肺动脉高压。

亚急性肺心病介于急性和慢性肺心病之间。其临床表现的特点是无其他心肺疾病原因的进行性、顽固性呼吸困难和心肺功能不全的早期症状,多种积极治疗无效或只能暂时缓解,历时2~12周死于心肺功能衰竭。其进行的呼吸困难常与心肺体征呈矛盾性或不一致;与并存的胸片相对正常亦呈矛盾现象。其病理特点为转移性癌栓侵犯肺小动脉和(或)血管周围淋巴管,引起血管内膜增生和管腔阻塞,但癌细胞不穿透管壁向肺实质浸润,与一般肺转移癌所致块状或圆形肺实质浸润截然不同,当肺总血管床的60%~80%被波及或阻塞时,即发生明显肺动脉高压和心肺功能不全,本病原发癌可发生在全身多脏器,其中以腹部肿瘤最多见。

慢性肺源性心脏病(chronic cor pulmonale):据全国14岁以上5 245 822人群的抽样调查表明,本病的患病率为0.46%。患病年龄多在40岁以上,一般需要10~20年较长的过程,约占75.2%,亦有长达50年或短至1年者。本病在各种器质性心脏病的构成中占5%~37%,其中以东北地区最高,为18%~37%,中南地区最低,为5%~10%。

根据我国662例肺心病尸检资料分析,COPD引起者占81.8%,有人曾对一组COPD患者进行8~12年长期随访,发现25%发展为肺心病。1973—1983年全国各地普查的肺心病的平均患病率为0.48%,而且近10年来肺心病的住院病死率仍徘徊在15%左右,尚无下降趋势。

参考文献

[1]罗慰慈.现代呼吸病学[M].北京:人民军医出版社,1997:685-714.
[2]王娟.访陈文彬教授——低氧性肺动脉高压的防治研究正逐渐趋向深化[J].中华结核和呼吸杂志,2002,25:513.
[3]朱元珏,陈文彬[M].呼吸病学.北京:人民卫生出版社,2003:971-974.
[4]毛琳,陈富荣.肺癌栓致亚急性肺心病1例[J].临床荟萃,1996,11:570-571.

第39节 肺淋巴灌注综合征

一、名称

肺淋巴灌注综合征(pulmonary lymphatic perfusion syndrome,PLPS)是一种先天性淋巴管解剖变异,若异常的淋巴液渗出波及支气管黏膜,可在支气管内形成支气管样管型。

塑型性支气管炎(plastic bronchitis,PB)又称为纤维素性支气管炎、Hofman支气管炎、管型性支气管炎、假膜性支气管炎或纤维蛋白性支气管炎,是形成一种以凝胶状支气管树样管型物,并黏附填充气道为特征的罕见的可致死性肺部疾病,可因局部或广泛气道阻塞而出现呼吸功能障碍,严重者可出现呼吸窘迫,甚至危及生命。该病各年龄段均可发病,儿童多见,严重程度不一,易被忽视。越来越多的证据表明,许多不明原因的PB可能由肺部淋巴循环异常所致,目前认为,至少部分PB可能为淋巴循环疾病中的一种。

二、流行病学

PB发病率低,真实的发病率不清。儿童发病率高于成人,常继发于心肺疾病。

三、病理

20 世纪 50 年代前,感染是 PB 的主要原因,随着广泛使用抗生素,出现过敏性疾病及先天性心脏病的报道逐渐增多。临床上继发性 PB 占 80%左右,常见的病因如下。①心脏病:见于先天性心脏病患者单心室矫正术后，超过 4%的 Fontan 术后的患儿可发生 PB;此外,PB 偶可发生在 Glenn 分流术、法洛四联症修复术及动脉转接术等心脏手术后。②肺部疾病:常见于支气管哮喘、变应性支气管肺曲霉病或流感病毒感染,但囊性纤维化、肺结核及支气管扩张等少见;③淋巴源性:淋巴管自身病变所致淋巴循环疾病,如广泛性淋巴管异常(GLA),包括淋巴管扩张和淋巴管瘤病;④其他疾病,如有毒气体吸入或镰状细胞贫血等。

1989 年,Wiggins 等发现 PB 可能与肺部淋巴结或淋巴循环的异常有关。作者报道 1 例 49 岁的男性患者,23 年中反复咳出支气管树样管型的凝胶物,病理学显示管型由酸性黏液、纤维素及成熟淋巴细胞组成;右肺中叶手术标本可见肺门部位淋巴管扩张和管壁增厚,远端终末细支气管周围淋巴细胞聚集。2005 年 Madsen 等发表了有关淋巴循环异常所致 PB 的文章。近年来,随着淋巴管造影术的发展,PB 的淋巴循环障碍才得以明确。2012 年,Nadolski 和 Itkin 首先采用超声引导下经双侧腹股沟淋巴结内造影术 (IL)显影胸导管并行胸导管栓塞术成功治疗 6 例乳糜胸的患者，病例对照研究结果证实,IL 比传统的经足淋巴管造影术操作时间更短。随后 Dori 等经动物实验证实磁共振动态增强淋巴管造影(DCMRL)可显示中央淋巴系统,并将该技术应用于 Fonton 术后及先天性心脏病的 PB 患者，证实了该类患者的 PB 与肺部淋巴循环异常有关。胸导管栓塞术是有效的治疗手段。不仅如此,Itkin 等将 DCMRL 这一新技术成功用于非心源性 PB 患者,在 7 例入院诊断为支气管哮喘(2 例)、慢性咳嗽(3 例)、组织胞浆菌病合并脱屑性间质性肺炎(1 例)及肺泡蛋白沉积症(1 例)的成人 PB 患者中,发现 6 例肺部淋巴管循环异常,提示部分可能被认为是特发性或继发性 PB 的患者存在肺部淋巴系统异常。Itkin 等根据是否为淋巴循环障碍所致,将 PB 分为淋巴循环障碍相关的 PB 与其他原因的 PB,而与淋巴循环障碍相关的 PB 可原发于淋巴管本身疾病,如淋巴管扩张和淋巴管瘤病,亦可为继发性(如 Fontan 术后)。

目前认识到,部分 PB 患者存在淋巴循环异常:淋巴循环障碍包括外周淋巴管或中央淋巴系统如胸导管、乳糜池及其分支的循环障碍。自胸导管到肺实质的淋巴循环异常是肺淋巴疾病的重要原因,可累及纵隔、肺、胸膜及支气管黏膜下层。因此,Itkin 等将其称为肺淋巴灌注综合征(PLPS),并认为 PLPS 是一种先天性淋巴管解剖变异,若异常的淋巴液渗出波及支气管黏膜,即可在支气管内形成支气管样管型。

根据 1997 年 Seear 等提出的分类法,塑型性支气管炎分为两型:Ⅰ型为炎症型,与呼吸系统疾病有关,病理可见纤维素、嗜酸细胞及 charcot-leyden 结晶;Ⅱ型为非细胞型,主要由黏蛋白组成,最早见于 Fonton 手术后。

塑型性支气管炎的可能发病机制是:过激的炎症反应、支气管淋巴系统损伤、气道上皮细胞功能受损、黏液过度分泌及肺静脉压力增高等各种损伤打击后的共同表现。Languepin 等提出了该病的病理生理基础可能是支气管内淋巴瘘学说。

四、临床表现

PB 在临床上常表现为咳嗽、咯血、喘息、胸痛、发热、呼吸困难及低氧血症,典型者可出现患侧呼吸音降低和哮鸣音,且常可咳出或经支气管镜取出凝胶状支气管树样管型,将其放置于生理盐水中可散开呈支气管树枝状,外观呈白色、黄色和浅红色,有韧性。管型物的大小及形状不同,一般而言,由淋巴系统异常所致的 PB 形成的支气管样塑型较大（可长达 30 cm),呈多角形,而支气管哮喘或肺部感染性疾病患者形成的支气管塑型一般较小,且结构简单。较小的管型容易漏诊。

王睿荣等报道成人塑型性支气管炎 20 例。男 12 例,女 8 例,年龄 14~62 岁,平均 45 岁。其中 10 例合并基础疾病:支气管哮喘 5 例,2 型糖尿病 2 例,慢性阻塞性肺疾病 3 例。症状:所有患者均有咳嗽、咳痰,伴发热 12 例,喘息 10 例,气促、发绀 7 例,呼吸困难 5 例。体征:口唇发绀 7 例,三凹征 5 例,肺部可闻及干啰音 4 例、中小湿啰音 10 例。诊断:肺炎或重症肺炎。伴有肺不张 8 例,胸腔积液 3 例,可疑支气管异物 2 例,呼吸衰竭 6 例。病原体分析:肺炎支原体感染 2 例,腺病毒感染 4 例,灌洗液培养流感嗜血杆菌 3 例,肺炎克雷伯菌 2 例,鲍曼不动杆菌 3 例,金黄色葡萄球菌 1 例,白色念珠菌 2 例。3 例患者未检出病原菌。影像学检查:胸部 CT 检查均提示有肺炎,其中左肺 9 例(左上叶 3 例,左下叶背段 2 例,左下叶 4 例),右肺

7例(右上叶2例,右中叶3例,右下叶背段1例,右下叶1例),双肺4例。合并肺不张10例,支气管充气征12例,肺气肿3例,胸腔积液3例,纵隔移位2例。气道黏液栓取出后,可迅速改善肺部影像学异常。支气管镜检查及病理结果:20例均部分可见黏液栓或全部支气管阻塞,局部黏膜充血、肿胀,合并黏膜糜烂、坏死、脱落3例。1例患者存在1个以上部位的阻塞,其余均为1个部位的阻塞。阻塞物在进行活检时有质韧感。术前影像学检查与阻塞部位一致率为95%。病理检查结果按Seear等PB的分型标准,所有患者均为炎症型(Ⅰ型),19例为纤维素性渗出伴有炎性细胞浸润;1例为纤维素性渗出伴有坏死。

五、诊断

当遇到下列情况时,结合支气管镜及病理学检查即可考虑塑型性支气管炎的可能:①突发气道阻塞,缺氧难以纠正;②在气管插管的情况下,精心护理及吸痰,但病情仍持续进展;③难治性呼吸窘迫,但用急性肺损伤和急性呼吸窘迫综合征无法解释病情;④偶有患者咳出痰栓样碎片或条状的管型;⑤查体一侧或双肺呼吸音减低或消失;⑥虽无明显异物吸入史,但双肺可闻及扇风样呼吸音者;⑦支气管舒张剂治疗无效;⑧胸部CT显示突发肺不张或阻塞性肺气肿。因此,早期行支气管镜下塑型物取出术,既是诊断标准,也是治疗方法。该病应与"急性纤维蛋白性喉气管炎"相鉴别。后者患者喉部的症状明显,重者可出现喉梗阻,需要气管切开,其病理特点是呼吸道黏膜呈严重炎性病变,但水肿不明显,喉、气管、支气管内有筒状痂皮、黏液脓栓和假膜,黏膜及黏膜下层可大片脱落或出现深部溃疡,有的会出现软骨暴露或气管软化。

与传统的淋巴管造影方法相比,IL和DCMRL这两项新技术是诊断淋巴源性PB的重要方法。IL是将细套管针穿刺入腹股沟淋巴结,然后从套管内注射一种油性对比剂,使其能继续流动至中央淋巴导管。与传统的经足淋巴管造影术相比,该技术操作快、并发症少且成功率高。DCMRL是在超声或透视引导下行淋巴结穿刺,以及行淋巴管造影的增强核磁,并获得与时间相关的动态MRI增强序列。

六、治疗及预后

塑型性支气管炎如不早期诊断、去除堵塞气道的塑型性物可危及患者生命,临床病死率高,国外报道病死率为近50%。决定塑型性支气管炎预后最重要的是早期诊断和治疗,呼吸衰竭持续时间越长预后越差。

关于PB治疗方法的研究较少。文献报道的方法有:①可能有效:选择性淋巴管介入治疗或手术,低脂饮食,肝素雾化吸入治疗,雾化吸入高渗盐水,支气管镜下治疗;②疗效不确定:小剂量口服大环内酯类药物,口服或吸入糖皮质激素(适用于嗜酸粒细胞铸型);③慎用:吸入β-受体激动剂无效,祛痰药物,如N-乙酰半胱氨酸和愈创甘油醚无效。

淋巴循环异常的PB可采用胸导管结扎术。随着微创技术的发展,淋巴管介入技术越来越多地用于淋巴管疾病的治疗。MRI引导下选择性淋巴管栓塞术最初用于先天性心脏病术后的PB患者。Dori等采用DCMRL技术对单心腔的PB患儿行肺部淋巴显像,然后选择性的进行肺部异常淋巴管栓塞术,可缓解症状。其他可能有效的治疗手段包括淋巴管静脉吻合分流术。此外,采用物理疗法如高频胸部震荡可改善气道廓清功能,有利于分泌物的排出。

王睿荣等支气管镜病例治疗效果:黏液栓或支气管塑型物确诊后可以先灌洗,并持续负压吸引,如果难以去除,可用异物钳清除黏液栓或塑型物。1次去除者16例(80%),2次去除者3例(15%),3次去除者1例(5%)。1周后复查胸部CT,病变明显吸收好转14例(70%),部分吸收4例(20%),无变化但未加重者2例(10%)。

参考文献

[1]王睿荣,杨岚,王伟毅,等.成人塑型性支气管炎20例分析[J].临床肺科杂志,2018,23:764-766.
[2]何丽,侯小萌,沈文彬,等.淋巴循环障碍与塑型性支气管炎[J].中华结核和呼吸杂志,2018,41:551-553.
[3]陈聪,余春梅综述,陈静审校.塑型性支气管炎的诊治进展[J].检验医学与临床,2014,11:1712-1713.

第 40 节　嘌呤核苷磷酸化酶缺乏症

一、名称

嘌呤核苷磷酸化酶缺乏症（purine nucleoside phosphorylase deficiency，PNP）是因 PNP 缺失致毒性中间代谢产物（dGTP）累积导致 T 细胞和神经系统受损。T 细胞进行性降低、B 细胞正常、血清 Ig 正常或降低。Giblett（1975）发现以来，已报道 7 家系 11 例。

PNP 乃是一种原发性免疫缺陷病（PID），其特征性病变为反复感染、神经功能障碍和自身免疫反应（自身免疫性溶血性贫血）三联征。

遗传因素（单基因突变、缺失）或先天性免疫系统发育不良所致的免疫缺陷称为原发性免疫缺陷病。PID 往往遵循一个基因导致一个酶 / 蛋白质缺陷或结构异常，而产生一种免疫缺陷病的单基因病因学临床模式。1970 年 WHO 和国际免疫协会（IUIS）联合组织专家每 2~3 年召开会议以修改更新 PID 命名和分类。2009 年该会议在爱尔兰都柏林召开，会议对新发现的 PID 及 PID 新分类进行了充分讨论。迄今共发现 200 多种 PID，其中 150 余种已明确致病基因。PID 共分 8 大类：T 细胞和 B 细胞联合免疫缺陷、以抗体为主的免疫缺陷、其他已明确临床（基因表型）的免疫缺陷综合征、免疫调节失衡性疾病、先天性吞噬细胞数量和（或）功能缺陷、天然免疫缺陷、自身炎症反应性疾病和补体缺陷。

二、流行病学

常染色体性劣性遗传形式。

PID 的发病率尚未确定，PID 的总发病率约为 1/5000。根据国外文献报道，美国报道 PID 发病率约为人口的 1/10 000，澳大利亚约为 2.82/10 000（其中不包括无症状 IgA、IgG 亚类缺乏和补体缺陷），日本和瑞典约为 1/5000，我国香港地区约为 1/8000。

三、临床表现

PID 发病年龄较早，但并非均在幼儿期发病。约 40%在 1 岁以内，40%在 5 岁以内，15%在 16 岁以内，5%在成人之后发病。<16 岁者主要为男性，成人主要为女性。临床表现为反复感染、病情重、并发症多，严重威胁着生命。近年来，随着分子诊断技术的快速发展，从基因水平确诊的 PID 病种和患者例数急剧增加。加强对 PID 的早期识别和临床诊断及其治疗的研究是非常必要的。

PNP 新生儿期是正常的，6 个月至 6 岁之间呈进行性免疫不全，反复发生肺炎、中耳炎，病毒感染重症化。

Myer.s L A 等报道 1 例临床表现不典型的病例，患者感染少见，且 T 细胞功能正常。患者表现为渐进性淋巴细胞减少症、共济失调和发育迟缓。经脐带血移植，患者免疫缺陷得以纠正。

PID 在肺部的表现也是多种多样，最常见的是感染，良性淋巴组织增殖综合征和恶性肿瘤也比较常见。其他少见的症状主要有肺水肿、肺栓塞、药物相关疾病和移植相关的肺部疾病。

四、诊断

PID 患者的肺部影像学表现特异性不强，局限性病灶应当考虑细菌、结核杆菌和真菌感染及肿瘤、出血和栓塞；弥散性浸润提示肺水肿、PCP、恶性肿瘤转移、药物毒性反应或者造血干细胞移植后的非特异性肺炎；肺门或纵隔淋巴结肿大提示分枝杆菌感染（结核分枝杆菌或其他非典型分枝杆菌）、真菌感染、淋巴瘤或其他实体瘤。综上，对 PID 患者而言，肺脏是最常受累的器官，并且往往症状较严重、对于反复发作的肺部感染，尤其是一些罕见致病微生物所致的重症感染，应当考虑患者是否存在免疫功能的缺陷，在排除继发性免疫功能低下后，应当进行 PID 筛查，以早期明确诊断。

五、治疗

PID 尚无特效疗法。预防为主。

参考文献

[1]小宮山淳.広範圍症候群（新订版）purine nucleoside phosphorylase deficiency[J].日本臨牀，1987，春季臨時増刊号，45：1035.

[2]张振.以淋巴细胞减少症和发育缓迟为临床表现的嘌呤核苷磷酸化酶缺陷（PNPdef）1 例：经脐带血移植得以成功治疗[J].世界和新医学期刊文摘儿科学，2005，1（9）：21-22.

[3]常红，张秋业.原发性免疫缺陷病的分类（09 版）[J].中国实用儿科杂志，2011，26：812-816.

[4]陈同辛，金莹莹.原发性免疫缺陷病与肺部疾病[J].实用儿科临床杂志，2012，27：1217-1219.

第41节 脓疱病性关节炎骨炎

一、名称

掌跖脓疱病（pustulosis palmariset plantaris，PPP）伴关节病变由日本学者 Sonozaki 于 1958 年首次报道，将其命名为脓疱病性关节炎骨炎（pustulotic arthro-osteitis，PAO），后来许多学者接受掌跖脓疱病性关节炎这一命名。法国至今尚未将本病名称统一，采用稽留性肢端皮炎、脓疱性细菌疹或无法分类的脓疱症等名称。

PPP 又称为胸肋锁骨异常骨化症（sternoostoclavicular hyperostosis，SCCH），是以锁骨、胸骨、肋软骨周围的反应性骨化和前胸部疼痛为特征的疾病，由 Köhler 首先报道。1940 年首次在欧美发现并报道。胸肋锁骨肥厚症即 SCCH，又称为胸肋锁骨间骨化、获得性骨肥大慢性复发性多灶性骨髓炎（CRMO）、关节骨炎合并手足脓疱疮、痤疮相关性脊椎关节病、获得性骨肥大综合征等。1940 年首次在欧美发现并报道，1974 年后日本 Sonozaki 首先在亚洲发现病例。国内首例报道在 1986 年。

1987 年 Chamot 等首先描述滑膜炎、痤疮、脓疱疮、骨肥厚、骨炎综合征，取这 5 种病变的英文名称的首字母，命名为 SAPHO 综合征。这是一组有骨关节病变和皮肤病变的疾病。此前本病有多达 50 多个名称，如胸肋锁骨肥厚症（SCCH）、慢性复发性多发性骨髓炎（CRMO）等，目前多数学者赞同 SAPHO 综合征这一名称。国内多数称为胸肋锁骨肥厚症。

脓疱性关节炎（PA）是掌跖脓疱病独特的骨关节症状，认为是新的属于血清阴性脊柱炎（seronegative spondyloarthritis）独立疾病。PAO 在 PPP 的 10%中见到，PPP 中手掌及足跖发生无菌性脓疱疾病、骨关节炎为其特征，病理学表现韧带附着部炎。

掌跖脓疱病是 Andrew 于 1935 年首先报道的。

二、流行病学

国外有报道显示 PAO 发生率占掌跖脓疱病的 15%~36%。据文献统计，有人报道 66 例患者占门诊病例的 0.6%，其中男 22 例，女 44 例，男女比为 1∶2。年龄 40~50 岁，男平均 42.7 岁，女平均 44.1 岁。

发病率接近 1/10 000，法国、德国、日本、澳大利亚等国有不少报道，但国内的报道罕见，且报道病例多发展至 2~3 期。可能与国内临床医生对本病认识不足有关。

三、病因及病理

脓疱形成后取材，表现疱顶完全为角质层，腔内主要为中性多形核白细胞及少数单核细胞，其中 6 例除有上述变化外，真皮内毛细血管扩张，管壁增厚，内皮细胞肿胀，周围炎细胞浸润，以淋巴细胞及多形核色细胞为主。

病理学特征为骨炎、滑膜炎及周围组织的骨化，也可认为是滑膜炎、痤疮、脓疱疮、骨肥厚、骨炎（SAPHO）综合征的一部分。

本病病因不明。多数学者认为是自身免疫性疾病，属于血清阴性脊椎关节病。胸肋锁骨异常骨化症可能与细菌感染有一定的关系。病理改变：患骨广泛新骨形成，髓腔内有肉芽组织增生、纤维化改变和含铁血黄素沉着。可见少许淋巴细胞、浆细胞、巨噬细胞浸润。细菌学检查多为阴性。

四、临床表现

前胸壁综合征是 PAO 最典型的关节表现，临床上表现为不典型的前胸壁疼痛、肿胀和压痛，深吸气、咳嗽时加重。文献报道胸锁关节是 PAO 前胸壁综合征最典型受累的区域，其次是胸骨柄体关节。文献报道 PAO 可同时伴有脊柱炎和（或）外周关节炎。脊柱炎可累及颈椎、胸椎、腰椎及骶髂关节，其中以腰椎或骶髂关节受累较为常见。PAO 的外周关节炎以肩锁关节受累最常见，其次是近端指间关节、肘关节和膝关节。

按 SAPHO 概念分类，将本病分为青少年组和成人组。前者发病年龄为 9~14 岁；成人组多见于 30~60 岁，男性多见，部分学者认为女性居多。后者的发病部位及影像学表现为典型的胸肋锁骨肥厚。而前者表现为慢性复发性多灶性骨髓炎，好发于长骨干骺端，其次可见于锁骨、脊柱、腕骨和跗骨。

本病临床症状、体征：渐进性胸肋锁骨区疼痛，反复发作，迁延数年，甚至数十年。疼痛多为双侧对称，亦可一侧较显著。局部可肿胀，个别病例韧带骨化压迫锁骨下静脉使血液回流受阻，患侧上肢出现肿胀，胸壁浅静脉曲张。皮肤温度不高，肤色多无改变。耸肩、上臂上举、外展时可有牵拉痛。晚期锁骨活动受限。本病常合并掌跖脓疱疮、银屑病、特发性骨质增生症、强直性脊柱炎，根据有无并发症分为单纯型和复合型。

年轻患者X线片检查多难以证明有异常骨化的现象，因此有时被诊断为Tietze病（即痛性非化脓性肋软骨肿大）。但无异常骨化现象而诊断为该病的病例并不少见。

龚宝琪等报道以英夫利西单抗治疗本病，获得较好效果。其举例中有双肺下叶间质性改变。

五、诊断

PAO的诊断需借助影像学手段，体层摄影、CT平扫－骨重建和MRI对于诊断前胸壁、脊柱等特殊部位病变已非常成熟。

概念上也较混乱。应注意与强直性脊柱炎、Tietze病及肋骨骨折相鉴别。应注意区别掌跖脓疱与干癣的不同。依照日本的诊断标准，有时掌跖脓疱的诊断不能成立。对于诊断为干癣的病例，如同时伴有胸肋骨异化骨症，应怀疑掌跖脓疱的可能，有必要再行皮肤科检查。

SCCH的诊断标准：①前上胸壁（胸锁关节处，多为两侧性）疼痛和肿胀；②锁骨的内端和第1肋骨间有异常骨化；③无化脓或新生物表现，仅有非特异性炎症改变；④组织学为非特异性纤维性变和新骨形成。

SCCH的合并（并存）症：本病大多合并有其他骨关节或皮肤病变，无合并或并存病的患者仅占23%，Sonozaki称为“原发”范畴。较常见的合并（并存）症有：①脊柱特发性弥漫性骨质增生，Sonozaki报道占23%；②强直性脊柱炎，据Souozaki的资料占32%；③掌跖脓疱病，特点是慢性复发性无菌脓疱，Sonozaki组高达59%。

实验室检查可有CRP、ESR升高，无白细胞及中性粒细胞比率升高，碱性磷酸酶大多正常，HLA-B27可能呈阳性。影像学检查：胸部CT是最佳的影像学检查，骨扫描可用于早期诊断，典型特征的“飞燕征”或“公牛头征”。SCCH除累及胸、锁、上部肋骨及其周围组织外，还可波及椎骨、股骨、胫骨、骶髂关节，全身骨扫描可及早发现其他受累部位。常见并发症为足掌脓疱疮、强直性脊柱炎。常见并发症为应力性骨折、锁骨下静脉栓塞。

六、治疗及预后

本病尚无特效疗法。①一般采用常规除去病灶；②小剂量的皮质类固醇；③维生素及抗组织胺药物、氨苯砜磺胺、精神安定剂等。

参考文献

[1] 谷本潔昭. 広範圍症候群（新订版）pustulotic arthroosteitis[J].日本臨牀，1987，春季臨時增刊号，45：1091.
[2]屈丽娜，邵娟，张福仁.掌跖脓疱病伴胸肋关节炎1例[J].实用皮肤病学杂志，2009，2：132-135.
[3]徐德永，曹来宾，贾雨辰，等.胸肋锁骨肥厚症（附5例报告）[J].临床放射学杂志，1999，9：32-34.
[4]马秋阁.掌蹠脓疱病（附10例临床分析）[J].河北医学院学报，1984，5：171-173.
[5]井村慎一.広範圍症候群（新订版）胸肋锁骨间骨化症[J].日本臨牀，1987，春季臨時增刊号，45：1141.
[6]安丰新，王学淳，孙鼎元.胸肋锁骨肥厚的CT表现[J].国外医学（临床放射学分册），1991，14（3）：45.
[7]刘红光，王其军，卢明花，等.胸肋锁骨肥厚综合征临床影像学诊断[J].临床放射学杂志，2008，27：1099-1102.
[8]刘记存，高静，吴文娟，等.SAPHO综合征临床及影像学表现[J].临床放射学杂志，2004，23：78-789.
[9]龚宝琪，宋芳，齐务芳，等.英夫西单抗治疗老年SAPHO综合症二例[J].中华风湿病杂志，2016，20：412-413.

R

第 1 节　桡骨发育不良－血小板减少综合征

一、名称

桡骨发育不良－血小板减少综合征（radial aplasia-thrombocytopenia syndrome）又称为血小板减少伴桡骨缺失(thrombocytopenia with absent radius，TAR)综合征、Gross-Groh-Weippl 综合征。是一组以骨异常为主的疾病，特点是桡骨缺损合并血小板减少及心肾等多发性畸形。1948 年 Hauser 首先报道。1956 年 Gross、Groh 及 Weippl 等由于发现一家同胞中同患此畸形并记述了此病。1969 年 Hall 报道了包括自己 13 例的 27 例。

二、流行病学

本综合征系常染色体隐性遗传病。

三、病因及病理

本综合征病因不明，系常染色体隐性遗传。血小板减少与骨骼畸形之间的关系尚不清楚。可能是它们的分化发育阶段均在胚胎期的第 6~8 周，心肾的形成也在同一时期，推测患儿在此时期受到某种影响而出现异常。

四、临床表现

出生后有出血现象，皮下有出血点或紫斑，鼻出血、咯血、血便、血尿等，可有继发性贫血。淋巴结和肝脾大。以上肢畸形多见，如双侧桡骨缺损，1/3 有尺骨缺损，肱骨、肩胛骨、锁骨等发育不全，手指痉挛，并指。下肢畸形为髋关节脱位、股外翻、肱骨或胫骨扭转、外翻足。颈肋肋骨数不等，颈椎融合，二分脊椎，颌骨发育不良，颜面畸形。1/3 有先天性心脏病，单侧肾缺如，尿道下裂，身材矮小，发育迟缓，约 7%的患者有智力障碍。

约 30%的患者出现心脏异常，以法洛四联症和动脉导管未闭最为常见。曾报道 1 例右位心。此症死亡的原因多为手术不能矫正的先心病引起的充血性心力衰竭和贫血。

其他异常有上睑下垂、皮肤出血导致的皮炎、多汗、足背水肿、锁骨外侧钩状、胰腺囊肿、Meckel 憩室、尿道异常和智力低下(全部与颅内出血有关，并非 CNS 结构异常所致)，也有因眼球内出血引起青光眼的报道。

现已注意到本综合征感染的易感性增加，突出地表现为绒毛膜羊膜炎。通过一些病例的观察，发现感染率增高是由于丙种球蛋白减少造成的。Zahavi J 等报道病例，患儿于出生后 6 个月死于支气管肺炎。

五、诊断

Luthy DA等对可能患有 TAR 综合征的胎儿做了产前诊断的研究。作者提供了对 TAR 产前诊断的可靠方法。因为在怀孕 18~20 周时骨骼的钙化程度已足够供诊断观察。

TAR 具有缺失桡骨－血小板减少，其他骨骼异常及常染色体隐性遗传等特点，Donnenfeld AE 等认为超声可探明对称性的上肢海豹肢和不对称性的下肢短小，脐带穿刺可诊断血小板减少及贫血，从而首先完成了 TAR 综合征的标准病例的产前诊断。

六、治疗及预后

随着对胎儿畸形学知识的增进，为提高确诊率，需要进行类似脐带穿刺的辅助诊断，尤其是对鉴别胎儿难以意料的畸形且双亲家族史阴性的患者尤为必要。

由于本病有25%的发病风险，应对家庭提供产前诊断。

参考文献

[1]廖秦平.妇产科综合征[M].北京：北京大学医学出版社，2004：330-331.
[2]包承鑫，王志澄.酷似Fanconi贫血的血小板减少性无桡骨新生儿血小板贮藏池病[J].国外医学输血及血液学分册，1982(5)：115-116.
[3]王文摘，戴德林.血小板减少-桡骨缺失综合征[J].国外医学遗传学分册，1987(10)：261-263.
[4]吉村公一.広範圍症候群(新订版)血小板减少·桡骨欠损症候群[J].日本臨牀，1987，春季臨時増刊号，45：138.
[5]褚仲禄，蒋左庶.血小板减少症合并桡骨缺失的产前诊断[J].国外医学遗传学分册，1980，3(3)：54-55.
[6]张颖，辜士扬.用超声和脐带穿刺产前诊断缺失桡骨的血小板减少综合征[J].国外医学(计划生育分册) 1991，10(7)：96-97.

第2节　急速进行性肾小球肾炎

一、名称

急速进行性肾小球肾炎(rapidly progressive nephritic syndrome，RPGN)，是Heptinstall在1966年提出的，简称为急进性肾炎，是指一组综合征，表现为严重的急性肾炎如血尿(畸形红细胞尿)、蛋白尿(肾小球性蛋白尿)、肾功能急剧进行性恶化(3个月内肾小球滤过率下降50%以上)，未经治疗常于数周或数月内发展成终末期肾衰竭。病理学特征为广泛新月体形成(50%~70%以上肾小球有新月体的形成)，因此又称新月体性肾小球肾炎。

本病还称为管外性肾小球肾炎、亚急性肾小球肾炎、急性进行性经过Ⅰ型肾炎、恶性肾小球肾炎、急性坏死性肾小球肾炎、急性无尿性肾小球肾炎、新月体增生性肾小球肾炎、管内性肾小球肾炎。

二、流行病学

RPGN发病率不高，占肾活检总数的7%左右。西方报道抗GBM抗体、免疫复合物介导及无免疫球蛋白沉积的急进性肾炎比例分别为20%、40%、40%，我国以免疫复合物型为主。本病男性发病率较高，男女比例为(1.5~3.0)：1，且以成人为多见。

三、病理及病因

引起RPGN的疾病种类很多，可分为如下几类。

1.原发性肾小球疾病

Ⅰ型：IgG线性沉积（抗肾小球基底膜抗体介导)。Ⅱ型：IgG颗粒样沉积(免疫复合物介导)。Ⅲ型：少或无免疫复合物的沉积(缺乏免疫反应)。

2.继发于其他原发性肾小球肾炎

膜增殖性肾小球肾炎(尤其Ⅱ型)、膜性肾小球肾炎伴有附加抗基底膜型肾炎、IgA肾病。

3.继发于感染性疾病

急性链球菌感染后的肾小球肾炎，急性或亚急性感染性心内膜炎，内脏化脓性病灶引起的慢性败血症及肾小球肾炎，其他感染如分流性肾炎、乙型肝炎病毒肾炎、人类免疫缺乏病毒感染等。

4.继发于多系统疾病

系统性红斑狼疮、肺出血－肾炎综合征、过敏性紫癜、弥散性血管炎如坏死性肉芽肿、过敏性血管炎及其他类型、混合性冷球蛋白血症、类风湿关节炎伴血管炎、恶性肿瘤及复发性多软骨炎等。

5.药物

青霉胺、肼屈嗪、别嘌呤醇及利福平等。

病理：肾脏体积稍增大、肿胀，呈苍白色或暗灰色，可见到瘀点，切面皮质增厚，肾小球呈灰色点状。镜下主要病理改变为肾小球壁层上皮细胞增殖，广泛性(50%以上)上皮细胞新月体的形成，充满肾小球囊腔(占肾小球囊腔的50%以上)，致使囊腔闭塞。病变早期为细胞新月体，后期为纤维新月体。肾小球周围有中性粒细胞、单核细胞、淋巴细胞浸润，肾小球系膜细胞及内皮细胞也可明显增生。另一少见类型为开始时肾小球毛细血管丛坏死病变，肾小球几乎完全破坏，继之被瘢痕组织所代替，而肾小球囊腔的新月体数目不多和程度都较轻。免疫病理学检查是分型的主要依据，Ⅰ型IgG及C3呈光滑线条状。沿肾小球毛细血管壁分布；Ⅱ型IgG及C3呈颗粒状沉积于系膜区及毛细血管壁；Ⅲ型肾小球内无或仅有微量免疫沉积物。电镜下可见Ⅱ型电子致密物在系膜区和内皮下沉积，Ⅰ型和Ⅲ型无电子致密物。

四、临床表现

肾外症状较多，可发生肺泡出血和间质性肺炎等肺部病变。

RPGN 的临床表现如下。①前驱症状：大多数患者在发病前 1 个月有先驱感染史，起病大多突然，但也可隐性缓慢起病。②起病多以少尿开始，或逐渐少尿，甚至无尿，可同时伴有肉眼血尿，持续时间不等，但镜下血尿持续存在，尿常规变化与急性肾小球肾炎基本相同。③水肿：约半数患者在开始少尿时出现水肿，以面部及下肢为重，水肿一旦出现则难以消退。④高血压：起病时部分患者伴有高血压，也有在起病后的过程中出现高血压，一旦血压增高，呈持续性，不易自行下降。⑤肾功能损害呈持续性加重是本病的特点，肾小球滤过率明显降低和肾小管功能障碍同时存在。

五、诊断

对呈急性肾炎综合征表现（急性起病、尿少、水肿、高血压、蛋白尿、血尿），且以严重血尿、明显少尿及肾功能进行性衰竭为表现者应考虑患有本病，本病为进行性进展，肾脏呈进行性缩小，临床怀疑为 RPGN 应紧急行肾穿刺，肾穿刺前 SCr> 400μmol/L 者，应透析以确保肾穿刺顺利进行。诊断包括两大方面。

1.组织病理学诊断

病理诊断标准强调：①新出现的新月体为闭塞肾小囊腔 50%以上的大新月体，不包括小型或部分新月体；②伴有大新月体的肾小球必须超过全部肾小球数的 50%。

2.病因诊断

RPGN 是一组临床表现和病理改变相似但病因各异的临床综合征，因此在诊断 RPGN 时应做出病因诊断。详细询问病史，积极寻找多系统疾病的肾外表现，并进行有关检查（如抗核抗体、抗 ds-DNA 抗体、ANCA、ASO 等）。只有确定病因、免疫类型、疾病的发展阶段、活动性后，方可选择合理治疗，权衡治疗的利弊与风险，并做出预后评价。目前在很多怀疑的病种上，还需要进行鉴别诊断，以更加确定病症。

六、预后

本病预后不佳，少尿或无尿持续数周至数月即可死亡。从发病到死亡，一般没有间歇期或缓解期。病程长者也不超过 2 年。

参考文献

[1]臼井丈一，山縣邦弘.知っておきたい内科症候群?急速進行性肾炎症候群 Rapidly progressive nephritic syndrome [J].内科，2012，109(6)：1399-1401.

[2]周方钧.急速进行性肾小球肾炎（附 6 例报告）[J].吉林医学，1980，1(6)：16-18.

[3]何向东.急进性肾小球肾炎的诊断[J].中国医药指南，2013，11：284-285.

第 3 节　雷诺综合征

一、名称

雷诺综合征（Raynaud syndrome）又称为雷诺病、肢端动脉痉挛症、肢端动脉痉挛综合征等。1862 年由 Raynaud 首先描述了一组肢端缺血、坏疽的病例，并指出寒冷或情绪激动可引起周围循环障碍，此后多数学者将这类病变都称为雷诺病。1901 年 Hutchinson 指出，手指皮肤颜色改变是许多疾病所共有的症状。1932 年 Allen 等主张将具有雷诺症状的患者，分为雷诺病和雷诺现象。近年来人们认为没有必要将出现雷诺症状的病症分为两种类型，而应称为雷诺综合征。许多雷诺病患者随着病期的延长相继发现结缔组织病、动脉闭塞性疾病等原发性全身性疾病，而且在暂时没有发现原发性病变的患者均存在免疫功能异常。

二、流行病学

本病女性多见，占 60%~90%，尤其多见于伴有结缔组织疾病的女青年。男性患者则多见于老年人，且伴有动脉粥样硬化，操作震动剧烈工具的人员发病率高达40%~90%。

三、病因及病理

本病的病因至今尚未完全明确，有关因素为：①中枢神经功能紊乱引起交感神经紧张度增高；②肢体小动脉对交感神经反应过敏；③血中儿茶酚胺类物质过多；④遗传因素；⑤内分泌因素。

四、临床表现

本病是一种血管疾病。大多数见于寒冷地区，冬季多见。发病年龄常在20岁以下，几乎都发生在女性。起病缓慢，病程较长。发病时的典型表现是指(趾)皮肤颜色呈间歇性改变，先苍白，后发绀，最后转为潮红。皮色的恢复常从指基部开始，逐渐向指尖延展。各手指并不同时恢复而是有先后，与颜色改变的同时局部有冷、麻、烧灼和刺痛感。受累的指(趾)有明显的对称性，有的伴有局部营养不良甚至溃疡、坏疽，病程长者可发生全身性疾病。手是好发部位，趾、面颊及耳偶可累及。

本病不仅见于肢端，也可发生于其他脏器，如脑、心、肺等脏器可同时有血管痉挛性表现，只是发生于不同的血管床和在不同时间为不同因素所激发。

五、诊断

特殊检查有助于诊断：①冷激发试验；②指温恢复时间测定；③指动脉压力测定；④动脉造影检查。

六、治疗及预后

由于内科疗法可使80%~90%的患者症状缓解或停止进展，因此轻度和非进行性患者不必考虑手术治疗。交感神经切除术的长期效果并不理想，往往在术后2~5年复发。为了控制症状发作，对指尖已有疼痛的表浅溃疡可施行交感神经切断术，一般可使疼痛缓解及病灶愈合。

参考文献

[1]洪庆成，江敬铭.儿科综合征[M].天津：天津科学技术出版社，1996：442-443.

[2]张勇，张柏根.雷诺综合征[J].中国实用外科杂志，1999，19：60-61.

[3]童一砂，冯友贤，郑佳瑾.雷诺综合征的概念、诊断及治疗近况[J].国外医学外科学分册，1986，13：336-339.

第4节 隐性先天性高铁血红蛋白血症

一、名称

遗传性高铁血红蛋白(methemoglobin，MHb)血症是一种常染色体隐性遗传病。人体血中MHb含量升高，超过全部Hb含量的1%为MHb血症。

按原因分为获得性和遗传性两大类。获得性高铁血红蛋白血症最为常见，多为摄入某些氧化(还原)性药物或毒物时的一过性表现。遗传性高铁血红蛋白血症（hereditary methemoglobinemia，HM）绝大部分为NADH-细胞色素b5还原酶(NADH-cytochrome b5 reductase，b5R)的遗传缺陷所致，呈常染色体隐性遗传，故又称为隐性先天性高铁血红蛋白血症(recessive congenital methemoglobinemia，RCM)；一小部分由血红蛋白先天异常(即血红蛋白M)引起，一般呈显性遗传。

Francois(1844)首先描述了既无先天性心脏病又无肺部疾病的先天性青紫长达20年的病例。Slosse与Wybauw(1912)用分光镜证实了一先天性青紫病例血内含大量MHb。Gibson（1978)提供了这类患者的红细胞中缺乏吡啶核苷酸(NADH)依赖性还原系统的实验室证据。

二、流行病学

RCM在国外被列为罕见病，至1999年仅有500多例见于报道。该病在国内的发病率可能比原先知道的要高。

三、病理

宫内缺氧不能解释这一情况，因患MHb病的患者，出生时明显缺氧，却不发生智力障碍。现认为是全身各组织尤其是中枢神经系统的细胞微粒体内缺乏细胞色素b5还原酶所致。

四、临床表现

RCM的特征为出生后早期即有全身发绀而无杵状指(趾)及心肺疾病，血液内含大量高铁血红蛋白(MHb)，临床甚为罕见。

症状：特征是出生即有非心疾病、非肺疾病的发绀，高铁血红蛋白如果低于全血红蛋白量的10%~20%则不出现症状，如达30%~40%则主诉轻度活动性呼吸困难和头痛，伴有轻度代偿性多血症。其他症状少见。少数病例伴有智力障碍的神经症状。

RCM患者突出的临床症状为全身发绀。咽、鼻尖、耳廓缘、指(趾)甲床尤为显著。常于出生时即有表现。但此种发绀程度与呼吸困难常不相称，即无心肺疾疾，亦无杵状指(趾)。由于MHb为黑褐色的色素大量存在时，血液呈巧克力色，而使皮肤黏膜表现典型的深蓝灰色的青紫。产生临床发绀的 MHb 浓度为 >1.5g%(还原血红蛋白为 >5g%)。

由于 MHb 不能释氧，可产生一系列组织缺氧的症状。但当其浓度在 25%以下时，常无临床症状，40%左右时，可能有头痛、恶心、活动后疲劳等，若浓度超过 50%，则出现意识障碍、共济失调甚至昏迷。RCM 患者往往临床青紫很明显，却很少需要治疗，也很少死亡。曾有报道血中 MHb 含量达 57%仍无缺氧症状者。少数患者伴有智力障碍及进行性神经系统损害。

五、诊断

首先，出生后即出现明显青紫、临床无心肺疾病的患者，需要高度警惕高铁血红蛋白血症存在的可能。一般在床边可简单地获得临床诊断：高铁血红蛋白血症患者的青紫不能通过给氧或其他有助恢复心肺功能不全的措施而得到改善。患者血液呈巧克力色，若抽 1mL 于试管中，暴露在空气中用力振荡，颜色不变，若加 1 滴氰化钾后立即变成鲜红色。

以分光镜检查，pH 值为 6.7 时，MHb 吸收峰在 500~631nm 处，加入氰化物后，吸收峰很快消失。M-血红蛋白的相应吸收峰在较低的波长，加入氰化物后光带不变，可鉴别。通过对 NADH- 黄递酶测定可获得确诊，方法一为 Hegesh 试验；而另一个试验方法为 Scort 反应。为区分高铁血红蛋白血症的各种类型，需要详细询问患者病史和家族史。

六、治疗及预后

大多数患儿不需特殊治疗，轻型患儿可通过提供治疗饮食或维生素 C 而得改善。症状较严重者，给予亚甲蓝、维生素 C 及葡萄糖治疗。

同其他遗传病一样，目前对 RCM 尚无根治的办法，预防该病发生的首要环节在于防止有 b5R 基因缺陷的胎儿降生。因此，利用已取得的成果，开展 RCM 的产前诊断，特别是产前基因诊断将是今后 RCM 研究面临的重要课题之一。

参考文献

[1]藤井寿一. 広範圍症候群(新订版)遺伝性メモグロビン血症 NADH-methemoglobin reductase [NADH-diaphorase, NADH-dehydrogenase, NADH-cytochrome b5sreductase(b5R)][J].日本臨牀，1987，春季臨時増刊号，45：492.

[2]李云珠，俞善吕，曾畿生.遗传性高铁血红蛋白血症(综述)[J].国外医学儿科学分册，1979，6(10)：268-271.

[3]蒋雷，陈晓峰，姜格宁，等.遗传性高铁血红蛋白血症合并肺结核一例[J].中国胸心血管外科临床杂志，2005，12：376-377.

[4]兰风华，王瑶，黄长晖，等.中国人遗传性高铁血红蛋白血症研究进展[J].中华血液学杂志，1999，20：559-560.

第 5 节　母斑症

一、名称

母斑症（Recklinghausen）包括称作咖啡斑(cafe-au-lait spot)的特有色素斑，多发性神经纤维瘤(neurofibroma)为主要特征，骨病变、神经肿瘤、眼病变等多种症候的母斑症，属于常染色体优性遗传病，又称为神经纤维瘤病(neurofibromatosis)。

神经纤维瘤病（NF）是一种常染色体显性遗传病，可分为 NF-Ⅰ和 NF-Ⅱ两种亚型。

神经纤维瘤往往起源于神经膜，实质细胞主要为施万(Schwann)细胞，并可伴有成纤维细胞等。多发性皮下结节伴不规则牛奶咖啡斑则称为神经纤维瘤病。

二、流行病学

NF-Ⅰ型占神经纤维瘤病的绝大多数，患病率为 1/3000~1/2000；而 NF-Ⅱ型相对少见，患病率约为 1/50 000。

三、病理

本病虽为良性肿瘤，但可发生恶变和累及其他系统。据报道恶变率为 3%~13%。

四、临床表现

NF-Ⅰ型患者主要表现为皮肤色素沉着(牛奶咖啡斑)、多发性神经纤维瘤、虹膜 Lisch 结节及中枢神经系统的其他肿瘤。中枢神经系统肿瘤大部分为胶质瘤，且局限于视觉通路上。后颅窝、大脑半球及脊髓均可发生星形细胞瘤。多无自觉症状，生长缓慢，发病以青年为主，男性多于女性。神经纤维瘤多分布于躯干及四肢皮下,一般出生时即有,随年龄增长而增大,主要沿着神经通路分布,可伴有畸形、智力低下、反应迟钝、皮肤瘙痒、骨骼缺陷等。严重时可累及全身血管。主要为腹主动脉、髂动脉、内脏动脉等。本病为慢性进行性疾病,生理变化可加重本病(如生长、妊娠),成年后趋于稳定。美国国立卫生研究院于 1988 年提出了诊断标准,包括以下两项或两项以上即可诊断为 NF-Ⅰ:①牛奶咖啡色斑有 6 个或 6 个以上,其最大直径,青春期前为 5mm 以上,在青春期后必须达到 15μm 以上;②2 个或 2 个以上的任何类型的神经纤维瘤,或 1 个或 1 个以上的丛状神经纤维瘤;③腋窝或腹股沟雀斑;④视神经胶质瘤;⑤2 个或 2 个以上的虹膜黑色素错构瘤;⑥有特征性骨损害,如蝶骨发育不良、长骨皮质变薄或假性关节炎;⑦一级亲属(父母、子女和兄弟姐妹)患 NF-Ⅰ型。

NF-Ⅱ型的发病率远远低于 NF-Ⅰ型,它的特征表现是双侧听神经瘤。其他尚可包括脑膜瘤、胶质瘤、室管膜瘤、脊神经根神经鞘瘤、青少年晶状体混浊等。

脊柱、胸廓的变形多见。四肢骨变形,特别是胫骨中下 1/3 的骨折,以及假关节的形成等。骨病变多数在 10 岁以前发生。恶性神经鞘瘤(神经纤维瘤的一种类型)可远处转移至肺、骨,预后差。

五、诊断

多发性神经纤维瘤病的临床表现较为明显,诊断一般并不十分困难。

六、治疗及预后

由于其多发性和遗传性,临床治疗处理较为棘手。本病虽为良性肿瘤,但可发生恶变和累及其他系统,恶变率据报道为 3%~13%。目前尚无一种有效的疗法能够预防或逆转 NF 的特征性病变,医学治疗主要集中在遗传咨询及对可治疗的并发症的早期发现。可分情况而处理:①对多发性神经纤维瘤病一般不做治疗处理,对伴有其他临床症状者,可行对症处理;②纤维瘤结节较大引起疼痛、压迫症状或妨碍美观、影响功能的瘤体或有疼痛疑有恶变者,可及时行手术治疗,手术处理可视其情况而定;③化学疗法和放射疗法,更多的是作为手术切除后的辅助手段;④据报道,中医中药对本病有一定疗效;⑤本病的基因治疗尚待进一步研究,但胚胎植入前的遗传学诊断(PCD)技术和用于基因突变检测的微卫星技术,对于避免具有 NF-Ⅰ和 NF-Ⅱ遗传性肿瘤倾向的婴儿出生是非常有效的方法。

参考文献

[1]新村真人. 広範囲症候群(新订版)Recklinghausen 母斑症[J].日本臨牀,1987,春季臨時増刊号,45:113.
[2]姚耿菊,陈丽萍,王辉.神经纤维瘤病 1 例及文献复习[J].临床军医杂志,2009,37:1157-1158.

第 6 节　红细胞破碎综合征

一、名称

红细胞受血管内血流和血管壁异常的影响,造成机械损害,出现变形红细胞和碎片(fragmentation)。被破坏的红细胞称为破碎红细胞(fragmented red cell)。1949 年 Schwartz 和 Motto 记载,破碎红细胞引起多种症状,伴溶血,总称为红细胞破碎综合征(red cell fragmentation syndrome)。

二、流行病学

血栓性微血管变(TMA)主要包括血栓性血小板减少性紫癜(thrombocytopenic purpura,TTP)和溶血性尿毒症综合征(hemolytic uremic syndrome,HUS)两大类。临床常表现为"三联征"(微血管性溶血性贫血、进行性血小板减少、急性肾衰竭)或"五联征"(微血管病性溶血性贫血、进行性血小板减少、急性肾衰竭、发热、神经系统病)。其中微血管性溶血性贫血指患者外周血红细胞破碎异形率 >15%、血红蛋白进行性下降、血清乳酸脱氢酶急剧升高、网织红细胞计数增高、Coomb 试验阴性。近年随着研究的深入,发现很难将二者的病理生理、病理改变、临床过程分开,在治疗上也极为相似。因此,目前常将其统称为 TTP/HUS。其他损伤微血管内皮细胞的疾病也可导致 TMA 的病理损伤特点,如系统性红斑狼疮、抗磷脂综合征、硬皮病肾危象、恶性高血压、妊娠相关肾病(如严重先兆子痫/溶血性贫血、HELLP 综合征等)、HIV 感染、肾移植、肿瘤和化疗后、放射及一些药物(如口服避孕药、奎宁等)等。

三、病理

溶血性尿毒症综合征(HUS)的特征:突然出现的溶血性贫血及迅速发展的肾衰竭,可伴有中枢神经系统损害、胃肠道出血及血液学异常,包括红细胞破碎、血小板减少及微血管内凝血。尸检2例:肾脏病理为肾小球毛细血管扩张,内皮细胞肿胀增生,毛细血管腔内类纤维蛋白性血栓的形成。小叶间动脉及肾小球入球小动脉纤维素样坏死,肾小球纤维化。另1例除肾小球有以上改变外,尚有肾曲小管肿胀及渐进性坏死,髓质有灶性坏死。

四、临床表现

本病包括两种类型:①微血管病性溶血性贫血(microangiopathic hemolytic anemia,MAHA);②心源性溶血性贫血(cardiac hemolytic anemia)。

微血管病性溶血性贫血见于急性肾衰竭、恶性高血压、转移癌、肺高压症、恶性肿瘤(如肺癌等)、血栓性血小板减少性紫癜、妊娠中毒症、胎盘早期剥离、溶血性尿毒症综合征、阵发性行军性血红蛋白尿、暴发性紫癜、肝肾移植排斥、败血症及海绵状血管瘤等疾病。

主要临床特点:①血管内溶血(狭义的DIC),血浆游离血红蛋白含量增加,结合珠蛋白含量下降,出现血红蛋白尿或含铁血黄素尿;②周围血出现红细胞碎片、皱缩红细胞、棘细胞、三角形及钢盔形细胞等异形红细胞;③网织红细胞增多;④血小板减少。

心源性溶血性贫血见于心脏外科手术后或重症心瓣膜病的患者。其临床特点与微血管病性溶血性贫血相同,但病史可提示属于本类型。

五、诊断

HUS与TTP及Evans综合征等难以鉴别。在儿童中,HUS是最常见的肾功能不全的原因。TTP多见于成人,病变以中枢神经系统受损为主,肾功能损害较轻。也有作者认为TTP与HUS为同一疾病的不同病理时期。Evans综合征是自身免疫性疾病,外周破碎红细胞少见或无,Coomb试验阳性,但肾功能及尿常规变化不显著。

六、治疗及预后

本病采用综合治疗,包括激素、肝素、双嘧达莫、阿司匹林及输血,口服大剂量维生素E及抗肾衰竭治疗。

高敏的小儿溶血尿毒综合征14例,住院期间死亡4例,1例于无尿后4天行腹膜透析,透析后3天因引流不畅且无尿而死于肺水肿。另1例腹膜透析1天因腹腔出血停止透析而死于肺水肿、心力衰竭。另2例1例死于肾衰竭。1例死于高血钾心室颤动。2例治疗无效自动出院,8例治疗好转出院。

参考文献

[1]漆嵜一朗.広範圍症候群(新订版)赤血球破碎症候群(red cell fragmentation syndrome)[J].日本臨牀,1987,春季臨時增刊号,45:510-511.

[2]张永增.内科综合病征[M].沈阳:辽宁科学技术出版社,1985:277-278.

[3]高敏.小儿溶血尿毒综合征14例临床分析[J].综合临床医学,1994,10:92-93.

[4]王荣.血栓性微血管病[G].中华医学会肾脏病学分会2010学术年会专题讲座汇编.55

[5]王洪莉,王琛.与大肠杆菌O111变异的类痢疾志贺氏菌细胞毒素有关的溶血性尿毒综合征[J].国外医学流行病学传染病学分册,1988,15:236-237.

第7节 Reese综合征

一、名称

Reese综合征又名眼脑骨骼发育不全综合征(ocular dysplasia cerebral hyroplasia skeletal hypoplasia syndrome)。为一种先天性视网膜发育异常、视神经发育不全、脑发育不全、水脑、骨骼发育畸形,以及其他脏器发育异常的综合征。

二、病因及病理

本病为一种先天性染色体异常疾病,可能与D1三体型有关。

三、临床表现

眼症状与病征：①视网膜发育异常（为最常见极重要的病征），合并视网膜脱落、视神经发育不全；②虹膜发育异常，瞳孔膜残留，脉络膜缺损，晶状体钙化；③小眼球，眼眶囊肿。

全身性表现：①脑发育不全，水脑，中枢神经系统发育不全，小头畸形，耳低位，唇裂，腭裂；②骨骼发育畸形，多指（趾）畸形；③心血管改变合并先天异常、肾肠道疾病及肝大；④呼吸道病变：呼吸困难、发绀与肺炎；⑤泌尿生殖系病变：畸形、肾盂积水。

Filip O 报道了 2 例因眼病而手术取得效果的病例。

参考文献

[1]李凤鸣.中华眼科学（上、中、下册）[M].2 版.北京：人民卫生出版社，2005：3474.

[2]Filip O.The Reese syndrome. Anatomicoclinical and therapeutic considerations. Sărăcăceanu L Oftalmologia (Bucharest, Romania: 1990)1990-1 PubMed.

第 8 节　再喂养综合征

一、名称

再喂养综合征（refeeding syndrome，RFS）是机体经过长期饥饿或营养不良、重新摄入营养物质后出现以低磷血症为特征的电解质紊乱，以及由此产生的一系列症状。早在 1940 年由 Burger 在二战时饥饿的患者中发现并定义，Mirinella 报道二战时期战俘和集中营幸存者中有部分发生 RFS。

二、流行病学

有研究发现，未添加磷制剂的肠外营养再喂养综合征的发生率为 100%，添加磷制剂后可降至 18%。住院成年患者的 RFS 生存率为 0.8%，恶性肿瘤患者为 24.5%，接受全肠外营养（TPN）治疗的患者为 42%。

三、病理

RFS 的病理生理特点为患者因长期进食不足，处于慢性饥饿状态，短效胰岛素分泌下降并伴有短效胰岛素抵抗，胰高血糖素分泌增加，细胞内糖原分解增加，同时脂肪和蛋白质也发生分解以提供能量并参与糖异生，分解代谢多于合成代谢，导致机体的磷、镁、钾和维生素等微量营养素的消耗增大，但查血磷、镁、钾水平可处于正常范围。当予以营养治疗时，特别在补充葡萄糖后，血糖水平升高，短效胰岛素分泌恢复，糖酵解一氧化磷酸化重新成为主要供能途径，短效胰岛素作用于机体各组织导致钾、镁、磷转入细胞内，形成低磷、低钾、低镁血症，糖代谢和蛋白质的合成增强也可消耗维生素 B_1。

低钙、低镁血症：钙、镁缺乏可引起临床表现如手足抽搐、震颤、肌肉痛、易激动等，二者常同时出现。

低钾血症：可使神经肌肉、消化、心血管等系统发生功能性或病理性改变。

钠、水潴留：常发生于再喂养综合征早期，过量液体和钠的摄入可加重钠潴留，引起体液超负荷、肺水肿和心功能失代偿。

糖脂代谢紊乱：再喂养时，胰高血糖素仍分泌亢进，胰岛素分泌仍处于抑制状态，同时葡萄糖的摄入可抑制糖异生，促进脂肪合成代谢，持续大量和快速地补充葡萄糖即可造成高血糖、高血脂。

四、临床表现

RFS 是营养治疗中常见的并发症，多发生于营养治疗的第 4~6 天。

张坤等报道患者 6 例。营养不良风险筛查评分存在营养不良风险。于 12~24 小时内开始肠内营养，结果 6 例患者在进行肠内营养 3~4 天时出现呼吸困难、低氧、心动过速、意识障碍等表现。积极治疗原发疾病，最终 6 例患者中 3 例好转出院，3 例死亡。肺感染 6 例。

简荣汉报道以低血糖为主要表现的再喂养综合征 1 例。老年男性，BMI 为 14.86kg/m^2，有长期进食不足史，存在发生 RFS 的高危因素，在采用肠外营养治疗过程中出现心慌及意识改变等，查血中的磷低于正常参考值，符合 RFS 的诊断标准。低糖血症是本例最突出的表现。

朱长真等在病例术后第 1 天，检查血磷、血钙即出现降低。术后第 5 天，患者出现不适感，症状涉及循环系统（水钠潴留）、呼吸系统（肺水肿）、神经系统（肢体麻木)、消化系统(食欲缺乏)、代谢系统(代谢性酸中毒)、运动系统(乏力)等。

RFS 电解质代谢紊乱和心血管系统并发症的症状通常在再喂养开始 1 周内出现,而神经症状通常在这些变化之后出现。

主要症状与体征:①循环系统,如心律失常、急性心力衰竭、低血压、休克;②呼吸系统,如呼吸肌无力、呼吸困难、呼吸衰竭;③神经系统,如麻痹、瘫痪、手足抽搐、肌肉震颤、肌无力、谵妄、幻觉、韦尼克脑病;④消化系统,如腹泻、便秘、肝功能异常;⑤血液系统,如脓毒症(继发于白细胞功能障碍)、出血倾向、溶血性贫血;⑥代谢系统,如代谢性酸中毒;⑦泌尿系统,如急性肾小管坏死继发于横纹肌溶解;⑧运动系统,如肌肉疼痛、肌无力、横纹肌溶解症。作者搜集近年 RFS 的病例报道,上述症状按发生总例数排列依次为:肌无力(19 例)、腹泻(16 例)、感觉异常(11 例)、心动过速(6 例)、轻度的呼吸困难(3 例)、肝功能异常(2 例)、肢体麻痹(2 例)、谵妄(2 例)、横纹肌溶解(2 例)、肌肉疼痛(1 例)、便秘(1 例)、四肢瘫痪(1 例)、辅助通气时间延长(1 例)、心脏骤停(1 例)。

五、治疗

必须根据血磷浓度及时补充磷制剂,直至血磷恢复正常参考范围。有学者推荐,对于中度至重度低磷血症最好按照 0.02~0.03mmol /(kg·h)的量注射磷制剂,每 6 小时检测一次血清磷浓度,当血清磷浓度超过 0.65mmol/L 时停止输注。补磷期间应注意是否有低钙血症、抽搐、低血压、高磷血症、高钠血症等不良反应。

六、预后

原则性意见:①甄别再喂养综合征高危人群,掌握再喂养综合征的特征;②谨慎恢复循环血量,监测脉搏、出入量;③最初能量供给为 83.7~104.6kJ/(kg·d),限制碳水化合物,补充蛋白质 1.2~1.5g/(kg·d),逐渐、缓慢增加营养,在 10~14 天达到全量;④仔细监测临床和生化指标,进行电解质、神经系统检查、心电图检查等;⑤严格遵循再喂养的营养治疗原则:先少后多、先慢后快、先盐后糖、逐步过渡。

参考文献

[1]张坤,赵鹤龄,李亚轻,等.危重患者再喂养综合征 6 例[J].临床合理用药,2013,6:142-143.

[2]简荣汉.以低血糖为主要表现的再喂养综合征[J].临床误诊误治,2012,25:23-24.

[3]朱长真,李康,于健春,等.再喂养综合征一例[J].协和医学杂志,2015,6:234-236.

[4]石汉平,孙冠青. 重视再喂养综合征的诊断与治疗[J].新医学,2009,40:631-633.

第 9 节　Reiter 综合征

一、名称

Reiter 综合征(Reiter's syndrome,RS)又称为尿道-眼-滑膜综合征、关节炎性螺旋体病、Fiessinger-Leroy 综合征、Waelsch 综合征、Brodie 综合征、Fiessinger-Leroy-Reitet 综合征、结膜尿道滑液膜综合征、特发性黏液脓性关节炎、肠炎多发性关节炎等。早在 1916 年,德国医生 Hans Reiter 记载 1 名普鲁士骑兵军官,在 1 次腹痛和血性腹泻发作 8 天后,发生了以关节炎、尿道炎和结膜炎为特征的急性热病,并认为是感染了螺旋体的结果,当时称其为"关节炎性螺旋体病",不久在欧美相继报道,并称为 Reiter 综合征。

二、病因及病理

RS 的发病机制亦不清楚,一般认为与下列因素有关。①遗传因素:出于 RS 偶见家族聚集性,以及亲属中骶髂关节炎、强直性脊柱炎和牛皮癣发生比较高,故认为有遗传因素。60%~95%的 RS 有 HLA-B27 的强烈表达,而正常人仅为 6%~8%,更证实这点。②自身免疫反应:由于 RS 多见高 IgG 血症,CRP 阳性,血沉增快,易有牛皮癣发生,故认为与自身免疫有关,但补体多正常,抗核抗体阴性居多,似乎不完全支持此假说。

三、临床表现

眼结膜炎、关节炎与非特异性尿道炎为 RS 的三大特征。还有皮肤、血液淋巴和内脏多脏器病变等特征。

文献与李和莲等报道共 173 例,男女比例为 5.4∶1。发病年龄 4~80 岁,以 15~30 岁最多,共 92 例

(53.2%)。病程2天至6年。三联征(关节炎-尿道炎-结膜炎)105例,二联征68例。反复发作再次住院3例。173例RS患者主要临床表现有关节炎、发热、尿道炎、结膜炎、病前感染史、皮肤黏膜损害等。实验室检查:78/135例血白细胞(10.0~22.3)×10^9/L,107/169例尿中有蛋白、白细胞,154/167例ESR>20mm/h。105/105例RF(-),61/72例HLA-B2(+)。尿培养3/41例(+)。尿道分泌物:细菌培养3/24例(+),淋球菌培养2/16例(+),支原体培养6/6例(-),PCR检查2/10例(+),衣原体培养16/16例(-),PCR检查2/11例(+)。45例关节滑液镜检为炎症改变而培养均为(-)。粪培养15/16例(-),1/16例伤寒沙门菌生长。1例弓形虫抗体(+)。X线片检查50/171例异常关节周围软组织肿胀11例,骨质疏松或增生各1例,关节面粗糙或模糊11例,关节间隙改变15例,关节积液40例。有的同时出现2种以上骨、关节改变。病理检查发现弓形虫滋养体2例。

可有心包炎、心肌炎,Ⅱ度房室传导阻滞,心脏受累约占10%,反复性多发性软骨炎,急性期肺浸润及胸膜炎,末梢神经病,偏瘫,脑膜脑炎,紫癜,血栓性静脉炎,胃肠道出血,颈椎炎(C1-3)等。

四、诊断及鉴别诊断

目前认为三大主要特征相继出现者,可诊断为完全型RS;具备两项者,可诊断为不完全型RS。若RF(-)、HLA-B27(+),有助于RS确诊。

五、治疗及预后

主要是抗感染,若有明显病原体则应对因治疗。

参考文献

[1]李和莲,杨桂兰,唐宁枫.Reiter综合征——附2例报告及文献复习[J].罕少疾病杂志,2002,9(6):8-10.

[2]赵瑛.郝良纯.Reiter综合征4例临床分析及文献复习[J].中国优生与遗传杂志,2001,9:109-111.

[3]李凤鸣.中华眼科学(上、中、下册)[M].2版.北京:人民卫生出版社,2005:3475.

第10节 肾性骨营养不良

一、名称

近年来,随着慢性肾脏病(CKD)诊治的进展,患者的生存期明显延长。但随着CKD病情的逐渐进展,患者出现一系列生化指标异常及并发症,肾性骨病(ROD)就是其中常见的并发症之一。肾性骨营养不良(renal osteodystrophy,ROD)是CKD患者钙、磷及维生素D代谢障碍,继发甲状旁腺功能亢进引起的骨骼病变。

二、流行病学

ROD是由于慢性肾脏病引起的矿物质代谢紊乱和内分泌失调导致的骨病,包括骨转化异常、骨密度疏松、骨结构异常,其核心为骨转化异常。这些代谢紊乱和失调常发生于慢性肾脏病3期(chronic kidney disease,CKD),即肾小球滤过率≤60mL/(min·1.73m²)。30%~50%的未进行肾脏替代治疗的CKD患者存在不同程度的ROD,可引起骨痛、骨骼变形、骨折等。早期干预常可阻止或延缓发生。

在CKD患者的ROD发生率中,高转运型骨病占39%~56%,低转运型骨病占27%~47%,混合型骨病占11%~63%。高转运型和混合型骨病在早期CKD中发病率较高,而无动力型骨病常发生于晚期阶段。

三、病理

ROD骨活检包括高转运型骨病(纤维囊性骨炎)、低转运型骨病(骨软化症和无动力骨病)及混合型骨病。曾有作者将混合型骨病归于高转运骨病范畴。

四、临床表现

2005年KDIGO会议提出了“慢性肾脏病-矿物和骨代谢病变”的概念,即CKD患者体内矿物质和骨代谢异常引起的多系统(主要指骨骼和心血管系统)损害的临床综合征,其中的骨组织形态学改变称为肾性骨病。ROD与CKD患者的病理性骨折和心血管并发症有关,是其致残和死亡的重要原因,严重影响CKD患者的生存和生活质量。

一般指合并于慢性肾不全的患者患有的骨疾病较多,致胸廓畸形,肺部也常会受累。

ROD的主要临床表现如下。①骨痛:骨痛是ROD

患者常见的症状,起病隐匿。疼痛通常是非特异性的,常常在变换姿势时感觉加重。以腰背部、髋关节、大腿部易受影响;也可能出现足跟和踝部不适。也有以关节炎为首发表现的。通常铝中毒引起的骨软化症骨痛最明显。②骨畸形:骨畸形为 ROD 的主要表现之一,伴随长期慢性肾功能不全而加重,尤以儿童多见。③异位钙化:高钙血症、钙磷乘积过高就会发生,可引起全身血管和软组织的钙化,肌肉、肺、消化系统、皮肤、皮下组织,乃至角膜、结膜均会出现,甚至出现皮肤、肌肉和(或)皮下组织的缺血性坏死,即所谓"钙化防御"。最新研究表明,高磷有诱导血管平滑肌细胞转分化的能力,对血管钙化有直接促进作用。慢性肾脏病继发甲状旁腺功能亢进(SHPT)患者死亡率和患病率的明显升高可能与心血管的钙化有关。④皮肤瘙痒:与 SHPT 有关,在进行甲状旁腺切除术后可有明显改善。⑤肌病:表现为近端肌肉无力,起病隐袭,进行性加重,多于下肢肌肉表现明显。给予骨化三醇或肾移植治疗后,症状可明显改善。肌肉活检无特异表现,可有局灶的肌纤维破坏和散在"Z"带异常,后者证明为维生素 D 的类似物。⑥所有类型的 ROD 均可以影响骨强度,增加骨折的风险。相关研究表明透析患者髋骨骨折的风险增加 4 倍,而骨折后死亡率为正常人群的 2.5 倍。

五、诊断

ROD 的早期诊断、积极防治对改善终末期肾脏病(ESRD)患者的生存状态和生活质量意义重大,因此明确 ROD 的骨组织形态学改变便成为诊治的关键。

1.骨活检

骨活检及骨组织形态学分析作为肾性骨病确诊及分型的金标准,不仅可以反映骨结构、形态和再吸收等静态参数,而且可以提供骨转化和骨形成率等动态参数。

2.骨密度(BMD)测定

因 ESRD 患者 ROD 的发生与其 BMD 降低关系密切,故检测 BMD 常被用于评估 ESRD 患者的骨代谢情况,目前有双能 X 线吸收法(DXA)、定量超声法(QUS)、周边定量 CT(pQCT)、高分辨率周边定量 CT(HR-pQCT)等检测方法。

3.实验室检查

目前最常用的骨转运检测指标是甲状旁腺激素(PTH),全段 PTH(iPTH)测定能在一定范围内预测 ROD 的类型。近年研究发现骨碱性磷酸酶(BALP)、骨钙素(OC)等反映骨形成指标的标志物对判断骨代谢的状态有一定的意义。

各种光密度测定技术,包括双能 X 线吸光比色法(DEXA),被越来越多用于 ROD。DEXA 在测定骨骼矿物密度方面被认为是金标准。有精确度高、花费时间短、放射剂量小等优点。

六、治疗及预后

既往对 ROD 的治疗主要是含钙或铝的磷结合剂和活性维生素 D,但这些治疗的效果并不能令人满意。近年随着各种新型磷结合剂、活性维生素 D 类似物的研发和对 ROD 发病机制的深入研究,开始针对患者 ROD 病理生理多个环节进行个体化的治疗。

ROD 是 CKD 晚期患者致残和病死率增加的重要原因,对 ROD 及早诊断、合理治疗,可降低 CKD 患者死亡率,提高其生活质量。

参考文献

[1]小椋陽介.広範圍症候群(新订版)腎性骨異营养症 renal osteodystrophy[J].日本臨牀,1987,春季臨時増刊号,45:1154-1155.

[2]刘继承.肾性骨病的诊治进展[J].吉林医学,2013,34:1922-1923.

[3]邹古明,谌贻璞.肾性骨营养不良[J].中国骨质疏松杂志,2009,15:451-455.

第 11 节 Rendu-Osler-Weber 综合征

一、名称

Rendu-Osler-Weber 综合征又名家族性毛细血管扩张症、毛细血管扩张症、Osler-Weber 综合征、Babington 综合征、Goldstein 综合征、遗传性出血性毛细血管扩张症。

二、流行病学

遗传性出血性毛细血管扩张症(HHT)是一种常染色体显性遗传性出血性疾病,其发病率为 1/40 000~1/2000,常有家族史,无性别差异。HHT 的发生主要与 2 条染色体上的基因位点突变有关。位于 9 号染色体的 Endoglin（ENG）基因突变引起了 1 型 HHT（HHT1），位于 12 号染色体的活化素受体样激酶 1（activin receptor-like kinase 1，ALK1）基因突变引起了 2 型 HHT（HHT2）。

在欧美国家其发病率为 1/40 000~1/8345，我国尚没有相关流行病学统计资料。

HHT 患者的外显率为 97%~100%，其外显率与患者年龄密切相关，临床上仍有 20%的患者家族史呈阴性，表明这一部分患者可能是自发性突变缘故。

作为 ROW 病亚型的 PAVM 的发生率是 12%~47%。反之，PAVM 中合并 ROW 的发生率是 56%~69%。

三、病理

本病的病理学基础是毛细血管扩张和动静脉畸形。毛细血管扩张多发生于口、鼻、胃肠道、皮肤及手指等部位，动静脉畸形多发生于胃肠道、肺、脑及肝脏等部位。轻微病变表现为毛细血管后静脉局部出现扩张。严重病变者血管出现显著扩张和扭曲，管壁由多层平滑肌组成而没有弹力纤维，且扩张的静脉常常与扩张的动脉直接相连。

四、临床表现

由于 HHT 病变累及部位不同，临床表现具有多样性。毛细血管扩张通常引起的主要症状为出血，动静脉畸形导致的症状常常为动静脉分流而引起的血栓或栓子形成。

HHT 的特征性临床表现是反复发作的鼻出血和胃肠道出血，尤以鼻出血常见。10 岁以下儿童常见的首发症状是皮肤黏膜毛细血管扩张引起的反复发作且越来越严重的鼻出血；到 16 岁时，超过 70%的 HHT 患者会出现受累器官的相应症状；到 40 岁时，90%的患者会如此，均可见皮肤黏膜交界处的毛细血管扩张，最常见于舌、唇、指尖、手掌、耳朵及眼结膜等，部分患者合并有肺动静脉畸形（AVM）、肝 AVM、脑 AVM 等，以肺动静脉畸形最为常见，发生率为 15%~33%，也有发生在胰腺的动静脉畸形的相关报道。合并肺 AVM 时，由于感染及缺血等原因，常并发严重的神经系统病变、偏头痛、短暂性脑缺血发作、脑卒中、脑脓肿、癫痫发作，咯血及胸腔出血的概率不高，一旦发生，非常凶险。

15%~50%的 HHT 患者发生肺动静脉畸形（PAVM）。PAVM 又称为肺动静脉瘘（PAVF）。肺的动静脉畸形是先天性的，会随着人体的生长而增大。病变常常是双侧且多发的，其中下肺常见。肺动静脉畸形的发生率与 HHT 的致病基因不同而有差异，1 型 HHT 相对较常见。大多数患者在很多年里都没有明显症状，也有的患者会出现严重的或突发性的呼吸困难、发绀、咯血及疲乏等症状。然而，这些患者的首发症状常常是由于动静脉分流所致的中枢神经系统的并发症，如卒中、一过性脑缺血性发作和脑脓肿等，伴有肺动静脉畸形的孕妇出现肺出血的风险很高。

肺 AVM 发生于单侧肺者多见，占 50%~75%，其中以发生于左肺下叶为多，病变可以是单发，可以是多发（30%）。多发者常弥漫分布在双侧肺（72%），以女性患者较常见，较少发生于单侧肺（28%）。病灶大小不等，在 2~60mm 之间，62%的病灶小于 10mm。在随访中，部分病灶会增大，部分患者肺内会出现新发病灶。病理上分为两型：囊状肺动静脉瘤和弥漫型肺小动静脉瘤。前者表现为蜿蜒屈曲的团状血管瘤，后者于供血动脉及引流静脉间可见数条细小瘘管。根据供血动脉及引流静脉的数量也可将其分为单纯型和复杂型，被检测到的 AVM 如果只有一条供血动脉和一条引流静脉，则认为该 AVM 是单纯型的；反之，如果肺 AVM 的供血动脉及引流静脉超过一条，则认为是复杂型的。在 HHT 患儿，肺内非特异性小结节灶较常见，可能代表早期的血管畸形，大小 5mm 左右，表现为肺内大小不等的孤立的或多发的类圆形影、条状影、V 形、Y 形或不规则形，密度或信号均匀，边缘清晰。

伊藤等报道肺动静脉瘘的 1 例手术病例。患者，女性，49 岁。主诉胸部 X 线片异常阴影，胸部 CT 和肺动脉造影是右 S1 和左 S9 肺 A-V 瘘，舌及颊部毛细血管扩张，还有家族史等构成 Rendu-Osler-Weber 综合征诊断。一期手术瘘摘除。疑遗传性疾病调查了 2 个病例，均有肺 A-C 瘘。强调了家族调查的重要性。谷村信宏等报道伴肺动静脉瘘的该综合征的一家 5 个患者。大成亮次等报道一家 4 位患者。母亲、2 个儿子及 1 个女儿。

本综合征还可致肺动脉高压、肺栓塞。

五、诊断

本综合征应行影像学诊断（DSA）。

六、治疗及预后

本综合征无特效治疗方法。一般预后良好，有肺、脑及肝内动静脉畸形并出现相应的并发症者预后欠佳，HHT 的死亡率为 10%左右。

参考文献
[1]翟鸣春,靳二虎,马大庆.遗传性出血性毛细血管扩张症的检查方法和影像学表现[J].国际医学放射学杂志,2009,32:335-337.
[2]李丽娟,朱丽.遗传性出血性毛细血管扩张症的研究进展[J].中国医药导报,2010,7:9-10.
[3]齋藤隆三.広範圍症候群(新订版)Rendu-Osler-Weber 症候群[J].日本臨牀,1987,春季臨時增刊号,45:1247.
[4]伊藤哲思,高桥秀畅,平栗俊介,ほか.Rendu-Osler-Weber 病に合併した肺動静脈瘻の1手術例[J].日呼外会誌,1996,10:634-639.
[5]谷村信宏,神田裕史,川平敏博,ほか.肺動静脈瘻を伴ったRendu-Osler-Weber 症候群の一家系[J].日呼外会誌,2003,17:710-714.
[6]大成亮次,吉岡伸吉郎,西亀正之,ほか.肺動静脈奇形を有するRendu-Osler-Weber 病の一家系[J].日呼外会誌,2007,21:23-26.

第12节 网状发育不良

一、名称

网状发育不良(reticular dysgenesia)为重症复合免疫不全症(SCID)的一个特殊型,是淋巴组织低形成、胸腺异形成、合并先天性无粒细胞为特征的疾病。1959 年 De Vaal 和 Seynhaeve 报道卵性双生儿的 2 个男孩儿例。

二、流行病学

自 1959年报道首例以来,全世界至 1987 年仅有 11 例。遗传形式为常染色体性劣性。

三、病理

本病的成熟粒细胞是少数的,其对粒细胞的功能的认识尚不足。末梢血淋巴细胞自 0~3200/mm^3,其中羊红细胞和促成玫瑰花结的 T 细胞为 0~66%。细胞表面存在含有 IgM 和 IgD 的 B 细胞。有报道,骨髓血中存在前 B 细胞,表层 IgM-IgD 保有细胞,以及 T3、T4、T8、T6 阳性细胞。骨髓中见不到浆细胞,红细胞的腺苷脱氨酶的活性是正常的。

四、临床表现

症状:出生后重症感染即出现本病,早期可致死。死因多为葡萄球菌、链球菌、绿脓菌、克雷伯菌所致的败血症。

死亡时的年龄自出生后 5~119 天。症状:重症感染样、哺乳力薄弱、脐带断端感染、呕吐、腹泻、呼吸困难等。

五、诊断

参考免疫障碍有关综合征章节。

参考文献
[1]土屋滋.広範圍症候群(新订版)Reticular dysgenesia[J].日本臨牀,1987,春季臨時增刊号,45:1036.
[2]秦玲,赵晓东.重症联合免疫缺陷病的基因型和临床特征[J].儿科药学杂志,2015,21:52-54.

第13节 网状红斑性黏蛋白沉积症

一、名称

网状红斑性黏蛋白沉积症 (reticular erythematous mucinosis,REM) 又名中线性黏蛋白沉积症, 最早由 Steigleder 等 1974 年报道。

二、病理

REM发病原因不明,有文献报道与本病合并发生的疾病有甲状腺功能亢进、甲状腺功能减退、盘状红斑狼疮、恶性肿瘤、肌病、多发性神经炎、艾滋病等,提示本病为免疫性疾病。临床和实验研究提示光是本病的促发因子,部分患者外周血可见副球蛋白,提示有免疫系统功能的异常。有研究者发现,本病患者的自然杀伤细胞的溶解功能和抗体依赖细胞介导的细胞毒活性下降,同时循环免疫复合物升高,经治疗后,其免疫复合物水平下降,病情复发期间其免疫复合物水平又升高。免疫表型分析显示本病和 Jessner 淋巴细胞浸润有重叠的可能，以上提示，免疫缺陷可能在 REM 发病中起重要作用。REM 直接荧光检测免疫球蛋白、纤维蛋白和补体成分常常为阴性，但也曾有 5 例报道 REM 患者 IgM 及 C3 在真表皮交界处沉积，提示免疫因素参与了 REM 的发病。

本病组织病理表现特殊，主要表现为真皮胶原束之间阿新蓝染色阳性黏蛋白沉积，黏蛋白黏多糖成分为透明质酸。免疫组化染色结果显示透明质酸成分可能来源于真皮中 FXⅢa+/HAS2+ 的树突状细胞，这些浸润细胞可以上调透明质酸受体 CD44，使合成透明质酸的能力明显增加。外源性的 IL-1β 在 REM 中可能参与了异常的透明质酸的代谢。Caputo 等首次报道了家族性 REM，一对白人兄妹同时患有 REM，这可能与针对某未知抗原的宿主特异性免疫反应有关。红斑狼疮血清学检测阴性，病理学以真皮内黏蛋白沉积和淋巴细胞浸润为特征，直接免疫荧光一般呈阴性，偶可伴 IgM 沉积。弹力纤维碎裂是本病的一个特征。

三、临床表现

REM 临床少见，好发于青中年女性，临床表现为大片红斑或网状红斑，有浸润，最常见于胸背部中线部，呈渐进性，多伴有光敏感，口服避孕药、月经和妊娠可使病情加重。有些患者的皮损表现为浸润明显的丘疹和斑块，以往称作斑块样皮肤黏蛋白病，现认为这也是 REM 的一个亚型。

本病的特点有胸腹部、背部好发红斑，组织学真皮黏蛋白沉着及血管、附属器周围小圆形细胞浸润。

四、诊断

本病需要与以下疾病鉴别：①肿胀性红斑狼疮；②Jessner 淋巴细胞浸润；③皮肌炎；④毛发红糠疹。组织病理具有鉴别诊断价值。

五、治疗及预后

REM 用抗疟药可控制其皮损，另外 UVA1、外用他克莫司都有报道对 REM 皮损有效，环孢素无效。Grave 等用脉冲染料激光治疗 2 例 REM，结果皮损消退。

参考文献

[1]原田玲子.広範圍症候群(新订版)Reticular erythematousmucinosis 症候群[J].日本臨牀，1987，春季臨時增刊号，45:1248.
[2]刘红芳，杨斌，潘慧清，等.网状红斑性黏蛋白沉积症 1 例并文献复习[J].岭南皮肤病科杂志，2009，16:381-382.
[3]安金刚，王俊民，李伯埙，等.网状红斑黏蛋白病 1 例[J].中国皮肤性病学杂志，2010，24:560-561.

第 14 节 Reye 综合征

一、名称

Reye 综合征(RS)又名肝巨块性脂肪变性 - 急性脑病综合征、脑病合并内脏脂肪变性综合征、病毒感染性脑病综合征、呕吐病、肝脏脂质沉着症、瑞氏综合征等。本病是病因未明的脑病合并内脏脂肪病变而引起的急性高颅压病或形成脑疝、肝脏增大与肝功能改变的一组病征。国内于 1972 年后广州、上海等地陆续报道。本病主要发生在婴幼儿，以 4 个月至 5 岁小儿多见。本病特点为急性发病，发热、反复呕吐、惊厥及神志意识的迅速改变；后遗症严重，死亡率高；病理变化主要为急性脑水肿及内脏的脂肪变性。

1963 年澳大利亚病理学家 Reye 及其同事描述了一种尚未认知的发生于儿童的疾病，形态学表现为非炎性脑病合并肝脂肪样变性。临床上多以全身乏力不适起病，通常与上呼吸道感染有关。患儿多以呼吸深快、低血糖和肝酶升高收治住院。临床表现为严重的喷射性呕吐和意识情况恶化，包括木僵和昏迷，有时伴惊厥。

目前被国际接受的 RS 定义为：①出现于 16 岁以下儿童的急性非炎性脑病；②急性肝病，血清转氨酶或血氨浓度超出上限 3 倍或呈典型的肝脂肪变性病理改变。

二、流行病学

国外最先统计其发病率在 0~18 岁的儿童中为 0.59/10 万。

近 10 年来国外统计本病的发病率已有逐年锐减之势。10 年前本病作为美国小儿十大死因之一，每年有 250~500 的病例，直至 1988 年仅 20 例。发病减少有两个因素：①在流感和水痘等病毒感染期间已不用或少用阿司匹林；②随着科技进步，以往难以诊断的遗传代谢病得到确诊者日益增多，其中不少在临床上酷似本病的患者以往被误为本病，现已能确切地加以鉴别，有学者对以往诊断为本病的患者，按标准筛查，其中符合者仅有一部分。可见遗传代谢性疾病诊断率的提高是本病发病率下降的一个主要原因。

三、病理

病理特点是脑水肿和肝、肾、胰、心脏等器官的脂肪变性,主要的超微结构改变是线粒体的异常。现认为,脑病是由于急性线粒体损伤所致,线粒体功能障碍导致严重的代谢紊乱,因线粒体对氨基酸代谢、脂肪代谢、有机酸代谢和糖代谢均有影响。

发病与下列因素有关。①感染:发病前常有消化道或呼吸道感染症状,致病源可能是流感病毒、水痘病毒、肠道病毒、EB病毒等;②药物:已证实阿司匹林等水杨酸盐对线粒体有多方面的抑制作用;③毒素:黄曲霉素、有机磷与有机氧等杀虫剂、污垢剂等污染食物;④遗传倾向:一部分患儿可有家族史。RS被认为是继发性的线粒体疾病,有些先天性代谢异常可引起瑞氏样综合征(RLS)。1990年以后随着诊断技术和方法的进步,由于线粒体先天性的脂肪氧化错误,尤其是中链酰基辅酶A脱氢酶缺陷而导致的RLS增加了。

四、临床表现

从4个月到5岁期间婴幼儿发病较多。在脑病表现之前,大都有历时数天的上呼吸道感染、水痘、偶或腹泻等前驱病,当症状已经减轻或消退后,突然频吐不止,随之出现中枢神经系统症状。De Vivo曾经非常形象和概括地形容RS为:"临床上是脑病,生物化学上是肝病"。即肝病在临床上常因肝大不显著,又无黄疸,易被忽视。脑程度的评估依据,主要是指患儿的意识状态及惊厥等,所以RS的临床分期大致如下。Ⅰ期:安详、嗜眠欲睡、呕吐、肝功能异常;Ⅱ期:深睡、意识混乱不清、谵妄、挣扎、呼吸粗重、反射亢进;Ⅲ期:感觉迟钝、轻度昏迷、惊厥或有或无、去皮层强直、瞳孔光反应仍正常;Ⅳ期:惊厥、去大脑强直、眼病反射(玩偶反射)消失、瞳孔固定;Ⅴ期:深昏迷、深腱反射消失、呼吸暂停、瞳孔固定扩散、弛瘫(去大脑强直)。从以上分期中可见Ⅳ、Ⅴ期实为脑病,病情危重,急需抢救,而婴幼儿尤易迅速发展到这两期,需要高度警惕。而且婴幼儿的临床表现多不典型,主要特点是:①呕吐少或无;②惊厥早而频;③中枢性呼吸衰竭突出;④易致低血糖,加重病情。在临床诊治上对这些特点宜充分认识。

本病的临床表现概括起来可谓"四高四低一正常"。四高:明显的急性颅高压、肝损害发生率高、高氨血症、病死率高。四低:低年龄组、黄疸发生率低、去大脑皮层或去大脑强直征象少、低血糖。一正常:脑脊液常规及生化检查多次正常。

但婴幼儿患者的前驱病史常难确定,典型的发热和血液白细胞数增高等感染现象可持续多天。呼吸道感染中以B型流感病毒与RS的关系较为密切。

五、诊断

美国疾病控制中心(CDC)标准:①前驱性的上呼吸道等感染史;②以频吐为首发症状;③无黄疸;④转氨酶超出正常值的3倍;⑤脑脊液检查排除颅内感染。因为诊断标准缺乏特异性,现在仍然只能根据临床、实验室及组织病理学这三方面综合诊断。

六、治疗

关键为:①及早诊治,预后一般较好;②控制致命的脑水肿发展是治疗RS的根本目的,也是治疗成功与否的关键;③输液可酌情按"慢补快脱"方案,每天液体量可为40~208mL/(kg·d),应保持正常血糖水平,随时纠正电解质紊乱,维持酸碱平衡。在2周后症状可随肝功能好转而逐渐恢复,故任何旨在抢救或治疗肝病均无实际意义。

七、预后

本病死亡率高达40%,多在发病后3天内死亡,治愈后仍有5%患者有神经精神症状。患者预后与入院时的病情程度、进展速度及治疗早晚有关。年幼者预后差,反复出现抽搐,血氨、肌酸磷酸激酶明显升高者,空腹血糖低,血pH值低于7.2,凝血酶原时间大于13秒,脑压明显升高者均提示病情严重,即使在存活者中可有不等程度的智能、运动、语言障碍或有继发性癫痫。

参考文献

[1]夏经.瑞氏综合征(Reye Syndrome)[J].医学临床研究,2004,21:1230-1231.

[2]王秋艳,史成柱,邓素莲,等.Reye's综合征30例报告[J].陕西医学杂志,1987,16:19-21.

[3]曹焕珍,许燕峰,那利,等.瑞氏综合征2例及文献复习[J].医学理论与实践,2011,24:2188-2189.

[4]梁萍,唐丹.瑞氏综合征55例临床分析[J].四川医学,2010,31:45-47.

[5]朱富刚,邓侠进,平晓莉,等.瑞氏综合征41例尸检的临床和病理分析[J].贵州医药,1986,10:20-21.

[6]洪庆成,江敬铭.儿科综合征[M].天津:天津科学技术出版社,1996:459-461.

第 15 节 Richter 综合征

一、名称

Richter 综合征（RS）是指慢性淋巴细胞白血病（慢淋）转化为侵袭性更高的淋巴瘤，主要为弥漫性大B细胞淋巴瘤（DLBCL，经典型转化），也可转化为其他淋巴瘤如霍奇金淋巴瘤（非经典型转化）。转化一般发生在慢淋的晚期，多以进行性淋巴结肿大、发热、浆膜腔积液、骨髓造血进行性衰竭、对慢淋传统治疗反应不佳等为特征。

DLBCL 是中高恶性淋巴瘤，属于 B 细胞淋巴瘤。主要表达 B 细胞抗原如 CD19、CD20、CD22、CD79a。中位发病年龄为 50~70 岁。临床表现为侵袭性病程，传统化疗结合放疗可治愈 40%~50%的患者。新的免疫化学疗法利妥昔单抗加 CHOP 方案的联合治疗已成为侵袭性 B 细胞淋巴瘤新的标准治疗方案。大部分 DLBCL 为原发，少数也可由其他类型小细胞淋巴瘤转化而来，如滤泡淋巴瘤（FL）、慢性淋巴细胞性白血病（CLL）和（或）B 细胞淋巴瘤（SLL）、边缘带 B 细胞淋巴瘤、黏膜相关淋巴组织淋巴瘤和结节性淋巴细胞为主型霍奇金淋巴瘤。由 CLL 和（或）SLL 转化或并发者又称为 Richter 综合征。

目前认为 Richter 综合征有狭义（经典型）和广义（含变异型）之分：狭义是指由 CLL 转化和（或）并发高度恶性的 DLBCL；广义是指由一种细胞的白血病和（或）淋巴瘤转化和（或）并发为另一种细胞的淋巴瘤和（或）白血病，或白血病转化和（或）并发霍奇金淋巴瘤，而且后者又被称为 HL 变异型 Richter 综合征。

二、流行病学

3%~10%的 B-CLL 患者发展为 DLBCL。

三、病因及病理

对于RS 的转化机制目前暂未明确，有研究认为在 CLL 患者中如果存在 +12 和 11q- 染色体异常，其向 RS 转化的风险增加。Rossi 等对 17 例 RS 患者进行研究发现，9 例患者发生了 p53 基因突变，推测其可能为转化因素之一。此外，还有 zeta 链相关蛋白 70 及 CD38 高表达、免疫球蛋白重链可变区无突变可能也是预测 RS 转化的生物学因素。还有研究认为使用烷化剂等药物，尤其使用氟达拉滨、氮芥等烷化剂或嘌呤类药物治疗时容易发生转化，可能与烷化剂能抑制 DNA 拓扑异构酶Ⅱ活性，造成患者免疫缺陷有关。此外，EB 病毒感染及血清铁蛋白升高也可能与该病发生有关。

四、临床表现

李增军等报道 2009—2011 年北京协和医学院血液学研究所血液病医院初诊慢淋共 137 例，发生 RS 转化 5 例，发生转化率为 3.65%。其中男 4 例，女 1 例，均通过淋巴结或骨髓病理结合免疫组化及慢淋病史等确诊。诊断慢淋时患者中位年龄为 47（44~68）岁，均根据临床表现、血常规及免疫表型分析确诊。

转化时主要表现：确诊 RS 转化时主要表现为局部淋巴结进行性肿大者 2 例；全身多处淋巴结肿大者 3 例，其中 1 例伴发热，1 例伴双侧胸腔积液。5 例患者均经病理诊断证实转化为 DLBCL，其中生发中心来源 3 例，非生发中心来源 1 例，1 例不详。

经典型的 RS 是指慢淋转化为 DLBCL，根据二者的克隆关系也分为两种类型：一种 DLBCL 克隆由慢淋发展来的（占 80%~90%）；另一种 DLBCL 克隆与原慢淋无关，实际上 DLBCL 是作为第二肿瘤出现。传统认为，RS 是慢淋的终末阶段，每年以 1%的发生率逐年增加，因此一般诊断慢淋多年、多次复发难治者容易想到发生了 RS 转化。但这可能低估了 RS 的发生率。有人建议出现以下情况时应当进行活检排除 RS：①淋巴结直径 >5cm；②淋巴结快速增大（倍增时间 <3 个月）；③出现可疑的结外病灶；④出现 B 症状；⑤乳酸脱氢酶（LDH）明显升高。按照此标准，RS5~10 年的累积发生率高达 10%~15%，同时研究发现 RS 可在慢淋病程早期出现，中位发生时间为诊断慢淋后 23 个月，有的甚至与慢淋同时诊断。关于 RS 转化的高危因素，目前认为可能与多种因素有关，如无 13q 缺失，免疫球蛋白重链可变区（IGHV）的某些类型如 IGHV4-39、经典模式 B 细胞受体（BCR）、CD38 阳性，某些基因型的 CD38 和低密度脂蛋白相关蛋白 4（LRP4）等，但确切机制并不清楚。

五、诊断及鉴别诊断

RS 转化过程较为隐匿，表现无特异性，如果患者在治疗过程中出现病情的恶化，对原来有效的方案不再敏感时，应想到转化为RS的可能，应尽早行淋巴结和(或)骨髓穿刺活检等检查以明确诊断。

RS的淋巴瘤通常发生在淋巴结和骨髓，但也有以结外症状为首发表现，涉及的部位有胃肠道、中枢神经系统、皮肤、眼、睾丸、肺脏、肾脏等。RS诊断通常需淋巴结活检或骨髓病理免疫分型明确。Bruz-Zi等同采用正电子发射计算机断层显像方法检测37例CLL患者，结果发现10例RS，为早期发现RS提供了可供参考的诊断手段。

六、治疗及预后

李增军等病例转化后治疗：5例患者中，1例进行了同胞供者的异基因造血干细胞移植，至随访截止时已生存24个月；1例患者进行了自体造血干细胞移植，生存12个月后复发死亡；1例患者由外院转来时即为RS转化晚期，因伴严重并发症而放弃治疗；2例患者RS转化后经治疗获得部分缓解，现在分别无进展生存20个月和8个月。

DLBCL多由B-CLL伴未突变型IGVH基因者转变而来。该综合征在亚洲发病罕见，国内报道极少，而国外报道逐年增加。Richter综合征化疗反应差，中位存活期不到1年。B-CLL患者携带体细胞未突变型IGVH基因预后较差，携带突变型IGVH基因预后较好。而ZAP 70可以作为Richter综合征中B-CLL携带未突变ICVH基因的指标。免疫组化检测P53蛋白被认为是CLL的预后指标之一。

Tsimberidou等对130例RS患者通过多因素分析得出了5个独立预后因素：体能指数≥2、乳酸脱氢酶>1.5倍正常上限水平、血小板计数<100×10^9/L、肿块直径>5cm和先前的治疗病史>1个。并以此建立评分系统（每个因素1分）：0~2分者中位生存期为1年，25%的患者生存超过2年；3~5分者中位生存期为3~6个月，不足10%的患者生存>2年。

参考文献

[1]李增军，徐燕，张培红，等.Richter综合征临床特点及诊治体会[J].中华医学杂志，2012，92：3254-3256.
[2]鲍立，卢锡京，张晓晖，等.Richter's综合征1例报道并文献复习[J].中国实用内科杂志，2008，28：1095-1096.
[3]刘松涛，杨凌志.Richter综合征4例报道及文献复习[J].医学综述，2013，19：546-548.

第16节 右肺中叶综合征

一、名称

右肺中叶综合征（right-middle lung lobe syndrome）即中叶综合征(middle lobe syndrome)，又称中叶－舌部综合征、右肺中叶不张综合征、急性暂时性中叶疾病、右中叶慢性肺不张合并肺炎、Brock综合征、Graham-Burford-Mayer综合征等。1937年由Brock最早报道，后人称Brock综合征，1948年Graham进一步研究发现本病肿大的淋巴结为非特异性炎症并命名为右肺中叶综合征。部分学者称不仅右肺中叶亦可指左肺舌叶(应称为段)，故曾有中叶－舌叶综合征之称。

二、流行病学

本综合征较为常见。

三、病因及病理

本病并非单一因素所致，凡能引起肺门淋巴结肿大、压迫右肺中叶或左肺舌叶支气管的炎症病变均可引起，结果导致肺炎和肺不张。右肺中叶易患肺不张是由于中叶支气管较其他支气管相对细长，开口位于上下叶肺淋巴引流的交汇处，周围有淋巴结分布，因此易受肿大淋巴结的压迫和侵蚀，形成狭窄和梗阻。中叶支气管不仅细长，且与右总支气管呈锐角相交，故引流不畅，易为先天性分泌物及黏膜水肿所阻塞。另外，由于中叶较小，位于上下叶之间，解剖学上具有相对独立性，但又缺乏侧支通气，更易发生肺不张。本病的病因可为非特异性肺炎及淋巴结炎，引起其周围淋巴结肿大，压迫支气管造成阻塞，引起中叶不张，或中叶本身炎症引起。严重者可累及胸膜、支气管淋巴结核、结节病等均可引起本病。

有学者提出支气管异物或肿瘤引起者，不包括在本综合征内。病因三类：①结核性；②非结核性；③其他，如组织胞浆菌病、结节病等凡能引起支气管淋巴结肿大的疾病，均可引起本病。

病理分期：①第一期(肺不张期)：此期有急性淋巴结炎和中叶肺不张的症状，但无梗阻性肺炎的症状；②第二期(梗阻性肺炎期)：有梗阻性肺炎，形成本病最初的临床症状，在此期间，X线片表现与一般肺炎难以鉴别；③第三期（恢复或进展期）。若治疗得当，淋巴结缩小，引流通畅，炎症消退，梗阻消失，肺不张张开。若治疗不当，梗阻持久与反复肺实质性炎症，会形成支气管扩张和肺组织慢性纤维化，甚至会形成肺脓肿或脓胸。

童志杰等分析儿童右肺中叶综合征 30 例病原学。选择 2006—2008 年右肺中叶综合征患儿 30 例。30 例患儿中细菌阳性 7 例，分别为肺炎链球菌 4 例，肺炎克雷伯杆菌、大肠埃希杆菌、卡他莫拉菌各 1 例；MP 3 例；ADV 3 例；结核杆菌阳性 1 例。支气管异物 2 例（分别为花生和葵花籽）。结论：儿童右肺中叶综合征的病因多种多样，有细菌、肺炎支原体 MP、腺病毒 ADV、结核菌以及异物等，细菌是最主要的病原体，其中肺炎链球菌最多见。

王勇等分析右肺中叶综合征 124 例病因。124 例中有非特异性炎症 60 例（48.4%），肺癌 34 例（27.4%），结核 24 例（19.4%），其他 6 例（4.8%）。

四、临床表现

本病可见于儿童及其他任何年龄中，常呈急性起病、发热、反复咯血及肺炎，发作的间歇期有慢性咳嗽及易疲劳。急性发作时有肺炎体征，间歇期有支气管扩张或慢性肺化脓体征。急性炎症或异物引起的起病急，结核引起的起病缓慢。有咳嗽、气短、胸痛、右肺呼吸音减弱，叩诊浊音，部分病例可闻及啰音。胸部 X 线片于前弓位可见三角形阴影，基底向心脏并与之融合，尖端向肺野。在右前位，中叶呈均匀性或不均匀性的致密阴影，边缘模糊不清似炎性病变。

五、诊断

中叶综合征应具备以下 3 个条件：①中叶支气管旁淋巴结肿大；②支气管狭窄；③中叶肺不张与阻塞性肺炎。本病临床表现无特异性，单从临床症状、体征不易确诊，需根据临床症状、依靠胸部 X 线片并结合其他辅助检查进行诊断。

六、治疗及预后

早期确诊，合理治疗可使本病恢复痊愈，反之则可出现肺实质不可逆性病变，一般来说有手术指征者及时手术，术后预后良好。

参考文献

[1]洪庆成，江敬铭.儿科综合征[M].天津：天津科学技术出版社，1996：462-463.

[2]童志杰，黄建军，余嘉璐，等.儿童右肺中叶综合征30 例病原学分析[J].实用儿科临床杂志，2009，24（专）：291-292.

[3]王勇，郭百凌，张思谦，等.右肺中叶综合征 124 例病因分析[J].宁夏医学杂志，2012，34：1283-1284.

第 17 节　Riley-Day 综合征

一、名称

Riley-Day 综合征即家族性自主神经失调综合征（familial dysautonomia syndrome），又称为家族性自主神经功能不全症、中枢性自主神经不全综合征、家族性自主障碍症（familial dysautonomia）等。1949 年由 Riley 和 Day 首先报道。1952 年 Riley 又详细地分析了本病的特征，认为是以神经功能障碍，特别是自主神经失调为特征的一种先天性疾病。

二、流行病学

本病比较少见，具有家族性，并且多见于犹太人。

三、病理

本病的病因尚无定论。许多临床研究表明，是交感、副交感神经化学介质的生成、释放、贮存、代谢发生了障碍，从而影响自主神经的兴奋和抑制过程，引起自主神经功能异常。在上述过程中化学介质中儿茶酚胺特别是去甲肾上腺素的合成减低。

四、临床表现

本病系指以特发性直立性低血压、明显出汗、皮肤潮红、指（趾）端发绀、周期性呕吐等为特征的综合征而言的。儿童期的首发表现为分泌大量黏液的急性支气管肺炎。

诊断要点：①患儿生后不久，即有哺乳障碍，并发生吐乳，舌的蕈状乳头萎缩，味觉障碍，无疼痛反射，啼哭时无泪水；②角膜反射消失，30%患儿有角膜溃疡；③精神不安，多汗、直立性低血压，偶也有一过性血压升高，皮肤潮红，指（趾）端发绀等表现；④体温不稳定，时有发热，并可发生一过性呼吸停止；⑤发育迟缓，智力正常或减退，膝反射减弱与消失，偶有脊柱侧弯、动作笨拙，咽下动作不光滑，亦有发生猝死者；⑥对高二氧化碳或低氧的呼吸反应减弱；⑦由胰岛素引起的低血糖反应恢复延迟。

通气功能改变：在高二氧化碳或低氧状态下，通气功能降低并有心动过缓和低血压，甚至出现晕厥。

五、诊断

特殊检查：①对去甲肾上腺素升压反应敏感；②对静注醋甲胆碱的反应将引起不伴心动过速的血压下降，可矫正味觉缺损，偶见腱反射消失，组织胺皮内注射反应正常化，可以引起流泪反应。

六、治疗及预后

目前对本病尚无确切可靠的治疗方法。注射醋甲胆碱或新斯的明有一过性效果。

本病预后不良，婴儿期常合并肺部感染而死亡。能度过婴儿期则预后可有好转，但仍难以活至成年。

参考文献

[1]王恩富.综合征简介.家族性植物神经失调综合征[J].中国乡村医生杂志，1988，3(1)：28.

[2]洪庆成，江敬铭.儿科综合征[M].天津：天津科学技术出版社，1996：149-150.

[3]刘辅仁.实用皮肤科学[M].北京：人民卫生出版社，2005：1088.

第18节　Riley-Smith综合征

一、名称

Riley-Smith综合征又名巨头畸形－假性视神经盘水肿－多发性血管瘤综合征。

二、流行病学

本病可能为杂合子状态（简单的常染色体基因）。

三、病理

本病病因不明。

四、临床表现

出生即发现异常。巨头、皮下血管瘤、伴有视盘水肿，但视觉敏感度并不受损，中心视野正常（假性视盘水肿）。出生时即有头大，皮肤血管瘤有时出现稍晚。无出血倾向，智力发育无障碍。常有反复性肺部感染。Hoover D L等报道1例眼和巨头的病例。

五、诊断

胸部X线片可见肺纤维化表现，颅X线气脑造影及脑血管造影不见脑积水和血管异常。

六、治疗及预后

本病无特异治疗。预后良好。

参考文献

[1]关勋添，黄如训，邓文英.医学综合征词典[M].广州：科学普及出版社广州分社，1980：366-367.

[2]胡亚美，江载芳.诸福棠实用儿科学[M].北京：人民卫生出版社，2002：2683.

[3]Hoover D L，Robb R M；Optic disc drusen and primary megalencephaly in children.Petersen R A Journal of pediatric ophthalmology and strabismus 1989-2 PubMed.

第19节　Robinow综合征

一、名称

Robinow综合征即胎儿面容综合征。本病系常染色体显性遗传病，以面容酷似胎儿，伴身体矮小、指短、生殖器官发育不良为特征。

二、病因及病理

本病系常染色体显性遗传病，起因于常染色体上显性基因突变，从受精卵开始在此致病基因作用下，使胚胎的一组器官发育异常,形成一些特有的畸形。

本病尚未发现代谢障碍等生化异常。

三、临床表现

患儿面容似发育早期的胎儿，常表现为丑陋面容,眼距宽、耳位低、头大、前额及枕部唐突、小颌、后发际低、鼻短,鼻梁低平、人中长、腭弓高、舌体大、舌系带短、悬雍垂裂。

此外,还可有鸡胸、剑突发育不良、脐凸、手指短,尤以第三指骨明显、平足短趾。心脏杂音、通贯掌纹。女婴阴蒂小,阴唇发育不良。偶见内眦赘皮,手指过度弯曲,鼠蹊疝,语言障碍。智力可正常或轻度障碍。

Glaser D 等报道 1 例。为 1 例近亲结婚土耳其夫妇。患儿脊椎多发畸形,在胸椎有较多半椎体呈楔形,两侧肋骨有些向后移位并融合,腓、胫骨稍短,腓骨远端短粗。

四、诊断

根据临床特征进行诊断。染色体检查核型正常。可接合家系调查，有些患者的父或母亲可有异常表型,因本病有外显不全的可能,虽然父(母)表型不典型,仍有诊断的参考价值。

五、预后

本病预后一般不良。

参考文献

[1]洪庆成,江敬铭.儿科综合征[M].天津:天津科学技术出版社,1996:464.

[2]娄彦,俞天琛.近亲婚配出生一例 Robinow 综合征患儿[J].国外医学遗传学分册,1990,13:110.

第 20 节 Roemheld 综合征

一、名称

Roemheld 综合征是 1912 年 Roemheld 首先记载的综合征,由于消化器官障碍反射引起的冠心病样症状和循环器官障碍，又名胃心综合征（gastro-cardiac syndrome,GCS)。

二、流行病学

本病主要由胃部疾病如胃及十二指肠球部溃疡、慢性肥厚性胃炎、胃扩张、胃黏膜脱垂及溃疡病胃后壁穿孔等(包括食管或幽门狭窄、反流性食管炎、鼓肠和膈高位)引发心血管系统功能紊乱。

三、病理

大多数医学家认为,消化系统的病灶刺激或功能障碍,使自主神经功能紊乱,通过机械作用及电解质代谢紊乱等方面来影响心脏。

四、临床表现

因为精神紧张，不安等心身因素和自发气胸、肋骨骨折、肺炎、胸膜炎、酸中毒、脑出血和肺栓塞等呼吸异常的情况下,患者过度吞气引起胃扩张,因压迫和疼痛引起肾上腺素的分泌增加,招致冠脉循环血流量低下,引起冠不全症状和心动过速、期前收缩、发作性呼吸困难等心脏循环障碍。多数情况下,结肠左曲积气,肠管扩张,引起内脏痛,同时上举压迫心脏发生本综合征。

GCS 的临床特点:①本病在食管、胃部疾病的基础上发生心绞痛(短者几秒钟长者数小时不等),疼痛性质呈多样化;②发病年龄相对年轻;③疼痛部位可在胸骨下部、剑突处、上腹部及心前区等部位;④疼痛发作一般以上腹部、剑突处在先,持续时间较长,心前区疼痛在后,时间较短,疼痛与饮食有明显的相关性,与劳力无关;⑤大多数患者伴有上腹部饱胀、嗳气、泛酸、烧灼感、胸闷、心悸等症状;⑥疼痛发作时含服硝酸甘油不能完全缓解疼痛,用解痉止痛药能使疼痛完全得到缓解；⑦在疾病的发作期常有心电图改变的表现,如 S-T 段下降、T 波低平或倒置,房性、室性期前收缩等心律失常;⑧随着食管、胃部疾病的好转,异常心电图逐渐恢复正常;⑨疼痛发作时,无血清心肌酶的异常变化;⑩上消化道钡剂及纤维胃镜等检查能发现食管、胃部原发性疾病;⑪冠状动脉造影术无狭窄现象。

五、诊断

陈志术等报道 23 例胃心综合征经胸透、上消化道钡透、纤维胃镜、B 型超声波等检查诊断：胃及十二指肠球部溃疡 6 例，慢性胃炎 12 例，胃黏膜脱垂、溃疡病后壁穿孔、食管裂孔疝、食管下部狭窄、膈疝各 1 例。本组病例在疼痛发作时，用阿托品、山莨菪碱能缓解疼痛 19 例(82.6%)，含服硝酸甘油类药物只能缓解左侧胸痛和心前区疼痛 12 例(52.2%)。本组病例除 1 例急症手术外，其他均综合药物药物治疗，10 天后临床症状缓解，在症状消失后 6 周复查钡透、纤维胃镜，在炎症基本好转，溃疡病愈合后，复查心电图 20 例全部恢复正常。随访 6 个月至 3 年未再复发，治疗有效率为(87.0%)，可疑冠心病 3 例(13.0%)。

六、治疗及预后

因为是由胃病引起的，本病的预防主要是胃部疾病的预防，应注意戒烟戒酒，积极进行体育锻炼，积极治疗胃部原发疾病。

参考文献

[1]竹本忠良，野口隆義.広範圍症候群(新订版)Roemheld 症候群[J].日本臨牀，1987，春季臨時增刊号，45：5450

[2]陈志术，陈育健，林晓岚.胃心综合征的临床特点及其研究[J].中国综合临床，2002，18：438-439.

第 21 节 Rosai-Dorfman 病

一、名称

Rosai-Dorfman 病即罗道病，又称为窦组织细胞增生伴巨大淋巴结病(SHML)，是一种良性淋巴组织增生性疾病。1966 年 Azoury 和 Reed 首先报道，1969 年 Rosai 和 Dorfman 对其进行了详细研究，并正式命名为 Rosai-Dorfman 病或 SHML。部分患者累及淋巴结外器官。

二、流行病学

罗道病是一种罕见病。

三、病因及病理

该病的病因尚不明确，可能与感染和免疫功能障碍有关。

HE 染色光镜下见：①淋巴窦显著扩张，淋巴结结构尚存，淋巴滤泡萎缩，生发中心不明显，扩张的淋巴窦内充满大量淋巴细胞、浆细胞和组织细胞；②组织细胞体积大，胞质丰富，多数浅染，有时呈嗜酸性，核圆，核仁清晰，内含数个或数十个淋巴细胞，还可见浆细胞、中性粒细胞和红细胞，当淋巴细胞较多时常沿胞质周边分布，即淋巴细胞的“伸入运动”或被吞噬现象；③淋巴结被膜和被膜周围常见炎症反应和纤维化；④窦间组织中可见数量不等的浆细胞，也可见红染的 Russell 小体，在少数患者中还可见扩张的淋巴窦中有微脓肿和小的坏死灶。免疫组化：S-100、CD68、CD14、HAM56、Ki-MIP、MAC387 均为阳性，CD30、CD21、CD1a 等均为阴性，增生组织细胞可能来源于单核细胞活化后的巨噬细胞。

四、临床表现

文献报道可有如下特征：①多见于儿童及青年；②双侧颈淋巴结无痛性肿块，伴发热、红细胞沉降率增快，中性粒细胞增多及多克隆性高球蛋白血症，淋巴结肿大表现为单个或多结节性包块，大者直径可达 5~6cm，质地较硬；③病理表现为淋巴结结构部分或不全破坏，淋巴滤泡消失。突出形态为淋巴窦明显扩张，窦内充满组织细胞及少量小淋巴细胞、中性粒细胞。组织细胞有明显吞噬现象，吞噬淋巴细胞(噬淋巴细胞现象)、红细胞、脂质(泡沫细胞)，组织细胞分化成熟，核分裂象罕见，S-100 蛋白呈强阳性，CD1a 阴性。

Rosai-Dorfman 病可见于各年龄段，好发于儿童及青少年，平均年龄 20.6 岁，62%患者小于 10 岁，82%患者小于 20 岁。85%患者无明显症状，大多数患者以双侧无痛性颈部包块或发热(38~39℃)就诊，其他常见异常症状有血丙种球蛋白增多 (90%)、血沉加快(88.5%)、中性粒细胞升高(68.4%)、贫血(65.7%)、白细胞升高(59.1%)，该病可累及淋巴结、结外器官或同时累及淋巴结和结外器官。全身淋巴结均可受累，尤以颈部、腹股沟、腋窝和纵隔多见，分别占 87.3%、25.7%、23.7%和 14.5%。28%~43%患者有结外器官受累，5%患者单纯累及结外器官。

有文献记载，约有 40%的病例会累及淋巴结外器官，如上呼吸道、眼球、睾丸及骨骼等。5%的病例可累及中枢神经系统，导致较为严重的后果。

郑红卫报道 Rosai-Dorfman 病 1 例。患儿，男，3 岁，反复发热 20 天，双侧颈部淋巴结明显肿大，CT 显示纵隔及腹膜后也有肿大融合的淋巴结，血红细胞沉降率(ESR)47mm/h，血红蛋白及免疫球蛋白均正常。临床诊断：恶性淋巴瘤，遂取颈部淋巴结 1 枚送检，病理检查符合本病诊断。

五、诊断

罗道病和 IgG4 相关性疾病(IgG4-RD)均为罕见疾病，两种疾病在临床及病理表现上有相似之处，如淋巴结肿大、红细胞沉降率增快及多克隆性高球蛋白血症，淋巴细胞及浆细胞浸润，但前者更多见于年轻患者，常伴有发热，后者则老年男性多见，常合并其他脏器受累。2013 年国外报道 29 例罗道病患者，共 32 个病理标本，包括 13 个淋巴结和 19 个结外器官，与 IgG4-RD 患者的病理进行对比，发现罗道病患者病理中浸润的 IgG4 阳性细胞数及 IgG4/IgG 比例均低于典型的 IgG4-RD 患者，且缺乏席纹状纤维化和闭塞性静脉炎等特征，从而认为罗道病临床和病理上虽具有 IgG4-RD 的特点，但不能归类于 IgG4-RD 的临床亚型。然而，该报道也提出，对于有明显纤维化和大量浆细胞浸润的病例二者的鉴别有一定难度，需注重两种疾病各自的特征性改变加以区分。2014 年组织病理杂志再次关注两种疾病的相关性，以“部分罗道病患者病理中 IgG4 阳性浆细胞显著增多，此现象是转移视线抑或真正相关?”为文章题目，可见二者病理的相互模拟现象。2015 首个国际 IgG4-RD 诊治指南也强调，由于罗道病可模拟 IgG4-RD，因此在诊断时应注意进行鉴别。

临床上需与以下疾病鉴别：①鼻咽癌；②鼻硬结病；③鼻咽血管纤维瘤。在组织病理学方面需与以下疾病鉴别：①朗格汉斯细胞增生症；②黄色肉芽肿；③Wegener 肉芽肿。

六、治疗及预后

本病有自愈倾向，但易复发，目前尚无有确切疗效的治疗方法。其治疗方法有放疗、化疗、抗病毒、抗感染、激素、手术及临床观察等。Pulsoni 等报道本病约 82%的患者可自愈，放疗治愈率为 33.3%；化疗(长春新碱、烷化剂等)治愈率 16.6%。McAliste 报道 50%的患者可自愈，33%患者表现为无症状淋巴结肿大，17%患者的症状可持续存在，当全身免疫功能低下或全身多器官受累常提示预后不良，死亡率高达 7%~10%。

参考文献

[1]张正宇，王立，张文.脊髓占位一例：罗道病抑或 IgG4 相关硬化性硬脊膜炎?[J]中华临床免疫和变态反应杂志，2017，11：92-94.

[2]王涛，尹曼莉，袁弘，等.鼻咽及双侧颈部罗道病 1 例[J].中国耳鼻咽喉颈外科，2006，13：735-736.

[3]高佳琦.皮肤罗道病 1 例报道及文献复习[J].全科医学临床与教育，2013，11：467-468.

[4]郑红卫.Rosai-Dorfman 病 1 例[J].罕少疾病杂志，2007，14：50-51.

第 22 节 Rothmund-Thomson 综合征

一、名称

Rothmund-Thomson 综合征 (Rothmund-Thomson syndrome，RTS)又称为先天性血管萎缩性皮肤异色病(poikiloderma vasculare atrophicans)，1868 年由 Rothmund 首次描述，1957 年 Taylor 称为 Rothmund-Thomson 综合征。

二、流行病学

本病属于常染色体隐性遗传性皮肤病，到目前为止约有 300 例报道。

候选致病基因：目前 I 型 RTS 致病基因尚不明确，Ⅱ型 RTS 致病基因为 RECQI4，研究发现有 RECQI4 基因突变的患者都伴有骨发育的异常，预示该基因的突变可能与骨肉瘤及癌症的发生有关。此外，RECQI4 基因突变也可引起 Rapadilino 综合征和 Bailer-Gerolcl 综合征，这 3 种“RECQ14 综合征”都具有一些重叠的特征表现。

三、病因及病理

血管萎缩性皮肤异色病可为特发性，病因不明，即 Jacobi 型，但大多数皮损是继发于下述两组疾病。一组为皮肌炎、硬皮病、红斑狼疮，合并皮肌炎者常称为异色性皮肌炎；另一组以淋巴瘤为代表，特别是蕈样肉芽肿，常常是本病的典型表现皮损时，淋巴瘤的诊断已很明确。但也可见明显的特发性血管萎缩性皮肤异色病，缓慢进展到蕈样肉芽肿或其他网状淋巴系统疾病等。皮损好发于乳房、臀部、腋窝等皱襞处和四肢屈侧面，常对称泛发，也可孤立局限一片，偶可见于口腔黏膜，常无症状，有时可伴轻度瘙痒。寒冷季节皮损有干裂感。

四、临床表现

本病分为 2 个亚型，Ⅰ型 RTS 主要表现为皮肤异色，外胚层发育不良，幼年性白内障；Ⅱ型 RTS 主要表现为皮肤异色，骨骼畸形，患者发生骨肉瘤及癌症的危险性增加。

皮肤颜色改变，1/3 患者伴掌趾过度角化；身材矮小，2/3 患者出生体重轻或体重增加缓慢；68%患者出现骨骼发育异常；毛发稀疏，睫毛或眉毛稀疏或缺失；智力发育低下；少数患者伴有胃肠道、呼吸器官、血液病变的现象；患者发生某些肿瘤的危险性增加。

口腔与指甲病变：指甲营养不良，增厚；口腔常出现过小牙，釉质发育不全，牙萌出延迟，缺牙或多生牙，颌骨发育不良，少数病例有悬雍垂裂。

五、诊断

本病需要与 Werner 综合征、着色性干皮病、Bloom 综合征等进行鉴别诊断。

文献报道，曾诊断为血管萎缩性皮肤异色病的患者，在经过较长的病程后逐步发展为蕈样肉芽肿（MF）。也有称血管萎缩性皮肤异色病是 MF 的征象或是早期阶段。MF 是皮肤的低度恶性外周辅助 T 淋巴细胞肿瘤，此病早期皮损形态呈多形性，可有血管萎缩性皮肤异色症的表现，病理上无明显的特异性，不易区分。

参考文献

[1]张燕丽，段小红.常见伴随指/趾甲异常的口腔遗传性疾病[J].实用口腔医学杂志，2011，27：553-557.

[2]张惠霞，郭在培.血管萎缩性皮肤异色病 1 例[J].西部医学，2005，17：568.

[3]周雅，曹颖，范秀芝，等.血管萎缩性皮肤异色病一例[J].中华皮肤科杂志，2005，38：710.

第 23 节 RS3PE 综合征

一、名称

RS3PE 综合征即缓和性血清阴性对称性滑膜炎伴凹陷性水肿综合征（remitting seronegative symmetrical synovitis with pitting edema syndrome），由 1985 年 McCarty 等首次报道。患者多数在 1 年内恢复，故又被称为老年良性类风湿关节炎（benigntheumatoid arthritis of the aged）。RS3PE 综合征是一种特殊类型的以急性多关节炎伴肢端凹陷性水肿为主要临床表现的风湿性疾病，也可作为一种副癌综合征伴发于潜在肿瘤。

二、流行病学

自首次提出此综合征后，至 1990 年国外陆续报道。风湿病患者发病率约 0.25%，男女发病比例约 2∶1。

患者是否伴实体性肿瘤及恶性血液病是鉴别的重点，RS3PE 综合征伴肿瘤的发生率是很高的。Sibilia 等报道 6 例，均伴有肿瘤，其中前列腺癌 4 例，胃腺癌和结肠腺癌各 1 例；Olive 等报道 27 例，其中 T 细胞淋巴瘤 2 例，骨髓异常增生症 1 例；Cobeta 等报道 8 例，其中 1 例慢性淋巴细胞白血病；Mouly 报道 1 例合并膀胱癌；Paira 等报道 12 例，其中 2 例合并白血病，2 例合并腺癌；Manganelli 等报道 1 例合并骨髓异常增生症，随后几个月又表现出复发性多软骨炎的典型表现，这些均说明本综合征与肿瘤有密切关系。

三、病理

Sibilia 等认为，与副肿瘤的多关节炎的合成因子如 IL-6 相关，RS3PE 综合征伴有实体性肿瘤的概率很高。Russell 等通过 3 例患者证实此综合征与人类 T 细胞亲淋巴性病毒（HTLV）无相关性，此病毒为反转录病毒。

病因尚未明确，可能与环境、遗传、感染及神经传导物质紊乱有关，基本病理改变为滑膜炎，以屈（伸）肌腱鞘滑膜的炎症为特点。有学者认为，可能与人类白细胞抗原 B7 和 A2 单倍体高度相关，且 B62、Cw7 和 Dw2 频率高。血管内皮生长因子可能是导致该病血管增殖（滑膜炎）和血管通透性增加（皮下水肿）从而病理发生改变的主要因素。

四、临床表现

RS3PE 综合征有以下特征:①预后良好;②类风湿因子阴性;③左右对称性;④伴有手背、足背指凹性水肿的滑膜炎。其他特征还有高龄发病、急速发病、不伴骨破坏、CRP 升高。RS3PE 综合征属风湿性疾病。诊断标准尚不统一,通常用上述条件进行综合判断。本综合征临床特点为好发于 60 岁以上的老年人, 男性多见,表现为突发性多关节炎,呈对称性侵犯手背、腕关节、足背部、踝关节、膝及肘关节,但也有非对称性及单侧发病的患者。实验室检查 ESR 及 CRP 升高,RF 阴性,ANA 可呈低滴度阳性, 血白细胞可升高,HLA-B7 可阳性,X 线片未显示有骨质破坏, 不伴有肾上腺肿瘤者对低剂量激素治疗反应好,复发者少。

McCariy 等首次报道 10 例 RS3PE 综合征, 男 8 例,女 2 例,年龄 59~82 岁,平均 69.5 岁。患者起病急,主要表现双腕、双手指关节和双足趾关节及周围软组织对称性肿胀。10 例 RF 均阴性,6 例 HLA-B7 阳性,3 例 HLA-DR4 阳性,10 例 HLA-B27 均为阴性,2 例 ANA 低滴度阳性,ESR 平均为 55mm/h。关节 X 线检查未发现骨质破坏,小剂量激素及羟基氯喹治疗效果好。

李小霞等 1997—2002 年共收治 8 例 RS3PE 综合征,其中 3 例与肿瘤相关,1 例前列腺癌,发病后查出肿瘤;1 例胃腺癌,术后半年发病;1 例乳腺癌,术后 2 年发病。8 例患者均出现不同的肿瘤标记检测呈阳性,CEA 升高者 6 例,CA 19-9 升高者 6 例,CA125 升高者 4 例,PSA 升高者 1 例,8 例 AFP 均阴性。4 项肿瘤抗原阳性者 1 例,3 项阳性者 1 例,2 项阳性者 4 例,1 项阳性者 2 例。

小原秀太等报道以 RS3PE 综合征为契机发现患有肺癌的患者。患者,男性,67 岁。主诉双手及肘关节痛,手肿。1 个月间急速发病,风湿科诊断为 RS3PE 综合征。1 年 2 个月后诊出肺腺癌。右中肺野有 1.5cm 大小的结节。胸腔镜手术,切除肺肿瘤并行纵隔淋巴结清除。术后 1 周手肿胀有显著改善,疼痛亦减轻。明显减少止痛药。RS3PE 综合征合并恶性肿瘤是 10%~40%。古村等统计 1993—2007 年 RS3PE 综合征合并恶性肿瘤 31 例,恶性淋巴瘤 5 例,白血病 5 例,前列腺癌 5 例,胃癌 3 例,肺癌 3 例,大肠癌 2 例,食管癌 1 例。肺癌的组织型是鳞癌 2 例,组织型不明 1 例。另外还有报道合并肺癌的 3 例,加重者的 1 例,共 7 例。

佐川友哉等分析 RS3PE 综合征病因发现肺多形癌。患者,男性,69 岁。主诉水肿及多关节(肩、膝)痛。RF 因子阴性,骨 X 线片未见骨质破坏,诊断为 RS3PE 综合征。以糖皮质激素治疗 3 周疗效不佳。为排查肿瘤摄胸腹部 CT,发现肺门纵隔淋巴结肿大。PET-CT 右锁骨上窝及双肩见明显集聚,纤支镜气管隆嵴下针细活检标本判为缺乏分化倾向的上皮性肿瘤转移。行锁骨上淋巴结活检,镜下及免疫组化确认为未分化的上皮性肿瘤转移。2 个月后逐渐出现活动性呼吸困难。胸部 CT 显示双上叶广泛磨玻璃阴影,左上叶浸润影,双侧胸腔积液。行胃内镜检查,胃内多隆起肿瘤,因出现痉挛发现多发脑转移,最后死亡。尸检发现右肺中叶肿瘤,肺门纵隔淋巴结肿大。此外,脑、心包、肝、胆囊、脾脏、左肾、胃、十二指肠、结肠、胸膜、纵隔和腹膜等处出现转移, 有腹水 20mL, 胸腔积液右侧 1400mL,左侧 1400mL,心包液 25mL,确诊为右肺中叶原发多形癌。

五、诊断

主要应与风湿性多肌痛(PMR)相鉴别,PMR 伴有末梢凹陷性水肿(DPO)。Cantini 等将 RS3PE 综合征与单纯 PMR 或 PMR 合并 DPO 鉴别后认为,RS3PE 综合征与 PMR 在诊断前的患病时间、治疗时间、随访时间上都有明显差异, 全身系统症状 RS3PE 综合征也比 PMR 明显减少。RS3PE 综合征复发并不少见,同时也会有后遗症。其次要与其他风湿性疾病相鉴别,特别是易出现双手及双足对称性肿胀的疾病,如淀粉样关节病、混合性结缔组织病、Reiter 综合征、银屑病关节炎和老年类风湿关节炎等。

六、治疗

糖皮质激素对治疗 RS3PE 综合征有良好的效果。无效果者,在切除肿瘤后会有效果。

七、预后

RS3PE综合征预后良好,但部分患者数年后可发展成血清阴性脊柱关节病、干燥综合征、复发性多软骨炎和结节性多动脉炎等。由于本病与肿瘤密切相关,患者日后还可患有肾上腺癌、胃癌、肝癌、胰腺癌、子宫内膜癌、卵巢癌、结肠癌、前列腺癌等实体肿瘤或慢性淋巴细胞白血病、非霍奇金淋巴瘤、急性淋巴细胞白血病等血液系统肿瘤,甚至脊髓发育不良综合征等癌前病变。在肿瘤潜伏期可有发热、厌食、体质下降等非特异性症状, 这些患者对泼尼松的治疗效果不佳,在移除肿瘤后关节肿痛即可消失。

周永康观察随访7例3年。7例均未发现有类风湿关节炎的表现。在3年的随访中，4例因高血压导致脑出血、肺部感染导致呼吸衰竭、支气管肺癌和慢性粒细胞白血病死亡。现健在3例，均为治疗效果好者，但一女性患者出现反复的多处关节肌肉疼痛，考虑合并有风湿性多肌痛。

参考文献

[1]小原秀太，武本智树，小林梓久，等.Remitting Seronegative Symmetrical Synovitis with Pitting Edema Syndrome(RS3PE症候群)を契機に発見された肺癌の1切除例[J].日呼外会誌，2018，32:136-140.

[2]李小霞，俞乃昌，刘恕.RS3PE综合征与肿瘤相关性的探讨(附八例报告)[J].北京医学，2003，25:254-256.

[3]常文静，董晓蕾，蔡辉.RS3PE综合征1例报道并文献复习[J].中华实用诊断与治疗杂志，2012，26:100-102.

[4]周永康.RS3PE综合征7例3年临床观察随访[J].重庆医学，2009，38:1560.

[5]佐川友哉，中尾龍太，宇田紗也佳，ほか. RS3PE症候群を契機に発見され急速な経過をたどった肺多形癌の1例[J].日呼吸誌，2017，6:332-335.

第24节　Rubinstein-Taybi综合征

一、名称

Rubinstein-Taybi综合征又名巨指(趾)综合征、阔拇指巨趾综合征（broad thumb-great toe syndrome)、阔指综合征(broad digits syndrome)和Rubinstein综合征等。由Rubinstein和Taybi于1963年发现此病。Rubinstein-Taybi综合征为一种多系统、多器官畸形的病，全身有较明显的功能缺陷。

二、流行病学

本病病因未明，可能与CREB（cAMP-response element binding protein)结合蛋白(CBP)缺失或功能障碍有关。可能与多基因或多因素遗传有关。全世界已报道200多例，曾报道同卵双生中只有一个发病。从112例该病例中，粗略估计复现风险率约为1%。据Padifield(1968)在4838名住院的智力迟缓患者中发现16例本病患者。按此推算，在低智能人群中发病率为1/300。群体发病率约1/30万。发病男女性别无差异。

三、临床表现

Rubinstein-Taybi综合征特点是宽大拇指和拇趾，特有面貌，短身长和精神发育障碍。可合并其他畸形，如白内障、青光眼、心肾畸形，男孩常有隐睾。1岁之内常反复呼吸道感染；小腭及舌根后坠解剖学异常是最大原因，胃食管反流现象(GER)也为其因。

1.面貌特征

各有不同。多为高眼眉弓、低内斜睑裂伴有或无内眦赘皮、上睑下垂、突眼、斜眼；宽鼻梁、长鼻中隔、上颌发育不良；耳朵之大小、形状、位置均有异常；高腭弓。

2.指趾异常

有宽大拇指及大足趾，且短粗；手掌皮肤纹理异常改变，在拇指尖皮纹呈外三角，大小鱼际区域底部尺侧袢和拇指侧等皮纹有特别形式。

3.其他异常

有精神运动发育迟滞，可有精神缺陷，智商仅17~86。椎骨发育异常或伴胸骨、肋骨异常，以致有侏儒状态。可有先天性心脏病、隐睾、泌尿系畸形等。常有异常步态、语言发育差并呼吸道易感染史。

何健峰等报道1例。患儿为较典型的该综合征表现。患儿，男，6岁2个月。发现心脏杂音4年余入院。因反复呼吸道感染就诊时发现心脏杂音，心脏彩超证实有动脉导管未闭(PDA)呈长管型，肺动脉侧有狭窄处，造影见分流量大，PDA最窄处3mm，肺动脉(PA)压力60mmHg(8.0kPa)，故行PDA填塞术，术后PA压力下降至33mmHg（4.4kPa)，PDA无残余分流，杂音消失。

拇指与足趾短而宽，呈匙形或短棒状；手掌皮肤纹理有特殊改变：拇指与示指间、大小鱼际间有箕形纹或斗形纹，通贯手，指纹多呈弓形纹。身材矮小，智力低下；呈特殊面容：前囟门闭锁迟缓，头颅小，前额突出，前囟门闭锁迟缓，眼外斜向下，两眼距增宽、睑裂斜向外下方并有内眦赘皮，高弓硬腭、小颌等；并可有先天性心脏畸形、脊柱畸形、多毛症及隐睾等。

四、诊断

本病患儿脑电图可异常，X线片检查可见骨龄延迟、大枕骨大孔、低髋臼角等改变。在诊断过程中应注意与Taybi综合征、Hallerman-Streiff综合征、Heiffer综合征、Treacher-Collins综合征等相鉴别。

五、治疗及预后

病死率在10%左右，半数在1岁之内死于呼吸道感染。除先天性心脏病外，本病预后尚属良好。

参考文献

[1]佐藤重雄.広範圍症候群(新订版)Rubinstein-Taybi症候群[J].日本臨牀,1987,春季臨時増刊号,45:116.
[2]田清祥.Rubinstein-Taybi综合征1例[J].眼科新进展,2001,21:412.
[3]崔宁荣.Rubinstein-Taybi综合征1例报告[J].临床儿科杂志,1992,10:34.
[4]何健峰,田杰,白永虹,等.Rubinstein-Taybi综合征1例[J].中国循证儿科杂志,2006,1:72.
[5]陈又昭,马巧云,曾凌华.Rubinstein-Taybi综合征——附三例报告[J].眼科学报,1989,5:92-95.
[6]胡亚美,江载芳.诸福棠实用儿科学[M].北京:人民卫生出版社,2002:2684.
[7]洪庆成,江敬铭.儿科综合征[M].天津:天津科学技术出版社,1996:468-469.

第25节 Runt病

一、名称

Runt病即移植物抗宿主病（graft versus-host disease，GVHD），是指供体移植物中的免疫活性细胞对宿主组织产生不相容的免疫攻击所致的临床综合征。GVHD常累及皮肤、肝脏、胃肠道等多个器官，其中以皮肤受累最常见。

当受者的免疫功能受到抑制时接受了组织相容性不配合的同种异体的造血或血液成分并且植活，植入的免疫活性成分攻击靶器官所引起的一系列特征性的临床现象，即为移植物抗宿主病。它是异基因骨髓移植的主要并发症之一。

人类的GVHD分为急性和慢性两类临床综合征。过去认为，这是同一疾病的不同的临床表现，现已查明，急性和慢性GVHD是两个明显不同的临床实体，各有不同的发病学机制。

二、流行病学

本病输血后也偶有发生。

三、病理

普遍认为是由于供体的免疫活性T细胞识别了受体组织上的次要组织相容性抗原，由此激活了CD^{+}_{8} T淋巴细胞，从而引起供体对受体的攻击。也有研究认为，细胞因子在全身和眼部GVHD发病过程中起主要作用，如系统性急性GVHD的患者血清中IL-6和IFN-γ水平升高。

四、临床表现

本病表现为皮疹、腹泻为主要特征。可累及肺组织。

GVHD的临床表现和分级：急性GVHD（aGVHD）的靶器官是皮肤、肝脏、胃肠道和骨髓，因而，它是以上述组织和器官的损伤和功能异常为特征的综合征。临床表现为高热、腹泻、皮疹、红斑乃至皮疱，肝大和肝脏酶活性增高，并有全血细胞减少；依上述损害的程度，临床上GVHD可分为4级。在异基因骨髓移植的实践中，虽然经过严格的组织配型并使用免疫抑制性药物预防，但仍约有70%的受者合并程度不同的GVHD，合并Ⅳ级者多以死亡告终。

慢性GVHD：皮肤损害呈硬皮病样改变，角化过度、色素沉着或脱失、硬化和萎缩。病理学特征是基底细胞空泡形成和水肿，皮肤胶原化及乳头状，与和网状真皮难以分辨。

五、治疗及预后

尽管移植药物及支持治疗在不断发展，急性移植物抗宿主病仍然是异基因造血干细胞移植术后主要的并发症。在过去10年中，虽然对于急性移植物抗宿主病发病的病理生理机制了解不断深入，新的治疗方法不断涌现，但对于急性移植物抗宿主病治疗的效果仍令人不满意。激素仍是急性移植物抗宿主病的首选治疗方法，但对于激素耐药的aGVHD，用激素联合霉酚酸酯、抗肿瘤坏死因子抗体、人源化抗 CD25(白介素 -2 受体 α 链)等治疗并没有延长患者的长期生存率。因此,我们仍要探索治疗激素耐药的 aGVHD 的方法,以期延长 aGVHD 患者的生存期。本病预后差。

参考文献

[1]崎山幸雄.広範圍症候群(新订版)Runt 病[J].日本臨牀,1987,春季臨時增刊号,45:1037.

[2]田丁.输血少见的严重并发症——移植物抗宿主病[J].中国输血杂志,1988,1:136-138.

[3]卢荣标,陆春.移植物抗宿主病皮肤表现的临床研究进展[J].器官移植,2012,3:175-179.

[4]高敏,黄一飞.移植物抗宿主反应性疾病的眼部表现研究进展[J].解放军医学院学报,2013,34:1084-1087.

[5]周颖,陈宝安,赵川.急性 GVHD 的治疗研究新进展[J].中国实验血液学杂志,2010,18:238-241.

S

第1节　结节病-淋巴瘤综合征

一、名称

结节病-淋巴瘤综合征(sarcoidosis-lymphoma syndrome,LD)是指结节病与恶性淋巴组织增生病合并存在,近50年来已有散在的报道,大多是近20年发现的。由于结节病的病理改变缺乏特异性,如果结节病和LD最初都定位于皮肤或淋巴结时,则结节病难以被证实。

二、流行病学

根据流行病学调查,结节病在斯堪的纳维亚的患病率是(7.5~64)/10万人,按上限64/10万计算,丹麦将有3200例结节病患者。而LD每年发病率约为1/5000。因此预计在结节病患者中每年将会出现0.64例LD。而Brinckcr H报道的LD病例数相当于年发病率为3.5例,为后一数据的5.5倍,以上结果支持结节病是LD促发因素的假说。

三、临床表现

Brinckcr H通过文献复习分析了29例结节病与LD并存的资料,认为有三点值得注意的征象:①LD都发生在结节病之后(2例除外),两病平均间隔24个月,表明二者可能有因果关系;②结节病发病的平均年龄为41岁,比未经选择的结节病患者大10岁,发病晚的结节病患者通常与慢性活动型有关;③霍奇金病比预料的更为多见。上述3种特征可能是通过免疫机制发展成结节病-淋巴瘤综合征。

17例结节病与LD并存者的资料。其中男性8例。结节病发病的平均年龄为41岁。17例均是先出现结节病而后发现LD,其中伴霍奇金病8例,非霍奇金淋巴瘤4例,慢性淋巴细胞性白血病8例和异型球蛋白血症2例。从结节病起病到组织学证实为恶性LD,平均间隔时间95个月。由此说明结节病-淋巴瘤综合征患者均与慢性活动型结节病相关联。化验:诊断为结节病的患者,其周围血象的淋巴细胞平均为1056/μL,而后并发恶性LD时仅为864/μL,明显低于正常的最低值,并且85%患者无反应性,53%曾接受皮质类固醇治疗,71%有病变持续活动的体征,这些因素常与结节病免疫功能明显异常有关,即肉芽肿组织中辅助T细胞(TH)增加,循环血中TH减少及B细胞系统高度活跃。血中TH减少导致肿瘤的排异反应减弱,同时也降低了致癌病毒的抵抗力。据推测淋巴癌的发生还可能与淋巴细胞的有丝分裂的活性增强有关,以致细胞突变向恶性发展。

庄静丽等报道1例淋巴瘤先于发生结节病。患者在1998年诊断为宫颈淋巴瘤的基础上出现双侧肺门和纵隔淋巴结肿大,^{67}Ga核素扫描两肺门部位呈“八字”形,头部呈“熊猫脸”征,双侧肺门对称性肿大,5U结核菌素PPD试验阴性,则应考虑到结节病。二者共同的特点是都存在细胞免疫功能的障碍。在用蒽环类的药物化疗后,细胞免疫功能进一步低下,在此基础上发生结节病,也是存在病理基础的。

王季石等报道1例乳腺非霍奇金淋巴瘤伴肺部结节病。患者,女性,45岁。2个月前无意中扪及右乳房有一包块,约2cm×2cm。全麻下行“双乳包块切除术”,病理切片显示弥漫大B细胞淋巴瘤。胸部CT示“左下肺叶病灶考虑结核。”PET-CT:左锁骨上区,纵隔内及左右肺门多个淋巴结肿大,左下肺后基底段可见结节,最大SUV值8.9,不排除恶性淋巴肿瘤,予R/CHOP-14治疗方案,连续4个疗程后复查。胸部CT

示:①左肺下叶改变,考虑结核并结核球,不排除马乔林溃疡;②左肺下叶后基底段可见局限性软组织密度占位,FDG代谢明显活跃。胸腔镜见炎性实变病灶约4cm×3cm×3cm。病理:肺组织及纤维脂肪组织中见大量上皮肉芽肿,病变符合结节病。PAS(-),六胺银(-)。诊断:①非霍奇金淋巴瘤IE期(弥漫大B细胞性);②结节病Ⅱ期。

四、诊断

王季石等报道的病例的特点是乳腺原发性恶性淋巴瘤伴肺部肿块，通常会考虑恶性淋巴瘤累及肺部,或者联想到肺结核、肺癌甚至真菌感染,很少考虑结节病，尤其是PET-CT显像提示明显的恶性征象，而获得了病理组织学证据才予以确诊。

参考文献

[1]刘俊,张瑞祥,叶君.结节病·淋巴瘤综合征[J].国外医学呼吸分册,1987(10):154-155.
[2]庄静丽,徐建民,柯翠菊,等.淋巴瘤并发结节病1例[J].中国临床医学,2003,10:194.
[3]王季石,沈璐,徐伟,等.乳腺非霍奇金淋巴瘤伴肺部结节病1例病例报告附文献复习[G].第十一届中国实验血液学会议,202-203.

第2节 少年驼背综合征

一、名称

少年驼背综合征(Scheuermannsyndrome)即Scheuermann病,又称青春期脊柱后突症、脊柱骨骺炎等。骨软骨炎综合征的一个类型是发生在脊椎骨次骨化中心。本病由丹麦外科医生Scheuermann首先描述。

二、流行病学

少年驼背综合征是一种显性遗传病,每个先证者都有受累的父母。携带者与未被累及的配偶所生子女中的分离比率为17∶27，与孟德尔式预期者22∶22无明显差异(P>0.05)。这种现象是受累者不明显的缺少,可能代表着随机的波动或报道不全。

三、病因及病理

骨软骨炎是生长期中因局部缺血发生骨骺坏死的一种疾病,而造成局部缺血的原因说法很多,目前多认为与局部损伤有关。主要病理变化如下。①坏死期:病骨骨细胞死亡消失,骨小梁萎缩挤压,引起病骨碎裂;②修复期:坏死骨质吸收,新生骨样组织钙化,新骨形成,重新修复;③愈合期:病变轻者可完全恢复正常,重者后遗骨关节畸形。

四、临床表现

男女皆可患本病,以14~17岁的男孩为多,最早为12岁,做过重活和患过重病的人易发生此病。病变主要侵犯胸椎中段和胸椎下段3~4节或4~5节不等。驼背畸形可为渐进性,而于20岁左右停止进行。多数病例,缺乏驼背症状,而胸廓区平坦(由于腰段缺乏前凸)及胸或腰段局部侧凸为唯一临床症状。

X线片示正位无异常。侧位片显示椎体前方做楔形变化,椎体下骺板呈破裂状态,后一种情况系于在发育过程中遭受过大压力所致。

五、诊断

根据临床特点结合X线检查做出诊断。Surensen的诊断标准是脊柱后凸至少发生在3个邻近的脊椎,每个椎体楔入5°以上。近年来Bradford等在一大组少年驼背患者中制定出脊椎后弯超过35°，至少有一个脊椎楔入5°以上方可诊断。

六、治疗及预后

本病可做矫形手术。骨软骨炎综合征有自愈的可能,早期表现大多轻微,但对将来运动或体力活动有严重影响。

参考文献

[1]洪庆成,江敬铭.儿科综合征[M].天津:天津科学技术出版社,1996:475-476.
[2]付静仪,李璞.Scheuermann少年驼背的显性遗传[J].国外医学遗传学分册,1980,3:54.

第3节 Scheuthauer-Marie-Sainton 综合征

一、名称

Scheuthauer-Marie-Sainton 综合征即先天性锁骨颅骨发育不全综合征（cleidocranial dysplasia，CCD），又名 Marie-Sainton 综合征、Hulkerant 骨形成不全、Schenthaurer 综合征及骨－牙形成障碍，是一种少见的常染色体显性遗传性骨骼系统疾病。1978 年国际命名为 cleidocranial dysplasia（锁骨颅骨异形成，CCD）。1764 年 Martin 首先报道，1871 年 Scheuthauer 报道伴锁骨缺损的头盖的形成异常。

本病是一种先天性骨骼和牙齿发育不良畸形，有单发性和遗传性两类。为常染色体显性遗传病。定位于染色体 6p21 上的成骨细胞特异性基因 RUNX2 的杂合突变、基因缺失、基因插入是造成 CCD 的重要原因。

二、流行病学

本病是一种罕见的遗传病，出生发病率为 1∶10 万。该病具有明显的家族聚集性。

关于中国人 CCD 的报道最早出现于 1951 年，一位在南非的中国移民 Arnold 被描述为 CCD。基因检测分析证明了 runx 2 基因突变所致的单倍体不足是造成 CCD 的重要原因。一般认为与家族性和遗传性有关，有的报道达 62%。何顺青等报道有父女同患本病。

三、病理

1997 年Lee 等和 Mundlos 等同时证明核心结合因子 A1（Core Binding Factor A1：Cbfal）为 CCD 的致病基因，其定位于染色体 6p21，在成骨细胞的形成和分化过程中起重要的调控作用。邱正庆、王莹等的研究检出中国 CCD 患者存在 R190W、R255Q 等突变类型，证实 RUNX2 基因是中国 CCD 患者的致病基因，在中国患者中该基因的突变可能存在与国外患者相同的类型。主要累及膜化骨，是以颅盖骨骨化迟缓或骨化不全及颅缝闭合晚，锁骨发育不全或缺如为特征的全身骨化发育障碍。

四、临床表现

典型的临床表现为锁骨发育不良或无锁骨，囟门和颅缝增宽、延迟闭合或不闭合，身材矮小，出牙晚和恒牙数目增多等骨骼异常。此外，髂骨、肋骨、脊柱、肩胛骨、腕骨、踝骨和指（趾）骨异常也均有报道。Mundlos 指出当患儿同时具备锁骨发育不良或缺失、囟门未闭和恒牙数目增多时，几乎不需要与其他综合征鉴别。全身表现还有胸部呈鸡胸或圆锥状，肩胛骨较小，耻骨联合间隙增宽，身材矮小，幼年呼吸道及耳道反复感染等。

半数以上有家族史，性别间无明显差异。该病可在任何年龄发病。

主要特征如下。①锁骨：一侧或两侧锁骨全部或部分缺如，部分缺如者常见于肩峰端，也见于中三分之一缺如，可见假关节，一侧完全缺如者多见右侧。肩下垂且活动度大，双肩可做不同程度的并拢，肩胛骨短小或高位，喙突发育不全。锁骨缺损约 80%，呈双侧性对称的多，以肩峰端缺损多见。②颅面部：主要表现为膜内化骨发育不全、发育迟缓和软骨化骨（颅底）的骨发育停滞。短头畸形，前囟门延迟闭合或不闭合，骨缝开放，有缝间骨存在，颅顶平坦，前额及枕骨突出，蝶骨短及蝶窦小，前床突发育不良。面小，面中 1/3 凹陷，呈月牙状侧貌。鞍形鼻，双眼眼距过宽，鼻旁窦和颅突气化不良。③颌骨及牙齿：上颌骨发育不足，下颌骨大多发育正常。前牙反殆，乳牙滞留，恒牙萌出延迟、异位萌出或埋伏阻生，颌骨内有未萌出的多生牙和阻生牙。下颌升支变窄，前后缘平行，有时喙突与髁状突平行，喙突尖小，且常朝向后上方。下颌骨骨小梁粗糙，牙槽骨致密，下颌角畸形等。④胸廓：呈圆锥形，肋骨向下倾斜，可见鸡胸。少数可见肋骨缺如和骨化不全，有胸骨有不发育者。新生儿常因胸廓畸形而发生呼吸困难。⑤其他骨：如骨盆、脊柱等亦被侵犯，并易引起病理性骨折，身体发育障碍。骨盆可表现为骨化不全、延迟生长、缺损或变形，耻骨联合明显增宽，少数耻骨未完全骨化，髋臼扁平，股骨颈发育不良，可有髋外翻或髋内翻的情况，骨盆上口变形等；脊柱可见脊柱裂、椎弓发育不良及侧弯畸形等；四肢骨可表现为长骨细短或缺如（腓骨），两端出现骨骺，腕骨发育滞迟，踝关节畸形等表现。

五、诊断

本病诊断不难，主要依据特殊症状、体征与多骨 X 线检查即可确诊。必要时应与佝偻病、短小症、软骨发育不全、克汀病、成骨不全及外伤有关的锁骨缺如畸形等疾病进行鉴别诊断。然而,需要指出的是,锁骨颅骨发育不全综合征的临床表现与年龄有很大的相关性,故其早期诊断存在一定的困难。青春期前的CCD患者可能不出现诸如"月牙状"侧貌、多生牙等典型症状,医生应该通过第二恒磨牙与乳牙列同时存在、下切牙间有较大间隙、缝状骨的存在、下颌支及蝶骨发育畸形等特点对患者做出早期诊断,选择最佳的治疗时机进行治疗。

六、治疗

这些骨骼异常所造成的身体畸形给患者带来了沉重的生活压力和心理负担。矫形者可给予治疗。

参考文献

[1]園山昇.広範圍症候群(新订版)Scheuthauer-Marie-Sainton(dysostosis cleidocranialis)症候群[J].日本臨牀,1987,春季臨時增刊号,45:1319.

[2] 許斐博史. 広範圍症候群 (新订版)cleidocranial dysostosis[J].日本臨牀,1987,春季臨時增刊号,45:72.

[3]左志刚,胡敏.锁骨颅骨发育不全综合征的病因、诊断和治疗[J].现代口腔医学杂志,2009,23:655-657.

[4] 覃磊. 两个锁骨颅骨发育不全综合征家系的遗传学分析[D].长沙:中南大学,2010.

[5]丁伯福,刘卫红.锁骨颅骨发育不良综合征患者骨髓间充质干细胞及牙髓干细胞生物学行为研究[D].南京:南京医科大学,2011.

第4节 Schwartz-Jampel综合征

一、名称

Schwartz-Jampel 综合征(SJS)又称为 Schwartz 综合征、软骨营养不良性肌强直(chondrodystrophic myotonia)、软骨发育不良性肌强直综合征、先天性睑裂狭小伴全身肌病综合征、肌紧张特殊面容侏儒综合征、骨-软骨-肌营养不良症(osteochondromuscular dystrophy)、眼裂狭小-肌病侏儒综合征(blepharophimosis-myopathy-dwarfism syndrome) 等。1962 年由Schwartz-Jampel最先报道。临床以肌肉发育不良、全身关节僵硬、活动受限、特殊面容、躯干短小为主要特征。1983年国内陈婉琳等报道1例。

二、流行病学

本病为常染色体劣性遗传,部分为优性遗传。SJS为常染色体隐性遗传病,基因定位于1p34-p36,是类肝素硫酸蛋白聚糖2(HSPG2),编码基底膜蛋白多糖。

儿童常见,新生儿及怀孕期间出现也有报道。截至2010年,全世界文献报道的SJS有71例,其中SJS同胞患者仅有14对,包括5对姐妹、4对兄弟、5对男女同胞。本文报道的2例同胞患者为中国首次报道,为全世界报道第15对SJS同胞患者,但该病的患病人数很可能被低估。

三、病理

SJS病因尚不清楚,有人认为与黏多糖代谢异常有关,因而发生骨、软骨的发育障碍。本病患者尿中黏多糖含量也增多,其程度较轻。由于细胞溶酶体中缺乏水解黏多糖酶,导致黏多糖在细胞内分解代谢发生障碍而大量沉积于内脏、骨骼、肌肉、神经等组织中,并出现相应的临床症状。亦有人认为黏多糖参与黏蛋白的合成,而黏蛋白是结缔组织(骨、软骨、肌肉及各种纤维组织)的重要组成物质,因此一旦发生黏多糖代谢异常,必然影响这些组织的代谢功能,产生一系列症状。

还有人发现患者尿4-硫酸软骨素(C-4S)异常增多,故认为本病是4-硫酸软骨素尿的一种黏多糖异常疾病。因而本病证实系4-硫酸软骨素的代谢异常所致。

四、临床表现

SJS患者的临床表现多种多样,智力发育迟缓,新生儿发病的重症病例均有报道。骨异常:全身骨质疏松,颅骨发育不全和基底压迹,长干骨短小,骨龄幼稚,胸廓变形(多鸡胸),椎体扁平化,脊柱畸形(前后凸,侧凸),肩、肘、股、膝关节挛缩等,还有肌强直。有人从尿中发现黏多糖,本病与黏多糖症和肌强直有密切的关系。

SJS患者主要临床特点为特殊面容、骨骼畸形及肌强直。特殊面容主要以皱褶小嘴(80%)、表情固定(55%)及眼睑痉挛(32.5%)为特征。本文总结15对同胞SJS患者均具有特殊面容,因此特殊面容强烈提示本病的诊断。骨骼畸形主要包括脊柱侧弯、鸡胸、肘关节畸形、膝关节畸形及髋发育不良，与本文15对同胞患者相符合；影像学表现主要为骨质疏松、骨骺发育异常、长骨弯曲及椎体前方冠状裂等。肌强直表现为电生理性肌强直（95%），叩击性和紧握性肌强直（85%）及肌肉肥大（70%）。此外，身材矮小（90%）、肌酶增高（45%）及精神发育迟缓（25%）也很常见。SJS患者的临床还包括近视眼、白内障、高腭弓、耳位低、后发际线低、小头畸形及多毛症等。

因肌肉收缩致睑裂狭小，口唇缩拢，面容凝滞，咽及喉周肌肉肥大都是本病的特征。由此可引起音调异常，喉痉挛，吞咽困难，喂食时憋气，睡眠时呼吸暂停等症状。由于呼吸道结构异常及持续性肌肉收缩可致呼吸困难。Cook SP等报道因呼吸不畅，但因气管插管困难而死亡的SJS病例。患者，男性，8岁。打鼾或出现呼吸暂停，确诊为阻塞性睡眠呼吸暂停及低氧血症。行扁桃体切除及激光腭成形术。辅助呼吸用两种不同正压，鼾声消失，睡眠时呼吸好转。

五、诊断

SJS肌电图的特点突出，在静息、针运动及插入时，均出现自发、持续、高频放电，但并无波幅和频率的多变现象。

鉴别诊断应考虑：①Emery-Dreifuss肌营养不良；②强直性肌营养不良；③先天性肌营养不良Ullrich型。

六、治疗及预后

SJS患者主要是对症综合治疗，旨在减轻症状、预防或控制并发症；治疗关节挛缩、骨骼畸形及步态异常，需要物理治疗、职业治疗、矫形评估及手术治疗。目前卡马西平是最有希望的药物。此外，每天两次热水澡也有助减轻肌强直。婴儿期使用卡马西平能持续改善肌强直、减轻胸廓变形和挛缩。因此，及时识别和治疗SJS能提高患者的生活质量、延缓骨骼畸形、防止呼吸暂停等并发症出现。

SJS症状的进行性不明显，预后良好。

参考文献

[1]纳光弘.広範圍症候群（新订版）Schwartz-Jampel症候群[J].日本臨牀，1987，春季臨時増刊号，45：263.

[2]闫欣，胡洪涛，马志刚，等.Schwartz-Jampel综合征临床特点分析（附首组国人家族同胞病例报告并文献复习）[J].中风与神经疾病杂志，2010，27：909-913.

[3]于子龙，王薇.Schwartz-Jampel综合征中的阻塞性睡眠呼吸暂停现象[J].国外医学·耳鼻咽喉科学分册，1998，22：301.

[4]洪庆成，江敬铭.儿科综合征[M].天津：天津科学技术出版社，1996：479.

第5节 弯刀综合征

一、名称

弯刀综合征（scimitar syndrome，SS）又称为镰刀综合征、笔刀综合征、右肺静脉异常连接综合征。本病于1960年首先由Neil等报道，因异常肺静脉在X线片显示特殊的血管影像，形状如古代武士佩带的弯刀而得名。它是一组包括右肺发育不全、右肺静脉畸形引流至下腔静脉和心脏右移似右位心在内的先天性心肺血管发育异常的病例，有时可合并其他心血管系统的异常，如由体循环向肺异常供血等。

二、流行病学

SS的病因不明，但具有明显的家族性，常见连续两代发病。多数学者认为SS是由于在胚胎期一度存在的，而后又因逐渐消退的肺静脉丛和大静脉系统及卵黄静脉系之间的连接发生了永久性的残留所致。而右肺发育不全或心脏向右转位，是由于右肺的异常反流静脉的阻塞性因素所造成，体循环向右肺发生异常的供血与肺的隐居现象机制相似。本病的病理生理变化均与肺静脉反流异常所造成的“左向右分流”有关。

三、临床表现

SS男女均可患病，但女性较男性发病约高2倍。发病年龄最常见于10~20岁之间，亦可出生后就患本病。可有反复发热、咳嗽、胸痛、疲劳和肺炎的病史，常有不同程度的呼吸困难，易反复发生右肺感染，可导致支气管扩张，部分患者因发育障碍造成躯体短小。

心血管损害：由于右肺静脉畸形引流，导致心浊音界和心尖冲动右移，有时甚至误认为右位心。可于胸骨左缘第2肋间闻及喷射性收缩期杂音，如杂音广泛，应注意有无其他先天性心脏病的可能性。常见的先天性心脏畸形有房间隔缺损、法洛四联症、右位心。

桥本昌树等报道1例合并肺隔离症的SS。患者，女性，30岁，以背痛就诊，胸部CT发现异常血管。肺动脉造影和大动脉造影显示，自右肺回流大静脉的scimitra vein和自下行大动脉流入右肺S7的异常动脉，分流率39%。行右下叶切除和异常血管结扎。故常见的临床表现为右下叶发育不全、支气管走行异常。

四、诊断

1965年Halasz提出3项诊断标准，可供参考：①右肺发育不全；②X线检查显示沿右心缘有肺静脉弯刀状阴影；③心脏向右移位，状似右位心。

高勇安等分析24例镰刀综合征心血管造影征象。24例心血管造影示全部或部分右肺静脉异常引流，分别为17例和7例，异常引流静脉近端局限性狭窄9例，其中2例异常和正常引流静脉间有侧支吻合，右下肺异常体动脉侧支供血18例。并存各种心脏病变者18例，马蹄肺6例，右下肺肺隔离症3例，下腔静脉闭锁和狭窄分别为2例和1例。右下肺异常体动脉侧支和心脏病变是患者严重症状和肺动脉高压的主要因素。除肺隔离症外，经导管栓塞异常体动脉侧支可使患者明显受益，异常引流静脉狭窄具有限制血液分流的作用。

五、治疗及预后

有右肺静脉完全异位引流至下腔静脉者应行手术，移植至左心房。右肺静脉部分反流至下腔静脉者，视分流量大小而定，大者考虑手术，小者可不手术。

本病预后取决于肺静脉畸形引流，所造成的肺静脉分流与受阻情况，如果50%以上肺静脉血注入右心，则婴儿出生后立即死亡。Brody报道60%的病例，仅发生部分血液分流，因而多数患者尚可维持生存。

参考文献

[1]洪庆成，江敬铭.儿科综合征[M].天津：天津科学技术出版社，1996：480-481.
[2]高勇安，P E Burrows.24例镰刀综合征心血管造影征象分析[J].中华放射学杂志，1994，18：692-693.
[3]桥本昌树，多久和辉尚，奥村好邦，ほか.肺分画症を合併したScimitar症候群の一手術例[J].日呼外会誌，2010，24：808-812.

第6节 前斜角肌综合征

一、名称

前斜角肌综合征（scalenus anticus syndrome）又称为Naffziger综合征。自1935年Ochsner、Gagc和Dcbakey对其正式命名。

二、流行病学

前斜角肌综合征在国内并不少见，但报道甚少。可以认为前斜角肌综合征是引起颈臂痛的重要病因。

三、病理

由于各种原因引起前斜角肌水肿、增生、痉挛并上提第1肋骨，导致斜角肌间隙狭窄，卡压穿行其间的臂丛神经及锁骨下动静脉而引起相应临床症状的疾病。近年来，随着研究的深入，逐渐认识到本病是引起颈臂痛的重要原因。

四、临床表现

胸廓出口受压迫的骨性原因有颈肋、第1肋骨、锁骨，有时第2肋骨；肌性原因有前斜角肌、中斜角肌、锁骨下肌、胸小肌，有时与小斜角肌，覆盖肺尖表面的Sibson肌膜也有关。

症状与体征：主要表现为不同程度的上肢血管神经压迫症状，整个病程呈慢性进行性发展，早期以臂丛神经受压为主，只有局部病变发展到一定程度才会出现血管受压症状。

1.神经

以手掌尺侧的放射性疼痛为最早出现的症状且常见。有的可累及到整个上肢、肩背和颈部，常以劳累及搬抬重物时诱发，休息或上抬肩部可缓解。随病情进展，发生尺神经支配区的感觉过敏、灼热或麻木感。病程稍长即出现上肢无力和肌肉萎缩。以手的握力下降为主。肌肉萎缩多数发生在手的骨间肌和鱼际肌，少数患者呈典型尺神经麻痹,表现的爪形手。尺神经支配区或整个手掌浅感觉减退,手指及腕部肌力减弱,上肢腱反射减弱,锁骨上窝处常有压痛,按压此处上述症状加重。

2.血管

多发生于病程后期,动脉受压表现为缺血性改变,症状为患肢胀痛,尤其夜间较重,苍白、发冷、间歇性上肢乏力,偶伴有雷诺现象。静脉受压表现为上肢的瘀血水肿,静脉怒张,桡动脉搏动较对侧减弱,甲床循环变慢,患肢温度降低。

五、诊断

本病易误诊为颈椎病、末梢神经炎、肩关节周围炎、肌萎缩性侧索硬化、脊髓空洞症等。

陈德松提出的标准:①颈臂疼痛、麻木、酸胀无力、畏凉,感觉异常、活动不利等病史;②感觉障碍以前臂内侧、环小指、斜角肌间隙压痛明显,并向上肢放射,可伴有患肢肌力减弱、肌萎缩、腱反射减弱或未引出;③ 5 项症状激发试验(肩外展试验 Wright 征、斜角肌挤压试验 Adson 征、上臂缺血试验 Roose 征、肋锁挤压试验 Eden 征及锁骨上叩击试验 Moslcge 征)中的 3 项或 3 项以上阳性;④颈椎正侧位 X 线片未见颈肋、胸肋异常、第 7 颈椎横突过长等先天畸形。

六、治疗及预后

目前以手术疗法为主。张振兴等病例多采用前斜角肌切断术,此手术的关键是:①勿损伤膈神经、臂丛神经和颈部动静脉;②一定要在前斜角肌的肌膜内分离和切断肌肉(连同肌肉深部的粘连带)。25 例手术治愈 17 例,好转 8 例。

参考文献

[1]飯田光男. 広範圍症候群(新订版)前斜角筋症候群[J].日本臨牀,1987,春季[臨時增刊号,45:296.
[2]张振兴,钱捷,魏本来.前斜角肌综合征(附 25 例分析)[J].山东医药,1987,27(7):27-29.
[3]孟治国,余庆阳.前斜角肌综合征的 CT 诊断[J].实用手外科杂志,2006,20:21-22.

第 7 节 Seckel综合征

一、名称

Seckel 综合征(Seckel syndrome)又称为塞克尔综合征、鸟样头 - 侏儒综合征、鸟头侏儒症(bird-headed dwarfism)、小头综合征(nanocephaly)、Virchow-Seckel 综合征等。1959 年由 Mann 和 Russel 首先记载,1960 年 Seckel 首先详细报道,并提出本病的诊断名称为鸟头侏儒症。其特征为侏儒样体形和头面部畸形酷似鸟头。

二、流行病学

本病为常染色体隐性遗传(AR),发病率为 1∶10 000,杂合子频率为 1∶100。但从 1960 年首次发现,至 1982 年仅报道约 60 例,与实际发病率相比可能相差很大。

三、病因及病理

本病的病因未明,属常染色体隐性遗传病。是由于患儿宫内发育障碍,出生后发育迟缓所致。病理检查示脑小呈原始回纹状、肾脏小而异位,可有肝脏畸形等。

四、临床表现

患儿在出生时即发病,男女均可患病,表现为低体重,仅 500~2000g,身长 35~45cm、不生长,最终身长多不超过 90~110cm。精神迟缓、性情柔和等。常呈侏儒状,有小头畸形,因伴有突出的钩状鼻,构成“鸟头样”畸形而得名。

眼部表现有小眼球、眼距过宽、眉毛部分缺损、视力差、远视、交替性斜视、视盘发育不全、双眼黄斑部缺损、色素沉着和脐状凹陷等。

此外,可有毛发稀少、短臂、爪样手、足畸形、齿列过度拥挤、腹部膨胀、胸狭小、肋串珠、髋关节脱臼、生殖 - 泌尿道 - 肛门共通道等。

陈文静报道合并先天性心脏病与肺心病的鸟头侏儒综合征 1 例。患儿,男,13 岁,咳喘 10 天,一天来加重入院。体重 17.5kg,身高 123.5cm,头围仅 45cm,胸围 65cm,发育营养差,能发声,不会说话。鼻甚大,明显向外伸长，鼻尖突出如鸟嘴样，下颌退缩，腭弓高。胸廓呈桶状及鸡胸状，呼吸时胸骨上窝、锁骨上窝及肋间隙凹陷，双肺满布哮鸣音及细小水泡音。胸部透示肺气肿、肺心病。心脏扇扫显示肺动脉增宽，肺动脉瓣口波消失，血管提前关闭，右心房、右心室增大，右心室壁增厚。诊断为房间隔缺损，肺动脉高压，二尖瓣脱垂。因不会说话，无法测智商。随诊 1 年后患儿死亡。

五、诊断

主要诊断标准有：①身材矮小，但上、下部量成比例；②以小头围为特征的智力与心理运动发育障碍；③典型的鸟状面容，前额小而后缩，双眼球大而外突，鼻长而尖，明显外突，如鸟嘴状，下颌小而内缩，双耳后贴且发育不良；④可伴其他各种先天性心脏病及由此诱发的反复性肺部感染等。此外，有些 Seckel 综合征的患儿还具有一些其他异常的体征。

六、治疗及预后

本病应对症治疗。本病自身并无生命危险，患者可存活到成人或高龄。曾有报道活到 78 岁的病例。

参考文献

[1]洪庆成，江敬铭.儿科综合征[M].天津：天津科学技术出版社，1996：484.

[2]陈文静.合并先天性心脏病与肺心病的鸟头侏儒综合征 1例报告[J]. 大连医科大学学报，1996，18：70，72.

第 8 节　继发性抗体缺乏综合征

一、名称

继发性抗体缺乏综合征（secondary immunologic deficiency syndrome）。凡由感染、恶性肿瘤、自身免疫性疾病、脏器移植（免疫抑制疗法）等因素引起机体细胞性或体液性免疫功能减退并导致感染的状态，即称作继发性抗体缺乏综合征。本病不包括各种先天性免疫不全性疾病。近代的免疫学理论认为细胞性免疫和体液性免疫分别由 T 细胞与 B 细胞来互相配合而完成，而这种不同的淋巴细胞亚群又由骨髓干细胞支配。因此，在考虑本病的范围时，不仅要由狭义的中枢性或周围性淋巴组织的病变来认识，还应对免疫球蛋白的受累（消失或异常亢进所致低免疫球蛋白血症）予以统一考虑。

二、病理

继发性免疫不全综合征的分类。

①淋巴系统的肿瘤[a.慢性淋巴性白血病、淋巴肉瘤、网状细胞肉瘤；b.霍奇金病、结节病；c.骨髓瘤、原发性巨球蛋白血症，重链病、单细胞株丙种球蛋白病（可能系恶性疾病）]；②自身免疫性疾病（Sjögren 综合征、类风湿关节炎等）；③人矮小病；④免疫抑制治疗（a.X 线片照射；b.免疫抑制药物；c.抗淋巴细胞血清）；⑤病毒感染；⑥脾摘除；⑦蛋白质丧失综合征（a.蛋白质丧失性肠病；b.肾病综合病征；c.鳞片样脱皮性皮肤炎）；⑧内分泌疾病（Cushing 综合征等）；⑨异化过剩状态（肌紧张性肌营养不良）；⑩营养缺乏；⑪癌症；⑫老化；⑬其他类。

三、临床表现

①具有原发病的症状与体征；②在原发病的经过中，反复出现感染并不易控制，尤其发生白色念珠菌和革兰阴性杆菌的感染。

四、诊断

诊断要点：①参考病史和反复罹患不易控制的感染（消化道、呼吸系统、皮肤、败血症等），应怀疑有本病的可能；②测血清蛋白，特别是免疫球蛋白分类定量，有助于对体液性免疫不全的诊断；③细胞免疫功能测定（结核菌素试验，植物凝集素试验，T 细胞、B 细胞定量分析，玫瑰花结试验等），显示功能减退；④根据病史和后者独有的临床表现及免疫学检查，不难鉴别原发性或先天性免疫功能不全；⑤对是否存有并发的自身免疫性疾病和肿瘤，要经过系统的检查予以确定。

五、治疗及预后

①对原发病要予以积极的治疗，如对淋巴系统的肿瘤，要采取化疗、放疗与手术相结合的措施，力争予

以根除,以解脱免疫机制所遭受的损害;②要停用或改换免疫抑制疗法;③对出现的继发感染,要针对病原予以得力治疗,采取抗生素和增强免疫能力的综合措施。

参考文献

[1]张永增.内科综合病征[M].沈阳:辽宁科学技术出版社,1985:717-720.

第9节 Seigal-Cattan-Mamon 综合征

一、名称

Seigal-Cattan-Mamon 综合征又名家族性地中海热综合征(familial mediterranean fever,FMF)、良性阵发性腹膜炎综合征、周期病、淀粉样周期病、复发性多浆膜炎、家族性阵发性腹膜炎综合征、发作性多浆膜炎、家族性复发性多浆膜炎。是一种以急性自限性发热合并胸膜炎、腹膜炎和关节炎为特征的遗传病。病情发作间隔不规律,也不能预期,故非真正的周期性。

FMF 最早于 1945 年由 Siegal 首先报道。该病以反复发作的高热伴浆膜炎为特征,一次典型发作通常持续 1~4 天,发作频率从 1 周 1 次至 1 年数次不等,最严重的并发症为淀粉样变性,主要累及肾脏,可致慢性肾衰竭。

二、流行病学

本病主要见于地中海和中东血统的患者。本病属单个常染色体隐性遗传,男与女患病患病比例为 3:2。

美国的家族性地中海热病例,种族不一,包括很多不同背景的犹太人、亚美尼亚人和其他种族,但都很少发生淀粉样变性的并发症。

FMF 是一种常染色体隐性遗传病,其致病基因是定位于 16p13 的 MEFV 基因,该基因由 10 个外显子组成,编码由 781 个氨基酸构成的 marenostrin-pyrin 蛋白。MEFV 基因的 5 个主要突变为外显子 10 上的 M680I、M694V、M694I 和 V726A,以及外显子 2 上的 E148Q。

三、病理

本病病因不明。急性发作时的病理改变为非特异性。腹膜、胸膜和关节腔等处浆膜渗出液中主要含有多核白细胞。浆膜面(如腹膜)活检所见为急性炎症。炎症发作能引起继发粘连,而腹内粘连则可能引起机械性肠梗阻。

最突出和性质严重的组织病理学改变是曾见于某些家族性地中海热病例的淀粉样变性。各脏器的小动脉内层和中层及小静脉的内膜下区皆有淀粉样物沉积。实质组织中淀粉样物的分布很有特色,肾小球、肾上腺、脾和肺泡间壁等处都广泛受累,而肝窦和心肌则不受累及。

四、临床表现

在发病前,患者表现和自我感觉皆良好,多数病例都在 10~20 岁时发病,少数可早至婴儿期,或迟至 50~60 岁。急性发作为时不长,一般持续 24~48 小时,偶可数日。非发作期表现正常。发作持续时间特别是发作频率,不仅因人而异,同一患者亦有很大不同。如妊娠期间不会发作,分娩后又可复发。

多数病例的急性发作皆以发热为其特征,可高达 39~40℃。少数病例发热可出现无浆膜炎症状,但一般都有腹膜炎、胸膜炎或关节炎的典型表现。95%病例以腹膜发作最为常见。症状轻重差异悬殊,重型发作时,腹痛先由局部开始,以后遍及全腹,并更加剧。可伴有腹胀、强硬、反跳性压痛和肠麻痹。腹部 X 线片检查可显示小量液体平面和肠壁水肿。有时亦有恶心呕吐。以上表现实与性质严重的急腹症无异,很多病例都做过剖腹手术,有些甚至不止一次。

75%~85%病例的发作有如急性发热性胸膜炎而有胸痛(常为一侧性)、呼吸音减低和少量胸水等特征。

如有关节炎发生,一般都累及一个大关节,特别是膝,通常持续不过数日,但亦可延续数月(罕见)。约 25%病例有丹毒样皮肤损害,局部红肿、疼痛(痛区相当局限),一般都在膝部以下发生。淀粉样变性是本病最严重和令人生畏的并发症,病情不断进展,常使患者死于肾衰竭。

五、诊断

具有适合种族背景的人,如出现典型的复发性、自限性发作,诊断应无困难。问题是往往没有想到这一诊断。

六、治疗

提示发作的最早征兆出现时,即应给予秋水仙碱治疗。有些患者经此治疗发作可望中止。剂量为0.6mg每小时一次,4小时后改2小时一次,又经4小时后再改12小时一次,再用2天。本品治疗此症的机制尚未肯定,估计与其干扰炎症反应的细胞期有关。

多数病例预防性应用秋水仙碱,可使急性发作的次数减少。本品0.8mg,每日3次口服,最为有效,如出现胃肠症状,可改为每日2次。由于家族性地中海热为一终生性疾病,而使用秋水仙碱治疗可能导致精子缺乏和染色体异常,故预防疗法收效后,应将维持剂量并逐渐减到最低有效量。最令人瞩目的是,长期使用秋水仙碱治疗,可使易感患者不易发生淀粉样变性。

七、预后

中东患者发生淀粉样变性者,预后极差,患者几乎难免一死,一般皆死于肾衰竭。肾移植者虽有尝试,但有数例又在植入的肾上发生淀粉样变性。

参考文献

[1]Anthony S,Fauci.《希氏内科学》(17版)选译.其他遗传病,209家族性地中海热[J].江西医药,1987(6):583-584.

[2]周若雯,马雄,陈萦晅,等.中国成人家族性地中海热1例[J].胃肠病学,2012,17:381-382.

第10节 早期衰老综合征

一、名称

早期衰老综合征(senilism syndrome)又称为早老症(Progeria)、Hutchinson-Gilford综合征、儿童型早老症 (Hutchinson-Gilfordprogeria syndrome,HGPS)、Gil-ford综合征、早衰综合征、早老矮小病等。本病由Hutchinson于1886年首先描述,1904年Gilford又做进一步描述,以后文献中称本病为Hutchinson-Gilford综合征,国内1981年王开伯等报道1例,1982年林庆综合报道过6例。是一种少见的侏儒症,以童年表现老年面貌和动脉硬化为特征。

二、流行病学

是否有遗传因素尚不清楚,可能为常染色体隐性遗传或显性遗传。1915—1967年期间,美国有1.45亿人出生,其中18人罹患HGPS,平均发病率为1∶800万。

三、病因及病理

HGPS是由于编码A/C型核纤层蛋白的LMNA基因发生点突变而引起。这个突变激活了基因11号外显子上一个隐蔽的剪接位点,产生了一种被截短了50个氨基酸的A型核纤层蛋白。最近研究发现,HGPS患者的细胞核结构与功能发生了各种异常,主要表现在:progerin(A型核纤层蛋白前体肽链上被切除了50个氨基酸。这个被截短了的A型核纤层蛋白前体,通常称为progerin)蓄积与核变形、细胞核机械性质的改变、组蛋白修饰方式与外遗传控制的改变、基因表达调控异常、p53信号传导通路激活和基因组不稳定等方面。

四、临床表现

生长发育在第一年内稍差,自第二年起明显缓慢,在10岁左右仍如四五岁小朋友的体重与身长,但智力发育良好。

根据De Busk总结病例,将症状及体征归纳为必备及经常出现以下两类。

1.必备症状

身材矮小、体重轻、性发育不成熟、皮下脂肪减少、颅面不成比例、面部较小、小下颌、头皮静脉显露、脱发、眼凸、出牙延迟或牙齿畸形、锁骨短小,胸廓呈梨状、四肢瘦小、关节僵硬、行走时拖曳,两腿向两侧分开,呈“阔底步态”。

2.经常出现的症状

皮肤薄、干燥、弹性差、多皱纹、有棕色斑点、浅层静脉显露、前囟门闭合迟、无眉毛及睫毛、钩形鼻、扇风耳、无耳垂、声音弱、音调高和指甲发育不良等。

3.心血管损害

主要表现为5岁以后可出现高血压,广泛而严重的全身动脉粥样硬化,如主动脉、冠状动脉、脑动脉及肾动脉粥样硬化。心脏逐渐扩大,出现冠状动脉硬化性心脏病,可导致心绞痛和心肌梗死。血清脂蛋白增高,心电图可显示冠状动脉供血不足。

本病X线片表现为骨质稀疏、脱钙、骺端肥大、干骺愈合提前、锁骨小,有时由于骨分解而消失,指(趾)节末端有时不显影。

五、治疗及预后

本病无特殊治疗方法。预后较差,患者一般活到10~20岁,常死于肺部感染、冠状动脉闭锁、心肌梗死或脑血管病变。

参考文献

[1]洪庆成,江敬铭.儿科综合征[M].天津:天津科学技术出版社,1996:485-486.
[2]张锦铭,胡传根,王苏鸣,等.儿童型早老症的特征与病因研究[J].优生与遗传,1990(3):15-20.
[3]曾涛,刘新光,周中军.早老症(HGPS)的发病机制与治疗策略[J].生物化学与生物物理进展,2007,34(7):687-694.

第11节　重症联合免疫缺陷病

一、名称

自1962年Bruton首次报道1例原发性免疫缺陷病以来,目前已发现近30种。重症联合免疫缺陷病(severe dombined immunodeficiency,SCID)是一种罕见的先天性免疫缺陷疾病,以严重的T细胞和B细胞功能缺陷为特征。患者自身不具备免疫系统,只能在完全无菌的条件下生存,因此又称“气泡儿童”,是细胞性或体液性免疫能力先天的重度受侵所致的免疫功能不全症。

二、流行病学

在新生儿中的发病率约占1/10万。原发性免疫缺陷病可分体液免疫缺陷、细胞免疫缺陷及联合免疫缺陷,各占免疫缺陷病的50%~75%、5%及15%~25%。

SCID主要分为两种类型:常染色体隐性SCID及X连锁的SCID(X-SCID)。常染色体缺陷型SCID根据突变基因的不同可分为3种类型:①腺苷脱氨酶(ADA)缺陷型SCID(ADA-SCID),占SCID患者总数的1/4;②酪氨酸激酶(JAK3)缺陷型SCID;③RAG-1或RAG-2缺陷。

原发性免疫不全综合征的患儿恶性肿瘤发生率为3.2%,比一般小儿发生率高400倍。各种原发性免疫不全综合征的合并率也有一定差异,其中以齐-东氏综合征和运动失调性毛细血管扩张症(AT)最高。

三、病理

谭汉君等报道4例。3例共同特征为胸腺组织明显萎缩,重量为1~1.5g,镜下胸腺小叶结构消失。淋巴细胞明显减少,或无淋巴细胞。肠固有膜及黏膜下淋巴细胞稀少,无淋巴小结形成。淋巴结结构消失,仅见网状细胞构架,其中无淋巴细胞,脾小体内淋巴细胞明显减少。1例心肾有多发脓肿,死后例1、2心血培养为绿脓杆菌,例4锁骨上下、主动脉旁、肠系膜等淋巴结明显坏死,但结构仍隐约可见,坏死周围无炎细胞浸润。抗酸染色见密集的阳性杆菌,肝肾组织中见多数慢性肉芽肿形成,无中央坏死及朗格汉斯巨细胞,仅有稀少的上皮细胞,抗酸染色亦见大量阳性杆菌。

四、临床表现

SCID患儿出生后最初的发育似乎正常,然而几个月后就开始经常发生腹泻、肺炎、耳炎、脓毒症、皮肤感染等疾病,患病后开始变得极度消瘦,且机会性致病菌如白色念珠菌、肺孢子菌肺炎、水痘、巨细胞病毒、卡介苗的持续感染均可导致SCID患儿的死亡。

谭汉君等报道4例的特点。①家族史或近亲结婚史,如例2、3为两姐妹,例1、4父母为近亲结婚。②自婴儿期起对细菌、病毒、真菌易感,例3出生后3个月开始反复腹泻及呼吸道感染,1岁时患严重的口腔、咽喉、肺、皮肤白色念珠菌感染,例4出生后25天患肺炎,迁延8个月直至死亡,病理显示间质性肺炎常腹泻,大便培养为大肠杆菌。③对活疫苗接种产生致死的反应,例1、2种牛痘后发生全身性坏疽痘,最后死于绿脓杆菌败血症。④胸部X线片未见胸腺影。⑤实验室检查符合T、B淋巴细胞功能缺陷。⑥病理所见:胸腺、淋巴结、脾均未发育或发育不良,淋巴细胞稀少或缺如。⑦均于1岁内死亡。

Hlzing等报道70例,肺炎占89%,腹泻86%,鹅口疮79%,皮肤受累67%,败血症57%。皮肤黏膜感染的病原体多为真菌,肠道为大肠杆菌及沙门菌属,多为肺孢子菌肺炎。

骨病变者,X线上肋骨前端杯状变形、骨盆骨异常、扁平椎体等。

五、诊断

通过检测淋巴细胞亚群及TREC有助于快速进行实验室诊断,检测方法简单,实验结果可靠,有利于早期识别SCID患儿。基因突变分析有助于明确诊断和有效的免疫重建,提高造血干细胞移植的存活率。

六、治疗及预后

随着基因疗法研究的兴起和深入,SCID的治疗有了进展,其中包括骨髓移植、胎肝及胸腺移植。至1982年骨髓移植已有近100例成功的报道。不予治疗,预后不良。

参考文献

[1]四宫範明,小林登.広範圍症候群(新订版)ADA欠損とを伴ったSCID[J].日本臨牀,1987,春季臨時增刊号,45:1008.
[2]马明,黄亚红.SCID及其基因疗法[J].生命的化学,2008,28(1):75-77.
[3]谭汉君,张澍,纪小龙.严重联合免疫缺陷病4例报告(附3例尸检)[J].北京医学,1982,4:347-349.
[4]小林登.原发性免疫不全综合征与小儿恶性肿瘤[J].国外医学肿瘤学分册,1988,15:47-48.

第12节 发热伴血小板减少综合征

一、名称

发热伴血小板减少综合征(severe fever with thrombocytopenia syndrome,SFTS)。2006年我国河南发现首例人粒细胞无形体(HGA)后,安徽、湖北、山东等其他省份陆续有疑似病例发生,国家疾病控制中心开展了HGA感染监测,但大部分病例未检测到无形体特异性核酸或抗体。2009年在河南患者标本中分离到1株新型布尼亚病毒,2010年从河南、山东、安徽、湖北、江苏、辽宁6个省份地区的患者血液中通过细胞培养和病毒RNA的检测,分离到20株同种病毒,并解析了11株病毒全基因组的信息,结合电子显微镜形态学分析,确定为SFTSV或淮扬山病毒(huaiyangshan virus,HYSV),并暂时将该病命名为SFTS,也有人称之为发热伴血小板和白细胞减少综合征。

SFTS以发热伴血小板减少、感染中毒症状、多器官功能损害为主要临床特征,病死率为12%~30%。

二、流行病学

SFTS主要传播途径为蜱虫叮咬,人类可通过蜱虫叮咬而得病,但大多数临床病例没有明确被蜱虫叮咬史,与调查结果一致,感染潜伏期一般7~14天。

徐哲等的研究显示,该病以50岁以上患者为主,未见学龄前儿童发病患者。多居住在丘陵地带和山区,大多数患者(78.2%)无明确蜱虫叮咬史,但发病前2周均有林区、草丛等野外活动史或田间劳动史,这一点可能与蜱虫叮咬人的特性有关,刺激性小,蜱虫隐藏在皮肤褶皱等部位,叮咬后多数人无明显过敏反应。该病发病时间为4~11个月,其中7个月发病的病例数最多。地区分布具有聚集性,潜伏期最短为3天,最长21天,平均6~8天。14例(3.32%)有家庭聚集的现象,6例(1.42%)发病前有SFTS患者血液密切接触史,均在接触过患者血液后7~8天发病,为疑似人传人形式传播的二代病例。

三、病因及病理

布尼亚病毒具有泛嗜性,侵犯血液系统及心、肝、肾、肺、消化道等脏器,可能是重症SFTS患者造成多器官衰竭的原因。布尼亚病毒是一种负链RNA病毒,可感染多种动物,并能在鸟类和哺乳类动物中生长。

四、临床表现

Gai等认为,发病第1~7天为发热期,第7~13天进入多器官功能障碍期,死亡多发生于此期间。而本组患者的病情进展则更迅速,平均在发病后的第5天入院,入院之初即有血液系统、肝脏、肾脏、心肌等多脏器功能损害的表现,并快速出现神经系统损害的症状及出现凝血功能障碍,在发病后平均9天内死亡。

徐小雯等回顾性分析21例死亡病例的临床特点和实验室检测结果。结果:71.4%的患者有基础性疾病,发病到死亡平均时间为9天。主要临床表现为发热(100%)、厌食(90.5%)、乏力和肌肉酸痛(85.7%)、恶心和呕吐(61.9%)、头痛和头晕(42.9%)等;90.5%的患者在病程中出现神经系统损害,52.4%有肺部感染,47.6%出现出血的症状。

徐哲等报道病例均有发热,大多数(78.91%)为高热,多表现为稽留热;中等程度发热占17.06%,低热占4.03%。咳嗽和咳痰多见于原有慢性呼吸系统疾病或继发肺部感染的患者。

袁春等报道253例。咳嗽(15%)、咳痰(12%),多见于原有呼吸系统疾病,如慢性支气管炎、慢性阻塞性肺疾病、支气管哮喘或继发肺部感染的患者,咯血(5%);67例患者胸片提示肺部感染、慢性支气管炎或肺气肿,58例胸部CT检查提示支气管炎、肺部感染或肺气肿,胸腔积液45例,肺出血8例。

程健等报道1例并有侵袭性肺曲霉病。本例患者处于SFTS急性期,在支气管哮喘得到控制的情况下,痰培养先后报道铜绿假单胞菌和曲霉菌的生长,虽然首先考虑铜绿假单胞菌所致肺炎,但在抗菌治疗后咳嗽、咳痰虽未加重,却出现咯血,且肺部CT提示病灶出现进展,多次痰涂片均找到真菌,血清G试验呈强阳性,GM试验治疗后阳性。

五、诊断

彭霞等报道2011—2012年的45例患者的胸部病变CT表现。起病时其胸部CT表现主要是两肺肺纹理增粗、模糊,支气管末梢呈点状(“树芽样”影),小叶中心呈多个小点状影,末梢细支气管扩张,并且在周围渗出、感染,肺周围部分可局限性融合成小片状影,部分患者两肺呈蜂窝样表现,小叶间隔增厚,近胸膜下少许间质纤维化。①闭塞性细支气管炎为主要表现15例;②两肺大范围感染10例;③肺出血3例;④双侧胸膜下线增粗25例;⑤胸腔少量积液20例;⑥纵隔及腋窝淋巴结增多、增大30例。

SFTS的诊断主要依据流行病学史(流行季节在丘陵、林区、山地等地工作、生活或旅游史等或发病前2周内有蜱虫叮咬史)、临床表现及实验室检查综合分析。

徐小雯等报道所有患者血小板降低,81.0%的患者外周血白细胞降低,79.2%的患者出现蛋白尿;81.0%的患者ALT升高,90.5%的患者AST升高。

六、治疗及预后

对于SFTS目前尚无特异性治疗手段,主要为对症支持治疗。

呼吸、循环衰竭为主要死亡原因。徐小雯等报道病例病情进展迅速,最终14例因呼吸、循环衰竭,经抢救无效死亡,另有7例因家庭经济困难,自动放弃治疗出院,出院时5例已出现多器官功能衰竭,1例有急性呼吸衰竭,后经病例追踪,确认死亡。

丛丽娴等报道病例死亡原因:多器官功能衰竭5例,呼吸衰竭2例,肺出血2例,肺部感染3例,上消化道出血1例,弥散性血管内凝血1例。

参考文献

[1]徐小雯,姜梅,刘靖宇,等.发热伴血小板减少综合征21例死亡病例临床分析[J].传染病信息,2016,29:41.
[2]丛丽娴,姚玉荣.发热伴疾病预防与临床血小板减少综合征死亡病例临床资料分析[J].公共卫生与预防医学,2016,27:104.
[3]吴利群,王荃.发热伴血小板减少综合征研究进展[J].解放军医药杂志,2012,24:64-66.
[4]徐哲,崔宁,陈威巍,等.422例发热伴血小板减少综合征临床特点分析[J].传染病信息,2015,28(1):28-32.
[5]孙立平,童巧霞,揭盛华.发热伴血小板减少综合征研究进展[J].中国媒介生物学及控制杂志,2014,25:87-89.
[6]彭霞,李伟.发热伴血小板减少综合征胸部病变的CT表现[J].实用医药杂志,2014,31:599-601.
[7]袁春,崔宁,王炳军,等.253例发热伴血小板减少综合征的临床表现特征[J].中国现代医学杂志,2011,21:3413-3417.
[8]程健,魏洪霞,池云,等.发热伴血小板减少综合征并侵袭性肺曲霉病一例及文献复习[J].中华实验和临床感染病杂志,2013,7:118-120.

第13节 Sezary综合征

一、名称

Sezary综合征(Sezary syndrome,SS)是以皮肤为原发损害部位的一种T细胞型非霍奇金淋巴瘤,又称为“皮肤恶性T细胞淋巴瘤”。该病于1938年由Sezary及Bouvrain首先报道并命名,又称为T细胞淋巴瘤性红皮病或T细胞红皮病。

以红皮病、淋巴结肿大和外周血中出现肿瘤性T

淋巴细胞为特征，在终末期所有内脏器官均可累及。肿瘤性 T 细胞具有脑回样核。此病传统上被认为是蕈样肉芽肿病(Mycosis fungoides,MF)的变异型,但目前 WHO-EORTC(世界卫生组织和欧洲癌症研究与治疗组织)把 Sezary 综合征和 MF 看作是两种独立的疾病。

二、流行病学

Sezary 综合征约占皮肤 T 细胞淋巴瘤的 2.5%。以前资料显示,SS 大部分发生于 40~60 岁,男女发病率相当。文献认为,该病主要发生于 60 岁左右的人群,且男性患者占绝大多数。该病有时也可发生于儿童。其他文献报道的病例中,通常外周血 WBC 为(10~30)$\times 10^9$/L,骨髓象中淋巴细胞不超过 50%。

1984—1998 年中国医科院肿瘤医院共收治原发性皮肤淋巴瘤 43 例,所有病例均经病理诊断。其中 T 细胞来源 34 例,B 细胞来源 4 例,5 例未分型。按国际分类,T 细胞淋巴瘤中蕈样肉芽肿病(MF/SS)20 例,外周 T 细胞来源 13 例,免疫母细胞性 T 细胞来源 1 例。B 细胞淋巴瘤中,混合细胞 2 例,小淋巴细胞 1 例,大核裂细胞 1 例。

MF/SS 是原发性皮肤淋巴瘤最常见的类型,占 50%左右。

SS 一般从皮炎发展而来,慢性接触性皮炎、遗传过敏性皮炎或光敏性皮炎可为此病的前驱。药物反应性红斑也可进一步发展为本病。大多数学者认为是增殖性疾病,属皮肤 T 细胞淋巴瘤病谱的一部分。

三、病因及病理

目前对该病性质有三种不同认识。Sezary 等认为该病是一种与蕈样肉芽肿病不同的独立疾病,因为其外周血中存在异形细胞,该病可能是迟发性超敏反应的结果,具有良性可逆性的特点。也有人认为 SS 是各种恶性淋巴瘤中出现的一种综合征。还有人认为它属于蕈样肉芽肿病的一种亚型,即红皮症型或淋巴瘤阶段，因为无论是光镜或电镜均不能区别皮肤内的 Sezary 细胞与蕈样肉芽肿细胞。目前免疫学研究证实 Sezary 细胞是 T 细胞,免疫表型主要是 CD^+_4。

Sezary 细胞是该病的一种特异性较强的异常细胞,光镜下外观呈核大而深染。该细胞可分成大、小两种类型,分别与单核细胞、淋巴细胞相仿。

四、临床表现

复习国内文献,Sezary 综合征以老年人多见,其中男性发病率为 88.5%，明显高于女性。文献报道 MF/SS 男女发病率比约为 2：1,可见我国男性 Sezary 综合征患者比例明显高于国外报道。国内报道病例症状表现类似,红皮病、皮肤瘙痒最常见,其余还有脱屑、色素沉着等。

林洁等复习国内 20 年来报道的 Sezary 综合征 25 例加之自验例共 26 例，其中 23 例为男性(88.5%),3 例为女性；年龄 34~80 岁，中位年龄为 59.5 岁;病程 1 个月至 20 年,中位时间为 3 年。所有病例均有不同程度的皮肤损害,主要表现为全身红皮病,伴有明显瘙痒。23 例淋巴结肿大(23/24,95.8%),肝大 10 例(10/18,55.6%),脾大 8 例(8/18,44.4%)。白细胞范围为(3~259)$\times 10^9$/L,中位数 23$\times 10^9$/L,淋巴细胞比例中位数 54%，所有患者外周血中均发现 Sezary 细胞,比例 4%~90%。10 例进行骨髓检查的患者中,6 例骨髓中出现异常淋巴细胞。全例皮肤活检,均发现有 Sezary 细胞,11 例有典型的 patrier 脓肿。13 例淋巴结活检,除 1 例为非特异性炎症外,其余均发现异型淋巴细胞浸润。

重本圭子等诊断 MF 肺病变 1 例。患者 25 年来湿疹,干癣样皮疹,经治疗好转,又复发。左肺出现钱币样病变,左肺门扩大,肺门淋巴结肿大。左 S6 纤支镜活检确认为 MF 病变。经化疗及放疗后阴影缩小,此后再度出现肺门肿大,右肺出现粒状间质影、斑状阴影,继而出现血性胸水。最后死于败血症休克。尸检双肺多发中心坏死的转移灶。

据 Rappaport 报道,内脏累及的顺序,以肺为首,次之为脾、肝、肾、甲状腺、胰腺、骨髓及心脏等。Epstein 等报道尸检例，顺序是皮肤（77%)、淋巴结(59%)、脾(50%)、肺(43%)、肝(41%)、骨及肾(27%)、胰腺(17%)、甲状腺(14%)等。有报道大脑及小肠累及的报道。1902 年 Breakey 首次报道肺受累,此后尸检报道多见。但生前确诊的少。

Kubn JJ 等认为 MF 是非常罕见的。大多数患者出现的损害是非特异性的鳞屑状皮肤疹，进一步成斑、肿块和溃疡,常发生淋巴结和广泛的内脏受累。50%患者在确诊后 3.5 年内死亡。一篇尸检研究表明,50%患者死于败血症。最常见的扩散部位是肝、脾和肺。Epstcin 等温习 86 例尸检报道侵犯部位发现,舌和(或)会厌 16 例、气管 5 例、扁桃体 3 例、喉 3 例。头颈部可见于外耳、中耳、乳突、鼻部、鼻咽、上颌窦、眼眶、口腔、口咽和喉咽等处。

研究表明,大多数原发性皮肤淋巴瘤首次复发仍倾向于累及皮肤,尤其是 MF/SS 在内脏器官受侵前可反复出现皮肤部位的复发。

五、诊断及鉴别诊断

Sezary 综合征主要特点为：①全身瘙痒浸润伴红皮病表现；②淋巴结肿大；③外周血具有不典型单个核细胞（即 Sezary 细胞）；④掌跖过度角化；⑤指甲营养不良。

六、治疗及预后

林洁等 20 例采取以泼尼松为主的治疗方案，单用激素或联合应用雷公藤、苯丁酸氮芥，或 COP 方案联合化疗，12 例获得缓解，其中完全缓解 8 例，部分缓解 4 例，无长期预后的报道。

周爱萍等病例。MF/SS 组：原发灶单纯手术切除 1 例，手术联合化和（或）放疗 2 例，单纯放疗 2 例，单纯 HN2 局部涂抹 1 例，全身化疗或联合化学药物局部涂抹 9 例，化疗联合放疗 5 例。化疗方案：CHOP/BACOP 6 例，COPP6 例，MTX+ PDN4 例。整组病例的 5 年总生存率和无病生存率分别为 71.6%和 62.5%；MF/SS 组为 67.1%和 52.9%，非 MF/SS 组为 75.4%和 71.4%，14 例非 MF/SS 性 T 细胞淋巴瘤为 67.1%和 61.5%，4 例 B 细胞淋巴瘤患者中 3 例无病生存 5 年以上，1 例 16 个月时因肿瘤死亡。MF/SS 和非 MF/SS 组之间的总生存和无病生存率在统计学上均无明显差别（P 值分别为 0.689 和 0.325）。

Anadolu R. Y 等报道 113 例确诊的 MF 和 SS 患者。结果：113 例患者中 110 例诊断为 MF，3 例诊断为 SS。治疗的经验是补骨脂素加长波紫外线（PUVA）及 PUVA 加 INF-α 疗法疗效确切，尤其对早期 MF。一旦疾病进展，MF 及 SS 对治疗都有较强的抵抗性，包括化疗。因此，早期确诊并治疗尤为重要，尤其是 MF，在疾病早期达到持续缓解很重要。

Sezary 综合征 5 年生存率为 10%~20%，最终可转化为大 T 细胞淋巴瘤。由于国内报道病例无长期预后的报道，因此目前对我国 Sezary 综合征的长期预后尚不明确。

参考文献

[1]夏育民，余胜斌，王巧玲，等.Sezary 综合征 1 例报告及文献复习[J].中国皮肤性病学杂志，2006，20：688-690.
[2]周爱萍，石远凯，冯奉仪，等.43 例原发性皮肤淋巴瘤临床分析[J].癌症进展杂志，2004，2：288-290.
[3]重本圭子，姉小路公久，田口洋，等.生前に肺病变を确認した菌状息肉症[J].临床皮肤科，1983，37：789-792.
[4]翁孟武，罗燕，郑沛枢，等.Sezary 综合征 1 例报告[J].上海医学，1980，12：620.
[5]林洁，康慧媛，朱宏丽，等.Sezary 综合征 1 例并文献复习[J].临床血液病杂志，2011，24：22-24.
[6]钱雪冶，丘明生.喉蕈样真菌病[J].国外医学耳鼻咽喉科学分册，1993，17：305-306.
[7]编辑部.蕈样肉芽肿和 Sezary 综合征：113 例患者的治疗方法和结果[J].世界核心医学期刊文摘·皮肤病学，2005，1：60.

第 14 节 希恩综合征

一、名称

希恩综合征（Sheehan syndrome），是由于育龄女性在妊娠期垂体增生肥大，血供丰富，而在围生期因为病理产科导致的大出血、休克、血栓形成，使腺垂体大部缺血坏死和纤维化，从而导致一系列内分泌失调的临床综合征。

二、病理

腺垂体细胞由垂体门脉系统供养，这种特殊的血供极易受血压下降影响。妊娠期腺垂体血运丰富，呈生理性肥大，对缺血、缺氧很敏感，如分娩时出现大出血、休克等引起血容量锐减，则腺垂体的血供明显减少，如不能及时恢复血液供应，则会造成垂体的缺血坏死。一般认为，腺垂体组织毁坏达 75%~90%以上时会有不同程度的垂体功能减退，当残存组织不足 3%时会出现严重的腺垂体功能减退。因腺垂体功能减退的表现通常出现的较晚且症状不明显，可能 15~20 年才诊断为希恩综合征。腺垂体的三大轴（性腺轴、甲状腺轴、肾上腺皮质轴）均会出现功能减退的表现。促性腺激素、生长激素和泌乳素的缺乏是最早表现出的症状，促甲状腺激素缺乏次之，可伴有促肾上腺皮质激素缺乏。症状表现为闭经、无乳等，可并发多浆膜腔积液。

三、临床表现

王会芳等报道多浆膜腔积液 1 例。患者，女性，49 岁，因咳嗽、咳痰伴胸痛 10 天入院。患者 10 天前无明显诱因突然出现发热，最高体温 38℃，咳嗽、咳痰，左侧胸痛，全身乏力。冠脉 CTA：前降支中段表浅型壁冠状动脉，双侧胸腔积液，心包积液。查体：精神萎靡，言语无力，口唇稍绀，皮肤干燥苍白，双下肺叩诊呈浊音，双肺呼吸音低，两肺底闻及少许湿啰音。双下肢轻度水肿。肺部CT：双肺多发感染灶，右肺上叶前段支气管扩张伴感染；双侧胸腔积液、心包积液。心脏彩超：左心室舒张功能减低，EF57%；肺动脉收缩压39mmHg；心包腔少量积液。血常规：血红蛋白104g/L。血沉88mm/h。超敏C反应蛋白49.80mg/L。N端脑利钠肽771.0pg/mL。入院诊断：肺部感染，支气管扩张，多浆膜腔积液原因待查。抗感染、化痰等治疗5天后患者咳嗽、咳痰好转后停用。胸痛、胸闷缓解不明显，追问病史，患者20年前有产后大出血病史，产后无乳闭经，全身乏力，饮食差，考虑为希恩综合征。抽取胸腔积液送检。抽血查甲状腺功能：游离三碘甲状腺原氨酸为1.52pmol/L(参考值2.7~6.15pmol/L)，游离甲状腺素这3.82pmol/L（10.45~24.38pmol/L)，三碘甲状腺原氨酸T3为0.34 nmol/L(0.99~2.88nmol/L)，甲状腺素T_4为24.00nmol/L(55.47~171.60nmol/L)，血清促甲状腺激素测定为8.329μIU/mL（0.38~4.34μIU/mL)；血清甲状腺球蛋白<1μg/L(1~40μg/L)，促甲状腺受体抗体测定0.81IU/mL（0~1.75IU/mL)。晨8点皮质醇115.82pmol/L(176.58~629.05 pmol/L)，促肾上腺皮质激素为5.18pmol/L（1.54~14.31pmol/L)。尿促卵泡素为5.63IU/L（23~116.3IU/L)，黄体生成素为4.76IU/L(15.9~54IU/L)。头颅MRI示：空泡蝶鞍。结合病史、查体及辅检，排除结核、肿瘤、肝硬化、结缔组织病、低蛋白血症等，确诊为希恩综合征。早晨8点给予醋酸泼尼松5mg口服，左甲状腺素片25μg口服；患者全身不适迅速好转，复查彩超未见胸腔积液及心包积液。

赵文萍等也报道希恩综合征合并多浆膜腔积液1例。患者，女性，40岁，因发现双下肢水肿、呼吸困难7天入院。患者7天前发现双下肢水肿，伴有呼吸困难。肺CT显示：双侧胸腔积液、心包中等量积液。追问病史患者于2年前行剖宫产，术中出现大出血，行子宫切除术，此后出现闭经、无乳，全身乏力，饮食差，间断恶心、呕吐，眉毛、头发脱落等。考虑为希恩综合征，予以各种相关检查，从而确诊。

希恩综合征主要表现为性腺功能减退、甲状腺功能减退和肾上腺功能减退。可有产后无乳、闭经或月经稀少、畏寒、乏力、食欲缺乏、贫血，继发不孕、阴腋毛脱落，头发、眉毛稀疏，皮肤干燥、低血压、反应迟钝、水肿、低血钠、乳晕色淡、体质量减轻、低血糖、低血钾，体温、心率缓慢等临床表现。临床分型有高热型、低热型、低血糖型、循环衰竭型、水中毒型、呼吸衰竭型，有时呈混合型，严重者可迅速进入昏迷状态。垂体危象是希恩综合征最严重的并发症，各种应激，如感染、腹泻、呕吐、饥饿、中暑、手术、外伤、麻醉、酗酒及各种镇静安眠药，降血糖药物反应，维持激素治疗时的突然停药都可能诱发垂体危象。

王琴报道希恩综合征伴多脏器功能受损1例。该患者在分娩后，因产后大出血诊断为希恩综合征，后给予激素替代治疗，因而多年以来并无严重并发症发生，在分娩近20年后，发生垂体危象及多脏器功能受损，分析患者本次发生垂体危象发生的原因可能以肺部感染为诱因，机体处于应激状态。而从患者的临床表现分析，在补充甲状腺素的基础上，患者的甲状腺素水平仍低。因而，多脏器功能受损可能与患者长期甲状腺素补充不足有关，在此基础上导致甲状腺功能减退性心脏病，从而导致肝瘀血及肾脏灌注不足，最终导致肝肾功能不全。除继发于心力衰竭本身的肝瘀血对肝功能的影响外，目前国外已有因幼儿时期垂体功能低下未能采取有效治疗，导致成人肝硬化的临床报道，其机制考虑可能与先天垂体功能低下而导致高胆红素血症和低血糖有关。这也说明，激素替代剂量不充分而导致垂体功能代偿不完全的情况下，也有可能因原发疾病本身而导致肝功能受损，最终导致肝硬化发生，因而提示临床医生在希恩综合征的后期治疗应对措施中应对患者长期随访，督导用药，从而防止因用药剂量不足导致出现严重并发症。

四、诊断

由于本病临床表现复杂，开始症状较轻，之后逐渐加重，且影响时间长，诊治时病史采集不全易与其他疾病混淆或片面诊断为某单一系统疾病，极易出现误诊。

五、治疗及预后

主要采用相应靶激素替代治疗。治疗过程中应先补充糖皮质激素，然后补充甲状腺激素，以防肾上腺危象发生。除儿童垂体性侏儒症外，生长激素一般不予应用。若生育需要，可给予性激素替代治疗。

参考文献

[1]王会芳，荣令，曹利芳，等.多浆膜腔积液1例[J].临床肺科杂志，2018，23：773-775.

[2]王琴.希恩综合征伴多脏器功能受损1例并文献复习[J].现代医药卫生，2011，27：735-736.

[3]赵文萍，孙中华，李婷，等.希恩综合征合并多浆膜腔积液1例[J].中国实验诊断学，2015，19：2133-2134.

第 15 节 Shulman综合征

一、名称

Shulman 综合征(Shulman syndrome)即嗜酸性筋膜炎(EF),由 Shulman 于 1974 年首先描述。是一种以弥漫性筋膜炎、高球蛋白血症和嗜酸性粒细胞增多为主要特征的自身免疫性疾病。

二、流行病学

EF 发病率较低,至今全世界文献报道 200 余例,本病累及多器官系统时容易误诊。国外文献报道姐弟共患病例,他们有相同的人类白细胞抗原(HLA)-A、B、DR 和 DQ 抗原,并提出遗传因素参与本病的发生与发展,另有父子共患报道。多篇文献报道,EF 存在免疫紊乱或自身免疫色彩。国外报道 1 例 EF 发展为系统性红斑狼疮(SLE)。

三、病理

皮肤和皮下组织的慢性炎症与纤维化是 EF 的病理表现,全身或局部的免疫异常是引起慢性炎症的重要因素。患者外周血中免疫球蛋白的升高和局部组织中的免疫复合物沉淀也证明了疾病过程中有免疫反应的发生,而异常的细胞免疫是引发 EF 的主要原因。

导致 EF 的确切原因至今不明,Blaser 等认为过度运动和创伤会激发筋膜和皮下组织的抗原性,导致自身免疫的发生。

四、临床表现

EF 主要发生在 30~40 岁成人,男女性发病率没有明显差异,儿童发病比较少见,已报道的最小发病者为 1 岁女童。66%的患者发病前有剧烈运动和过度劳累史,一些患者有创伤史。

本病最具特征的表现是皮肤和皮下组织损伤,病变可侵害身体任何部位,最常见的是四肢,尤其是前臂和大腿,也可累及面颈部、躯干皮肤,早期皮肤受损处出现红肿,僵硬,伴肢体无力、水肿,水肿常为非凹陷性,随着病情发展,皮肤逐渐变硬,可出现橘皮样外观,约有 50%患者可见明显的静脉凹陷征。EF 可出现皮肤色素沉着、色素缺失等,少见雷诺现象,由于筋膜水肿、肌腱滑膜增生可继发四肢神经嵌压,出现腕管综合征,引起关节活动受限和神经支配区感觉异常。EF 患者还会出现关节炎,大、小关节均可受累,以指关节、膝关节和腕关节多见。

EF 早期病变一般局限于皮肤,随着病情进展可累及内脏,也有患者开始即表现为内脏系统的损伤。Killen 等报道了 1 例累及肺和胸膜的 EF 患者,徐朝焰等报道了 1 例 EF 患者累及膀胱致大量血尿。近年来还陆续发现可累及食管、甲状腺、肝、脾等器官,出现胃食管反流病、自身免疫性甲状腺炎、甲状腺功能减退、肝脾大等表现。EF 还可合并血液系统疾病,如再生障碍性贫血、获得性血小板减少症、淋巴瘤、白血病和多发性骨髓瘤等。EF 一般不合并神经组织损伤,但也有报道 EF 并发中枢神经病变和周围性多发神经病变。

曾小峰等报道嗜酸性筋膜炎 16 例,2 例有过敏性鼻炎史。

蒋亦秀报道嗜酸性筋膜炎并发间质性肺炎 1 例。患者,女性,49 岁。双前臂及小腿肿胀、稍酸痛,但能坚持劳动。继而渐感前臂、小腿发硬。当地医院疑为“硬皮病”给予中药治疗,症状无改善。后在上海华山医院诊断为嗜酸性筋膜炎。近年来在无明显诱因下,感到胸闷、气促,不能坚持劳动。胸部 X 线片显示:两肺下肺野呈磨玻璃状密度增高阴影,部分融合成小结节状,左肺病灶中见细点状米粒大致密钙化影,肺门影浓密。印象:两肺间质肺炎,唇略紫,两肺呼吸音较低,密集水泡音。皮肤组织病理活检报道:表皮基本正常,真皮及皮下组织、筋膜中血管周围淋巴细胞浸润。嗜酸性筋膜炎并发间质性肺炎较为少见。曾有人报道嗜酸性筋膜炎与硬皮病有密切关系。系统性硬皮病并发间质性肺炎者较其他结缔组织病多见,而嗜酸性筋膜炎有认为属局限性硬皮病的皮下型,本例合并间质性肺炎是否可属于硬皮病病谱中的一个类型值得商榷。

五、诊断

主要应依靠典型的临床表现、血中嗜酸性粒细胞增多及高 γ- 球蛋白血症等主要特征,组织病理学检查不应是诊断必备条件,由于受到病变程度及取材部位的影响,病理学检查发现筋膜中典型嗜酸性粒细胞浸润的比例并不高。建议专科医生对于考虑本病的患者应常规筛查免疫指标及相关抗体，有助于我们进一步明确该病的归属。

六、治疗及预后

糖皮质激素是EF的一线治疗药物。激素不仅可以改善局部皮肤的水肿硬化，对疾病的长期进程也有积极作用，可以防治关节挛缩等一系列并发症。大部分患者对激素敏感，症状可得到逐步改善，有报道有效率在59%~88%。

参考文献

[1]谢冲，黎佳思，管阳太.嗜酸性筋膜炎临床研究进展[J].中国实用内科杂志，2013，33：322-324.

[2]曾小峰，王慧，吴爱瑜，等.嗜酸性筋膜炎16例报道并文献回顾[J].中华风湿病学杂志，2012，16：75.

[3]蒋亦秀.嗜酸性筋膜炎并发间质性肺炎1例[J].临床皮肤科杂志，2000，29：121-122.

第16节 Shwachman-Diamond综合征

一、名称

Shwachman-Diamond综合征（SDS）即舒－戴二氏综合征，又名Shwachman综合征、Shwachman-Bodian-Diamond综合征（SBDS）、儿童胰腺外分泌功能不全并中性粒细胞减少综合征。由Shwachman在1964年首次报道。

先天性再生障碍性贫血有3种，即伴有先天异常的Fanconi贫血、不伴先天异常但为家族性的Estren-Dameshek综合征及伴有胰腺功能不全的Shwachman-Diamond综合征。

二、流行病学

本病是一种罕见的常染色体隐性遗传病，是一种少见影响多系统的疾病。文献报道其发病率为1/76 563，其中证实存在染色体突变的为1/168 000，男女发病比例约1.7：1。在所有种族和族裔群体中均有报道。1964年Shwachman首次成组病例报道至今，英文文献报道已超过300例，国内报道仅4例，无完整的影像学资料。

三、临床表现

多数在出生后2个月至10个月发病。慢性腹泻常为首发症状。本病有如下特点：①胰腺外分泌功能不全、脂肪泻、消瘦，生长发育迟缓，肠液中胰淀粉酶、胰脂肪酶、胰蛋白酶活力低下，其主要病理改变为胰腺腺泡大部分被脂肪取代，但胰岛功能正常；②血液学异常：中性粒细胞常小于$1.5\times10^9/L$，血红蛋白和血小板也可减少，骨髓增生正常，但粒系各期细胞增生减低，成熟受阻滞，随着年龄的增长可进展或相对稳定；③骨骼发育迟缓：15%~30%可出现干骺端骨发育不全，骨密度不一致，有骨质吸收和破坏，以长骨为主，随病变加重出现功能障碍。另有文章报道，此病可出现肝大伴肝硬化门脉高压；可出现免疫学异常，如B和T淋巴细胞功能异常，自然杀伤细胞减少，中性粒细胞趋向性下降，因此增加了感染的发生率；可出现双拇指畸形，还可能发展为恶性血液病如骨髓增生异常综合征和急性髓性白血病。肝、心、肾、牙、脑也可受累，年少儿多出现异常短的肋骨等。呼吸功能低下，肝功能障碍，各种程度糖尿氨基酸尿的肾尿细管功能异常。

四、诊断

本综合征的胰腺病变需要与囊性纤维症进行鉴别，后者胰腺也存在广泛脂肪化的改变，但其胰管常扩张或伴发囊肿，并可见钙化。

影像学上该综合征患者的胰腺实质呈不同程度的脂肪浸润，CT表现为脂肪性低密度。骨骼系统异常主要包括干骺端软骨发育不良、骨质稀疏和次级骨化中心出现落后。研究认为，该综合征患者40%~80%存在干骺端发育不良，30%~50%存在胸廓异常。干骺端软骨发育不良通常出现于长骨干骺端及肋骨前端与肋软骨的连接处。本综合征患者骨质稀疏出现早，属于低转化型骨质疏松，表现为骨量减低和椎体的脆性骨折。

五、治疗及预后

本病患儿婴儿期多死于感染和胸廓畸形，胰腺功能不全常为致死的原因。婴儿期以后血液学的病变愈加严重并成为致死的主要原因。血细胞减少呈波动性，但一直低于正常值。若发生骨髓增生不良则难达缓解，转化为MDS或AML后更难以治愈。Alter和Young计算的SDS中位存活期为35岁。

参考文献

[1]崎山幸雄.広範圍症候群(新订版)Shwachman症候群[J].日本臨牀,1987,春季臨時増刊号,45:1038.
[2]杨鸣姝,王莉,龚英,等. Shwachman-Diamond综合征两例[J].放射学实践,2013,28:1087-1088.
[3]杨崇礼,许子亮,刘世和,等.Shwachman-Diamond综合征的文献复习[J].白血病淋巴瘤,2003,12:377-379.
[4]张宝玺,赵晓庆,吴晓莉,等.Shwachman综合征一例[J].中华儿科杂志,2004,42:550.

第17节 鼻窦支气管综合征

一、名称

鼻窦支气管综合征(sinobronchial syndrome,SBS)是上气道疾病的慢性鼻窦炎和下气道疾病的非特异的慢性支气管炎症性疾病(慢性支气管炎、支气管扩张症、弥漫性泛细支气管炎)合并的综合征。

SBS这个术语被经常使用,但还没有一个普遍被接受的定义,一般认为,慢性鼻窦炎,同时伴下呼吸道炎性病变,如反复性支气管炎、弥漫性细支气管炎、支气管哮喘等,可称为SRS。如发展为支气管扩张,则称为Mounier-Kuhn综合征。SBS也称为鼻窦支气管炎,是鼻窦炎和支气管炎(慢性上、下呼吸道炎症)并存、互为因果的感染性疾病。

早在1914年就有人提出支气管漏和慢性支气管炎可由慢性鼻窦炎感染引起,后有人将碘油放入熟睡患者的鼻腔内,其中一半受试者碘油到达支气管而经X线片显影(Quinn等,1929)。上、下呼吸道相互连续,二者的感染均可相互影响。在形态学上增生性鼻窦炎与慢性化脓性支气管炎大体相似(Greenberg等,1966)。

二、流行病学

支气管扩张鼻窦炎患者发病率各家统计报道不一,占33%~86%,儿童占65%。

三、病理

SBS的发病机制可与遗传体质有关,伴随宿主呼吸系统防御方面的某些缺陷。

四、临床表现

SBS的主要特征是鼻窦炎和支气管炎并存,患者既有鼻窦炎症状,也有慢性下呼吸道炎性病变。慢性鼻窦炎症状:鼻窦炎以上颌窦为常见,之后依次为额窦、蝶窦和筛窦,表现为鼻塞、清涕或脓涕、头痛、局部压痛等。慢性下呼吸道感染症状:慢性支气管炎症状,如咳嗽、咳痰、喘鸣等。若合并支气管扩张,可有咯血,若并发毛细支气管炎,可出现严重的呼吸困难和发绀。Nagata报道1例SBS患者死亡后尸检发现有侵及多脏器的坏死性脉管炎,可能是和SBS有关的肺部慢性炎症引起。

五、诊断

SBS诊断应临床结合影像,细则略。

六、治疗及预后

大环内酯类抗生素(红霉素及其衍生物)对慢性鼻窦炎的动物试验和临床观察是近年的重要进展。长期、小剂量应用大环内酯类药物对治疗慢性鼻窦炎、DPB、SRS有效。为了改善症状,用药时间长达3~6个月。

参考文献

[1]洲崎春海.広範圍症候群(新订版)副鼻腔気管支症候群(sinobronchial syndrome,SBS)[J].日本臨牀,1987,春季臨時増刊号,45:1299.
[2]虞晏晋.鼻窦支气管综合征[J].齐齐哈尔医学院学报,2008,29:53-55.
[3]王以仁,蔡钺候.鼻窦支气管综合征[J].国外医学耳鼻咽喉科学分册,1981,3(2):57.
[4]姜泗长,张素珍,杨伟炎.耳鼻咽喉与全身系统疾病[M].北京:科学出版社,2003:231.

第18节 Sjögren综合征

一、名称

Sjögren 综合征（Sjögren syndrome,SS）又称为Gougere-Sjögren 综合征、分泌抑制综合征、干燥综合征、泪涎腺萎缩病变、干燥性角结膜炎、米库利奇病（Mikülicz disease）、Sieca 综合征、皮肤干燥狭窄症（xerodermostenos）、Gougerot-Houwers-Sjögren 综合征、Gougerot-Houwers 综合征，是一种以侵犯泪腺、唾液腺等外分泌腺为主的慢性自身免疫性疾病。主要由淋巴细胞浸润相关的腺体引起。

二、流行病学

在我国的发病率为 0.29%~0.77%，女性多见（男女约为 1∶9）。目前，SS 已成为最常见的两大自身免疫系统紊乱疾病之一。

此病多见于 40~60 岁女性（90%~95%），如自身免疫性疾病仅累及涎腺和泪腺者称为原发性干燥综合征；如合并出现其他免疫结缔组织疾病时，称为继发性舍格伦综合征。原发干燥综合征患者的腮腺常受累且病变程度较重，继发性干燥综合征患者腮腺受累较少且病变程度较轻。

三、病因及病理

病因及病理主要包括以下方面：①初期损伤腺体，主要通过腺泡表面 SS-A 蛋白的表达导致细胞坏死或者编程性细胞死亡；②受损伤腺体细胞因子的产生使得腺管的化学增活素和细胞黏附分子都升高，这个过程加速了淋巴细胞和树突状细胞向腺体移动；③B 淋巴细胞在 T 辅助淋巴细胞的影响下，通过免疫活性标志物（HLA-DR）抗原呈递细胞的作用使 SS-A 抗原产生抗体；④免疫复合物通过 Toll 受体和 Fcγ 受体在腺体内和树突状细胞结合；⑤树突状细胞产生Ⅰ型干扰素使淋巴细胞浸润腺体。淋巴细胞和金属蛋白酶的激活、腺体细胞的编程性细胞死亡就不断循环反复，这个病理循环过程与先天性和获得性免疫均相关，常发生在遗传上的易感个体，例如人类白细胞抗原（HLA-DR3）阳性的个体。

四、临床表现

SS 主要症状为眼部烧灼感、异物感、干涩和畏光，并伴有系统性红斑狼疮、类风湿关节炎、多发性硬化症、重症肌无力等全身免疫性疾病。

SS 肺部受累的发生率为 9%~75%。

金晓洁总结 Sjögren 综合征的肺部表现。178 例 SS 患者中具有肺部表现的患者 64 例，占 36%。病程 10 天至 18 年，平均（4.8 ± 5.4）年。肺部表现的类型：①上呼吸道症状 7 例，占 10.9%；②慢性支气管炎症状 12 例，占 18.8%；③肺炎 6 例，占 9.4%；④弥漫性肺间质纤维化 26 例，占 40.6%；⑤肺结核 7 例，占 10.9%；⑥其他类型的 SS 肺部表现 6 例，占 9.4%，如肺动脉高压、肺血管炎、肺淋巴瘤、淀粉样变性等。张性洙等报道合并于本病的肺结节性淀粉样变性 2 例。

孙元锋等报道 1 例以周围神经病变为首发表现的原发性干燥综合征。本病隐匿性起病，临床表现多样，伴发周围神经损害的发生率为 10%~30%。

五、诊断

凡遇到下列情况应考虑 pSS 的可能，并及时进行相关免疫学检查，以尽早诊断，减少误诊：①不明原因的关节痛或肌无力；②咳嗽、咳痰，抗生素治疗无效；③不明原因的乏力、肝脾大，黄疸指数升高、γ－球蛋白升高；④消化不良、中上腹部间歇性隐痛；⑤高球蛋白血症、低血钾等；⑥不明原因的乏力、贫血貌；⑦反复双侧腮腺肿大；⑧不能用其他原因解释的皮肤病变；⑨不能用其他原因解释的甲状腺功能亢进和减退；⑩反复发作的口腔溃疡；⑪不能用其他原因解释的白细胞减少症等。

六、治疗及预后

SS 继发间质性肺炎患者 5 年生存率为 84%，而肺 HRCT 可早期及时发现 SS 患者胸膜下的异常改变，及时进行治疗，改善预后。

该病是一种累及多器官系统的免疫系统综合征。原发性 SS 患者预后较好，若无其他系统受累，生存时间接近普通人群；合并其他系统受累时，经治疗后大多病情可缓解，但易复发。

参考文献

[1]毛欣，李翔，罗仁南. Sjögren 综合征研究进展[J].北京中医药大学学报（中医临床版），2007，14(43)：43-46.

[2]苟加梅,蒋建军,陈琴,等.超声诊断干燥综合征腮腺病变的研究进展[J].现代预防医学,2011,38:4943-4945.
[3]金晓洁.干燥综合征的肺部表现分析[J].吉林医学,2011,32:7131.
[4]孙元锋,梁睿,宁玉萍,等.以周围神经病变为首发表现的原发性干燥综合征的临床病理分析[J].国际神经病学神经外科学杂志,2011,38:227-229.
[5]朱科达,刘风云,李永红,等.原发性干燥综合征26例临床分析[J].江苏医药,2011,37:1715-1716.
[6]张玉红,李莹萍.93 例干燥综合征患者肺功能及肺CT 临床分析[J].新疆医学,2011,41:69-71.
[7]張性洙,中野淳,奥田昌也,ほか.シェーグレン症候群に合併した结節性肺アミロイど-シスの2 例[J].日呼外会誌,2008,22:691-695.

第19节 睡眠呼吸暂停综合征

一、名称

睡眠呼吸暂停综合征（sleep apnea syndrome,SAS)也称为睡眠呼吸暂停低通气综合征,是以睡眠过程中频繁发生的呼吸暂停和血氧饱和度下降为特征的临床综合征,可引起心脑血管和全身各脏器的损害,严重危害人类的健康。又称为过度睡眠 - 通气不足综合征、过度睡眠伴周期性呼吸和过度睡眠伴周期性睡眠无呼吸、呼吸暂停综合征等。

1978 年 Guilleminault 等把 7 小时的夜间睡眠(不管 REM 睡眠,NREM 睡眠）中有 30 次以上无呼吸称为 sleep apnea。无呼吸是指口、鼻的空气流动停止 10 秒以上的状态。呼吸暂停的平均时限是 30 秒,其范围是 20~150 秒。包括周期性呼吸和高度肥胖伴 sleep apnea 的 Pickwick 综合征。

二、流行病学

SAS 是常见的临床疾病，成人发病率为 4%~7%,男性发病率高于女性。发病率随着年龄的增长而增加。

1982 年,Coleman 在美国睡眠中心调查 1214 例失眠者,其中有 6.2%的患者出现睡眠呼吸暂停,而在 1983 例白天嗜睡者中则有 43.2%的患者出现睡眠呼吸暂停。Lavie 发现在年龄 14~65 岁的人群中,睡眠时出现呼吸暂停者占 3.5%,而在老年人群中,则占 37%。

SAS 可发生于任何年龄的成人和儿童,男性患病率远高于女性,男女性之比为(6~10)：1。但这一性别差异于老年人群有所减小。虽然 80%的 OSA 患者,其体重超过标准体重的 30%,但被划入病态肥胖症的患者小于 20%。

睡眠无呼吸见于某些罕见的神经系统和其他系统疾病中,例如延髓灰质炎、脑干梗死、两侧颈髓前侧柱切断术、翁丁咒语综合征(Ondine curse syndrome)、Shy-Drager 综合征、肌萎缩、脊柱后侧凸畸形、Pierre-Robin 综合征(小下腭症和舌下垂等)、鸟样面综合征(bird-like face syndrome)及巴比妥酸盐类和地西泮类药物中毒和阻塞性肺疾病等。

三、病因及病理

分型。①中枢型:睡眠时,位于延髓和脑干的高级中枢对呼吸的影响减弱，呼吸中枢对各种不同的刺激如高碳酸血症、低氧血症等的反应性也减低。这样在呼吸中枢呼吸肌系统出现病变时，睡眠过程中即可出现呼吸暂停。②阻塞型:阻塞型睡眠呼吸暂停综合征主要病变部位在咽部,咽腔自后鼻孔至会厌,缺乏完整的骨性结构支撑，主要靠咽腔周围肌的收缩来调节咽腔大小。由觉醒转入睡眠时,咽腔周围肌紧张性降低，加之平卧睡眠时重力因素引起舌根与软腭后移,咽腔相对狭小。此外,咽侧壁肥厚、扁桃体及舌体肥大、软腭肥大、下颌后移、会厌水肿等因素均可导致咽腔狭窄或闭塞，从而引起阻塞型睡眠呼吸暂停综合征。

四、临床表现

SAS 呼吸停顿与睡眠中断交替出现为其特点。

中枢型 SAS 患者体型通常正常,失眠、嗜睡少见,常表现为精神抑郁,睡眠中经常觉醒。而阻塞型患者体型通常肥胖,白天嗜睡,睡眠过程中鼾声较大,很少觉醒,夜间遗尿,晨起可有头痛症状。由于患者夜间间歇缺氧及二氧化碳潴留引发全身应激反应,可导致多脏器功能损害,患者可伴发高血压、冠心病、心律失常、心力衰竭、脑卒中、糖尿病及胰岛素抵抗等一系列疾病,并且成为多种全身性疾病的独立危险因素。同时由于夜间反复微觉醒、睡眠中断及睡眠结构紊乱,导致白天嗜睡，患者工伤意外及交通事故发生率明显增加。因此，OSAHS 已经成为严重影响人们生活质量和健康的全身性疾病。

五、诊断

物理检查：斯坦福大学统计的资料中仅有 5%的睡眠无呼吸患者符合肥胖性 Pickwick 综合征。有肥胖和过度睡眠而没有清醒状态下呼吸和心脏异常者占患者总数的 34%，其余的 61%是没有肥胖及在清醒状态下呼吸和心脏异常的患者。在所有患者中没有发现于其他的肺泡通气不足综合征常有的畸形，例如颌小畸形、脊柱后侧凸畸形、功能性寰－枢－枕畸形（Dandy-Walker 综合征）和寰枢椎脱位等。神经系统检查是正常的，但脑电图（EEG）可能有癫痫样表现。内分泌系统检查正常。需要注意的是，60%的成人患者和 62%的儿童患者收缩期和舒张期血压升高的原因尚不明了。

参考文献

[1]長谷川镇雄，本間敏明.広範圍症候群（新订版）sleep apnea syndrome[J].日本臨牀，1987，春季臨時增刊号，45：398.

[2]刘恒，阙丹，孙彬录.睡眠呼吸暂停综合征的发病及治疗[J].中华肺部疾病杂志（电子版），2011，4：60-62.

[3]王春玲.阻塞性睡眠呼吸暂停综合征与困难-气道的研究[D].济南：山东大学，2012.

[4]王得新，薛启蓂.睡眠无呼吸综合征[J].国外医学神经病学神经外科学分册，1980，7（6）：128-132.

[5]路英智，任清涛，宗莉，等.睡眠呼吸暂停综合征及其多导睡眠图研究进展[J].现代电生理学杂志，2013，20：241-244.

第 20 节　颈胸椎交界区小关节紊乱

一、名称

颈胸椎交界区小关节紊乱（small joint disorder at cervico-thoracic junction）是脊柱的颈下段（主要指颈椎 C6–C7）和胸上段（主要指 L1–L2）的联合病变所导致的一组临床综合征。

二、流行病学

本病为常见病。尚无具体统计数字。

三、病因及病理

脊柱损伤可引起交感神经功能改变，这是导致发生多种内科疾病的根本原因。交感神经的低级中枢在脊髓侧角，交感神经的节前纤维是有髓鞘纤维，随同本节段脊神经根通过椎间孔，而到达交感神经节。其节后纤维循 3 个途径分布：随脊神经分布，缠在血管上随血管走行分布，直接分布到内脏。交感神经的功能与副交感神经相拮抗，互相调节平衡，以维持器官的正常功能。颈交感神经节有心支，支配着心脏，颈交感神经节又来源于 T1–T2 交感神经节的白交通支。有学者观察，功能性心律失常者，由于上位颈椎错位可出现窦性心动过速、心悸，C4–C6 错位常可出现心动过缓，C7–T2 错位可引起心房颤动，T3–T5 错位可引起室性、房性期前收缩及房室传导阻滞。有人报道刺激 C7 神经根，受试者感到胸部及腋下痛；C7–C8 神经根受刺激时，可引起胸大肌痉挛。右侧交感神经纤维大部分终止于窦房结，左侧纤维大部分终止于房室结和房室束。交感神经节前纤维受压，功能低下后，副交感神经相对兴奋，冠状动脉发生痉挛性收缩，可出现心绞痛发作，有人称为类冠心病发作。如果脊柱发生旋转式错位，这种骨性刺激偏于某侧，将会导致心脏出现异搏点而发生心律失常。临床上常有胸闷、胸痛及心律失常同时存在，变位后胸闷、胸痛消失，而心律失常恢复较迟。这是由于椎间关节错位、椎间孔变窄刺激神经根所致。从脊髓出发的肋间神经只有一级神经元，骨关节一旦复位，神经根刺激去除，肋间肌痉挛即可解除，故胸闷、胸痛消失。心律失常恢复较慢是因为交感神经节前纤维在通过椎间孔时受到刺激或压迫而发生损害，其节前纤维属 B 类有髓鞘纤维，纤维较细，传导速度慢，潜伏期长，损害严重时可引起脱髓鞘改变。同时由于交感神经从脊髓侧角至心脏为二级神经元，介质分泌的恢复亦需较长时间，因此交感神经功能恢复要比周围神经延迟。

椎间盘是负重，关节突关节是稳定作用。从静力学分析，脊柱的内平衡即椎间关节的平衡，椎间盘髓核的张力和小关节（颈椎包括关节突关节和钩椎关节，胸椎包括关节突关节、肋骨小关节、肋横突关节）的压力与椎间韧带的张力。在脊柱处于任何体位时都是相互平衡的。脊柱的外平衡即脊柱前后侧方的肌群是控制脊柱的主动力量，与内在平衡因素一起使脊柱在各体位维持协调和稳定。因外伤、劳损退变使椎间结构的正常解剖关系发生改变，即在椎间盘退行性变，小关节囊肥厚及韧带松弛，小关节间隙狭窄的基础上，挛缩的肌肉对椎体附件发生异常牵拉，日久导致颈胸小关节紊乱，失去内平衡，在某种外力的因素影响下，使软组织损伤突然产生和加重内外平衡的失调，而产生临床症状。上胸段(T1-T5)失稳多导致头、心、气管症状。胸椎小关节紊乱刺激支配心脏的交感神经节(链)可引起心脏血管收缩、心肌缺血、缺氧，并出现心电图改变及相应临床症状。

四、临床表现

马立银总结588例。性别：男278例，女310例，年龄最大67岁，最小7岁，平均年龄42.1岁。诱因：姿势不当217例，无枕侧卧98例，俯卧侧颈72例，低枕≤6cm 192例，高枕≥20cm 127例，有外伤史79例，过劳217例，受寒91例，原因不明79例。病程最短15天，最长25年，平均3.1年。职业：低头伏案工作者占17.1%，搬运工单肩负重者占4.21%，运动员占5.4%，家庭主妇占40.79%。部位：C6 149例，C7 439例，左偏310例，右偏278例；T1 270例，T2 308例，T3 10例，左偏378例，右偏210例，后突10例，内陷9例。相关病症：心血管表现者占34.1%，神经系统表现者占45.2%，呼吸系统表现者占13.41%，消化系统和其他表现者占7.2%。

症状：主诉多于体征为主要特点，全身不适，睡眠障碍(多数失眠，少数有嗜睡)，精神疲倦、心慌、心悸、胸闷、胸痛、呼吸不畅、头昏、眩晕、恶心、呕吐、项背痛、背沉重感、肩臂痛麻、血压波动(忽高忽低)、打呃、气喘等。

不同椎节的损害临床表现不同，如C6-C7脊神经根损害，则产生背或上肢痛麻感；颈下交感神经节损害则出现房颤、类心绞痛及胸痛；T1-T2脊神经根损害则出现胸痛、背痛、胸闷、呼吸不畅，甚至气喘及胃脘痛；胸交感神经纤维损害则出现心绞痛、室或房性期前收缩和房室传导阻滞；如C6小关节错位后，因颈动脉窦位于C6横突前方，骨性刺激或此部位肌肉紧张引起血压突然升高，有时可低于正常值，患者多有头昏或眩晕，颈背部僵痛感，沉重感，伴有胸闷、气短及心律失常，这点与颈椎病椎动脉型是不相同的；如C6-C7小关节紊乱多表现心血管病变，T1-T2多导致心肺功能障碍。

五、诊断

诊断依据：①颈胸交界区棘突偏歪，伴上述临床表现，排除其他疾病后的任何一种者；②棘突及椎旁压痛、叩击痛、钝厚感、转颈挺胸试验阳性；③X线片示棘突偏歪，椎间隙改变，相应部位骨质增生，软组织钙化或正常者。

六、治疗及预后

马立银手法治疗取得较好效果。

参考文献

[1]马立银.颈胸交界区小关节紊乱综合征临床研究[J].中国中医骨伤科杂志，2004，12：47-49.

[2]陈永源，莫锦全，周永顶.综合疗法治疗胸椎小关节紊乱症[J].光明中医，2006，21：55-56.

[3]师彬."三维正脊"手法治疗脊柱小关节紊乱引起相关病症的临床研究[D].济南：山东中医药大学，2002.

第21节 Sotos综合征

一、名称

Sotos综合征即脑性巨人症(cerebral gigantism)，又称为Sotos症候群、脑性巨体综合征。自乳幼儿早期发育迅速，骨龄增加，特异面貌，大手、大足、大头，精神运动发育延迟。有报道漏斗胸的。

Sotos综合征是1964年由Sotos等发现并描述的一种较罕见的综合征。

二、流行病学

1964年后全世界陆续报道250例以上。本病发病率较低，全世界发病率(0.2~1.0)/万。大部分病例表现为常染色体显性遗传。遗传学基础研究发现，70%~90%存在位于5q35 NSD1基因突变，其中多数患者是基因突变，约10%为5q35 NSD1基因微缺失。在日本研究发现，NSD1基因的微缺失几乎占50%。

三、临床表现

主要表现为体形巨大、手足大、特殊面容、学习障碍、共济失调等，少数患者有精神行为异常，偶见精神病症状，成人患者肿瘤的发生率增高。绝大多数患者为散发型，父母表型均正常或偶有一方轻微的智力落后。20世纪60年代Sotos首次描述本病为常染色体显性遗传的先天生长过度症。患儿表现为出生时身体较大，身高与骨龄超前，伴特殊面容：前额突出、下颌大、眼距宽、眼裂外下斜、高腭弓、双颞部毛发退化等。非进行性智能低下，行为笨拙，动作不协调，可有抽搐。X线示：头大，手脚大，下颌突出，骨龄超前，脑电图可异常，但无特征性波形。头部CT示：脑室扩大，大脑萎缩，脑积水，亦可见第五脑室，中间帆腔，鞍背后斜和前囟骨缝。患儿出生1年内表现明显，生长速度超常，但最终身高正常。Sotos认为，本病病灶在下丘脑。下丘脑分泌生长刺激因子，胚胎期的发育缺陷影响了与生长有关的激素释放机制，从而使控制生长的生物钟运转反常，产生了生长超速的表现。本病常有第三脑室扩大，提示下丘脑萎缩。侧脑室大，提示大脑半球萎缩。多数患者动作不协调，提示小脑可能同样受侵。

四、诊断

本病诊断主要根据临床表现、X线检测骨龄，产前超声如巨头、羊水过多和胎动减少亦可提示。确诊Sotos综合征的胎儿患唐氏综合征的风险升高。荧光原位杂交分析或多重连接依赖式探针扩增是检测5q35的微缺失和部分NSD1缺失的可靠方法。DNA测序分析可检测NSD1突变。

五、治疗及预后

本病无特异治疗方法，对于学习困难、行为异常、呼吸道感染、抽搐等予对症治疗。患儿青春期前后伴脑部巨大可有面部长度垂直增长，影响牙齿等的发育，提示需要牙齿矫形治疗。患者过度生长，最终身高很难预测，但多于青春期后停止异常生长。本病肿瘤发生率较健康人高，需长期随访观察。

参考文献

[1]三宅捷太，岩本弘子，黑木良和. 広範圍症候群（新订版）Sotos症候群（cerebral gigantism）[J].日本臨牀，1987，春季臨時增刊号，45：123-124.

[2]孙嫱，沈颖，刘敏，等.Sotos综合征1例并文献复习[J]. 实用儿科临床杂志，2009，24：155-156.

[3]王旭.Sotos综合征NSDI基因缺失突变1例报告并文献复习[J]. 中国实用儿科杂志，2013，28：461-463.

第22节　脾脏综合征

一、名称

脾脏综合征（splenia syndrome）。在胚胎发育4~5周时，某些致畸因素存在，可使脾及其他内脏转位，肺分叶和心脏结构同时发育异常。脾脏综合征分为多脾综合征和无脾综合征。多脾是指≥2个脾脏，无脾指脾缺失。多脾和无脾综合征分别见有关专述。

二、临床表现

（1）中位肝：肝位于上腹中部、左右叶相等。

（2）内脏与心房不协调：正常肝位于右上腹，下腔静脉进入右房，而本病呈内脏反位、心脏正常位，或内脏正常位、心脏反位。

（3）支气管对称：当高千伏胸片时，显示左右两侧支气管对称，双侧均呈二叶或双侧均呈三叶。

（4）下腔静脉缺如：可通过胸部平片、二维超声心动图、心导管检查发现。

（5）肠旋转不良。

（6）睾丸位置高低：正常睾丸左低右高，如左高右低提示内脏倒置。

（7）心电图示冠状窦节律：左房节律，当脾脏综合征时常可以有双上腔、双右房、双左房，因此可以有两个窦房结或无窦房结，故心脏起搏点不定，可出现冠状窦节律、左房节律。

（8）周围血可查到毫周氏或汉因氏小体。

Nishimoto Yoshinori等报道双脾和肢体不自主肌阵挛病例。

参考文献

[1]洪庆成,江敬铭.儿科综合征[M].天津:天津科学技术出版社,1996:502-503.

[2]Nishimoto Yoshinori,Isozumi Kazuo,Ushioda Ryuichi,Komatsumoto Satoru.Case of consciousness disturbance following a fever with spreading lesion over the bilateral splenia of the corpus callosum on MRI.Fukuuchi Yasuo Rinsho Shinkeigaku,2007-2-3 PubMed.

第23节 Sprengel 综合征

一、名称

Sprengel 综合征又名先天性肩部抬高综合征、先天性高肩胛症、Sprengel 畸形。1863 年首先由 Eulenberg 报道,1891 年 Sprengel 报道 4 例。

二、流行病学

本病是少见的肩胛骨先天性畸形。

三、病因及病理

一般认为肩胛骨在胚胎发育过程中,受到某种因素影响,如宫内压过高、肩胛骨带肌肉发育不良、肩胛骨与脊柱之间有异常组织连接而发生下降障碍所致。正常情况下大约胚胎第 5 周,肩胛骨分别对应于 C4-C6 椎体,在 9~12 周逐渐下降至第 2~7 肋间。肩胛骨的横径与垂直径比率也逐渐缩小。本病因肩胛骨正常位置在下降过程中发生中断,而使肩胛骨位于较高位置。肩胛骨发育也受到影响,以致发生形态变化,影响肩胛骨的正常功能。

四、临床表现

李如铨等报道 7 例中,男性 2 例,女性 6 例。年龄 5~51 岁。症状:①7 例中 6 例表现有两肩胛骨不对称,患侧肩部高耸,1 例外观无明显异常,6 例有肩部活动受限,其中 1 例同时有颈部短缩;②肩胛骨位置,患侧肩胛骨明显高于对侧,其上缘高度 1 例相当于 C4 水平,2 例相当于 C5 水平,2 例相当于 C8 水平,2 例相当于 C7 水平;③肩胛骨形态,所有 7 例肩胛骨内上角均有不同程度的增宽、延长,其中 8 例近似等边三角形,有 1 例患侧肩胛骨明显小于健侧,有 1 例肩胛骨内缘与脊柱形成假关节,4 例肩胛盂浅平,其中 1 例有半脱位;④合并其他畸形,6 例均不同程度地合并其他畸形,有的合并多种畸形,2 例合并颈椎及胸椎隐裂,3 例合并脊柱侧弯,6 例有胸廓窄小,2 例有肋骨发育不全,合并肋骨分叉、联合者各 1 例。此外,尚有半椎体、融合椎、颈椎横突过长、患侧锁骨拱形弯曲各 1 例。

该畸形多为单侧性,也可发生于两侧。左右两侧发病机会大体相等。女性较男性发病率高。此类患者畸形轻者,仅表现为肩胛骨高位,肩胛骨形态基本正常,亦无其他畸形。但大多数患者常合并不同程度的其他畸形,如肩胛骨本身形态的异常,特别是肩胛骨内上角延长或增宽,或同时有肩胛骨的反向转位,或肩胛骨脊柱之间借额外组织(此组织可为骨、软骨或纤维结缔组织)形成骨桥,称为肩脊椎骨,有 30%~40%患者出现肩脊椎骨,或合并有其他先天性畸形,如颈、胸椎脊柱裂、半椎体、融合椎、肋骨或胸廓畸形等。

五、诊断

本病应行影像学诊断。

六、治疗及预后

手术适应证:过去多数人主张手术应在 3~6 岁之间进行,因为年龄大的患者,进行肩胛骨下移术,可能发生牵拉性臂丛神经损伤,所以对于 6 岁以上的患者,应限于肩胛骨内上部分切除。还有人主张畸形轻、没有功能受限或双侧高肩胛、短颈畸形(Klippel-Feil 综合征)都不是手术适应证,只有功能受限者才应手术治疗。即使畸形较轻,功能障碍不太大,但患者坚决要求矫正者也给予手术治疗。

参考文献

[1]李如铨,韩慕元,韩树森,等.Sprengel 氏畸形(附 7 例报告)[J].实用放射学杂志,1987,3:封三,59.

[2]徐建昌,高智琴,楼江华,等.螺旋以三维重建在先天性高位肩胛症的应用价值[J]. 浙江临床医学,2008,10:1262.

[3]杨贵成,郭全义,宁理宏.Woodward 手术治疗先天性高肩胛症[J].山西医药杂志,1998,27:165-166.

第24节 Steinert综合征

一、名称

Steinert综合征又名营养不良性肌强直症(DM)、强直性肌营养不良症(MYD)。Delege 1890年首先描述。

二、流行病学

DM是常染色体显性遗传性疾病。强直性肌营养不良是终生病变,基因外显率为100%。全球患病率为(3~5)/10万,无明显地理或种族差异,发病率约为1/8000活婴,是最常见的成人型DM。

根据国际强直性肌营养不良症协会的建议,按致病基因不同,DM可分为DM1、DM2、DM3和其他类型。DM1是DM中最常见的类型,其发病率约为12.5/10万,其致病基因是强直性肌营养不良蛋白激酶(myotonic dystrophy protein kinase,DMPK),位于19q13,DMPK基因3'端非编码区CTG三核苷酸异常重复扩增是导致DM1的原因。

三、病因及病理

正常人CTG三核苷酸重复拷贝数5~37次,患者CTG拷贝数>50。发病年龄有逐代提前的现象。早现现象是由于代间的CTG扩增次数不稳定所致,这种传递不按孟德尔遗传方式进行,称为动态突变。母系遗传者更为显著。

链状排列的肌核是本病的一个特征性图像。其次,肌纤维大小不一,以萎缩为主,个别肌纤维肥大,可见成角纤维、环状纤维。免疫组化染色显示Ⅰ型肌纤维萎缩为主,Ⅱ型肌纤维肥大。此外,还有部分肌纤维坏死,轻度结缔组织增生,未见炎性细胞浸润。电镜下可见肌纤维结构紊乱、肌纤维溶解、肌膜下肌浆块、锯齿状肌膜、肌质网扩张、毛细血管壁增厚等,无特异性。

四、临床表现

多中青年发病,也有儿童期起病者,常为隐匿起病,缓慢进展,病情轻重差异较大,部分患者可无自觉症状。临床特点:①骨骼肌受累的主要临床表现为肌强直、肌萎缩和肌无力。肌强直的主要特征为用力握拳后不能立即放松,或敲击手部肌肉后肌肉痉挛,可见局部肌球形成,持续数秒后才可缓解,无肌肉疼痛。与其他萎缩性肌肉病相反,DM1通常首先累及肢体远端肌肉。另外,肌肉萎缩和无力也常见于一些比较特别的肌肉,如面肌提上睑肌、颞肌,导致肌病面容、上睑下垂、咀嚼无力。面肌及咀嚼肌的萎缩无力使患者呈现出特征性的斧状脸。膈肌、肋间肌、手部固有肌肉、股四头肌和眼外肌通常受累。与DM1患者相反,DM2患者中通常有明显的四肢近端肌无力,因此又称为近端强直性肌营养不良。先天性肌强直的患者与DM一样有明显的肌强直,但先天性肌强直患者肌肉肥大,可与DM相鉴别。②骨骼肌以外的表现,有白内障、脱发和糖尿病等。糖尿病在本病中的发生率约为5%。白内障在成年患者中常见,通过裂隙灯检查白内障是发现轻症患者的敏感方法,视力减退者敏感率达80%。大部分中年男性患者出现早秃。Hawley等发现与正常人相比DM患者容易出现心脏传导阻滞,DM患者心脏传导阻滞的发生率高5倍,二尖瓣脱垂高2倍。

DM是多系统受累性疾病。①眼:DM并发的白内障较早、较重,往往累及双眼,可早于肌无力、强直症状前10余年发生;②心血管系统:主要表现为心律失常及房室传导阻滞,可引发猝死,故对以心脏病变就诊的中青年患者需询问神经系统及查体,以区分DM;③内分泌系统:DM女性患者可有不病史孕不育、月经失调,男性患者可有睾丸萎缩、性功能减退及早秃等表现;④代谢异常:多表现为糖耐量异常和高胰岛素血症,但糖尿病发生率并不高;⑤神经系统:表现为反应迟钝、智力减退,头部MRI双侧额、颞叶深部白质病变,周围神经损害以轻度轴索受损为主,运动感觉均可累及,以腓神经的运动受累多见,中枢系统伴发率较高;⑥平滑肌:胃肠道功能紊乱较常见,发生率为25%,常见表现为咽下困难、腹痛、便秘,胃肠功能紊乱可发生在胃肠道任何部位。

五、诊断

诊断依据:①头面肌、胸锁乳头肌和四肢远端肌萎缩,肌无力;②体检可见肌强直,叩击出现肌球;③EMG呈典型肌强直放电等可确诊。肌电图发现亚临床肌强直的诊断率几乎可达100%,故也是早期诊断肌强直的最佳方法。

六、治疗及预后

目前本病缺乏有效的治疗方法，产前诊断为预防本病最有效的措施。苯妥英钠、卡马西平等膜稳定剂能促进钠泵活动，降低细胞膜内钠离子浓度，提高静息电位，从而改善肌强直症状。苯丙酸诺龙能加强蛋白质的合成代谢，可尝试治疗肌萎缩。康复治疗对保持肌肉功能有益。基因治疗是今后研究的一个重要方向。

参考文献

[1]杨继红，傅景海，姚颖.强直性肌营养不良56例和先天性肌强直24例的临床与肌电图分析[J].中国临床神经科学，2006，14：649-650.

[2]伍振富，杨娟，操基清，等.强直性肌营养不良症的临床家系和遗传特征分析[J].中南大学学报（医学版），2011，36：520-522.

[3]邓本强，郑惠民，谢惠君，等.强直性肌营养不良一家系11例[J].中华医学遗传学杂志，1999，16：232.

第25节　Stevens-Johnson综合征

一、名称

Stevens-Johnson综合征是一种严重的、播散性、累及≥2个黏膜面或皮肤与黏膜的皮疹。可伴有或不伴有内脏受累；大部分病例是暴露于药物后引起，典型的皮疹常在开始用药后7~21天爆发；敏感的患者再次暴露于曾经引起该病的药物后1~2天内出现急性复发性皮疹。

该综合征又名多形渗出性红斑（erythema exudativum multiforme，EEM）、渗出性多形红斑、大疱性多形红斑、多形糜烂形红斑、Baader综合征、Fissinger-Rendu综合征、NeumannⅡ型综合征、Klauder综合征、重症多形红斑等。

1950年Robinson等发表皮肤－黏膜－眼综合征（mucocutaneous ocular syndrome）统一名称意见。其中包含病因不同的Behcet综合征和Reiter病。现在S-J综合征几近皮肤－黏膜－眼综合征中的多形渗出性红斑综合征概念。

Fuchs综合征又名黏膜－皮肤－眼综合征。为一种特发性皮肤－黏膜－眼综合征，全身性发病，病程约为1个月，可不治自愈，复发者少见。因为发病时急重，有认为属Stevens-Johnson综合征范畴，但较后者预后较佳，尚难绝对归属。

1860年Heba首先叙述了皮肤上多种形式的红斑状病损，命名EEM。1922年Stevens与Johnson报道了口腔伴有眼病的EEM，属本病的严重型，后人遂将多极性病损的病例称为Stevens-Johnson综合征。

二、流行病学

文献报道德国的年发病率为1.1/100万，法国年发病率为1.2/100万，意大利的年发病率为0.6/100万，我国尚无准确数据。

三、病因及病理

病因复杂，可能与抗原－抗体变态反应有关。细菌、病毒、真菌、原虫、支原体、药物（磺胺、青霉素、巴比妥类、红霉素、苯妥英钠、复方磺胺甲噁唑、抗结核药等）、疫苗、内脏疾病及妊娠、月经、放射线、饮食或接触过敏等均可能诱发。国内已报道可导致该病的药物有阿司匹林、氨硫脲、苯丙胺类致幻剂摇头丸、伊曲康唑、卡托普利、卡马西平、左氧氟沙星、乙脑疫苗、乙双吗啉、苯巴比妥等。

四、临床表现

发病急骤，主要临床表现如下。①皮肤损害：常为水肿型红斑、水疱、大疱、血疱和瘀斑，广泛分布于身体各处；②黏膜损害：口腔、鼻、咽、眼（69%累及）、尿道、肛门和呼吸道黏膜广泛累及，发生大片糜烂和坏死；③严重毒血症状：患者全身状况严重，短期内进入衰竭状态，脉搏细弱，呼吸快，可发生虚脱、昏迷和抽搐；④系统损害：患者可伴发支气管肺炎、消化道出血、关节炎、心肌炎、心包炎、脑水肿和肝肾功能损害而死亡。

据Ashby统计，本病90%有眼黏膜的损害，100%有口腔黏膜的损害。口腔黏膜损害成为本病的一个特征。

眼部并发症发生率为80%，可表现为结膜炎、角膜炎及虹膜睫状体炎，且多出现在皮肤受累之前，15%~75%的患者还会发生双侧卡他性化脓性和假膜性结膜炎。

林福姗等报道恶性瘢痕型多形红斑并发肺炎，肺气肿、纵隔气肿及皮下气肿 1 例。钟义等报道复方磺胺甲 唑引起重症渗出性多形红斑并大咯血死亡 1 例。

横尾等报道 1 例与肺炎支原体感染有关的 SJS。患者，16 岁，男性，以咳嗽就诊，诊为急性上呼吸道炎。此后出现 SJS，怀疑药物引起的。胸片(-)。手指氧分压降低，胸部 CT 呈细支气管炎表现。肺炎支原体抗体效价升高。考虑 SJS的发病与肺炎支原体细支气管炎有关。用抗生素和皮质激素好转。提示即使在胸片无表现的 SJS 也要进行肺炎支原体感染的检查。

五、诊断

诊断标准：①严重皮肤黏膜疾病伴特征性皮肤靶样病变；②大疱样皮肤广泛坏死部位 <30%体表面积；③突出的急性前驱症状；④累及≥2 个部位黏膜。

六、治疗及预后

除了对症支持治疗之外，应当早期全身使用糖皮质激素类药物；对于轻症患者，1mg/(kg·d)剂量的泼尼松可能有效，重症患者应静脉注射甲泼尼龙，剂量 1~4mg/(kg·d)，当患者皮疹消退后即应开始减量，但减量太快，会引起皮疹的反跳。

报道表明其死亡率高达 5%~15%。本病易继发感染而引起死亡，据 Costello 报道的 17 例，死亡率为 18%。

参考文献

[1]郭帅，吕艳，张凯，等.抗结核药物致 Stevens-Johnson 综合征 1 例并文献复习[J].中国防痨杂志，2011，33：195-196.
[2]李晓宁，苏有明，杨蓉娅. Stevens-Johnson 综合征 1 例[J].实用医学杂志，2008，24：2737.
[3]林福姗，连奎茵.恶性大疱型多形红斑并发肺炎，肺气肿、纵隔气肿及皮下气肿一例报告[J].福建医学院学报，1986，20：115，177.
[4]钟义，陈建军.复方新诺明引起重症渗出性多形红斑并大咯血死亡 1 例报道[J].皮肤病与性病，1997，19：37.
[5]斋藤昌三，長谷章.広範圍症候群(新订版)Stevens-Johnson 症候群[J].日本臨牀，1987，春季臨時增刊号，45：546.
[6]张源潮.免疫病学[M].北京：科学出版社，2011：523-524.
[7]李凤鸣.中华眼科学(上、中、下册)[M].2 版.北京：人民卫生出版社，2005：3408.
[8]横尾慶纪，宮岛さつき，夏井坂元基，ほか.Stevens-Johnson 症候群を诊断契機としたマイコプラズマ细気管支炎 [J].日呼吸誌，2013，2：446-448.

第 26 节 Stewart 综合征

一、名称

Stewart 综合征又名致死性中线肉芽肿病(LMG)、中线致死性肉芽肿病。

1897 年 Mcbride 以“鼻面部迅速进展性坏死”首先报道本病，以后称为“恶性肉芽肿”“坏死性肉芽肿”“中线恶网”。1921 年 Wood 提出“恶性肉芽肿”这一名称。1994 年中国香港国际淋巴瘤专题研讨会提出鼻 T/NK 细胞淋巴瘤这一命名，明确了 3 个基本概念：①既往所谓“致死性中线肉芽肿”“面中线恶网”等疾病实质上是一种特殊类型的恶性淋巴瘤；②属于 EB 病毒相关淋巴瘤；③多原发于鼻部，因此称为鼻 T/NK 细胞淋巴瘤、原发于呼吸道、消化道或其他部位的 T/NK 细胞淋巴瘤称为 T/NK 细胞淋巴瘤鼻型。

1991 年在烟台召开的淋巴组织病理研讨会纪要提出，中线恶网、恶性肉芽肿能用免疫组化证实为 T 或 B 组织细胞来源的肿瘤，可直接诊断为某细胞恶性非霍奇金淋巴瘤，无条件进行免疫标记的可仍使用中线恶网的诊断，不再使用中线恶性肉芽肿。恶性肉芽肿大多是中线恶网。

二、流行病学

本病少见，发病分布随地域和种族而不同，较多见于亚洲如中国、日本和朝鲜及南美地区，亚洲地区发病率占 NHL 的 2.6%~8%，北美及西欧罕见(<1%)。

三、临床表现

中线T 淋巴瘤的临床、病理变化多样，但有一些共同的特点：①常发生鼻腔、鼻窦、咽部、口腔等中线部位，多局部发展，而无颈淋巴结转移或他处转移；②以鼻塞、涕血、咽喉痛、声嘶或口腔溃烂伴发热为主要症状；③主要体征是局部黏膜糜烂、坏死、溃疡、穿孔或肉芽样新生物；④组织学上呈现不同程度的凝固性坏死，异型淋巴样细胞(ALC)浸润伴各种炎细胞混合浸润及小血管增生；⑤免疫学检测多数病例为 T 细胞淋巴瘤。

发病常见于中年男性，中位年龄40岁，男女比约为4∶1。主要原发于淋巴结外部位，以鼻腔及面部中线鼻窦、鼻咽、上腭、咽喉多见。少数病例可原发于皮肤、肠道、睾丸或肺部。临床症状常表现为鼻塞、鼻出血、耳鸣、听力下降、咽痛、吞咽不适、声哑、面颊部红肿、黏膜溃疡等。局部肿瘤浸润破坏骨质可造成鼻中隔、硬腭等部位穿孔及结外受累器官的相应症状，如皮肤结节、肿块及溃疡，肠病变引起腹痛、肠梗阻或肠穿孔，肺病变出现咳嗽、咯血及肺部肿块影等症状，全身症状可有发热、盗汗和乏力等。病程后期可出现全身播散，如皮肤、肠道、睾丸、肺及骨髓等器官受累。淋巴结转移较少见。T/NK细胞淋巴瘤常见的原发部位也是常见的转移部位，可能因为CD56属神经细胞黏附分子（NCAM），表现同种结合的性能，瘤细胞趋向归巢和游动至上述富于NCAM的神经末梢的组织。本病亦可出现中性粒细胞减少、贫血及血小板减少。多数患者呈侵袭性病程。

根据近10年来报道的T/NK细胞淋巴瘤相关噬血细胞综合征。淋巴瘤相关噬血细胞综合征主要见于鼻型T/NK细胞淋巴瘤病例。Takahashi等报道20例T/NK细胞淋巴瘤相关噬血细胞综合征。其中14例（70%）为鼻型T/NK细胞淋巴瘤。该组病例诊断标准包括：①骨髓检查确定存在噬血细胞的组织细胞；②病理组织学及免疫表型检查证实为T/NK细胞淋巴瘤。免疫表型表达CD2、cCD3、CD45R0或CD56，但不表达B细胞抗原。噬血细胞综合征可出现于淋巴瘤发病初期或发生于淋巴瘤病程晚期。临床分期Ⅰ期6例、Ⅲ期1例、Ⅳ期13例。临床主要表现高热和肝脾大。该组全部病例100%表现高热，90%肝大，85%脾大。全部病例表现贫血（Hb<90g/L）和（或）血小板减少（<100×10^9/L），90%白细胞减少，95%血清乳酸脱氢酶及铁蛋白升高。全组病例中18例接受标准的CHOP类化疗，88.9%疗效不佳，预后不良。

四、诊断

中线恶性网状细胞增多症（MMR）的诊断应根据：①具有特征性的临床表现，包括发热、上呼吸道中线坏死或毁坏性损害；②局部病灶活检特殊的病理学改变，即在明显凝固性坏死的组织下有各种不同的炎性细胞浸润，在炎性细胞间及散在的，或虽成片但互不黏附的异形淋巴网状细胞；③能除外某些引起致死性中线肉芽肿（LMG）的感染性疾病，如细菌、真菌、螺旋体和寄生虫等感染。

许永春等统计中线外周T细胞淋巴瘤10例误诊见表18。

五、治疗及预后

本病的治疗以放疗的疗效较为理想，其剂量为每日200rad，5周为1个疗程，总剂量为4000~5000rad。陈文彬等有8例患者给予放疗，其中6例得到不同程度的缓解，另2例患者应用化疗疗效不良。

鼻型T/NK细胞淋巴瘤发生嗜血细胞综合征提示预后不良。

表18　10例中线外周T细胞淋巴瘤误诊情况

临床误诊	病理误诊
上呼吸道感染	鼻腔炎性肉芽肿，恶性肉芽肿待排除
慢性鼻旁窦炎	鼻腔炎性坏死组织炎性肉芽肿
右下颌骨骨髓炎	右下颌骨骨髓炎
右颌下淋巴结结核	右颌下淋巴结结核
慢性咽炎	咽部炎性坏死组织
慢性咽炎	咽部炎性肉芽组织伴坏死
鼻咽癌	鼻咽部未分化癌
化脓性扁桃体炎	化脓性扁桃体炎
梨状窝癌	喉部炎性肉芽组织，梨状窝癌
前臂皮肤蕈样肉芽肿	皮肤蕈样肉芽肿

参考文献

[1]陈登巨.中线恶性网织细胞增生症的诊断和治疗(附14例报告)[J].天津医药,2000,28:380-381.

[2]勇威本.鼻型结外NK/T细胞淋巴瘤的诊断与治疗进展[J].癌症进展杂志,2005,3:39-41.

[3]周建华,林丛,杨向东,等.中线T淋巴瘤诊断的探讨[J].中国耳鼻咽喉颅底外科杂志,1997,3:229-232.

[4]许永春,郑智勇.中线外周T细胞淋巴瘤10例误诊分析[J].临床误诊误治,1998,11:146.

[5]陈文彬.致死性中线肉芽肿——中线恶性网状细胞增多症诊断问题的探讨[J].中华内科杂志,1986,25(3):142.

第27节 Stewart-Treves综合征

一、名称

乳腺癌根治术后并同侧放疗的患者,慢性持续数年至十数年后出现该侧上肢或胸前皮肤淋巴管肉瘤很少见,这种现象首先由Stewart和Treves于1948年描述并报道,此后被称为Stewart-Treves综合征(STS),又称为乳腺切除术后淋巴管肉瘤、乳腺切除术后血管肉瘤。原疾患几乎都是乳腺癌,其他恶性肿瘤也有。至2006年,文献大概报道了300例STS,国内罕见报道。

二、流行病学

大约90%的STS均发生在乳腺癌根治术后,其发生率约为0.5%。

三、病因及病理

STS的病因尚不完全明了,但淋巴管肉瘤的发生似乎与淋巴水肿关系密切。淋巴水肿大概发生于乳腺癌根治术后5~25年内,而淋巴管肉瘤一般发生于淋巴水肿后大约9年。此外,淋巴管肉瘤也可发生于没有乳腺癌病史而由其他原因引起的淋巴水肿者(如先天性水肿、特发性水肿、外伤性水肿及丝虫性水肿),免疫组化也显示肿瘤来源于淋巴管内皮而不是上皮。这些均表明淋巴管肉瘤并非与乳腺癌本身直接有关,而是与乳腺癌根治术导致淋巴回流障碍所引发的肢体水肿有关。

四、临床表现

Stewart和Treves报道的6例患者有以下特点:①乳腺癌切除伴腋窝淋巴结清扫;②患侧上肢发生“直接性乳腺癌术后水肿”;③乳腺和腋窝区域进行了放疗;④水肿开始于上肢并蔓延至前臂,最后扩展至手背及手指。患者年龄为37~60岁。多数病例经超微结构和免疫组化研究,证实为STS的血管肉瘤属性。水肿继发于包括腋窝淋巴结清扫的乳腺癌根治术后,并且在12个月。近65%患者还接受了胸壁和腋窝放疗。肿瘤出现的时间间隔为1~49年,但大多数发生在乳腺根治术后10年左右,肺是最常见的转移部位。

STS主要发生于50~70岁女性,文献报道中仅2例为男性,可能与该年龄组女性乳腺癌的发生率较高有关。STS临床易发生的部位有上肢、前臂、肘部及前胸壁。多数患者1年内出现明显患肢水肿,早期表现为红色、蓝色斑状或丘疹状结节,常为多发、散在的皮下不易察觉的结节,逐步转变为瘀血斑,后期融合成大的溃疡、出血性肿块。

五、诊断

诊断脉管肉瘤包括血管肉瘤和淋巴管肉瘤2种,但多数情况下难以明确是哪一种脉管肉瘤。免疫组化CD34、CD31、FVⅢ和D2-40阳性有助于诊断,特别是淋巴管内皮标志物(如D2-40)强阳性可进一步支持淋巴管肉瘤的诊断。

六、治疗

乳腺癌术后发生淋巴水肿的患者是STS的高危人群,首先应对病变进行活检,尤其是在淋巴水肿的区域。一旦STS得到诊断,首先考虑扩大切除,这样可使肢体得以保存,但经常会复发。早期截肢术可延长患者的生存时间,但由于肿瘤在皮下弥漫生长,有些患者也会局部复发或远处播散到胸壁。也有报道称,进行放疗及化疗均有一定的缓解作用。

七、预后

淋巴管肉瘤虽有多种治疗方法,但总体预后很差,生存时间为19~31个月。大约50%的患者在诊断后19个月内死亡。Stewart等报道只有15%的STS患

者能够生存 >5 年。由于 STS 可沿着皮下静脉播散到任何部位(尤以肺和骨常见),所以 STS 患者经常在术后 2 年内复发并死于远处转移(肺)。

参考文献

[1]瀬户山充.広範圍症候群(新订版)Stewart-Treves症候群[J].日本臨牀,1987,春季臨時增刊号,45:1251.
[2]崔力方,陈奕至,张继新,等.乳腺癌术后 Stewart- Treves 综合征 3 例临床病理分析[J].诊断病理学杂志,2011,18:31–33.
[3]徐红雁.乳腺根治术继发淋巴水肿后上臂皮肤血管肉瘤 1 例及文献复习[J].中国医药科学,2012,2:77–79.

第 28 节 僵人综合征

一、名称

僵人综合征(stiff-person syndrome,SPS)是一种特殊类型的肌肉疾病，主要以躯干和四肢近端肌肉慢性、进行性加重、波动性的僵硬和强直,可在某种诱因下出现有痛性肌肉痉挛为主征的临床综合征,最早由 Moersch 和 Waltomen(1956)报道和命名。

二、流行病学

SPS 是一种罕见的肌肉疾病,多为散发,男女发病率相同。

三、病因及病理

病因迄今尚不完全清楚。SPS 可能与自身免疫性疾病包括糖尿病、甲状腺炎、白癜风、恶性贫血、微小病变肾病综合征及重症肌无力等疾病相关。患者多存在其他自身抗体,约 60%谷氨酸脱羧酶(GAD)抗体 GADAb 阳性,影响 γ–氨基丁酸(GABA)合成。

四、临床表现

肺癌、胸腺瘤皆可引起。

SPS 是一种中枢神经系统自身免疫性疾病,隐袭起病,青壮年多发,骨盆带、肩胛带、棘旁和腹肌受累多见,以深睡后可消失或明显缓解的肌肉紧张及痛性肌肉僵直为典型症状。主动肌收缩的同时拮抗肌也收缩,造成躯干、肢体的姿势僵硬,不自然。胸肌紧缩可出现呼吸和吞咽困难,一般小腿的前组肌群不如后组肌群僵硬明显,因而出现足跖屈和内翻畸形。痛性痉挛可发生在个别肌肉,也可累及广泛肌群,主要表现为自发性或刺激敏感性的背部及下肢过伸,并常伴有自主神经紊乱的症状,智能和感觉系统不受影响。

SPS 患者 30%~60%伴发胰岛素依赖型糖尿病,10%并发自身免疫性甲状腺疾病,5%并发白斑病,尚有合并乳腺癌、重症肌无力的报道。影像学检查对该病诊断无帮助,60%~80%的 SPS 患者血中、脑脊液中可测出 GADAb。放射免疫方法最灵敏。大多数患者脑脊液异常,60%寡克隆区带阳性，白细胞数、蛋白总量、IgG 也可增高,GADAb 阳性,有时甚至高于血液。

Brown 及 Marsden 将临床上许多不典型的病例归纳为僵人叠加综合征,并分为 3 个亚型:①SPS 躯干型(stiff-trunk syndrome),有上述典型的表现,以累及躯干及四肢近端肌肉为主；②SPS 肢体型(sliff-limb syndrome),以肢体(多是小腿和脚部)的僵直和痛性痉挛为首发症状,随着病程进展,肢体呈固定姿势,并可累及上肢、括约肌及一过性的脑干症状,一般不涉及躯干肌肉;③进展性脑脊髓炎伴僵直型(progressive encephalomyelitis with rigidity and myoclonus,PERM),临床症状与典型躯干型相类似,但急性起病,患者多先出现延髓受累症状,之后是肢端受累症状,再是躯干受累症状,病情进行性加重,治疗效果差。

五、诊断

本病诊断主要依靠临床表现,而肌电图是诊断本病的重要手段。

六、治疗及预后

SPS 治疗药物首选苯二氮䓬类。冯兵等报道 4 例患者使用氯硝西泮消除痉挛皆有明显疗效。氯苯氨丁酸可抑制脊髓单突触和多突触神经元间传递,对高位中枢神经元也有抑制作用,有显著的肌松作用。4 例患者均加用氯苯氨丁酸口服,治疗效果更加明显。由于目前倾向于 SPS 是自身免疫性疾病，皮质激素、静脉用免疫球蛋白或血浆交换疗法对一部分患者有效。A 型肉毒杆菌毒素通过局部注射抑制乙酰胆碱释放,阻断神经肌肉接头传递,在躯干及近端肌肉上使用有良好效果,能明显改善症状并减少全身用药量。

参考文献

[1]松井尚子·梶龍児. 知っておきたい内科症候群?スティッフパーソン(全身硬直)症候群 stiff-person syndrome (SPS)[J]. 内科,2012,109(6):957-958.

[2]冯兵,李洵桦,龙健中,等.僵人综合征 4 例分析及文献回顾[J].中风与神经疾患杂志,2011,28:347-348.

[3]石强,黄旭升,田成林,等.僵人综合征的临床及电生理特点[J].中华神经医学杂志,2005,4:720-722.

第 29 节 Still 综合征

一、名称

Still 综合征又名急性少年性类风湿关节炎、Chauffard-Still 综合征、Wissler-Fanconi 综合征、变应性亚败血症(subsepsis allergica)、过敏性亚败血症、Wissler 综合征及成人 Still 病。

Still 综合征是一组病因和发病机制不明，以高热、皮疹、关节病变和白细胞升高为主要特征的临床综合征。1943 年 Wissler 首次报道,1946 年由 Fanconi 命名为变应性亚败血症。欧洲医学文献称此症为 Wissler-Fanconi 综合征。国内 1964 年始见报道。目前国家自然科学名词审定委员会公布的医学名词认定 Still 病一词,成人患者为成人 Still 病。

全身型儿童类风湿关节炎（juvenile rheumatorid arthritis,JRA)是指儿童期起病,以长期发热、反复迁延的关节炎为主要特征的结缔组织病。JRA 全身型又称为 Still(斯蒂尔)病。

二、流行病学

Wissler 报道苏黎世儿童医院平均每年收治患儿 2700 例,20 年中发现本症 15 例。上海第二医学院附属新华医院 1966—1972 年共收治患儿 25 400 例,其中本症12 例,占同期住院患儿 0.047%。

三、病因及病理

Still 综合征的病因目前认为与下列因素有关:感染、免疫紊乱、遗传等。

四、临床表现

Still 综合征病程多样,呈异质性表现。Still 综合征已有 100 余年历史，曾认为仅多见于儿童，近 30 年来成人 Still 病(adult onset still disease,AOSD)报道渐增。

发病年龄可在 14~15 岁,近年国内报道平均年龄以 30~40 岁多见,女性稍多于男性。

1.发热

所有患者均有发热。以高热、过高热居多,以弛张热、间歇热多见,体温常骤升骤降,有人认为若 24 小时内体温差达 3~5℃,则支持本病的诊断。有的可达 10 年以上,多数患者虽有高热,但一般情况较好,热退后又如常人。

2.皮疹

皮疹占 80%~100%,呈多形性,典型皮疹为橙红、粉红斑丘疹,或紫红色,压之褪色,可伴或不伴瘙痒。皮疹可见于身体任何部位,但以前胸、后背部及四肢近端多见。在四肢或下腹按压或热敷可诱发淡红色皮疹或使皮疹颜色加深,称为 Koebrer 现象,有诊断参考价值。

3.关节痛

关节疼痛者占 90%~98%。常在高热时加剧,热退时减轻,可呈游走性,以双膝关节最早和最易受累,双踝、双腕也常累及。关节可肿胀,严重时关节活动受限。关节内可有渗出,抽出液为非化脓性。关节活动受限,关节周围肌肉疼痛及压痛。关节症状既可首发,也可在发热数周至数年后才出现,有部分病例长期反复发作可形成非侵蚀性关节强直,尤以腕关节多见。

4.咽痛

咽痛占 50%~80%。

5.肝脾大

约 50%的患者可有肝脾大。

6.肺及胸膜病变

肺及胸膜病变约占 30%。患者出现间质性肺炎及胸膜炎表现,X 线图像可见胸膜增厚、胸腔积液,随着病情的缓解,肺及胸膜病变可恢复正常。

7.心脏损害

渗出性心包炎约占 1/4。多呈一过性或反复性心包摩擦音或少量积液,少数可出现心肌炎、心内膜炎及冠状血管炎。T 波低平、倒置、S-T 段压低。

8.神经系统损害

少数患者可出现脑膜刺激症状及脑病表现，如头痛、呕吐、抽搐、脑脊液压力增高及脑电图改变等，可能为脑部血管炎所致。

9.其他少见表现

极少数可发生视网膜炎、全眼球炎、虹膜睫状体炎、间质性肾炎、肾小球肾炎等，甚至发生急性肝、肾衰竭。

朱祥娣报道变应性亚败血症1例胸腔积液。患者，女性，45岁。因发热、右胸痛9天入院。患者9天前无明显诱因突感发冷发热，经胸透考虑为右胸腔积液。3年前曾咳少量血丝样痰一次。忽略淋巴结肿大、肝大、皮疹而给予抗结核治疗。本病的诊断主要是排除性诊断。发热、皮疹、关节痛是本病诊断的主要依据。

幼年患者男性发病人数多于女性(1.6∶1)，成人患者则女性发病人数多于男性(3.7∶1)。幼年型与成人型Still病首发症状均以发热、皮疹、关节痛为典型表现。发热多呈间歇性弛张热，少数表现为不规则热型，下午体温升高，次日早晨或上午降至正常，体温波动幅度可>2℃，热程可达数周、数月甚至数年。高热时可伴有寒战、乏力、食欲减退等全身中毒症状，抗生素治疗效果不佳，热退后患者活动、饮食如常人，体重无明显减轻。发热时常出现皮疹，这是本病的典型症状，具有诊断意义。皮疹呈现多形性、一过性、易变性，可散在分布或呈红色丘疹、荨麻疹样融合成片，主要分布在胸部、颈部和四肢皮肤，消退后皮肤不留痕迹。关节痛也是本病的特征之一，发生率>80%，受累关节可为多关节或单关节，常在发热时加剧，疼痛呈游走性，滑膜炎时可有渗出性关节积液，热退后减轻或缓解，不引起关节致残。在幼年患者中淋巴结肿大、咽痛及腹痛的发生率较成人Still病患者明显增高，有2例患者以腰痛、一侧肢体不能行走起病。而成年患者的肌痛、脾大的发生率较幼年患者明显增高；约有1/3幼年患者与成年患者中发生肺间质性炎症改变，体检有肺部啰音，但应用抗生素无效，可与细菌感染性肺炎相鉴别；胸膜炎、心肌损害也时常发生，表现出多组织损伤的特点，而出现虹膜睫状体炎眼部病变的患者少见。

五、诊断

全身型JRA诊断标准为：①每日弛张热37~41℃，持续>2周；②一过性皮疹；③单发或多发性关节炎，关节炎可能在起病后几周或几个月才出现。

在确诊Still病的临床指标中，3项主症(发热、皮疹、关节痛)是大多数患者(>90%)的表现，与咽痛、白细胞升高两项结合后的特异性可达95%~100%，严格掌握这3项主症是防止误诊的关键。

六、治疗及预后

丁杏海等报道21例中18例随访1~6年，平均2年1个月。其中14例病情稳定未再复发，3例间歇诊疗者仍有发热和关节肿痛，1例放弃治疗导致严重多关节畸形。18例病情缓解后仍持续服用较长时间药物，连续治疗者均无CNS后遗症，眼底及脑脊液检查无异常。4例脑电图仍有不规则慢波，1例CT检查轻度皮质萎缩。

参考文献

[1]胡燕青，左晓霞，游运辉，等.幼年型与成人型Still病的临床对比研究[J].中国医师杂志，2003，5:37-39.

[2]李志洁，宋红，陈莹，等.全身型儿童类风湿关节炎预后因素分析[J].中国药物与临床，2005，5:630-631.

[3]丁杏海，滕宪慧，叶巍岭，等.儿童类风湿关节炎中枢神经系统损害21例诊治分析[J].南京医科大学学报，2002，22:447-448.

[4]蔡训娴，翁坤荣. 变应性亚败血症——国内文献223例综合分析[J].中级医刊，1985(2):72-75.

[5]刘桂蕊，陈世禄.变应性亚败血症的延误诊治198例分析[J].临床荟萃，1986，1(5):46-48.

[6]朱祥娣.变应性亚败血症一例误诊分析[J].临床误诊误治，1986(5):44-45.

[7]孙银生.成人Still病的诊断[J].中国医学文摘(内科学)，2001，22:700-702.

第30节 直背综合征

一、名称

直背综合征(straight back syndrome，SBS)或称为扁胸综合征，1960年由Rawlings首先报道并命名。上部胸椎的影像学表现是由于上部胸椎缺乏正常的后凸而变直，以致减少了该水平的胸廓前后径，加之胸骨内陷,对循环系统带来一定的影响,是心脏和大血管受压而产生的一组病征。1960年Rawlings对此种情况提出所谓假性心脏病(pseudoheart disease)的概念。一般认为胸廓畸形的原因是先天性的。本综合征的特点是肺动脉瓣区第二心音分裂、收缩期杂音,X线检查示心脏阴影扩大,没有器质性心脏病,但有轻度心电图异常改变。胸椎平直,缺乏生理弧度,胸前后径缩短。国外文献有儿童病例的报道,由于对本病认识不足或是忽略了对患者胸段脊柱及胸廓形态的观察而造成漏诊或误诊为先天性心脏病。国内1986年李慧萍等报道1例直背综合征,确诊时已15岁,自幼即有活动后心悸、气促,长期拟诊为先天性心脏病。本综合征是引起假性心脏病的一个原因。

二、病因及病理

SBS发病机制尚不清楚,多数学者认为本病系先天发育异常引起,在胎儿第8周,椎体骨化之前,胸椎未形成生理性后凸反而变直导致胸椎和胸骨之间距离缩短,使胸廓前后径变小,压迫心脏和大血管向前移位,使右心室流出道紧贴胸骨后缘,胸骨后缘心脏接触面增大,产生血液"增流"效果,造成所谓"假性心脏病"的一系列临床症状和体征。

三、临床表现

SBS多合并扁平胸和漏斗胸,是胸廓变形综合征的一种。症状:①乏力;②活动性心动过速和呼吸过速,因胸廓变形造成的限制性肺疾患;③二尖瓣脱垂例有不定位的胸痛、心悸、气短和倦怠感等。

直背综合征的主要临床表现是:多见于青少年,多因体检时发现心脏杂音而就医;多有轻微心悸、气短;令患者取坐位,可见胸椎变直,肩胛间区凹陷,双侧肩胛骨呈翼状,胸廓前后径明显变短,胸骨左缘可见明显搏动;第二心音较响亮,在心底均可闻及较粗糙喷射性收缩期杂音,加压听诊后响度增强。有报道称可触及震颤,甚而可有舒张期杂音。杂音在呼气时增强,吸气时减弱。这些特点符合常见无害性杂音,故直背的心脏杂音属此类杂音。

四、诊断

放射影像检查是SBS的关键。在标准正侧位胸片上,病例均显示不同程度的胸骨垂直或凹陷,胸椎变直或前突,心脏前后间隙变小或消失,这些表现是SBS骨性胸廓畸形的重要征象。文献认为X线标准胸部正侧位片,胸前后径和胸横径比值≤40%即可诊断为直背综合征。

李跃进等91例X线胸部后前位片表现:心脏呈不同程度假性扩大60例,心脏呈典型"薄饼状"18例,心脏呈不同形态和程度的真性扩大3例,1例表现肺动脉段轻中度膨隆,左心室增大;1例表现右心室增大,1例表现左心房、左心室增大。

X线左侧位胸片表现:91例均表现为胸廓畸形、扁平胸,胸椎变直或前突,胸骨垂直或凹陷,心脏前后间隙不同程度变小、消失,胸廓前后径变小。本组胸廓前后径58~104mm,平均值87mm。

X线并发症表现:合并肺气肿8例,合并肺内感染18例,肺结核10例,肺不张2例,胸腔积液2例。B组(老年组,12例)中合并肺气肿7例,占58.3%;肺炎、肺实变5例;结核感染3例,占66.67%;合并冠心病、肺心病各1例,占16.67%。

直背综合征需与下列器质性心脏病相鉴别:风湿性心脏病二尖瓣关闭不全、先天性房间隔缺损、先天性室间隔缺损、先天性肺动脉瓣狭窄或右心室流出道狭窄及特发性肺动脉扩张症。

五、治疗及预后

SBS的预后良好,一般无须特殊治疗。常随年龄增长胸廓前后径变宽,症状可自行减轻。有严重呼吸困难症状和肺动脉高压时,可手术纠正胸廓畸形。

参考文献

[1] 沢山俊民. 広範圍症候群(新订版)straight back syndrome[J].日本臨牀,1987,春季臨時増刊号,45:336-337.
[2]李跃进,许建军,洪鸿图,等.直背综合征X线诊断和分级方法的探讨[J].罕少疾病杂志,2007,14:16-18.
[3]张德志,杨春玲,齐学娟.直背综合征临床表现[J].黑龙江医学,1999(3):2-3.
[4]王明明,刘文钦.直背综合征国内资料综合分析[J].临床荟萃,1990,5:326-328.
[5]洪庆成,江敬铭.儿科综合征[M].天津:天津科学技术出版社,1996:510-511.

第31节 粪类圆线虫暴发感染综合征

一、名称

粪类圆线虫暴发感染综合征（strongyloides stercoralis hyperinfection syndrome）。是重症粪类圆线虫病时身体发生多器官功能衰竭的状况。

二、流行病学

粪类圆线虫是一种兼性寄生虫。粪类圆线虫感染是我国常见的蠕虫类寄生虫病之一。该虫类生活史复杂，包括自生世代和寄生世代。在寄生世代中，成虫主要寄生在宿主（如人、狗、猫等）小肠内，幼虫可侵入肺、脑、肝、肾等组织器官，引起粪类圆线虫病。

据国外文献报道，感染粪类圆线虫后有1.5%~2.5%的患者发展为重症粪类圆线虫病。当发展为重症粪类圆线虫病时，即使施以特效的驱虫药也往往不能挽救患者的生命。严重的肠炎、恶病质、休克、肺出血及肺功能衰竭和继发性细菌感染是患者死亡的原因。目前播散性粪类圆线虫病成为各种免疫缺陷患者死亡和发病的原因之一。

三、临床表现

自身感染时移行到肺的幼虫数量增加，出现发热、咳嗽、喘鸣、血痰等，咳痰内可检出幼虫。肺感染时胸片可呈肺炎像及ARDS表现。

粪类圆线虫感染期幼虫侵入人体后经肺移行，一般寄居小肠上段，但当人体免疫力低下时，小肠内的杆状蚴迅速发展成丝状蚴，又可经患者的结肠黏膜或肛门周围的皮肤侵入，行反复自体感染或进入肺、肾、脑等器官异位寄生，常引起严重后果。

粪类圆线虫病由于缺乏特有的临床表现，大多数本病患者以消化道症状为主，可引起腹痛、腹胀、恶心、呕吐、胃纳不佳、腹泻或便秘等症状。若寄生于胆道或肝内，则可引起肝大、右上腹痛、发热等类似胆道感染表现。部分幼虫可侵入肺，引起喘息、呼吸困难、咯血。

本病呈慢性感染经过，容易自身重复感染，当患者营养不良，或患有其他慢性消耗性疾病，或较长时间接受激素和其他免疫抑制剂治疗时，机体免疫力下降，可引起体内粪类圆线虫暴发感染而致患者死亡。

四、诊断

对长期使用激素类药物或免疫抑制剂的患者，出现肺部感染症状，除要考虑细菌、真菌、耶氏肺孢子菌、巨细胞病毒感染，还应对粪类圆线虫做常规检查或常规杀虫治疗，以免发生自身感染，造成严重后果。关键是想到此病的可能。在新鲜粪便或痰液中查见杆状蚴或丝状蚴即可诊断本病。直接涂片法的检出率较低，可用离心测定法或沉淀法检验粪便或痰液中的病原体。

五、治疗及预后

国外用噻苯达唑治疗本病，治愈率>90%，是目前治疗本病最好的药物。用国产阿苯达唑治疗本病，成人一次顿服400mg，连服2天，对本病有显著疗效，而且副作用较小。

刘明伟等报道的病例，患者给予阿苯达唑后病情进行性加重，可能由严重多脏器感染和死亡虫体代谢产物的异体蛋白反应所致。

参考文献

[1]平田哲生，藤田次郎.知っておきたい内科症候群?糞線虫過剰感染症候群 Strongyloides stercoralis hyperinfection syndrome[J].内科，2012，109(6)：1437-1438.
[2]戴世忠，钟载英，林振波，等.粪类圆线虫病2例报告[J].湛江医学院学报，1993，11：71-73.
[3]刘明伟，张卫珍，蔡绍曦.粪类圆线虫感染并多器官功能衰竭1例报道并文献复习[J].现代预防医学，2013，40：1760-1762.
[4]何登贤，赵邦权，卢作超，等.粪类圆线虫病在广西的分布及其临床表现和治疗[J].广西医学院学报，1989，6：55-57.

第32节 Sturge-Weber综合征

一、名称

Sturge-Weber综合征(SWS)又称为皮肤软脑膜血管瘤病、脑三叉神经血管瘤病(encephalotrigeminal angiomatosis)。其主要特征为颜面、眼部和颅内血管瘤及其引起的早发性癫痫、对侧偏瘫、眼部症状及智力发育障碍等。由Sturge在1879年首先描述。

二、临床表现

①出生时三叉神经区域出现鲜红斑痣,可逐渐扩大颜色增深或表面出现结节,常累及患侧面部皮肤及同侧口腔黏膜,有时同侧头、颈、躯干亦可被累及;②婴幼儿常出现抽搐,多在血管瘤对侧,多呈局限性抽搐,部分患者长时间后可出现对侧痉挛性偏瘫;③50%病例出现在眼部,多在同侧,表现眼球较对侧大、外凸、眼压高,常有青光眼、大角膜、眼水肿、结膜、虹膜和脉络膜血管瘤及视网膜剥离,少数有视神经萎缩;④肺、消化道、垂体、卵巢、胰腺等内脏亦可发生血管瘤;⑤常有严重的智力迟钝,生活不能自理;⑥X线检查有颅内血管瘤和钙化影。

SWS主要的临床表现为斑痣性错构瘤病,包括面部的神经血管瘤、软脑膜血管瘤,以及癫痫、痴呆、偏瘫、偏盲、青光眼等,脑部的异常包括脑回钙化、同侧大脑半球软脑膜、同侧脉络丛萎缩、颅骨增厚及与软脑膜邻近的白质扩张,面部血管瘤通常沿三叉神经的一支或数支分布,眼支最常见,下颌支最少见,双侧亦不少见(10%~20%)。部分患者可累及颈、软腭、舌、齿龈、咽部、鼻腔,甚至躯干、四肢。其受累程度与神经系统严重程度并不相关,但与脉络膜血管瘤的程度相关。而癫痫、智力减退、偏瘫和偏盲是本病主要的神经系统表现。癫痫是最常见和最早出现的神经症状,发生率为75%~90%,多在1岁内出现,少数在儿童或青春期出现,>20岁出现罕见。约50%的癫痫为对侧肢体局限运动性发作,其次为全身大发作,这与脑部病灶的部位有关。钙化灶仅局限于枕叶者,发生率略低(72%),36%~70%的患者有青光眼及脉络膜、巩膜、结膜和视网膜血管瘤,青光眼最常见,发生率为30%~76%,多在1岁以内出现。

三、诊断

颅内脑回状钙化是皮肤软脑膜血管瘤病的典型表现,但并非特异性,类似的钙化可出现于胶质瘤、脑梗死、化脓性脑膜炎、骨化性脑膜脑病等病变中。因此不能仅根据此一征象就做出诊断,应结合其他征象和临床资料进行鉴别。皮肤软脑膜血管瘤病所具有的单侧发病倾向,好发于枕顶部的皮层钙化,患侧脑萎缩,颅板增厚,与颅内病变同侧的面部三叉神经分布区葡萄酒色血管瘤,以及神经系统其他临床症状,是具有鉴别意义的征象和临床资料。影像征象和临床资料的综合分析可与上述其他病变区别开来。

四、治疗及预后

本病可采用抗癫痫治疗。无效时,手术切除软脑膜血管瘤,眼部病变由眼科医生做相应治疗。

参考文献

[1]刘辅仁.实用皮肤科学[M].北京:人民卫生出版社,2005:1066.

[2]齐铁雄,刘世华,牛志浩,等.脑三叉神经血管瘤7例临床观察及文献复习[J].中国优生与遗传杂志,2010,18:144-146.

[3]肖家和,王大有,邓开鸿.Sturge-Weber综合征的CT和MRI诊断(附9报告)[J].临床放射学杂志,1998,17:72-74.

第33节 夏季过敏性肺炎

一、名称

夏季过敏性肺炎(summery hypersensitivity pneumonitis,SHP)是过敏性肺炎的一种。

二、流行病学

SHP是夏季常见病。

三、病因及病理

夏季过敏性肺炎的发生与季节性大气污染有关，医学专家认为其致病原是新型隐球菌。

四、临床表现

6~9 月份发病占 95.3%，7 月份为高峰。男女比为 1∶1.8，发病年龄多为 40~49 岁。表现为轻微用力，如运动、谈话或深呼吸即可诱发咳嗽。发作期主诉呼吸困难者占 >90%，发热 >38℃者为 64%，呈弛张热。咳嗽、呼吸困难、发热为临床三联征。胸部听诊：84.5%有细湿啰音或捻发音。胸片：59.4%呈双侧弥漫性结节性阴影，21.8%是在肺中叶和(或)下叶。两肺结节和斑点状、圆形或条索状阴影为 15.6%。总的来说，散在的结节阴影共 97%。

五、诊断

化验可见血沉加快、白细胞轻度增高等。痰、胸液和脑脊液做墨汁涂片或培养，检出隐球菌时即可确诊。

六、治疗

糖皮质激素对此病有较好的疗效。

参考文献

[1]袁俊荣.夏季过敏性肺炎因何在[N].大众卫生报，2005-07-19(003).

[2]刘光印，吕保印.夏季型过敏性肺炎[J].国外医学呼吸系统分册，1985，5(7)：108-109.

第 34 节　上腔静脉综合征

一、名称

上腔静脉综合征（superior vena cava syndrome，SVCS）又名 Alfano-Alfano 综合征、腔静脉阻塞综合征。是由于外来压迫、浸润或上腔静脉内血栓形成等使上腔静脉血液回流受阻、静脉压力升高及代偿性侧支循环开放所产生的一系列临床症状。最早由 William 与 Hunter 于 1857 年报道，1904 年 Fischer 提议用上腔静脉综合征来命名上述症状，到 1936 年由 Ochsner 与 Dixon 正式命名为上腔静脉阻塞综合征。1857 年 Hunter 最早报道的 1 例上腔静脉综合征是由梅毒性主动脉瘤所致。

二、流行病学

肿瘤是成年人 SVCS 的主要原因，约为 90%的 SVCS 是由恶性肿瘤引起的。以支气管肺癌居首，其次为淋巴瘤、纵隔原发恶性肿瘤和纵隔转移性肿瘤。由支气管肺癌引起的占上腔静脉综合征总数的 46%~75%，其中 40%为小细胞肺癌，淋巴瘤为诱因的上腔静脉综合征占10%~15%。

三、病因及病理

SVCS 发病原因主要分为两类：一是炎性疾病，如上腔静脉炎(血栓)、心包炎、纵隔炎等；二是良恶性肿瘤压迫或侵犯，如胸腺瘤、畸胎瘤、肺癌等。胸部恶性肿瘤或其转移性淋巴结所致的 SVCS 患者在临床上约占 70%，其中肺癌约占 85%。这类患者确诊时多已属中晚期，进展快，绝大多数在 3~4 个月内死亡。

四、临床表现

综合文献报道 SVCS 存在五大症状和体征：进行性呼吸困难、头痛、面部及上肢水肿、浅表皮下侧支循环形成及颈静脉怒张。

临床体征的严重程度取决于梗阻部位、发生速度及侧支循环的建立，有一定比例的患者是以 SVCS 为首发症状而就诊。恶性肿瘤并发 SVCS 患者中，约为 60%以 SVCS 为首发症状。有头面部水肿、气短、声音嘶哑、头痛、胸壁毛细血管扩张、颈静脉怒张等。喉、支气管和气管水肿引起咳嗽、呼吸困难、声嘶、喘鸣和咽部水肿导致吞咽困难(表 19)。

表 19　作为上腔静脉综合征病因的恶性肿瘤

肿瘤名称	所占比例(%)
非小细胞肺癌	50(43~59)
小细胞肺癌	22(7~39)
淋巴瘤	12(1~25)
转移性肿瘤(乳腺癌占 2/3)	9(1~15)
胚细胞肿瘤	3(0~6)
胸腺瘤	2(0~4)
恶性胸膜间皮瘤	1(0~1)
其他	1(0~2)

不同癌瘤合并 SVCS 发生频度不一。肺癌中小细胞肺癌约为 10%,非小细胞肺癌 2%以下,但非小细胞肺癌多见,所以仍以非小细胞肺癌所致 SVCS 为多。

渡辺直树等报道 1 例。44 岁,女性,患乳腺癌合并 SVCS。化疗对乳腺癌有效,而原认为乳腺癌纵隔转移的纵隔病变无反应,进而诊断纵隔病变,是一胸腺瘤,SVCS 为后者所致。

五、诊断

如果患者出现上肢或头颈部肿胀、前胸部静脉扩张、颈静脉怒张等症状应考虑 SVCS 的可能。关键是早诊断。Kennedy 等认为良恶性鉴别的特点有:①良性起病隐匿,发展慢,常于数月或数年就诊,恶性者起病急,发展快,数月内就诊;②良性者年轻,女性多,恶性者年龄大,男性多,40~60 岁多发;③良性者生长期长,恶性病例鲜有超过数月者。

六、治疗及预后

大部分肿瘤合并 SVCS 患者生存期不长,未治疗者平均为 6 周,治疗者 1 年生存率为 25%~27% 。

参考文献

[1]古田直樹.広範圍症候群(新订版)上大静脉症候群[J].日本臨牀,1987,春季臨時增刊号,45:353.

[2]高橋和久.知っておきたい内科症候群?上大静脈症候群superior vena cava syndrome[J].内科,2012,109(6):1183-1185.

[3]冯宇,李绍旦,张印,等.恶性肿瘤合并上腔静脉综合征诊断分析[J].科学技术与工程,2011,22:5261-5264.

[4]洪庆成,江敬铭.儿科综合征[M].天津:天津科学技术出版社,1996:515-516.

[5]李凤鸣.中华眼科学[M].2 版.北京:人民卫生出版社,2005.

[6]武玉兵,张京楠,孙毅,等.上腔静脉综合征的诊断与外科治疗[J].中国医学创新,2012,9:20-22.

[7]梁超,洪志鹏.胸部肿瘤引起上腔静脉综合征的治疗及进展[J].中华肺部疾病杂志(电子版),2011,4:143-147.

[8]渡辺直树,和久利幸.胸腺腫によるSVC 症候群合併,局所進行性乳癌の1 例[J].日呼外会誌,2008,22:1055-1058.

第 35 节 主动脉瓣上狭窄综合征

一、名称

主动脉瓣上狭窄有大约 50%合并小精灵样面貌及智能低下,此合称为主动脉瓣上狭窄综合征(supravalvular aortic stenosis syndrome,SAS 或 SVAS),又称为 Elfinfase 综合征、Williams 综合征。乳儿高钙血症重症型的生存例可表现为本综合征样。但本综合征的大部分高钙血症并未得到证明。

Williams 综合征或 Williams-Beuren 综合征(WBS)1952 年首次报道,当时命名为先天性婴儿期高钙血症、威廉斯综合征、主动脉瓣上狭窄综合征、特发性高钙血症、婴儿高血钙综合征、怪颜综合征、小妖精综合征等。

1961 年 Williams 经左心导管检查最后确定了血管病变的特征,为主动脉瓣上狭窄伴有智力发育不全、面孔特殊、生长障碍及高血钙等特征性改变。

二、流行病学

WS7 号染色体长臂 11.23(7q11.23)区域的基因微缺失引起。多数患者的缺失区域约 1.5Mb,包括 25~30 个基因。少数非典型的患者缺失区域较小,临床表现为全部或部分的 WBS 表型。在新生儿中 WBS 的发病率为 1/25 000~1/7500,多数为散发,部分为常染色体显性遗传。WS 的特殊认知表型与其基因缺陷有关。

三、病因及病理

SAS 病因尚不清楚,可能是一种遗传病,属常染色体显性遗传,也有单发病例,这些病例具有正常的面容和智力,多数作者认为其性质属散发,相互无联系。曾有学者认为主动脉瓣上狭窄由婴儿期高血钙所致。但由于部分患者有主动脉先天性肌纤维发育不良而无高血钙,故多数学者认为本病的心血管缺损是胎儿期发育障碍的结果而非高血钙所致。高血钙的原因有人认为是妊娠母亲摄入过量维生素 D 和钙盐,或对正常量维生素 D 敏感性过高所致;亦有人认为是患儿维生素 D 代谢异常、灭活降低、血中维生素 D 活性水平较高所致。1985 年 Culler 的研究则表明患者有遗传基因缺陷,降钙素分泌不足,血钙清除障碍。

SAS 患者常合并血管弹力纤维病变,病理特点是血管内壁形成嵴样弹力纤维增生,多数表现为主动脉瓣上局限性或弥漫性狭窄、肺动脉狭窄和原发性肺动脉高压、脑血管狭窄、肾动脉狭窄等,个别病例尚有冠状动脉病变。

四、临床表现

1.心血管疾病(弹性蛋白动脉病)

任何动脉都可能狭窄(如末梢性肺动脉狭窄,肾动脉狭窄,局部或弥漫性的胸、腹主动脉,单纯肺动脉狭窄),瓣膜上主动脉狭窄(SVAS)是最常见的临床表现,发生于75%的患者。可有肺动脉狭窄,细小肺动脉不同程度受累,导致右心负担加重和产生肺动脉高压。

2.特殊面容

张嘴凸唇,鼻梁扁平鼻孔朝天,长人中,小下颌,星状虹膜和斜视,牙齿缺失,牙釉质缺陷,牙齿稀疏,咬合不正。

3.结缔组织异常

声音嘶哑,腹股沟疝、脐疝,肠道或膀胱憩室,直肠脱垂,关节受限或松弛,皮肤松弛。

4.智力发育迟缓

多数患者有轻到重度的智力发育迟缓,部分人智力可达平均水平。

5.独特的认知特点

语言能力和听觉机械记忆能力很强,视觉空间的构建能力很弱。本病的认知特征和IQ水平不相关。

6.个性特征

过度友好,焦虑,注意力不集中。患者常表现为过度热情和活泼,部分人对音乐和旋律有特殊的敏感。

7.内分泌、发育异常

先天性高钙血症为15%,高尿钙30%,甲状腺功能减退10%,青春期提前50%,婴儿期生长迟缓70%,宫内发育迟缓25%~70%,低出生体重,出生4年内的生长缓慢,是正常儿童的75%,青春期短。成年时的身高在第3百分位以下。成年时患糖尿病的概率增加。

该病的认知功能存在明显的不均衡,表现在语言、人脸加工、音乐及社交方面的能力较强,而视觉-空间认知、数字操作、计划和解决问题等能力相对较弱。

五、诊断

X线检查:合并肺动脉分支多发性狭窄者,还可见两侧肺动脉发育不对称的X线征象。合并严重肺动脉狭窄者可有右室扩大。心电图:若合并有动脉支或肺动脉瓣狭窄时,可有右室肥厚。

根据成长和发育的障碍、特殊面容、存在以SVAS为主的心血管病变、以结缔组织病变为基础的症状、性格和行动特征等,可在临床上诊断为该综合征。因为几乎所有病例都具有7q11.23共同区域的细微基因缺陷,因此通过在缺陷区域内存在的DNA探针(ELN)的荧光原位杂交方法(FISH)进行确诊。

六、治疗及预后

把握好作为猝死危险因素的冠状动脉病变、心室负荷加重及肥大、心肌缺血很重要。特别是在门诊诊疗中,评价心肌缺血的存在,心电图的价值有再确认的意义。就SVAS来说,连续随访是必要的(特别是血压压差在20mmHg以上有恶化倾向时),压差如果超过50mmHg应考虑手术解除狭窄。另外,对<1岁的患儿,如血流动力学不稳定,进行心导管检查或需要全身麻醉手术时,必须更加注意进行术前评价和对应的措施。

Williams综合征引起的猝死(由疾病本身引起的):Bird等报道加上2004年Wessel等报道的病例,共8例。如果除去2个月的男孩,年龄是从>4岁的幼儿到学龄期以后。男性4例,女性4例,无性别差异。其中几乎没有SVAS严重的病例。另外,表现有冠状动脉狭窄或心肌缺血的病例和心室肥大的病例共6例。

本病预后取决于高钙血症的程度和由此而引起的并发症。也取决于主动脉狭窄的程度和心脏代偿功能,如果治疗不当,可能导致死亡。

参考文献

[1]斎藤加代子.知っておきたい内科症候群?ウイリアムス症候群 Williams syndrome, Williams-Beuren syndrome[J].内科,2012,109(6):1067-1069.

[2]袁海昕,黄尚志.Williams-Beuren综合征的发生机制和研究进展[J].医学研究通讯,2005,34:54-57.

[3]解春红,赵正言.威廉斯综合征的基因型和认知表型研究[J].国际儿科学杂志,2006,33:117-119.

[4]解春红.威廉斯综合征的临床诊断探讨及其认知功能研究[D].杭州:浙江大学,2007.

[5]赵广东,柯若仪.Williamis综合征[J].日本医学介绍,2006,27:311-313.

[6]洪庆成,江敬铭.儿科综合征[M].天津:天津科学技术出版社,1996:517-518.

[7]門間和夫.広範圍症候群(新订版)SAS症候群[J].日本臨牀,1987,春季臨時增刊号,45:117.

[8]孟强,孙立忠,常谦,等.Williams综合征合并先天性心血管病的外科治疗[J].中华外科杂志,2005,43:644-646.

第36节 Sweet综合征

一、名称

Sweet (1964)首先报道8例发热性红斑类疾病，名为急性发热性嗜中性皮病(acute febrile neutrophilic dermatosis)，即Sweet综合征。

二、流行病学

10%~20%的Sweet综合征患者合并潜在的恶性疾病。这些恶性疾病中85%为血液病。最常见的为急性髓细胞性白血病（AML）和骨髓增生异常综合(MDS)。目前国内外报道Sweet综合征合并血液病共153例。其中合并AML 49例、MSD39例等。

Sweet综合征的分布无各族及地域差异。发病年龄为7周至8岁，好发于30~50岁。合并血液病时最小发病年龄为2.5个月，最大85岁，平均年龄为49.7岁。目前可统计的Sweet综合征合并血液病的病例中男性61例，女性36例，男女比为1.69∶1。

三、病因及病理

本病在组织学上主要表现为真皮弥漫性成熟中性粒细胞浸润、白细胞核碎裂、真皮乳头水肿等，可伴发内皮细胞肿胀和真皮浅层小血管扩张，通常缺乏原发性白细胞破碎性血管炎的改变(纤维素样沉积和血管壁上的中性粒细胞浸润)。

四、临床表现

本病好发于30~50岁女性。

本病有五大特点：①在颜面、颈及四肢有隆起红斑块；②发热；③血沉快；④血液中性粒细胞增多；⑤组织像，表皮无特异变化，真皮水肿，嗜中性粒细胞浸润，毛细血管扩张，有核尘存在，但无血管炎变化。

Sweet综合征的前驱症状：在发病前1~4个月常见上呼吸道感染、流行性感冒样症状、扁桃体炎及咽喉炎。亦有报道有牙痛者。发热可先于皮疹出现(亦有无热者)。此时可伴头痛、恶心、全身倦怠、食欲不振等。

本病在发病过程中还可出现轻重不同的并发症：轻型并发症有关节炎、关节痛、肌痛、口腔炎、虹膜睫状体炎、血栓性静脉炎或阴部溃疡等。肺部最易受累，可出现咳嗽、呼吸困难和胸膜炎。骨骼受累可发生多灶性无菌性骨髓炎。少见累及心脏、肾脏、肝脏、肠道和神经系统者。严重并发症可合并肿瘤及血液病如精母细胞瘤、转移性腺癌。Matla报道5例Sweet综合征中有2例合并急性白血病。Raimer (1978) 及Klock (1976)各报道1例并发急性髓性白血病。

Sweet综合征最常伴发的肿瘤是血液系统的肿瘤。有3种方式：①副肿瘤综合征，常提示潜在的恶性肿瘤或已治疗的肿瘤有复发；②患者在接受全反式维A酸、部分单抗和集落刺激因子等药物后诱发Sweet综合征；③与皮肤白血病同时出现。最常见的血液恶性肿瘤为急性髓性白血病和急性前髓细胞性白血病。Sweet综合征和皮肤白血病同时出现可见于慢性髓细胞性白血病、髓细胞性白血病和骨髓增生异常综合征。值得一提的是，肿瘤相关的Sweet综合征可出现大疱甚至溃疡，类似坏疽性脓皮病。

五、诊断及鉴别诊断

Sweet综合征的诊断标准包括3个主要标准和5个次要标准。3个主要标准：特征性的皮肤损害；突发性痛性红斑或紫红色的结节、斑块；真皮内明显中性粒细胞浸润，而无白细胞破碎性血管炎。5个次要标准：发热或感染史；伴发热、关节痛、结膜炎或潜在恶性疾病；白细胞升高；激素治疗有效而抗生素无效；血沉增快。符合2个主要标准并有≥2个次要标准方可诊断。

鉴别疾病：①多形性渗出性红斑；②系统性红斑狼疮；③变应性亚败血症。

六、治疗

血液病合并Sweet综合征的治疗原则是在原发病治疗的基础上加用糖皮质激素。

七、预后

自然病程：未经治疗的Sweet综合征可持续数周至数月，部分经典型患者症状和体征可自发消退。癌症相关的Sweet综合征在原发癌症治疗或消退后可缓解，药物相关的Sweet综合征可在停药后缓解。

糖皮质激素抑制炎性细胞的趋化能使Sweet综

合征的症状及皮损迅速得到控制，氨苯砜亦可抑制白细胞的趋化，合理使用糖皮质激素是治愈 Sweet 综合征的关键。

参考文献

[1]堀尾武. 広範圍症候群(新订版)Sweet 症候群[J].日本臨牀,1987,春季臨時増刊号,45:1252.

[2]龙振华,何未兰,殷致宇. Sweet 氏症候群(附 5 例报告)[J].北京医学,1981,3:279-280.

[3]宋志强.Sweet 综合征的临床相关进展[J].皮肤病与性病,2012, 34:77-79.

[4]汤蕊,王书杰.Sweet 综合征和血液病[J].中国现代医学杂志,2004,21:41-44.

第 37 节 Swyer-James 综合征

一、名称

Swyer-James 综合征又称为 Macleod 综合征、单侧肺异常透亮或过度透亮综合征、Swyer-James-Macleod 综合征(SJMS)、单侧肺异常透亮、肺动脉发育不全、单侧无功能肺、特发性单侧透亮肺、单侧透明肺、一侧肺部过度透明综合征、肺动脉功能发育不全综合征、不伴有肺不张的一侧支气管扩张综合征。

Swyer-James 综合征最初见于 1953 年 Swyer 和 James 对 1 例 6 岁儿童病例的报道，次年 Macleod 相继报道 9 例。

二、流行病学

该病不是罕见病，是一种临床、病理、X 线图像均有改变的综合征，多见于 8 岁以下的肺发育期小儿，多于婴幼儿期就开始有明显反复呼吸道感染史，临床症状轻重不一，可无症状或咳喘，多伴缺氧和肺功能低下，病变可分布于一侧肺、一叶肺或肺段，病变分布与原肺感染部位一致；病理表现为患侧肺小支气管闭塞、肺泡数量少、气肿性肺泡、肺动脉发育不良及毛细血管减少。

三、病因及病理

Swyer-James 综合征是肺组织、支气管及肺动脉的复合病变，包括肺动脉发育不全、支气管扩张、毛细支气管炎、肺气肿等。

本病的发病机制尚不清楚，目前有 3 种意见：第 1 种，多数学者认为是幼年时受感染及理化因素刺激所致，如腺病毒肺炎、麻疹、百日咳感染导致的细支气管炎，造成肺间质纤维化，使肺血流减少，继发肺动脉及其分支发育不全。第 2 种认为是先天性肺动脉发育不全继发支气管和肺部感染，发生闭塞性细支气管炎进而形成阻塞性肺气肿，由于肺动脉发育不全和肺气肿 2 种因素使肺透明度增加。第 3 种认为肺动脉、支气管和肺组织三者均有发育障碍，在此基础上再继发感染而形成。

四、临床表现

临床可长期无症状或反复呼吸道感染。晚期并发慢支、肺气肿、肺心病。本病可发生于任何年龄和性别。患侧肺动脉变细，肺过度透明，肺纹稀少。CT 的密度分辨率高且无前后重叠，可更好地显示肺透亮度的改变及肺血管的异常。如欲同时比较动态 CT 值的变化，则可将气体潴留行进一步量化分析。

本病多见于儿童，男性发病率高于女性，其临床表现极不典型，可毫无自觉症状，仅在体检时发现。亦可有肺或支气管的反复感染病史，咳嗽、多痰、偶见咯血。

廣岡等报道 1 例因内科治疗失败而转外科治疗的病例。患者，女性，25 岁。因反复肺炎而入院。胸片左上中肺野透过型亢进，肺通气血流比例低下，诊为本病。因内科治疗失败转外科治疗。术中所得脓细胞液及切除肺组织培养检出铜绿假单胞菌。推测是因本病的细支气管狭窄及血流障碍造成抗生素的应用效果较差。

五、诊断

SJMS 的确诊主要依靠放射学检查。典型的放射学改变见于初发感染后 9 个月至 6 年(平均 2 年)。主要表现有：①患肺透亮度增高，纹理减少(但不消失)，多数伴肺容积缩小；②比较吸、呼气影像学变化，可发现有呼气相气体潴留；③患肺动脉变小；④可合并支端扩张、肺不张、肺空腔、胸膜下浸润等肺的间质性病变。

CT 尤其是 SCT 扫描是诊断本病的最佳手段，效果明显优于胸片，并可作为是否行手术治疗的依据，还能对本病的预后做出评价。

六、治疗及预后

本病预后与病因有关，并取决于病变范围和病情。若为异物引起，则在排除异物后，即能恢复正常，如属气管压迫则须将病因消除。一般单侧肺异常透亮，预后良好，Katz 随访 1 例 15 年，未见变化。故若症状不明显，则没有必要进行手术治疗。

参考文献

[1]梅合莉·买买提尼牙孜，刘艳，孙莉，等.19 例 Swyer-James 综合征影像诊断[J].地方病通报，2006，21：139-141.

[2]郑阿迈，王永光，柳向鹏，等.Swyer-James 综合征 1例并文献复习[J].中国误诊学杂志，2004，4：16-18.

[3]佐佐木孝夫.広範圍症候群（新订版）Swyer-James症候群（unilateral hyperlucent lung）[J].日本臨牀，1987，春季臨時增刊号，45：399.

[4]洪庆成，江敬铭.儿科综合征[M].天津：天津科学技术出版社，1996：314-316.

[5]廣岡さゆり，小嶋圭介，岡本真一郎，ほか.繰り返す肺炎を合併した外科的治療を要する Swyer-James症侯群 の1 例[J].日呼吸誌，2014，3（5）：708-710.

第 38 节 抗利尿激素分泌不当综合征

一、名称

抗利尿激素分泌不当综合征（syndrome of inappropriate antidiuretic hormone secretion，SIADH）又称为 Schwartz-Batter 综合征。1957 年首先由 Schwartz 和 Batter 描述。

二、流行病学

美国最新的流行病学调查中低钠血症的患病率高达（3.2~6.1）× 10^6 人 / 年。SIADH 在多种疾病的高发病率提示本病并非少见病。其多发于老年人。

三、病因

①恶性肿瘤：肺癌（小细胞型为多，且其中 80%为燕麦细胞型）、胰腺癌、淋巴网状细胞瘤、淋巴瘤、淋巴肉瘤、前列腺癌、胸腺癌、喉癌、食管癌、肠腺癌、霍奇金病、白血病等。②中枢神经系统疾病：结核性脑膜炎、化脓性脑膜炎、真菌性脑膜炎、脑脓肿、脑肿瘤、脑外伤、脑炎、蛛网膜下隙出血、脑出血、脑梗死、吉兰－巴雷综合征。③肺部疾病：肺炎、肺结核、肺真菌病、肺脓肿。④药物：氯磺丙脲、噻嗪类、长春新碱、氯贝丁酯、环磷酰胺、巴比妥类、多黏菌素 B、可乐定、促肾上腺皮质激素、全身麻醉药等。⑤其他：黏液性水肿、二尖瓣分离术后、加压呼吸、精神分裂症、应激状态。⑥原发性（原因不清）。病因中与呼吸器官有关的：①异位性产生，如肺癌、肺结核等；②垂体后叶的分泌亢进，如肺疾病、肺炎、肺脓肿、肺曲菌病、肺结核。

孙杰等报道 60 例。恶性肿瘤 25 例：小细胞肺癌 17 例，肺低分化腺癌 1 例，肺淋巴肉瘤（左）1 例。临床诊断肺癌 4 例，胸腺瘤 1 例，胃癌 1 例。肺部感染 17 例：慢性支气管炎并感染 4 例，普通感染 11 例，结核 2 例。中枢神经系统疾病 12 例：脑外伤 6 例，脑梗死，脑出血，结核性脑膜炎，脑、脊髓、脑脊膜炎侧后索综合征，脊髓亚急性联合变性各 1 例。其他 6 例：卡马西平 3 例，真性红细胞增多症 1 例，原因不明 2 例。

各种病因产生的感染性细胞因子 IL-1β 和 IL-6 增加。这些细胞因子直接刺激下丘脑的抗利尿激素（AVP）产生细胞，促进了 AVP 的产生和分泌。

四、临床表现

症状以消化系统、神经系统为主。

任新生等报道 12 例。①神志：浅昏迷者 2 例，神情淡漠或昏睡者 6 例，神志正常者 4 例。②消化道症状：厌食者 8 例，恶心和（或）呕吐者 4 例。③皮肤：12 例均无指凹性水肿，皮肤弹性好。④尿量：均在 500~800mL/d。

张泽欣等总结因呼吸系统疾病住院的低钠血症患者 78 例，其中符合 SIADH 诊断标准患者 20 例。原发病：小细胞肺癌 9 例，间皮瘤 1 例，细菌性肺炎 3 例，病毒性肺炎 2 例，肺结核 3 例，肺脓肿 1 例，支气管哮喘 1 例。临床症状：13 例为原发病的临床表现，另 7 例（小细胞肺癌 5 例、肺结核 2 例）首发症状为食欲缺乏、乏力 3 例，恶心、呕吐 2 例，意识障碍或精神障碍 2 例。

五、诊断

诊断标准：①有导致发生 SIADH 的病因；②低渗性低钠血症，血钠 <120mEq/L，血毫渗量 <270mOsm/ L；

③尿钠 > 20mEq/L，经肾持续排钠，补钠治疗不能维持钠的平衡，尿 / 血毫渗量比 >(1.5~2)：1；④多无脱水及皮下水肿(严重者可有脑水肿)；⑤限制水分摄入(每日 <800mL)可使病情改善，但水负荷试验不出现利尿反应；⑥肾功能及肾上腺皮质功能正常。

六、治疗及预后

①祛除病因，积极治疗原发病；②严格限制液体入量，每日液体入量限制在 <800mL；③输入高渗盐水，有脑水肿症状者，输入 5%NaCl 溶液 50~200mL / 次，每日 1~2 次，皆与呋塞米并用；④药物治疗，碳酸锂 900~200mg / d，分 3~4 次口服。苯妥英钠 250mg / 次，3 次 /d，病情缓解后减量。

参考文献

[1]吉田　尚. 広範圍症候群(新订版)不適切 ADH 分泌症候群[J].日本臨牀，1987，春季臨時増刊号，45：752.

[2]石川三衛.知っておきたい内科症候群?抗利尿ホルモン不適合分泌症候群 syndrome of inoppropriate secretion of ADH(SIADH)[J].内科，2012，109(6)：1266-1268.

[3]任新生，王今达，高天元，等.抗利尿激素分泌不适当综合征(SIADH)12 例临床分析（附文献复习)[J]. 危重病急救医学，1990，2(3)：131-135.

[4]孙杰，窦京涛，杨国庆，等.抗利尿激素分泌不适当综合征临床特点分析[J].解放军医学杂志，2011，36(5)：511-514.

[5]张泽欣，荣海钦.抗利尿激素分泌不适当综合征与肺部疾病的关系[J].山东医药，2012，52：73-74.

第 39 节　乳头肌功能不全综合征

一、名称

乳头肌功能不全综合征（syndrome of papillary-muscle dysfunction)。自 1963 年 Burch 及 PhiLlips 等首先描述乳头肌功能不全综合征以来，本病名称尚未统一，有左室乳头肌功能不全综合征、乳头肌功能不全综合征、乳头肌综合征、非风湿性二尖瓣关闭不全、急性瓣下二尖瓣关闭不全及二尖瓣乳头肌功能不全等名称。此综合征可由多种病因引起，最常见由冠状动脉疾病引起的心肌缺血，乳头肌之上的二尖瓣脱垂入左心房，呈现急性二尖瓣关闭不全的临床表现。

二、流行病学

卢伟增等认为，此病是最近才了解的二尖瓣反流的一种形式，并不少见。

三、病因及病理

引起乳头肌功能不全的病因很多，但最常见于冠心病。①循环功能不全(缺血)：a.心绞痛；b.乳头肌梗死；c.体循环障碍(低血压、红细胞增多症、缺氧症等)。②左心室扩张：a.普遍性；b.局部性(心室壁瘤)。③乳头肌非缺血性萎缩：a.老年性；b.恶病质。④乳头肌结构发育缺陷：a. 乳头肌或腱索先天性过长或过短；b.乳头肌起源异位；c.腱索附着点异位。⑤心内膜病：a.心内膜炎；b.心内膜弹性纤维增生症。⑥心肌病：a.炎症(心肌炎)；b.变性心肌病；c.浸润(转移癌、淀粉样变性病)；d.新生物(原发性心肌肿瘤)。⑦乳头肌活动性和收缩过程的紊乱。⑧乳头肌和腱索断裂。

四、临床表现

乳头肌功能不全常见于 >40 岁的成人，男性多于女性。急性或慢性心肌缺血时二尖瓣关闭不全较常见，其发生率在 8%~55%不等。

1.症状

临床表现取决于基本病因，一般说来，此病不产生任何特征性症状。因为缺血性心脏病是乳头肌功能不全最常见的原因，所以常伴心绞痛、心肌梗死和充血性心力衰竭的症状。

2.体征

特征性体征是心尖区收缩期杂音。Burch 等最先描述的典型杂音是收缩中期喷射性杂音，近几年观察发现乳头肌功能不全的杂音常为全收缩期，也可为收缩早中期或收缩晚期。

乳头肌功能不全杂音，通常在二尖瓣区听诊最响。当前叶受累时，杂音放射到腋窝或背部，当后叶脱垂时，则反流的血液撞击靠近主动脉的左心房前内侧壁，因而杂音可放射到主动脉区和颈部。杂音为轻到中等响度稍带吹风性，震颤很少见，常有第一心音亢进，第二心音宽阔分裂，肺动脉瓣成分增强，可有晚期的收缩期附加音，常有舒张早期奔马律和房性奔马律。Cheng 认为增强的第一心音、收缩期杂音及收缩期前奔马律和舒张期奔马律三者为一体，特别是没有心力衰竭时，强烈提示乳头肌功能不全。

乳头肌功能不全杂音还有以下特点。①收缩期杂音在几个心搏中可有变动。②室性期前收缩时，收缩期杂音响度增强，而期前收缩之后杂音减轻或消失。③蹲踞、吸气或吸入亚硝酸异戊酯时杂音更响亮。也有认为使用亚硝酸异戊酯和其他血管扩张剂后，杂音几乎一定是减弱的。产生此种相反的听诊改变是由于乳头肌病变情况不同所致。当急性乳头肌功能不全时，腱索松弛，二尖瓣脱垂入左房，在吸入亚硝酸异戊酯后左室容积减小，二尖瓣脱垂于左房更明显，因而杂音更明显；而慢性乳头肌功能不全时，由于乳头肌纤维化缩短及左室扩大，使二尖瓣拉于左室，吸入亚硝酸异戊酯后，左室腔减小，关闭不全的程度及杂音即减轻。④大多伴有房性与室性奔马律。⑤乳头肌功能不全杂音可于心绞痛时出现而于心绞痛发作之后消失。

胸部片见心阴影虽不显著扩大，但出现肺血管影增强和肺水肿。

五、诊断

选择性冠状动脉造影有助于鉴别乳头肌功能不全或其他原因所致的二尖瓣关闭不全，如冠状动脉正常，则支持后者的诊断；冠状动脉阻塞特别是后降支病变，是乳头肌功能不全的可靠解剖标记。

六、治疗及预后

乳头肌功能不全的预后一般较为良好，它的治疗是应对原发病进行治疗，包括缺血性心脏病的治疗及由于二尖瓣关闭不全恶化而发生的心力衰竭。当有严重而持久的心力衰竭而内科治疗无效、乳头肌和腱索断裂、室间隔穿孔及乳头肌并入心室壁瘤中的这些情况时应考虑手术治疗，可做二尖瓣置换术或心室壁瘤切除术等。

参考文献

[1]町井潔. 広範圍症候群（新订版）乳頭筋机能不全症候群[J].日本臨牀，1987，春季臨時增刊号，45：368.
[2]卢伟增，余宗法.乳头肌功能不全综合征[J].云南医药，1998，19：17-19.

第40节　变态反应性血管炎综合征

一、名称

变态反应性血管炎综合征（systemic allergic vasculitis），是1965—1971年由McCombs提出的概念，包括一组疾病。过敏性血管炎（hypersensitivity angrilis），亦称变应性血管炎、微血管多动脉炎、镜下多动脉炎、白细胞破碎性血管炎，主要累及微静脉、毛细血管、微动脉，最常累及的是毛细血管后微静脉。在临床上本病有广义与狭义之分，后者亦称为典型过敏性血管炎。广义过敏性血管炎包括过敏性紫癜、低补体血症性荨麻疹性血管炎、血清病、混合型冷球蛋白血症等。

1949年Zeek等首先提出过敏性血管炎，其特征类似结节性多动脉炎，由微小血管梗死和出血致多系统病变。细菌和药物是本病的病因性抗原。临床表现有发热、瘙痒性皮肤病损伴局部疼痛。结核病是与免疫调节密切相关的细菌感染性疾病，可引起Ⅰ型变态反应起主导作用的结核性变应性疾病。

二、流行病学

在大部分患者找不到病因，有些过敏性血管炎出现在：①感染以后；②使用某些药物以后；③某些自身免疫性疾病患者；④某些肿瘤患者。

三、病因及病理

通常全身小动脉、微动脉、肾小球毛细血管和微静脉均可受侵犯，常见的组织病理改变：病变处有中性白细胞浸润，类纤维素样坏死，红细胞外渗，有时伴有中性粒细胞碎片。往往多累及肾脏、肺脏和皮肤，肾微血管及肾小球和肾小体常被侵及，肾小球毛细血管可有局灶性或弥漫性的纤维素样坏死和广泛的半月体形成，免疫荧光试验在血管及肾小球毛细血管上有散在的颗粒状IgG或IgM沉积，但一般较轻微，甚至可以没有沉积，电镜多无电子致密物沉积。

四、临床表现

喘息样症状、肺炎皆可发生。

许玲华等报道过敏性血管炎由肺结核引起。患者2个月前始感低热、咳嗽、乏力、盗汗、双足青紫及疼痛，半个月后躯干下部、双下肢出现瘙痒性皮肤病损。

现高热伴气喘入院。躯干及下肢多发性紫癜性斑丘疹、血疱及溃疡，双足水肿，左上中肺细湿啰音。胸片示两肺广泛片状致密影、伴多发大小不一结节影及空腔，轮廓模糊。诊断：肺血管炎、肺结核，痰涂抗酸杆菌阳性（18周后痰培养阳性）。于左足取皮肤活检，病理检查示血管内皮肿胀，管壁纤维蛋白渗出、变性及坏死，诊断为过敏性血管炎。

本病多见于成年人，患者一般 >16 岁。起病可缓可急。局部以皮肤症状为主，全身症状如发热、不适、肌痛、食欲不振等常见。病程仅持续几周，亦可复发，少数转为慢性，持续数月或数年。

表现：①皮肤：典型的皮肤损害是可触及性紫癜，从针尖大小至几厘米，具有多形性；亦可是丘疹、结节、小疱、大疱（水疱或血疱）、溃疡或复发性荨麻疹、伴有结节的网状青斑。皮损处可有瘙痒、疼痛、刺痛感或烧灼感。皮肤损害通常在下垂部位。损害消退或转为慢性时可发生皮肤色素沉着。②关节：主要表现为关节痛，亦可表现为关节炎，伴有红、肿、热、痛。③肠道：可有恶心、腹痛、腹泻、消化道出血，偶有胰腺炎。④心脏：主要表现为心律失常，严重者可出现心力衰竭。⑤呼吸系统：可有气促、咯血，胸片上显示为非特异性的浸润和渗出，呈局灶性或弥漫性分布，有时可见小结节，偶有胸腔积液。⑥中枢神经系统：见于严重病例，表现有头痛、器质性脑病、脑干症状、脑神经受累症状。⑦外周神经：表现为多发性单神经炎，可有感觉异常、减退及丧失，运动能力丧失。⑧肾损害表现为蛋白尿、血尿、高血压，亦可出现肾功能异常。

五、诊断

主要依据发病年龄，接触可疑的外源性抗原，典型的皮肤损害及病理结果。可参考1990年美国风湿病协会过敏性血管炎诊断标准：①发病年龄 >16 岁；②发病前有服药史；③可触及性紫癜；④斑丘疹，即一处或多处存在大小不等、扁平、高于皮面的皮疹；⑤皮肤小静脉或小动脉切片显示血管壁或血管外有中性粒细胞浸润。以上5项中符合≥3项可诊断为过敏性血管炎，敏感性为71%，特异性为93%。

鉴别诊断：①过敏性紫癜；②丘疹性坏死性结核疹；③低补体血症性荨麻疹性血管炎。

结节性多动脉炎多侵犯中动脉和小动脉，而过敏性血管炎多侵犯小动脉、微动脉和微静脉；前者很少有肺损害，而本病肺受累较常见，可有哮喘或经X线检查发现浸润灶。

六、治疗及预后

①停止接触可疑抗原；②轻者观察；③对弥漫性皮肤损害或脏器受累者使用糖皮质激素，总疗程2~4个月；④对糖皮质激素反应不佳者，可加用免疫抑制剂，疗程 <3 个月；⑤对慢性或复发者可用秋水仙碱治疗，剂量为2~3mg/d；⑥合并感染者使用抗生素；⑦中药治疗；⑨血浆置换。

参考文献

[1]安倍達.広範圍症候群（新订版）アレルギ-性血管炎症候群[J].日本臨牀，1987，春季臨時増刊号，45：1101.

[2]李学刚，关广聚，柳刚，等.过敏性血管炎[J].山东医药，2003，43（22）：59-60.

[3]许玲华，刘立，胡宏保.肺结核并发过敏性血管炎1例报告[J].江苏医药，1996，22：384.

[4]李幼姬，张芸菁.过敏性血管炎研究现况[J].新医学，1990，21：346-347.

第41节　全身炎症反应综合征

一、名称

全身炎症反应综合征（systemic inflammatory response syndrome，SIRS）。1985年，Goris提出全身炎症反应的概念，认为机体在细菌内毒素攻击后，可产生大量促炎症细胞因子和炎症介质，引起全身炎症反应，并诱发多器官功能障碍综合征（multiple organ dysfunction syndrome，MODS）。1987年，Roger Bone首次引用“全身炎症反应综合征”这一术语用来描述具有发热、白细胞增多症、心动过速和呼吸急促的患者。SIRS是机体对感染或非感染性侵袭的反应，是机体遭遇伤害刺激（如感染、创伤、休克、烧伤、缺氧等）时宿主防御反应不断扩大，超出机体正常代偿能力，导致组织细胞受到广泛损伤的病理生理学过程。

二、流行病学

1995年Rangel-Frausto等对某三甲医院内科ICU、外科ICU和心血管ICU及3个普通病房进行了为期7个月的研究。入院患者共3708例，68%符合

SIRS 的标准，26%的 SIRS 患者发生脓毒症，18%进展成严重脓毒症，4%患者进展为脓毒性休克。

SIRS 是急诊科常见的疾患。商娜等对全国 16 家三甲医院急诊成人患者进行调查，结果显示 SIRS 的发生率为 20.01%，不同 SIRS 评分（SIRS2、SIRS3、SIRS4）患者的发生率分别为 11.7%、5.2%、3.1%。

三、病因及病理

1996 年，Roger Bone 提出代偿性抗炎症反应（CARS）的概念，认为 SIRS 仅是机体反应的一个方面，机体仍然面临抗炎反应，主要由抗炎介质的大量释放、细胞免疫功能的损伤及免疫细胞的凋亡引起，但具体机制尚未阐明。此后，他将 SIRS 的定义及 SIRS 进展到多器官功能障碍综合征的过程分为 5 个阶段：局部反应、早期全身反应、大面积全身反应、过度免疫抑制和免疫失调，并认为 SIRS 到 MODS 反映了疾病的进展过程。感染或非感染刺激导致机体过度免疫炎症级联反应，引起 SIRS。过度炎症刺激可导致器官衰竭甚至死亡。

四、临床表现

在重症败血症 - 败血症性休克时，肺（35%）、腹部（21%）、尿路（13%）、皮肤软组织（7%）、其他（8%）是主要的感染脏器，感染源不明的占 16%。感染脏器的确定有时是困难的，譬如在重症肺炎球菌性肺炎败血症时，肺炎的表现并不突出。

SIRS 患者最常见的就诊原因为呼吸系统疾病，而且不同的就诊原因可能会造成不同的 SIRS 评分。SIRS 阳性患者中，最常见的是心动过速（89.2%）和呼吸频率过快（67.9%），其次是体温异常（53.6%）和白细胞计数异常（46.3%）。

五、诊断

SIRS 是指任何致病因素作用于机体所引起的全身炎症反应。凡符合以下 4 项中≥2 项，均可诊断为 SIRS：①体温 >38℃或 <36℃；②心率 >90 次 /min；③呼吸频率 >20 次 /min 或二氧化碳分压（$PaCO_2$）<32mmHg；④白细胞计数 >12.0×10^9/L 或 <4.0×10^9/L，未成熟粒细胞 >0.10。

六、治疗及预后

抗感染和抗毒素疗法。应早诊断、早治疗，部分患者可治愈。

参考文献

[1]大曲贵夫.知っておきたい内科症候群?全身性炎症反应症候群（败血症，重症败血症，败血症性ショック）systemic inflammatory response syndrome（SIRS）[J].内科，2012，109(6)：1420-1422.

[2]商娜.急诊成人全身炎症反应综合征的流行病学研究[D].合肥：安徽医科大学，2013.

T

第1节 Takayasu 综合征

一、名称

Takayasu 综合征又名高安病，又称为高安动脉炎（Takayasu's arteritis，TA）、大动脉炎、Martorell 氏Ⅱ型综合征、Raeder-Arbitz 综合征、逆转的主动脉缩窄综合征、无脉症、慢性锁骨下动脉－颈动脉阻塞综合征、闭塞性头臂动脉炎、青年女性主动脉弓动脉炎综合征、主动脉弓综合征、青年女性动脉炎、原发性主动脉炎、闭塞性栓塞主动脉病、多发性大动脉炎等。

第一个科学描述 TA 的是日本眼科教授 Takayasu，他在 1908 年第 12 届日本眼科协会年会上报道了 1 例 21 岁的女性患者。1939 年日本学者 Shinmi 报道了 1 例 28 岁的女性患者（已死亡），并首次使用了“TA”这个名称。随后 Okabaydshi 对其进行了尸体解剖，尸检中发现该患者有主动脉、双侧颈总动脉、颈内动脉、颈外动脉、锁骨下动脉、腋动脉的全层动脉炎，患者死于脑软化和肺充血。1940 年日本学者 Oohta 重新系统地分析了该病例，并指出 TA 的动脉炎症不仅仅累及动脉中层，也累及动脉的内层和外层，这是首次准确的描述 TA 是由主动脉及其主要分支炎症病变所引起的。

二、流行病学

TA 好发于内分泌显著不平衡的青少年和成年早期的女性。文献报道 14 个国家 22 000 余例尸检结果，发病率为 0.6%。王凌鸥等研究显示维吾尔族男女患病比率为 1∶3.6。

三、病理

Yamada 观察 98 例 Takayasu 动脉炎的肺动脉病变。3 例尸检见血管造影和大体解剖所见之间密切相关。扩张的主动脉壁镜下血管中层变薄，弹力纤维断裂，外膜显著纤维变性增厚和轻微的内膜增厚。主动脉壁病变使管腔狭窄，其血管滋养管显著数量增多，血管中层和外膜散在病灶性淋巴浆细胞浸润。同样在肺段、肺亚段和外围分支可见肺弹性血管狭窄和闭塞。镜下显著的内膜纤维变性，大血管腔内有一些小血管通道（“血管内血管”征），偏心性内膜纤维变性增厚和腔内疏松纤维组织引起完全性闭塞。过去认为肺动脉病变是 Takayasu 动脉炎的罕见表现。作者的资料中 70%的患者存在肺动脉异常。

TA 的病因及发病机制尚不清楚，各种文献报道均认为 TA 发病多与自身免疫因素、内分泌失常及遗传因素有关。TA 与人类白细胞抗原（HLA）的基因相关性正成为研究热点。

四、临床表现

TA 因受累血管的部位和严重程度不同会出现不同的临床表现，从单纯的无脉到严重的缺血性脑血管病、充血性心力衰竭等。

Kerr 等提出病情活动性指标，具有以下 2 项以上的新近出现或加重的临床表现表明病情活动：①全身症状，如发热、骨骼、肌肉症状；②血沉增高；③血管缺血或炎症的特点，如间歇跛行、脉搏减弱或无脉、血管杂音、血管疼痛、血压不对称等；④血管造影的异常。

病情严重性分组，按照 Ishikawa 提出的标准，TA 有 4 种主要的并发症：高血压、视网膜病、主动脉瓣反流、动脉瘤形成。根据评价时这 4 种并发症出现的情况可将患者的病情严重程度分为 3 组：第 1 组无主要的并发症，第 2 组有 1 种主要的并发症，第 3 组有≥2 种的并发症。

张春芳等报道青年男性 Takayasu 动脉炎致肺动脉狭窄 1 例。董然等报道 Takayasu 动脉炎致肺动脉狭窄 1 例。李彦等报道以呼吸困难起病的多发性大动脉炎 1 例。

Linzer M 等报道首例患有严重脑血管病引起咳嗽性晕厥并伴有短暂性意识丧失。

王凤楼总结 9 例患者的神经系统症状和体征:偏瘫 7 例,头痛 5 例,阵发性抽搐 4 例,阵发性晕厥 2 例,眼球震颤 1 例,间歇性跛行 1 例,阵发性腹痛 1 例。出现神经系统并发症的病因有血管本身受累(颈内或椎基底动脉受累)、锁骨下血缘综合征、动力因素(如肾动脉狭窄所致肾血管性高血压)、脑动脉瘤破裂。

五、诊断

根据 1990 年美国风湿病学会(ACR)大动脉炎的分类标准,包括:①发病年龄≥40 岁;②肢体间歇性运动障碍;③肱动脉搏动减弱;④双上肢血压差>10mmHg;⑤锁骨下或主动脉血管杂音;⑥动脉造影显示主动脉、主要分支或四肢近端大动脉狭窄或闭塞,除外粥样硬化、肌纤维发育不良等原因。满足以上≥3 项的可以诊断为大动脉炎。

六、治疗及预后

治疗方法分为药物治疗和手术治疗。在疾病的早期,药物治疗非常必要且有效。激素是药物治疗的首选,而免疫抑制剂因为其副作用较大而不列为治疗的常规药物。手术治疗的指征包括肾血管狭窄引起的高血压、肢体跛行导致日常生活不能自理、脑缺血、主动脉反流、冠状动脉受累引起的心肌缺血等。对于脑缺血的外科治疗,Wang 和 Yongquan 分别报道了 93 例和 49 例,结果表明,经皮腔内血管成形术(PTA)是治疗脑缺血的首选,它简单易行。对于严重的脑缺血,可采用主动脉到颈动脉旁路手术的方法给予解决,但手术后的脑再灌注损伤是非常严重的,而且目前尚没有很好的解决方法。对于肾动脉狭窄,一般首选 PTA。对于继发性动脉瘤,Sasaki 等报道认为胸主动脉瘤不应该做复杂的根治性切除手术,因为那样并不能降低动脉瘤复发的可能性。Ciordano 等认为一旦腹主动脉下段受累,则为手术指征,而除此之外其他部位的动脉瘤则根据不同情况分别对待。

参考文献

[1]廖传军,张建,谷涌泉,等.多发性大动脉炎的研究进展[J].国际外科学杂志,2006,33:106-108.

[2]王凌鸥,罗健,古丽巴哈尔,等.79 例新疆维吾尔族多发性大动脉炎的临床特点分析[J].心血管康复医学杂志,2011,20:480-482.

[3]王定深,祁吉.Takayasu 氏动脉炎的肺动脉病变:血管造影所见[J].国外医学临床放射学分册,1993,16:354.

[4]董然,陈宝田,孟旭,等.Takayasu 动脉炎致肺动脉狭窄 1 例[J].中华胸心血管外科杂志,2000,16:230.

[5]张春芳,陈胜喜,郗二平,等.青年男性 Takayasu 动脉炎致肺动脉狭窄一例[J].中华外科杂志,2002,40:688.

[6]李彦,顾承东.以呼吸困难起病的多发性大动脉炎 1 例[J].中日友好医院学报,2010,24:318.

[7]王成洲,何济华.咳嗽性晕厥与重症颈、椎动脉闭塞性疾病[J].国外医学(脑血管病分册),1993,1:114.

[8]王凤楼. Takayasu 氏动脉炎的神经系统并发症[J].天津医药,1985,13:164-165.

第 2 节 Taussig-Bing 综合征

一、名称

Taussig-Bing 综合征(TBS)是一种罕见的先天性心脏病,为两大血管右室起始症(DORV)的一种,为肺底室间隔缺损型,此为多数人意见。1966 年 Lev 等记载大动脉自右室起始,肺动脉连接或横跨室间隔缺损,或自右室或两心室起始的病例,称为 Taussig-Bing 综合征。把肺动脉的位置分为 4 型。

完全性大动脉转位是主动脉完全发自右心室,肺动脉完全发自左心室。右心室双出口是两条大动脉均发自右心室。Taussig-Bing 综合征是指主动脉完全起源于右心室,主动脉瓣与二尖瓣之间无纤维连续,而肺动脉横跨在室间隔缺损之上,肺动脉瓣下室缺,狭窄常发生在漏斗部,可伴有肺动脉瓣、瓣环和肺动脉干及其分支狭窄,在房室连接一致时,心脏传导系统正常,在房室不一致时,其传导系统与矫正性大动脉转位相同。

二、流行病学

Taussig-Bing综合征患者均有发绀，病情严重，患儿多数在婴幼儿期死亡。

三、病因及病理

TBS 的病理分型比较复杂，根据心房位置、心室袢和大动脉关系即按心脏解剖 3 节段概念分型可分为大动脉右转位(SDD 型)、大动脉左转位(SDL 型)和心房反位、心室左袢和大动脉左转位(ILL 型)等多种类型。其中前两种类型心脏位置正常，后一种类型为镜像右位心或左旋心。

四、临床表现

Taussig-Bing 综合征的冠状动脉起源分布多数是正常的，在右侧大动脉转位时，右冠状动脉起源于主动脉右后窦，在左侧转位时，则发自主动脉左前窦，经肺动脉瓣环前方到右房室沟。Taussig-Bing 综合征合并肺动脉狭窄者，其病理生理基本上与法洛四联症相同。合并大室缺时则会产生严重肺高压和肺血管病变，合并小室缺者，无论有无肺动脉狭窄，右室静脉血与左心室氧合血混合少，患儿出生后有严重发绀，而且右心室压力超负荷，左心室受损和衰竭，多在早期夭折。

五、诊断

TBS 应行多普勒超声心动图(CDE)和心血管造影。

六、治疗及预后

Taussig-Bing 综合征合并心脏畸形患儿应争取在出生后 1 个月内或尽早行 VSD 修补和 ASO，主动脉与肺动脉呈前后或并列关系而无严重的肺动脉瓣下梗阻者适合行室间隔缺损修补和大动脉调转术，二叶式肺动脉瓣不是 ASO 手术禁忌证。

参考文献

[1]森田纪代造，中野雅道，新井達太.広範圍症候群(新订版) Taussig-Bing complex[J].日本臨牀，1987，春季臨時増刊号，45：340.

[2]万士杰，秦斌，于鲁峰，等.Taussig-Bing 综合征合并肺动脉狭窄手术治疗 1 例[J].第四军医大学学报，2000，21：68.

[3]孙永辉.大动脉调转术治疗小儿复杂性先天性心脏病[D].济南：山东大学，2011.

第 3 节 Thibierge-Weissenbach综合征

一、名称

Thibierge-Weissenbach 综合征(TWS)即硬皮病钙盐沉积综合征。TWS 是硬皮病的一个亚型，是皮下有钙质沉着的硬皮病。CREST 综合征也包括在此综合征内。

本病是以与甲状旁腺功能无关的、具有全身硬皮病和关节周围皮下小区域钙化为特征的一组病征。早在 1878 年 Weher 即报道过在双手皮肤发生钙盐沉积的病例。直到 1911 年，Thibierge 与 Weissenbach 始将有皮肤钙盐沉积和硬皮病的病例视为一个新的综合征，并强调此两种变化之间是有一定联系的。

二、流行病学

据估计，美国系统性硬皮病的发病率是 19‰，患病率是 240‰，也有报道称患病率为 138‰~286‰。患病率增高是由于更精确的早期诊断及预后生存率的提高。青少年起病的系统性硬皮病不常见，并且通常表现为伴有肌炎的重叠综合征。据报道，在 35~65 岁的美国女性中，系统性硬皮病的发病率已经高达 400‰。

三、病因及病理

TWS 晚期出现萎缩性改变，表皮变薄，皮肤附属器及皮脂腺萎缩，汗腺减少，真皮深层和皮下组织可见钙盐沉着。

四、临床表现

TWS 为硬皮病的一种类型。多侵犯 30~50 岁的成年人，且女性患者显著偏多。

临床表现是皮下有钙化，发生率为 5.5%~22.5%。指(趾)关节、肘、膝关节周围的结缔组织出现钙盐沉积，形成粟粒大或黄豆大的硬结节，偶有压痛，但无自发痛。皮肤，尤其四肢的皮肤出现萎缩、弹性降低、硬度增强。通常无色素沉着,可有毛细血管扩张,或出现肢端发绀、雷诺现象、皮肌炎样改变与指(趾)硬皮病、肌肉萎缩。

钙质沉着症可能会发生在手指和四肢,通常是在前臂和髌前的伸肌侧。尽管如此,任何区域都可能受累。

呼吸系统表现:干啰音可以是体格检查的唯一表现,提示肺部受累。肺动脉瓣第二心音(P2)增强或右室膨隆可表明出现肺动脉高压。经胸壁超声心动图是评估肺动脉压的无创检查。收缩期肺动脉压大于35mmHg被认为是肺动脉高压。然而,在右位心患者中心脏导管插入术提供最准确的肺动脉压值。尽管肺容量与肺间质疾病范围的相关性较差,但肺功能测试对于所有系统性硬皮病的患者都很重要。肺功能测试的结果最终异常的占患者的80%。肺一氧化碳弥散量(DL_{CO})很敏感且有助于证实早期的脏器受累。肺功能测试可指示用力肺活量和肺总量下降及低的DL_{CO}。这些改变反映肺纤维化浸润。高分辨率CT扫描(HRCT)对于显示肺受累的情况非常敏感。它可能在活动性肺泡炎或间隔纤维化区域显示毛玻璃样形态,在间质纤维化区域显示蜂窝样形态。初期HRCT检查正常的患者预后良好,存活期较长。患者由于食管下括约肌失弛缓,使得发生吸入性肺炎的风险增高。

五、诊断

对TWS的诊断,要靠X线检查,查明关节周围的钙化和钙盐沉积的征象,并要与有硬皮病改变和仅有全身广泛钙盐沉积的另一综合征Profichet综合征做鉴别。同时要与骨化性肌炎、皮肌炎、甲状旁腺功能亢进进行鉴别诊断。

50%~96%的局限皮肤型硬皮病可检出抗着丝点抗体(anti-centromere antibody,ACA),而弥漫皮肤型硬皮病的阳性率则 <10%。ACA很少见于其他结缔组织病,被认为是局限皮肤型硬性皮病的标记抗体,该抗体阳性者易出现毛细血管扩张、皮下钙质沉着,而限制性肺病则较阴性者少。ACA的滴度不随时间和病程变化,ACA阳性不仅预示良好的预后,而且对仅有雷诺现象的早期局限性皮肤型硬皮病患者有重要诊断价值。

TWS的血清钙、血清磷及血清碱性磷酸酶活力,无有意义的变化。虽有的病例被发现其上纵隔有甲状旁腺瘤,但只能认为是偶然的现象。

六、治疗及预后

TWS采用肾上腺皮质激素治疗疗效显著,可使钙盐沉积消失,硬皮病改变趋于好转。但即使是儿童患者也不宜摄取过多的维生素D。

死亡率/生存率:肺动脉高压和硬皮病肾危象是最常见的死因。确诊后存活时间平均为12年,且与临床疾病亚型(皮肤弥漫性或局限性受累)和脏器受累程度高度相关。皮肤局限性受累亚型的患者10年生存率为71%,皮肤弥漫性受累亚型的患者10年生存率为21%。

参考文献

[1]近藤啓文.広範圍症候群(新订版)Thiebierge-Weissenbach症候群[J].日本臨牀,1987,春季臨時增刊号,45:1096.

[2]张永增.内科综合病征[M].沈阳:辽宁科学技术出版社,1985:702.

[3]Sercqio A Jimenez.硬皮病的诊断与治疗[J].继续医学教育,2007,21(23):9-17.

[4]戴冽.硬皮病的诊断[J].新医学,2004,35:126-127.

第4节　胸腔漏气综合征

一、名称

胸腔漏气综合征(thoracic air-leak syndrome,TALS)是近年来观察到的造血干细胞移植(HSCT)后的一种少见并发症。TALS指各种原因导致气体从肺泡内漏出而出现的一组临床综合征。根据漏出气体分布的部位可分为纵隔气肿、皮下气肿、肺间质气肿和气胸。

二、流行病学

造血干细胞移植是指对具备适应证的患者进行大剂量化疗和(或)放疗(预处理)后输注异体或自体造血干细胞,以重建造血系统的治疗方法,是多种血液系统恶性肿瘤或其他血液系统疾病的首选治疗。HSCT容易出现肺部并发症,其发生率为40%~60%。肺部并发症约占HSCT总死因的50%,是引起病死率增加的独立危险因素。

三、病因及病理

TALS发生的主要机制为Macklin效应，由Macklin于1944年提出，即随着肺泡跨壁压增加，肺泡过度膨胀，最终导致肺泡破裂。漏出的气体随压力梯度沿支气管血管间隙向肺门扩散，形成间质气肿，之后沿着压力梯度到达纵隔，形成纵隔气肿。引起肺泡跨壁压增加的因素包括肺泡腔内压力增加和(或)胸膜腔负压增加。前者主要见于小气道病变的单向阀效应及正压通气等。"单向阀效应"指各种原因导致的小气道狭窄，在吸气时受胸腔负压的影响狭窄改善，而呼气时受胸腔正压影响狭窄进一步加重，气流受限，进而导致肺泡腔内压力增加，肺泡过度膨胀；胸膜腔负压增加主要见于肺间质病、肺不张等。在上述病变的基础上，剧烈咳嗽或深呼吸时肺泡跨壁压进一步增加，是发生TALS的诱因。目前认为HSCT患者发生与迟发性非感染肺部并发症(LONIPC)密切相关，常常伴有以下肺部疾病。

1.闭塞性细支气管炎(BO)

BO又名缩窄性细支气管炎(CB)，是一种不可逆的阻塞性气道疾病，病理表现为细支气管黏膜下纤维化、小气道向心性狭窄或闭塞，伴或不伴有气道慢性炎症。BO目前被认为是唯一的肺部移植物抗宿主病(GVHD)表现，占HSCT患者的2%~26%，大多发生于移植后3个月至2年。Vogel等对300例HSCT患者进行了为期5.5年的随访，结果2.3%(7/300)的患者发生TALS，其中6例诊断为BO，TALS在BO中发生率高达20%(6/30)。另一项对282例HSCT患者的研究结果显示，3.2%(9/282)的患者发生TALS，9例患者均诊断为BO，占BO患者总数的64%(9/14)。TALS的发生距HSCT平均时间为420~475天，距BO诊断的平均时间为74~305天。

2.间质性肺病(ILD)

ILD是另一类易发生TALS的肺部疾病。主要与预处理时放化疗导致的肺损伤有关。"预处理"是指HSCT前对患者进行大剂量放疗、化疗和免疫抑制治疗，最大限度清除异常细胞或肿瘤细胞，清除免疫细胞，保证造血干细胞顺利植入。部分研究结果显示，ILD与GVHD也存在相关性，占HSCT后LONIPC的12%~60%。与HSCT相关的ILD的病理类型包括弥漫性肺泡损伤(DAD)、非特异性间质性肺炎(NSIP)、闭塞性细支气管炎伴机化性肺炎(COP)、淋巴细胞间质性肺炎(LIP)、胸膜弹力纤维增生症(PPFE)等。其中DAD纤维化期、PPFE和COP与TALS关系最为密切。Toubai等对213例HSCT患者的研究结果显示，5例(2.3%)发生TALS，均合并GVHD，病理均证实存在肺纤维化。该组患者发生TALS距HSCT的平均时间为(202±769)天，5例患者全部死亡，中位生存时间为28(7~195)天。Ishii等报道HSCT后发生PPFE相关TALS5例，5例患者中仅有1例存在局部皮肤GVHD，其余4例均未合并GVHD，该组患者发生TALS距HSCT的平均时间为(2064±1261)天，5例患者均死亡，平均生存时间为(642±447)天。上述研究结果表明，间质性肺病相关的TALS较BO相关的TALS预后差、病死率高。

四、临床表现

通过PubMed检索到2004—2018年间有关HSCT后发生TALS的文献共11篇，其中论著6篇，个案报道5篇，共报道TALS 60余例，总发病率为0.83%~3.2%，主要与GVHD和HSCT后LONIPC密切相关。肺部感染是TALS的少见原因，仅见于少数个案报道。

TALS的临床表现轻重不一，主要与发生速度、积气部位、积气量、是否合并张力性气胸等因素有关。少量积气者可无症状，出现纵隔内大量积气或合并有张力性气胸时情况严重，故至危及生命。肺间质气肿可引起通气和换气功能障碍，出现低氧血症。

五、诊断

TALS的胸部X线表现包括颈胸部皮下线型低密度透亮区、气体将膈肌顶部与心脏分开形成"连续横膈征"、气体聚集在下纵隔左缘与左横膈上形成"V"字形，称"Naclerio V征"。胸部CT可见环绕纵隔内血管分布的气影，筋膜间隙内气体向皮下扩散形成皮下气肿；气体环绕在心包周围形成低密度透亮区，即心包周围气肿；气体沿支气管血管周围组织向肺内推移，在支气管血管鞘周围形成低密度透亮区即肺间质气肿；气体漏入胸膜腔则表现为气胸。除此之外，还可观察到与TALS相关的肺部基础疾病的影像学征象。如与小气道疾病相关的支气管壁增厚、支气管扩张、气体潴留征，以及与肺间质疾病相关的弥漫分布的网格、蜂窝及磨玻璃影。

兰学立等总结造血干细胞移植后胸腔漏气综合征15例。回顾性分析2012年1月至2017年12月在航天中心医院就诊行HSCT治疗后发生TALS的患者的住院资料。结果：接受HSCT治疗的582例患者中，

15 例（2.6%）发生 TALS，男 11 例，女 4 例，年龄 11~54 岁，平均(26 ± 12)岁。发生 TALS 的肺部基础疾病包括非感染性疾病 11 例，其中闭塞性细支气管炎综合征(BOS)5 例、BOS 合并特发性肺炎综合征(IPS) 3 例、IPS 3 例，肺部感染 4 例。首次 TALS 距 HSCT 时间 63~790 天，平均(325 ± 247)天。随访 15~61 个月，生存 4 例，死亡 11 例。其中肺部非感染性疾病相关 TALS 患者死亡 10 例(10/11)，感染相关 TALS 死亡 1 例（1/4)；BOS 患者死亡 4 例（4/5)，平均生存时间 (139 ± 75)天；IPS 3 例患者全部死亡，平均生存时间 (25 ± 15)天；IPS 合并 BOS3 例患者全部死亡，平均生存时间(49 ± 46)天。发生 TALS 的 5 例 BOS 患者总体生存率明显低于未发生 TALS 的 18 例 BOS 患者，差异有统计学意义(P= 0.0093)。结论：TALS 是 HSCT 预后不良的独立危险因素。BOS 并发 TALS 较 IPS 并发 TALS 生存期长，发生 TALS 的 BOS 患者的预后较未发生 TLAS 者更差。

六、治疗及预后

TALS是 HSCT 患者预后不良的独立危险因素，病死率为 61%~100%，1 年生存率为(48.5 ± 12.1)%，3 年生存率为(18.2 ± 14.6)%。

近年的文献报道 BO 患者 2~3 年平均生存率为 60%~75%，若发生 TALS 则 3 年生存率仅为(18.2 ± 14.6)%。发生 TALS 的 BO 患者，22%~33%死于 TALS 急性期，33%~50%死于 TALS 吸收后的慢性呼吸衰竭。

TALS 的危险因素主要包括以下 3 个方面。①GVHD：目前研究显示 94%~100%的 TALS 患者合并 GVHD，BO 作为 GVHD 的肺部表现已为大家所熟知，除此之外，可能与 GVHD 相关的不同类型的肺间质病也可引发 TALS。②预处理方案：用于预处理的化疗药物和全身放射治疗会引起肺损伤，受累肺组织发生炎症反应，于修复期出现肺间质纤维化，从而增加 TALS 的发生风险。③性别及年龄因素：青年男性肺活量相对较大，剧烈咳嗽或深呼吸时肺泡跨壁压增加，是 TALS 的高发人群。

由于 TALS 的发生与 GVHD 的严重程度密切相关，首先需要对 GVHD 进行评价，并积极治疗，包括激素和免疫抑制剂的使用。此外，针对 GVHD 的发生机制，近些年 CD20 单抗、酪氨酸酶抑制剂(TKI)、肿瘤坏死因子(TNF)拮抗剂等药物已进入临床试验。但针对 GVHD 的治疗可否改变 TALS 的预后尚不清楚。当气胸量 >20%或发生张力性气胸时，需要进行胸腔闭式引流。尽管如此，TALS 的近期和远期预后均较差，因此针对高危人群的预防尤为关键。TALS 高危人群包括青年男性、HSCT 后发生 GVHD、出现 BO 或间质性肺病等肺部并发症。高危患者需要避免剧烈咳嗽、深大呼吸等动作，包括慎重申请肺功能检查，有临床报道高危人群进行肺功能检查可引发 TLAS。

参考文献

[1]兰学立，李海潮.造血干细胞移植后胸腔漏气综合征[J].中华结核和呼吸杂志，2019，42：451–453.

[2]兰学立，李海潮，王静渡，等.造血干细胞移植后胸腔漏气综合征 15 例临床分析[J].北京医学，2019，41：253–257.

第 5 节 胸腔和脊柱变形序列征

一、名称

胸腔和脊柱变形序列征（thoracic cavity of spondyle deformation sequence）。本征为宫内胎儿受压或胎儿脊柱受压，致胸腔扩张或脊柱发育受限所致的形态异常。

二、流行病学

1946 年病理学家 Potter 就报道了由于双侧肾发育不良造成羊水过少，并因此胸腔扩张受限而形成的肺发育不全，在此之后关于膈疝造成的肺发育不良时有报道。

三、病因及病理

肺发育不全常见于羊水过少，羊膜有小孔致羊水慢溢，或各种原因引起的子宫腔小及胎儿体内因素如膈疝使肠占据了胸腔空间等，影响胸腔扩张导致肺发育受限。

胸骨突起或凹陷主要是由于压力改变了胸廓的形状。压力来自胸廓两侧可致胸骨外突；压力来自胸骨外，如胎儿的头过低下颌压于胸骨上，可致胸骨内陷。

脊柱侧弯除见于羊膜带病例(是否因羊膜带收缩尚不确定)，还可见于妊娠晚期的横位胎儿，因不良胎位造成的脊柱受挤压导致侧弯。

四、临床表现

肺发育不全，肺泡发育受限，受限程度视受压早晚而定，受压越早肺泡发育越原始，先后可致呼吸功能不全、肺透明膜病，严重(如膈疝修补)者出生后早期因呼吸衰竭死亡。即使去除压迫因素，也因肺泡未发育而治疗无效。

胸骨突起或凹陷者，临床检查中即可发现胸骨异常；轻者先后可观察胸廓形状是否逐渐得到改善，严重的病例只影响体形美观，但一般都不影响呼吸。

脊柱侧弯临床发现较多，并能同时发现致病因素。致脊柱侧弯的因素常可致躯体多处异常，即脊柱侧弯多伴发其他畸形。

参考文献

[1]廖秦平.妇产科综合征[M].北京：北京大学医学出版社，2004:260-261.

第6节 胸廓发育不良综合征

一、名称

胸廓发育不良综合征（thoracic insufficiency syndrome，TIS）是指因胸廓发育不良而不能支持正常呼吸运动和肺脏生长发育的病症。胸廓畸形常与先天性脊柱畸形同时存在，且直接影响先天性脊柱畸形的手术效果。

窒息性胸廓发育不良又称为 Jeune 综合征、窒息性胸廓营养不良、胸廓骨盆指骨营养不良，是一种原因不明的骨软骨发育不良疾病。表现为特征性骨发育异常，常伴有肺、肝、肾、胰腺或视网膜等多系统的发育及功能异常。

二、流行病学

窒息性胸廓发育不良(ATD)是一种少见的常染色体隐性遗传病，发病无种族差异和性别差异，多在出生后发病，患儿多数于出生后数周内死亡，约1/5的患儿可幸存于新生儿期，但在生长发育过程中多因肾衰竭、肝硬化而死亡。统计显示同胞兄弟姐妹发病率为25%。国外有报道在窒息性胸廓发育不良的患儿中发现了内纤毛转运蛋白80基因的突变。有研究对7个窒息性胸廓发育不良家系的基因图谱进行分析，认为本病的异常基因位点位于15q13。

三、病因及病理

胸廓除有保护、支持的功能外，最主要的功能是参与呼吸运动。应具备保持正常稳定的容积和改变容积的能力，即能维持正常的呼吸运动。

TIS 并不是特指一种疾病，而是一类疾病，大部分是先天性疾病，同时存在多系统的畸形，最常见的是先天性脊柱侧凸和侧后凸畸形，通常还合并有并肋、肋骨缺如等胸廓发育畸形。一般认为，大多数先天性脊柱侧凸是非遗传性的，而是由胚胎发育过程中的环境因素引起。其次，婴幼儿特发性脊柱侧凸病情迅速进展也可导致 TIS，病因不明。此外，Jeune 综合征也是能引起 TIS 的一种疾病，其为常染色体隐性遗传病。本病因胸廓发育不良导致呼吸困难和反复呼吸道感染。严重者出生后数周内死亡。Jarcho-Levin 综合征患者通常也存在 TIS，主要表现为胸廓高度的严重丢失，是一种罕见病，全世界报道的病例在400例左右，是一种常染色体遗传病，影像学上胸廓为“风扇”状外观。

肺的发育依赖于胸廓的生长，而胸廓必须通过肋骨和脊柱左右对称的生长才能提供一个正常的环境，二者的发育生长是相互依赖的。TIS 同时存在肺和胸廓的发育障碍。首先是胸廓不足以支持肺的正常呼吸，当存在并肋或肋骨缺如时，呼吸运动受到限制；当畸形进展时，胸腔容积进一步减少，胸廓功能不全加重，并且易导致肺不张、肺部感染等。其次是胸廓不足以支持肺的正常生长，胸廓畸形致使胸廓在各个方向的生长受到限制，使肺组织的正常生长显著受限，所以任何影响肺发育或胸廓发育的疾病都会引起相同的病理过程，肺泡毛细管上皮细胞的减少和萎缩引起肺泡的减少、肺换气功能的减低，再加上呼吸运动受限，很容易引起肺功能不全。Boffa 等最早报道了1例一直未予治疗的先天性脊柱侧凸患者，36岁时死于严重限制性肺疾病导致的心脏骤停。

四、临床表现

Campbell 等根据肺容积丢失机制将 TIS 分为4型：Ⅰ型，肋骨缺如和脊柱侧凸；Ⅱ型，肋骨融合和脊柱侧凸；Ⅲa 型，完全小胸廓；Ⅲb 型，狭窄胸廓。不同的类型引起肺功能降低的机制也不尽相同，其中Ⅰ型因肺脏被压缩在胸廓里，胸廓活动的容积丢失，包括缺少肋骨的先天性脊柱侧凸。Ⅱ型是因为凹侧的并肋缩短了胸廓，限制了凹侧肺的呼吸运动，包括含有并肋的先天性脊柱侧凸和胸廓切开术后的瘢痕挛缩性脊柱侧凸。Ⅲa 型是因为双侧胸廓的纵径缩小引起的全小胸廓而限制了肺的呼吸运动，包括 Jarcho-Levin 综合征和严重的胸后凸畸形。Ⅲb 型是因为双侧胸廓横径的缩小而形成的狭窄胸廓，限制了呼吸运动，包括 Jeune 综合征等。

窒息性胸廓发育不良患儿大多以呼吸道症状为首要表现起病。①最突出的临床表现为由于胸廓狭窄引起的呼吸困难及反复的呼吸道感染，新生儿和婴幼儿可因此发生呼吸衰竭而死亡；②儿童期胸廓及功能逐渐正常，呼吸道症状可减轻或无异常，然而由于肾脏间质纤维化所导致的肾脏消耗病进行性加重，最终可因肾衰竭而死亡；③四肢及手足均短小，可有多指、畸形足；④成人身高比正常值低 3%。Capilupi 等根据呼吸道症状，将其临床表现分为致死型、严重型、轻型及隐性型等不同类别。致死型和严重型常在病变早期即有严重呼吸道症状，多死于呼吸衰竭，致死型多数在新生儿期死亡，轻型和隐性型呼吸道症状不明显或较轻。

五、诊断

TIS 的诊断并不困难，通过患儿的症状、体征、胸廓 X 线片、CT 和肺功能检查等即可确诊。采集病史时，应重点注意呼吸功能不全的症状。

特异性影像表现：肋骨短呈水平伸直，胸廓前后径及胸围均明显减小，呈“钟形”或“桶形”，锁骨常高于第 1 肋骨水平；婴儿期骨盆短，髂骨呈方形，坐骨切迹小而深，髋臼呈三叉样改变，坐耻骨亦短，股骨头可过早成熟；四肢不呈比例缩短，近侧长骨缩短明显，干骺端增宽；掌指（趾）骨短，以中远段指（趾）骨明显，指（趾）骨近端可见锥形骨骺。

六、治疗及预后

Campbell 等提出了 VEPTR 手术的适应证：①侧凸进展迅速，凹侧胸廓有 >3 根的肋骨融合，顶椎区有形态异常的椎体；②侧凸凹侧胸廓的高度低于对侧的程度 >10%（肺的活动空间 <90%）；③进展性胸廓功能不全，呼吸功能严重减退；④年龄 >6 个月且骨骼系统未成熟。

参考文献

[1]顾海斌，张新荣.窒息性胸廓发育不良的影像学分析[J].江苏医药，2010，36：2087-2088.

[2]陈文俊，邱勇.胸廓发育不良综合征[J].中国脊柱脊髓杂志，2008，18：635-638.

第 7 节　胸廓出口综合征

一、名称

1895 年Rob 和 Standover 首先明确地提出胸廓出口综合征（thoracic outlet syndrome，TOS）。

胸廓出口综合征系指由于臂丛或锁骨下动静脉在胸廓出口不同部位受到压迫而引起的上肢症状和相应体征。该征曾经有过许多名称，但目前均称为胸廓出口综合征。有人根据不同的组织受压而细分为神经型胸廓出口综合征、静脉型胸廓出口综合征、动脉型胸廓出口综合征。但临床上往往难以准确判断是单一组织受压还是多处组织同时受压，因此有人提出胸廓出口综合征的 NAV 分型，其根据是主要受累的组织 N（nerves，神经；管丛和交感神经纤维）、A（artery，动脉；锁骨下腋）、V（vein，血管；锁骨下腋）。回顾性的研究分析证实该分型正确且有效，根据分型可提供针对性的治疗方案。也有人根据发病原因分为：①颈肋综合征；②前斜角肌综合征；③肋锁综合征；④第 1 肋骨综合征；⑤过渡外展综合征。其中颈肋和前斜角肌综合征最为常见。

二、临床表现

通常认为胸廓出口综合征主要是指臂丛神经，锁骨下动脉和锁骨下静脉在肋锁间隙、斜角肌三角、胸小肌管等胸廓区域，由于各种不同的解剖变异因素，造成不同程度受压而产生的一系列综合征。可表现为上肢麻木、疼痛、乏力、上肢缺血、瘀血、水肿、肩臂部运动障碍、头颈部不适及上胸壁疼痛等，易与其他疾病混淆。

依照胸廓出口综合征的 NAV 分型。N 型即臂丛受压为主型,主要表现为患肢疼痛、麻木、感觉异常和肢体软弱,可出现手部肌肉萎缩。疼痛常在颈肩部,感觉异常和麻木常沿尺神经分布,以第 4 指、第 5 指最常见。任何外展的活动均可引起症状或加重症状。由于周围神经反射可引起肢体发凉,桡动脉搏动则常良好。根据不同的受压迫部位又可分为两种不同类型的神经症状:上索和下索压迫综合征。上索压迫综合征是由于臂丛(C5、C6、C7)的上部神经受压迫或刺激所致,并常常伴有疼痛。这种疼痛常发生于上胸部或侧颈部、下颌骨颜面、颞部和枕部、肩胛和三角肌区,也可能发生在臂和前臂的侧面及手背面拇指和示指之间。下索压迫综合征是更为常见的类型。形成尺神经(C8 和 T1)的臂丛下部神经引起的疼痛通常发生在颈后侧、肩胛内侧区、臂内侧、前臂和手的尺侧,以及第 4 和第 5 指。可能发生臂和手的无力,时常发生颈神经分布区感觉异常,很少遇到上索和下索压迫产生结合的症状。胸廓出口综合征的晚期神经后遗症包括感觉的损失、运动无力及肌肉萎缩。还有神经型胸廓出口综合征表现为心动过速的 2 例报道。

A 型即以动脉受压为主型,主要表现为臂部疼痛、无力、凉冷、容易疲劳,这些症状由于运动和受凉而加重。臂部处于不同位置时肱、桡动脉搏动减弱或缺失,或出现雷诺现象。老年患者可发生远侧肢体溃疡或坏死。

V 型即以静脉受压为主型,主要表现为臂部疼痛疲劳,伴肢体肿胀、发绀和水肿,可出现肩周前胸侧支静脉扩张。患者经常抱怨有臂部沉重和绷紧的感觉。

该征患者多为中青年,女性多见。因此对于中青年女性患者,主诉肩背疼痛、麻木,向患侧上肢尺侧放射时,临床医生应想到本征的可能性,不应轻易诊断为慢性炎症及退行性功能疾病,而耽误治疗。

三、诊断

需相鉴别的疾病较多,如颈椎病、颈椎骨质增生、颈肌纤维组织炎、肩周炎、上肢静脉炎、基底动脉供血不足、脊髓空洞症、脊髓肿瘤、腕管综合征、滑囊炎、胸壁结核、心绞痛、骨关节病,以及 Pancoast 肿瘤、胶原代谢病、神经官能症等,所以诊断相对困难。

参考文献

[1]藤沢武彦.広範圍症候群(新订版)胸廓出口症候群 thoracic outiet syndrome[J]. 日本臨牀,1987,春季臨時増刊号,45:405.

[2]郭志宇.胸廓出口综合征(附 15 例报道)[D].杭州:浙江大学,2006.

第 8 节 Thornwaldt 综合征

一、名称

Thornwaldt 综合征即咽囊炎综合征。鼻咽部后壁中央咽囊扩大,有黏液积聚,可有后枕痛、咳嗽。

二、病因及病理

冯国仿等按照 Irwin 小组提出的慢性咳嗽诊断程序,118 例慢性咳嗽患者均得到确诊,确诊率为 100%,确诊时间为 1~30 天;临床治愈 113 例,治愈率达 96%。慢性咳嗽的病因分布为:哮喘及哮喘相关疾病(过敏性鼻炎、过敏性咽喉炎、咳嗽变异型哮喘等)和嗜酸粒细胞性支气管炎共 32 例,占 27.1%;上气道咳嗽综合征(慢性鼻炎、鼻窦炎、咽囊炎、鼻后滴漏综合征、慢性咽喉炎、声带息肉等)28 例,占 23.7%;胃食管反流病 23 例,占 19.5%;下呼吸道疾病(支气管内膜结核、肺结核、气管内黏膜腺癌、肺癌、支气管扩张症、肺间质纤维化等)14 例,占 11.9%;心功能不全致咳 10 例,占 8.5%;因服用血管紧张素转换酶抑制剂(ACEI)类降压药致咳 6 例,占 5.1%;心因性咳嗽 3 例,占 2.5%;其他 2 例,占 1.7%。

零兴勤等对 221 例难治性咽异感症患者进行常规耳鼻咽喉检查,并根据不同病情行鼻内镜、鼻咽纤维喉镜、人格障碍评定等检查。结果:221 例患者中检出慢性鼻 - 鼻窦炎、鼻息肉 11 例,过敏性鼻炎 3 例,咽囊炎 7 例,腺样体炎 8 例,过敏性咽炎 11 例,会厌囊肿 12 例,舌扁桃体肥大 13 例,茎突综合征 6 例,颈椎病 4 例,慢性胃炎 32 例,胃食管反流 39 例,甲状腺功能亢进 4 例,甲状腺肿瘤 6 例,颈淋巴结转移瘤 3 例,慢性阻塞性睡眠呼吸暂停综合征 10 例,心肌梗死 1 例,窦性心动过缓 1 例,神经官能症 11 例,抑郁焦虑症 9 例,更年期综合征 22 例,妇科疾病 2 例,铁元素缺乏 2 例,食管上段癌 3 例,环咽癌 1 例。结论:咽异感症病因复杂，需进行必要的辅助检查及综合分析，注意隐匿性病因。

咽异感症是一种临床常见的症状，既可为器质性病变引起，也可为非器质性者，后者以30~40岁女性患者多见。咽部神经支配极为丰富，感觉和运动神经主要来自咽后壁的咽丛，含有迷走、舌咽、副神经和颈交感神经的分支。此外，尚有三叉神经第2支、舌咽神经等直接分布于咽部，故咽部感觉极为灵敏。全身许多器官的疾病，也可通过神经的反向和传导作用，使咽部发生异常感觉。故咽异感症产生的机制较为复杂，致病因素繁多。

三、临床表现

零兴勤等总结难治性咽异感症临床表现：均有咽喉内堵塞感、痰黏着感或异物感。自觉咽喉内有小球、团块状物，其位置或固定不动，或上下左右移动，限于口咽至胸骨上窝之间，时有时无，或轻或重，一般多在咽喉正中线，部分偏于一侧，有的不能明确部位，有的感觉一气团状物位于胸骨上窝内，并往咽喉处顶，咽之不下，吐之不出，做吞咽动作时感觉更为明显，但多数患者进食时症状减轻或消失，进食无障碍。口腔、咽部检查未见器质性病变。

参考文献

[1]郑中立.耳鼻咽喉科诊断学[M].2版.北京：人民卫生出版社，2006：781.

[2]冯国彷，陈重.慢性咳嗽Irwin诊断程序的临床应用[J].解放军医学杂志，2011，36：739-741.

[3]零兴勤，何中扬.难治性咽异感症相关病因分析[J].广西医学，2010，32：691-694.

第9节 Tietze综合征

一、名称

Tietze综合征即Tietze病，为Tietze在1921年首先发现于亚洲的印度洋和南太平洋岛屿上的一种胸部肋软骨疼痛性肿胀的疾病，亦即肋软骨非化脓性肿胀，临床以胸部肋软骨肿块、疼痛明显为主要症状，而其他检验及X线检查均无异常发现。随后临床有以肋软骨接合处综合征、非化脓性肋软骨炎（non-sappurative costochoudritis）、肋软骨炎（costal chondritis）、结节性肋软骨病综合征（chondropathia tuberose syndrome）、一过性胸肋关节滑膜炎（transient synovitis of the costernal joint）、胸肋骨炎（thoraco chondritis）等名称报道。

二、流行病学

肋软骨炎是前胸壁痛的重要原因，30%以上，有报道达到41%。Tietze病占外科门诊的0.3%左右。

三、病因及病理

病因：①特发性；②继发性，如感染症（细菌性、真菌性、结核等）、类风湿关节炎、强直性脊柱炎、干癣性关节炎、SAPHO综合征（1987年确立的疾病概念，包括滑膜炎、痤疮、脓疱、骨化症、骨炎）、痛风、良性肿瘤（软骨瘤、多发性外骨瘤、脂肪瘤等）、恶性肿瘤（软骨肉瘤、转移、霍奇金病）、机械的要因（咳嗽、骨折等）、硬化性骨髓炎。

第2肋骨软骨部位发病率最高，与该部位存在胸肋软骨间胸肋韧带的频率高（100%）有关，此韧带于第3肋骨软骨部仅20%的人存在，第4肋软骨部仅10%的人存在，因此有人认为本病的病因是胸肋韧带炎症性增厚、短缩，而使肋软骨向前方翻转突出。

病理特点：肋软骨良性膨胀性增生，细胞体积增大，软骨膜纤维增厚，血管过度生成。非特异性慢性炎性浸润成分为淋巴细胞、浆细胞及散在的巨噬细胞。软骨膜可能因损伤后修复，大量软骨细胞增生与软骨膜纤维的增厚使得此区与骨膜粘连、硬化，致肋软骨应力的动态平衡失调，骨膜张力增高，牵扯刺激分布于肋软骨膜表面的肋间神经前皮支神经末梢，产生持续且定位明确的疼痛。

四、临床表现

本病好发于20~30岁的青年，表现为突然或慢起的上前胸部疼痛，罹患肋软骨肿胀，累及第2肋骨软骨、第3肋骨软骨，其中第2肋骨软骨更多发，多为单侧性，有文献报道女性略多见，疼痛为咳嗽、吸气、喷嚏、躯体屈曲时加重，可发散至上臂及肩部。

本病主要特征为胸肋关节部的隆起和疼痛，一般好发于2~4胸肋关节中单一或多个部位，其余的胸肋关节或胸锁关节也可发生。但较少见。本病有以下几个特征：①多数为突然发作，开始时胸痛，数日后受累肋关节面软骨隆突肿胀，疼痛加重。患侧上肢活动或咳嗽，深呼吸疼痛加重；②外观可见病变部位呈半个核桃大小的隆起，皮肤表面无红热和静脉曲张，触之有硬压痛，表面光滑，边缘分界清楚，与其底部相固定而不能活动，与皮肤不粘连，穿刺无积液；③经治疗或休息后痛减，2~3个月后肿块逐渐消失，少数延迟到半年后消失，但无持续性疼痛；④本病可单独发生或并发于其他慢性胸部疾病。残留的肋软骨肿胀可因呼吸道感染而复发并重现疼痛，除低热外，无其他全身症状。而血常规、血沉、血钙、磷检查均属正常范围，病变胸肋关节部位X线检查亦无异常发现。

五、诊断

诊断标准归纳如下几条：①可有病毒感染史；②病变肋软骨肿痛隆起，触痛拒按；③局部皮肤无化脓性改变；④血常规、X线胸片均无异常。

六、治疗及预后

本病应行中西医结合治疗，可有良好的获益。

参考文献

[1]渡边富博，御巫清允.広範圍症候群（新订版）Tietze症候群[J].日本臨牀，1987，春季臨時増刊号，45：1097.
[2]陈崎，詹庆芳，郑润君，等.泰齐（Tietze）病（附22例报道）[J].中国医药指南，2013，11：446-447.
[3]李乃记，王瑞志，王平.非化脓性肋软骨炎69例观察[J].桂林医学院学报，1997，10：753-754.
[4]冯怀玉，冯石，杨原.非特异性肋软骨炎98例治疗体会[J].医学信息，2009，22：996-997.
[5]张永成，向海卿.乳腺科非特异性肋软骨炎误诊96例分析[J].中华全科医学，2010，8：831-832.
[6]贾丰璞.中西医结合治疗泰齐氏综合征47例[J].实用中医药杂志，2007，18：34-35.
[7]田村仁樹，滝澤始.知っておきたい内科症候群?ティ-ツェ症候群 Tietze syndrome[J].内科，2012，109(6)：1178-1179.

第10节 Touraine-Solente-Gole综合征

一、名称

Touraine-Solente-Gole综合征即骨膜增生厚皮症，又称为皮肤骨膜增厚症，原发性骨膜增生症（pachyder-mo-periostosis，PHOA，PDP）、特发性肥大性骨关节病、图索高综合征。是皮肤和四肢远端骨组织以肥厚改变为主要特征的一种罕见遗传病，其明确的发病机制尚无文献报道，该病于1868年由Friedreich首先发现，1935年Touraine、Solente及Gole正式确立此病为一种独立的疾病。

二、流行病学

原发性骨膜增生症是一种罕见病。PHOA为临床少见结缔组织类综合征。本病大多有家族史，男女发病比例约为9：1，且男性症状较重。

三、病因及病理

本病发病机制尚不明确，白细胞介素等前炎症因子可能参与了发病，有研究发现PHOA患者血浆白细胞介素6和NF-κB受体配体水平明显升高，而正常对照组和骨关节炎患者在正常范围。

四、临床表现

骨膜增生厚皮症分为原发性和继发性2种。该病发病机制尚不清楚，以男性多见，而且男性发病多比女性严重。多于青春期起病，且皮肤表现严重，持续5~10年后进展将相对变缓，患者多无基础性疾病，偶有并发智力迟钝的报道。继发性骨膜增生厚皮症目前认为多由严重肝病或各种恶性肿瘤所激发。

该病67%的患者有明确发病年龄，大部分于出生时或15岁左右发病。

主要临床表现：四肢长骨对称性骨膜增生，以远端为重，关节粗大；关节可发生积液，出现疼痛和强直；杵状指（趾），严重者指（趾）端呈球形，指甲呈鹦鹉嘴状；皮肤增厚，以面部为主，常形成粗大皱褶；眼距宽，鼻梁低，鼻端大，鼻唇沟加深，呈狮貌，头皮呈回纹状；手足皮肤增粗变厚，而长度不增加，可呈铲状或兽掌状。此外，尚有多汗、乏力，部分患者男性乳房女性化。实验室检查无特异性指标，有时可出现血沉、CRP等升高。日本学者对121例PHOA患者分析发现，94.1%为男性，大约1/4患者有阳性家族史，首要症状是骨皮质增厚（94.1%）、杵状指趾（88.4%）、面部皮肤粗糙增厚(72.7%)、脑回状头皮(59.5%)、手足多汗(44.6%)、关节痛(40.5%)。除上述表现外,还有胃肥大、胃溃疡及内分泌激素水平异常等。

五、诊断

国内尚无统一诊断标准,主要依据典型的皮肤表现及影像学依据:①典型皮肤表现,如手足皮肤增厚,杵状指(趾),前额可出现典型回纹状头皮,后期面部可呈"狮面征"(leonine face);②X线检查可见骨膜增生、骨皮质增厚。同时需注意与肢端肥大症、麻风、类风湿关节炎、甲状腺性肢端肥厚及梅毒等相鉴别。

六、治疗及预后

本病呈自限性,一般预后良好,多于青春期起病,成人时进入无症状期。治疗上,该病目前尚无特效治疗,对于面部问题严重者可行美容手术治疗。

目前该病以对症治疗为主,出汗异常可使用β-受体阻滞剂;关节肿痛时可使用非甾体抗炎药或糖皮质激素,也有学者尝试他莫昔芬治疗,取得了一定疗效;也有很多学者尝试帕米磷酸钠治疗,取得较好疗效,美国学者Jayakar等认为唑来磷酸盐较帕米磷酸钠更为有效;近年有学者尝试应用肿瘤坏死因子拮抗剂英夫利昔单抗治疗该病,亦取得一定疗效。除全身治疗外,必要时可采取局部治疗,如面部皱褶影响美观时可采用外科手术治疗,也有学者尝试局部注射A型肉毒毒素治疗取得一定疗效。

继发性骨膜增生厚皮症进展快,预后较差。

参考文献

[1]齋藤隆三.広範圍症候群(新订版)Touraine-Solente-Gole症候群[J].日本臨牀,1987,春季臨時增刊号,45:1253.
[2]向鹏月,高琳,冷启书.骨膜增生厚皮症一例报告[J].遵义医学院学报,2012,35:340-341.
[3]刘坚,赵艳红,姜德训,等.原发性肥大性骨关节病三例并文献复习[J].中华临床医师杂志(电子版),2011,5:2738-2741.

第11节 Tourette综合征

一、名称

Tourette综合征即抽动秽语综合征(Gilles de Tourette syndrome),是以慢性、波动性、多发性运动肌抽搐,可伴有不自主发声或秽语,以及心理、行为障碍等为主要表现的一种神经精神障碍性疾病。

二、流行病学

本病多发于2~15岁儿童,影响儿童患者的学习及生活,是一种临床并不罕见的儿童神经精神疾病。

三、病因及病理

本病病因可能与多巴胺能神经元不正常活动有关。

四、临床表现

霍苏琴等报道1992—1998年抽动秽语综合征的诊断标准并做脑电图检查共388例,其中男性282例,女性106例,年龄2~15岁,其中≤10岁252例(64.9%),11~17岁136例(35.1%),病程15天至9年。临床表现:106例眨眼、摆头、耸肩、做鬼脸、嘴角抽动,97例喉鸣、干咳、鼻噻声和嘘声,89例挺腹、摆手、跳跃,96例重复言语、模仿他人动作、说秽语。

宋小宁等报道1例儿童患者,男,7岁。因咳嗽2年久治不愈来诊。2年前1次感冒后出现咳嗽,长期不愈,诊断为"咳嗽变异型哮喘"。给予氟哌啶醇0.5mg,日服2次,服后3天起效,1周后症状消失。

当患儿以明显的不自主、突然快速、重复的肌肉抽动伴有清喉样、鸽子叫声样发声抽动等症状起病时,较易诊断;而如果单纯以咳嗽为主要表现,易被忽视而误诊。

发声和抽动是本综合征的两项主要诊断依据。常出现在病程的1~2年之后,发生率为79%~98.5%。该病可为单纯发声抽动或与多发性运动抽动同时发生。普遍具有口齿不清、含混、鼻音及语音延迟、音调的强弱不均等特点。每在交谈中发生,尤其在句子的末尾和欲停顿时。患者受情感的影响常随之呼出(相应肌群抽动),呈高音调、多变的喧闹、嘈杂音。引起发声抽动最常见的部位是喉部,抽动时呈爆破音、呼噜声、咳嗽或类似清洁喉部的动作声响;舌肌抽动则发出"咂舌""咔嗒""嘘"及"吱""嘎"声;鼻部抽动呈现喷鼻声、气喘声或嗤之以鼻状的发声或哽咽声等。

五、诊断

当患者表现以慢性咳嗽症状为特征时，识别本病有重要的临床意义。单纯表现为咳嗽或清嗓子的抽动障碍，可从以下2点加以识别：①询问夜间咳嗽情况，抽动症状在睡眠时消失，在应激下加剧，而通常的炎症性咳嗽有其相应的特点及规律，睡眠时消失者罕见；②抽动症状的咳嗽可在短时内受意志控制而没有痛苦感，而其他疾病的咳嗽症状刻意忍受则较为痛苦。

六、治疗

本病应行药物或手术治疗。应采取综合措施，家长、教师、患儿及医生各方面需密切配合进行治疗。

参考文献

[1]宋小宁，李代瑛，于传玲.Tourette综合征误诊为咳嗽变异性哮喘1例[J].疑难病杂志，2004，3：286.
[2]李崇勇，赵小玲.以慢性咳嗽为特征的抽动障碍的临床识别[J].临床精神医学杂志.1999，9(1)：6.
[3]谢小玲，王洪林.抽动秽语综合症的临床表现及病程特征[J].国外医学神经病学神经外科学分册，1995，22：33-36.
[4]霍苏琴，李瑞.388例抽动秽语综合症的临床及脑电图分析[J].现代卫生，2002，18：36-37.

第12节　中毒性流行性综合征

一、名称

中毒性流行性综合征（toxic epidemic syndrome，TES）又称为中毒过敏性综合征、西班牙中毒性油综合征等，是1981年开始在西班牙流行的一种多系统损害的新病种。本病1982年由Tabuenca首先报道，因此又称为Tabuenca综合征。

二、流行病学

TES开始发病及流行时可影响两性和各年龄组，但4个月后，在严重病例中女性明显多于男性(女：男为10：1)，且主要见于0~50岁年龄组，>50岁者发病迅速减少。

三、病因及病理

本病病因尚未完全明确，流行病学调查的结果证实，TES的发病与摄入变质后经处理的菜油有关，此种油类内含已处理的着色剂苯胺和乙酰苯胺。本病可能是一种超敏反应或自身免疫病，或是变质菜油中苯胺杂环复合物所引起的移植物抗宿主病样综合征。或许与装油的氯乙烯塑料桶有关。

典型的病理学改变为非坏死性血管炎和程度不一的纤维组织增生，有3个基本特征：①内膜损害，起初为内皮细胞水肿、胞浆空泡变性和坏死，后为内膜增生闭塞；②血管壁淋巴组织细胞偶有嗜酸性粒细胞及中性粒细胞浸润；③内膜闭塞性纤维化(仅见于疾病进展时)，主要影响毛细血管，进展中的疾病也影响动脉和静脉。这些血管损害广泛地分布在皮肤、肺、肝、脑白质、脑膜、胰、心脏、甲状腺和肌肉内。

四、临床表现

本病潜伏期为10天至3个月，随油的摄入量和次数而异。临床表现可分为3期：①急性期(发病1~2月)；②间歇期；③慢性期。

本病的各系统临床表现如下。

1.皮肤表现

瘙痒性麻疹样皮疹和中毒过敏性皮疹，好发于四肢、腹部和躯干，皮疹约2周后消退，不留瘢痕。大多数患者可有面颊潮红，少见远端硬皮病样损害，仅出现较轻的雷诺现象。可见线状硬皮病损害。

2.呼吸系统

急性期呼吸系统症状最为显著，有咳嗽、胸痛、呼吸困难和咯血，听诊肺部可闻及哮鸣音和啰音，胸部X线检查及血气分析可出现异常。急性期过后大多数患者症状自行改善。但到病程第4个月呼吸系统症状再度出现，可表现为呼吸功能不全、肺活量减小，呼吸功能不全与肌萎缩、肌无力有关，在儿童患者中肌萎缩则属罕见。

3.心血管系统

部分患者可于发病45天后开始发生急性肺源性心脏病，从X线和超声心动图上均可发现有肺动脉高压征象。慢性期可有右心功能不全，如心室扩大、末端舒张压升高和右室压曲线A波高耸等，儿童患者心血管系统的症状如肺动脉高压等比较轻。

4.神经系统

80%的患者在病程某阶段可有神经系统表现，常有肌痛、关节被动活动受限、各肌群痉挛和挛缩等。严重者可出现惊厥、脑病、良性颅内压增高等中枢神经系统方面的影响。

5.消化系统

急性期可有恶心、呕吐、腹痛、厌食等，部分病例可有肝脾大、黄疸、脱水、肝功能损害，SGPT、AKP 和 LDH 可升高。慢性患者可有口干、吞咽困难、小肠吸收不良和蛋白质营养不良等表现。

6.血液系统

初期均有嗜酸性粒细胞增多，部分有暂时性中性粒细胞增多、凝血酶原时间延长和血小板减少等。约有 1/3 的患者血清 IgE 增高，慢性期抗核抗体可呈阳性，少数病例可查见免疫复合物。

TES 在儿童期也十分常见，临床表现也与成人患者相似，而进展到慢性期者较多(60%)，其全身不适、呼吸困难、胸痛和肌痛的发生率比成人患者少。在慢性期，肌萎缩罕见，典型的上肢畸形、张口困难和晨僵不常见。远端硬皮病样损害也较成人患者少，肺动脉高压、雷诺现象均较轻，但可见线状硬皮病损害(从不见于成人患者)。性别差异为女：男为 2.5：1。组织病理学检查血管内膜损害较轻。总之，儿童期的 TES 较成人轻，恢复较快，罕有死亡。

五、诊断

本病应根据饮食调查及临床特点进行诊断。

六、治疗及预后

本病尚无特效治疗方法。预后较好，但有严重呼吸困难的患者，处理不及时可危及生命。

参考文献

[1]洪庆成，江敬铭.儿科综合征[M].天津：天津科学技术出版社，1996：532-533.

[2]顾有守，徐文严.中毒性流行性综合征[J].国外医学皮肤病学分册，1987，13：17-19.

第 13 节 一过性婴儿低丙球蛋白血症

一、名称

一过性婴儿低丙球蛋白血症（transient hypogamma globulinemia，THG）。

二、流行病学

原发性免疫缺陷病虽较少见，但据国外发病率(1/5000)的统计，估算我国 3 亿幼儿的年发病数仍应在 0.3 万 ~0.6 万。

黄海等报道低丙球血症 25 例。其中普通变异型免疫缺陷病(CVID)15 例，一过性婴儿低丙球蛋白血症(THG)4 例，体液免疫缺陷(HID)6 例。

三、病因及病理

THG 病因不详。

1988 年 WHO 免疫组将本病发病机制分为：①淋巴细胞数量正常，但不分泌 Ig；②B 淋巴细胞数量减少；③淋巴细胞数量正常，但 T 淋巴细胞数量减少；④T 淋巴细胞抑制功能亢进或辅助功能减弱。

四、临床表现

婴儿体内由胎盘传递的抗体，90%在出生后 3 个月即被分解。此时，正常婴儿已开始产生自己的抗体。某些婴儿可延长至 15 个月才合成 IgG，在 Ig 合成受抑制期间，会出现无免疫球蛋白血症的症状，一般患儿 6 个月时 Ig 量仅在 200mg/dL 以下，但多于 1~4 岁恢复正常。

婴儿一过性低丙球蛋白血症，是自乳儿期至乳儿期早期血中免疫球蛋白(特别是 IgG)显著减少的免疫不全症。迟至 30~ 40 个月自然痊愈。认为是免疫球蛋白产生延迟。生后 3~4 个月时易患革兰阳性菌所致皮肤、反复上呼吸道感染及肺感染等。

黄海等报道以各系统反复感染为主要表现的 25 例。患者以阑尾穿孔伤口、迁延不愈、化脓性心包炎、脊髓炎、肺脓肿、反复腹泻、重症肺炎、反复呼吸道感染等就诊而被发现低丙球蛋白血症。呼吸系统：25 例全部有反复呼吸道感染，23 例反复发生肺炎[(2~3)次 / 月]，支气管炎 8 例，支气管扩张 7 例，肺脓肿、膈下脓肿 1 例，鼻炎 4 例，鼻旁窦炎 3 例，中耳炎 4 例，肺结核3例。消化系统：腹泻6例，肝炎3例，肝脾大2例，阑尾穿孔1例。自身免疫性疾病：幼年型类风湿关节炎1例，过敏性紫癜1例。其他：败血症2例，中枢系统感染3例，皮肤感染3例，急性脊髓炎1例，髋关节炎1例，化脓性心包炎1例，淋巴结肿大1例，生长发育迟缓1例。初步诊断：常见变异型免疫缺陷病（CVID）15例，一过性婴儿低丙球蛋白血症（THG）4例，体液免疫缺陷（HID）6例。经基因检测及蛋白检测后，诊断：CVID14例，高IgM血症（HIM）1例，THG4例，XLA6例。

五、诊断

临床上对低丙种球蛋白血症做出病因诊断比较困难，通常笼统地诊断为体液免疫缺陷，CVID或一过性婴儿低丙球蛋白血症。黄海等病例临床初步诊断为CVID占多数，共15例。CVID的最早报道见于20世纪60年代初，大多数病例的婴幼儿期即有免疫缺陷存在，从发病到诊断一般需4~5年，相当一部分人直到青春期后才被确诊，故有人称之为“迟发性”低丙球蛋白血症。CVID是一组异质性的原发性免疫缺陷病，包括一大群分类尚不明确的免疫缺陷综合征，如先天性非性联低丙球蛋白血症、原发性低丙球蛋白血症和异常免疫球蛋白血症。

六、治疗及预后

黄海等的25例中21例患者长期接受有规律的静脉注射免疫球蛋白（IVIG）替补治疗。病例中仅2例死于严重感染、重症肝炎，其余各例均能维持正常生活。然而他们依然需要终身定期输注丙球蛋白。

本病的预后尚可。

参考文献

[1]小宫山淳.広範圍症候群（新订版）Transient hypogammaglobulinemia of infancy[J].日本臨牀，1987，春季臨時增刊号，45：1040.

[2]黄海，沈蕾，许怀祺，等.低丙球血症的临床分析及病因探讨[J].中国免疫学杂志，2000，16：440-444.

[3]满长令.免疫球蛋白异常症[J].山东中医学院学报，1977，（4）：49-56.

第14节 创伤性湿肺综合征

一、名称

创伤性湿肺综合征（traumatic wet lung syndrome）又名湿肺综合征（以下简称湿肺），是由胸部撞击伤、爆炸和气浪的冲击及吸入有害气体等因素造成了闭合性或开放性胸部外伤之后，以胸痛、咳嗽、咳白色泡沫样痰、呼吸困难和肺部湿啰音为主要症状和体征的一组综合征。湿肺是1945年由Burford首先报道并命名的。

二、病因及病理

发病的机制主要为：①支气管－肺泡阻塞；②肺循环障碍；③严重休克。肺组织的间质及肺泡内水分增加，引起严重的呼吸困难。

三、临床表现

李再勤选取2010—2012年48例创伤性湿肺患者，均为受到不同类型的钝性伤所致，其中坠落伤11例，挤压伤5例，撞伤28例，挤压伤4例，就诊时间最短3小时，最长7天。在受伤前均没有呼吸道慢性病病史。临床表现为咳嗽、胸闷、胸痛、呼吸困难和血痰等，其中4例痰中带血，3例合并创伤性休克。

洪孝飞等报道70例病例，男58例，女12例，年龄24~63岁。车祸挤压伤51例，坠落伤11例，砸伤5例，其他3例。70例均有合并伤。肋骨骨折62例，其中双侧肋骨骨折30例，胸壁反常呼吸运动10例，锁骨骨折3例，胸骨骨折2例，膈肌损伤3例，肾挫伤8例，脑外伤5例，骨盆骨折4例，四肢骨折7例，肝破裂6例，脾破裂4例，胸椎及腰椎骨折各2例，创伤性休克8例，血气胸28例，呼吸窘迫综合征（ARDS）2例。临床症状与体征：全组均有胸痛、胸闷、咳嗽和进行性呼吸困难；23例有血痰，18例有痰鸣和水泡音。症状和体征的轻重与创伤的程度成正相关，也与肋骨骨折的程度有关。

四、诊断

创伤性湿肺的影像学表现：①弥漫实变型8例，占16.67%；②节段实变型10例，占20.83%；③云雾型 13 例，占 27.08%；④间质型 17 例，占 35.42%。

出现及吸收的时间：本组病例创伤性湿肺出现时间最短在伤后 3 小时，最长 7 天。病变的消散时间与患者的创伤程度及涉及的范围有关，此组患者消散的时间最短 2 天，最长 24 天，正常情况下 3~5 天吸收。

洪孝飞等报道的病例经 CT 确诊，间质型 28 例（40.0%），节段实变型 8 例（11.4%），弥漫实变型 7 例（10.0%），云雾型 27 例（38.6%）。全组治疗后均经 CT 复查，46 例（65.7%）1 周内吸收，16 例（22.9%）2 周后吸收，8 例（11.4%）3 周后完全吸收。

五、治疗及预后

①积极处理合并伤；②镇痛；③减轻肺水肿；④合理使用抗生素；⑤强心、利尿剂的使用；⑥适时应用呼吸机。

洪孝飞等报道的病例全组治愈 67 例；病死 3 例，2 例死于 ARDS，1 例死于脑外伤。

参考文献

[1]李再勤. 创伤性湿肺的 X 线、CT 影像学表现观察[J].中外医学研究，2012，10：42.

[2]洪孝飞，张伟.创伤性湿肺 70 例诊治分析[J].蚌埠医学院学报，2005，30：423-424.

[3]胡伟风，王洪财.创伤性湿肺[J].辽宁中级医刊，1981（7）：19-20.

第 15 节　三甲双酮畸形综合征

一、名称

三甲双酮（Trimelhadoire）畸形综合征。本药用于治疗癫痫，是与苯妥英钠相近的另一种抗惊厥药。所致畸形表现为发育迟缓、智力低下、V 形眉、外耳畸形低位耳、唇裂、腭裂、先天性喉气管、食管畸形及心脏病。

二、流行病学

癫痫女性后代的畸形率高于一般女性后代 2~3 倍。造成后代畸形的原因可能是多方面的，包括癫痫发作和服用抗癫痫药（AED），但多数研究倾向认为 AED 是造成后代畸形的主要原因，而不是癫痫发作。

AED 致畸的发生率：研究结果显示，孕期特别是妊娠前 3 个月服用 AED 后致畸率为 9.3%，服用丙戊酸（VPA）致后代神经管缺陷（NTD）是一般孕妇的 5~10 倍。联合用药较单药治疗发病率高，Lewis 的研究发现单药治疗畸形率为 20.6%，OR 为 2.8，≥2 种的药物致畸形率为 28%，OR 为 4.2。Samren 的研究认为下列几种药物联合治疗明显增加畸形率：①氯硝西泮（CZP）+ 其他 AED；②卡马西平（CBZ）+VPA；③苯巴比妥（PB）+ 咖啡因 + 其他 AED；④VPA+ 其他 AED。但也有不支持者，Canger 和 Carla 发现单药和多药治疗间致畸率无显著差别，但认为样本量小，结果可信度低。

三、临床表现

孕妇用抗癫痫药三甲双酮对胎儿可造成不良影响，表现为胎儿智力障碍、说话困难、V 形眉、内眦赘皮、低位耳及腭和牙齿异常等，少数胎儿可有生长迟缓、头小和心脏畸形等，临床上称为“胎儿三甲双酮综合征”。实际上，大多数抗癫痫药如苯妥英钠、苯巴比妥、卡马西平、丙戊酸钠和甲乙双酮等均有致畸作用。这些药物就其胚胎毒性而言，目前尚难断定何种药较为安全。由于癫痫反复发作所致的胚胎毒性可能要比使用抗癫痫药更为严重，故对癫痫孕妇应权衡利弊，如用药后利大于弊，仍需用药，只是剂量与疗程要适当控制。有人认为，它们的胚胎毒性与叶酸缺乏有关，但尚待证实。不过，如孕妇缺乏叶酸，应予纠正。

先天性缺陷可分成畸形、畸变和毁损。畸形是由于胚胎结构分化发育异常造成的；畸变则是已经正常分化的部分躯体的形状和（或）结构的异常；毁损是指已形成的躯体结构的毁坏。AED 可作用于胚胎发育的不同时期，造成多种缺陷，包括 NTD、心血管畸形、尿道下裂、唇腭裂、多指（趾）、指甲发育不良、远端指骨发育不良、眼眶浅、眼距增宽、小口、低耳、小鼻、蹋鼻。还可致低体重、身短、小头围、生长发育迟缓和认知功能障碍，以及骨骼畸形如三角颅。Lowe 回顾性研究 46 例使用 AED 母亲儿童的眼部缺陷，发现 67% 有眼部异常包括屈光不止（41%）、近视（VPA 中

50%)、斜视(20%)、散光(24%)、屈光参差(11%),1例内眦赘皮,1例色觉缺陷,1例双眼先天性白内障。AED似乎还可引起生殖道畸形,影响患者成年后的生殖功能。

参考文献

[1]王兴旺. 何谓胎儿三甲双酮综合征[J].中国药理学通报,1991, 7(6):封底

[2]王琳综述,王学峰审校.抗癫痫药致畸机制的研究进展及应对策略[J].重庆医学,2003,32:380-381.

[3]姜泗长,张素珍,杨伟炎.耳鼻咽喉与全身疾病[M].科学出版社出版,北京,2003:16.

第16节 染色体畸变8三体综合征

一、名称

染色体畸变8三体综合征(trisomy 8-syndrome)又称为8三体综合征、8三体嵌合体综合征等。1962年儿科医生Warkay等发现这种染色体的异常，故后人亦命名为Warkay综合征。为临床出现头面部、骨骼系统畸形、关节运动受限等一系列症状的一种综合征。

二、流行病学

本病的染色体改变为8号染色体呈三体,2/3嵌合体,1/3完全型,使染色体总数为47,其发生率为1/(25 000~50 000)。男性多见,男∶女比约为3∶1。

三、病因及病理

本病为染色体畸变。胎儿多在胚胎期自然流产,极少能生存,且8三体易表现为嵌合型,胎儿可能表现有非常严重的先天性畸形,导致活婴严重病残。

四、临床表现

(1)先天性头面畸形,如前额高且突出,可见大头、长脸、鼻宽且上翘、上唇长、下唇厚而外翻、耳大低位、对耳轮平、腭弓高、可有腭裂。

(2)骨骼、关节异常,颈短宽、肩窄、躯干长。常见骨骼畸形,如腰部脊柱后凸及侧弯,脊椎异常或增多,脊柱裂、多余肋、凹胸、骨盆发育不良或狭窄,四肢骨关节病变常见,如短肢畸形、指细长、屈曲指、关节强直、畸形足、拇指外翻等,婴儿期手掌及足底有很深的皱褶,指甲发育不良,凸起,出生时可缺如。

(3)新生儿时体重、躯体发育尚正常,男性可有隐睾、睾丸发育不良及青春期延长,以后还可出现精神发育障碍、智力低下、反应迟缓、皮肤增厚。

(4)实验室检查:染色体核型为47,XX(47,XY)8三体型。

五、诊断

具有上述临床表现,染色体检查第8号染色体呈三体者即可确诊。徐伟来等探讨8号染色体三体(8三体)在血液病尤其是髓系疾病发生、发展中的作用及其预后价值。结果为,8三体可能在恶性血液病尤其是髓系疾病的发生发展中具有重要作用,8三体可能与单核细胞的分化异常有关。

六、治疗及预后

本病目前尚无特定的治疗方法。产前羊水穿刺做染色体检查,若发现本病应尽早终止妊娠。完全三体多出现自然流产,少数完全三体及嵌合体可存活至儿童期及成年期。但多数有轻至重度的智力障碍,仅少数无智力障碍。

参考文献

[1]洪庆成,江敬铭.儿科综合征[M].天津:天津科学技术出版社,1996:533.

[2]徐伟来,金洁,陈志妹,等.8号染色体三体38例临床及实验研究[J].中华医学遗传学杂志,2003,20:528-530.

第17节 Trousseau综合征

一、名称

1865年Trousseau首次报道胃癌患者易形成静脉血栓，之后人们将癌症并发游走性静脉炎称为Trousseau综合征。近几十年，综合治疗使癌症患者生存期延长，但血栓栓塞发病率却较以前明显提高，成为癌症患者第二大常见死亡原因。不论血液系统肿瘤还是实体瘤如前列腺癌、结肠癌、肺癌、乳腺癌、胃癌、胰腺癌及膀胱癌等，在其发病过程中均涉及不同程度的凝血和纤溶机制的异常。因此，目前将癌症患者在其发病过程中因凝血和纤溶机制异常而出现的所有临床表现通称为Trousseau综合征，又称为特发性血栓静脉炎、癌性血栓性静脉炎综合征。

二、流行病学

文献报道胰腺肿瘤合并Trousseau综合征的发病率为57%，有些甚至在恶性肿瘤确诊前几个月甚至几年即被发现，是诊断隐性癌症的重要线索。有资料显示，潜隐性癌并发血栓栓塞的发生率达4.6%。临床上癌症患者总的血栓栓塞发生率在1%~11%之间。

三、病因及病理

本质可能是宿主对肿瘤细胞的防御反应表现在凝血和纤溶系统，适当的反应可限制一定的肿瘤扩散，但反应过强不仅导致血栓栓塞等并发症，还可能促进肿瘤细胞增殖和转移及肿痛组织血管形成。

原因（诱因）：①一般情况，如高龄、长期卧床、手术治疗、继发感染等；②高黏滞综合征；③抗癌治疗；④生血细胞克隆刺激因子；⑤中央静脉置管，癌症的现代治疗。

四、临床表现

临床上从慢性无症状的高凝状态进展到血栓栓塞，再到致命性的弥散性血管内凝血（DIC），且特发性深静脉血栓（DVT）可以是前列腺癌、结直肠癌的首发临床表现。

Trousseau综合征的临床表现除游走性静脉炎外，还包括脑血管意外、心肌梗死、周围动脉闭塞、静脉血栓栓塞（VTE）、DVT、肝静脉闭塞性疾病（VOD）、栓塞性血小板减少性紫癜和（或）溶血性尿毒症综合征（TTP/ HUS）、多脏器功能不全综合征（MODS）及DIC等。实体瘤以DVT最常见，而转移瘤和血液系统肿瘤以DIC常见。

（1）VOD是一种临床综合征，常见于同种异体骨髓移植和接受大剂量化疗的癌症患者，表现为高胆红素血症、疼痛性肝大、水潴留等。发病机制可能为细胞毒药物使内皮细胞损伤致肝小静脉血栓性闭塞，继而小叶中央静脉窦扩张和纤维化。

（2）TTP/ HUS也是一种临床综合征，以胃腺腺癌最常见，其次是乳腺癌、结肠癌、小细胞肺癌，尤其是在使用丝裂霉素C治疗的患者。主要表现为微血管病性溶血性贫血、严重的血小板减少、肾衰竭，其次是非心源性肺水肿、呼吸困难、局灶性神经系统症状（头痛、昏迷、偏瘫等）。

（3）MODS常见于接受造血干细胞移植治疗的癌症患者。主要表现是治疗期间相继出现非感染性肺炎、脑内出血、急性非感染性肝炎等，与重症医学的MODS极其相似。其启动因子可能是感染、瘤细胞坏死、输血、大剂量化疗等。

刘如平等报道原发性肺癌合并Trousseau综合征19例。全部患者均有不同程度的咳嗽、胸痛症状，有5例痰中带血。出现上肢肿胀、疼痛6例，下肢肿胀、疼痛8例，二者均有5例。由诊断原发性肺癌到发生Trousseau综合征的17例，时间为1~10个月，平均3.7个月。另2例以Trousseau综合征为首发而确诊为肺癌的时间为1~2周。

上浪健等报道1例因血液凝固机制紊乱而首先出现脑梗死（表现为左2~5指突然出现无力），进而查找原因发现右肺下叶肿瘤。经诊断为肺腺癌。木下等报道1例，57岁，男性，因咳嗽、咯血就诊，经查肺腺癌，表皮生长因子受体EGFR（+）。以吉非替尼治疗。同日患者出现精细运动障碍，检查示凝血纤溶系统障碍，头部MRI示多发性脑梗死。治疗过程中不但肿块缩小，且凝血纤溶指标及神经症状亦得到改善。

五、治疗及预后

由于目前尚不能预测癌症患者血栓栓塞事件的发生，常规的预防策略就显得尤为重要。需手术治疗的癌症患者手术前后预防性抗栓治疗的有效性和安全性已得到肯定。

参考文献

[1]廖秦平.妇产科综合征[M].北京:北京大学医学出版社,2004:77.

[2]汪斌超,李龙芸.Trousseau 综合征[J].中华内科杂志,2003,42:62-64.

[3]刘如平,石志红.原发性肺癌合并 Trousseau 综合征 19 例[J].中国综合临床,2000,16:588-589.

[4]上浪 健,森 雅秀,木村纪久,ほか.Trousseau 症候群を伴った肺癌の1例[J].日本呼吸学会雑誌,2012(1):363-365.

[5]木下ぁりさ,坂本晋,铃木亞衣香,ほか.第一選択藥ゲフィチニブガ奏效したTrousseau 症候群を合併した肺腺癌の1例[J].日呼吸誌,2013,2:556-558.

第 18 节 结节性硬化症

一、名称

结节性硬化症(tuberous sclerosis complex,TSC)又称为 Bournerille 病,其临床特征为任何器官均可出现错构瘤,但常出现在大脑、肾脏、皮肤、眼、心脏等部位,累及肝、脾、骨骼等器官者较为少见。

1880 年 Bournerille 首先发现 TSC 患者大脑存在着白色质硬的结节样病灶,故命名为结节性硬化症。1908 年 Vogt 描述该病典型的三联征为癫痫、智力低下、面部皮脂腺瘤(现证实为血管纤维瘤)。有典型三联征表现者只见于少数患者。

二、流行病学

TSC 是一种可侵犯多系统、多器官的常染色体显性遗传病。外显率可变,其发生率为 1/10 000~1/6000,男女比例 2∶1~3∶1。本病有阳性家族史者占 20%~30%。

三、病因及病理

TSC 为错构瘤病变。

四、临床表现

大脑为 TSC 最常累及的器官。癫痫发作、智力低下与大脑皮层的结节病变有关。室管膜下钙化结节为 TSC 的特征性表现,可在 80%的患者中出现。

肾脏也是 TSC 最常累及的器官之一,共有 5 种肾脏病变可能出现,包括错构瘤、囊肿、潜在恶性的错构瘤(即上皮样变性的肾错构瘤)、肾细胞癌及嗜酸细胞瘤等,其中错构瘤最为常见,45%~80%的 TSC 患者会发生肾错构瘤。

TSC 患者皮损极为常见,包括色素脱失斑、面部血管纤维瘤、指(趾)甲纤维瘤、前额斑块、咖啡斑和鲨皮斑等,其中面部血管纤维瘤最具特征性,大约 75%的 TSC 患者可出现这种典型的皮损。

TSC 较常累及的脏器还包括视网膜错构瘤(星型细胞瘤)、心脏横纹肌瘤及肺部淋巴血管平滑肌瘤或囊肿,行检眼镜、心脏超声、CXR 或 CT 检查可发现。TSC 累及肝、脾及骨骼较为少见。

TSC 肺部受累的情形比较少见,受累者多数患者为女性,30~40 岁常见,典型表现为气胸、呼吸困难、咳嗽、咯血、后期可出现肺动脉高压和肺心病及淋巴管堵塞和乳糜胸等不同的临床表现,部分患者亦可无明显症状。常见影像学表现有弥漫性间质性改变伴网格状或网格结节状、囊状,或肺大疱改变,肺容积增加,气胸或胸腔积液。多数患者在肺功能检查中表现为中至重度的气流阻塞,一氧化碳弥散功能中至重度下降。王晓慧等报道以肺受累为首发表现的结节性硬化症 1 例。1 年前患者无明显诱因出现咳嗽、咳血痰,量不多。半年前出现活动后气短,呈渐进性,一周前胸闷、气短症状加重,伴有发热,咳白痰或血痰。胸部 CT:双肺多发弥漫点状,结节状阴影,在双肺下野有融合,双肺弥漫小囊状透光区。

五、诊断

通常临床上常将颜面部皮脂腺瘤、癫痫发作及智力减退作为诊断 TSC 的主要依据。TSC 应注意与其他肺部囊性病变的诊断鉴别:淋巴管肌瘤病,肺朗格汉斯细胞组织细胞增生症,IPF。根据 1998 年修订的诊断标准(包括 11 条主要特征及 9 条次要特征),符合 2 条主要特征或者 1 条主要特征加上 2 条次要特征者即可诊断为 TSC。

参考文献
[1]王晓慧,候刚,王秋月,等.以肺受累为首发表现的结节性硬化症1例并文献复习[G].中华医学会呼吸病学年会(第十二次全国呼吸病学学术会议)论文汇编,2011:94-95.
[2]叶烈夫,陈梓甫,何延瑜,等.结节性硬化症多器官病变的临床特点及影像学诊断价(附3例报告)[J].临床泌尿外科杂志,2002,17:663-665.

第19节 Tuftsin缺失症

一、名称

Tufts 大学 Najjar 等发现从 IgG1(leukophilicy-globulin)分离出与调理素(opsonin)不一样的对吞噬细胞膜的吞噬促进因子，研究得出以含 Fe 部分的 CH_2 基的组成的四肽(L-Thr-L-Lys-L-Pro-L-Arg)是其活性中心,以母校的名字将其命名为 Tuftsin。Tuftsin 还有增强包括趋化能力、活性氧产生、抗体产生、巨噬细胞的肿瘤细胞杀害作用及 CFU-C 产生的作用。Tuftsin 缺失症分先天性的；还有脾功能障碍的镰状红细胞症、慢性骨髓性白血病等血液疾患,摘脾(不包括外伤性脾破裂)等引起的继发性类型。

Tuftsin 称作巨噬细胞激活因子。Tuftsin 缺失症即巨噬细胞激活因子缺乏症。

二、病因及病理

近年来许多作者报道脾切除患者的感染性疾病发生率和死亡率比正常人群高 50~200 倍。目前认为,有的脾切除者术后之所以发生凶险感染(OPSI)、败血症或易感染其他疾病,可能主要与脾切除后机体抵抗力降低,即丧失了对血液的有效滤过作用,血清免疫球蛋白 M(IgM)水平下降和中性白细胞及巨噬细胞激活因子(Tuftsin)缺乏有关。

最早为美国塔夫茨(Tufts)大学作为亲白细胞的丙种球蛋白而被发现,1970 年 Najjar 和 Nishoka 等测量其结构、理化性质和生理作用，并给予命名为 Tuftsin。分子结构为苏氨酸酰 - 赖氨酸酰 - 脯氨酸酰 - 精氨酸的四肽缩氨酸。其分子量 500。它被认为存在于丙种球蛋白的亲白细胞段。而有人认为存在于丙种球蛋白的 Fd 部分 Fab 段,Chu 等认为其存在于丙种球蛋白的 Fc 部分。其在身体内必须游离后才能发挥其作用,它的游离需要 2 种酶:①内细胞激肽酶,或称白细胞膜酶,此酶附着于白细胞表面;②脾的内羧肽酶。它们的作用是分开 Tuftsin 和丙种球蛋白连接的氨基酸端和羧基端。游离的 Tuftsin 即可激活白细胞,提高它的吞噬、游动和产生细胞毒的各种功能,从而在身体抗感染和抗肿瘤的免疫中起到重要作用。

大量的实验表明,Tuftsin 可激活多形核白细胞、单核细胞和巨噬细胞等,明显提高它们的吞噬、游动和产生细胞毒的功能。Tuftsin 是一种可调动机体潜在免疫能力的四肽，在活体中可改善细菌的清除率,还能降低感染所致的死亡。通过提供 Tuftsin 以预防 OPSI 的发生和明显提高其生存率。实验还证明在试管内人体粒细胞必须被 Tuftsin 激活后，才能发挥其对肿瘤细胞的破坏作用，这说明了 Tuftsin 在抗瘤免疫中的重要性。

三、临床表现

自新生儿期反复出现脓皮疹、脂漏性湿疹、皮肤脏秽、肺炎、细支气管炎等呼吸器感染多见,有时呈支气管哮喘样。频发扁桃体炎、中耳炎,引起化脓性淋巴结炎。终至败血症的也有。

有人报道 2 例患先天性家族性 Tuftsin 缺乏的患儿,均有反复发作的上呼吸道感染、肺炎、皮肤感染的病史,在感染部位的分泌物中培养出肺炎球菌(呼吸道)和金黄色葡菌球菌(皮肤),并且需要定期补充 Tuftsin。

四、诊断

为确定诊断，把 Tuftsin 调理素化葡萄球菌的吞噬率或直接以 RIA 测定是必要的。需要与高 IgE 综合征鉴别。

五、治疗及预后

精制或合成的 Tuftsin 定期补充疗法,或以丙种球蛋白代替。保持皮肤清洁,感染早期尽早使用抗生素。

参考文献
[1]倉辻忠俊.広範圍症候群(新订版)Tuftsin 欠损症[J].日本臨牀,1987,春季臨時增刊号,45:1041.

[2]金光秀.带血管蒂的半脾异位移植术护理[J].实用护理杂志,1986,2(2):24–25.

[3]何长杯,杨永康.脾脏的体液免疫因子-tuftsin[J].蚌埠医学院学报,1988,13:59–62.

第20节 Turner综合征

一、名称

Turner综合征又名卵巢发育不全综合征、先天性卵巢发育不良综合征、Turner-Varry综合征、Turner-Vurich综合征、XO综合征、X单体综合征、先天性卵巢发育不全症、蹼颈综合征、翼状颈综合征等。此病1938年由Turner首先描述，是一种先天性染色体组合异常的疾病,发病率在流产女婴中约为0.4‰,较多见于流产儿。为人类唯一能生存的单体综合征,其基本核型为XO。是小儿时期女性侏儒的原因之一,成长后出现第二性征不发育,为成人中原发性闭经的原因之一。

二、流行病学

本综合征是常见的性染色体疾病,在染色体异常中发病率位居首位。占女性新生儿的1/5000。Turner综合征在女性中发病率为1/2500,占原发性闭经患者的1/3,是女性不孕不育的重要原因。

三、病因及病理

其染色体核型主要为45,X,包括以45,X核型为主同时并存46,X,r (X)、46,X,i (xq)、46,X,i(Xp)、46,XXp-、46,XXq-、46,X,r(X)等核型的Turner综合征嵌合体核型。嵌合体核型是Turner综合征常见的核型。嵌合体核型复杂,因组成的核型类型、所占比例不同,其嵌合型核型不同,其相应的临床症状及严重程度也有所差异,给遗传咨询中通过核型判断临床症状和严重程度带来了困难，也给产前诊断检查胎儿为Turner综合征时通过嵌合体核型判断胎儿的临床症状带来挑战,为将来预后的情况及是否终止妊娠提出了难题。

四、临床表现

本综合征有盾状胸。还有低身长、性腺功能不全、后头部低位发际线、色素斑增加、外反射、翼上颈、第4中手骨短缩、高上腭、肾畸形、淋巴水肿、高血压、心血管畸形。

患者多数表现身材矮小、子宫小、卵巢萎缩呈条索状、外生殖器发育不良、原发性闭经、不育、乳房不发育等症状,是女性不孕不育的重要病因。

患儿通常智力正常，有的略低于同龄正常儿童。约为50%患者乳头和乳腺发育差,多有肘外翻,发育期多见原发性闭经等。Turner综合征患者由于X染色体数目和(或)结构异常,出现卵巢功能或身体发育异常。Turner综合征存在多种复杂的核型,患者表型也多样化,即使核型完全一样,表型也可能有很大差异。目前发现该综合征核型主要为X单体、嵌合体、等臂X、X部分丢失、X末端重排、X假双着丝粒体、环状X、Y染色体、正常核型等。

Nora等对40例有心血管畸形者进行了心导管检查和核型分析,其结果是Turuer综合征表现型伴有肺动脉狭窄者,可以基本肯定其核型不是45,X;若患者伴有主动脉缩窄,最大的可能是45,X。

岛冈雄一等报道1例患Turner综合征中合并微小肺髓膜样结节。女性,54岁。患此综合征。曾接受女性激素补充疗法治疗。无症状行胸片检查,发现胸部异常阴影。CT两背部多数颗粒阴影。胸腔镜肺活检,诊为微小肺髓膜样结节。在4年不施加治疗的观察中无变化,亦无症状。

五、诊断

胸廓狭小见于窒息性胸廓发育不良。胸前后径及乳距增宽见于Turner综合征或Noonan综合征。胸骨短见于18三体综合征。胸廓畸形见于各种骨病。进行先天性心脏病的各项检查。染色体核型检查对诊断有积极意义。

六、治疗及预后

对Turner综合征嵌合体患者,即使异常核型只占极少比例或患者没有明显临床症状,仍然需要进行生育指导和产前诊断,及时筛查缺陷胎儿。

对于胎儿为Turner综合征嵌合体核型患者,通过核型结果判断胎儿的临床症状、将来的预后及妊娠结果非常重要，异常染色体核型比例越高，胎儿将来临床症状越严重。部分嵌合体患者的临床症状可能在青春期才能发现，单纯通过核型判断胎儿的预后具有一定风险，因此，染色体嵌合体核型胎儿的产前诊断不但需要增加未培养细胞 FISH 实验等多种检测方法作为补充，同时还需要加强胎儿系统彩超检查，另外遵循知情同意原则，产前诊断和遗传咨询也尤为重要。

治疗方法为：于青春发育期口服雌激素以刺激乳房及生殖器的发育，剂量宜小。患者可有正常智力和正常的寿命。

参考文献

[1]仲野由季子.知っておきたい内科症候群？ターナ一症候群 Turner syndrome (TS)[J].内科，2012，109(6)：1307-1308.

[2]胡华，姚宏，胡斌，等.Turner 综合征嵌合体的临床表现和产前诊断的研究[J].第三军医大学学报，2012，34：102-105.

[3]张璘，任梅宏，张晓红.46 例 Turner 综合征患者临床特征及染色体分析[J].中国妇产科临床杂志，2010，11：128-130.

[4]洪庆成，江敬铭.儿科综合征[M].天津：天津科学技术出版社，1996：425-426.

[5]島岡雄一，市川纮将，小原竜軌，ほか. Diffuse pulmonary meningotheliomatosis の1 例[J].日呼吸誌，2014，3(5)：695-697.

第 21 节 第 12 肋综合征

一、名称

第 12 肋综合征(twelfth rib syndrome)又名浮肋综合征 (floating rib syndrome)，也称为滑肋综合征(slipping rib syndrome)、肋尖综合征(rib-tip syndrome)、咔嗒肋综合征(clicking rib syndrome)、肋骨疼痛综合征(painful rib syndrome)、肋骨间不全脱位综合征(interchondral subluxation syndrome)、神经挤压综合征(nerve nipping syndrome)、过渡肋综合征等。本病的主要临床表现为长期反复发作的下胸部或上腹部疼痛。1919 年 Cyriax 首次对浮肋综合征进行了描述，有说 Davis-Colley(1922)首先描述。Heing 曾报道 1 例病史长达 20 年。

二、流行病学

据国外统计，本综合征患者大约占临床上腹痛患者的 3%，也有文献报道为 1%~5%，并非少见，但其在临床上常被医生所忽视，容易漏诊、误诊。

三、病因及病理

该病病因不明。有的学者认为是外伤引起的外伤性肋下神经炎。Davis-Colley 认为是下肋间关节的异常活动引起。一般发病于第 10 和第 11 肋骨。据解剖学观察，第 10 肋骨以纤维带连接上位肋骨，系一种正常解剖学变异，并不少见。马保臣等发现患者肋尖端纤细，有一较长的软骨且较向上弯曲，轻压即可上下滑动。第 11 肋骨头部较大，只有 1 个关节与第 11 胸椎体相关，无肋颈及肋结节。肋骨体内面向上方，肋沟平浅，肋骨的弯曲度很小，前端细小而游离，如此，肋骨的活动幅度较大，上下滑动，引起“弹响”和“摩擦”并刺激邻近的肋下神经引起疼痛。

四、临床表现

平均发病年龄为 48 岁(12~79 岁)，女性多见，占全部患者的 70%。成人远比儿童多见，极少数患者有创伤史，一般表现为下胸部肋骨边缘或上腹部间歇性的疼痛，或为剧烈的胁腹部疼痛。本病所引发的疼痛可从肋骨软骨区放射到胸部或后背部。开始发作时，疼痛的性质常是锐痛，强烈痛感可持续几分钟至数小时，随后转为持续数小时至数天的钝痛。症状的严重程度不一，可从轻度不适，到疼痛至无法进行正常的日常活动。患者的肋骨可有咔嗒响声或滑动感，疼痛可被特定的姿势或运动诱发，如仰卧或侧卧、坐位或起身、开车、弯腰、咳嗽、抬重物等。

主要的临床特征包括以下 3 点：下胸部或上腹部疼痛，肋缘有触痛点，按压该点可引发同样的症状。疼痛大多为单侧，也可是双侧，平均持续时间为 32 个月(1 个月至 28 年)。

郭锦明等报道 31 例，男 17 例，女 14 例，年龄 21~56 岁之间，平均 41.3 岁，病程 1 个月至 8 年，1~2 年者 22 例 (71%)。病因：有外伤、扭伤者 10 例(32.3%)，原因不明者 21 例(67.7%)。所有病例均表现为季肋部疼痛，病变部位：第 11 肋 29 例，第 10 肋 2 例；右侧者 19 例，左侧者 9 例，双侧者 3 例。疼痛性质：隐痛、钝痛或灼痛 23 例，刺痛 8 例，疼痛放射至胸背部 25 例，放射至上腹部 6 例，常于呼吸、剧咳、活动及转身弯腰时疼痛加重，疼痛历时 1 小时至数天不等。无明显缓解方式，有间歇性发作史者 24 例。体征：

病变部均有压痛,有“弹响”“摩擦感”21 例,“钩形手法”检查呈阳性者 23 例。

五、诊断及治疗

本综合征的诊断依赖于病史的询问和采用特定的钩型手法进行查体。1977 年 Heinz 和 Zavala 首先描述采用钩型手法对本综合征进行诊断，技术简单、实用,可借此对浮肋综合征做出准确诊断。钩型手法查体的具体做法是把除拇指以外的四指弯成钩型,放在疼痛一侧的肋骨下缘,然后轻轻向外向上勾拉。阳性表现是引出患者平日胸痛的类似症状,并可听到咔嗒声。凭此即可确诊,无须其他任何特殊检查。

临床较多地误诊为肝炎、胆囊炎、胆石症、肾结石、溃疡病、脾周围炎、肋软骨炎、肋间神经痛、胸膜炎等。

六、预后

本综合征为良性,一般不会造成严重后果。

参考文献

[1]靳大川,袁晓燕,杨亚琦.自然分娩诱发浮肋综合征一例误诊报告及文献回顾[J].临床误诊误治,2016,29:13-15.

[2]马保臣,王新才.滑动肋综合征(附 12 例报告)[J].中华骨科杂志 1994,14:245-246.

[3]郭锦明,李世楷.滑动肋综合征(附 31 例报告)[J].临床医学,1997,17(9):19-20.

U

第1节 乌尔综合征

一、名称

乌尔综合征(Uhl syndrome)又称为羊皮纸样右心室(parchment right ventricle)、Uhl 畸形、右心室心肌发育不全(right ventricle muscle aplasia)、羊皮纸样心脏。患者的瓣膜往往正常,但右心室的心肌均为纤维组织所组成,质薄如纸,右心室失去功能,右心房的血流大多汇入左心房,到肺部换氧的血源来自动脉导管或支气管动脉。

二、流行病学

多认为本病无家族遗传性，但仍有孪生姐妹(17岁)发病的报道(严振球等)。已有的个案报道多为单个病例,也有报道在不同家族成员中和孪生兄弟中发现本病。

三、病因及病理

可能系心脏胚胎发育时右心室心肌细胞凋亡所致,但其具体发生机制目前仍不清楚。多发生于婴儿。

血流动力学改变主要是由于右心室心肌组织缺如,心肌收缩无力,导致右心室向肺动脉泵血功能降低,右心室压增高,体循环瘀血,右心衰竭,而左心室由于回心血量减少、搏出量减少而致体循环血量减少,若伴房间隔缺损,可产生右向左分流而导致发绀。此外,患儿还可因传导束发育异常而发生快速室性心律失常。

四、临床表现

临床主要表现为右心衰竭、心律失常及发绀等。发绀明显,心前区搏动微弱,可闻及三尖瓣反流的杂音。心电图示右心房及左心室肥大的图形,右心室的电压很低。X 线检查可见心脏增大、肺野血管影减少或正常。根据临床表现及上述检查很难明确诊断。手术治疗可使临床症状得到缓解。多合并心律失常,主要为Ⅱ度房室传导阻滞，也有报道出现心房扑动和完全房室传导阻滞。

五、诊断

超声心动图、心导管检查、CT、MRI 等是诊断本病及对本病进行评价的重要依据。

六、治疗及预后

本病多采用上腔静脉－肺动脉吻合术治疗,也有报道行心脏移植治疗本病者。本病预后极差,多在出生后数月内死亡。

参考文献

[1]洪庆成,江敬铭.儿科综合征[M].天津:天津科学技术出版社,1996:543.

[2]余莉,刘瀚旻.Uhl's 畸形 1 例[J].实用儿科临床杂志,2009,24:224,237.

[3]严振球,廖金英,贺端清,等.孪生姐妹 Uhl 畸形[J].临床军医杂志,2005,33:523.

第2节 尿素循环缺损

一、名称

尿素循环缺损(urea cycle defects)又名尿素循环障碍(urea cycle disorders,UCD)。

分型:高氨血症Ⅱ型(鸟氨酸氨甲酰基转移酶缺乏症,omithine transcarbamylase deficiency,OTCD)、瓜氨酸血症Ⅰ型(精氨酰琥珀酸合成酶缺乏症,arginosuccinate synthetase deficiency,ASD)、瓜氨酸血症Ⅱ型(citrullinemia type 2,CTLN2)、精氨酸血症(精氨酸酶缺乏症,arginase deficiency,AD)。

二、流行病学

OTCD为X连锁遗传,男性病情常较女性重。其余5种尿素循环障碍为常染色体隐性遗传。

三、病因及病理

尿素循环的功能是将有毒的氨合成无毒的尿素,从而避免高氨血症的发生,该循环是包括6个步骤的系列生化反应。有6种酶参与,依次为N-乙酰谷氨酸合成酶(NAGS)、氨基甲酰磷酸合成酶Ⅰ(CPSI)、鸟氨酸氨基甲酰转移酶(OTC)、精氨酸代琥珀酸合成酶(AS)、精氨酸代琥珀酸裂解酶(AI)和精氨酸酶(ARC)。其中前三者位于线粒体内部,而后三者则位于细胞质。为维持尿素循环的正常进行,AS的反应底物天冬氨酸需通过线粒体内膜的载体citrin从线粒体内部转运到细胞质,而OTC的反应底物鸟氨酸则需通过线粒体内膜的另一转运体ORNTI由细胞质转运到线粒体内部,以上6种酶和2种载体或转运体中任何一种出现结构或功能缺陷,都会影响尿素合成而导致高氨血症,严重者出现发作性脑病的临床表现,这就是尿素循环障碍。

四、临床表现

根据血中氨值上升程度而产生偏头痛、兴奋、喧闹(200~300μg/dL),呕吐、嗜睡(约为400μg/dL),昏睡、痉挛、呼吸麻痹(>500μg/dL)等症状。

杨艳玲等报道尿素循环障碍26例。其中鸟氨酸氨甲酰基转移酶缺乏症15例(57.7%),瓜氨酸血症Ⅰ型5例(19.2%),瓜氨酸血症Ⅱ型3例(11.5%),精氨酸血症3例(11.5%)。

临床表现复杂,不仅与原发病类型、酶缺陷程度有关,且随着血氨浓度的增高临床症状加重,血氨升至200μmol/L时患儿多表现为嗜睡、惊厥,>400μmol/L将出现昏迷、呼吸困难。严重高氨血症急性期死亡率极高,存活者常遗留严重神经精神损害。

五、诊断

血氨测定是发现尿素循环障碍的关键手段,对于原因不明的神经精神损害、急慢性脑病、肝病、顽固性呕吐或家族史异常的患儿应作为常规筛查项目,对高度怀疑的患儿应反复检测。

六、治疗及预后

尿素循环障碍完全性酶缺陷患儿发病早,哺乳数次后出现爆发性高氨血症,临床表现类似“败血症、缺血缺氧性脑病”,新生儿早期死亡率极高。

尿素循环障碍急性期应在保证呼吸、循环功能的前提下进行排氨、补液及对症治疗,必要时进行腹腔透析或血液透析,缓解期根据病情给予个体化饮食与药物干预。

尿素循环障碍患儿的预后取决于病因、诊断早晚与治疗3个方面。欧美、日本、沙特阿拉伯等国家将串联质谱分析技术应用于新生儿筛查,部分尿素循环障碍患儿得到了症前诊断与治疗。我国部分地区运用GC-MS、串联质谱分析技术进行高危筛查,发现了一些尿素循环障碍患儿,并形成了初步协作网络。为挽救更多的患儿与家庭,尚须进一步提高认识,加强协作。

参考文献

[1]荒岛真一郎.広範圍症候群(新订版)尿素サイクル異常症urea cycle defects[J].日本臨牀,1987,春季臨時增刊号,45:854.

[2]杨艳玲,孙芳,钱宁,等.尿素循环障碍的临床和实验室筛查研究[J].中华儿科杂志,2005,43:331-334.

[3]宋元宗.尿素循环障碍研究新进展[J].中国实用儿科杂志,2009,24:168-170.

第3节 尿毒症综合征

一、名称

尿毒症综合征(uremic syndrome)。

二、流行病学

本病为肾病晚期的必然结果,是常见病。

三、病因及病理

尿毒症综合征是蛋白质、脂肪和碳水化合物的代谢产物逐渐积累后造成的。肾功能下降后所积累的众多代谢产物中有一部分已被证明具有毒性作用,另有一些非毒性的积累物可作为肾功能下降和毒素积累程度的标志物。对90种尿毒症潴留溶质根据分子量进行分类及其毒性物质进行分析:①小分子水溶性物质45个(如BUN、SCR、UA);②蛋白质结合物质25个(中分子物质2个);③中分子物质22个。

四、临床表现

无论有无尿毒症症状,尿毒症毒素在肾衰竭患者体内都有积蓄,其可加速肾功能恶化、损害细胞和基质蛋白,最终导致并发症的发生。

尿毒症患者的肺部改变,称为尿毒症肺,也称为尿毒症性肺水肿、尿毒症肺炎,是尿毒症常见的肺部损害。

刘再义等分析180例尿毒症患者胸部影像平片的表现及临床表现。结果异常的胸部影像征象包括:①肺纹理改变120例;②肺瘀血140例,肺间质水肿105例;③肺泡性肺水肿69例;④胸腔积液63例,胸膜增厚47例;⑤心影增大72例;⑥肾性骨病23例。相关的临床表现包括:140例胸闷、气促、咳嗽、咳痰,其中32例血痰,呼吸困难86例,肺部闻及湿啰音108例,体温正常并排除肺炎,心界扩大并排除心脏器质性病变72例。180例均测量双上肺静脉血管带宽径(VPW),其值大于正常对照组($P<0.01$)。

肺部阴影有以下特点:①形态多样性、位置不定,可呈蝶翼状、粟粒状、孤立小片状、单发或多发大片状等多种阴影,典型蝶翼状阴影少见,多为弥漫性阴影,和一些著作中有关论述不同,多数是右肺多于左肺,中带多于外带,中下肺野多于上野,右肺下叶极易受累;②双上肺静脉增粗、模糊,呈鹿角状,肺门影增大、增浓、模糊及肺门角消失;③变化较快,经血液透析、强心、利尿等处理后,随着肾、心功能的改善,肺部阴影短时间内可明显吸收或完全消散。

五、诊断

本病应行临床和检验。

六、治疗及预后

肾脏病患者不可避免地将进入慢性肾功能不全甚至晚期肾疾病(ESRD),而肾脏替代治疗也同样预后不佳,目前仅仅使用透析技术不能明确改善尿毒症患者的发病率和死亡率。

参考文献

[1]下条文武,荒川正昭.広範圍症候群(新订版)尿毒症症候群Uremic syndrome[J].日本臨牀,1987,春季臨時増刊号,45:950-951.

[2]初启江.尿毒症毒素研究进展[J].国外医学移植与血液净化分册,2005,3:9-12.

[3]胡炀琳,俞雨生.尿毒症相关毒素研究进展[J].肾脏病与透析肾移植杂志,2010,19:78-80.

[4]刘再义,肖家和,汪鹏荣.尿毒症血液透析180例胸部影像及临床分析[J].罕少疾病杂志,2008,15:7-11.

第4节 Usher综合征

一、名称

Usher综合征(Usher syndrome,USH)又称为遗传性耳聋-视网膜色素变性综合征、Graefe-Usher综合征。表现为进行性视网膜色素变性伴神经性耳聋,可伴或不伴前庭功能失常的常染色体隐性遗传病。

1858年德国眼科专家Alfred von Graefe首次发现一个家系中耳聋和失明的遗传是不分离的。Kloepfer和Laguaite详细地描述了Usher综合征疾病表现。1914年英国眼科医生报道并强调了Usher综合征的遗传特性。在发达国家中,它的发病率是0.0038%~0.0044%。

二、流行病学

USH患病率为(1.8~4.4)/10万。欧美发病率是(3.5~4.4)/10万,日本是0.6/10万。在先天性重至极重度神经性耳聋患者中Usher综合征发生率为0.6%~28%;视网膜色素变性患者中重至极重度神经性耳聋患者占8.0%~33%。美国聋盲患者中>50%为USH。是一遗传异质性很高的疾病。

1995年第一个USH的致病基因被克隆出来,迄今为止,已经发现≥12个基因位点与该疾病相关,已经克隆的基因位点包括USH2A、MY07A、CDH23、PCDH15、USHIC、USH3A、USHIG。

VLGR1是7次跨膜受体(GPCR)家族黏附受体中的一员。它的mRNA19kb包含6300个碱基,是已经确定最长的GPCR。VLGR1是内耳毛听觉细胞中复杂的脚踝连接处的核心组成部分。敲基因小鼠和突变的小鼠模型显示,失去功能的VLGR1将会导致纤毛功能的异常和听觉的丧失,由此可知VLGR1在听觉的信号转导和耳蜗形成的发育过程中起到非常重要的作用。在过去的十年中,人类基因数据显示,突变的VLGR1可导致Usher综合征。

三、临床表现

Usher综合征具有明显的遗传异质性,不同的基因突变可引起相似的表型。

大多数的Usher综合征患者在临床上可分为3种类型。Usher综合征Ⅰ型(USH1)主要表现为先天性严重的耳聋及前庭功能异常,夜盲的症状出现得较USH2患者早。USH2患者主要表现为中等程度的听力损伤和正常的前庭功能。USH3在芬兰患者中最为常见,听力损伤及视网膜色素变性都是进行性发展的,同时合并有不同程度的前庭功能异常。仍有少数患者,并不能轻易地将其归于上述中任何一种类型,这些患者表现出非典型性的临床症状。

USH-001、USH-002家系均表现为儿童期出现的双耳听力下降,为非渐进性、中重度感音神经性耳聋,以高频听力损失为主,前庭功能正常。10~13岁出现夜盲症状,随年龄增长夜盲逐渐加重,并出现视野逐渐缩窄至管状视野,中心视力下降不明显,临床表现符合USH2型。表型未出现连续遗传的现象,男女均有发病,患者的子女表型正常。

見高惠子等报道临床考虑Usher综合征,伴支气管扩张和肺气肿、反复气道感染以致慢性呼吸不全的兄弟病例。父母近亲结婚。兄:大约10岁患鼻旁窦炎。眼和听力病史不明。上高校时出现咳嗽咳痰,逐渐加重。43岁出现呼吸困难,胸部X线片及CT见肺气肿及小叶中心性颗粒影、支气管扩张表现。疑弥漫性泛细支气管炎,使用红霉素治疗。经支气管肺活检未确诊。49岁自发气胸和反复慢性气道感染(铜绿假单细胞菌),居家吸氧治疗。52岁以气胸发作,产生CO_2潴留致死亡。弟:自幼精神迟滞,视力障碍。47岁确诊吉兰-巴雷综合征,并发现视网膜变性症。50岁咯血。胸部X线片及CT表见与其兄一致。亦开始红霉素治疗。51岁出现铜绿假单细胞菌感染,感染加重。疑纤毛异常,行支气管黏膜活检。发现内侧小腕不清。54岁居家吸氧治疗。56岁感染加重入院。PO_2 47.4mmHg。影像表现:右上肺感染致机化,呈支扩状,其他与其兄一致。6个月中感染未得控制,后因急性冠脉综合征死亡。兄弟尸检:肺表现气肿,部分严重。胸膜下小叶中心性黄斑,细支气管扩张。泛细支气管炎伴膜样支气管扩张。支气管闭塞部位广泛。不像DPB那样,是广泛且不规则的。支气管闭塞合并溃疡和肉芽肿形成,可见肺泡道、肺泡扩张破坏。推测Usher综合征(视网膜与耳蜗皆有纤毛异常)与气道疾患同为纤毛障碍疾患。

四、治疗及预后

用于治疗 IB 型 Usher 综合征的基因疗法药物 Ushstal 已被欧洲药监局指定为罕见病治疗药。通过该公司的 LentiVector 基因导入技术，Ushslat 可向患者视网膜细胞导入经过修正的 MY07A 基因。

参考文献

[1]見高惠子，大谷義夫，稲瀬直彦，等.気管支拡張症を呈した Usher 症候群[J].日本胸部临床，2009，68：723-725.

[2]刘晓文，姜发纲.视网膜色素变性/Usher 综合征家系的分子遗传学研究[D].武汉：华中科技大学，2010.

[3]肖亦爽，许江涛.Usher 综合症误诊为弱视二例[J].中国斜视与小儿眼科杂志，2012，20(1)：插页 1-2.

[4]胡巧霞，孙金鹏.VLGR1 信号转导的分子机制及其功能研究[D].济南：山东大学，2015.

[5]金鑫，张卯年，刘铁城，等.原发性视网膜色素变性家系和 Usher 综合征家系临床表型分析及致病基因研究[D].北京：解放军总医院军医进修学院，2008.

V

第1节 Van Buchem综合征

一、名称

Van Buchem 综合征又名 Buchem 综合征、全身性骨皮质肥厚综合征、全身性弥漫性骨皮质增生症、骨内膜增生症。该综合征最早称为家族性广泛性骨皮质增生症。

二、流行病学

Van Buchem 综合征是一罕见的遗传性硬化性骨发育不良。

三、病因及病理

全身长管状骨、短管状骨的骨内膜增生，骨皮质仅向内增厚，骨外形正常为诊断本病的主要依据。

1977 年巴黎命名会议将其分为常染色体显性骨硬化型(Worth 病)和常染色体隐性型，即家族性周身性骨皮质增生症或周身性骨皮质增生症(Van Buchem 病)。

病理上，致密骨由成熟的板层骨构成，哈氏管变窄，成骨过程活跃，骨髓正常。

四、临床表现

Cook JV等报道 1 例由于颅底骨硬化导致孔道狭窄引起视力和听力症状，并描述了 CT 表现。患者为一女婴，生后即表现前额突出，上唇长而前倾，皮肤粗糙并有皱纹。1 年后胸部 X 线片显示锁、肋、脊椎和肩胛骨有硬化。PET 和 CT 显示颅底骨广泛硬化，内耳道和卵圆孔变窄，此时听力尚正常。而后有视力障碍，X 线片显示视神经孔狭窄。

常累及颅骨、下颌骨和长骨，后者表现为骨内膜增生，好发于骨干部位。有隐性和显性遗传两型。骨硬化而不脆弱，累及椎体者骨硬化发生在椎体的中 1/3，此与石骨症不同。管状骨的典型 X 线表现是长管状骨、短管状骨对称性皮质增厚和密度增高；骨干骨内膜增厚，髓腔变窄。由于眼距增宽，中面部发育不良和颌部凸出，在儿童期即可确诊本病。颌部凸出至青春期更明显。上述骨改变随年龄增长而进展。听力丧失在青春期出现，常为混合性。由于内耳道狭窄压缩耳蜗神经可能是神经性耳聋的原因，听骨增厚融合及运动受限是传导性耳聋的原因。

Van Buchem 病与家族性进行性骨干发育不良症的区别是多无临床症状，于 X 线检查时偶然发现，病变广泛，颅骨骨板增厚，板障消失，下颌骨和肋骨致密硬化。

本病早期临床多无症状，常因其他原因偶然被发现，亦可出现面神经麻痹、听力和视觉异常。系因颅底视神经孔狭窄压迫神经所致。四肢骨无压痛，关节活动多正常。本病 AKP 升高或正常，血钙、磷正常。

五、诊断

Van-Buchem 病以颅骨硬化、下颌骨增大及长骨骨干皮质增厚为特点，儿童与成人均可发病，临床上有肢端肥大症改变，并有神经麻痹、听力及视力障碍。X 线表现为层状骨皮质增生、长管状骨及手足管状骨皮质与髓腔弥漫性硬化，脊柱无受累。主要应与骨质硬化症相鉴别，主要鉴别点见表 20。

表20 疾病鉴别要点

	骨质硬化症	骨内膜增生症
发病年龄	儿童早期	青春期
面部情况	粗大不正	下颌突出
脑神经麻痹	常见	不肯定
颅内压增高	常见	正常
并指畸形	常见	无
指甲发育不良	常见	无

六、治疗

本病应对症治疗。

参考文献

[1]李建民,柳祥庭.Van Buchem's 病的X线特征和头颅CT表现[J].国外医学(临床放射学分册),1990:158〔英〕/Cook JV et al//Brit J Radiol,1989,62:77.

[2]姜兆侯.全身广泛性骨质硬化的鉴别诊断(二)[J].实用放射学杂志,1986,2:23-27.

[3]田昭俭,姜法伟.泛发性骨皮质增厚症[J].实用放射学杂志,1997,13:119-120.

第2节 消失肺综合征

一、名称

消失肺综合征 (vanishing lung syndrome,VLS)又名特发性肺大疱综合征、巨疱性肺气肿,系原因不明的一种大疱性肺气肿,有别于慢性支气管炎、肺结核、尘肺等引起的继发性肺大疱。放射学家Burke于1937年发现这类肺大疱区内肺纹理逐渐消失,首次提出“消失肺”概念。1995年国内沈利民等报道7例。

二、流行病学

VLS临床少见,而呈家族性发病者更为罕见。

三、病因及病理

VLS的发病机制尚不完全清楚,有认为系肺弹力纤维组织的先天性发育不良或缺乏,导致肺泡壁扩张形成肺大疱。当肺大疱膨胀到一定程度,则破裂发生气胸。家族性特发性肺大疱可能与遗传因素有关,有文献指出,遗传性 α_1-抗胰蛋白酶缺乏是家族性肺大疱的原因。Sharp等认为本病遗传基因可能位于第6对常染色体上,而遗传因子的定位及其作用环节尚不清楚,可能与类白细胞抗原(HLA)单倍型A座第2号和B座第40号等位基因(A2B40)有关。

四、临床表现

本病在发生气胸前临床多无特殊症状及体征,当肺大疱破裂致自发性气胸时则出现咳嗽、气短、进行性呼吸困难等症状。文献报道以青年男性多见。

何隽祥等报道家族性消失肺综合征。本组患者为当地世居汉族,一家系三代6例发病,据子女回忆其父因肺大疱、肺气肿、肺心病于17年前去世。健在5例,男1例、女4例,年龄30~52岁,平均42岁,病程1个月至28年。5例中4例为常染色体显性遗传,1例为隔代隐性遗传。5例患者均无吸烟史,平时无咳嗽、咳痰及其他慢性心肺疾病,但均有无明显诱因的肺大疱破裂致自发性气胸史,当出现气胸时则有咳嗽、气急、进行性呼吸困难等症状,胸部叩诊患侧呈鼓音,听诊患侧呼吸音消失。肺功能检查:1例正常,3例中度损害,1例重度损害。初发气胸者经胸腔闭式引流1~3天后患侧肺组织完全或大部分复张,其中例Ⅱ6、Ⅱ12为初发,余3例均有复发气胸史,例Ⅲ4初发为右侧气胸,1个月后复发为左侧气胸,首证者(Ⅱ7)则多次出现气胸,初发时24岁,第1、2次复发间隔10年,以后则间隔2~3年即出现气胸。本组5例中除例Ⅱ6于8年前初发气胸住院治愈无复发,余4例均于2001年3~8月同期先后因肺大疱破裂致气胸入院治疗。例Ⅱ14、例Ⅲ4均行胸腔镜肺大疱摘除术,例Ⅱ7行胸腔镜下肺大疱摘除术时左肺大疱顺利摘除,右肺因大疱多且深,胸腔镜摘除有困难,术中又改做开胸摘除,现已痊愈出院。对该家系全部成员进行胸部透视、摄胸片普查,对5例患者每隔1~2周拍摄常规胸片,随访了3~6个月,并均做了高分辨率CT扫描,其中1例在手术前后行HRCT扫描。5例主要影像学表现为两肺弥漫、不对称分布、大小不等的肺大疱,并可合并肺气肿及气胸。本组患者同时具有常染色体显性、隐性(4∶1)2种不同遗传方式。

丁长青等报道13例。13例患者（男9例，女4例）中3例为家族性发病，10例为散发。4例有或曾有自发性气胸史。该组病例按3型分法属单发型2例，多发型6例，弥漫或毁损型5例。13例均有咳嗽、胸闷、憋喘史。6例有反复咳痰史，多为白色黏液痰。13例患者均呈桶状胸，呼吸频率呈呼吸过速者7例，触诊全部病例病变处语音阵颤减弱或消失，叩诊均呈过清音且肺下界移动减弱，听诊均示呼吸音减弱。7例行肺功能检查中属重度损害4例。

黄峻岭报道1例表现为局限性血气胸CT影像特征的消失肺综合征。患者，男性，58岁。主因胸部摔伤（1m高处）并外院治疗3天后出现咳嗽时痰中带血6小时来院。患者伤后伴有胸痛症状，略有憋闷和气短。既往高血压病史12年，脑血栓病史10年。吸烟史40年，30~40支/d。体格检查：P 104次/min，R 21次/min，Bp 170/100 mmHg。气管居中，胸廓无畸形，腹式呼吸；右侧语颤减低，左胸壁可及骨擦感和骨擦音；右上肺叩鼓音，左肺叩清音，右上肺呼吸音消失，下肺背侧呼吸音减低，余肺可闻及湿啰音；左肩和左腰背部散在皮肤擦伤。胸部CT示：右侧液气胸、右肺炎症、左肺局限性肺气肿。胸部CT片分析认为，患者原患有右上肺的消失肺综合征，因CT片中提示其右上肺巨大肺大疱形成，占据其右侧胸腔容积的1/3以上，现因创伤导致了肺大疱的破裂、漏气，可能同时伴有胸腔粘连条索的撕断，并发创伤性局限性血气胸，而右肺内的斑片状高密度影不能除外肺部挫伤。经术前准备，于当日行右侧胸腔闭式引流术，手术顺利。术后当即有较多气泡溢出水封引流瓶，但于术后1小时就观察到气泡溢出明显减少，仅于患者咳嗽时有少量小气泡溢出，同时未见血性引流液引出，并且发现胸壁切口周围出现了局限性皮下气肿，因患者无呼吸困难表现，采取了继续观察。至术后8小时发现患者皮下气肿范围逐渐扩大，扩展至颈部、颌面部、胸腹壁及四肢体的近半侧，并且气肿程度加重，同时发现胸腔闭式引流无气体和液体引出。当时为患者复查胸部CT，发现广泛皮下气肿和纵隔气肿形成，右下胸内的空腔容积及积液量变化不明显，胸腔引流管紧挨空腔。同时发现右侧前外侧胸壁下出现了条带状无肺纹理区，为典型的局限性气胸的影像表现，并见局限性气胸与其后方下胸内的空腔之间出现了菲薄的分隔带，判断此菲薄的分隔带为部分肺大疱壁。至此考虑患者系右侧的VLS被误诊为创伤性局限性血气胸并误行了胸腔闭式引流术而导致了医源性气胸形成。明确病情后，为患者调整胸腔引流管，并通过胸壁切口置入手指探查胸腔时发现可触及膨胀状态的肺脏和有张力的肺大疱壁，至此最终断定患者原VLS的下肺部的肺大疱被误诊为创伤性局限性血气胸。

五、诊断

1987年Roberts等确定了放射诊断标准，即一侧或双侧肺上叶肺大疱至少占据一侧胸腔的1/3以上，正常肺组织受压。诊断主要依靠影像学检查，常规胸部透视、胸片是发现本病的经济简捷的手段，CT常规平扫，尤其是HRCT扫描则能更全面地观察肺大疱的分布部位、形态、数量及大小，并可显示可能存在的肺气肿及其范围、类型和少量气胸等。Stern等报道9例肺大疱主要分布于上肺叶，有6例下叶亦见肺大疱分布。何隽祥等认为诊断家族性消失肺综合征应在家族中至少有2名以上成员患病，并符合Roberts的诊断标准。本病须与继发性肺大疱、肺囊肿鉴别。

VLS病变大多数起始于上肺野，且病灶多位于胸膜下，在X线胸片上容易误诊为气胸，故需与气胸相鉴别，尤其是气胸患者存在胸膜粘连时，可能出现较厚的假性分隔，表现为尖端指向胸壁的棘状高密度影。VLS囊内的分隔往往比较纤细，而且分布随机，与胸膜关系不甚密切。此外，气胸患者有完整的胸膜线，与胸壁平行呈“双线征”，受压肺组织向肺门聚拢，而VLS多呈张力较大的圆形或椭圆形透亮影，周围肺组织受压聚拢，但无明显向心性，呈不均匀向纵隔侧或周围压缩。另外，VLS病灶周围的肺组织常伴有不同程度的肺气肿表现，应与大疱性肺气肿进行鉴别。大疱性肺气肿是一种慢性阻塞性肺疾病的表现形式，伴有慢性咳嗽、咳痰症状及不完全可逆的气流受限等明确诊断标准。

六、治疗

丁长青等报道13例。4例行胸腔闭式引流术，6例行肺大疱摘除术，1例行肺减容术。

参考文献

[1]何隽祥，黄宝生，高希春，等.家族性消失肺综合征（附一家系五例报告）[J].中华放射学杂志，2002，36：465-466.

[2]童永秀，张玮，余庆华，等. 消失肺综合征的影像表现[J].中国医学影像学杂志，2016，24：756-757.

[3]丁长青，李军，史志卫. 消失肺综合征的CT诊断价值（附13例分析）[J].中国现代医学杂志，2006，16：1720-1722.

[4]黄峻岭.表现为局限性血气胸CT影像特征的消失肺综合征1例[J].临床肺科杂志，2018，23：2322-2324.

第3节 VATER 联合征

一、名称

1973 年 Quan 和 Smith 提出 VATER，采用受累器官字头表现。VATER 联合征是一组非随机的联合畸形。

VATER 联合征中 V= 脊柱畸形(vertebral anomaly)，A= 肛门直肠（anal atresia)，TE= 气管食管瘘(tracheo esophageal fistula)，R= 肾形成不全（renal defects)，进而桡骨形成不全(radial limb dysplasia)。本畸形联合可合并其他畸形，如 VACTER 和 VACTEL。C= 心脏(cardiac anomaly)，若在 VATER 基础上同时伴有严重的先天性心脏病畸形则称为 VACTER。

临床上羊水过多则警惕。SAY 等注意到亦有锁肛、脊柱畸形和多指联合。SAY 等把后者又扩大为多指趾及少指趾；QNAN 等又将此畸形谱扩大到包括脊柱畸形、无肛、气管食管瘘、食管闭锁和桡骨及肾发育不良，又称为 VACTERL 综合征。

二、流行病学

食管闭锁据国外统计 2500~3000 个新生儿中有 1 例，我国发生率较低，约 4000 个新生儿中有 1 例。男女比例为 1.4：1。

多在胚胎发育的 3~6 周，病理生理上常与气管食管瘘同时存在，分 5 个类型，以 3 型为最多，为 85%~90%，其有 31.6%~50% 伴有多发畸形。

三、病因及病理

经过研究单卵双胎发现，VATER 可能是人鱼体畸形序列征的轻度表现。病因被认为是胚胎期中胚层发育缺陷及多种致病因素诱发所致。

四、临床表现

秦风真等对产前超声诊断为 VACTERL 联合征的 55 例胎儿超声影像图特征及产后随访结果进行总结分析。结果：55 例胎儿 6 种 VACTERL 联合征畸形产前超声检出率分别为脊柱异常 45.5%(25/55)、肛门闭锁 30.9%(17/55)、心脏畸形 81.8%(45/55)、气管食管瘘和(或)食管闭锁 32.7%(18/55)、肾脏畸形 60.0%(33/55)、肢体畸形 83.6%(46/55)。55 例胎儿均伴≥3 种 VACTERL 联合征畸形，产前超声表现及畸形特征：①55 例胎儿中合并 3 种联合征畸形 39 例(70.9%，39/55)，其中以肢体畸形(33/39)、心脏畸形(31/39)和肾脏畸形居多(21/39)；②55 例胎儿中合并 4 种联合征畸形 13 例(23.6%，13/55)，其中以心脏畸形(11/13)、肢体畸形(10/13)、肾脏畸形(9/13)和气管食管畸形居多(8/13)；③55 例胎儿合并 5 种联合征畸形 3 例(5.5%，3/55)，均合并肛门闭锁、心脏、肾脏和肢体畸形(3/3)，其中 2 例合并脊柱异常(2/3)；④55 例胎儿中未检出合并 6 种畸形的胎儿(0/55)；⑤55 例 VACTERL 联合征胎儿中合并其他畸形 29 例(52.7%，29/55)，以单脐动脉居多(38.2%，21/55)。55 例胎儿超声检查后均引产，引产胎儿大体标本外观检查(55 例)及胎儿标本解剖(9 例)所见均与产前超声检查结果符合。

五、诊断

有先天性食管闭锁及气管食管瘘疾病时，检查时要细心观察，注意是否存在这种联合畸形，避免片面性，而忽视了 VATER 联合征的诊断。秦风真等认为，VACTERL 联合征胎儿产前超声有典型声像图特征，胎儿均伴多发畸形，以肢体畸形、心脏畸形和肾脏畸形多见。超声检查时由畸形发生率高的部位向畸形发生率低的部位顺序扫查，有助于提高超声诊断符合率。产前超声诊断 VACTERL 联合征有助于指导产科处理。

六、治疗

该病处理需视病情而定，主要治疗肛门直肠及肾脏畸形，随后处理心血管及其他畸形，术后需要长期随访。田洪孝等 3 例症状及体征典型，符合该病诊断，2 例得到治疗，随访 1~2 年，情况良好。

七、预后

先天性食管闭锁的治疗，20 世纪 60 年代以前死亡率为 >60%，20 世纪 70 年代死亡率有所下降，按 Waterston 对预后评估的分组，A、B 组存活率已达 100%，C 组达 60%，3 个组平均为 85%~90%。自 1990 年以后，国内报道了存活率为 80%~90%。我国的先天性食管闭锁患儿围生期死亡率亦高达 66.7%，国外仅为 22%~32%。影响术后成活率的因素过去一直认为与先天性食管闭锁及气管食管瘘的类型、婴儿出生时体重、是否合并肺部伴发畸形的程度关系密切。Waterston 将上述指标综合为 3 组。依此作为术式选择及预后评定的标准，长期为国外广泛应用。注意点：有无食管闭锁、有无气管食管瘘。与预后关系密切的因素：伴发畸形、并发症、体重、是否为早产儿及全身营养状况。

参考文献

[1]秦风真，李胜利，文华轩，等.VACTERL 联合征的产前超声诊断分析[J].中华医学超声杂志，2014，11：546-551.

[2]高岛敬忠.広範圍症候群（新订版）VATER association[J].日本臨牀，1987，春季臨時増刊号，45：130.

[3]王剑桥.新生儿 VATER 联合征报道[J].实用医技杂志，2007，14：123.

[4]田洪孝，张其海. VATER 综合征 3 例[J]. 局解手术杂志，1994，3(11)：4.

[5]廖秦平.妇产科综合征[M].北京：北京大学医学出版社，2004：178-179.

第 4 节　妊娠晚期下腔静脉综合征

一、名称

妊娠后期的孕妇处仰卧位时出现急性血压低下，继而恶心、呕吐、心胸不适感、冷汗、呼吸困难等症状的综合征，称为妊娠晚期下腔静脉综合征（vena cava inferior syndrome），又称为妊娠晚期仰卧位低血压综合征、仰卧位低血压综合征（supine hypotensive syndrome，SHS）、妊娠时体位性休克、妊娠晚期仰卧位循环性虚脱、转位性低血压综合征等。1942 年 Hansen 首先报道。

二、流行病学

近年来此病已引起妇产科和麻醉科医生的注意，并逐渐有所认识。

三、病因及病理

本病的发病原因是妊娠晚期的子宫增大和血流量增加，孕妇取仰卧位时增大的子宫压迫下腔静脉，使血液回流受阻，造成回心血量锐减，心排血量减少，引起血压下降，脉搏减弱。

四、临床表现

增大的子宫同时压迫下腔静脉两侧的内脏神经丛，引起反射性心动过缓、胸闷、心慌、恶心、呕吐、大汗等症状。

五、诊断

如妇产科和麻醉科医生能提高对本病的认识，经常联想到本病，则诊断并不困难。

六、治疗及预后

防治：本病在妊娠 7 个月末发生，8~9 个月较多见。产妇平时仰卧后如出现本病，常能自转侧卧位，下肢屈曲以消除不适。分娩时，胎头入盆，宫底下降，减轻下腔静脉压迫；宫缩时产妇下肢屈曲，可改善下肢血液回流障碍，故在分娩时很少发生本病，一旦发生可将右臀垫高（侧斜位），剖宫产时发生此病者，可将手术床摇向左侧倾斜；手术者可将子宫向左侧推移或上举，或迅速取出胎儿。硬膜外麻醉合并本病者较多，应严格掌握麻醉药物的最小有效剂量，防止麻醉平面过高。因为麻醉平面过高，可阻断心交感神经反应，使周围血管扩张，血液淤积，减少回心血流和心排血量，导致休克。阿托品对本病有拮抗作用，但心率过速时应慎用，异丙肾上腺素可恢复心排血量。麻黄碱、输液、输血等治疗，虽可收效，但见效缓慢。故手术者和麻醉医生应提高警惕，注意本病的发生，并密切合作，一旦发生及时采用上述方法进行治疗，通常能转危为安。

参考文献

[1]竹内正七，吉沢浩志.広範圍症候群（新订版）仰卧位低血压症候群，下大静脉症候群（Vena cava inferior syndrome）[J].日本臨牀，1987，春季臨時増刊号，45：1303.

[2]罗永明，陈庆一.妊娠晚期下腔静脉综合征三例报告[J].安徽医学院学报，1980，23(4)：44-46.

第5节 病毒性出血热

一、名称

病毒性出血热(virus 出血热)。是由某些不同科病毒引起的一组病毒病，是一组严重的多系统综合征(即累及身体多个器官),其特征是整个脉管系统受破坏,身体调节能力受到损害并常伴有出血的一类疾病。

目前全世界已发现病毒性出血热至少 14 种,即肾综合征出血热(HFRS)/ 汉坦病毒肺综合征(HCPS)、埃博拉出血热(EHF)、马尔堡热(MHF)、登革热(DF)/登革出血热(DHF)/ 登革休克综合征(DSS)、克里米亚 – 刚果出血热(CCHF)、基孔肯亚热(CHF)、玻利维亚出血热(BHF)、裂谷热(RVF)、阿根廷出血热(AHF)、拉沙热(LF)、鄂木斯克出血热(OHF)、基亚萨努森林病(KFD)及黄热病(YF),这些疾病可以统称为病毒性出血热。

二、流行病学

上述疾病的地理分布、传染源、传播途径、临床表现等差别均很大。仅就出血而言,其表现轻重也各不相同,如 CCHF 和 EHF 的出血不仅多发,而且常常是致死的重要原因;而大多数 HFRS 的出血表现相对较轻,肾脏损害更为突出。上述 14 种病毒性出血热中,仅有 HFRS、CCHF/XHF、CHF 和 DF/DHF/DSS 4 种疾病在我国流行,其中 HFRS 在我国常年流行,其余 3 种均为间歇流行或仅散在发生。

流行近况：①肾综合征出血热，我国从 1931—2005 年共报道 HFRS 有 1 531 298 例,从 1972 年起,每年报道病例数均 > 1 万;②登革热,我国自 1873 年首先在厦门地区报道此病,以后呈间歇流行,近年本病的发生多为输入性,偶有首发病例造成二代流行的报道;③基孔肯亚出血热,近年自印度尼西亚等疫区归来的旅游者常常发病,成为某些国家如德国、中国等的主要发病形式。

主要流行病学特征:病毒性出血热自然发生具有散发、突发的特征,病毒的自然分布与媒介和储存宿主的生态分布相关;人类感染主要通过接触或吸入动物储存宿主或节肢动物媒介的病毒污染物;所有出血热病毒均可能发生人 – 人传播和医院感染,大部分人 – 人传播是由于直接接触了血液或体液,但也可能是通过吸入感染。

三、临床表现

胸部可有出血点。

主要临床特征:潜伏期 2~35 天不等,前驱期症状包括高热、头痛、不适、肌痛、关节痛、腹痛、头晕和腹泻,通常持续 >7 天;病毒性出血热的靶器官为血管壁(床),因此主要临床特征表现在毛细血管的破坏和血管渗透性改变。通常主诉症状为发热、不适和虚弱。临床检查可有结膜充血、轻度血压升高、脸红和出血点。急性出血热典型进展为休克和全身播散性黏膜出血,通常伴随神经系统、造血系统和肺部损害;肝脏损害也很常见，但仅有少数患者出现黄疸或肝功能衰竭。除由汉坦病毒引起的肾综合征出血热外,其他出血热肾脏损害症状与病程中的心血管损害进程一致。

它们的共同特点是严重影响脉管系统(动脉、静脉和毛细血管)。它们使血管通透性增强,也易破裂,引起从小到大的出血,在皮肤、内脏器官、口、鼻、眼、耳、直肠等处出血,重者发生休克,但很少因失血而死亡。

汉坦病毒肺综合征：肺综合征汉坦病毒即 Hantavirus,如 Sin Nombre 病毒等。传染源:汉坦病毒肺综合征的主要传播途径是从啮齿动物传给人(Sin Nombre, New York, Black Canal Creek, and Bayou)。传播途径:①接触啮齿动物的排泄物;②在啮齿动物群中通过呼吸传播;③人对人的传播。易感性:大多数的人都容易感染该病,尤其是农场主与农民。临床表现:潜伏期 12~16 天,汉坦病毒肺综合征的症状为发热、咳嗽、肌肉抽筋并且出现腹痛。12~48 小时后,汉坦病毒肺综合征可能恶化,使患者出现烦躁不安、呼吸短促并出现肺水肿现象。出血较少,肝炎较少,脑炎无,肾病较少,ARDS 较多,病死率为 40%~50%。

四、诊断

上报疫情,病毒性出血热的实验室诊断、病毒培养与抗原检测、血清学试验(检测抗体)。

五、治疗及预后

病毒性出血热防控处理原则与措施:目前大部分烈性、罕见出血热病毒国内尚未发生,主要风险在于国际输入。一旦发现出血热疫情,应立即上报,并从以下方面采取措施:①控制传染源;②切断传播途径;③加强个人防护。

参考文献

[1]松本慶蔵.広範圍症候群(新订版)ウイルス性出血熱 Virus[J].日本臨牀,1987,春季臨時増刊号,45:995-996.

[2]黄平.病毒性出血热的类型、特征和防治[G].新发和再发传染病防治热点研讨会,2009.

[3]杭长寿.病毒性出血热的病原学和流行病学[J].预防医学论坛,2007,13:94-96.

[4]白雪帆,王平忠,姜泓.病毒性出血热研究的若干进展[G].中华医学会第四次全国艾滋病病毒性丙型肝炎暨全国热带病学术会议论文汇编,2009:99-105.

[5]马亦林.人类病毒性出血热的诊断和鉴别诊断[G].第七次全国肾综合征出血热会议论文汇编,55-58.

第6节 内脏转位综合征

一、名称

内脏转位综合征 (viscero-atrial heterotaxia)是1990年后形成的一个比较新的综合征概念。包括无脾综合征、多脾综合征，事实上也包括以往确定的Kartagener综合征。实际上,随着病例的积累,无脾及多脾综合征的概念不一定反映了脏器的构造形态。心房、胸部脏器、腹部脏器等的位置不一定显示右侧或左侧结构,只要有一个以上的脏器具备左右分化障碍就可称为内脏转位(或错位)综合征。

二、流行病学

全内脏转位发生率为1/10万,临床罕见。

三、病因及病理

全内脏转位是一种极为少见的人体内脏解剖变异。目前认为,内脏旋转在胚胎发育过程中出现,是胚胎发育过程中的正常变异。纤毛对身体各器官的正常右旋起着重要作用,这些纤毛是由细胞内的驱动蛋白KIF3复合物调控的。全内脏转位主要由于父母某一基因位点同时突变,使KIF3复合物失去功能,属于常染色体隐性遗传。也有研究者推测先天性全内脏转位是由于胚胎发育过程中内脏旋转发生障碍而形成的,与家族遗传、染色体结构畸变有关。全内脏转位并发恶性肿瘤是偶然现象还是二者之间确有因果关系,目前尚无一致的结论。部分研究者认为全内脏转位并发恶性肿瘤是偶然现象,二者之间没有相关性。分析有关数据,全内脏转位伴肺癌的流行病学特点与经典肺癌并无明显区别,因此,王进峰等认为全内脏转位并发恶性肿瘤是偶然现象,二者之间没有相关性。也有部分证据显示全内脏转位与恶性肿瘤发生存在因果关系。有研究者在全内脏转位合并胃癌,肺癌患者肿瘤组织标本中检测到N-钙黏着蛋白和β-联蛋白表达增高。Teng等证实缺少KIF3复合物时,N-钙黏着蛋白使细胞内的β-联蛋白增多,从而促进细胞增殖,使细胞向肿瘤转化。全内脏转位并发恶性肿瘤是偶然现象还是二者之间确有因果关系,仍需更多的研究。进一步深入了解全内脏转位并发恶性肿瘤的机制,对于预防诊断和治疗该病有着重要的意义。

四、临床表现

栃井祥子等报道1例内脏转位综合征罹患肺癌。患者,男性,59岁。体检发现肺部阴影。怀疑肺癌入院。胸片右位心和左中肺野3.0cm×2.5cm肿块。胸腹CT:两肺均2分叶,支气管及肺动脉均左右翻转,还有右侧大动脉弓、右位心、残存上腔静脉、多脾症、对称肝、上肠系膜回转异常及胰腺尾部形成不全。胸腔镜下行左肺中叶切除和淋巴结清除。

本病可无任何临床症状,常因其他疾病入院查体时发现,本病一般合并肺、心脏疾患,如支气管扩张、肺结核、复杂心血管畸形,罕见并发恶性肿瘤。

王进峰等报道1例全内脏反位合并左上肺腺癌。患者,女性,53岁,因"咳嗽咳痰10天,门诊胸片发现左上肺前段团片状影、右位心伴内脏转位"就诊。心尖冲动右位,心前区无隆起,心浊音界为正常镜像,心率78次/分,心律齐,各瓣膜听诊区未闻及病理性杂音。入院后胸部CI'平扫及增强扫描:右位心、右位主动脉弓、胸腹脏器反位;左肺上叶前段见一个磨玻璃样病灶,约1.5cm×1.1cm,肺癌与炎症鉴别。抗感染治疗2周后复查胸部CT:结节较前增大,直径约3cm,肺门及纵隔淋巴结未见增大。行VATS左上肺楔形切除。术中冰冻病理示:左上肺浸润性腺癌。术后石蜡病理:左上肺浸润性腺癌,直径为3cm,未累及被膜;第11组淋巴结未见癌。最终诊断及分期为:左肺上叶腺癌,CT1N0M0,Ⅰa期。术后予以培美曲塞+顺铂方案化疗,随访未发现肿瘤复发。

表 21 国内全内脏转位伴肺癌病例

研究者	n	性别	年龄	发现方式	部位	病理	分期#
广医三院	1	女	53	咳嗽、咳痰 10 天	左肺上叶	腺癌	cT1N0M0
韩觉明	1	男	56	体检	右肺多发	腺癌	cT4N0M0
张雯	1	女	33	痰中带血 1 月	左肺中叶	小细胞癌	cTXN2M0
崔卫钢	1	男	65	尸体解剖	双肺多发	NA	cTXNXM1
杨爽	1	女	58	咳嗽、咳痰 4 月	左肺上叶	腺癌	cTXNXM1
江丽洁	1	女	71	痰中带血 6 月	左肺上叶	NA	NA
赵素珍	1	男	56	痰中带血/胸痛	左肺	NA	NA
徐连凯	5	男	45~61	NA	左下 / 右中肺*	NA	NA

NA,文献中未提到或利用文中资料无法获得;*,3 例为左肺下叶肿瘤,2 例为右肺中叶肿瘤;#,按国际肺癌第 7 版分期重新分期。

王进峰等应用关键词“右位心或全内脏转位”及“肺癌或肺部肿瘤”检索 CNKI、维普及万方,共检索到 7 篇文献,其中 5 篇文献为临床医生个案报道,1 篇文献为尸体解剖教师个案报道,1 篇文献为麻醉医生 5 例的报道,截至 2012 年 11 月 1 日,国内共有 11 例全内脏转位伴肺癌的报道。全内脏转位伴肺癌的流行病学特点如下。全内脏转位伴肺癌多见于男性,男∶女为 2∶1,好发于 50~60 岁,也可见于较年轻患者。发生部位无特异性,可出现在任意肺叶。病理类型以非小细胞肺癌为主,腺癌最常见(国外也有鳞癌的报道),小细胞肺癌少见。然而,12 例病例中只有 4 例汇报病理类型,需要更多病例明确全内脏转位伴肺癌的病理类型构成规律。目前尚无内脏转位伴肺癌的分子病理方面的研究报道,本例 EGFR 基因突变检查结果为 EGFR 基因 19 外显子缺失突变。见表 21。

高少勇等报道 1 例全内脏转位伴双原发癌(甲状腺乳头状囊、肺肉瘤癌)。患者,女性,56 岁。主诉“反复咳嗽 2 年余,加重伴咯血 2 个月”。既往史:9 年前发现甲状腺乳头状癌,行甲状腺全切术,长期服用甲状腺素替代,有高血压病病史。心音于右侧锁骨中线第 5 肋间最强,各心瓣膜听诊区未闻及病理性杂音。^{18}F- FDG 体部断层显像:①右肺下叶及左肺中叶占位,考虑转移瘤可能性大;②双肺多发无代谢小结节影;③甲状腺癌术后改变;④全内脏反位。行 CT 引导下经皮右肺下叶病灶活检术,病理:疑为梭形细胞癌或伴上皮样分化的梭形细胞肉瘤。后动员患者及家属再次行经皮肺穿刺活检,病理回报(右肺穿刺组织)低分化癌,结合免疫组化结果,考虑肉瘤样癌伴大片坏死,转化疗科进一步治疗。全内脏转位是一种相对罕见病,其并发肿瘤者情况更少,且国内尚未见合并双原发癌报道病例。

五、诊断

详细的影像学检查是关键。

参考文献

[1]枥井样子,须田隆,河合宏,ほか.内臓错位症候群を伴う原発性肺癌の1 切除例[J].日呼外会誌,2018,32:847-852.
[2]王进峰,吴兆红,陈岗东,等.全内脏反位合并左上肺腺癌 1 例及文献复习[J]. 广州医药,2013,44(7):封二-封三.
[3]高少勇,林晓,林箕昌,等. 全内脏转位伴双原发癌一例(甲状腺乳头状癌、肺肉瘤癌)[J].中华医学会呼吸病学年会-2013(第十四次全国呼吸病学学术会议)论文汇编,252.

第 7 节 Von Bekhterev-Strumpell 综合征

一、名称

1800 年 Beavai 对类风湿关节炎(RA)的描述被认为是人类首次对 RA 进行的较全面的描述。Von Bekhterev-Strumpell 综合征又名变形性脊椎关节强直综合征、类风湿性脊椎炎、Bekhterev 综合征、Pierre-Marie 综合征、Marie 综合征、韧带骨化性脊椎炎Ⅱ型综合征。

二、流行病学

本病为常染色体遗传。

三、病因及病理

RA是免疫性疾病。主要病理改变是滑膜炎，它所表现的炎性反应和组织破坏代表了关节局部免疫反应的过程。任何一个滑膜关节都会受侵犯，尤其腕部及手与脚的小关节，但很少侵犯末端指骨间关节。发现广泛的侵蚀性关节病（erosive arthropathy）几乎可诊断为RA。早期指间关节骨端骨质疏松，软组织呈轻度梭形；进而骨端关节面下方骨侵蚀，局部骨皮质弧条状缺损及小囊状骨吸收区，即滑膜血管翼侵蚀所致，严重者关节软骨破坏致关节间隙狭窄甚至消失，晚期关节半脱位致关节畸形。也有发生在大关节者且多不对称，1例儿童患者RA早期表现单侧腕关节桡侧的软组织肿胀，进而发展至大小多角骨及头状骨的吸收、疏松、变形。

四、临床表现

男性多见。发病年龄1~30岁。起病隐匿。腰痛伴放射痛。脊柱弯曲受限。胸痛（胸膜炎型）和全身性关节痛。在一段时间不活动后，背部强直。正常腰椎前凸消失，最后其他关节受累。脊柱后凸，头前倾，最后发生脊柱完全强直。同时RA也可侵蚀关节外的其他器官和组织，如心、肾、动脉、神经、眼等，引起相应改变。经常发生肺部疾患。

五、诊断

X线检查和RA试验。

六、治疗及预后

本病应行皮质类固醇等免疫治疗。

10~15年内脊柱完全强直（竹节样脊柱）。有的病例病程迅速。

参考文献

[1]关勋添，黄如训，郑文英.医学综合征词典[M].广州：科学普及出版社广州分社，1980：441.

[2]赵智义.类风湿性关节炎及强直性脊柱炎的X线诊断[J].中国实用医药，2010，5：58-59.

第8节 Von Hippel-Lindau综合征

一、名称

Von Hippel-Lindau综合征即VHL综合征，是斑痣性错构瘤的一种主要类型。是一组家族性、多发性、多器官的良恶性肿瘤综合征，临床特征为全身多脏器的肿瘤或囊肿，如视网膜血管瘤、小脑或血管细胞瘤、肾肿瘤、脊柱成血管细胞瘤、嗜铬细胞瘤，以及肾、胰腺和附睾等的囊肿。临床表现复杂多样，处理棘手。

二、流行病学

VHL综合征是一种罕见病，为家族性常染色体显性遗传，文献报道发生率为1/36 000。又说发病率为1/(3900~5300)，国内以个案报道为主。有人报道VHL基因突变也见于其他肿瘤，如肠癌、肺癌等。

三、病因及病理

发病机制是由VHL肿瘤抑制基因（3p25-26）发生突变或丢失引起。正常状态下VHL基因是肿瘤抑制基因，当缺失或突变导致不能合成正常的VHL蛋白，可发生肿瘤。

四、临床表现

VHL的完全型是在小脑、延髓、脊髓的单发或多发的血管网状细胞瘤基础上加上视网膜血管瘤（retinae angioma），进而合并肺、肝、胰和肾等多脏器的囊肿和肿瘤。主要临床表现及各在VHL中出现的比例为中枢神经系统血管网状细胞瘤（60%~80%）、视网膜血管网状细胞瘤（50%~60%）、内淋巴囊肿瘤（2%~11%）、肾细胞癌和（或）肾囊肿（30%~60%）、嗜铬细胞瘤（11%~24%）、胰腺囊肿和肿瘤（60%~80%）、附睾囊腺瘤（20%~54%）及阔韧带囊腺瘤（发病率不明）等。

分型：VHL病患者可根据其临床表现及分子生物学变化，而分为Ⅰ型（无嗜铬细胞瘤）和Ⅱ型（有嗜铬细胞瘤）。其中伴有肾癌者为ⅡA型，不伴肾癌者为ⅡB型；近年来又将仅有孤立性嗜铬细胞瘤者划归ⅡC型。平均发病年龄26.3~30.9岁。临床表现呈年龄依赖性。据Choyke等报道，患者被诊断为视网膜血管网状细胞瘤、小脑血管母细胞瘤、肾细胞癌的平均年龄分别为25岁、30岁和37岁。其次，存在无家族遗传史而仅表现为单个肿瘤的VHL患者。

黄雪花等分析以胸痛为首发症状的 VHL综合征1 例。本例有糖尿病、高血压病史多年,因双侧胸部、肋腹部刺痛 2 周,多次就诊,先后就诊于 7 个专科,后经腹部 CT 检查示胰腺多个低密度结节影, 部分伴斑点状高密度影,双肾多发囊性变;脊髓 MRI 检查发现脊髓占位性病变。并追问病史,初步诊断为脊髓肿瘤,经手术切除,术后病理检查诊断为脊髓血管网状细胞瘤。综合分析病情最终确诊为 VHL 综合征。术后随访半年,胸痛症状消失。结论:脊髓胸段肿瘤压迫神经可导致受压迫神经分布区域单侧或双侧胸部疼痛,在胸痛的鉴别诊断中应考虑病因可能为脊髓胸段肿瘤。

中西崇雄等报道合并于 VHL病的后纵隔旁神经节瘤。患者于体检得知,并经手术证实。术后转年又查出双侧肾上腺褐色细胞瘤及小脑血管幼稚细胞瘤,并确定 VHL 变异基因。

五、诊断

1999 年提出的 VHL 病的诊断标准中表明, 诊断VHL 病需存在中枢神经系统血管网状细胞瘤, 且至少合并以下 1 项:①合并视网膜血管瘤,或肾细胞癌、嗜铬细胞瘤,或附睾囊腺瘤任何一种;②任何一级亲属表现出 VHL 病损害;③基因检查结果阳性。临床上仅有少数患者表现为多个器官病变。小脑转移瘤一般表现为患者多伴有原发病灶如乳腺癌、肺癌等,脑内常见多处转移灶,沿动脉供血区分布,囊性变较多,病灶增强扫描后可出现环形强化。

六、治疗

VHL 病尚无特效的临床治疗药物。患者体内VHL 基因失活, 使得抗血管生成靶向疗法既能成为进展期肾癌的一线治疗方法,也可作为术后预防性治疗或未能根治切除的辅助治疗。

传统观点认为,VHL 综合征患者的肾脏病变常为多发性实性占位,病理检查多为透明细胞癌,主张行根治性肾切除术。梁朝朝等认为,保留肾单位手术已是泌尿外科常规处理方法。本组 6 例分期行双侧肾脏肿瘤剜除和囊肿去除术或行单侧肾脏手术,术后均恢复良好。

七、预后

对有视网膜、脑干、小脑或脊髓的血管网状细胞瘤、胰腺囊肿等病变的患者,应及时进行肾脏及肾上腺的影像学检查。应重视对 VHL 综合征患者的家族系调查,以积累更多的临床资料。同时对于有该病家族史者行基因检测是早期确诊的有效方法,对胎儿进行基因检测筛查,选择性妊娠是阻断该病发生与遗传的关键。

如未治疗,自然死亡年龄 <50 岁,最常见的死亡原因是小脑血管母细胞瘤的并发症和肾细胞癌转移。

参考文献

[1]宇都宫隆一,山崎诚.広範圍症候群(新订版)Von Hippel-Lindau 症候群[J].日本臨牀,1987,春季臨時增刊号,45:131.

[2]任文庆,田增民.VHL 病合并肺癌一例误诊分析并文献复习[J]. 临床误诊误治,2013,26:18-20.

[3]苏少波,杨学军,张建宁,等. Von Hippel-Lindau 病:三家系报告及文献综述[J].中国现代神经疾病杂志,2007,7;332-336.

[4]陈军法,陈卫霞,宋庆轮. Von-Hppel-Ijndau(VHL)综合征 3 例报告并文献复习[J].华西医学,2007,22:273-275.

[5]梁朝朝,叶元平,张贤生,等.Von Hippel-Lindau 综合征的诊断与治疗[J].现代泌尿生殖肿瘤杂志,2009,1:84.

[6]王海利,全昌斌.Von Hippel-Lindau 综合症一例[J].临床放射学杂志,2014,33:312.

[7]杜围,关志忱.VHL 综合征基因研究进展[J].罕少疾病杂志,2005,12:28-30.

[8]黄雪花,罗勇,马柯,等.从一例胸痛首发的 Von Hippel-Lin-dau 综合征谈胸痛鉴别诊断[J].临床误诊误治,2014,27(7):26-27.

[9]中西崇雄,青木稔,大竹洋介,ほか.Von Hippel-Lindau 病に合併した後縦隔傍神经節の1 例[J].2010,24:879-881.

第 9 节 Von Recklinghausen 病

一、名称

神经纤维瘤(NF)是一常见遗传病,其发生率为每 3000 个新生儿中发生 1 例,为常染色体显性遗传。分为两型。①神经纤维瘤病(neurofibromatosis,VRD)由 Von Recklinghausen 1882 首先报道, 故又称为 Von Recklinghausen 病(VRD),是神经皮肤综合征中较常见的一种疾病。90%为Ⅰ型。Ⅰ型的特点是颅骨发育畸形,面部器官移位,皮肤色素沉着。②NF-Ⅱ型,较少见,约在 55 000 例新生儿中发生 1 例。由于不同突变的表达,其可发生在多种组织和器官。

二、流行病学

VRD 的病外显率为 25% ~50%，人群发病率为 1/3000~1/1000,15%的患者有家族遗传史。

Sarah 认为 42%的病例为显性遗传，其余为新生的突变基因所致。最近在 17 号和 22 号染色体上进行基因图谱分析发现,22 号染色体上有 NF2 基因,17 号染色体短臂上有抗癌基因 NF1。它们都参与了 VRD 恶变的标记染色体形成。17p 上的缺失和 17q 上抗癌基因 53P 的突变也与 VRD 的恶变有关。这说明 VRD 恶变为神经纤维肉瘤可能包括多个相关的遗传改变,其中就有抗癌基因的丢失或突变。

神经纤维肉瘤在正常人群中发病率很低，而在 VRD 患者中发病率却较高,Riccadi 在 693 例 VRD 中发现神经纤维肉瘤 24 例,发病率为 3.5%。可见 VRD 患者患神经纤维肉瘤的风险是正常人的几百倍,且 20~40 岁为恶变高峰。Himsted 在 1561 例尸体解剖中仅发现 1 例由 VRD 恶变来的神经纤维肉瘤。

三、病因及病理

王彤等报道病例大体上示右颈、肩、臂部恶变的肿瘤无包膜,界限不清,相互粘连,切面粗糙,呈灰黄色,有外凸倾向,质软,有小灶性出血和囊变区。镜下见肿瘤细胞丰富,部分呈梭形,胞浆较多。核呈梭形或卵圆形,少部分肿瘤细胞大小不一,可见核分裂象,肿瘤细胞排列疏松,呈网状或栅栏状,其间富含胶原纤维和不定型的黏液样物质。

四、临床表现

神经纤维瘤病的主要临床表现是牛奶咖啡色皮肤色素斑和多发性神经纤维瘤。大约 10%病例有 Sylvian 管狭窄引起颅内畸形,如阻塞性脑积水。NF-Ⅰ型有 25%~30%侵犯头颈部,需要详尽检查,包括神经系统和影像学检查。

1.胃肠道表现

Ghrist 在 11 年内收集了 29 例 NF 病例，发现部分病例有胃肠道症状。Davis 统计 11%~25%NF 病例有胃肠道侵犯,但不足 5%的病例有伴随症状。

2.血管病变

NF-Ⅰ型患者血管的病理改变取决于其管径的大小,大血管为壁内施万细胞纤维化所致,小血管是由于血管中膜层发育不全。动脉瘤、动静脉畸形可破裂,严重者会发生失血性休克并危及生命。NF-Ⅰ型如并发血管病变,可出现血管狭窄、闭塞、动脉功能不全、动脉瘤、假性动脉瘤、动静脉畸形或动静脉瘘等并发症。

3.心胸表现

有人认为 NF 伴有心血管畸形,如先天性心脏缺损,有报道心血管畸形的发病率为 2%,且有肺动脉狭窄发生的倾向性。NF 很少直接侵犯心脏本身,但丛状 NF 可侵犯心脏及其周围结构。胸内非心脏肿瘤是胸腔中 NF 的常见表现,引起气促、吞咽困难,侵犯肺或腐蚀肋骨。迷走神经受侵者,尤其是左侧,可引起心律失常和猝死。自发性气胸是致命性并发症,也有发生血胸者。

4.肿瘤

NF 患者常患有肿瘤，颅内肿瘤最常见的是视神经胶质瘤(15%~20%),颅外肿瘤则为皮肤肿瘤,即发生于皮肤及皮下的多发性皮肤神经纤维瘤或纤维性软瘤。在儿童期即可出现,到青春期后进展明显,大多数分布于躯干、四肢和面部。肿瘤为一圆顶状软结节,有蒂或无蒂,表面光滑,皮肤完好,颜色为正常肤色或淡红色、粉红色、黄褐色,位于真皮或皮内。儿童 NF 患者的恶性肿瘤有星状细胞瘤、横纹肌肉瘤、恶性周围神经鞘瘤和白血病。但多数肿瘤是良性的,比常人有更大的恶变倾向性,发生第二种恶性肿瘤的概率也高。恶变的主要临床表现是近期肿瘤生长迅速和出现异常疼痛。2~3 个月内即可增大数倍。恶变肿瘤压迫的肱骨和肋骨及胸椎已经变形,却无明显疼痛。

5.丛状神经纤维瘤

是神经干及其分支的弥漫性神经纤维瘤，约占 NF 的 30%,常伴有皮肤和皮下组织过度增生,表面皮肤增厚、褪色,并引起颈、面、唇、舌、颈后或一个肢体的弥漫性肥大。质软而有弹性,可自由移动,又称象皮病样多发性神经纤维瘤（elephantiasis neurofibromatosis)。多在儿童期出现。主张在病灶较小时切除,但彻底切除常不可能,易复发。

6.牛奶咖啡斑

牛奶咖啡斑为本病的一个重要体征。在 40%~50%的患儿出生时即已存在,为棕色或牛奶咖啡色斑疹。研究表明,牛奶咖啡斑随年龄的增长而逐渐变大,颜色变深且数目增多。据报道,80%的患儿年龄每增长 1 岁，此斑则增加 1 个,4 岁的患儿则 100%的出现。多见于躯干、四肢,也可见于其他部位,但以非暴露部位多见。其大小不一,一般直径 1~2cm 或更大,边界清楚,多呈卵圆或其他形状,不突出皮肤。大约 20%的患者在腋窝与会阴部有雀斑样色素沉着,称为腋部雀斑,具有诊断意义。牛奶咖啡斑在正常人也可见到,但数目很少。一般而言,正常幼儿可有1~2个牛奶咖啡斑,直径多<0.5cm,>3个则属异常,应考虑本病的可能性。

张鲜英等报道,2例均系神经纤维瘤病Ⅰ型,病变位于头面部,皮肤组织、神经系统的损害及颅骨发育明显异常,累及范围较大,组织所含的血窦较多且大,深浅不一,组织脆弱,收缩性差,止血较困难。2例均为儿童患者,随着年龄的增长,肿瘤组织不断增大,畸形会进一步加重,需长期随访观察。

沼蒼忠久等报道1例发病合并血胸。家族史:母亲患牛奶咖啡斑,以蛛网膜下隙出血于60岁死亡。患者无诱因右腰背突然疼痛并逐渐加重,胸片可见右侧大量胸腔积液。胸腔积液穿刺诊断为右侧血胸。造影CT第9胸椎右侧血管外漏出,确认出血源。查体发现全身牛奶咖啡斑和多发神经纤维瘤,诊为Von Recklinghausen病合并血胸。保守治疗休克状态不能纠正,行开胸手术急救。三上等报道自血性胸腔积液移行至慢性脓胸1例。

吉井直子等报道1例。14岁即诊为该病。现突然左胸痛。胸部X线图像显示左胸腔积液。穿刺为血性。胸部CT及血管造影为动脉瘤及其破裂。截至2005年,日本报道57例。死亡率32.3%(8/22)。道免等报道1例合并于本综合征的肺腺癌及胸壁脂肪瘤。幼年确诊本综合征。6年前发现胸壁脂肪瘤,1年前见长,同时发现右肺结节。观察1年后均手术切除。上林孝豊等报道1例合并于本病的胸腔内迷走神经纤维瘤。铃木仁之等报道1例。突然背部疼痛紧急入院。11年前和6年前均曾突然出现左胸痛,诊为左侧血胸,曾引流。11年CT显示两侧椎旁均有胸腔内肿块。胸CT胸椎右侧5cm、左侧2cm低密度肿瘤影。疑似髓膜瘤。此次有胸腔积液。引流后见血性胸腔积液。患者休克,进行心肺复苏并紧急手术。第7肋间动脉出血,结扎之。未见动脉瘤。椎旁肿瘤未处理。

五、诊断

NF-Ⅰ型的诊断标准具备下列≥2条:①≥6个牛奶咖啡斑,在青春期前最大直径>5mm,青春期后和成年后最大直径>15mm;②≥2个任何类型的神经纤维瘤或有1个丛状神经纤维瘤;③在腋窝或腹股沟有雀斑;④视神经胶质瘤;⑤≥2个Lisch结节(虹膜错构瘤);⑥特殊的骨性损害,如蝶骨发育异常或长骨皮质变薄,伴或不伴假性关节病;⑦根据以上标准,与NF-Ⅰ型有关的一级亲属(双亲、兄弟姐妹或子孙后代)。

下列方法有助于进一步确诊:①详细询问病史,并对其家庭成员进行体格检查;②皮肤活检;③详细地进行神经系统检查及眼科检查;④X线检查,如颅骨平片、内耳道、胸片、脊柱片等;⑤CT或MR检查(有助于早期诊断);⑥脑电图检查;⑦脊髓造影。

尽管NF-Ⅰ和NF-Ⅱ是位于不同染色体不同的基因突变所致,其临床表现差别很大,但NF-Ⅰ和NF-Ⅱ之间的诊断仍可能发生混淆,所以需要予以明确。

六、治疗

NF-Ⅰ患者临床表现差别很大,根据肿瘤和病变的位置和数目,可选择相应的手术或非手术治疗。如肿瘤过大,妨碍身体活动或面部肿瘤影响容貌,或有压迫症状时,可行手术切除。皮肤的神经纤维瘤不发生恶变。神经纤维瘤一旦恶变,其病情恶化之迅速,预后之恶劣,几乎与原发性神经纤维肉瘤相同。故对VRD患者应严密观察,以便尽早发现恶变和进行彻底治疗,从而改善其预后。

七、预防及预后

患者一般寿命缩短10~15年,平均寿命61.6岁。在儿童期,有关此病的死亡多由于颅内肿瘤,其次为恶性周围神经鞘瘤、胚胎型肿瘤或丛状神经纤维瘤扩展至重要结构;而在成人,死亡多由于恶性周围神经鞘瘤或软组织肉瘤、胃肠道出血、继发于神经纤维瘤血管病的颅内出血等。

参考文献

[1]沼蒼忠久,松浦圭文,箕翰宗生,ほか.手術にて救命した大量血胸合併Von Recklinghausen病の1例[J].日本呼吸器學會雑誌,2013,2:410-412.

[2]张鲜英,刘毅,肖斌,等. von Recklinghausen病2例[J].中国美害医学,2006,15:333.

[3]王彤,王志成,白跃宏,等.神经纤维瘤病恶性变的诊断和治疗(附四例报告)[J].中国肿瘤临床,1994,21:106-107.

[4]张超,滕利.神经纤维瘤病的相关因素与治疗进展[J].中国美容医学,2010,19:133-136.

[5]道免寛充,岩代 望,中两喜嗣,ほか. von Recklinghausen病に肺腺癌,胸壁脂肪腫を合併したの一例[J].日呼吸外科誌,2010,24:940-943.

[6]三上嚴,五味渕誠,岡田大辅,ほか.血性胸水から慢性膿胸に移行したvon Recklinghausen病の1手術例[J]. 日呼外会誌,1992,6 838-840.

[7]上林孝豊,大野暢宏,高桥剛士,ほか.von Recklinghausen病

に合併した胸腔内迷走神經発生神經腺维腫の1 手術例[J]. 日呼外会誌,2004,18:563-566.

[8]吉井直子,苅部陽子,青木秀和,ほか.von Recklinghausen 病に合併した肋間動脈瘤の1 例[J].日呼外会誌,2005,19:45-49.

[9]铃木仁之,金光真治,德井俊也,ほか. 反復する自然血胸をきたしたvon Recklinghausen 氏病の 1 救命例[J]. 日呼外会誌,2005,19:71-75.

第10节 Von Willebrand病

一、名称

von Willebrand 病（以下简称 vWd）是芬兰医生 Erich von Willebrand 于 1926 年首次报道的。由于其某些症状与血友病相似,而早期的研究认为有“血管脆性异常”，故本病又被称为假血友病或血管性假血友病。1957 年 Nilsson 等证实了正常血浆中的一种因子能纠正 vWd 患者的止血功能异常，这就肯定了 vWd 的缺陷在于血浆而不是血管。因此目前公认的标准命名把上述血浆因子称为 von Willebrand 因子(vWf),相应疾病称为 vWd。

血管性血友病是一种常染色体（显性或隐性)遗传的出血性疾病,是由 vWf 量的缺乏和(或)质的异常引起。vWf 是一种血浆蛋白,在血管损伤部位介导血小板黏附,其与凝血因子Ⅷ(FⅧ)结合可使血循环中FⅧ稳定而不易被降解;vWf 缺陷可损害血小板黏附、聚集功能,并可降低血循环中 FⅧ水平,从而引起临床出血表现。近年来也见获得性血管性血友病综合征(acquired von Wille-brand syndrome,AvWS)病例的报道。

二、流行病学

vWd 的发病率差异较大。据统计，发病率为(2.3~11.0)/10 万人口。对于临床有出血症状的患者、vWf 水平低者和有出血家族史者,通过筛查试验发现其 vWd 患病率分别为 0.6%、0.8%和 1.3%。在确诊的 vWd 患者中,Ⅰ型占 75%,Ⅱ型占 25%(其中ⅡA 型占 3/4，ⅡB 型占 1/5)，Ⅲ型 <1%。由于绝大部分的 vWd 是常染色体显性遗传,因此可能会有区域性的高发病率。两性都可发病,但以女性较为多见。发病率没有种族或人种差异。

三、病理

vWf 是一种分子量很大的糖蛋白聚合物,并被证明是由一种基本亚单位聚合而成。这种亚单位以不同的数量组成一些分子量不同的寡聚体,并以此为基础形成 vWf 的多聚体结构。现已明确,除了量的异常外,vWf 质的异常即多聚体结构的异常也是 vWd 的病因。

四、临床表现

临床表现随类型的不同而有所不同。Ⅰ型患者一般症状较轻;Ⅱ型患者的症状通常较Ⅰ型严重,Ⅲ型出血十分严重,有致死的报道。vWd 典型的症状是黏膜及皮肤出血和女性生殖道出血，主要表现为鼻出血、牙龈出血、瘀斑和月经过多。与甲型血友病明显不同的是关节和肌肉血肿十分罕见,仅有一些最严重的Ⅲ型患者才可能发生上述症状。手术后出血也是 vWd 的常见症状之一,而且一般都较严重,因此必须采取预防措施。

AvWS 是由获得性疾病所引起,而非遗传直接造成。AvWS 的常见病因和发病机制:①自身免疫疾病,如淋巴增殖性疾病、单克隆丙种球蛋白疾病、系统性红斑狼疮、其他自身免疫病及某些恶性肿瘤病等,可检出 vWf 的自身抗体(大约 20%),提示 AvWS 与自身抗体相关;②心血管病,如室间隔缺损、主动脉狭窄、原发性肺动脉高压、心内直视手术、冠状动脉病、心房颤动、深静脉血栓等,在循环切应力增加时,增加凝血酶致敏蛋白（TSP）和金属蛋白酶（ADAMTS-13)对 vWF 水解作用，消耗大量 vWf 多聚体；③骨髓增生症,如原发性血小板增多症等,患者血小板生成增多,血小板 GPIb 结合 vWf 增多；④其他如甲状腺功能减退、某些药物(杀虫剂、丙戊酸钠、环丙沙星、灰黄霉素、羟乙基淀粉等)也可引起 AvWS。

藤生等报道 1 例合并肺癌者。52 岁,男性,预约右肺癌手术。易鼻出血。von Willebrand 病因子 6%以下,凝血因子Ⅷ65.3%,呈低下状态。诊为 von Willebrand 病。外甥亦为此病。给予二因子复合制剂(Confact F),有效。手术顺利。低分化鳞癌。出血控制。

五、诊断

需特别注意的有以下几点:①出血异常史,如术中和(或)术后出血、牙科手术和(或)拔牙出血,创伤出血,分娩出血和(或)月经过多,瘀伤和(或)皮下肿块,其他部位出血(鼻出血、血尿和便血等);②系统疾病史,如肝病和肾病史、血液病和(或)骨髓疾病,血小板计数增高或减低等;③应用药物史,如抗血小板药(阿司匹林、非甾体抗炎药、氯吡格雷)、抗凝药(华法林或肝素等)和其他药物史;④家族出血史,如家族成员出血、流产出血和月经过多等;⑤输血史,如因各种出血而应用输血治疗。

定性测定是 vWd 分型的基础。质异常的 vWf,如Ⅱ型 vWf 在交叉免疫电泳中,可见到比正常 vWf 泳动率高的异常蛋白带。但目前常用的方法是使用分辨率更高的 SDS – 琼脂糖凝胶电泳，即多聚体结构分析。质异常的 vWd 在多聚体结构分析中都可发现各自不同的结构缺陷。对血小板上的 vWf 也可进行结构分析,将有助于 vWd 的诊断和分型。

参考文献

[1]熊立凡,姚依婷,王鸿利.解读血管性血友病的诊断指南[J].诊断学理论与实践,2012,11:25-29.

[2]奚晓东,阮长耿. von Willebrand 病的诊断与分型[J].江苏医药,1988,14:398-400.

[3]藤生浩一,铃木弘行,母里正敏. von Willebrand 病を合併した肺癌の1手術例[J]. 日呼外会誌,2008,22:64-67.

W

第1节 Wagher-Unverricht 综合征

一、名称

Wagher-Unverricht 综合征又名皮肌炎综合征(DM)、多发性肌炎综合征(PM)。

二、流行病学

本病发病率大约为 0.5/10 万。发病年龄不定,可在 5~14 岁及 45~65 岁之间有 2 个发病高峰。女性多于男性,多为原发性 PM 及 DM,常找不到明确诱因。约 20%的 PM 及 DM 伴发于结缔组织病(如硬皮病、系统性红斑狼疮、干燥综合征等)。文献报道伴发于恶性肿瘤的 PM 及 DM 占 7.7%~30%,40 岁后伴发于恶性肿瘤的比例增高,常伴发的肿瘤在女性为乳腺癌及卵巢癌,男性则为肺癌及胃肠道癌,肿瘤可在 PM 或 DM 诊断前或诊断后发现,大多数情况下二者相隔 <1 年。人类免疫缺陷病毒(HIV)伴发的 PM 可出现在 HIV 感染早期或艾滋病(AIDS)病程中。

三、病因及病理

本病散在发病,但也偶有家族性 PM 及 DM,并认为与人类白细胞抗原(HLA)组型有关。

四、临床表现

PM 为一组以肌肉的炎症和肌纤维变性为特征的临床综合征。如伴有皮肤损害,则称为 DM。既往认为皮肤红斑伴肌肉疼痛、肌力减退为本病的本质表现,但近来认识到大多数肌炎患者并无皮肤损害,肌肉的炎症才是原发性改变。

五、诊断

Mastalia 等提出多发性肌炎的诊断标准是:①近端肌无力伴肌痛或萎缩;②肌活检肌纤维坏死,再生和单核白细胞浸润;③血清酶谱 CPK 升高;④肌电图有多灶性肌原性改变。具备以上 4 项者可确诊,具备 3 项者诊断的可能性也较大。

六、治疗及预后

见表 22。

参考文献

[1]袁锦楣,徐平.多发性肌炎和皮肌炎的诊断和治疗[J].中国实用内科杂志,1994,14:330-332.
[2]方琪,俞佳,孙鑫,等.多发性肌炎 56 例临床分析[J].苏州大学学报(医学版),2011,31(4):675-677.
[3]刘嘉祥,张新江,杨波,等.多发性肌炎与皮肌炎 49 例临床分析[J].临床神经病学杂志,1992,5:100-101.

表 22 若干组病例

作者(年代)	一般资料	临床表现	实验室检查	治疗及预后
方琪等(2011)	男 19 例,女 37 例。年龄 5~84(平均 45±19)岁。病程 2 周至 24 个月,平均 9.2 个月。急性起病 4 例,亚急性起病 39 例,慢性起病 13 例	首发症状:四肢无力最多见,为 30 例,下肢无力、关节痛及肌肉酸痛 19 例。症征:肢体明显无力 50 例,其中单纯上肢无力 1 例,单纯下肢无力 19 例,四肢无力 30 例。伴肌痛 35 例,咽肌无力 13 例,颈肌无力 10 例,呼吸肌瘫痪 2 例,发热 23 例,雷诺现象 5 例,四肢麻木 5 例,心脏损害 21 例,肺间质改变或肺纤维化 14 例。另有肌肉痛 27 例,肌萎缩 7 例,肌张力降低 15 例,腱反射减低 43 例	自身抗体:52 例检测 ANA 全套,其中 ANA 阳性 25 例,dsDNA 阳性 3 例,ENA 阳性 6 例,A-Sm 均为阴性,U1RNP 阳性 6 例,SS-A 阳性 12 例,SS-B 阳性 6 例,Scl-70 阳性 1 例,Jo-1 阳性 8 例	应用多种免疫抑制剂。结果:56 例 PM 患者中,1 例治疗后光变化(此例患者合并有肿瘤广泛转移),2 例死亡(1 例叠加综合征,1 例并发严重心肺疾病),死因分别为狼疮脑病和心肺功能衰竭。其余 53 例经治疗后好转或痊愈,其中复发 13 例(24.5%)
刘嘉祥等(1992)	49 例,男 11 例,女 38 例。年龄 8~78 岁,平均 37 岁。14 例有明确的前驱症状,其中上感 9 例,肺炎 2 例,扁桃体炎 1 例,腹泻 1 例,油漆过敏 1 例	首发症状:肌无力 20 例,肌痛 10 例,肌无力+肌痛 4 例,肌无力+肌痛+发热 11 例,吞咽困难、声音嘶哑、呛咳为首发症状者 4 例。症征:肌无力 47 例,肌痛 30 例,发热 14 例,关节痛 6 例,吞咽困难 9 例,肢体麻木 5 例,痛觉过敏 2 例,胸闷气短 3 例,咀嚼无力 2 例,抽搐 2 例。肌力减退 47 例,肌萎缩 23 例,肌肉压痛 36 例,肌张力减退 11 例,腱反射降低 29 例,增高 6 例,皮肤红斑疹 4 例	GOT37 例,增高 17 例;GPT25 例,增高 15 例;CPK37 例,增高 29 例(最高 1676U);LDH18 例,增高 13 例(最高 680U);ESR48 例,增快 13 例;抗"O"13 例,增高 1 例;ANA15 例,阳性 4 例;RA13 例,阳性 4 例;Ig15 例,其中 IgG 增高 10 例,IgM 增高 9 例,IgA 增高 6 例	均用皮质类固醇治疗,地塞米松 10~20mg/d 静脉滴注,或泼尼松 30~40mg/d,4~6 周后逐渐减量,服泼尼松 5~10mg/d 维持治疗,10 例合并 CTX 治疗,平均住院 60 天,肌力增强者 40 例,无变化 5 例。死亡 4 例

第 2 节 Wallenberg 综合征

一、名称

Wallenberg 综合征又名背侧延髓综合征、小脑后下动脉综合征、小脑下脚综合征、侧脑球综合征。此综合征多为突发或部分逐渐发生,小脑后下动脉分布区组织发生功能性损害,引起感觉与交感神经的功能不良及小脑与锥体束的病征,且侵犯部分三叉神经、舌咽神经、迷走神经与副神经的神经纤维。

1895 年 Wallenberg 描述 1 例患者,以突发眩晕、面部麻木、声音嘶哑、吞咽困难等为主要症状,随后病理证实为小脑后下动脉闭塞引起的延髓背外侧梗死。1961 年 Fisher 收集了当时报道的一些类似病例,并进行了认真研究,认为完全的延髓背外侧梗死应累及 9 个主要结构,包括前庭神经核、脊髓丘脑束、下行交感纤维束、疑核及其根丝、迷走背核、脊髓小脑束和(或)绳状体、三叉神经脊束及其核、孤束核、薄束及楔束核等。

二、病因及病理

病因:小脑后下动脉或椎动脉(小脑后下动脉为椎动脉分支)血栓形成或阻塞,或动脉硬化、梅毒,以及其他致阻塞的疾患发生。完全的 Wallenberg 综合征几乎都是延髓背外侧的梗死,极个别患者是出血或者肿瘤。基底动脉血栓、小脑前下动脉闭塞、小脑后下动脉出血、椎动脉在接近小脑后下动脉起源处闭塞、颈椎推拿均可引起该综合征。

三、临床表现

多发病于 40 岁以上的患者。因为影响 Deiter 核(该核位于延髓内绳状体内侧,系听神经内侧根的基始部),故有眩晕等症状。

眼症状与病征:①同侧 Horner 综合征(眼球内陷、上睑下垂与瞳孔缩小,系由于损及网状结构内之交感神经纤维);②同侧性眼球震颤(也可有对侧眼球震颤);③展神经麻痹;④角膜反射消失。

全身性表现:①眩晕(多严重,可跌倒)、恶心、呕吐、干咳、呃逆、声音嘶哑、吞咽困难、语言困难;②同侧小脑性共济失调,肌张力减退;③同侧面部痛觉与温度觉丧失,对侧躯干与四肢痛觉与温度觉减退,或痛觉消失,温度觉存在,或偶见对侧轻瘫。

小脑后下动脉主要供血于延髓背外侧。延髓背外侧主要解剖结构有:①网状结构,此结构中有下行交感神经纤维,此纤维受损表现为同侧 Horner 征,有时有呃逆;②三叉神经脊束及核,受损后出现同侧面部痛温觉障碍;③脊髓丘脑束,受损后出现对侧肢体痛温觉减退;④小脑下脚,受损出现同侧小脑性共济失调;⑤疑核、孤束核、迷走神经背核,受损后出现同侧吞咽、迷走神经麻痹,声音嘶哑,饮水呛咳,同侧软腭抬举无力,咽反射减弱或消失;⑥前庭神经核,受损后出现眩晕、恶心、呕吐、水平眼震。

芳贺高浩等报道 1 例。患者,男性,49 岁。主诉嗳气 2 小时。观察中发生吸入性肺炎。给予人工呼吸。肺炎好转后发现夜间高碳酸血症,而且难以脱机。头部 MRI 示左延髓外侧梗死,为左椎骨动脉解离所致。作者提示,Wallenberg 综合征中部分病例要留意睡眠中的中枢性肺泡低通气。

四、诊断

临床有与 Bonnier 综合征(Deiter 综合征)、Babinski-Nageotte 综合征及 Meniere 综合征相近之处。

五、预后

绝大多数患者预后良好,但个别患者可因梗死范围的扩大而突然出现呼吸停止、心跳停止;此前毫无小脑水肿或者基底动脉血栓形成的迹象。因此,对患此综合征的患者不可掉以轻心,必须严密观察病情的变化。

参考文献

[1]李凤鸣.中华眼科学(上、中、下册)[M].2 版.北京:人民卫生出版社,2005:3512.
[2]胡涌泉,胡昌益,张社卿,等.Wallenberg 综合征的非典型表现[J].罕少疾病杂志,2012,19:7-9.
[3]高政,范洪玉,聂志余,等.Wallenberg 综合征临床特点、CT 与 MRI[J].大连医科大学学报,2000,22:262-263,266.
[4]芳贺高浩,福岡みずき,森田瑞生,ほか.Wallenberg 症候群と中枢性肺胞低換気をきたした延髓外侧梗死の1 例[J].日呼吸誌,2015:4(4):319-322.

第 3 节 Waterhouse-Friederichsen 综合征

一、名称

Waterhouse-Friederichsen 综合征全称华特何斯-佛利突立克生综合征,以下简称华-佛综合征,是流行性脑膜炎常见并发症之一,也可见于弥散性血管内凝血(DIC)引起的肾上腺血栓形成导致肾上腺皮质功能衰竭,多呈休克状态及皮肤多数微血管发生栓塞。华-佛综合征于 1911 年由 Rupert Waterhouse 首先报道。

二、流行病学

本病在我国少见,多发生于婴幼儿。大量文献表明,肺炎链球菌、溶血性链球菌、淋球菌、大肠杆菌、金黄色葡萄球菌及流感嗜血杆菌等病原体均可引起本病。此外,其他病因还包括使用高剂量抗凝剂、创伤及脾切除术后脓毒症。值得注意的是,穆娇等报道的病例中 2 例伴有流行性脑膜炎,1 例伴有间质性肺炎,这 2 例可能为原发性感染。

三、病因及病理

有学者报道了死于华-佛综合征的 13 例患儿的临床病理研究结果。13 例中最小年龄为 7 周,最大为 7 岁。临床上具有发病急骤并伴有休克、发绀、瘀点等特点。对一般常规治疗反应差，无1例应用肝素治疗。多器官内有纤维性血栓发生的事实，支持患华－佛综合征时有弥散性血管内凝血（DIC）存在的概念。

急性肾上腺功能不全常见于急性重症感染伴脓毒症、脑膜炎双球菌及链球菌感染、白喉及肺炎等，重症患者偶有肾上腺出血或坏死。目前认为其发病机制是细菌本身及其产生的内毒素激活体内的凝血系统，当血流缓慢、血液浓缩、血管内酸性物质聚集时均可引发DIC，进而导致微循环障碍、组织缺氧及酸中毒，最终致器官功能衰竭。

四、临床表现

廖开文报道32例。呼吸异常包括呼吸急促、深慢、浅表、不规则等共有14例，占43.71%。

穆娇等报道3例的临床及尸检资料。结果：2例以皮肤瘀点或瘀斑就诊，误诊为过敏性紫癜及过敏性休克；1例以咳嗽、喘息及呼吸困难为主要表现，误诊为呼吸系统感染。3例均发病急骤，病情危重，很快死亡。尸检并法医病理诊断为流行性脑膜炎并急性肾上腺功能衰竭2例，华－佛综合征1例。

一般以寒战、高热、呕吐发病，中毒症状严重，病情迅速恶化后可出现呼吸困难、意识不清，皮肤大量瘀点、瘀斑并迅速增多、融合，伴凝血功能障碍、循环功能衰竭，多于24小时内死亡，罕有超过2天者。

五、诊断

有学者主张：①皮肤有较广泛的、大小不等的出血点及瘀斑，或就诊时并不广泛但迅速发展为广泛性；②有周围循环衰竭及（或）有休克症状；③流行性脑脊髓膜炎流行季节；④出血性皮疹涂片、血培养或脑脊液中查出革兰阴性双球菌等。除符合上列条件①、②两项外，加③、④项中之一项者即可确认诊断。

六、治疗及预后

本病临床少见，病情进展快，易误诊。临床上一旦明确华－佛综合征的诊断，治疗应争分夺秒；若发现弥散性血管内凝血应尽早使用肝素及抗纤维蛋白原溶解药物，积极抗休克治疗是关键。

参考文献

[1]廖开文.暴发性脑膜炎双球菌菌血症（华-佛氏综合症）32例临床分析[J].山东医药，1966（1）：15-17.

[2]方华.弥散性血管内凝血和华-佛氏综合症[J].青岛医学院学报，1973（2）：48（摘译自Arch. Dis. Child. 46（249）：680，1971）.

[3]穆娇，屈希良，张吉，等.尸检确诊的华-佛综合征三例误诊原因分析[J].临床误诊误治，2015，28：71-73

第4节　白细胞丙酮酸激酶缺乏症

一、名称

中性粒细胞功能障碍致易感染性。白细胞丙酮酸激酶（WBC pyruvic acid kinase，PK）缺乏症即为其一。

二、流行病学

自1961年前次报道红细胞丙酮酸激酶（PK）缺乏以来，迄今已发现急性白血病、慢性粒细胞白血病、恶性淋巴瘤和骨髓异常增生综合征等多种血液病可具有获得性PK缺乏。

获得性PK缺乏症通常属于遗传缺陷病，杂合子型。其发病机制尚不清楚，目前提出几种假说：①有PK的抑制因素或者缺乏PK的激活剂；②酶的蛋白质异常；③有一部分恢复到胎儿期红细胞生成，即HbA2正常，HbF轻度增加；④遗传缺陷所致蛋白质合成等多方面的严重失调。

PK缺乏症属常染色体隐性遗传，杂合子双亲常无临床症状。

三、病因及病理

PK是糖酵解中的三大关键酶之一，有4种同工酶并呈组织特异性，分别为L型、R型、M1型和M2型，通常均以酶的活性四聚体形式存在。其中L型主要存在于肝脏和正常肾脏的近曲小管；R型存在于红细胞；M1型主要存在于骨骼肌、心脏和脑；M2型主要表达于肺、正常肾脏的远曲小管、胚胎和未分化或增生的组织。M2-PK有四聚体及二聚体两种亚型，并可以相互转化，二者的比例主要由三磷酸腺苷（ATP）、1，6-二磷酸果糖（FBP）、丝氨酸等之间的相互作用来调控。其在正常细胞中主要以四聚体形式存在，而二聚体型 M2-PK 参与糖转化为磷脂、氨基酸等代谢途径，在细胞快速增殖代谢的组织中升高。

M2-PK 是糖酵解途径中的关键酶，可以催化乳酸并生成 ATP，其二聚体在代谢旺盛的增殖细胞中大量表达。

生物素又称为维生素 H，是线粒体丙酰辅酶 A 羧化酶、丙酮酰羧化酶、乙酰辅酶 A 羧化酶和甲基巴豆酰辅酶 A 羧化酶的辅酶。生物素酶缺乏导致机体生物素缺乏，4 种相关羧化酶活性下降，糖、氨基酸、有机酸、脂肪酸等多种物质代谢障碍，线粒体能量合成障碍，肉碱消耗增加，引起一系列神经、皮肤损害与代谢紊乱。

四、临床表现

有人报道 1 例无近亲结婚家庭史的 31 岁女性，自新生儿期反复细菌重症感染，致病菌几乎均为金黄色葡萄球菌。患过麻疹、水痘。自 20 岁进行性呼吸道感染症，31 岁死于肺心病。解剖所见：肺炎，肺动脉栓塞症，深静脉血栓症，未见肉芽肿形成。

Chung-Faye 等对 131 例患者（溃疡性结肠炎 UC 组 50 例，克罗恩病 CD 组 31 例，肠易激综合征 IBS 组 43 例，肠道肿瘤 CA 组 7 例）粪便中的 M2-PK 及粪钙卫蛋白（FCP）水平分别进行了检测。M2-PK 水平与 FCP 水平之间具有极强的关联性，而且当 M2-PK 在 3.7U/mL 的阈值时，其诊断炎症性肠病（IBD）的敏感性、特异性及阳性预测值分别为 73%、74%及 89%。同时该研究还提示，M2-PK 水平在 UC（P=0.006）及 CD（P<0.005）活动期与非活动期的差异均具有统计学意义。因此，M2-PK 在评价 IBD 活动性及诊断方面均具有积极的意义；当同时联合检测 FCP 时，不仅对于疾病评估具有一定作用，同时在鉴别诊断 IBD 与 IBS 方面的意义也值得肯定。

杨艳玲等报道生物素酶缺乏症 1 例。患儿，男，生后 2 个月头部出现散在湿疹、脓疱疹。8 个月时全身发红、脓疱疹；智力发育正常，运动发育落后。6 个月起出现肌张力不全样发作。5 岁 4 个月时来院。体检见重度营养不良，毛发稀黄，全身弥漫性浸润性红斑。头面部、躯干、四肢散在脓疱疹，表面可见脓痂。全身瘫痪，四肢挛缩，躯干及四肢肌张力增高。实验室检查发现轻度贫血、代谢性酸中毒、血浆肌酸激酶增高，有机酸分析显示尿乳酸、丙酮酸、3-乳酸、丙酰甘氨酸、甲基巴豆酰甘氨酸增高，干燥滤纸血片生物素酶活性 <0.1pmol/（min·mm^3），符合生物素酶缺乏症，经生物素（10mg/d）补充治疗与营养干预后，患儿全身情况逐渐好转，2 周后皮疹愈合，经康复训练后，运动能力亦逐渐提高。

五、诊断

通过荧光斑点法定性，证实患者丙酮酸激酶活性缺乏。

六、治疗及预后

尚无详细报道。

参考文献

[1]横尾哲也，辻芳郎.広範圍症候群（新订版）白血球ピルブン酸キナ-ゼ欠损症[J].日本臨牀，1987，春季臨時增刊号，45：1058-1059.

[2]张南葵，江志生，傅承彬.丙酮酸激酶缺乏症发生急性粒细胞白血病 1 例 [J]. 国外医学输血与血液学分册.1991，14（3）：48-49.

[3]郐国虎，李春雨.实验室检查在溃疡性结肠炎诊断中的意义[J].中国普外基础与临床杂志，2014，21：383-387.

[4]孙建明.粪便钙卫蛋白、乳铁蛋白、M2 型丙酮酸激酶对重度溃疡性结肠炎激素疗效的预测价值[D].泰安：泰山医学院，2009.

[5]杨艳玲，何小菊，涂平，等.生物素酶缺乏症一例研究[J].中华皮肤科杂志，2004，37：317-319.

第 5 节 Weber-Christian 综合征

一、名称

Weber-Christian 综合征即复发性发热性结节性－非化脓性脂膜炎综合征（relapsing febrile nodular nonsuppurativepanniculitis），又称为结节性－发热性－非化脓性脂膜炎、Pfeifer-Weber-Christian 综合征、结节性脂膜炎（nodular panniculitis）、回归热性结节性非化脓性脂膜炎、特发性小叶性脂膜炎等。

本病于 1892 年首先由 Pfeifer 报道，1925 年由 Weber 及 Christian 加以特征化，提出“复发性、发热性、结节性、非化脓性”等含义。在国内 1952 年由江绍基首先报道。本病系反复发热性疾病，其特点为伴脂膜内局限性炎性皮下结节或斑块。

二、流行病学

包括婴儿在内的任何年龄均可发病。

三、病因及病理

本病病因未明。外伤、感染、药物等均可能为诱发因素。有人认为成人病例与胰腺炎、胰腺肿瘤密切相关，胰酶释放至循环中引起远处脂肪组织的溶解、坏死，病损内可测得脂肪酶和淀粉酶的活性。也有脂膜炎与结缔组织病并存的报道，部分可能系红斑狼疮(LE)的一种异形。

吴凤岐等探讨儿童结节性脂膜炎是否为一特异性疾病。通过对16例儿童结节性脂膜炎病例中的13例进行平均2.6年的随访，以临床表现、临床病理学和免疫组织化学及相关实验室检查为依据，研究结节性脂膜炎的原发疾病。结果表明，16例儿童结节性脂膜炎相关的原发疾病有：皮下脂膜炎性T细胞淋巴瘤(SPTCL)7例，恶性组织细胞增生症、系统性红斑狼疮(SLE)、全身隐球菌病、炎症性肠病各1例，脂膜炎合并链球菌感染或结核感染各2例，无特异相关疾病和原因者1例。链球菌感染及结核感染者，经抗感染及抗结核治疗，病情好转；SLE和炎症性肠病患儿，在门诊治疗中，病情缓解，死亡6例，其中SPTCL 3例，恶性组织细胞增生症、全身隐球菌病、原因不明者各1例。

根据病损演变，在病理学变化上可分为3期：①急性炎症期，脂肪细胞变性，由中性粒细胞、淋巴细胞及组织细胞浸润；②巨噬细胞期，浸润以组织细胞为主，也有少量淋巴细胞和浆细胞；③纤维化期，泡沫细胞减少，被成纤维细胞、淋巴细胞、浆细胞代替，最后形成纤维化。

四、临床表现

1.皮肤损害

于下腰、股、臀、上臂、腹、面部分批出现直径1~2cm、呈皮肤色或略红色的皮下结节，部分可融合成斑块状，多数为对称性分布，儿童以面部好发播散性皮下疼痛性结节为特点。结节或斑块数量可多可少，质地坚实，扪之稍活动或与皮肤粘连，可有轻度压痛，数周后皮损渐软化、吸收，皮下脂肪萎缩，形成盘状皮肤凹陷。少数结节可破溃，有黄色或棕色油状液体流出。

2.全身症状

每当一批新皮损出现时，即有周身表现，如发热、不适、肝脾大、消瘦、纳呆、关节疼痛等。

3.脏器受累

部分病例除皮下结节外，尚可累及内脏器官，如肺部浸润、肝脂肪性变、骨髓受累、全血细胞减少、渗出性浆膜炎、脑膜脂肪病变，引起癫痫及精神神经症状。肠系膜、大网膜和腹膜后脂肪受累，出现上腹疼痛和消化道症状等。

4.实验室检查

血沉增快、贫血和白细胞减少、嗜酸细胞相对增多。伴胰腺疾病者，急性期血、尿淀粉酶升高，血清脂酶升高。此外，尚有免疫球蛋白升高、血清补体降低、淋巴细胞转化率降低。

令林達哉等报道1例。在Weber-Christian综合征病程中出现胸腔积液。胸腔镜检查见右侧胸膜壁层多发结节，病理为上皮型恶性间皮瘤。患者有全身脂膜炎症，诊为Weber-Christian综合征。此例可能为慢性病程中发生恶性间皮瘤。

五、诊断

李智岗等报道2例。影像学表现有以下特点。①反复发作性及一过性：例2曾有一过性胸腔积液并反复出现过腹水，量多时不能平卧。但后来虽经多次检查，却均未发现胸腔积液及腹水。多次B超检查发现肝脏有占位性病变，但后来行CT检查却又无占位征象。②多发性及多形性：本病几乎可累及全身各个脏器的脂肪组织，包括胸部、腹部、骨骼及骨髓等。其胸部影像学表现可谓多种多样，有肺纹理改变、斑片阴影、肺内结节、纵隔及肺门肿块、胸腔积液、心包积液。腹部CT表现也颇繁多，有肝脾大、腹水、肿块，也有肾脏局限性低密度。骨骼表现有骨龄延迟、椎体发育异常。李永发等报道1例本病的长骨改变，类似于纤维异常增殖症。另有文献报道本病扁骨的X线表现呈穿凿样、虫蚀样破坏，类似于骨髓瘤。③CT检查有助于本病的诊断，由于CT的密度分辨率高，可以发现病变为脂肪来源。但需要与其他脂肪性病变如脂肪瘤、脂肪肉瘤相鉴别，但本病的多发性倾向有助于与上述疾病相鉴别。

根据上述临床表现和实验室检查，本病不难诊断，必要时可做皮肤活检确诊。有人认为，脂膜炎仅是一个局部病理组织学诊断，不能作为疾病的诊断。

六、治疗及预后

本病尚无特效治疗，以对症处理和支持疗法为主。本病呈慢性经过，皮损成批出现，经长短不一的急性发热期后，可自然消退，但间隔数周或数月后可能复发。

仅有皮下脂肪受累者预后良好，内脏受累者可能致死。

参考文献

[1]洪庆成，江敬铭.儿科综合征[M].天津：天津科学技术出版社，1996：558-559.

[2]吴凤岐，韩彤昕，何乐健，等.儿童结节性脂膜炎及相关疾病的研究[J].中华儿科杂志，2001，39：539-541.

[3]李智岗，赵俊京，刘泽林.二例系统性 Weber-Christian 病的影像学表现[J].中华放射学杂志，1999，33：498-499.

[4]令林達哉，河野能士，伊達絃二，ほか.Weber-Christian 病の経過中に発症した悪性中皮腫の1例[J].日呼吸誌，2012，1：476-478.

第 6 节 Wegener 综合征

一、名称

Wegener 综合征又名 Klinger 综合征、动脉炎－肺－肾病变综合征、肉芽肿－动脉炎－肾小球肾炎综合征、过敏反应性肉芽肿综合征，现称为肉芽肿性多血管炎。

Klinger 于 1931 年首先报道后，Rossle 在 1933 年、Wegener 在 1936 和 1939 年、Ringertz 在 1947 年又分别进行了报道，其中以 1936 年 Wegener 详述本病的病理表现而得名。

Wegener 肉芽肿（WG）是一种主要侵犯小动脉、微动脉及小静脉的系统性坏死性肉芽肿和血管炎性疾病，因其血清抗中性粒细胞胞浆抗体（ANCA）检测常常阳性，与 Churg-Strauss 综合征和显微镜下多动脉炎合称 ANCA 相关性血管炎。典型临床特征是累及上呼吸道、肺和肾时出现相应症状体征的所谓三联征，但部分病例可仅累及其中的一个或两个脏器。

二、流行病学

WG 属于少见病。欧洲部分国家流行病学调查 WG 年发病率为（4.9~10.5）/100 万。Hoffman 等总结的 158 例中男女患者比例相等。

三、病因及病理

典型病理改变包括 3 种类型：①小、中等口径动静脉的坏死性或肉芽肿性血管炎，动脉炎尤常见；②肉芽肿形成；③坏死。同一病例的不同部位可有不同类型的病理改变，血管炎、肉芽肿和坏死这 3 种病理改变可呈不同的组合方式，即可表现为其中任 2 种病理改变或 3 种病理改变。

四、临床表现

美国国立卫生研究院组织研究的病例数较多，总结了 158 例 WG。WG 各种临床表现发生率在发病时和疾病过程中不同，耳鼻喉受累率在发病时和疾病过程中分别为 73%和 92%，肺脏分别为 45%和 85%，肾分别为 18%和 77%。90%的患者因为上或下呼吸道，或上、下呼吸道症状就诊。耳鼻喉临床表现以鼻窦炎（85%）最常见，次之为鼻疾病（68%）和中耳炎（44%）；肺的主要临床表现有肺浸润影（66%）、肺结节影（58%）、咳嗽（46%）、咯血（30%）和胸膜炎表现（28%）等；肾脏的主要表现为肾小球肾炎（77%）。其他系统和全身表现有关节痛、关节炎（67%）、发热（50%）、皮肤病变（紫癜、溃疡、疱疹、丘疹、皮下结节，共 46%）、体重下降（35%），以及中枢神经、眼、心包受累等。

五、诊断

本病应行病理学确诊。

六、治疗及预后

局灶性 WG 预后较好，发病后可生存 4~150 个月，激素和免疫抑制剂治疗有效。在未用免疫抑制剂治疗之前预后很差，患者很快进展至肾衰竭，平均存活仅 5 个月，80%死于肾衰竭，20%死于呼吸衰竭。经激素治疗后平均存活 12.5 个月，激素与环磷酰胺联合治疗可使平均生存期达到 48.2 个月。

参考文献

[1]秦志强,韦海明,龙胜泽,等.韦格纳肉芽肿3例报告并文献复习[J].广西医学,2007,29:1178-1179.

[2]李亚平,王世礼.我国韦格纳肉芽肿病的诊断与治疗现状[J].临床肺科杂志,2007,12:250-251.

第7节 Weil-Marchesani 综合征

一、名称

Weil-Marchesani 综合征(WMS)亦称 Marchesani 综合征、短指 - 球形晶状体综合征。1932 年 Weil 报道晶状体偏位、短躯干、短指症例,1939 年 Marchesani 总结为综合征。

二、流行病学

本病为常染色体隐性遗传。Faivre 等观察发现隐性遗传占 45%,显性遗传占 39%,其余为散发病例。隐性遗传者的基因位点位于常染色体 19p13.3-p13.2,而显性遗传者为常染色体 15q4.2 突变。

查阅国内外主要杂志多为个案报道和家系报道。

三、病因及病理

本病是一种与中胚层发育异常相关的综合征。

四、临床表现

国内报道 20 例,国外报道 15 例。所查资料中先证者 34 例。该综合征是一种少见的结缔组织疾病。临床表现既有全身异常,又有眼部异常。其特征主要是球形晶状体和短指畸形。其中眼部异常最为严重,需要积极处理。根据 35 例分析,男 17 例,女 18 例。发病年龄 3~65 岁。40 岁以下诊治者占 85.7%。

眼部症状为首发表现,多双眼发病。患者以视物不清为首发症状,并多伴有眼睛高度近视,而就诊原因多为青光眼。①球形晶状体:91%患者有疾病表现,充分散瞳下见患者晶状体发育为球形,可见晶状体赤道部和晶状体悬韧带,少数表现为悬韧带缺如。患者往往自幼视力不佳,多有高度近视眼,且多有弱视,但眼轴长度多为正常,不符合轴性近视。②晶状体脱位或半脱位:此表现为本病重要的体征之一,发生率约为 67%。脱位方向以向下脱位为多,也有向上脱位的,甚至有脱入前房的,还有完全脱入玻璃体腔的。Ritch 等认为 90%的本综合征患者晶状体最终会脱位。由于晶状体脱位,临床上可见晶状体、虹膜的震颤。③青光眼:大约 65%的患者合并闭角型青光眼。也有的患者就诊时眼底检查可发现杯盘比扩大,甚至出现青光眼性视神经萎缩和视野改变,个别可有虹膜新生血管。④白内障:国内报道中有 45%患者合并有白内障,有些是合并青光眼后继发所致,也有些是先天的。⑤屈光状态:患者多有自幼近视病史。屈光度从 -3.00 到 -20.00D,其中高度近视占 62.5%。⑥玻璃体液化:Evereklioglu 报道一家族 6 例患者的 12 眼中 11 眼存在玻璃体液化,其中只有 4 眼伴有高度近视和晶状体脱位。⑦其他:蒋宇振等曾报道 1 例患者合并有视网膜脱离,晶状体分别向鼻侧和鼻下方半脱位,眼压较高。潘永等称在家系调查中也发现 1 例合并视网膜脱离。杨清导等报道 1 例患者自幼合并有视网膜色素变性,使用缩瞳药眼压升高。有 2 例合并上睑下垂者,均为单眼发生且出生时即已存在。个别患者还因视力低下合并外斜视。

全身特征:以短指(趾)、短身材为主要特征。

1.形体特征

面容奇特,耳位低,身体较矮,大约 60%的患者胸廓宽大,头短方圆,颈粗短,手、足呈锹样,指(趾)短粗;全身肌肉发育良好,皮厚,皮下组织丰富。

2.骨骼运动系统

四肢骨化较迟缓,关节僵硬,活动度变小,牙齿排列不齐,上颌骨发育不全,上腭狭窄,下颌关节僵硬引起喉狭窄(气管插管困难),X 线发现软骨生长异常,尤其在四肢末端软骨,骨干变短变宽,骨密质增厚,骨骺相对异常。前部椎体轻度圆钝,椎间盘增厚,椎管和枕骨大孔狭窄,侧边变短变宽,肋骨变宽,头盖骨增厚。儿童有出现腕管综合征的报道。91%的患者有手指短小畸形。部分患者表现为指关节和腕关节的运动受限。这些体征与马方综合征表现的手指和脚趾细长呈蜘蛛脚样相反。

3.心血管系统

部分患者合并二尖瓣狭窄,二尖瓣旁主动脉肌纤维性狭窄,大脑大静脉畸形。

4.神经系统

智力一般正常,部分患者可有智力低下、听力障碍。

五、诊断

本病为一组临床综合征。一般患者发病年龄较轻,多以闭角型青光眼或白内障而就诊。主要临床表现为眼部的球形晶状体、晶状体脱位或半脱位;全身表现出身材矮小、短指畸形、肌肉皮下组织发达等,即可确诊此病。应询问幼年时的屈光状态及家族史。

晶状体异位是 WMS、马方综合征、Ehlers-Danlos 综合征、成骨不全症和高胱氨酸尿症的共同表现,但它们的其他特征不同。马方综合征与常染色体显性遗传的 WMS 遗传位点是一对等位基因,具有与 WMS 相反的身体细长,指、趾细长等临床表现;高胱氨酸尿症(Carson syndrome)四肢皮肤可见网状青斑、面颊潮红;而 Ehlen-Danlos 综合征主要特征是皮肤弹性过强,皮肤和血管脆弱,关节过度伸展。

肢端发育不良的鉴别诊断:肢端发育不良含 WMS、Geleophysic 发育不良(Geleophysic dysplasia, CD)和肢端过小发育不良(acromegaly dysplasia,AD)3 种类型,均以身形矮小、短肢和关节僵硬为特点,均具有骨骺端闭合延迟,锥形骨骺,皮肤组织增厚和心脏病。但 WMS 合并小球形晶状体,CD 合并肝大,而 AD 是指 / 趾细小。

六、治疗及预后

本病应行眼科手术。部分患者治疗后预后尚可。

参考文献

[1]中岛章,鹿岛佳代子.広範圍症候群(新订版)Weil-Marchesani 症候群[J].日本臨牀,1987,春季臨時增刊号,45:134.

[2] 崔迎欣, 韩月圣.Weil-Marchesani 综合征继发青光眼 1 例[J]. 航空航天医学,2009,20:94.

[3]杨建,夏群.Marchesani 综合征(附 1 例病例报告)[J].国际眼科杂志,2006,6:464-466.

[4]王金荣,李学晶.Weil-Marchesani 综合征[J].中国中医眼科杂志,2010,20:59-61.

第 8 节 Weinberg-Himelfarb 综合征

一、名称

Weinberg-Himelfarb 综合征又名心内膜弹性纤维增生症(endocardial fibroelastosis,EFE)、心内膜下硬化症、心内膜弹力纤维增生症、胎儿心内膜炎、硬化性心内膜炎、心内膜心肌弹力纤维增生症、心肌病 - 心内膜弹力纤维增生综合征、心内膜胶原弹力纤维增生症、缩窄型心肌病、限制型原发性心肌、闭塞型原发性心肌病。Rossi Lancusi 于 1740 年首次描述,而后于 1941 年正式命名。

二、流行病学

本病是小儿心血管较常见的疾病。

三、病因及病理

有关本病病因的学说很多,诸如先天性心肌增生、家族性代谢性酶缺陷、常染色体隐性遗传、病毒感染等。早在 1816 年即有人提出本病可能为宫内感染发生胎儿心内膜炎所致。近年来国外临床、病理及动物实验研究资料表明,本病与病毒感染,尤其是流行腮腺炎病毒、柯萨奇病毒和 ECHO 病毒感染有关,是病毒性心肌炎后期表现或是胎儿心内膜炎发展的结果。

四、临床表现

林淑金等 1984—1991 年 7 年间诊治的 90 例 EFE。男 46 例,女 44 例,发病年龄 20 天至 5.5 岁,其中 20 天至 6 个月 38 例,6 个月至 1 岁 34 例,1~3 岁 17 例,3~5.5 岁 1 例,<1 岁 72 例(80%)。见表 23。

五、诊断

综合临床资料的特点,林淑金等认为下列几点可作为诊断 EFE 的主要线索:①婴幼儿出现心力衰竭,常因呼吸道感染而使心力衰竭加重;②心脏扩大无杂音或心尖仅有轻度杂音;③X 线图像显示心脏明显扩大呈球形或以左室扩大为主,短期内不能缩小;④心电图示左室肥厚伴左胸前导联 ST-T 改变;⑤超声心动图显示左心系统扩大伴心内膜增厚或回声增强,心室壁活动度减弱;⑥对洋地黄类药物治疗反应良好,长期服药无明显毒性反应;⑦排除其他心血管疾病。

表23 几组病例

作者(年代)	例数	临床表现	肺表现
杨丽华等(1986)	51	心动过速(140~180 次/分,49 例),三凹征 27 例,心尖部第一音低钝,肝大 33 例;X 线图像所见心胸比例大51 例	喘憋 50 例,咳嗽 48 例,发热 26 例,呼吸急促(40~90 次/分,44 例),肺啰音 36 例;胸片:肺炎 32 例,左下肺不张 8 例,肺气肿 3 例,肺瘀血 23 例,胸腔积液 2 例
郭来成等(1989)	23	23 例均有心力衰竭。以肺炎就诊者 19 例,以腹泻、营养不良、佝偻病、贫血等就诊者 4 例。20 例有肝脏增大。13 例有生长发育落后和(或)营养不良。23 例均有心脏增大	咳嗽 14 例,唇指发绀 15 例,气促、呼吸困难 18 例,下肢或全身水肿者 11 例,音哑 3 例。体征:15 例两肺后下或左背部可闻及中小水泡音
林淑金等(1994)	90	发热 14 例,声音嘶哑 16 例,水肿 14 例,多汗 8 例,食欲缺乏、喂养困难 10 例,烦躁不安 20 例,腹泻 3 例,心前区隆起 26例,心音低钝 36 例,奔马律 4 例,肝大 36 例。X 线检查 90 例均有不同程度的心脏扩大,呈球形扩大 22 例	咳嗽 78 例,气促 72 例,发绀 38 例,反复感冒 22 例,双肺湿鸣 27 例,干鸣 17 例。胸片:支气管肺炎 23 例,肺纹理增粗11 例

六、治疗

积极的内科治疗对于本病颇为重要,特别是对心力衰竭处理,应予充分的洋地黄长期治疗,至少 1 年才能使病情缓解或治愈。全玉风等观察到合用激素组的有效率较单用洋地黄组明显增高,提示激素对 EFE 治疗有一定作用,故认为长期合用洋地黄和激素为本病的有效治疗方法之一。

七、预后

杨丽华等报道 51 例心内膜弹性纤维增生症为婴儿心力衰竭常见病因,病死率为 20%~50%。本组系治疗好转出院后随访病例,随访过程中死亡 7 例,死亡原因为严重心力衰竭及肺炎。

参考文献

[1]杨丽华,李棠,祁大文,等.51 例心内膜弹性组织增生症的临床分析及随访报告[J].临床医学杂志,1986,2:334-338

[2]郭来成,傅国杰.小儿心内膜弹力力纤维增生症 23 例临床分析[J].宁夏医学杂志,1989,11:94-95.

[3]林淑金,胡月珍,张勇,等.心内膜弹力纤维增生症的临床诊断探讨(附 90 例分析)[J].陕西医学杂志,1994,23:548-550.

[4]全玉风,元容泰,金春权,等.小儿心内膜弹力纤维增生症 25 例临床分析[J].延边医学院学报,1993,16:113-114.

[5]廖秦平.妇产科综合征[M].北京:北京大学医学出版社,2004:242-243.

第 9 节 Weingarten 综合征

一、名称

1943 年Weingarten 等首先在斯里兰卡、印度等地发现热带性肺嗜酸性粒细胞增多症(tropical pulmonary eosinophilia,TPE),又称为 Weingarten 综合征、热带嗜酸细胞增多症(tropical eosinophilia)、嗜酸细胞增多肺浸润(eosinophile lung)等名称。此症与丝虫感染有关,在我国流行的仅有班氏丝虫和马来丝虫 2 种。

二、流行病学

TPE多见于热带和亚热带地区,其在丝虫感染中比例<1%。其发病机制为通过蚊虫叮咬人的皮肤,将携带于蚊虫中的丝虫蚴虫散播在人体内并在体内发育为成虫,寄居在肺部的微丝蚴刺激肺部引起炎症反应,同时其抗原导致的肺部过敏反应和部分抗原进入血液循环而引起肺外表现。

三、病因及病理

组织病理学急性期表现为肺泡、间质、支气管周围弥漫性嗜酸性粒细胞浸润,并可形成嗜酸性微脓肿和肉芽肿,在微脓肿中心找到变性的微丝幼,晚期可见多种炎性细胞浸润和纤维化。

四、临床表现

TPE男性多于女性，男女比例为4∶1，多见于25~40岁的青壮年。临床起病多缓慢而隐匿。常见临床症状有咳嗽、喘鸣、低热、体重下降、乏力和厌食等。咳嗽剧烈呈阵发性,夜间为重,痰黏稠,有时痰中带血。常有哮喘样发作。体检可发现除肺部干湿啰音和哮鸣音外,可伴有轻度肝大、脾大、淋巴结肿大。皮肤表现可有淋巴管炎、淋巴结炎、丹毒样皮炎、精索炎、附睾炎或睾丸炎。亦可有皮下结节,常单发,境界清晰。实验室检查外周血白细胞总数增高,嗜酸性粒细胞计数显著增高,常大于3×10^9/L,且持续数周。

但嗜酸性粒细胞的增高程度与疾病严重性和胸部X线表现没有相关性。痰液检查可见嗜酸性粒细胞。20%患者粪便丝虫卵阳性。血清微丝蚴补体结合试验呈阳性,支气管肺泡灌洗液(BALF)中嗜酸性粒细胞比例明显增高,为>25%。肺部典型X线征象为境界模糊的网状结节状阴影或粟粒样阴影,主要分布于两肺中下肺野，偶见肺门淋巴结肿大和胸腔积液。晚期患者常遗留肺间质纤维化。亦有报道大约20%的患者无异常肺部影像学表现。

五、诊断

TPE在外周血中查不到微丝蚴,而在肺和淋巴结的活检物中找到,故又叫隐性丝虫病。确诊靠在淋巴结、肝脏和肺部等活检标本可见变性微丝幼或成虫。张永祥指出,TPE患者可在外周血中找到微丝蚴,并将其作为诊断标准之一,他认为对于有慢性发热伴随呼吸道症状的患者,首先要想到本病的可能。诊断标准为:①流行病学史,如来自丝虫高发区或既往丝虫病史;②临床表现为长期发热、咳嗽或伴痰中带血等;③胸片或胸部CT可见以两侧中下肺分布为主的小片状、结节状阴影;④外周血及BALF中嗜酸性粒细胞明显升高; ⑤微丝蚴病原学或其免疫学检查阳性。具备上述1~2条为疑似病例,具备1~4条为临床诊断病例,1~5条均有为确诊病例。

六、治疗及预后

乙胺嗪(海群生)为本症首选药物,方案为6~8mg/(kg·d),每日分3次口服,持续3周。临床症状和增高的外周血及BALF嗜酸性粒细胞计数,以及异常的肺部X线改变常可在治疗开始后的7~10天内缓解。

参考文献

[1]坂本忍.広範圍症候群(新订版)Weingarten症候群[J].日本臨牀,1987,春季臨時増刊号,45:485.

[2]卢会秀.嗜酸性粒细胞及伴嗜酸性粒细胞增多性疾病[D].石家庄:河北医科大学,2010

[3]陈肖华.支气管曼氏裂头蚴病1例临床分析并文献复习[D].南宁:广西医科大学,2012.

第10节　Wellens综合征

一、名称

Wellens综合征是以心电图特征性T波为特点,伴冠状动脉左前降支近端严重狭窄的临床综合征,又称为左前降支T波综合征。1982年荷兰学者Wellens报道,在不稳定型心绞痛患者胸痛发作后,心电图胸前导联出现特征性T波改变及演变:T波持续性、对称性深倒或双向等改变及动态变化,通常不伴有S–T段偏移，提示冠状动脉左前降支近端存在>50%的严重狭窄,有高度前壁心肌梗死危险,此后人们将此类心电图改变称为Wellens综合征。Wellens综合征根据前述T波改变分为2型:1型心电图表现为心前区导联(通常为 V2 和 V3 导联)T 波对称性深倒,此类型较常见;2 型心电图表现为 V2 和 V3 导联 T 波双向。

二、流行病学

当年 Wellens 及其同事描述的一组存在一种特殊 T 波改变的不稳定型心绞痛患者,占所研究不稳定型心绞痛患者的 14%~18%。

三、病因及病理

大多数不稳定型心绞痛患者发作时常伴 S-T 段下移及 T 波倒置,而这种特征性 ST-T 改变在心肌缺血后能迅速恢复。但 Wellens 综合征患者心电图 T 波改变会在心绞痛缓解期持续存在,而患者心肌酶谱不高。Wellens 综合征发病机制目前仍未明确,有学者认为是左室前壁心肌严重缺血时心肌顿抑所致;另有学者认为心肌水肿的发展和消失可能是其心电图表现的基础。

四、临床表现

Wellens 综合征是一种高危的不稳定型心绞痛,提示左前降支近端严重狭窄,其心电图最显著的两个特点是:①心电图的 T 波改变大都出现在心绞痛缓解时或发作的静息期;②心电图 T 波改变很轻微(无 Q 波、S-T 段抬高≤1mm、胸前导联 R 波递增正常),容易被认为是"非特异性的心电图表现"而被临床(尤其是急诊科医生)所忽视,可能会发生极为严重的心肌缺血事件,一旦识别则需要急诊介入治疗。

临床上引起 T 波倒置的原因很多,其中以心肌缺血最为常见,其他原因还包括心肌炎、肺栓塞、卒中、左室肥厚、预激综合征(WPW 综合征)、幼年型 T 波及洋地黄中毒等,其中心肌炎、卒中和肺栓塞等病因结合病史能很快得到鉴别。

五、诊断

Sohnosky 等提出了 Wellens 综合征的诊断标准:既往有胸痛病史;胸痛发作时心电图正常;心肌生化标志物水平正常或轻度升高;无病理性 Q 波或 R 波振幅下降或消失;V2~V3 导联 ST 段在等电位线或轻度抬高(<0.1mV),呈凹面型或水平型;在胸痛消失期间,心电图 T 波 V2~V5(V6)呈对称性倒置或双向;冠状动脉造影提示左前降支近端严重狭窄。

六、治疗及预后

Wellens综合征患者往往存在严重的冠状动脉前降支近段狭窄,极易进展为急性前壁心肌梗死,药物治疗往往效果欠佳,但如果及时给予经皮冠状动脉介入术治疗,心肌的电及机械特性即可恢复正常。

心电图表现是识别 Wellens 综合征的最重要线索,临床应给予充分的重视,避免漏诊,对于单次发现的 Wellens 综合征患者应随诊 1 个月;对于反复出现胸痛者,常规药物治疗有效,但疗效有限,应行急诊 PCI 术。急诊 PCI 的梗死相关动脉(IRA)开通率为 85%~97.8%,住院病死率为 2.2%~8.3%,而静脉溶栓疗法的 IRA 开通率仅在 50%~70%之间,且溶栓后残余狭窄可导致再缺血事件发生,而急诊 PCI 可直接扩张 IRA,TIMI 血流 0 级者可达 90%~100%,降低了近期和远期再缺血事件的发生,也应尽早行搭桥手术,进而避免其进展为急性心肌梗死。

参考文献

[1]赵国强,张娜.Wellens 综合征一例报告[J].临床误诊误治,2016,29:38-39.
[2]胡秋玲,李晟琰,张莉,等.Wellens 综合征临床观察[J].航空航天医学杂志,2014,25:611-613.
[3]赵洪东.Wellens 综合征心电图特征分析:附两例病例报道[J].中国全科医学,2013,16:3752-3753.

第 11 节 Werdnig-Hoffmann 综合征

一、名称

Werdnig-Hoffmann 综合征又称为 Werdnig-Hoffmann 病、Werdnig-Hoffmann 麻痹(型)、婴儿脊髓-肌萎缩综合征(spinal myoatrophy syndrome)、婴儿脊髓性进行性肌萎缩、婴儿型脊肌性萎缩综合征、Hoffmann 综合征、Hoffmann Ⅰ型综合征、婴儿型肌萎缩(infantile muscular atrophy)、婴儿早期进行性脊髓肌萎缩(fruhinfantile progressive spinal amyotrophie)、儿童遗传性进行性脊髓性肌萎缩(hereditary progressive spinal muskelatrophy in kindesalter)、良性先天性肌张力减退(benign congenital hypotonia)、先天性肌无张力(myatonia congenita)等。

1862 年由 Werdnig Guido 及 Hoffmann 报道。系由于脊髓前角细胞和脑干运动神经核的退变而致神经根和肌肉的萎缩。起病于婴儿早期,以全身广泛肌萎缩与无力为特征,1~4 岁内呈进行性发展, 最后因吞咽困难或呼吸肌麻痹并发吸入性肺炎死亡。

二、流行病学

本病少见,发病率仅(0.1~1)/10 万。急性婴儿进行性脊髓性肌萎缩 (progressive spinal muscular atrophy,SMA)病因不明,大部分学者认为是常染色体隐性遗传病,部分为基因突变引起,法国学者 Melki 将 SMA 分为 3 型: Ⅰ型为急性婴儿进行性脊髓性肌萎缩(Werdnig-Hoffmann 病),Ⅱ型为中间型 SMA,Ⅲ型为少年 SMA。3 型的病变都在 D5S39 位点上,并认为后两种类型是常染色体 5q12-q14 等位基因障碍所致,发病率男性多于女性。

三、病因及病理

本病病因尚未明确。为常染色体隐性遗传。男性多于女性,常有家族性。病理检查见脊髓,尤其是颈髓与腰髓前角细胞发生肿胀变性,神经细胞消失,胶质细胞增生,脑神经运动核也有不同程度受累。神经根和周围神经出现继发性脱髓鞘改变,骨骼肌病变轻重不等,常呈对称性,头神经肌萎缩非常明显。

四、临床表现

临床表现多为出生时正常,4~6 个月出现症状,少数出生时肢体无力、喂养困难。躯干、肩胛带、骨盆带及下肢均呈对称性无力,以近端为重,仰卧时呈蛙腿样式,初期肌张力减弱,病情进行性加重,最后完全弛缓性麻痹,腱反射消失早;患儿有时因体胖而不易发现肌萎缩,有时手足变形、胸廓不对称畸形、鸡胸、桡骨头脱位等,重者(或晚期)可累及延髓而致吞咽困难、咽部积液流涎;因累及肋间肌,有时吸气时胸骨下陷,呈解离性(Seesaw 交替性)呼吸;膈肌常不受累,有的手指震颤、舌肌纤颤,但眼肌活动正常、皮肤感觉正常、智力正常。极少数病例发病较晚,进展较慢或可能停止不发展;大多数病例呈进行性加重,常于 1~4 岁内因吞咽困难或呼吸肌麻痹引起的吸入性肺炎而导致死亡。

五、诊断

有以上典型症状和家族史即可做出诊断。要点:①约在出生后 1 年发病;②肌张力、肌力低下、自骨盆肌开始后发展到四肢;③腱反射消失早,但感觉正常。应与先天性肌弛缓、进行性肌营养不良、进行性神经性肌萎缩、良性先天性肌松弛等病相鉴别。

六、预后

本病预后较差,婴儿型多于 4 岁内死亡,少年型可存活至学龄期或成年。

参考文献

[1]曾田真理子,瀨川昌.広範圍症候群(新订版)Werdnig-Hoffmann 病[J].日本臨牀,1987,春季臨時增刊号,45:273.

[2]李晓光.Werdnig-Hoffmann 病最初的报告[J].中国矫形外科杂志,2012,20:1164.

[3]黄溦,肖传絮,陈东亮.Werdnig-Hoffmann 病一例报告及文献复习[J].中国优生与遗传杂志,2003,11:127.

[4]洪庆成,江敬铭.儿科综合征[M].天津:天津科学技术出版社,1996:559-560.

第 12 节 Wernicke 综合征

一、名称

Wernicke 综合征又名 Gayet-Wernicke 综合征、Wernicke 出血性脑灰质炎、脑灰质病、出血性脑上部灰质炎综合征、出血性脑上部灰质病变综合征、出血性上部脑炎、脑脚气病综合征、Wernicke-Korsakoff 综合征、韦尼克-柯萨可夫综合征、脚气病的神经型。Wernicke 脑病(Wernicke encephalopathy,WE)是由维生素 B_1 缺乏引起的中枢神经系统的代谢性疾病。其典型临床表现为眼肌麻痹、共济失调、精神异常三联征。

二、病因及病理

病因:严重的营养障碍,特别是硫铵缺乏,致第三脑室和第四脑室与大脑导水管周围灰质的血管损害,还影响邻近有关神经血管组织，多见于饮酒过度者。WE 是由于维生素 B_1 缺乏所致的中枢神经系统疾病，临床上并不少见。因维生素 B_1 本身很少在体内合成，几乎完全依靠从外界摄入且体内储存较少，正常成人每天维生素 B_1 需求量为≤2mg，各种原因引起的摄入过少或吸收障碍，均能导致维生素 B_1 的缺乏，持续数周即可产生症状。引起维生素 B_1 缺乏的因素主要为摄入不足、吸收障碍及生理需要量增加、遗传因素、消耗增加等，如最多见的慢性酒精中毒和妊娠剧吐患者。

此代谢性脑病病变常对称性地累及乳头体、丘脑、第三脑室、中脑导水管及延髓第四脑室，其中乳头体是最易受累的部位。早期的病理改变为由受损部位神经纤维网状组织及血管周围海绵状蜕变引起的细胞毒性水肿占优势，随后出现血脑屏障被破坏、细胞内皮肿胀，外膜变薄及点状出血，最终导致胶质细胞增生、髓鞘脱失、神经元变性死亡。这种多灶性、对称性的病理基础，决定临床上定位为多部位、双侧性，是该病的特征。

三、临床表现

维生素 B_1 缺乏症又称为脚气病，可分为水肿型、心脏型和神经型，而发生以中枢神经症状和眼肌麻痹为特征的临床症状者又称为 Wernicke 综合征。本病多见于成人，小儿病例不多见。急性发病，示脑炎病征，眼球震颤，眼肌麻痹，共济失调，语言障碍，神智错乱，发病快，后果严重。

眼症状与体征：①上睑下垂，眼肌麻痹，复视（单侧或双侧，肌损多少与神经核受影响范围有关）；②眼球震颤；③瞳孔反应迟钝，或 Argyll Robertson 瞳孔；④视网膜出血，视盘水肿，视神经炎，视神经萎缩；⑤视野缺损。

全身症状与体征：①早期衰竭，厌食呕吐，焦虑或嗜睡，谵妄或昏迷，惊厥，震颤，木僵，痴呆，精神错乱，智力障碍至 Korsakoff 型精神病（酒精中毒性精神病）；②语言困难，共济失调，蹒跚步态，末梢性神经炎；③呼吸肌麻痹（常为致死原因），肺水肿，循环障碍；④血红蛋白缺少性贫血，丙酮酸高。

四、治疗

治疗方法为补充维生素 B_1。

参考文献

[1]李凤鸣.中华眼科学（上、中、下册）[M].2 版.北京：人民卫生出版社，2005：3514-3515.

[2]王发明，王坚.Wernicke 脑病综合征 10 例临床分析[J].中国临床神经科学，2006，14：410-412.

[3]宋承伟. Wernicke-Korsakoff 综合征的临床与磁共振特征[J].海南医学，2007，18（8）：27-28.

[4]李荣，张文骞.小儿 Wernicke 综合征 1 例[J].新疆医学，1997，27：54-55.

第 13 节 Wiedeman-Dysmelie 综合征

一、名称

Wiedeman-Dysmelie 综合征又名 Wiedeman-Lenz 综合征。母亲妊娠初期服用沙利度胺（德国药物，催眠镇静剂，又名酞胺哌啶酮、反应停）引起的早期胚胎病，以耳为主要的颜面障碍和以重症四肢障碍（俗称"海豹肢"）为特征。

反应停是一种用于治疗早孕反应的药物。它由美国开发，1957 年首次被用处方，20 世纪四五十年代曾在西欧广泛使用。1960 年，医生对很多新生儿四肢缩短和其他畸形的恶果开始产生警觉，究其原因发现是孕妇服用了"反应停"。

二、流行病学

由于发现该药能引起胎儿海豹肢畸形，故于 1961 年被禁用，当时全世界已约有 8000 名婴儿受害。

三、临床表现

合并各种内脏畸形，如心脏大血管畸形、肺叶发育不全、十二指肠闭锁狭窄、胆囊低形成及缺如、肾畸形等。

调查显示，孕妇怀孕时末次月经后第 34~50 天是反应停作用的敏感期，在此时间段以外服用反应停，一般不会导致胎儿的出生缺陷。一般说来，在末次月经后第 35~37 天内服用反应停，会导致胎儿耳朵畸形和听力缺失。在末次月经后第39~41天内服用反应停,会导致胎儿上肢缺失。在末次月经后第43~44天内服用反应停,会导致胎儿双手呈海豹样3指畸形。在末次月经后第46~48天内服用反应停,会导致胎儿拇指畸形。除了可导致畸胎外,长期服用反应停还可能还会引起外周周围神经炎。

四、诊断

患者的服药史十分重要。

五、预后

该药已停止供应。

参考文献

[1]木田盈四郎.広範圍症候群(新订版)サリドマイド症候群[J].日本臨牀,1987,春季臨時增刊号,45:141.
[2]周颖.反应停致短肢畸形事件[J].药物不良反应杂志,2010,12:335-337.

第14节 Williams-Campbell综合征

一、名称

1960年Williams和Campbell报道幼儿病例,伴有支气管软骨缺损的弥漫性支气管扩张5例,此后1972年Williams又报道11例,命名为Williams-Campbell综合征。

Williams-Campbell综合征(MCS)为一种少见的先天性囊性支气管扩张,又名支气管软骨发育不全。

二、病因及病理

属支气管先天发育不全,表现为有家族倾向的弥漫性支气管扩张。由4~6级支气管的软骨缺乏引起。

三、临床表现

症状:2~3岁患儿经常继上呼吸道感染后咳嗽和喘息。有患儿可至高度呼吸不全。患儿无性别差异,<10%发育延迟,50%可见鸡胸或桶状胸。胸部X线影像可见肺门阴影增加、肺过膨胀、扩张支气管(圆柱形含气状)等特征。支气管造影自3~4次分支至7~8次分支,对应呼吸周期发生扩张和萎陷。

Williams-Campbell综合征可引起显著的支气管扩张,但气管和主支气管管径是正常的。

望月吉郎等报道1例。描述此病的特点是:①支气管软骨先天性减少;②多例幼年反复感染导致患者死亡的情况;③多见杵状指和桶状胸;④支气管造影可见支气管吸气时风船样扩张和呼气时塌陷;⑤可见单侧存在病变。木本氏等报道1例70岁男性,因活动性呼吸困难就诊。血气pH 7.421,PO_2 34.5mmHg,PCO_2 48.4mmHg,严重呼吸衰竭。

四、诊断

本病应行临床加影像学表现。

五、治疗及预后

本病应抗生素治疗。终至肺心病,预后差。

参考文献

[1]藤原哲郎.広範圍症候群(新订版)Williams-Campbell症候群[J].日本臨牀,1987,春季臨時增刊号,45:400.
[2]成人支气管扩张症诊治专家共识编写组.成人支气管扩张症诊治专家共识(2012版)[J].中华危重症医学杂志,2012,5:315-317.
[3]程杰军,吴华伟编译,许建荣审校.气管-主支气管局灶性和弥漫性异常的CT诊断[J].国外医学临床放射学分册,2003,26:192-194.
[4]望月吉郎,河村哲治.Williams-Campbell症候群[J].日本臨牀,2009,67(增刊号8):968.
[5]木本てるみ,河村哲治,中原保治.重症成人型Williams-Campbell症候群(Williams-Campbell型気管支拡張症)の1例[J].日本呼吸学会雑誌,1999,37(5):首页.

第15节 Wilson-Mikity 综合征

一、名称

1960 年Wilson 和 Mikity 发现一新型新生儿呼吸窘迫症，于小于孕 36 周出生的早产儿(体重 <1.5kg)发生的一种迁延性呼吸窘迫症。胸部 X 线影像和肺组织学的特征是全肺可见泡沫肺和肺不张。

Wilson-Mikity 综合征(WMS)即肺成熟障碍综合征，又称为新生儿局灶性肺充气过度综合征、囊性肺气肿(cystic pulmonary emphysema)、早产儿肺间质纤维化(interstitial prematurity fibrosis)、新生儿囊性肺气肿(neonatal cystic pulmonary emphysema)、肺发育障碍综合征、多泡性肺气肿、婴儿肺成熟障碍综合征。

二、流行病学

此综合征较罕见，多发生于妊娠≤32 周、1.5kg 以下的极低出生体重新生儿，日本报道的发生率较高(4.8%~8.7%)。多于出生后几天至几周内发病，是一种慢性肺疾病(CLD)。

三、病因及病理

肺成熟障碍综合征主要病因是肺发育不成熟、呼吸单位变异。其他因素有氧中毒、反复乳汁吸入、宫内感染。本病发病机制是未成熟的肺泡出生后迟缓而不均匀的发育，未成熟部分肺泡充气不良而萎陷，较成熟部分的肺泡过度充气呈囊性气肿，肺间质纤维化，造成肺内气体分布不正常，血液灌流减少，V/Q 比例失调，气体交换障碍导致缺氧和二氧化碳潴留。

郑其才报道极低体重新生儿尸检 1 例。男，出生 15 小时，体重 900g。尸检：各级肺支气管腔黏膜无明显脱落；大的支气管周围可见较完整的软骨，有的管腔扩张，有的受压致狭窄；较小的支气管周围纤维组织增生，局部肺泡壁稍增厚，小动脉壁稍增厚，周围纤维组织增生，间质纤维组织轻度增生，肺泡腔有的极度扩张，有的不扩张，呈交替出现。

四、临床表现

本病发生于出生后肺部 X 线摄影显示为正常或偶有轻微呼吸困难的极不成熟新生儿，依病情轻重分为 4 型：Ⅰ型最重，症状持续 12 个月以上，有低氧血症、高碳酸血症，部分形成肺心病，需要机械通气，由于反复呼吸道感染，对氧依赖，预后差；Ⅱ型，有中等程度的呼吸不足，低氧血症，高碳酸血症，有轻度心衰，病情 1~2 周好转，1 岁左右症状消失或残留慢性肺气肿；Ⅲ型较Ⅱ型轻，血气正常；Ⅳ型最轻，呼吸短促于 2~3 个月消失。

陈琍等报道 2 例。总结本病临床特点：①低出生体重儿和早产儿；②生后 24 周出现进行性、间歇性或反复出现呼吸困难，吸氧后症状改善；③胸片示两肺呈网状、斑点状浸润影；④1/4 病例于生后 1~2 个月死亡，存活者易继发下呼吸道感染。

孙艳玲等报道 1 例。患儿出生后 4 小时胸片显示双肺纹理粗糙、轻度羊水吸入改变；3~22 天尤其肺 CT 则表现为多层面的广泛的蜂窝状气囊肿改变伴间质增厚。

五、诊断

本病诊断要点为：多见于孕期小于 32 周，起病隐匿，起病于出生后第 2~4 周。而后有呼吸困难、咳嗽、暂时发绀，可伴胸骨下、肋间吸气性凹陷，或有呼吸暂停。胸部体征不明显。

应与支气管肺发育不良鉴别：二者均易发生于早产儿，且 X 线表现极相似，前者主要与肺不成熟有关，出生后几天完全正常，出生后 24 周出现症状，一般无透明膜病和吸入高浓度氧与机械通气史；而后者多见于肺透明膜病应用高浓度氧和机械通气存活后，生后即病情严重。

六、治疗及预后

本病可死于急性期，死亡率为 25%~50%，有 10%~15%的婴儿因呼吸衰竭或右心衰竭死亡。存活的婴儿于数周或数月后症状可逐渐减轻，经数月至 2 年胸部 X 线转为正常，有完全治愈的可能。

参考文献

[1]陈琍，杨颖丽，王军，等.Wilson-Mikity 综合征 2 例报告[J].临床儿科杂志，2004，22：697.

[2]孙艳玲，汤泽中，虞人杰.Wilson-Mikity 综合征一例[J].中华儿科杂志，2003，41：64.

[3]郑其才.极低体重儿 Wilson-Mikity 综合征 1 例[J].实用医学

杂志,2002,18:403.
[4]闫淯淳,袁新宇,关立夫.婴儿肺成熟障碍综合征一例[J].放射学实践,2007,22:81.
[5]藤原哲郎.広範圍症候群(新订版)Wilson-Mikity 症候群[J].日本臨牀,1987,春季臨時增刊号,45:401.
[6]洪庆成,江敬铭.儿科综合征[M].天津:天津科学技术出版社,1996:431-434.

第16节 Wiskott-Aldrich 综合征

一、名称

Wiskott-Aldrich 综合征(Wiskott-Aldrich syndrome, WAS)是 Wiskott(1932)和 Aldrich 等(1954)报道的,WHO 分类中称为伴湿疹和血小板减少的免疫缺陷。

WAS 即湿疹 – 血小板减少 – 免疫缺陷综合征,是以湿疹、血小板减少伴小血小板、反复感染、易患淋巴系统恶性肿瘤和自身免疫性疾病为特征的原发性免疫缺陷病(primary immunodeficiency diseases, PID)。

临床表型多样,包括典型 WAS、X 连锁血小板减少症(X-linked thrombocytopenia, XLT)、间歇性 X 连锁血小板减少症(intermittent X-linked thrombocytopenia, IXLT)和 X 连锁粒细胞减少症(X-linked neutropenia, XLN)。

二、流行病学

为 X 连锁隐性遗传。发病率为(0.01~0.10)/ 万。

致病基因编码的蛋白质为 WAS 蛋白(Wiskott-Aldrich protein, WASP),是由 502 个氨基酸构成的富含脯氨酸的蛋白质。WASP 表达于所有非红系造血细胞,作用于细胞膜表面肌动蛋白细胞骨架形成的信号转导,并有助于细胞伪足小体的形成,对细胞的移动起重要作用。WASP 基因位于 X 染色体短臂的 Xp11.23-p11.22 区域,含 12 个外显子。WASP 基因突变将影响血小板生成、聚集及淋巴细胞迁移、接受抗原刺激、信号转导及活化等功能。不同于典型 WAS,X 连锁的血小板减少症为 WAS 的一种轻型表现型。XLT 仅以血小板减少伴小血小板为临床特征,患儿可能出现轻度湿疹,并可能具有正常的免疫功能。XLT 及 WAS 均系 WASP 基因突变导致。

三、临床表现

可患血小板减少出血性倾向、湿疹及易感染性等三联征,仅男性发病。大约在 25%的病例中出现。

1.出血倾向

WAS 的初期症状通常为出生 6 个月内出现血便、瘀点、瘀斑等出血倾向。患儿生后即出现血小板减少伴血小板体积减小,是该病持续、显著的特点。约为 30%的 WAS 患儿确诊前有过危及生命的出血(消化道大出血、脑出血等)。

2.湿疹

典型的异位性湿疹见于大约 80%的 WAS 患儿。>30%的 WAS 患儿伴嗜酸性粒细胞增多症。

3.感染

反复感染是常见症状。对 154 例 WAS 病例调查发现化脓性外耳道炎发生率为 78%,肺炎 45%,鼻窦炎 24%,肠道感染 13%。严重感染如败血症发生率为 24%,脑膜炎 7%。患儿也可发生严重的病毒感染,如巨细胞病毒(CMV)、EB 病毒(EBV),水痘病毒感染发生率为 16%,单纯疱疹病毒为 16%,传染性软疣病毒为 9%。耶氏肺孢子菌和念珠菌感染的发生率分别为 9%和 10%。免疫学上呈进行性 T 细胞功能不全、对多糖体抗原的抗体产生不良、血清 IgA 及 IgE 增加和 IgM 低下为其特征。可患慢性呼吸道感染症。

又有报道感染发生率为 100%,可致肝脾淋巴结肿大,长期感染者又会淋巴结萎缩。病毒感染多见巨细胞病毒、单纯疱疹病毒、水痘病毒。细菌感染:不同文献报道,败血症(24%)、真菌感染(10%)、耶氏肺孢子菌肺炎(9%)。

4.自身免疫性疾病

自身免疫性疾病在 WAS 患儿中的发生率为 40%,其中 25%的患儿存在多种自身免疫现象。最常见的为自身免疫性溶血性贫血(AIHA)、中性粒细胞减少症(25%)、关节炎(10%~29%)、血管炎(3%~22%)、炎症性肠病(3%~9%)和肾脏疾病(3%)。

5.恶性肿瘤

WAS 患儿可合并患恶性肿瘤,较多见于成人期,平均发生率为 13%,发生肿瘤平均年龄为 9.5 岁。主要为淋巴网状恶性肿瘤(EBV 阳性的 B 细胞淋巴瘤最常见)，有个别胶质瘤、听神经瘤和睾丸癌的报道。肿瘤发生率随年龄增长而增加。

四、诊断

男性患者，反复感染，当出现血小板减少出血、湿疹、IgM 减少，IgE 和 IgA 增加，可考虑本病。CD^{+}_{43}T 细胞减少，血小板体积减小是本病显著标志。WASP 基因分析可确诊。

五、治疗

抗感染使用广谱强效抗生素或抗病毒药。静脉滴注丙种球蛋白 400mg/(kg·d)，每 2~3 周一次，可有效预防感染。对成年患者也要抗感染。治疗血小板减少出血。治疗重叠的自身免疫病，首选糖皮质激素，在控制病情后应迅速减量维持，慎用“抗癌免疫抑制药”。

骨髓移植：HLA 配型完全吻合的异体移植，成活率为 90%，配型半吻合的移植成活率为 65%，无关供体移植成活率为 34%。一般主张于 5~6 岁进行移植。造血干细胞移植对成年人也主张实施。

六、预后

44%的患儿在 3.5 岁死于感染。23%死于出血，干细胞移植后发生率大大下降。生存至 >20 岁时，患者生存质量会明显提高。26%患者死于恶性肿瘤。生存至 >30 岁时，恶性肿瘤特别是恶性淋巴瘤发生率会明显升高。

法国萨利马·哈桑 (Hacein)– 贝·阿比纳(Abina)等研究证实，对于 Wiskott-Aldrich 综合征患者，采用基因疗法治疗是可行的。

参考文献

[1]伊藤節子.広範圍症候群(新订版)Wiskott-Aldrich 症候群[J].日本臨牀，1987，春季臨時增刊号，45:1042.

[2]赵琴，蒋利萍，于洁，等.24 例 Wiskott-Aldrich 综合征患儿基因型与临床表现型的关系 [J]. 第三军医大学学报，2011，33:1404–1407.

[3]肖慧勤.赵晓东.Wiskott-Aldrich 综合征的临床研究进展[J].实用儿科临床杂志，2009，24:1682–1685.

[4]张志勇，赵晓东.儿童 Wiskott-Aldrich 综合征诊断与治疗[J].中国实用儿科杂志，2013，28:676–679.

[5]张源潮.免疫病学[M].北京:科学出版社，2011:725–727.

[6]吕艺.严重威斯科特–奥尔德里奇综合征患者接受基因治疗后的转归[N].中国医学论坛报，2015-05-14(美国医学会杂志专版E4).

第 17 节　皱皮综合征

一、名称

皱皮综合征(wrinkly skin syndrome)又称为皮肤皱纹综合征。全身皮肤广泛的皱纹或皱褶，同时有眼部异常、发育迟缓、身材畸形与智力障碍。

二、病因及病理

本病为常染色体隐性遗传，父母有血缘关系，皮肤活检无异常的弹力纤维或胶原纤维，此点可与其他皮肤皱褶性综合征相鉴别。

三、临床表现

眼症状与病征：①眼睛高度近视；②脉络膜视网膜病变，视神经部分萎缩。

全身性表现：①皮肤干燥伴大面积皱纹(包括手掌与足底)，皮肤弹性丧失，面部无异常的皱纹或皱褶；②发育迟缓，智力低下，肌张力减弱；③身体姿态不良，驼背，短身材，胸壁静脉怒张，翼状肩。

Casamassima A C 等撰文综述了本综合征的表现及其他各种表现。

四、诊断

诊断：①皮肤活检；②临床表现。

五、预后

视力部分障碍，不直接危及生命。

参考文献

[1]李凤鸣.中华眼科学(上、中、下册)[M].2 版.北京:人民卫生出版社，2005:3516–3517.

[2]Casamassima A C，Wesson S K，Conlon C J. Wrinkly skin syndrome:phenotype and additional manifestations [J].Weiss F H American Journal of Medical Genetics 1987–4 PubMed.

X

第 1 节 X 连锁无丙种球蛋白血症

一、名称

无丙球蛋白血症(AG)为遗传性免疫球蛋白缺乏症,分两型。一种称为瑞士型(Swiss-type),是重症复合免疫缺陷病的一种,属常染色体隐性遗传。另一种称为 Bruton 型,属 X 连锁隐性遗传病,故又称为 X 连锁无丙种球蛋白血症 (X-linked agammaglobulinemia,X-LA)。主要涉及体液免疫缺陷。

1952 年 Bruton 最早报道, 称 Bruton 型无丙种球蛋白血症。1971 年 WHO 专业委员会提议命名为 X-linked-agammaglobulinemia (XLA)。XLA 的特征是,血清免疫球蛋白显著减少或缺如,血中 B 细胞缺如造成抗原抗体的生成障碍, 淋巴组织中的浆细胞缺如,表现为伴性别遗传的形式。1980 年 Fleisher 报道兄弟及舅父 2 人血清免疫球蛋白低下及成长激素(GH)缺损造成低矮家系。提倡称之为伴 GH 缺损的 XLA。

近 50 年对原发性免疫缺陷病(PID)的认识出现质的飞跃。PID 为单基因遗传病,按照国际分类标准,分为七大类,原发性体液免疫缺陷病为发病率最高的类型之一。其中大部分患者的发病机制为 B 淋巴细胞发育缺陷及酪氨酸激酶(Byoton's tyrosine kinas,BTK)缺陷导致的 X 连锁无丙种球蛋白血症(XLA),占 85%。

二、流行病学

发病率为(0.5~1.0)/10 万,遗传学分析结果证实,致病基因 BTK 位于 X 染色体 q21.3-22,BTK 基因,全长 37.5kb,含有 19 个外显子,除第 1 外显子外,其余 18 个外显子编码 BTK 蛋白的 659 个氨基酸。

三、临床表现

症状开始出现常在 1 岁以内,但由于诊断水平各异, 因此平均确诊年龄为 (2.9 ± 2.9) 岁, 非家族性(3.5 ± 3.5)岁较家族性(2.5 ± 2.2)岁诊出较迟。

杜传书统计 96 例临床表现:耳、鼻、喉部感染 75 例,肺部感染 65 例(肺炎 54 例,支气管炎 9 例),胃肠道感染 35 例,脓皮病 28 例,关节炎 20 例,脑部感染 16 例,败血症 10 例,白细胞减少症 10 例,不明原因发热 4 例,生长发育障碍 3 例,免疫并发症 3 例,骨髓炎 3 例,皮肌炎 1 例。

症状:通常出生后 3~6 个月反复性细菌感染及病毒感染迁延。感染症有肺炎、支气管炎、中耳炎等气道感染症,还有皮肤化脓症、髓膜炎。症状:Fleisher 报道 4 例中的 2 例患反复性中耳炎及上气道炎细菌感染。

XLA 为 X 连锁隐性遗传, 完全传递, 仅男性受累,每例 BTK 突变患者均有症状。XLA 患者临床过程差异大,大部分患者诊断年龄 <5 岁,也有少数患者由于临床表现轻,成年后才得到诊断。20%散发者首诊 <1 岁,表现为坏疽性脓皮病、肛周脓肿、蜂窝织炎、脓疱病;50%散发者首诊于 1~3 岁,表现为反复中耳炎、鼻窦炎,肺炎、关节炎、脑膜炎出现率高,腹泻、结膜炎常见;>3 岁的患儿有因反复感染住院史;其他相对无症状直到 5~6 岁上学; 假单胞菌或链球菌败血症、白细胞减少易出现于较大年龄患儿。

并发症:3/4 的 XLA 病例均有慢性感染。呼吸道及相邻的黏膜表面最易累及。感染几乎均为化脓性的,不容易解释是慢性胃肠炎仅占 <10%的病例,而这种患者经常有急性胃肠炎。常见低丙种球蛋白血症或选择性 IgA 缺乏症患者,慢性肠胃炎也多见。

四、诊断

本病应行免疫学指标和遗传学检测。

五、治疗及预后

慢性感染最终导致严重后果。约为50%的病例发展为慢性肺疾患，1/5患者出现肺心病。中枢神经系统及中耳感染致听力下降，语言能力延迟以及学习障碍。这类后果占15%~30%病例。约2%出现恶性变，如网织细胞肉瘤，淋巴瘤，即淋巴网织系统肿瘤。大多数病例死于慢性感染。直接原因主要是反复发作的肺部感染，继发肺心衰竭以及播散性肠病毒感染进而导致多器官衰竭。患者的平均死亡年龄为17岁。

参考文献

[1]向田直史，河合忠.広範圍症候群(新订版)X-linked agammaglobulinemia[J].日本臨牀，1987，春季臨時增刊号，45:1043-1044.

[2]贺建新，赵顺英，江载芳.17例X-连锁无丙种球蛋白血症临床表型分析[J].中国当代儿科杂志，2008，10:139-141.

[3]杜传书.X伴性无丙球蛋白血症[J].国外医学内科学分册，1987，14:145-147.

第2节 X连锁淋巴增殖综合征

一、名称

X连锁淋巴增殖综合征（X-linked lymphoproliferative disease，XLP）又称为X伴性淋巴增殖综合征、Duncan病、X-连锁淋巴细胞异常增生症，是一种局限性免疫缺陷病。

1975年Purtilo等发现一个家系中18个男性有6人出现良性或恶性淋巴细胞增生和组织细胞增加等症候，其后即以这个家系的名字作为病名，称之为Duncan病。至1978年Hamilton等收集到20个本病征的家系后，使本病的概念更加明确，并提出X连锁淋巴增殖综合征的诊断名称和诊断标准。

二、流行病学

XLP是一种少见的X连锁隐性遗传性免疫缺陷病，该病在男性中的发病率约为1/100万。

现在根据突变基因的不同，XLP可以分为XLP-1和XLP-2两种类型，其中XLP-1型由SH2D1A基因突变引起，XLP-2型由BIRC4基因突变造成。该病通常是由Epstein-Barr病毒（EBV）感染诱发，进而导致各种免疫细胞功能改变，尤其是CD^{+}_{8}T细胞、NK细胞和NKT细胞的细胞毒性作用的变化，从而诱发致死性噬血淋巴组织细胞增生症（hemophagocytic lymphohistiocytosis，HLH）或爆发性传染性单核细胞增生症（fatal infectious mononucleosis，FIM）。

三、病因及病理

本病是一种局限性免疫缺陷病，具体说来就是患儿对EB病毒（Epstein-Barr virus）有先天性免疫缺陷。在受到EB病毒感染后，引起B细胞多克隆性增殖，形成传染性单核细胞增多状态。同时T淋巴组织或T淋巴细胞反而萎缩或减少。倘若是B细胞本身缺陷、免疫系统成熟程度的差异、EB病毒感染时数量和株种的差异及机体所处状态不同，或者其他某些遗传基因修饰因子的作用等，致使B细胞由多克隆增殖渐渐转化为单克隆增殖，进而形成恶性淋巴癌。

此外，有些学者近来认为患者体内自然杀伤细胞（natural killer cell，NK细胞）活性低下是易患恶性淋巴瘤的因素之一。

四、临床表现

大多数XLP在出现典型的临床症状之前都具有较强隐匿性，即使出现临床症状后，临床症状的类型也很复杂，因此对该病的早期诊断仍然较为困难。

(1)本病有明显的家族史，且仅见于男性发病。

(2)首次发病年龄为6个月至22岁。

(3)主要临床表现有发热、咽峡炎、淋巴结和肝脾大、异型淋巴细胞增加、免疫球蛋白异常（无丙种球蛋白血症、多克隆性高丙种球蛋白血症等多样变化均可发生）。

(4)胸腺内淋巴细胞消失或胸腺上皮结构破坏，淋巴结、脾脏的胸腺依赖区淋巴细胞减少。但淋巴细胞幼稚化反应，分化成浆细胞的功能存在，造血组织、中枢神经系统及内脏有淋巴细胞、浆细胞、组织细胞浸润，有时可见白血病样改变或网状内皮细胞增生样改变，尤其是胸和中枢神经系统易发生淋巴系统肿瘤。

(5)常伴有高 IgM 的免疫不全症,常见的有麻疹肺炎、全身性种痘后痘疮疹等。

(6)实验室检查。患者的 B 细胞感染 EB 病毒后,在体外培养下能自发地发育增殖;患者的唾液可使新生儿脐带血中的淋巴细胞发生形态改变;患者血清中 EB 病毒抗体呈阴性。

(7)临床分型:Hamilton 把本病分为 4 种临床类型。

A 型:急性致死性传染性单核细胞增生症,发病后多在 <4 周死亡, 本型占全部病例 >50%, 约为 55%。

B 型:多同时兼有急性致死性传染性单核细胞增生症和恶性淋巴瘤(大多属于免疫母细胞肉瘤),占全部病例的 15%。

C 型:EB 病毒感染后产生免疫功能不全、低丙种球蛋白血症、骨髓增生低下、机体对 EB 病毒产生抗体的能力低下等,此型约占全部病例的 15%。

D 型: 是无明显 EB 病毒感染的表现而发生的恶性淋巴瘤,此型也占全部病例的 15%。

五、治疗及预后

XLP 患者如果未经造血干细胞移植 (HSCT)治疗,死亡率极高。截至目前的资料显示,绝大多数的 XLP 患者于 <40 岁死亡,其中约 70%死于 <10 岁。所以对该病的早期诊断并及时进行 HSCT 治疗显得尤为重要。

本病预后很差, 仅有 <20%的生存率且绝大多数属 C 型病例。约 50%的病例在发病后 4 周内死于致死性传染性单核细胞增生症, 有 15%~30%的病例死于恶性淋巴瘤。

参考文献

[1]洪庆成,江敬铭.儿科综合征[M].天津:天津科学技术出版社,1996:568-569.

[2]杨曦.X-连锁淋巴细胞异常增生症的临床、基因和蛋白分析[D].重庆:重庆医科大学,2011.

Y

第 1 节　黄甲综合征

一、名称

黄甲综合征(yellow nails syndrome,YNS)是一种罕见的疾病,1964 年 Samman 和 White 首先报道 13 例,其特征是甲色变黄伴淋巴水肿。1966 年 EmerSonll 提出黄甲、淋巴水肿、胸腔积液三联征。1972 年 Hiler 等提出三联征中出现 2 个症状即可诊断黄甲综合征,淋巴管造影显示淋巴管发育异常或淋巴结缺如可明确诊断。

二、流行病学

到目前为止全世界报道了 100 多例 YNS,国内报道 10 余例。

国外文献报道 YNS 可发生于任何年龄,有的患者出生时即有淋巴水肿,但多见于成人和老年人,平均年龄 44 岁,男女比例为 1∶1.6,国内 13 例中男性多于女性,发病年龄 10~89 岁,年龄最小的病例出生后即有反复发作的下肢淋巴管炎症及阻塞症状。

三、病因及病理

本综合征是由淋巴管发育障碍或阻塞引起体液循环障碍造成指甲处淋巴淤积而变黄,也使淋巴淤积在皮下结缔组织淤积而形成水肿和胸液,经淋巴管造影可证实。通过淋巴管造影可发现淋巴结缺如、闭塞、发育不全或扩张,若无闭塞则可能是微淋巴管受累。淋巴畸形的机制尚不清楚,可能与遗传、感染因素有关。

四、临床表现

YNS 的典型表现为淋巴水肿、生长缓慢的黄指(趾)甲及胸腔积液(通常为渗出液)。黄甲为 YNS 的特异性表现,指(趾)甲生长缓慢,<0.25mm/ 周,呈黄色、黄绿色或略带黑色,可见横嵴、横沟,甲板过度弯曲、增厚,有的可剥离。其他特征为鼻窦炎、心包积液、肺慢性病变(慢性支气管炎、支气管扩张、胸膜粘连)等。

三联征具备的占 40%~60%。黄色指甲是全体特征。Maldonado 等报道 41 例,黄色甲以外,淋巴水肿 63%,慢性咳嗽 56%,胸腔积液 46%,支气管扩张症 44%,慢性鼻旁窦炎 41%,反复肺炎 22%。淋巴水肿呈非压痕性,在两侧下肢多见,上肢及面部也可见。胸腔积液一般呈双侧性,胸腔积液性状为淋巴细胞居多的渗出液,约 30%为乳糜胸腔积液。

肺部病变:63%的病例有慢性支气管炎、支气管扩张、胸膜粘连、肺炎等胸膜肺部病变;胸腔积液通常是黄甲综合征最后出现的症状,>50%是双侧胸腔积液,胸腔积液中含有大量的蛋白质、乳酸脱氢酶,为淡黄色透明渗出液,蛋白质含量 >40g/L,白细胞分类以淋巴细胞为主,胸腔积液呈慢性进行性生长,出现前常有呼吸道反复感染史,可有慢性咳嗽、咳痰。有人认为胸腔积液是由于感染等因素加重了淋巴循环障碍的结果。黄甲综合征不仅累及胸膜,也累及其他浆膜,如心包、结膜,肠淋巴管扩张还导致了乳糜性腹水。

鼻窦炎:1994 年的报道认为鼻窦炎是这个综合征的一部分。有文献报道 25%黄甲综合征并发鼻窦炎,鼻窦 CT 检查示黏膜增厚。黄甲综合征还与许多疾病相关,如类风湿关节炎、糖尿病、睡眠呼吸暂停综合征、甲状腺异常,包括淋巴瘤性甲状腺炎、甲状腺功能减退、甲状腺功能亢进。国外文献有 YNS 合并恶性肿瘤的报道,如喉癌、子宫内膜癌、膀胱癌、胆囊癌,通过手术肿瘤切除和化疗后黄甲迅速被正常甲取代。有些作者认为肿瘤可加重或使淋巴功能失常，黄甲综合征可能是副肿瘤综合征的一个表现。此外，还有合并雷诺病、真菌感染，少数患者有免疫功能异常。Lehuede报道2例类风湿关节炎患者应用硫醇化合物治疗后出现黄甲综合征，考虑与这类药物有关。

1986年Nordkild等总结了文献报道的97例患者，其中89%的病例出现黄甲，80%的病例有不同程度的淋巴性水肿，36%的病例有胸腔积液，多为双侧。三联征同时出现者仅27%。

五、诊断

诊断主要依靠临床表现。三联征中有两个表现即可诊断，淋巴管造影显示淋巴管发育异常或淋巴结缺如可明确诊断。黄甲综合征应与结核性胸膜炎、癌性胸腔积液相鉴别。此外，还应与原发性指甲疾病、早发性淋巴水肿及继发于肿瘤、感染等阻塞性淋巴水肿的甲病相鉴别。

六、治疗及预后

YNS缺乏特效治疗药物，仅可对症治疗。YNS病情严重的表现之一是淋巴水肿和胸腔积液持续存在，而且很难自行缓解或经治疗改善，有因严重感染和并发恶性肿瘤而死亡的报道。

参考文献

[1]大熊守也. 広範圍症候群(新订版)Yellow nail 症候群[J]. 日本臨牀，1987，春季臨時增刊号，45：1255.
[2]谢军，杨振.黄甲综合征1例并文献复习[J].临床肺科杂志，2011，16：1296-1298.
[3]郭爱桃，韦立新，刘长庭.黄甲综合征尸体解剖1例并文献复习[J].诊断病理学杂志，2006，13：447-448.
[4]邓笑伟，刘长庭，蔡少华，等.黄甲综合征一例并文献复习[J].中华老年医学杂志，2004，23：176-178.
[5]坂本透，檜澤伸之.知っておきたい内科症候群?黄色爪症候群yellow nail syndrome[J]. 内科，2012，109(6)：1176-1177.

Z

第1节　Zollinger-Ellison综合征

一、名称

1955年Zollinger和Ellison首先报道了2例以顽固性溃疡、高胃酸分泌、胰腺非β细胞瘤为特征的病例，故以此命名为Zollinger-Ellison综合征(Zollinger-Ellison syndrome,ZES)、卓－艾综合征。1961年Gregory和Tracery从这种肿瘤中提取出活性物质并确定为胃泌素,又称为促胃液素,遂将肿瘤定名为胃泌素瘤或促胃液素瘤,是胰岛G细胞肿瘤。

二、流行病学

国外文献报道胃泌素瘤(gastrinoma)的发病率为(0.1~15.0)/100万。0.1%的消化性溃疡和2%~5%的复发性溃疡是由胃泌素瘤引起的。在我国胃泌素瘤的发病率居胰十二指肠内分泌肿瘤的第3位,低于胰岛素瘤和无功能性胰岛细胞瘤。胃泌素瘤是罕见病,综合国内文献,自1965年至今仅报道了78例。

三、病因及病理

病理检查能肯定胃泌素瘤的诊断,但对其良恶性却无可靠的判断依据。胃泌素瘤在组织学上和生物学行为与类癌相似,特点是形态良性,行为恶性,是开始就是恶性还是较小的时候为良性，长大到2~3cm直径时就成为恶性,尚待探讨研究。与类癌相似,胃泌素瘤直径>2cm后易发生转移,尤其是肝转移。这就可以解释为何位于十二指肠的原发胃泌素瘤多数直径<1cm,绝大多数为良性,而位于胰腺的原发病变较大且恶性居多。

四、临床表现

胃泌素瘤主要在胰腺(80%),十二指肠(13%)、胃(1%)也有发生,罕见于肺、卵巢。

总结国内78例胃泌素瘤患者的主要临床表现,以出现多少为序:上腹部不适、腹痛、消化道出血、呕吐及反酸、腹泻及消化道穿孔等,多数患者由于上消化道出血和消化道穿孔接受了第1次手术,最多者接受了5次手术。合并多发性内分泌腺瘤Ⅳ型(multiple endocrine neoplasm,MEN-Ⅳ)者还伴有多汗、心悸、骨折、复视及泌乳等症状,有明确家族史。

胃泌素瘤生长缓慢，但原发灶有多中心倾向,且常为恶性。据报道,50%~61%的胃泌素瘤为恶性,其中80%已转移,转移部位依次为肝、淋巴结、脾、腹膜、胃及皮肤。>50%的良性肿瘤为多发性。有作者收集分析了22例ZES病例,术后病理证实,单发于十二指肠者6例,胰腺3例,淋巴结伴肝转移5例,胃窦部1例,十二指肠合并胰腺1例,十二指肠合并淋巴结3侧,另3例有典型临床表现而未发现肿瘤。其中18例(81.8%)有肝转移,1例在十二指肠内有>10个的瘤体,为多发性腺瘤病(MEN)-Ⅰ型。

胃泌素瘤分为散发型和MEN-Ⅳ型，散发型多见。有10%~25%的胃泌素瘤属于MEN-Ⅳ型,可合并甲状旁腺、垂体、胰腺及肾上腺皮质等的病变,相对于散发型而言,MEN-Ⅳ型有以下特点:①有明确的家族史,家系中有第11对染色体q13的变异;②胃泌素瘤常为微小、多发且多分布于十二指肠及其他部位;③肿瘤生长相对缓慢,带瘤生存时间长,预后较好。

五、诊断

定位诊断很重要。

六、治疗及预后

胃泌素瘤的预后较好，完全切除胃泌素瘤后,经胃泌素测定正常的患者 10 年生存率为 90%~100%。即使存在淋巴结转移，肿瘤完全切除者 10 年生存率也在 85%以上。胃泌素瘤不能切除或不能完全切除的患者 5 年和 10 年生存率为 43%和 25%。肝转移是预后不良的标志。近年的研究已证实，手术可改变肿瘤的自然病程，并使部分患者获得终生治愈。

胰腺胃泌素瘤大多为恶性。

参考文献

[1]青木照明，柏木秀幸.広範圍症候群(新订版)Zollinger-Ellison 症候群[J].日本臨牀，1987，春季臨時增刊号，45:595.

[2]赵刚，吴志勇.胃泌素瘤诊治现状[J].肝胆胰外科杂志，2007，19:60-62.

[3]沈莉菁，张达荣.卓－艾综合征诊断和治疗的研究现状[J].胃肠病学，2000，5:243-245.

第 2 节 Z 综合征

一、名称

Z 综合征(Z syndrome)是以代谢综合征(MS)同时伴有睡眠呼吸暂停为临床特征的一组疾病。阻塞性睡眠呼吸暂停低通气综合征(OSAHS)患者人群多表现出高血压、血糖异常、血脂异常、肥胖、胰岛素抵抗聚集现象，流行病学和临床研究都反复证实了 OS-AHS 是一种发病率高、危险性大、可累及多系统并造成多器官损害的疾病，与 MS 叠加出现，不仅导致或加重呼吸衰竭，还是高血压、冠心病、充血性心力衰竭、心律失常、卒中等多种心血管疾病的独立危险因素。甚至有学者提出，OSAHS 也是心血管的危险因素，OS-AHS 是 MS 的一个组分。并有研究者将 OSAHS 和 MS 的其他组分合并分析，指出这些组分按对心血管疾病的贡献排序为肥胖、OSAHS、胰岛素抵抗、高血压、高血脂。

二、流行病学

OSAHS 与心脑血管疾病发病率密切相关，并与多个心血管危险因素丛集出现，如高血压、2 型糖尿病、高脂血症。近期研究显示，OSAHS 与 MS 发病相关，并且独立于肥胖因素，二者合并出现对心血管损害更为严重。一项西班牙小型临床研究显示，在 OS-AHS 患者中 MS 比例高达 43%~81%(轻中度患者 43%，重度 81%)。印度一项 2860 例调查显示，MS 中 Z 综合征的发病率为 77%。Z 综合征患者器官损害的发生率和严重程度均高于单纯 MS 患者。高血压危害主要是引起心脑血管并发症，越来越多的证据显示血压变异性与高血压靶器官损害的关系更为密切，对心血管疾病风险预测价值更高。Z 综合征患者临床特点鲜明，具多重危险因素，夜间频繁出现间歇性缺氧，血流动力学变化大，血压变异性大。

国内张希龙等发现老年患者中二者的并存率高达 28%，且 MS 患病率与阻塞性睡眠呼吸暂停综合征(OSAS)严重程度相关。二者叠加将导致多种疾病的发生和发展。

三、病因及病理

OSAS 与MS 存在许多的交叉点，二者相互影响，低氧血症、高碳酸血症、睡眠剥夺与觉醒促进了 MS 的发生与发展。同时胰岛素抵抗(IR)、肥胖等代谢紊乱促进了 OASA 的发生，各种代谢紊乱也相互影响，OSAS 与 MS 是否互为因果有待进一步研究，同时关于二者相关的动物模型及动物研究有待进一步展开。

四、临床表现

OSAS 作为全身疾患的独立危险因素，如果不及时进行干预治疗，可引起自主神经及内分泌功能紊乱，长期发展可引起高血压病、脑卒中、冠心病、心律失常、糖耐量异常、认知功能障碍等。近年来，OSAS 对人体多系统脏器，特别是心血管系统的损害越来越受到关注。

随着 OSAHS 严重程度的加重，血压的变异性也越大，并且收缩压的血压变异更突出。夜间收缩压下降率也明显下降。多元线性回归发现，呼吸暂停低通气指数(AHI)和 24 小时收缩压标准差呈正相关，和夜间收缩压下降率呈负相关。马庆春等研究 Z 综合征呼吸暂停程度与血压变异性相关性。从动态血压检测(ABPM)取得短时血压变异的指标，说明 OSAHS 患者夜间呼吸事件发生时，明显影响患者的短时收缩压变异性。AHI 越高，24 小时收缩压变异性越大，而夜间收缩压的下降越小。本研究表明 MS 合并 OSAHS 患者血压明显高于单纯 MS 患者，OSAHS 程度越重，血压变异性越大，在 24 小时血压监测的短时血压变异性表明收缩压受 AHI 的影响更大。提示在血压及多种危险因素控制的同时，针对 OSAHS 合并 MS 患者纠正睡眠呼吸暂停具有积极的意义。

刘丽红等观察代谢综合征对 Z 综合征的预测价值。选择高血压患者 96 例，检测血压、血脂、血糖。所有患者行多导睡眠图监测，AHI≥5 次 / h 纳入 OSAHS 组，AHI<5 次 / h 者纳入非 OSAHS 组。结果：年龄 40~70 岁及超重或肥胖、难治性高血压、代谢综合征患者患 OSAHS 风险增加（OR=5.82~30.60，$P<0.01$），其中代谢综合征的相对危险度最大。OSAHS 合并代谢综合征的患者中 60.78%为重度 OSAHS，OSAHS 未合并代谢综合征的患者中 20.00%为重度 OSAHS。代谢综合征诊断 OSAHS 的敏感性为 90.07%，特异性为 75.00%，阳性预测值为 83.61%，阴性预测值为 85.71%。结论：代谢综合征患者患 OSAHS 的风险较非代谢综合征患者明显增加，且患重度 OSAHS 的风险有增高趋势。

五、诊断

2005 年国际糖尿病联盟代谢综合征全球共识规定，诊断代谢综合征必须具备。①中心性肥胖：男性腰围≥90cm，女性腰围≥80cm。②另加下列 4 个因素中任意两项：a. 甘油三酯（TG）水平升高至 >150mg/dL（1.7mmol/L），或已接受针对此脂质异常的特殊治疗；b. 高密度脂蛋白胆固醇（HDL-C）水平降低，男性 <40mg/dL（1.03mmol/L），女性 <50mg/dL（1.29mmol/L），或已接受针对此脂质异常的特殊治疗；c. 血压升高，收缩压≥130mmHg，或舒张压≥85mmHg，或此前已被诊断为高血压而接受治疗；d.空腹血糖升高；空腹血糖≥100mg/dL（5.6mmol/L），或已被诊断为 2 型糖尿病。如果空腹血糖≥100mg/dL（5.6 mmol/L），则强烈推荐行口服葡萄糖耐量试验（OGTT）。

OSAS 是指睡眠期间上气道反复阻塞，每夜 7 小时睡眠中，呼吸暂停反复发作 >30 次，或 AHI（即平均每小时睡眠中的呼吸暂停次数 + 低通气次数）≥5 次 /h。低通气是指睡眠过程中口鼻气流较基线水平降低≥30%，并伴有动脉血氧饱和度（SaO_2）下降≥4%，持续时间≥10 秒；或口鼻气流较基线水平降低≥50%，并伴有 SaO_2 下降≥3%，持续时间≥10 秒。

临床上 OSAS 主要表现为夜间打鼾、频繁的呼吸暂停、憋气记忆力减退、多梦、头痛、头晕等。

参考文献

[1]马庆春，韩芳，孙宁玲，等.Z 综合征呼吸暂停程度与血压变异性相关研究[J].中国实用内科杂志，2015，35：151-153.

[2]刘丽红，董婷，麦一峰.代谢综合征对 Z 综合征的预测价值分析[J].心脑血管病防治，2012，12：474-476.

[3]张楠，侯瑞田.代谢综合征与睡眠呼吸暂停综合征研究进展[J].承德医学院学报，2014，31：524-526.

[4]邝良鉴，陈飞鹏.睡眠呼吸暂停低通气综合征与代谢综合征的关系[J].广东医学，2011，32：1352-1354.

其 他

第1节 10q三体综合征

一、名称

10q 三体综合征(10q trisomy syndrome)又称为侏儒 - 视网膜萎缩 - 耳聋综合征,1972 年 de Grouchy、Francke 等报道首例。

二、临床表现

1.症状

出生后婴儿期(1 岁内)正常,发病于出生后第 2 年。皮肤对光敏感,伴有色素沉着和萎缩性瘢痕;视力减退或失明;出现进行性耳聋;智力障碍,渐渐言语不清,情绪失常;步态不稳,运动失调。

2.体征

侏儒,伴四肢长,手足大;肌与骨骼异常,四肢屈曲变形,脊柱后凸,驼背;颅骨变厚,皮下脂肪萎缩,双眼凹陷,鼻消瘦,呈老人面容;下颌前突;视神经萎缩伴视网膜色素沉着,瞳孔对散瞳药反应差,白内障;部分病例有肝脾大的现象;随着年龄增大但性发育迟缓,出现腋毛和阴毛。

小头颅,宽前额,扁平脸,小眼裂,小眼球,眼裂斜下,眼距宽,耳廓变形,细长指等。漏斗胸,脊柱后弯、侧弯,隐睾,心脏畸形,肾脏畸形,白内障,视神经萎缩等。

三、预后

多出生后于早期死亡。

10q22 或 23→q 三倍体型全都合并腭裂,子宫内发育差,出生体重低,几乎出生后早期即死亡。10q25→q 三倍体型合并内脏畸形的少。10q11→q21 三倍体型作为综合征的表现少,有小眼球症,右手第 1 指在重复动作,尿道下裂。报道病例较多的 10q24→q 三倍体型在出生时体重低,此后发育也差。报道病例约半数在乳儿期死亡。但也有病例存活至 30 岁。一般呈重度精神迟钝,也有轻中度的。

参考文献

[1]野本直记.広範圍症候群(新订版)l0q トリソミ-症候群[J].日本臨牀,1987,春季臨時增刊号,45:40.

[2]刘辅仁.实用皮肤科学[M].3 版.北京:人民卫生出版社,2005:1069.

第2节 11p三体综合征

一、名称

11p 三体综合征(11p trisomy syndrome)。1972 年由Francke 发现。

二、临床表现

本病有特征的样貌和局部畸形,内脏畸形,中枢神经系统异常。重度的神经运动发育延迟,难治性癫痫。低而宽的鼻与圆而扁的面颊构成特有面貌,肌紧张度的低下和下肢的僵直,睾丸的位置异常。

因咽下困难致反复发作的上呼吸道炎症及肺炎。漏斗胸。

参考文献

[1]西見寿博,中嶋博文,橋本武夫. 広範圍症候群(新订版) 11p トリソミ- 症候群[J].日本臨牀,1987,春季臨時增刊号,45:42.

第3节 11q 部分三体综合征

一、名称

11q 部分三体综合征(11q partial trisomy syndrome)又称为 11 号染色体长臂部分三体综合征。主要由亲代平衡易位携带者遗传。由 11 号染色体长臂部分重复,多涉及 q23→qter 片段的三体所引起的畸形。大多数断裂点位于 q23.1,提示在此部位上有个脆性带。有些病例断裂点更靠近侧,局限于 q1 及 q2 两处。

11q 部分三体综合征极为罕见,1972 年 Tusques 等首先发现本病,1975 年 Aurias 等根据 9 个病例的资料命名了这一综合征,至今世界上仍很少报道 。

二、流行病学

11q 三体综合征有多个断裂点,据文献资料最常见的是 11q23,其余一些病例断裂点在 11q1 与 11q23 之间。虽然断裂点不同,但都具有大部分相同的体征,这与 11 号染色体长臂三体部分片段长度大小关系不大,推测此综合征基因可能在 11q 远端 Q 带最暗的区域内。

三、临床表现

宫内生长迟缓,小头,短鼻,肉质鼻,人中长而凸出,小颌而后缩,腭裂,耳大而低位,乳距宽,屈曲肢体,前臂屈折伏在臂上[处于一个恳求姿势,并指(趾)],屈指,隐睾,小阴茎,髋关节脱位,锁骨异常,先天性心脏病,皮肤松弛,严重智力障碍,总指纹计数高。

叶志纯等报道病例,心脏彩超示:动脉导管未闭,降主动脉与肺动脉之间可见异常通道约宽 3mm,长 4mm,左心房和左心室增大。

四、诊断

本综合征应根据临床表现肉质鼻、人中凸起、下颌小而后缩、屈曲肢及染色体检查确诊。

五、预后

本综合征一般在婴儿期死亡,有的可存活到儿童期。

参考文献

[1]廖秦平.妇产科综合征[M].北京:北京大学医学出版社,2004:286-287.

[2]马仁义,罗崇华,王川乐.11 号染色体长臂部分三体综合征 1 例[J].中国优生与遗传杂志,1996,4(2):87-88.

[3]王世雄,胡琴,吉礼华,等.11 号染色体长臂部分三体综合征一例报告[J].遗传与疾病,1986,3:60-61.

[4]叶志纯,赵蕊,祝兴元.染色体 11q 部分三体综合征的细胞遗传学分析[J].中国优生与遗传杂志,2004,12:59.

第4节 12p 部分三体综合征

一、名称

12p 部分三体综合征(12p partial trisomy syndrome)又称为 12 号染色体短臂部分三体综合征。1973 年由 Uchida 及 Lin 首先描述 12p 三体,1974 年由 Fryns 等用染色体显带技术确认本病。

二、流行病学

本病多由亲代平衡易位携带者遗传。为 12 号染色体短臂部分重复所致的临床表现。

周玉春等报道 1 例患儿从父亲那里得到了一条衍生的 8 号染色体,从而导致患儿 8 号染色体末端极少部分的缺失，主要是 12 号染色体短臂的部分三体，产生了相应的临床效应。陈争等报道例证实母亲为 12 与 13 号染色体易位，患儿的 dcr(13)异常染色体由携带者母亲遗传，患儿为 12p 部分三体综合征。

三、临床表现

尖头，枕骨扁平，前额突出，扁而长方形脸；眼距宽，眼球震颤；面中部发育不良，鼻梁宽，面颊突起，鼻短，鼻孔前倾，人中长而宽；下唇外翻，下颏小；耳低位而后翻；颈短，胸骨短；先天性心脏病；手圆胖而宽，手指细长而尖，手足肌张力减低；癫痫，严重的智力低下，婴儿肥胖。

四、诊断

临床特点：患儿肥胖、尖头、扁平脸。分析染色体确诊。

五、预后

本病可存活到儿童期。

参考文献

[1]廖秦平.妇产科综合征[M].北京：北京大学医学出版社，2004:287.

[2]周玉春，雷花香，黄定梅.12P 部分三体综合征一例报告[J].实用预防医学，1995,2:173.

[3]陈争，张亚男，曾艳红，等.12p 部分三体综合征患者细胞一分子遗传学研究及其表型定位[J].国际遗传学杂志，2009,32:116.

第 5 节　15q 远端部分三体(q22→qter)综合征

一、名称

15q 远端部分三体(q22→qter)综合征[15q distal partial trisomy(q22→qter)syndrome]。1974 年 Fujimoto 等首次报道了 1 例 15q 远端三体，Schnatterly 等发现 1 个大家系中有 9 个成员罹患此病。继 20 余例报道后，它被列为一种染色体异常综合征。综合文献显示，15q 部分三体突出表现出鼻和手的异常，宽大的鼻子占据了面部的主要位置，细长的手指、脚趾具有类似马方综合征的特点。此外，几乎都有新生儿期呼吸困难和心脏畸形。

二、流行病学

15 号染色体长臂远端部分三体综合征 (q22→qter)一般是亲代平衡易位遗传者遗传。本病为 15 号染色体长臂远端部分重复，重复部分为 q22→qter 片段而引起的畸形。

三、临床表现

出生后生长障碍；头形异常，枕部突出，小头，脑积水；脸部小对称，睑裂下斜，睑裂短，鼻根宽而突出，耳位低及发育不良的耳廓，上唇长突，人中界限清楚，朱红色的窄上唇，腭弓高，小颌，短颈；手指异常，部分并指；先天性心脏病；新生儿和儿童期的后期呼吸困难，肌张力异常，癫痫，常有严重的智力障碍。

马梅荪等报道 1 例。患儿父龄 30 岁，母龄 29 岁，为第一胎足月自然分娩，有宫内窘迫，娩出后呈Ⅱ度窒息，Apgar 评分为 8 分，5 分钟后为 8 分。经抢救出现自主呼吸。体重 2900g，患儿神经迟钝，反应差，面色苍白，呼吸困难，肌张力极度低下。面部不端正，眼距宽，鼻梁高而长，鼻翼宽大，人中长，上唇靠人中处有 V 形似血管样的红色皮肤隆起，腭弓高，耳位低，两手细长，拇指征阳性，拇指似从近侧端植入。两脚细长。第二心音强，第一心音弱，律齐，心率 124 次 / 分。左 2~8 肋间可闻及明显粗糙的收缩期杂音，肺呼吸音粗。胸片示支气管肺炎。心电图示右室占优势，窦性心律。临床诊断为Ⅱ度窒息、窒息后综合征、先天性心脏病、房间隔缺损。生后第 4 天出现硬肿症，第 6 天抢救无效死亡。

四、诊断及预后

本病依据染色体检查来确诊。

有的死于婴儿期，但多数患者可存活到儿童期中期。

参考文献

[1]廖秦平.妇产科综合征[M].北京:北京大学医学出版社,2004:291-292.

[2]马梅荪,李牧尧,越荣枝,等.15q(q22-qter)部分三体综合征一例[J].遗传与疾病,1988(5):50.

第6节 17p部分三体综合征

一、名称

17p部分三体综合征(17p partial trisomy syndrome)又称为17号染色体短臂部分三体综合征。1979年由Bartscf-Sandhaff等确认本病。

二、流行病学

本病可由新发生基因突变所致,也可由亲代易位携带者所遗传。17p易位的携带者产生非整倍体后代的经验风险是(22.22±4.90)。

三、临床表现

宫内生长缺陷;小头,侧脑室增大,眶上嵴发育不良;眼距宽或眼角发育差,上睑下垂,腭弓高,小颌,宽鼻梁,耳畸形,短颈;弯指,叠指,锤状趾,关节挛缩,胸骨短,生殖器异常;异常音调,癫痫,智力障碍。

四、诊断

本病依据染色体检查确诊。

五、预后

虽可于婴儿期死亡,但大多能活到儿童期。

参考文献

[1]廖秦平.妇产科综合征[M].北京:北京大学医学出版社,2004:293.

第7节 19q部分三体综合征

一、名称

19q部分三体综合征(19q partial trisomy syndrome)又称为19号染色体长臂部分三体综合征、19q三体性综合征。1976年Lange及Alfi最早描述19q三体性综合征。

二、流行病学

本综合征主要由亲代平衡易位携带者遗传。为19号染色体长臂部分三体,重复部分为19q13→qter片段所致的畸形。

三、临床表现

宫内生长迟缓;小头,扁平脸,宽眼距,上睑下垂,眉沟突出,小鼻,鼻孔朝天,人中短,嘴下翻,腭裂,大耳,耳轮及耳垂肥大;短颈,乳距宽,盾胸;女性骶部有陷窝,男性尿道下裂,睾丸发育不良;手足小而短胖,单侧拇指分叉,小指弯曲。部分病例可有内脏畸形,先天性心脏病,支气管异常,两侧膈凸出,肠旋转异常,多囊肾,小生殖腺,癫痫。

Amnon Z等报道典型病例。

四、诊断

本综合征依据染色体检查确诊。

五、预后

本综合征一般在婴儿期死亡。

参考文献

[1]廖秦平.妇产科综合征[M].北京:北京大学医学出版社,2004:295-296.

[2]Zung Amnon, Rienstein Shlomit, Rosensaft Jenny, Aviram-Goldring Ayala. Proximal 19q trisomy: a new syndrome of morbid obesity and mental retardation. Zadik Zvi Hormone Research 2006-3 PubMed.

第8节　1q末梢三体综合征

一、名称

1973年，Van den Berghe发现1q2→q三倍体型。1q末梢三体综合征(1q distal trisomy syndrome)有胸腺缺如或发育不全，合并其他重要内脏畸形，如心脏、肾、胆囊、十二指肠、小眼球、虹膜睫状体缺损、口唇及中枢神经系统畸形。1q2→q三体型又分5个类型：①1q24→q41；②1q25→q32；③1q25→q三体；④1q32→q三体；⑤1q42→q三体。部分1q三体合并其他染色体缺失。有报道，表现为1q42→q三体型样特异面貌，被称作1q末梢三体综合征。

二、流行病学

本综合征罕见。

三、病因及病理

在此复习一下染色体病。

原发性免疫缺陷病(PID)是指一组免疫器官、组织、细胞或分子缺陷导致机体免疫功能不全的疾病。按2007年国际免疫学联合会(IUIS)关于原发性免疫缺陷病科学小组报道，此类疾病已发现超过150种之多。有150余种免疫疾病已知其分子基础。原发性免疫缺陷病常表现为在婴儿期或儿童期反复发生的特殊感染，大约80%的患者发病年龄小于20岁，因为遗传常为X连锁，70%的患者为男性，有临床表现的免疫缺陷病的发病率总体上约为1/10 000。

染色体病：由于染色体数目、结构畸变，造成许多基因物质的得失，引起特有的临床表现，称为染色体病。染色体病的发生率在新生儿中约为1/200，造成5%~10%的围生期死亡，50%的自发流产。据统计，每1000个活产儿中有1.5个21三体征，0.12个18三体征，0.07个13三体征，1.5个47XXY（Klinefelter综合征），0.4个45X(Turner综合征)，1.5个XYY综合征，0.65个XXX综合征。应认识到绝大多数染色体病再发率很低，尤其是父母正常的。大部分孟德尔遗传病无染色体异常，故非所有遗传病都要做染色体分析。近年来，通过新技术如FISH的应用解决了一些易与孟德尔遗传病混淆的微小缺失综合征的诊断。

新生儿时期出现以下表现提示染色体畸变：①低体重儿、小于胎龄儿、出生后体重不增、发育迟缓；②小头，面容特殊，唇、腭裂，小下颌，眼畸形，耳形及耳位异常；③多系统受累，如神经、骨骼、心血管、胃肠、泌尿生殖系统异常；④皮纹异常等。见表24。

1.18三体综合征

18三体综合征由Edward于1960年首先发现，亦称Edward综合征。发病率为活产新生儿的

表24　新生儿特征性的临床表现对免疫缺陷的提示作用

临床表现	常见疾病
腹泻，发育不良	严重的联合免疫缺陷
斑丘疹，脾大	严重的联合免疫缺陷发生GVHD
低钙抽搐，先天性心脏病，伴低置耳位的特殊面容	Di George异常
反复化脓性感染，败血症	C3缺陷
眼皮肤白化病，神经系统改变，淋巴结肿大	Chediak-Higashi综合征
发绀，先天性心脏病，中位肝	先天性无脾
脐带脱落延迟，白细胞增多，伤口愈合不佳	白细胞黏附功能缺陷
脓肿，淋巴结肿大，鼻窦堵塞，肺炎，骨髓炎	慢性肉芽肿
反复皮肤、肺、关节和内脏葡萄球菌脓肿，肺气肿，粗糙的脸部特征，瘙痒性皮炎	高IgE综合征
反复口腔溃疡和皮肤感染，严重粒细胞减少	严重的先天性拉细胞减少症
消化道出血(如便血)，湿疹	Wiskott-Aldrich综合征

1/8000~1/4000，男女之比为 1 : 4．多数在出生后不久便死亡。胸部：胸骨短，心房间隔缺损、室间隔缺损、动脉导管未闭，主动脉或肺动脉狭窄，肺发育不良，肋骨畸形，鸡胸等。

2.13 三体综合征

1657 年 Bartholin 描述过此综合征，1960 年 Patau 发现此类患儿 D 组染色体多了 1 条。发病率为活产新生儿的 1/20 000~1/7000。发生在 50%以上患儿的畸形。中枢神经系统：新生儿期出现呼吸暂停。可见肺动脉狭窄，70%在 6 个月内死亡。

3.5p 综合征

1963 年 Lejeune 首先描述的第 1 个染色体部分缺失综合征，又叫猫叫综合征。大部分病例为 5 号染色体短臂（p）部分缺失。发病率在人群中约 1/50 000。临床表现有脊柱侧弯及隐睾等。

4.其他染色体缺失或部分三体综合征

其他染色体缺失或部分三体综合征如 4p−、9q−、11p−、13p−、18p−、18q−、21q−、22q− 等。主要临床表现为出生体重低，小头或三角形头，眼距宽，眼裂上斜或下斜，虹膜缺损，鼻梁低平、低位和（或）畸形耳、大耳，腭弓高。可有先天性心脏病、泌尿生殖器畸形、指（趾）畸形等多种畸形。需通过高分辨染色体或特异性探针 FISH 证实。11p− 患儿常有 Wilm 肉瘤，13q− 患儿常有视网膜母细胞瘤，3q+ 综合征（Dup3q21→qter）患儿生长慢、颅缝早闭、头型异常、惊厥、多毛、连眉、长人中、口角向下、鼻根宽、短颈、颈蹼等，应与 Comelia de Lange 综合征鉴别，10q+ 综合征（Dup10q24→qter）表现肌张力低、小头、前额高、面平、眼裂小、睑下垂、弓形眉、畸形耳、弓形口、上唇突出、手指弯曲和拇指靠近端等。

5.染色体微小缺失综合征

以下几个综合征以前都认为是不明原因的综合征，如①发 − 鼻 − 指Ⅱ型（Langer-Giedion）综合征，为 8q22 缺失；②虹膜缺损（Wilm 综合征），为 11p13 缺失；③视网膜母细胞瘤，智力低下，为 13q14 缺失；④Prader-Willi 综合征，为 15q11−12 缺失；⑤Sipple 综合征（多发性内分泌肿瘤Ⅱ型），为 20p−；⑥Di George 综合征，为 22q11 缺失。

染色体微小缺失综合征大部分为新生突变，再现率低，如果双亲之一为携带者，再现率为 50%。父母应做高分辨染色体或 FISH 检查。临床特点见表 25。

6.常染色体断裂综合征

是常染色体隐性遗传病，染色体易断裂、重排，DNA 修复功能缺陷，也称染色体不稳定性综合征或 DNA 修复疾病。为自发或与环境因素有关，易患白血病及其他恶性疾病。

（1）共济失调性毛细血管扩张症（ataxia telangiectasis，MIM# 208900）：婴儿期出现小脑运动失调，眼和皮肤毛细血管扩张，出现咖啡斑。免疫功能低下，IgA、IgG 低，易合并白血病及恶性肿瘤。有自发性染色体断裂，断裂见于 14q12。

（2）布卢姆（Bloom）综合征（MIM# 210900）：由 1954 年 Bloom 首先报道。宫内发育不良，矮小，轻度头小，长头。皮肤对日光过敏，面部蝶形红斑，很少在新生儿期出现，可见咖啡斑。多指、并指，免疫球蛋白缺乏，反复感染，喂养困难。为常染色体隐性遗传。染色体检查出现断裂，姐妹染色体交换（SCE）明显增多。基因定位 15q26.1。

7.印记基因功能缺陷综合征

（1）普拉德 − 威利综合征（Prader-Willi syndrome，PWS，MIM#176270）：为一种少见的遗传病，主要特点是在生长发育过程中相继出现肌张力低、食欲亢进、肥胖、智力低下、矮小、行为异常等，由 Prade、Labhart 和 Willi 在 1956 年首先描述。病因是父源 15 号染色体长臂 15q11−q13 区域异常。这种由双亲性别决定的基因功能差异被称为基因印记或亲代印记（PD），但其机制不明，可能与 DNA 甲基化有关。

新生儿、婴儿严重肌张力低下，多数喂养困难和（或）体重不增加，需特殊方式喂养，至婴儿晚期以后好转。1~6 岁出现下丘脑异常所致的食欲亢进及导致威胁生命的肥胖。运动、发育延迟（12 个月会坐，24 个月会走）、智力低下。特征性面容（前额窄，杏核眼，口角向下占 49%）有些在出生时就可出现，60%~70%斜视，1/3 患酪氨酸阳性白化病，50%的患者有反复呼吸道感染。睡眠问题发生率高。性发育低下，大部分患者不育。

（2）大舌低血糖综合征（Beckwith-Wiedramann syndrome，BWS，MIM# 130650）：亦称先天性癌易感综合征或脐膨出 − 大舌，或巨大儿综合征。发生率约为 1/14 000，由于严重程度差别大，且儿童期后很难诊断出，易漏诊。

临床表现：①新生儿及婴儿期的体格大，体重与身高成比例。平均出生体重为 4kg，平均身长 52.6cm，舌大、半侧肢体肥大、器官增大、耳垂有线型褶纹或小窝为特征；②新生儿期红细胞增多及频发低血糖为其特征之一（1/3~1/2 病例发生），血糖可低于 20mg/dL，纠正低血糖、红细胞增多治疗有效，到婴幼儿期可自发缓解；③可见中线腹壁缺损、脐疝、膈膨升等，体重

表 25 染色体微小缺失临床特点

综合征	临床特点
Alagille 综合征	20p19.1–p11.23 缺失：胆汁淤积、前额宽、小下颌、眼窝深、眼异常、心血管病等（AD）
4p 综合征	4p16.3 缺失：胎动少、肌张力低、生长慢、小头、头颅不对称、鼻梁宽、眼距宽、鱼口状口、人中短、耳异常、惊厥
Langer-Gideon(8q–)	8q94.11–24.13 缺失：骨疣，圆鼻，小头，发异常，指（趾）弯曲，耳大，眉浓，上唇薄，生后皮松、多
WAGR（Aniridia-Wilms tumor association）联合(11p–)	11p13 缺失：Wilms 瘤（W）、虹膜缺损（A）、睑下垂、眼震、白内障、泌尿生殖器异常（G）、隐睾、尿道下裂、两性畸形、发育落后（R）
9p–综合征	9p24 缺失：头颅狭小呈三角形、突眼、眼裂上斜、面中部发育不良（矮鼻、小口和人中长）耳畸形、颈短、中段指骨长、远指骨短和指甲发育差
Prader-Willi 综合征(15q–)	15q11–13 缺失：严重肌张力低下、喂养困难、过食、逐渐发生病态的肥胖、矮小身材、性发育不良、不同程度的认知障碍、明显的行为问题、半数有特殊面容
Smith-Magenis 综合征(17p11.2–)	17p11.2 缺失：肌张力低、短头、面平、前额突出、鼻梁宽、耳异常、手短宽、手指短、声粗、先心病等，应与 21 三体综合征鉴别
13q 综合征	13q14 缺失：鼻梁高、小眼、眼距宽、睑下垂、视网膜母细胞瘤、肢体畸形、拇指小或缺如
18q 综合征	18q21.3 或 18q21.2 缺失：小头、面中部发育差、眼窝深、眼裂短、大耳、口形特殊、第 1 掌骨短、拇指靠近端
Williams 综合征	7q11.23 缺失：声粗、对声音敏感、虹膜星状、眼睑肿、唇厚前凸、张口、先天病（主动脉瓣上狭窄）、高血钙、有喂养问题
Rubinstein-Taybi 综合征(16p13–)	16p13 缺失：小头、多发、大前囟、宽拇指（趾）、眼裂下斜、上颌骨发育不良、腭弓窄、鼻中隔下延至鼻翼处
Miller-Dieker 综合征(17p13.3–)	17p13.3 缺失：小头，前额高，额中央皮肤垂直嵴（哭闹时明显），巨脑回，胼胝体不发育，上唇前突、薄、外缘红色，惊厥，隐睾
Di George 综合征(22q–)	22q11 缺失：腭–心–面综合征。胸腺、甲状旁腺发育差，先心病，面容特殊，腭裂，低血钙，免疫功能低下

大的婴儿异常甲基化频率高；④有发生恶性肿瘤的倾向(6.5%)。常见的是 Wilms 肉瘤、神经母细胞瘤，应做肾脏 B 超及 AFP 检查。半侧肢体肥大者发生恶性肿瘤的危险为 5%~10%。有癌症者 H19 异常甲基化的频率明显增加。

四、临床表现

1q25→q三倍体型多合并重大内脏畸形。如心、肾畸形，胸腺缺如或发育不全，胆囊缺损，十二指肠闭锁，小眼球，虹膜缺损，口唇上颚裂，中枢系统畸形，尿道下裂，合趾，脐疝，眼距宽，耳轮低位。典型特征有三角脸、眼距宽、眼裂斜下、长人中、高上腭、小颌等。还可有眉毛密生的多毛、细长指。

1q32→q 三倍体型合并重大内脏畸形较前者少，可见心脏畸形、消化器官闭锁、腭裂、小眼球、尿道下裂等。

1q42→q 三倍体型较前二者合并畸形更少，有心脏畸形、合趾、尿道下裂、脐疝等。

1q25→q32 无 1q 末梢三倍体型的眼裂斜下，呈别样面貌。可见如前额突出，两眼分开，稍后退的下颚，高上腭，耳轮低位且耳轮弯曲，指关节挛缩等；内脏畸形少、心脏畸形、小眼球、虹膜缺如等。

1q25→q 三倍体型在出生后不久死亡。1q32→q 三倍体 5 例在出生后不久死亡，有报道 19、39 岁有重度精神迟钝、痉挛的病例。1q42→q 三倍体报道 3 例，身长高大，中至重度精神迟钝。

五、诊断

本综合征应行免疫学和遗传学测定。

六、治疗及预后

本综合征应手术矫正，但预后差。

参考文献

[1]野本直记.広範圍症候群(新订版)1q トリソミ－症候群[J].日本臨牀,1987,春季臨時增刊号,45:24.
[2]邵肖梅,叶鸿瑁,丘小汕.实用新生儿学[J].4 版.北京;人民卫生出版社,2011:807-815,846-849.

第 9 节　21q 部分三体综合征

一、名称

21q 部分三体综合征(21q partial trisomy syndrome)又称为反 Down 型综合征、21q 综合征、21 号染色体部分缺失综合征、非先天性愚型综合征。

二、流行病学

本综合征通常是因新发生的基因突变引起的。本病为 G 组第 21 对染色体的长臂部分缺失所造成。1972 年由于分带技术的应用，证实了染色体缺失的部分有长臂远端部分的单体、完全单体、长臂近端部分的单体、21 号环状染色体等。由于单体部分不同，表型也稍有差别。

三、病因及病理

Theodoropoulos 等通过分析至今所报道的 8 例 21q 部分三体综合征病例的资料，将 21q 关键区域定位于 21q22.1-22.2 之间。

四、临床表现

外貌与 21 号三体综合征相反。低体重儿，小头，前额高，睑裂小，外眦下斜，眼球小，短颈，四肢关节强直，足畸形，骨脆弱，脑、心、肺、肾有各种畸形，肌张力异常，智力障碍。

21q 部分三体综合征多为染色体不平衡重排所致，新生儿非常罕见，其主要临床特征包括眼小畸形、鼻梁宽、眉间突出、小颌畸形、上颌骨凸起、人中突出、短颈、脊椎畸形，手指肌张力亢进、肾脏发育不全、主动脉狭窄、心脏发育畸形，血小板增多等。

五、诊断及预后

本综合征依据染色体检查确诊。

本综合征各年龄期均有死亡。

参考文献

[1]廖秦平.妇产科综合征[M].北京：北京大学医学出版社，2004:297.
[2]曾瑄，丁秀原，陈红.染色体 21q 末端缺失综合征一例[J].中国医学遗传学杂志，2002，19:275.

第 10 节　22/11 混合三体综合征

一、名称

22/11 混合三体综合征（trisomy syndrome）即 22 号染色体短臂和长臂近端三倍体综合征。与 11 号长臂的远端融合产生的过剩染色体 47，+der(22)，t(11：22)所致的染色体异常综合征。

二、临床表现

本病症状是复杂的。低出生体重，重度精神运动发育障碍，肌紧张度低下，小头，头部面部不对称，头颅变形，头发稀少，耳郭畸形，听力低下，眼裂大，斜视，口唇突出，斜颈，副乳，血管瘤，先天性心脏疾病，肾畸形，横膈膜疝，腹股沟疝，无肛，隐睾，小阴茎，子宫畸形,内翻足,手指过长,肋骨过多,脊柱侧弯,骨成熟延迟等。

参考文献

[1]長谷川知子.広範圍症候群(新订版)22/11 混合トリソミ-症候群[J].日本臨牀,1987,春季臨時增刊号,45:54-55.

第 11 节 22p 部分三体综合征

一、名称

22p 部分三体综合征(22p partial trisomy syndrome)又称为 22 号染色体短臂部分三体综合征。由 Buhler 于 1972 年首先报道,国内报道极少。

二、流行病学

一般来自亲代平衡易位携带者的遗传,为 22 号染色体的部分缺失,缺失部位是 pter→q11。周宏远等报道罗伯逊易位型 22p 部分三体综合征 1 例。常染色体疾病主要表现为三体综合征,其中易位型较为少见,如 21 三体综合征中,易位型仅占 4.8%(罗伯逊易位,相互易位和串联易位)。22p 部分三体综合征自 Hsu1971 年首次报道以来相继已有 47,XY,+22,47,XY+22q-,45,XX,t(22q;22q)等核型。

罗伯逊易位是最常见的人类染色体结构异常,在一般群体中,发生率为 1/1000。

三、临床表现

出生前或出生后生长缓慢,唇腭裂,耳廓畸形,心脏畸形,常有大血管异位。胸腺发育不良或缺如,无甲状旁腺或甲状旁腺功能低下,肾发育不良,肺畸形,智力障碍。

周宏远等报道罗伯逊易位型 22p 部分三体综合征 1 例。患者,女性,20 岁。自幼发育缓慢,3 岁才会走路,4 岁始说话,17 岁月经初潮,智力似儿童,只能做重复简单的生活小事,只能识 3~4 个字,语言表达不清。手指细而长,膝反屈,通贯掌,杵状指,第二性征发育正常。患者为第二胎,足月难产,出生后苍白窒息,经抢救存活。父母表型、智力正常,无烟酒嗜好,无有害物质接触史,非近亲婚配,生育患者时,父母年龄均为 26 岁,孕期未接触放射线,其姐 22 岁,发育正常。G 显带计数并分析 50 个中期分裂象表明。46 个(92.0%)核型为 46,XX,-14,+t(14;22)(14qter→14p11:22p11→22qter),4 个(8.0%)核型为 46,XX。患者父母及姐姐均为正常核型。

四、诊断

本病依据染色体检查确诊。

五、预后

常由于严重的心脏畸形或胸腺发育不全导致免疫缺陷,合并传染病而死于婴儿期。单纯的 22p 部分三体综合征,患者生存期不超过 12 岁。

参考文献

[1]廖秦平.妇产科综合征[M].北京:北京大学医学出版社,2004:300.
[2]马金元,侯艳艳.22 号染色体部分三体综合征一例报告[J].中国优生与遗传杂志,2014,22:76.
[3]周宏远,高秀坤,肖林.罗伯逊易位型 22-三体综合征一例[J].中华医学遗传学杂志,1994,11:316.

第 12 节 22q11.2 缺失综合征

一、名称

22q11.2 缺失综合征(22q11.2 deletion syndrome)是一种先天性心脏病,主要特征为异常容貌、胸腺发育不良、腭裂、低钙血症。取每种特征的英文开头字母,称为 CATCH22。

二、流行病学

出生人口发病率为 1/4000,几乎都为散发病例,仅 5%~10%为家族性发病。本综合征包括 Di George 综合征（DGS）、软腭心脏容貌综合征（VCFS）、圆锥动脉干异常容貌综合征（CAFS）、Opitz GBBB 综合征等。

本综合征为常染色体显性遗传病，遗传学调查显示由父母遗传导致发病者约占 7%，而 93%是由于基因突变致病。

三、病理

本综合征中部分病例表现为染色体 22q11.2 的部分缺失，由于本综合征的表现型很多，因此本文将之称为 22q IIDS。缺失的部位称为 Di George Criticalrigion（DCCR），大小虽为 1.5~3Mb，但缺失程度与重症程度、临床表现无关。

四、临床表现

症状有胸腺低形成造成免疫不全（70%，临床上重度者约 2%）。

1965 年报道了 DGS，这是一种表现为胸腺及甲状旁腺缺损、主动脉弓异常、细胞免疫异常、低钙血症的综合征。1978 年报道了 VCFS，这是一种腭裂、特殊容貌、心脏畸形、学习障碍综合征。VCFS 和 CAFS 几乎全部病例都有染色体 22q11.2 的部分缺失，故现认为是同一种综合征。另外，表现为眼距宽、尿道下裂、咽、气管、食管畸形的 Opitz GBBB 综合征也有同样部位的染色体部分缺失。

两眼距宽、眼裂小、口小、小颌症、鼻根部扁平、腭裂的特殊容貌即可诊断。也有加上以鼻翼和鼻屋分为上下两部的鼻部表现。所合并的先天性心脏病有法洛四联症、室间隔缺损（VSD）、伴室间隔缺损的肺动脉闭锁症（PA-VSD MAPCA），而以 VCFS/CA FS 多见，按发生多少顺序为在 DCS 为主动脉弓离断症（B 型）、PA-VSD MAPCA、VSD。也常合并右位主动脉弓、锁骨下动脉起始异常等。其他症状伴有胸腺发育不良（不发育）的易感染性（鼻窦炎、中耳炎、扁桃体炎、反复呼吸道感染症）、甲状旁腺发育不良（不发育）而常导致的低钙血症也多见。也可见血小板减少。肛门闭锁、腹股沟疝、尿道下裂也较常见。也有的以轻度认知障碍、学习障碍、伴随成长而出现的精神分裂症、躁郁病而发病的。确诊可用 FISH 法。

五、诊断、治疗及预后

本综合征诊断主要依赖影像学手段。目前本综合征治疗尚无良法，预后不佳。

参考文献

[1]安原润，须原理惠子，山岸敬幸. 知っておきたい内科症候群 22q11.2 欠失症候群 22q11.2 deletion syndrome [J]. 内科，2012，109（6）：1043-1045.

[2]王心，赵谨译.现代医学 200 词 60.22q.11.2 缺失综合征（22q.11.2 deletion syndrome）[J].日本医学介绍，2003（24）：430.

[3]吴晓云，田杰，Nick Archer.22q11.2 微缺失综合征 7 例相关临床表型及病因分析[J].中国实用儿科杂志，2009，24：366-368.

第 13 节　22q 三体综合征

一、名称

22q三体综合征（22q partial trisomy syndrome）又称为 Schachenmann 综合征、猫眼综合征（cat eye syndrome）、22 号染色体长臂三体综合征、虹膜缺损－肛门闭锁、部分三体型 G 综合征、Schmid-Fraccaro 综合征等。1878 年 Haab 曾报道过 1 例脉络膜及虹膜部分缺损、肛门闭锁并伴有肾脏囊肿的病例，此后 Schmid 和 Fraccaro 等定为是一个新的一种染色体综合征。1965 年 Schachenmann 做了进一步研究和描述，故称为 Schachenmann 综合征，本病为多了一个 22 号染色体而引起的畸形。

二、流行病学

男女发病率约为 1∶3。此为一种少见的染色体异常，细胞核型分析发现有一额外的近端着丝粒染色体。Buhler 认为，这个额外的染色体很可能是一条部分缺失的 22 号染色体，荧光分带技术证明为 22 号染色体长臂部分三体型。

三、病因及病理

本病是由于常染色体畸变引起的，患者第 22 号常染色体额外多了一个，使染色体总数为 47，最近用荧光分带技术证明，是第 22 号染色体长臂部分三体型所致。1971 年 HSU 等认为，本病为独立的疾病，大都是新生的，而不是遗传的，在新生儿发生率为 1/50 000~1/30 000，Welter 等认为，此综合征比较罕见的原因可能有两个：①含有两个 22 号染色体的配子不易受精，即使受精，胎儿的流产率高；②足月产胎儿存活率低，在做出诊断前已死亡。

四、临床表现

（1）患者智力发育障碍，面容特殊呈大鼻孔，小颅畸形。

（2）眼部畸形：两眼距离过远，小眼球，眼裂外眦斜向下，呈逆向先天愚型眼裂，可有斜视，虹膜下方垂直缺损，很像猫眼，还可出现高度近视、白内障、脉络膜缺损、视网膜发育不全。

（3）耳壳畸形：两侧耳前出现瘘管及前庭后瘘管，Fakshi 等认为听力障碍为本病的一个特征。

（4）心血管损害：40%~50%伴发心血管畸形，常见的为法洛四联症、三尖瓣闭锁。此外，还有完全性肺静脉异位引流、肺动脉回流异常和左上腔静脉持续存在；房间隔缺损及室间隔缺损等。

（5）部分患者可发生先天性肛门闭锁及直肠阴道瘘。

五、诊断

具有上述临床表现，检查性染色体正常，第 22 号常染色体长臂部分三体型的患者即可确诊。但应结合临床与 21 三体综合征、XXY 综合征及有缺失 D 三体型的患者相鉴别。

六、治疗及预后

本病目前尚无特殊治疗方法。预后差，常在做出诊断前已死亡。极少数患者能活到成年期。

参考文献

[1]洪庆成，江敬铭.儿科综合征[J].天津：天津科学技术出版社，1996：474-475.

[2]常洪劲，陈丽，陈新科.猫眼综合征 1 例[J].济宁医学院学报，2010，33：226

第 14 节　2P 三体综合征

一、名称

2P 三体综合征（2P trisomy syndrome）是 2 号染色体短臂 2 次重复所致重度精神运动发育障碍、特殊面容、骨异常、生殖器异常等。1964 年 Lee 等报道首例。

二、临床表现

本病的临床表现有身材矮小，小头，前额突出造成宽前额，宽眉间，狮子鼻，鼻孔向上，口角斜下，小颌的面貌，肌肉低形成细长过伸的指（趾），细长体干。还有眼裂斜下，眼睑下垂，斜视，近视，泪管闭塞，内眦赘皮，漏斗胸，肋骨数量异常，胸骨分节异常，脊柱变形，第 1 趾、第 2 趾间宽大，指关节亚脱臼，小阴茎，隐睾等，伴心脏畸形，耳轮变形的较多。

三、预后

有 50%出生时低体重此后发育障碍。内脏畸形预后较好，多累及至成年。多在 4~5 岁时才能步行，言语障碍较重。

参考文献

[1]林研，菊池清.広範圍症候群（新订版）2P トリソミ－ 症候群[J].日本臨牀，1987，春季臨時增刊号，45：25.

第15节 47,XYY综合征

一、名称

47,XYY综合征即XYY综合征,又称为超雄综合征、多Y综合征。1961年由Sandberg等发现。是较常见的性染色体疾病。本征以身材高大和反社会的异常行为为特征。

二、流行病学

本征系指男性患者的性染色体异常,核型为47,XYY,染色体总数47,少数也可为48,XXYY、49,XYYYY。发病率占男性出生婴儿的1/(1500~3000)。

三、临床表现

本征的特征是身材高大,常在185cm以上,智能正常或有障碍,智商在80~95,可有心电图异常,长耳,缩颈,面有痤疮,胸廓凹陷(漏斗胸),协调功能差。性腺功能减退和畸形,隐睾。本征患儿Y染色体数目越多,智力低下及各种先天缺陷的发生率越高。此征患者的另一个重要特点是富有攻击性的暴力行为,犯罪率较一般男性为高。

四、诊断

根据身材高大、智能低下和人格障碍的特点,结合实验室检查,如有2个Y染色体,提示本病,但确诊需做染色体检查。

参考文献

[1]廖秦平.妇产科综合征[M].北京:北京大学医学出版社,2004:305.

[2]经承学,谢湘芝,苏瑞琼,等.XYY综合征与行为异常[J].中国行为医学科学,1995,4:88-89.

[3]王志勇,韩玉芬,王瑜,等.47,XYY综合征伴隐匿精子症1例报告并文献复习[J].中国性科学,2013,22:57-59.

第16节 4p部分单体综合征

一、名称

4p部分单体综合征(4p partial monosomy syndrome)又称为4号染色体短臂部分单体综合征、Wolf-Hirschhorn综合征和Wolf综合征。

1961年Hirschhorn首先报道本病。在显带技术发现以前对B组染色体(4号、5号)从形态学上区别极为困难,故易与猫叫综合征(5p)相混淆,1960年Wolf等描述有一儿童系B组染色体短臂部分缺失的携带者,它的表现型与猫叫综合征不符。用放射自显像技术证实这条常染色体是一条4号染色体,故命名为Wolf综合征。

二、流行病学

约90%的病例是由于新的基因突变引起。10%的病例由于亲代嵌合体或易位而来。本病由4号染色体的短臂部分缺失,短臂可能缺少20%,其缺失量与临床变异可能有关。

Wolf综合征是由包括4p16.3在内的4号染色体末端缺失而导致的一种罕见的染色体疾病。大部分为新发缺失,只有10%~15%的患者是由父母的染色体平衡易位而导致,新生儿发生率为1/50 000~1/20 000。在染色体非平衡重排导致的Wolf综合征中,以t(4:8)(p16;p23)最为常见,研究发现在4p和8p分别存在嗅觉感受器基因簇,在减数分裂过程中非等位基因的同源重组导致了t(4p;8p)的发生。目前只有几例报道4p和D、G组染色体相互易位导致Wolf综合征患者携有带随体的4号染色体。

三、临床表现

宫内生长迟缓,平均出生体重为2000g;头小而长,平均出生头围为30.7cm,前额突出,中线头皮缺陷;眼距宽,眼眶发育不良,内眦赘皮,虹膜和晶状体异常。外眦下斜,斜视;唇裂和(或)腭裂;人中短且深而窄，人中柱显著；小颌、下颏小而后缩；大耳低位，结构简单；方形鼻，即鼻梁与鼻尖一样宽，鼻孔呈三角形；先天性心脏病（房或室间隔缺损）；脊柱侧凸，脊柱裂和骶骨裂，髋骨脱位，多肋，手指细长，马蹄内翻足，肘和膝上有酒窝；隐睾或尿道下裂，子宫发育不良或子宫阴道缺如；肌张力减退，癫痫，智力严重障碍，约25%的患者为通贯手，指多具弓纹，真皮嵴发育不良。

四、诊断

有时应与5p综合征鉴别。

五、治疗及预后

约1/2的患者在2岁内死亡。个别极度智力障碍的患者曾活到30岁。

参考文献

[1]廖秦平.妇产科综合征[M].北京：北京大学医学出版社，2004：272.
[2]周仲民.2个Wolf-Hirschhorn综合征家系及5例睑裂狭小综合征患者的遗传学分析[D].长沙：中南大学，2009.

第17节 4p部分三体综合征

一、名称

4p部分三体综合征（4p partial trisomy syndrome）。1970年Wilson等首先经细胞学证实了4p三体性，以后有作者报道并确认4p三体这一综合征。绝大部分4p部分三体综合征是由父母染色体平衡易位导致的，且易位多涉及D、G组染色体，最常见于22号染色体，其发生机制目前还不清楚。

二、流行病学

绝大多数患者由亲代平衡易位携带者遗传，仅少数病例是新的基因突变。三体重复部分从p14→pter为最多，主要为4p远端部分三体。

三、临床表现

宫内发育迟缓；小头，眉间突出而前凸，婴儿期圆脸；鼻小而圆，儿童期为盒性鼻；眼距宽，一字眉，斜视，睑裂狭小，宽嘴，人中长而欠发育，上唇薄而呈朱砂色，上腭高尖，牙齿异常，点状颏，小颌；耳轮突出低位。短颈，后发际低；脊柱侧弯，椎骨和肋骨异常，乳距宽，指（趾）弯曲，多指（趾），双髋外翻；隐睾，阴囊小，尿道下裂；女性有面部多毛症；婴儿期肌张力亢进，以后肌张力减退；有严重的智力障碍，癫痫发作，昏迷。

四、诊断

根据临床表现及染色体检查才能确诊。

五、治疗及预后

1/3以上的患儿在婴儿期死亡，幸存者具有严重的智力障碍。彭淑华等对7例染色体平衡易位携带者于孕中期取羊水进行产前诊断，检出部分单体、三体胎儿2例，通过终止妊娠有效阻止了染色体病患儿的降生。

参考文献

[1]廖秦平.妇产科综合征[M].北京：北京大学医学出版社，2004：272-273.
[2] 周仲民.2个Wolf-Hirschhorn综合征家系及5例睑裂狭小综合征患者的遗传学分析[D].长沙：中南大学，2009.
[3]徐竞芳，丁耀华，吴文彦.4p部分三体综合征—遗传性相互易位t(4;21)(p15;p11)一例报告[J].遗传与疾病，1985，2：115-116.
[4]陈思文，尹耕心.4p部分三体综合征1例[J].安徽医学，2011，32：1055.

第 18 节 8q 部分三体综合征

一、名称

8q 部分三体综合征(8q partial trisomy sydrome)。1973 年由 Lejeune 等第一个描述报道了 8q 远侧三体性。

二、流行病学

本综合征是由 8 号染色体长臂部分三体(重复部分为 q2→qter 片段)而引起的。多由亲代平衡易位携带者遗传,也有新发生的病例。

三、临床表现

前额突出,长脸,眼距宽,外眦上斜,鼻孔前倾,小颌,招风耳,外耳发育不良;屈指,指(趾)弯曲,趾排列异常;窄肩膀和骨盆,椎骨、胸骨异常;先天性心脏病;隐睾,性功能减退,闭经,从轻到重度的智力障碍。

Naritomi k 等报道过典型病例。

四、诊断

本综合征应根据染色体检查诊断。

五、预后

本综合征至少可活到儿童期。

参考文献

[1]廖秦平.妇产科综合征[M].北京:北京大学医学出版社,2004:278-279.

[2]Naritomi K,Hirayama K. Partial trisomy of distal 8q derived from mother with mosaic 8q23.3→24.13 dele tion,and relatively mild expression of trichorhinopha langeal syndrome I [J]. Human Genetics,1989,82(2):199-201.

第 19 节 α_1- 抗胰蛋白酶缺乏症

一、名称

1963 年 Laurell 及 Eriksson 报道 5 例血清电泳中 α_1- 球蛋白明显缺乏者,其中 3 例有慢性支气管炎、肺炎、肺气肿等肺部病变,且有家族史,故提出这是一组遗传性缺陷病。1967 年 Ganrot 等报道 50 例 α_1- 球蛋白缺乏,30 例有慢性肺部病变;另 20 例无肺部病变者中,2 例死于肝硬化,1 例死于肝癌。1969 年 Sharp 等将肝硬化、肺气肿和 α_1- 球蛋白缺乏作为一个特殊的遗传性疾病,现统一命名为 α_1- 抗胰蛋白酶缺乏症(α_1-antitrypsin deficiency,α_1-AT)。此病表现为新生儿肝炎、婴幼儿肝硬化、早年发病的阻塞性肺气肿。

二、流行病学

慢性阻塞性肺疾病(COPD)和慢性肝疾病是 α_1-AT 的两大疾患。慢性阻塞性肺疾病在纯合子 ZZ 表现型酶缺乏者中的发病率为 70%~80%。

三、病理

张彦等研究慢性阻塞性肺疾病患者 α_1- 抗胰蛋白酶,认为 COPD 患者 α_1-AT 的 Piz 和 Pis 两个位点的单核苷酸多态性无特异变化,α_1-AT 的降低可能与慢性阻塞性肺疾病中肺气肿的发生有关。

四、临床表现

α_1-AT 是存在于血清中主要的蛋白水解酶抑制剂,是各种炎症时血中值增加的反应物质。1963 年 Laurell 和 Eriksson 发现,血清中 α_1-AT 显著减少的患者患有肺气肿。6 年后 Sharp 等报道,α_1-AT 低值的 6 家系中 7 个小儿患肝硬化。

COPD 在纯合子 ZZ 表现型酶缺乏者的肺气肿不同于普通型肺气肿之处为其血清 α_1-AT 浓度低,常在 30~45 岁发病及其原发性肺气肿主要累及肺基底部,但其临床表现与普通型基本相似。

五、诊断及治疗

α_1-AT 应行影像学和检验诊断。α_1-AT 无有效治疗手段。

六、预后

关于酶缺乏型 COPD 患者的预后，Hanson 等曾随访 85 例患者。38 例严重酶缺乏(Z 表现型)患者，16 例死亡；47 例中等度酶缺乏(MZ 表现型)患者，15 例死亡。存活 5 年患者的死亡率分别为 45% ± 10%(Z)和 39% ± 9%(MZ)。死亡时 Z 患者比 MZ 患者年轻些。酶缺乏型（严重和中等度）COPD 患者的预后与普通型 COPD 患者相似。

参考文献

[1]三宅和彦，山中正己.広範圍症候群(新订版)α_1-アンチトリプシン欠乏症 AT [J]. 日本臨牀，1987，春季臨時增刊号(45)：784.
[2]吴裕炘，江石湖综述，徐家裕校.α_1-抗胰蛋白酶缺乏症[J].国外医学内科学分册，1979，5(3)：49-53.
[3]张彦，贺蓓，赵鸣武，等.慢性阻塞性肺病患者 α_1-抗胰蛋白酶的研究[J].中华医学杂志，2005，85(18)：1270-1273.

第 20 节 α_2-纤溶酶抑制物缺乏症

一、名称

α_2-纤溶酶抑制物缺乏症（α_2-plasmin inhibitor deficiency)。先天性或遗传性纤溶酶原激活剂抑制物-1(PAI-1)缺乏症是很少见的一种出血性疾病，其病因是由于缺乏 PAI-1，其功能下降，导致纤溶系统失衡，造成纤溶亢进。该病于 1989 年由 Schleef RR 首次报道，其后陆续有 10 余例报道。

二、流行病学

α_2-纤溶酶抑制物缺乏症呈常染色体隐性遗传。

先天性 PAI-1 缺乏症是一种罕见的常染色体隐性遗传的出血性疾病，目前国际上仅有 10 余例报道。国内王兆钺等报道 1 例。

PAI-1 是一种单链糖蛋白，分子量约 52kDa，碳水化合物占 13%，无二硫键，成熟蛋白含 379 个氨基酸残基，反应中心位于 346 位的 Arg 和 347 位的 Met，Arg-Met 肽键被称为"诱饵肽键"。

人的 PAI-1 基因定位于染色体 7q21.3-22。长 12.2kb，含 9 个外显子，8 个内含子，内皮细胞 PAI-1 基因能转录出 2.3kb 和 3.2kb 的两种 mRNA 转录本，其差别在于后者的 3'端非翻译区多出 900bp。PAI-1 血浆浓度为 0.5~1.5nM，血浆 PAI-1 浓度存在昼夜节律和季节性变化，其活性在早晨最高，下午和晚上最低；夏季最高，冬季最低。PAI-1 至少存在 3 种构象：活性型、潜在型和底物型(substrate，s-PAI-1)。无论体内或体外，活性型均会自发地转变为潜在型。PAI-1 由多种细胞合成与分泌，如肝细胞、脂肪细胞、内皮细胞、平滑肌细胞等。许多因素如细胞因子(如脂多糖、肿瘤坏死因子 α、转化生长因子 β、血小板衍生生长因子)、激素(如糖皮质激素、血管紧张素 11、前列腺素 D_2)等均可调节其生物合成，这些调控大多发生在转录水平上。

体内存在 4 种不同类型的纤溶酶原激活剂抑制物：PAI-1、PAI-2、PAI-3 和蛋白酶连接素(protease nexin，PN)。PAI-1 是组织型（tissue-type plasminogen activator，tPA)和尿激酶型(urokinase-type plasminogen activator，uPA)纤溶酶原激活剂的主要生理性抑制物，控制着纤溶系统的平衡，PAI-1 是抑制动脉血栓溶解的主要决定因素，PAI-1 水平增高是血栓形成的危险因素，PAI-1 增高见于许多血栓性疾病及有血栓危险的代谢性疾病如肥胖和糖尿病。

三、病理

PAI-1 是纤溶系统的重要负调控因子，它通过与组织型(tPA)或尿激酶型(uPA)纤溶酶原激活剂形成 1∶1 的复合物，抑制纤溶酶的产生。

四、临床表现

易有出血倾向；也有引起血胸的报道。

遗传性 α_2-AP 缺乏症：α_2-AP 缺乏症已发现于 3 个遗传性家系，见于男女患者。患者自童年或婴幼期即有严重出血倾向，如伤口出血近 2 个月不止，膝，踝关节自发出血，肌肉、黏膜及蛛网膜下隙出血。

典型的临床表现是：平时无自发性出血，在手术或外伤后出现延迟性出血，即可以有短暂的止血，但随后是持续不断的慢性渗血。

五、诊断

无症状时，体内自然纤溶及体外纤溶并不亢进。α_2-AP 用功能试验测定结果为正常人的 0~10%，免疫学方法测定 <0.1mg 或无。血小板的 α_2-AP 抗原水平相当正常人的 30%。

六、治疗及预后

3 个家系的 25 例杂合子，血浆 α_2-AP 相当于正常人的 50%，其中 8 例有出血倾向，提示 α_2-AP 减少 50%也可引起临床症状。氨甲环酸、6- 氨基己酸等纤溶抑制剂对本病有显著疗效。

参考文献

[1]青木延雄.広範圍症候群(新订版)α2-plasmin inhibitor 欠乏症[J].日本臨牀，1987，春季臨時増刊号，45：423.

[2]周振业，王鸿利.α2-抗纤溶酶[J].国外医学输血及血液病学分册，1984，7(3)：17-19.

[3]张子彦.遗传性纤溶酶原激活剂抑制物-1 缺乏症的诊断、治疗及发病机理的研究[J].苏州：苏州大学，2004.

主要参考文献

[1]胡亚美,江载芳.诸福棠实用儿科学[M].7版.北京:人民卫生出版社,2002.

[2]李凤鸣.中华眼科学(上、中、下册)[M].2版.北京:人民卫生出版社,2005.

[3]洪庆成,江敬铭.儿科综合征[M].天津:天津科学技术出版社,1996.

[4]廖秦平.妇产科综合征[M].北京:北京大学医学出版社,2004.

[5]张永增.内科综合病征[M].沈阳:辽宁科学技术出版社,1980.

[6]张源潮.免疫病学[M].北京:科学出版社,2011.

[7]斯崇文,贾辅忠,李家泰,等.感染病学[M].北京:人民卫生出版社,2004.

[8]姜泗长,张素珍,杨伟炎.耳鼻咽喉与全身系统疾病[M].北京:科学出版社,2003.

[9]刘辅仁.实用皮肤科学[M].3版.北京:人民卫生出版社,2005.

[10]郑中立.耳鼻咽喉科诊断学[M].2版.北京:人民卫生出版社,2006.

[11]王玉凯.骨肿瘤X线诊断学[M].北京:人民卫生出版社,2005.

[12]侯显明,于润江.间质性肺病学[M].北京:人民卫生出版社,2003.

[13]侯杰.现代肺弥漫性疾病学[M].北京:人民军医出版社,2003.

[14]彭文伟.现代感染性疾病与传染病学[M].北京:科学出版社,2000.

[15]邵肖梅,叶鸿瑁,邱小汕.实用新生儿学[M].4版.北京:人民卫生出版社,2011.

[16]唐农轩,范清宇.实用骨病学[M].北京:人民军医出版社,2006.

[17]James H. Beaty.现代骨科学[M].戴尅戎,等译.北京:科学技术文献出版社,2003.

[18]张铁良,王沛,马信龙.临床骨科学[M].3版.北京:人民卫生出版社,2012.

[19]齐家仪.小儿呼吸系统疾病学[M].北京:人民卫生出版社,1989.

[20]肖侠明.小儿神经疾病诊断与治疗[M].北京:人民卫生出版社,2008.

[21]刘英奇,赵亮.现代眼科学[M].北京,南昌:江西科学技术出版社,北京科学技术出版社,1996.

[22]広範圍症候群(新订版)[J].日本臨牀,1987,春季增刊号(日文).

[23]知っておきたい内科症候群[J].内科,2012,109卷(日文).

索 引

T

W

X

Y

Z

其他